Microbioma Intestinal

Princípios, Perspectivas Científicas
e Aplicações Clínicas

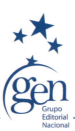

O GEN | Grupo Editorial Nacional – maior plataforma editorial brasileira no segmento científico, técnico e profissional – publica conteúdos nas áreas de ciências da saúde, exatas, humanas, jurídicas e sociais aplicadas, além de prover serviços direcionados à educação continuada e à preparação para concursos.

As editoras que integram o GEN, das mais respeitadas no mercado editorial, construíram catálogos inigualáveis, com obras decisivas para a formação acadêmica e o aperfeiçoamento de várias gerações de profissionais e estudantes, tendo se tornado sinônimo de qualidade e seriedade.

A missão do GEN e dos núcleos de conteúdo que o compõem é prover a melhor informação científica e distribuí-la de maneira flexível e conveniente, a preços justos, gerando benefícios e servindo a autores, docentes, livreiros, funcionários, colaboradores e acionistas.

Nosso comportamento ético incondicional e nossa responsabilidade social e ambiental são reforçados pela natureza educacional de nossa atividade e dão sustentabilidade ao crescimento contínuo e à rentabilidade do grupo.

Microbioma Intestinal

Princípios, Perspectivas Científicas e **Aplicações Clínicas**

Marcus Vinicius Lucio dos Santos Quaresma

Nutricionista. Graduação em Nutrição pelo Centro Universitário São Camilo. Mestrado em Ciências pela Universidade Federal de São Paulo (UNIFESP). Doutorado em Ciências pela Faculdade de Saúde Pública da Universidade de São Paulo (USP). Especialização em Fisiologia do Exercício Físico Aplicada à Clínica pela UNIFESP. Título de Especialista em Nutrição Esportiva pela Associação Brasileira de Nutrição (ASBRAN). Docente e pesquisador do Centro Universitário São Camilo. Coordenador científico da Associação Brasileira de Nutrição Esportiva (ABNE). Organizador da obra *Nutrição na Prática Clínica Baseada em Evidências* e autor da *Diretriz Brasileira de Nutrição Esportiva*. Nutricionista esportivo do Instituto Vanderlei Cordeiro de Lima (IVCL).

Juliana Tieko Kato

Nutricionista. Graduação em Nutrição pelo Centro Universitário São Camilo. Doutorado em Ciências da Saúde pela Universidade Federal de São Paulo (UNIFESP). Pós-Graduação em Cuidados Paliativos pela Pontifícia Universidade Católica de Minas Gerais (PUC Minas). Título de Especialista em Nutrição Clínica pela Associação Brasileira de Nutrição (ASBRAN). Título de Especialista em Nutrição em Cardiologia pela Sociedade de Cardiologia do Estado de São Paulo (SOCESP). Docente da Universidade Santo Amaro (UNISA). Coordenadora da Pós-Graduação de Nutrição Clínica da UNISA. Coordenadora Científica do Departamento de Nutrição da SOCESP. Coautora de *Diretrizes*, da Sociedade Brasileira de Cardiologia (SBC). Sócia proprietária da empresa Nutrir Mais.

Camila Guazzelli Marques

Profissional de Educação Física e Nutricionista. Graduação em Educação Física pela Universidade Metodista de São Paulo e em Nutrição pelo Centro Universitário São Camilo. Doutorado em Ciências – Programa de Pós-Graduação em Psicobiologia pela Universidade Federal de São Paulo (UNIFESP). Pós-Graduação em Nutrição nas Doenças Crônicas Não Transmissíveis pelo Instituto Israelita de Ensino e Pesquisa Albert Einstein. Aprimoramento em Pesquisa Clínica pela Universidade de São Paulo (USP).

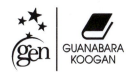

- Os autores deste livro e a editora empenharam seus melhores esforços para assegurar que as informações e os procedimentos apresentados no texto estejam em acordo com os padrões aceitos à época da publicação, *e todos os dados foram atualizados pelos autores até a data do fechamento do livro.* Entretanto, tendo em conta a evolução das ciências, as atualizações legislativas, as mudanças regulamentares governamentais e o constante fluxo de novas informações sobre os temas que constam do livro, recomendamos enfaticamente que os leitores consultem sempre outras fontes fidedignas, de modo a se certificarem de que as informações contidas no texto estão corretas e de que não houve alterações nas recomendações ou na legislação regulamentadora.

- Data do fechamento do livro: 30/10/2024.

- Os autores e a editora se empenharam para citar adequadamente e dar o devido crédito a todos os detentores de direitos autorais de qualquer material utilizado neste livro, dispondo-se a possíveis acertos posteriores caso, inadvertida e involuntariamente, a identificação de algum deles tenha sido omitida.

- **Atendimento ao cliente:** (11) 5080-0751 | faleconosco@grupogen.com.br

- Direitos exclusivos para a língua portuguesa
  Copyright © 2025 by
  EDITORA GUANABARA KOOGAN LTDA.
  Uma editora integrante do GEN | Grupo Editorial Nacional
  Travessa do Ouvidor, 11
  Rio de Janeiro – RJ – CEP 20040-040
  www.grupogen.com.br

- Reservados todos os direitos. É proibida a duplicação ou reprodução deste volume, no todo ou em parte, em quaisquer formas ou por quaisquer meios (eletrônico, mecânico, gravação, fotocópia, distribuição pela Internet ou outros), sem permissão, por escrito, da Editora Guanabara Koogan Ltda.

- Capa: Bruno Sales

- Imagens da capa: iStock (© seamartini, grechina, Dr_Microbe)

- Editoração eletrônica: Anthares

- Ficha catalográfica

Q26m

    Quaresma, Marcus Vinicius Lucio dos Santos
       Microbioma intestinal : princípios, perspectivas científicas e aplicações clínicas / Marcus Vinicius Lucio dos Santos Quaresma, Juliana Tieko Kato, Camila Guazzelli Marques. - 1. ed. - Rio de Janeiro : Guanabara Koogan, 2025.
       24 cm.

    Inclui bibliografia e índice
    ISBN 978-85-277-4057-9

    1. Intestinos. 2. Sistema gastrointestinal. 3. Aparelho digestivo. 4. Microbiologia. I. Kato, Juliana Tieko. II. Marques, Camila Guazzelli. III. Título.

24-994068   CDD: 612.33
                              CDU: 612.33

Gabriela Faray Ferreira Lopes - Bibliotecária - CRB-7/6643

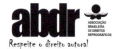

Dedicatória

Dedico esta obra à Camila Guazzelli Marques, que foi, incontestavelmente, a precursora do meu interesse por este assunto frequentemente "indigerível". Ela é, sem dúvida, a mais apaixonada e sábia sobre o tema "microbioma intestinal".

Também dedico este trabalho aos meus amigos, ao meu irmão e, de maneira especial, aos meus pais, Dona Erondina e Sr. Juarez Quaresma, que faleceu em 2021, vítima da covid-19, doença que sabidamente interage com o microbioma intestinal. Na esperança de que, em breve, saibamos lidar melhor com doenças tão devastadoras que arrebatam aqueles que amamos profundamente.

Finalmente, dedico este livro à Prof. Dra. Sandra Maria Ribeiro, minha eterna orientadora de Doutorado. A Prof. Sandrinha dispensa comentários. Estudiosa do tema "microbioma intestinal", foi indiscutivelmente uma das pioneiras no estudo da relação entre nutrição e microbioma intestinal no Brasil, especialmente na área do envelhecimento. Sandrinha, muito obrigado por me ensinar a ciência da Nutrição e por me apoiar nos momentos mais difíceis da minha vida. Sua partida foi precoce, sem explicações e injusta. No entanto, com toda certeza, você está sorrindo e alegrando a vida de todos ao seu redor, como sempre fez.

Marcus Vinicius Lucio dos Santos Quaresma

Inicialmente, dedico esta obra a todos aqueles que partilham a curiosidade, o interesse e a paixão sobre o fascinante universo dos microrganismos que habitam o intestino humano. Primordialmente, aqueles que valorizam a ciência baseada em evidências para a edificação de um entendimento mais abrangente sobre o tema. A pesquisa científica é uma jornada de descobertas, impulsionada pelo desejo de expandir o conhecimento. Nós, organizadores deste livro, temos como premissa o compromisso com a busca incessante de informações robustas e atualizadas sobre o microbioma intestinal.

Assim, estendo a minha dedicatória a todos os pesquisadores amantes do tema, que, com todo o rigor científico, desempenham um papel fundamental e insubstituível em investigar a complexa relação dos microrganismos com a fisiologia humana. No futuro seus esforços, indubitavelmente, contribuirão significativamente para o avanço em estratégias de intervenção personalizadas e individualizadas na prevenção e no tratamento de doenças, por meio da manipulação do microbioma intestinal.

Por fim, dedico aos meus amigos e à minha família, em especialmente meus pais, Rose e Eduardo, meus irmãos, Tatiana e Alex, e meu sobrinho, Matheus, o grande amor da minha vida, pelo apoio incansável, amor incondicional e por serem meu porto seguro. Devo a vocês minha essência e o incentivo de persistir em busca dos meus sonhos. Um carinho especial também para as minhas anjinhas de patinhas, Cacau e Mel, que enchem minha vida de alegria.

Com eterna gratidão e amor, dedico esta obra a todos vocês.

Juliana Tieko Kato

Em primeira instância, dedico esta obra a todos os cientistas e pesquisadores da área do microbioma intestinal que, em particular, nas últimas duas décadas, vêm explorando esse vasto, denso, complexo e fascinante mundo dos microrganismos que habitam o intestino humano. Pioneiramente, são eles, cientistas e pesquisadores dessa área, que estão desbravando novas fronteiras do conhecimento e contribuindo significativamente para a construção de evidências científicas que, indiscutivelmente, transformarão a saúde humana e a ciência.

Ademais, dedico aos estudiosos e a todos os interessados pela área do microbioma intestinal, sejam alunos de graduação, pós-graduandos, professores universitários e diferentes profissionais da saúde. As páginas deste livro têm como objetivo construir uma perspectiva científica sobre o tema e, ainda, fornecer subsídios intelectuais fundamentais para que cada leitor se distancie, abomine e não exerça as pseudociências relacionadas ao microbioma intestinal que infelizmente vêm sendo disseminadas em nossa sociedade por aqueles que "vendem logros", não ciência.

Em particular, eu, Juliana Tieko Kato e Marcus V. L. S. Quaresma elaboramos esta obra a partir da inquietude que tínhamos por comunicar as reais e atuais evidências científicas sobre o tema "microbioma intestinal", para a sociedade brasileira. Especialmente, minha motivação se tornou ainda maior após ouvir a fala da cientista brasileira Natália Pasternak: "Já dizia James Stoddart, ganhador do prêmio Nobel, que o cientista precisa tirar a cabeça de baixo da areia e assumir sua responsabilidade social". Portanto, este livro foi elaborado essencialmente com o intuito de falar com a sociedade brasileira sobre a real ciência do microbioma intestinal e, paralelamente, ser uma ferramenta de combate às pseudociências que surgem nessa insipiente e fascinante área.

Por fim, dedico esta obra à minha família, especialmente meu irmão, minha mãe, meu noivo e meus dois cachorros e, ainda, aos meus verdadeiros amigos, que me apoiaram e me acolheram incansavelmente até aqui.

Camila Guazzelli Marques

Colaboradores

Aline Alves de Santana
Nutricionista e Professora. Graduação em Nutrição pela Universidade Nove de Julho (UNINOVE). Especialização em Obesidade pela Universidade Federal de São Paulo (UNIFESP). Mestrado em Ciências pela UNIFESP. Doutorado em Nutrição Experimental pela Universidade de São Paulo (USP). Professora da UNINOVE, da UNIFESP, do Instituto Nacional de Ensino Superior (Inades) e da Plenitude Educação. Coordenadora da Pós-Graduação em Nutrição Clínica Hospitalar da Faculdade Plenitude Educação. Idealizadora do Preparatório para Residência e Concursos em Nutrição (Nutrição In Foco/Plenitude Educação).

Ana Carolina Franco de Moraes
Nutricionista. Graduação em Nutrição pela Pontifícia Universidade Católica de Campinas (PUC-Campinas). Mestrado em Enfermagem pela Universidade Estadual de Campinas (UNICAMP). Doutorado em Nutrição em Saúde Pública pela Universidade de São Paulo (USP). Pós-doutoranda em Epidemiologia pela Faculdade de Saúde Pública da USP.

Ana Claudia Pelissari Kravchychyn
Nutricionista e Profissional de Educação Física. Graduação em Nutrição pelo Centro Universitário de Maringá e em Educação Física pela Universidade Estadual de Maringá (UEM). Mestrado em Educação Física pela UEM. Doutorado em Nutrição pela Universidade Federal de São Paulo (UNIFESP). Professora Adjunta da Universidade Federal de Viçosa (UFV). Membro da Associação Brasileira para o Estudo da Obesidade e da Síndrome Metabólica.

Ana Paula Colombo
Professora. Graduação em Odontologia pela Universidade Federal do Rio de Janeiro (UFRJ). Especialização em Periodontia pela UFRJ. Mestrado pela International Association for Dental Research (IADR). Doutorado em Medical Sciences in Oral Biology pela Harvard School of Dental Medicine. Professora Titular da UFRJ. Membro da Fundação Carlos Chagas Filho de Amparo à Pesquisa do Estado do Rio de Janeiro (FAPERJ), da International Association for Dental, Oral, and Craniofacial Research (IADR), do Journal of Dental Research (JDR) Board e da Sociedade Brasileira de Periodontia e Implantodontia (SOBRAPI). Coordenadora de área e membro da comissão de equidade, diversidade e inclusão da Faperj. Editora associada do JDR. Chefe do Laboratório de Microbiologia Oral da UFRJ. Cientista do Nosso Estado (CNE) da FAPERJ. Pesquisadora do CNPQ nível PQ2.

Andressa Marre
Microbiologista. Graduação em Ciências Biológicas – Microbiologia e Imunologia pela Universidade Federal do Rio de Janeiro (UFRJ). Especialização e Mestrado em Ciências – Microbiologia pela UFRJ. Doutoranda em Microbiologia pela UFRJ.

Andrey Santos
Biólogo. Graduação em Ciências Biológicas pela Universidade Estadual de Campinas (UNICAMP). Doutorado em Clínica Médica pela UNICAMP. Membro da Faculdade de Ciências Médicas (FCM) da UNICAMP.

Anne Karoline Pereira Brito
Nutricionista. Graduação em Nutrição pela Universidade Federal da Bahia (UFBA). Mestrado em Ciências Fisiológicas pela UFBA. Doutoranda em Ciências Fisiológicas pela UFBA, com Doutorado sanduíche na Pennsylvania State

University. Professora Adjunta do Centro Universitário de Excelência.

Beatriz Alves de Azevedo
Médica Veterinária. Graduação em Medicina Veterinária pela Universidade de Araraquara (UNIARA). Mestranda pela Universidade Estadual Paulista "Júlio Mesquita Filho" (UNESP).

Beatriz Martins Vicente
Nutricionista. Graduação em Nutrição pela Faculdade de Saúde Pública da Universidade de São Paulo (USP). Técnica em Nutrição e Dietética pela ETEC Professora Camargo Aranha. Doutorado em Nutrição em Saúde Pública pela USP. Tem experiência na área de consumo alimentar, avaliação nutricional, processos de envelhecimento e HIV.

Carla R. Taddei
Professora. Graduação em Farmácia e Bioquímica pela Universidade de São Paulo (USP). Doutorado em Microbiologia pelo Instituto de Ciências Biomédicas (ICB) da USP. Pós-Doutorado em Bacteriologia pelo Instituto Butantã. Professora Associada do Departamento de Microbiologia do ICB-USP.

Clara Maria Guimarães Silva
Microbiologista. Graduação em Ciências Biológicas – Microbiologia e Imunologia pela Universidade Federal do Rio de Janeiro (UFRJ). Mestrado em Ciências – Microbiologia pela UFRJ.

Cristina Bogsan
Professora. Graduação em Farmácia e Bioquímica pela Universidade Paulista (UNIP). Mestrado em Imunologia e Microbiologia pela Universidade Federal de São Paulo (UNIFESP). Doutorado em Ciências pela Universidade de São Paulo (USP). Professora da USP.

Daniel Antônio de Albuquerque Terra
Médico. Graduação em Medicina pela Universidade Federal de Minas Gerais (UFMG). Especialização em Gastroenterologia pela Universidade de São Paulo (USP). Mestrado em Saúde do Adulto pela UFMG. Membro da Federação Brasileira de Gastroenterologia.

Daniéla Oliveira Magro
Nutricionista e professora. Graduação em Nutrição pela Pontifícia Universidade Católica de Campinas (PUC-Campinas). Especialização em Saúde Pública pela Universidade Estadual de Campinas (UNICAMP). Mestrado e Doutorado em Saúde Coletiva pela UNICAMP. Pós-Doutorado em Ciências da Cirurgia pela Faculdade de Ciências Médicas da UNICAMP. Professora da UNICAMP.

Debora Estadella
Professora. Graduação em Fisioterapia pela Universidade Federal de São Carlos (UFSCar). Mestrado em Nutrição pela Universidade Federal de São Paulo (UNIFESP). Doutorado em Ciências pela UNIFESP e pela Liverpool Center for Nutritional Genomics – Neuroendocrine & Obesity Biology Unit School of Clinical Sciences, da University of Liverpool (Reino Unido). Pós-Doutorado em Fisiologia da Nutrição pela UNIFESP. Professora Associada do Departamento de Biociências da UNIFESP.

Denise Mafra
Professora. Graduação em Nutrição pela Universidade Federal de Santa Catarina (UFSC). Mestrado e Doutorado em Ciências dos Alimentos pela Universidade de São Paulo (USP). Pós-doutorado pela Université Claude Bernard (Lyon, França), com estágio sênior no Karolinska Institutet (Estocolmo, Suécia). Professora visitante na University of Glasgow (Escócia). Professora Titular dos Programas de Pós-Graduação (PPG) em Ciências Médicas e em Ciências da Nutrição da Universidade Federal Fluminense (UFF) e do PPG em Ciências Biológicas da Universidade Federal do Rio de Janeiro (UFRJ). Membro da International Society of Renal Nutrition and Metabolism e do Comitê de Nutrição da Sociedade Brasileira de Nefrologia.

Elisabeth Neumann
Professora. Graduação em Farmácia pela Universidade Federal de Juiz de Fora (UFJF). Mestrado em Ciência de Alimentos pela Universidade Federal de Viçosa (UFV). Doutorado em Bioquímica e Imunologia pela Universidade Federal de Minas Gerais (UFMG). Professora Associada da UFMG.

Fellipe Lopes de Oliveira
Engenheiro de Alimentos. Graduação em Engenharia de Alimentos pelo Instituto Federal de Educação, Ciência e Tecnologia de Mato Grosso (IFMT). Mestrado em Nutrição, Alimentos e Metabolismo pela Universidade Federal de Mato Grosso (UFMS). Doutorando pela Faculdade de Ciências Farmacêuticas em Alimentos, Nutrição e Engenharia de Alimentos da Universidade Estadual Paulista "Júlio de Mesquita Filho" (UNESP).

Flávia Furlaneto
Professora e Dentista. Graduação em Odontologia pela Universidade Federal de Mato Grosso do Sul (UFMS). Especialização em Periodontia pela Associação Brasileira de Odontologia (ABO) do Mato Grosso do Sul. Mestrado e Doutorado em Odontologia (Periodontia) pela Faculdade de Odontologia da Universidade Estadual Paulista "Júlio de Mesquita Filho" (UNESP). Pós-Doutorado em Odontologia (Periodontia) pela Faculdade de Odontologia de Ribeirão Preto da Universidade de São Paulo (USP). Professora da USP. Membro da Sociedade Brasileira de Periodontia e Implantodontia (Sobrapi). *Visiting Scholar* na University of Texas, Houston Dental Branch.

Flaviano dos Santos Martins
Professor. Graduação em Ciências Biológicas pela Universidade Federal de Minas Gerais (UFMG). Especialização e Mestrado em Microbiologia pela UFMG. Doutorado em Ciências da Saúde pela UFMG. Professor Associado da UFMG.

Flávio Henrique Ferreira Barbosa
Biólogo. Graduação em Ciências Biológicas pelo Centro Universitário Metodista Izabela Hendrix. Especialização em Saúde Pública pela Fundação Estadual de Saúde de Sergipe (FUNESA), Fundação Oswaldo Cruz (Fiocruz) e Universidade Federal de Sergipe (UFS). Especialização em Gestão e Manejo Ambiental na Agroindústria pela Universidade Federal de Lavras (UFLA) e em Didática e Metodologia do Ensino Superior pela Anhanguera. Mestrado e Doutorado em Microbiologia pela Universidade Federal de Minas Gerais (UFMG). Professor Associado da UFS.

Gabriela Lima Mendes
Nutricionista. Graduação em Nutrição pelo Centro Universitário São Camilo. Mestranda pelo Programa de Pós-Graduação em Psicobiologia da Universidade Federal de São Paulo (UNIFESP).

Geovana Silva Fogaça Leite
Pesquisadora e Professora. Graduação em Educação Física pela Universidade Federal de São Paulo (UNIFESP). Mestrado em Ciências pela UNIFESP. Doutorado em Ciências pela Universidade de São Paulo (USP). Pós-Doutorado pelo Departamento de Pediatria da University of Arizona.

Gislane Lelis Vilela de Oliveira
Professora. Graduação em Ciências Biológicas pela Universidade Estadual Paulista "Júlio de Mesquita Filho" (UNESP). Mestrado em Biociências Aplicadas à Farmácia pela Universidade de São Paulo (USP). Doutorado em Imunologia Básica e Aplicada pela Faculdade de Medicina de Ribeirão Preto da USP. Pós-Doutorado pela UNESP e pela Harvard University. Professora Assistente do Instituto de Biociências de Botucatu da UNESP.

Glaice Aparecida Lucin
Nutricionista. Graduação em Nutrição pelo Centro Universitário São Camilo e em Educação Física pela Universidade São Judas Tadeu. Mestrado em Ciências pela Universidade Federal de São Paulo (UNIFESP).

Helen Hermana M. Hermsdorff
Professora. Graduação em Nutrição pela Universidade Federal de Viçosa (UFV). Mestrado em Ciência da Nutrição pela UFV. Doutorado em Alimentação, Fisiologia e Saúde pela Universidad de Navarra (UNAV, Espanha). Professora Associada da UFV. Pesquisadora do Instituto de Políticas Públicas e Desenvolvimento Sustentável (IPPDS) da UFV.

Ilanna Marques Gomes da Rocha
Nutricionista. Graduação em Nutrição pela Universidade Federal do Rio Grande do Norte (UFRN). Especialização em Nutrição Clínica pelo Hospital das Clínicas da Universidade Federal de

Pernambuco (UFPE). Mestrado em Nutrição pela UFRN. Doutorado em Ciências em Gastroenterologia pela Universidade de São Paulo (USP).

Isadora Silva Barcellos
Bióloga. Graduação em Ciências Biológicas – Microbiologia e Imunologia pela Universidade Federal do Rio de Janeiro (UFRJ). Mestrado e Doutoranda em Ciências – Microbiologia pela UFRJ.

Jacques Robert Nicoli
Biólogo. Diploma universitário em Estudos Científicos (Química e Biologia) pelo Centre d'Enseignement Supérieur de Brazzaville, Congo. Mestrado em Biologia, Bioquímica na Faculté des Sciences de Marseille (Luminy, França). Doutorado em Bioquímica e Imunologia pela Universidade Federal de Minas Gerais (UFMG). Pós-Doutorado pelo Laboratoire d'Ecologie Microbienne do Institut National de la Recherche Agronomique (Jouy-en-Josas, França). Professor Emérito da UFMG.

João Felipe Mota
Professor e Nutricionista. Graduação em Nutrição pela Pontifícia Universidade Católica (PUC-Campinas). Especialização em Nutrição Clínica e Esportiva pela Universidade Estadual Paulista "Júlio de Mesquita Filho" (UNESP). Mestrado em Patologia pela UNESP. Doutorado em Ciências pela Universidade Federal de São Paulo (UNIFESP). Pós-Doutorado pela University of Alberta, Human Nutrition Research Unit (Canadá). Professor Associado da Universidade Federal de Goiás (UFG). Membro da Sociedade Brasileira de Diabetes. Bolsista Produtividade em Pesquisa CNPq 1D. Pesquisador Visitante do APC Microbiome, University College Cork. Conselheiro da CAPES, área Nutrição. Consultor *ad-hoc* da Fundação de Apoio à Pesquisa do Distrito Federal (FAPDF), da Fundação de Amparo à Pesquisa do Estado de Goiás (FAPEG) e do CNPq.

João Paulo Bastos Silva
Farmacêutico. Graduação em Farmácia pela Universidade Federal do Pará (UFPA). Especialização em Farmácia Estética pela Faculdade de Tecnologia Avançada. Mestrado em Ciências Farmacêuticas pela UFPA. Doutorando em Biotecnologia e Inovação em Saúde pela Anhanguera.

João Valentini Neto
Gerontólogo. Graduação em Gerontologia pela Universidade de São Paulo (USP). Mestrado e Doutorado em Ciências (Nutrição Humana Aplicada) pela USP.

José Luiz de Brito Alves
Professor. Graduação em Nutrição pela Universidade Federal do Pernambuco (UFPE). Mestrado em Nutrição pela UFPE. Doutorado em Neuropsiquiatria e Ciências do Comportamento pela UFPE. Professor Adjunto da Universidade Federal da Paraíba (UFPB).

José Tadeu Stefano
Pesquisador Científico. Graduação em Biomedicina pela Universidade de Santo Amaro (UNISA). Mestrado em Ciências pela Universidade Federal de São Paulo (UNIFESP). Doutorado em Ciências pela Faculdade de Medicina da Universidade de São Paulo (FMUSP). Pós-Doutorado pelo Departamento de Gastroenterologia da FMUSP. Pesquisador do Laboratório de Gastroenterologia Clínica e Experimental (LIM-07) do Departamento de Gastroenterologia e Hepatologia do Hospital das Clínicas da FMUSP.

Josias Rodrigues
Professor. Graduação em Ciências Biológicas pelo Instituto de Biologia da Universidade Estadual de Campinas (IB/UNICAMP). Mestrado em Imunologia pelo IB/UNICAMP. Doutorado em Microbiologia pelo Instituto de Ciências Biomédicas da Universidade de São Paulo (USP). Professor Associado do Instituto de Biociências da Universidade Estadual Paulista "Júlio de Mesquita Filho" (UNESP).

Julie Ann Kemp
Nutricionista. Graduação em Nutrição pela Universidade Federal do Rio de Janeiro (UFRJ). Mestrado em Ciências Médicas pela Universidade Federal Fluminense (UFF). Doutorado em

Ciências Cardiovasculares pela UFF. Professora colaboradora do Programa de Pós-Graduação em Ciências Nutricionais da UFF.

Karina Gama
Nutricionista. Graduação em Nutrição pela Universidade Cruzeiro do Sul. Especialização em Nutrição Clínica pela Universidade Gama Filho, em Educação em Diabetes pela Universidade Paulista (UNIP), em Nutrição em Cardiologia pela Sociedade de Cardiologia do Estado de São Paulo (SOCESP) e em Educação em Diabetes pela UNIP. Mestrado em Ciência dos Alimentos pela Faculdade de Ciências Farmacêuticas da Universidade de São Paulo (USP). Coordenadora e Docente da Pós-Graduação em Nutrição Clínica Hospitalar da Plenitude Educação. Nutricionista da Prefeitura do Município de São Paulo.

Katia Sivieri
Professora. Graduação em Ciências Biológicas pela Universidade Estadual Paulista "Júlio de Mesquita Filho" (UNESP). Mestrado em Ciência dos Alimentos pela Escola Superior de Agricultura "Luiz de Queiroz" (ESALQ) da Universidade de São Paulo (USP). Doutorado em Ciência e Tecnologia de Alimentos pela USP. Professora Associada da UNESP e da Universidade de Araraquara (UNIARA).

Larissa da Silva Souza
Biomédica. Graduação em Biomedicina pela Anhanguera, com habilitação em Análises Clínicas. Mestranda em Biologia Geral e Aplicada pela Universidade Estadual Paulista "Júlio de Mesquita Filho" (UNESP).

Leandro Araujo Lobo
Professor. Graduação em Microbiologia e Imunologia pela Universidade Federal do Rio de Janeiro (UFRJ). Mestrado em Microbiologia e Imunologia pela UFRJ. Doutorado em Biologia Molecular pela Helsingin Yliopisto (Finlândia). Professor Associado da UFRJ.

Luciano F. Drager
Professor. Graduação em Medicina pela Universidade Federal de Minas Gerais (UFMG). Especialização em Cardiologia pelo Instituto do Coração do Hospital das Clínicas da Faculdade de Medicina da Universidade de São Paulo (InCor-HC-FMUSP). Doutorado em Ciências pela USP. Professor Associado do Departamento de Clínica Médica da Faculdade de Medicina da Universidade de São Paulo (FMUSP).

Luciano Pedro da Silva Junior
Nutricionista. Graduação em Nutrição pelo Centro Universitário São Camilo. Especialização em Residência Multiprofissional de Nutrição em Cardiologia pela Universidade Federal de São Paulo (UNIFESP) e em Nutrição em UTI pelo GANEP. Pós-Graduação em Terapia Nutricional Enteral e Parenteral pela Universidade de São Paulo (USP). Mestrado em Ciências, com ênfase em Fisiologia Humana, pela USP. Doutorando em Ciências, com ênfase em Nutrição em Saúde Pública, pela USP.

Ludmila F. M. F. Cardozo
Professora. Graduação em Nutrição pela Universidade Federal do Estado do Rio de Janeiro (UNIRIO). Especialização em Nutrição Clínica pela Universidade Federal Fluminense (UFF). Mestrado em Saúde da Criança e do Adolescente pela UFF. Doutorado em Ciências Médicas pela UFF. Professora Adjunta da UFF. Pós-Doutorado em Ciências Cardiovasculares pela UFF, com foco em Nefrologia. Membro do Comitê de Nutrição da Sociedade Brasileira de Nefrologia.

Luiz Gonzaga Vaz Coelho
Médico. Graduação em Medicina pela Faculdade de Ciências Médicas de Minas Gerais. Especialização em Gastroenterologia pela Federação Brasileira de Gastroenterologia. Mestrado e Doutorado em Medicina pela Universidade Federal de Minas Gerais (UFMG). Professor Titular aposentado da UFMG. Membro da Academia Mineira de Medicina. *Fellowship* em Gastroenterologia pela Royal Postgraduate Medical School, da University of London (Reino Unido).

Luiz Henrique Groto Garutti
Professor. Graduação em Farmácia pela Universidade Federal do Amazonas (UFAM). Mestrado em Ciência dos Alimentos pela Universidade de

São Paulo (USP). Doutorado em Ciências – Microbiologia pela Universidade Federal do Rio de Janeiro (UFRJ). Professor Adjunto A da UFAM.

Marcella Costa Ribeiro
Cirurgiã-dentista. Graduação em Odontologia pela Pontifícia Universidade Católica do Rio Grande do Sul (PUCRS). Especialização em Periodontia pela Faculdade de Odontologia de Ribeirão Preto da Universidade de São Paulo (FORP-USP). Mestranda em Periodontia pela FORP-USP.

Maria Carolina Santos Mendes
Nutricionista e Pesquisadora. Graduação em Nutrição pela Universidade Federal de Ouro Preto (UFOP). Mestrado em Ciências da Nutrição pela Universidade Federal de Viçosa (UFV). Doutorado em Ciências pela Universidade Estadual de Campinas (UNICAMP).

Mariana de Moura e Dias
Pesquisadora. Graduação em Nutrição pela Universidade Federal de Viçosa (UFV). Especialização em Nutrição Vegetariana pela Plenitude Educação. Mestrado e Doutorado em Ciência da Nutrição pela UFV.

Mariana Doce Passadore
Nutricionista. Graduação em Nutrição pelo Centro Universitário São Camilo. Especialização em Fisiologia do Exercício pela Universidade Federal de São Paulo (UNIFESP). Mestrado em Ciências pela UNIFESP. Professora do Centro Universitário São Camilo.

Mario J. A. Saad
Professor. Graduação em Medicina pela Faculdade de Medicina do Triângulo Nineiro. Especialização em Clínica Médica e Endocrinologia pela Faculdade de Medicina de Ribeirão Preto da Universidade de São Paulo (FMRP-USP). Mestrado e Doutorado em Clínica Médica pela FMRP-USP. Pós-Doutorado pela Harvard University. Professor Titular do Departamento de Clínica Médica da Faculdade de Ciências Médicas da Universidade Estadual de Campinas (UNICAMP). Membro da Academia de Brasileira de Ciências.

Mateus Kawata Salgaço
Pesquisador. Graduação em Tecnologia em Alimentos pelo Instituto Federal de Ciência, Tecnologia e Educação de São Paulo. Mestrado em Alimentos e Nutrição pela Universidade Estadual Paulista "Júlio de Mesquita Filho" (UNESP). Doutorado em Alimentos, Nutrição e Engenharia de Alimentos pela UNESP.

Michel Messora
Professor. Graduação em Odontologia pela Universidade Federal de Alfenas. Especialização em Periodontia. Mestrado e Doutorado em Periodontia pela Universidade Estadual Paulista "Júlio de Mesquita Filho" (UNESP). Professor Associado 3 da Faculdade de Odontologia de Ribeirão Preto da Universidade de São Paulo (USP). Membro da Sociedade Brasileira de Periodontia e Implantodontia (SOBRAPI).

Natasha Mendonça Machado
Nutricionista. Graduação em Nutrição pelo Centro Universitário do Pará. Especialização em Nutrição Clínica, Terapia Nutricional Enteral e Parenteral pelo GANEP. Mestrado em Ciências pelo Programa de Cirurgia Translacional da Universidade Federal de São Paulo (UNIFESP). Doutorado em Ciências, Gastroenterologia, pela Faculdade de Medicina da Universidade de São Paulo (FMUSP). Coorientadora do Departamento de Gastroenterologia da FMUSP.

Nathalia Caroline de Oliveira Melo
Professora. Graduação em Nutrição pela Universidade Federal de Pernambuco (UFPE). Especialização em Nutrição Clínica pela UFPE. Mestrado e Doutorado em Nutrição pela UFPE. Professora Substituta da UFPE. *Fellowship* no instituto IMDEA Alimentación (Madri, Espanha). Pesquisadora colaboradora do Programa de Pós-Graduação em Nutrição da UFPE e do Programa de Pós-Graduação em Ciências da Nutrição da Universidade Federal da Paraíba.

Nayara Massunaga Okazaki
Nutricionista. Graduação em Nutrição pelo Centro Universitário São Camilo. Especialização em Nutrição Clínica Funcional pela Faculdade VP.

Mestrado e doutorado em curso em Ciências da Saúde, com ênfase em Cardiologia, pela Universidade Federal de São Paulo (UNIFESP).

Priscila Sala Kobal
Nutricionista. Graduação em Nutrição pelo Centro Universitário São Camilo. Doutorado em Ciências pela Faculdade de Medicina da Universidade de São Paulo (FMUSP).

Rodrigo Otávio Silveira Silva
Médico veterinário e professor. Graduação em Medicina Veterinária pela Universidade Federal de Minas Gerais (UFMG). Mestrado e Doutorado em Ciência Animal pela UFMG. Estágio pós-doutoral na Universidade Federal de Minas Gerais e na Københavns Universitet (Dinamarca). Professor Adjunto da UFMG.

Ronaldo Vagner Thomatieli-Santos
Médico-veterinário e professor. Graduação em Educação Física pela Universidade Estadual Paulista "Júlio de Mesquita Filho" (UNESP). Doutorado em Fisiologia Humana pela Universidade de São Paulo (USP). Professor Associado da Universidade Federal de São Paulo (UNIFESP). Membro do Colégio Brasileiro de Ciências do Esporte.

Roseli Espíndola Balchiunas
Nutricionista. Graduação em Nutrição pelo Centro Universitário São Camilo. Mestrado em Ciência dos Alimentos pela Faculdade de Ciências Farmacêuticas da Universidade de São Paulo (USP). Doutoranda do Programa de Nutrição em Saúde Pública da Faculdade de Saúde Pública da USP. Professora de Graduação em Nutrição do Centro Universitário São Camilo.

Rosemeri Maurici
Médica. Graduação em Medicina pela Universidade Federal de Santa Catarina (UFSC). Especialização em Pneumologia e em Medicina Interna pela UFSC. Mestrado em Ciências Médicas pela UFSC. Doutorado em Ciências Pneumológicas pela Universidade Federal do Rio Grande do Sul (UFRGS). Professora Associada IV da UFSC. Membro da Sociedade Brasileira de Pneumologia e Tisiologia.

Sandra Aparecida dos Reis Louzano
Servidora pública federal. Graduação em Nutrição pela Universidade Federal de Viçosa (UFV). Mestrado e Doutorado em Ciência da Nutrição pela UFV.

Sandra Maria Lima Ribeiro
Graduação em Nutrição pela Universidade de São Paulo (USP) e em Ciências Biológicas pela Universidade Santa Cecilia. Mestrado em Ciências dos Alimentos pela USP. Doutorado em Nutrição Humana Aplicada pela USP. Livre-docência pela Escola de Artes, Ciências e Humanidades (EACH) da USP. Pós-Doutorado no Human Nutrition Research Center on Aging – Boston-MA-TUFTS University. Professora Associada da EACH-USP. Orientadora nos programas de Pós-Graduação em Nutrição Humana Aplicada (PRONUT) e Atividade Física e Saúde da USP. *In memoriam.*

Sara Quaglia de Campos Giampá
Profissional de Educação Física. Graduação em Educação Física pela Universidade Federal de São Paulo (UNIFESP). Especialização em Marketing, Gestão e Prescrição do Exercício Físico pela Faculdade Método de São Paulo (Famesp). Mestrado em Ciências pela UNIFESP. Doutorado em Ciências pela Universidade de São Paulo (USP). Membro da Associação Brasileira do Sono. Pesquisadora Científica na Biologix Sistemas Ltda.

Scarlathe Bezerra da Costa
Bióloga. Graduação em Ciências Biológicas – Microbiologia e Imunologia pela Universidade Federal do Rio de Janeiro (UFRJ). Mestrado e Doutorado em Ciências – Microbiologia pela UFRJ.

Sebastião Mauro Bezerra Duarte
Nutricionista. Graduação em Nutrição pela Universidade Paulista (Unip). Mestrado e Doutorado em Ciências (Gastroenterologia) pela Faculdade de Medicina da Universidade de São Paulo (FMUSP). Professor Adjunto da Unip.

Talita Gomes Baêta Lourenço
Microbiologista. Graduação em Ciências Biológicas – Microbiologia e Imunologia pela Universidade Federal do Rio de Janeiro (UFRJ). Mestrado e Doutorado em Ciências – Microbiologia pela UFRJ.

Agradecimentos

Ao longo da minha trajetória como nutricionista, sempre admirei professores e pesquisadores que atuavam com base em princípios éticos, eram estudiosos de seus temas e incentivavam a ciência da Nutrição. Atualmente, ao interagir com esses profissionais, percebo que o passado virou presente, assim como o tema abordado nesta obra. Outrora, eram "apenas bactérias que talvez exerçam algum efeito no nosso organismo"; hoje, "modificar a composição microbiana intestinal e os produtos das bactérias pode conferir desordens metabólicas ou saúde ao hospedeiro". Assim, percebo que fiz parte desse avanço científico com contribuições significativas para a Nutrição, seja no ensino, na pesquisa ou na extensão. A partir dessa reflexão, compreendo que o mínimo que posso fazer é, indubitavelmente, agradecer. Primeiramente, agradeço àqueles que me permitiram chegar onde estou: meus eternos mestres, incluindo Juliana Tieko Kato, que me concedeu a honra de tê-la como coorganizadora desta obra. Em seguida, agradeço àqueles que, diariamente, confiam sua curiosidade e seu desejo de aprender aos meus cuidados: meus estudantes. Sou grato por atuar em ensino, pesquisa e extensão, especialmente nessa temática.

A todos, muito obrigado.

Marcus Vinicius Lucio dos Santos Quaresma

A importância de ser grato transcende meras palavras ou o simples gesto de gentileza; é uma maneira de reconhecer sinceramente o valor das colaborações, do apoio recebido e as fontes de inspiração que tornaram possível a realização desta obra.

Assim, inicialmente expresso minha gratidão a Deus, cuja graça infinita orientou, iluminou e tornou possível este sonho. Seu amor é fonte de inspiração e sustentou cada degrau desta linda jornada.

Subsequentemente, é imperativo enfatizar todos os mestres que tive ao longo da minha jornada. Almas generosas que transmitiram sabedoria e conhecimento essenciais para a minha formação, moldando a pessoa que sou hoje. Na docência, percebo que o professor é mais do que um mentor intelectual, sua capacidade de inspirar e motivar os alunos não apenas os auxilia a construir base sólida de conhecimento, mas também instiga a compreensão de que na ciência da Saúde, nada é conclusivo. A inquietude na busca de respostas deve perpassar toda nossa vida profissional.

Com muito amor, expresso a minha eterna gratidão a duas pessoas extraordinárias com quem tive a imensa alegria de compartilhar a organização desta obra: Camila Guazzelli Marques e Marcus V. L. S. Quaresma. Foi um privilégio poder trabalhar ao lado deles. Faltam-me palavras para expressar a minha admiração por esses profissionais incríveis, cujo compromisso e dedicação com a pesquisa são "invejáveis". Confesso que me surpreende como duas pessoas tão diferentes podem se complementar de uma maneira tão única e especial. Sou grata pela confiança depositada em mim, pela oportunidade de fazer parte dessa equipe e pelo generoso compartilhamento de conhecimento e entusiasmo ao longo desta jornada. Juntos, superamos desafios, e toda a nossa dedicação está impressa nas páginas deste livro, refletindo nosso compromisso com a ciência.

Ademais, gostaria de agradecer a todos os colaboradores cujas contribuições foram essenciais e significativas. O compromisso e o empenho de cada um não apenas ampliaram o escopo da obra, mas também demonstraram o compromisso com a excelência, refletido na qualidade e profundidade dos capítulos apresentados.

Por fim, agradeço a todos os pesquisadores do tema, cujos dados previamente apresentados, descobertas e novos *insights* foram fundamentais para a realização desta obra.

"O que sabemos é uma gota; o que não sabemos é um oceano."
Isaac Newton

Juliana Tieko Kato

Agradecimento: um vocábulo comumente utilizado na linguagem humana, que denota o ato ou o efeito de agradecer. Definido como *reconhecimento e declaração de se estar grato por algo dado ou feito por outrem*. Considerando essa definição, primeiramente, estendo os meus agradecimentos àqueles que me deram, ou melhor, me doaram os seus respectivos conhecimentos e me educaram cientificamente ao longo da vida. Quando digo "aqueles", em particular, refiro-me aos meus professores, do Ensino Básico à Pós-Graduação, sem exceção, pois, se tive a oportunidade de organizar este livro, isso só foi possível porque fui alfabetizada, educada cientificamente e instruída a pensar com criticidade por todos eles em diferentes etapas da minha vida. Também agradeço a todos que cruzaram o meu caminho acadêmico e, em especial, àqueles que gentilmente me "abriram as portas" para que eu pudesse chegar onde estou. Entre eles, meu agradecimento especial à Juliana Tieko Kato, por todo o conhecimento transmitido desde que a conheci, principalmente quando o tema é microbioma intestinal, por todas as oportunidades confiadas a mim e por toda a parceria que construímos desde a concepção deste livro. Foi um imenso prazer e uma honra trabalhar nesta obra ao lado dela. Ainda entre os que me "abriram as portas", meu imenso agradecimento ao Marcus Vinicius L. S. Quaresma, que foi e é essencialmente o meu maior incentivador na área acadêmica e na vida. Saiba que é um privilégio estar ao seu lado na construção desta obra e de tantos outros projetos pessoais e profissionais. Ademais, meus agradecimentos para toda a minha família, incluindo meu pai *(in memoriam)*, meu irmão e, especialmente, minha mãe, Edna Guazzelli Marques. Sem ela no meu caminho, com certeza eu teria desistido de muitos sonhos, incluindo o de estar na área acadêmica. Meus amigos, dos mais próximos aos mais distantes fisicamente, meu muito obrigada, sobretudo por transformarem o árduo caminho da vida em um caminho mais leve, acolhedor e alegre. Em especial, meu imenso agradecimento a todos os professores e pesquisadores que escreveram os respectivos capítulos, enriquecendo e empoderando cientificamente este livro. Por fim, meu agradecimento às diferentes universidades, particulares e públicas, que fizeram parte da minha formação acadêmica, e às agências de fomento brasileiras, sobretudo pelas oportunidades que me foram dadas até aqui e, ainda, por me permitirem fazer uma pesquisa científica com a devida qualidade metodológica na abstrusa área da microbioma intestinal. Em suma, reconheço que ninguém faz nada sozinho nesta vida, por trás de cada conquista individual há inúmeras pessoas que estão veladas; portanto, meu obrigada a todos aqueles que estiveram e ainda estão ao meu lado nesta jornada, comumente chamada de vida.

"Você pode sonhar, criar, projetar e construir o lugar mais maravilhoso do mundo [...], mas são necessárias pessoas para fazer de um sonho uma realidade."
Walt Disney

Camila Guazzelli Marques

Apresentação

A obra *Microbioma Intestinal: Princípios, Perspectivas Científicas e Aplicações Clínicas* apresenta informações profundas e atuais sobre uma das temáticas mais fascinantes dos últimos anos. À medida que a produção científica e a interpretação dos achados avançam, a certeza sobre o impacto do microbioma intestinal sobre a saúde humana é cada vez mais pujante. Contudo, o tema requer cautela e sobriedade, especialmente porque há muita desinformação associada ao microbioma intestinal.

Embora a composição da microbiota intestinal e os seus metabólitos sejam capazes de afetar o próprio intestino e os diversos órgãos e sistemas do corpo humano, modificar a microbiota intestinal significativamente ainda é desafiador. Acredita-se que a composição bacteriana intestinal apresente elevada capacidade de resiliência, isto é, retorna ao seu estado "original" após qualquer modificação mediada, principalmente, por intervenções. Esse estado "original", conhecido também como "assinatura", é consolidado a partir da exposição a diversos elementos no início da vida e, talvez, no próprio período intrauterino. Logo, trata-se de um cenário de incontáveis fatores que interatuam de maneira dinâmica. Sabendo dessa complexa interação entre o microbioma intestinal e os diversos fatores que o impactam, esta obra foi produzida com o objetivo de trazer luz ao conhecimento sobre esse tópico aos estudantes e profissionais da área da Saúde, para que possam incorporar as informações sobre o assunto em suas atividades acadêmicas e profissionais.

Acreditamos que esta obra permitirá um acesso mais transparente às informações sobre o microbioma intestinal, na perspectiva científica e para aplicação clínica a curto, médio e longo prazos.

Marcus Vinicius Lucio dos Santos Quaresma
Juliana Tieko Kato
Camila Guazzelli Marques

Prefácio

A importância da Nutrição é enfatizada desde a época de Hipócrates, pois já se sabia que alimentação e nutrição adequadas eram os requisitos essenciais para o crescimento e o desenvolvimento de toda a população.

Apesar desse reconhecimento, a discussão científica só iniciou no século XIX, mas foi apenas no fim do século XX que a ciência da Nutrição adquiriu especial atenção, motivada pela procura da alimentação saudável, conquista e manutenção da saúde. Ainda no século XX, na década de 1950, foram encetadas as pesquisas demonstrando que a origem da doença era influenciada por radicais livres (espécies reativas ao oxigênio) e que existia uma dose adequada de nutrientes para cada indivíduo, não uma dose padrão para todos, anunciando dessa maneira o princípio da "individualidade bioquímica". Com o advento dessas pesquisas, a relação entre Nutrição e Saúde tornou-se uma das principais preocupações da humanidade e dos cientistas, que procuravam descobrir nos alimentos o caminho que levasse à longevidade com qualidade de vida.

Mais recentemente, o avanço do estudo do genoma humano proporcionou o desenvolvimento de metodologias que proporcionaram uma melhor compreensão do microbioma intestinal humano e as suas interações locais e sistêmicas. Esse avanço estabeleceu o microbioma intestinal como um alvo de intervenções farmacológicas e não farmacológicas, com intuito de prevenir o surgimento de doenças e, ainda, regular desordens já instaladas. Isso posto, acredita-se que, atualmente, por meio da modificação do microbioma intestinal, possa-se favorecer efeitos robustos à saúde humana. A dieta, especialmente rica em fibras prebióticas, bem como o uso de suplementos probióticos e simbióticos se destacam como "moduladores" do microbioma intestinal. Sem sombra de dúvidas, os avanços científicos permitem que acreditemos no efeito dessas intervenções; no entanto, ainda pouco se sabe quais os principais fatores que determinam os respondedores e não respondedores.

Com base nessas premissas este livro foi produzido, pois trata da difusão de diferentes conceitos sobre a interação entre os nutrientes e o microbioma intestinal. Não menos importante, descreve como alguns hábitos ou estilos de vida influenciam o microbioma intestinal, e apresenta a possibilidade de oferecer um instrumento para facilitar a melhoria da competência técnico-científica de profissionais estudiosos, visando à saúde da população.

A leitura e a reflexão dos conhecimentos inseridos nesta obra contribuem com a qualificação das ações voltadas à ciência da Nutrição, demonstrando que cada caso deve ser tratado em sua individualidade para alcançar um propósito mais amplo: o alcance de uma população mais sadia a curto, médio e longo prazos.

Profa. Dra. Sandra Maria Chemin Seabra da Silva
Coordenadora e professora titular do curso de Nutrição
do Centro Universitário São Camilo.
Doutora em Ciências da Saúde pela
Universidade Federal de São Paulo (UNIFESP).

Sumário

1. **Microbiota Intestinal e as Células Epiteliais Intestinais,** *1*
Camila Guazzelli Marques ▪ Marcus Vinicius Lucio dos Santos Quaresma ▪ Juliana Tieko Kato

2. **Microrganismos que Residem no Trato Gastrointestinal,** *13*
Luciano Pedro da Silva Junior ▪ Camila Guazzelli Marques ▪ Juliana Tieko Kato

3. **Evolução dos Métodos Científicos para o Estudo da Microbiota Intestinal,** *25*
Josias Rodrigues ▪ Gislane Lelis Vilela de Oliveira

4. **Estatística Aplicada à Análise da Microbiota Intestinal,** *43*
João Valentini Neto

5. **Teorias da Colonização da Microbiota Intestinal Humana e o Início da Vida,** *64*
Carla R. Taddei

6. **Diversidade e Resiliência da Composição da Microbiota Intestinal na Vida Adulta,** *75*
Elisabeth Neumann ▪ Flaviano dos Santos Martins ▪ Jacques Robert Nicoli

7. **Desequilíbrio Bacteriano Intestinal e Permeabilidade Intestinal,** *91*
Aline Alves de Santana ▪ Karina Gama

8. **Eixo Microbiota Intestinal-Intestino e as Doenças Intestinais,** *104*
Ana Carolina Franco de Moraes ▪ Ilanna Marques Gomes da Rocha

9. **Eixo Microbiota Intestinal e Sistema Imunológico,** *117*
Gislane Lelis Vilela de Oliveira

10. **Eixo Microbiota Intestinal e Sistema Cardiovascular,** *136*
Juliana Tieko Kato

11. **Eixo Microbiota Intestinal, Pulmão e Doenças Associadas,** *173*
Rosemeri Maurici

12. **Eixo Microbiota Intestinal-Tecido Adiposo e Doenças Associadas,** *185*
Nathalia Caroline de Oliveira Melo ▪ João Felipe Mota ▪ José Luiz de Brito Alves

13. **Eixo Microbiota Intestinal e Cérebro,** *203*
Marcus Vinicius Lucio dos Santos Quaresma ▪ Roseli Espíndola Balchiunas ▪ Sandra Maria Lima Ribeiro (*in memoriam*)

14. **Eixo Microbiota Intestinal e Pâncreas,** *217*
Mariana de Moura e Dias ▪ Sandra Aparecida dos Reis Louzano ▪ Ana Claudia Pelissari Kravchychyn ▪ Helen Hermana M. Hermsdorff

15. **Eixo Microbiota Intestinal e Fígado,** *233*
José Tadeu Stefano ▪ Sebastião Mauro Bezerra Duarte

16. **Eixo Microbiota Intestinal e Rins,** *247*
Denise Mafra ▪ Julie Ann Kemp ▪ Ludmila F. M. F. Cardozo

17. **Microbiota Intestinal e o Músculo Esquelético,** *263*
Marcus Vinicius Lucio dos Santos Quaresma ▪ Sandra Maria Lima Ribeiro (*in memoriam*)

18. **Eixo Microbiota-Intestino-Osso: Atualidades e Perspectivas,** *274*
Gabriela Lima Mendes ▪ Marcus Vinicius Lucio dos Santos Quaresma

19. **Microbiota Intestinal e Envelhecimento,** *284*
Marcus Vinicius Lucio dos Santos Quaresma ▪ Sandra Maria Lima Ribeiro (*in memoriam*)

20 Microbiota Intestinal e Pessoas que Vivem com HIV, *307*
Marcus Vinicius Lucio dos Santos Quaresma ■ Beatriz Martins Vicente ■ Sandra Maria Lima Ribeiro (*in memoriam*)

21 Microbiota Intestinal, Covid-19 e Potenciais Intervenções, *322*
Larissa da Silva Souza ■ Gislane Lelis Vilela de Oliveira

22 Microbiota Intestinal e Cirurgia Bariátrica, *348*
Priscila Sala Kobal ■ Natasha Mendonça Machado

23 Microbiota Intestinal e Supercrescimento Bacteriano no Intestino Delgado, *359*
Nayara Massunaga Okazaki

24 Interface entre Nutrição, Microbiota Oral e Microbiota Intestinal, *369*
Flávia Furlaneto ■ Michel Messora ■ Talita Gomes Baêta Lourenço ■ Marcella Costa Ribeiro ■ Ana Paula Colombo

25 Papel dos Nutrientes e dos Padrões Alimentares na Microbiota Intestinal Humana, *393*
Juliana Tieko Kato ■ Maria Carolina Santos Mendes

26 Vitaminas e a Microbiota Intestinal, *418*
Clara Maria Guimarães Silva ■ Luiz Henrique Groto Garutti ■ Leandro Araujo Lobo

27 Efeitos da Suplementação com Probióticos na Saúde Humana, *432*
Camila Guazzelli Marques ■ Anne Karoline Pereira Brito ■ Marcus Vinicius Lucio dos Santos Quaresma

28 Efeitos da Suplementação com Prebióticos e Simbióticos na Saúde Humana, *453*
Fellipe Lopes de Oliveira ■ João Paulo Bastos Silva ■ Mateus Kawata Salgaço ■ Beatriz Alves de Azevedo ■ Katia Sivieri

29 Efeitos da Suplementação com Pós-Bióticos na Saúde Humana, *471*
Cristina Bogsan

30 Papel do Exercício Físico na Microbiota Intestinal Humana, *485*
Geovana Silva Fogaça Leite ■ Glaice Aparecida Lucin ■ Ronaldo Vagner Thomatieli-Santos

31 Relação entre Sono, Ritmo Circadiano e Microbiota Intestinal Humana, *496*
Sara Quaglia de Campos Giampá ■ Luciano F. Drager

32 Relação entre Estresse e Microbiota Intestinal, *512*
Debora Estadella ■ Mariana Doce Passadore

33 Relação entre Etilismo, Tabagismo e Microbiota Intestinal Humana, *525*
Flávio Henrique Ferreira Barbosa

34 Interação entre Fármacos e Microbiota Intestinal, *538*
Scarlathe Bezerra da Costa ■ Andressa Marre ■ Isadora Silva Barcellos ■ Leandro Araujo Lobo

35 Transplante de Microbiota Intestinal Humana: da Teoria à Prática, *559*
Daniel Antônio de Albuquerque Terra ■ Rodrigo Otávio Silveira Silva ■ Luiz Gonzaga Vaz Coelho

36 Perspectivas para o Estudo da Microbiota Intestinal, *570*
Andrey Santos ■ Daniéla Oliveira Magro ■ Mario J. A. Saad

Índice Alfabético, *581*

1 Microbiota Intestinal e as Células Epiteliais Intestinais

Camila Guazzelli Marques ▪ Marcus Vinicius Lucio dos Santos Quaresma ▪ Juliana Tieko Kato

Objetivo
- Descrever o microbioma, a microbiota intestinal, as células epiteliais intestinais e as suas interações.

Destaques
- O termo "microbioma" é definido como a totalidade dos microrganismos, suas informações genéticas e as atividades que desempenham no ambiente em que interagem
- O termo "microbiota" refere-se a todos os microrganismos, incluindo arqueas, vírus, fagos, leveduras, fungos e, principalmente, bactérias presentes nos diversos ecossistemas do corpo humano
- O Projeto do Microbioma Humano foi estabelecido em 2008 como uma das primeiras iniciativas abrangentes para investigar o microbioma humano em uma escala populacional
- O trato gastrointestinal (TGI) humano representa uma das maiores interfaces (250 a 400 m²) entre o hospedeiro, fatores ambientais e antígenos no corpo humano. O número de microrganismos que habitam o TGI foi estimado em mais de 10^{14}
- A microbiota intestinal (MI) humana é predominantemente constituída por dois filos bacterianos: Bacteroidetes, que engloba gêneros gram-negativos, e Firmicutes, que envolve gêneros gram-positivos, totalizando aproximadamente 90% das categorias filogenéticas identificadas
- A composição da MI exibe variações significativas de acordo com as distintas regiões anatômicas do TGI, as quais se diferenciam em termos de fisiologia, pH e tensão de oxigênio
- Para compreender plenamente os mecanismos associados à MI e os papéis desempenhados pelos microrganismos no corpo humano, é crucial explorar a fisiologia e a anatomia do epitélio intestinal.

Introdução

Nos últimos anos, principalmente na última década, o microbioma humano vem ganhando destaque no meio científico. Esta notoriedade se deve, sobretudo, ao avanço das tecnologias de sequenciamento genético e desenvolvimento da bioinformática, o que contribuiu para a maior compreensão dos microrganismos que habitam o ser humano, bem como as suas funcionalidades e particularidades (Schmidt; Raes; Bork, 2018). Neste contexto, a aplicação dos conhecimentos sobre o TGI e a MI se expandiram simultaneamente. Todavia, é notório o uso equivocado das informações sobre o microbioma humano, especialmente no que tange ao microbioma intestinal. Segundo Schmidt *et al.* (2018), há uma consistente inadequabilidade de se extrapolar os dados científicos sobre a MI, principalmente para tratamentos sem evidências científicas suficientes, fator que pode ser oneroso à saúde humana. Inclusive, dados robustos que permitem assumir maior relação causal entre a MI e as doenças estão sendo publicados apenas nos últimos anos (Jiang *et al.*,

2023; Pang et al., 2024; Tang et al., 2024; Wu et al., 2024). Assim, esta obra tem como propósito elucidar as diferentes relações entre a MI e a saúde humana, perpassando pela caracterização da MI em diversas condições fisiopatológicas e o potencial papel de intervenções capazes de modificar a composição bacteriana intestinal. Este capítulo introdutório tem como propósito conceituar o microbioma e a MI, para pavimentar todas as discussões que serão feitas ao longo de toda a obra.

Microbioma e microbiota intestinal: definições e conceitos

As palavras "micro" e "bioma" têm origem no grego antigo. "Mikros" ($\mu\iota\kappa\rho\sigma\varsigma$) significa pequeno, enquanto o termo "bioma" é composto pela palavra grega "bios" ($\beta\iota o\varsigma$,) que significa vida; e modificado pelo sufixo "oma" (anglicização do grego) (Berg et al., 2020).

Portanto, o termo "microbioma" é definido como a totalidade dos microrganismos, suas informações genéticas e as atividades que desempenham no ambiente em que interagem (Cho; Blaser, 2012). A complexidade da composição e dinâmica do microbioma humano é atribuída à diversidade taxonômica intrínseca nas comunidades de microrganismos, bem como à variação substancial observada de acordo com a localização anatômica (Cho; Blaser, 2012).

O Projeto Microbioma Humano (HMP), financiado pelo *National Institutes of Health* (Instituto Nacional de Saúde), foi estabelecido como uma das primeiras iniciativas abrangentes para investigar o microbioma humano em uma escala populacional (Human Microbiome Project, 2012). Sua missão primordial consistiu em gerar recursos que permitiriam a caracterização da microbiota humana e a análise do seu papel tanto na manutenção da saúde quanto no desenvolvimento de doenças. Ao longo de uma década, dividida em duas fases, o HMP conseguiu desenvolver métodos, recursos e dados metagenômicos significativos para a comunidade científica (Cho; Blaser, 2012).

Durante a segunda fase do HMP, foram produzidos 2,3 terabytes de dados metagenômicos por meio do sequenciamento genético do gene 16S do RNA ribossômico, utilizando mais de 35 bilhões de leituras provenientes de 690 amostras coletadas de 300 indivíduos americanos em 15 diferentes locais do corpo (Cho; Blaser, 2012). Esses dados metagenômicos possibilitaram uma descrição detalhada da abundância e da diversidade do microbioma humano, com o objetivo de caracterizar a composição considerada "normal" em indivíduos saudáveis (Cho; Blaser, 2012).

O HMP desempenhou um papel decisivo ao permitir que a comunidade científica compreendesse melhor as interações entre os seres humanos e as diversas comunidades microbianas, bem como sua relação com a saúde e o desenvolvimento de doenças. Além disso, estimulou o lançamento de novos projetos e estudos promissores na área (Human Microbiome Project, 2012).

Os estudos de sequenciamento revelaram uma variação intraindividual significativa do microbioma em diferentes locais anatômicos, além de uma variação interindividual nos mesmos locais. Sugere-se, ainda, que a variabilidade interpessoal é mais pronunciada do que a variabilidade temporal observada na maioria dos locais em um único indivíduo. Curiosamente, características taxonômicas em nível filo demonstram estabilidade temporal em locais anatômicos específicos (Cho; Blaser, 2012). As diferenças específicas de localização e a estabilidade temporal observada entre os seres humanos fornecem uma estrutura crucial para compreender o significado biológico e patológico da composição de um microbioma específico. Estas variações podem ser observadas na Figura 1.1.

As palavras "micro" e "biota" também têm origem no grego antigo. É uma combinação de "Mikros", com o termo "biota" ($\beta\iota o\tau\alpha$), que significa os organismos vivos de um ecossistema ou de uma área específica (Berg et al., 2020).

Assim, o termo "microbiota" refere-se a todos os microrganismos, incluindo arqueas, vírus, fagos, leveduras, fungos e, principalmente, bactérias presentes nos diversos ecossistemas do corpo

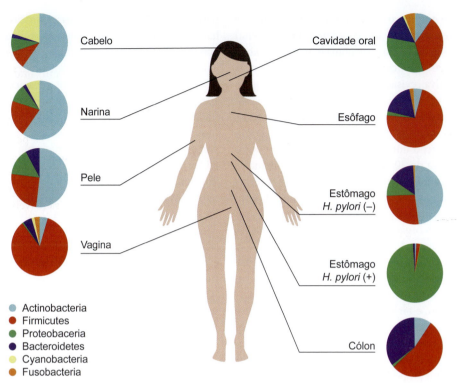

Figura 1.1 Variações na composição do microbioma de acordo com a localização anatômica. A análise de alto rendimento revelou uma notável diversidade intraindividual em relação ao microbioma em diferentes áreas do corpo humano, bem como variações significativas entre indivíduos nas mesmas regiões anatômicas. No entanto, características taxonômicas em níveis mais "elevados" (como no caso dos filos) mostram uma estabilidade ao longo do tempo em indivíduos específicos e em locais anatômicos particulares. Essas discrepâncias específicas de local e a conservação identificada entre os hospedeiros humanos estabelecem um arcabouço essencial para compreender o significado biológico e patológico de uma composição específica de microbioma. O gráfico apresenta a proporção relativa de sequências identificadas no nível taxonômico de filo em oito locais anatômicos. Algumas características, como a presença (+) ou ausência (–) de *Helicobacter pylori*, podem resultar em alterações permanentes e substanciais na composição da comunidade. (Adaptada de Cho e Blaser, 2012.)

humano (Berg *et al.*, 2020). Especificamente nos mamíferos, a composição da microbiota é preservada em níveis taxonômicos mais elevados, especialmente nos filos, embora a variação aumente nos níveis progressivamente inferiores (p. ex., gênero e espécie) (Cho; Blaser, 2012).

A partir da definição geral do termo "microbiota", incluem-se as designações específicas de acordo com o local anatômico. Por exemplo, a microbiota oral, a microbiota vaginal, a microbiota pulmonar e, uma das mais importantes, a MI, que é comumente reconhecida como uma comunidade diversa e densa de microrganismos, especialmente bactérias, que residem no intestino humano. A importância da MI se deve ao fato de que os intestinos delgado e grosso apresentam uma densidade e uma abundância bacteriana significativamente superiores a outros locais do corpo, principalmente o intestino grosso (Sender; Fuchs; Milo, 2016).

O TGI humano representa uma das maiores interfaces (250 a 400 m²) entre o hospedeiro, fatores ambientais e antígenos no corpo humano. O número de microrganismos que habitam o TGI foi estimado em mais de 10^{14}, o que engloba aproximadamente 10 vezes mais células bacterianas do que o número de células humanas e mais de 100 vezes o conteúdo genômico (microbioma) em comparação com o genoma humano (Backhed *et al.*, 2005; Gill *et al.*, 2006). No entanto, uma estimativa revisada recentemente sugeriu que a proporção de células humanas para bacterianas é, na verdade, mais próxima de 1:1. Por exemplo, algumas dessas estimativas revisadas sugerem que o corpo humano adulto típico é composto por cerca de 30 trilhões de células humanas e aproximadamente 38 trilhões de bactérias (Sender; Fuchs; Milo, 2016). A Tabela 1.1 apresenta os limites para o número de bactérias em diferentes órgãos, derivados das concentrações bacterianas e do volume.

A MI humana é predominantemente constituída por dois filos bacterianos: Bacteroidetes (Bacteroidota), que engloba gêneros gram-negativos, e Firmicutes (Bacillota), que envolve gêneros gram-positivos, totalizando aproximadamente 90% das categorias filogenéticas identificadas. No entanto, ainda há alguns outros filos em menor proporção, como Actinobacteria (Actinomycetota), Proteobacteria (Pseudomonadota), Verrucomicrobia (Verrucomicrobiota) e Fusobacteria (Fusobacteriota), este último sendo ainda menos evidenciado. As bactérias intestinais pertencem a diferentes filos, classes, ordens, famílias, gêneros e espécies dominantes. A Figura 1.2 apresenta a resolução taxonômica crucial para o entendimento da MI e as suas interações.

Nesse contexto, é importante destacar que, apesar da predominância dos filos Firmicutes e Bacteroidetes, isso não significa que os outros filos são menos importantes. Inclusive, bactérias pertencentes ao filo Verrucomicrobia (p. ex., *Akkermansia muciniphila*) apresentam uma importante função na regulação do muco, entre outras interações cruciais com o sistema imunológico local (Rinninella *et al.*, 2019). Além disso, dados metagenômicos têm mostrado uma correlação inversa entre a abundância de *A. muciniphila* e doenças como as doenças inflamatórias intestinais (DII), a obesidade e o diabetes *mellitus* (DM); (Rodrigues *et al.*, 2022). A Figura 1.3 apresenta a resolução taxonômica da MI.

A composição da MI exibe variações significativas de acordo com as distintas regiões anatômicas do TGI, as quais se diferenciam em termos de fisiologia, de pH e de concentração de oxigênio, além de apresentarem variabilidade nas taxas de fluxo digestivo (rápidas da boca até o ceco, tornando-se mais lentas em estágios posteriores), disponibilidade de substratos e secreções do hospedeiro.

Tabela 1.1 Número de bactérias em diferentes localidades do trato gastrointestinal.

Localização	Concentração típica de bactérias (número/mℓ de conteúdo)	Volume (mℓ)	Limite de ordem de grandeza para o número de bactérias
Cólon (intestino grosso)	10^{11}	400	10^{14}
Íleo (parte inferior do intestino delgado)	10^{8}	400	10^{11}
Duodeno e jejuno (intestino delgado superior)	$10^{3} - 10^{4}$	400	10^{7}

Adaptada de Sender, Fuchs e Milo, 2016.

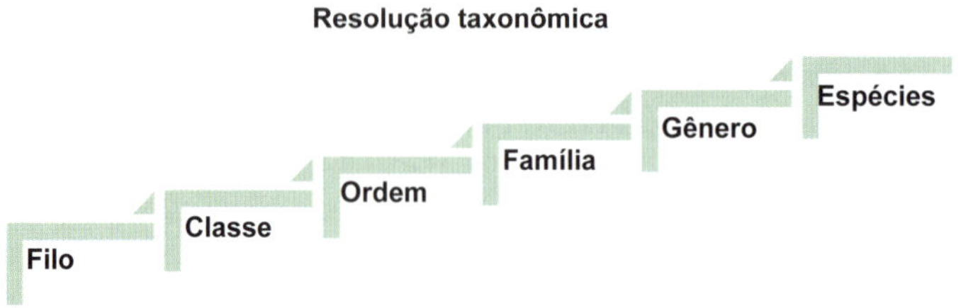

Figura 1.2 Resolução taxonômica.

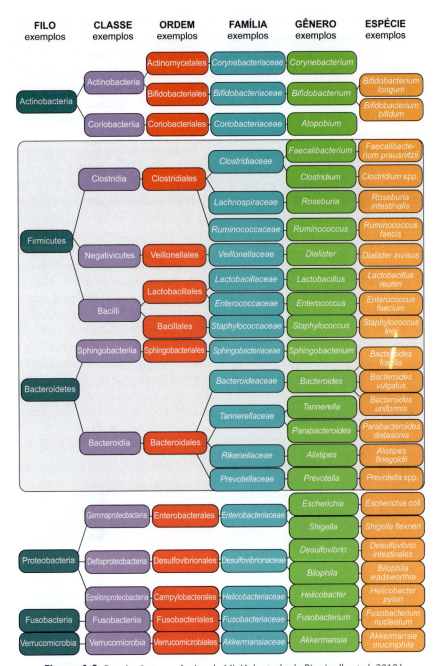

Figura 1.3 Resolução taxonômica da MI. (Adaptada de Rinninella *et al.*, 2019.)

O ambiente do intestino delgado se revela particularmente desafiador para a colonização bacteriana, devido ao tempo de trânsito relativamente curto (3 a 5 horas) e às elevadas concentrações de bile. Em contraste, o intestino grosso, caracterizado por taxas de fluxo mais lentas e pH neutro a levemente ácido, abriga a maior comunidade microbiana, predominantemente composta por bactérias anaeróbias obrigatórias (Rinninella *et al.*, 2019).

Os microrganismos interagem de maneira intensa em um ecossistema. Por exemplo, os microrganismos interagem e essas interações simbióticas têm diversas consequências para a aptidão microbiana, a dinâmica populacional e as capacidades funcionais dentro do microbioma (Banerjee *et al.*, 2017). Essas interações podem ocorrer, ainda, entre os microrganismos da mesma espécie ou entre as diferentes espécies, gêneros, famílias e domínios da vida. Os padrões interativos dentro dessas redes podem ser positivos (mutualismo, sinergismo ou comensalismo), negativos (amensalismo [incluindo predação, parasitismo, antagonismo ou competição]) ou neutros, onde não há (ou não é observado) efeito nas capacidades funcionais ou aptidão das espécies interagindo (Banerjee *et al.*, 2017). Assim, de maneira geral, essa diferença entre composição e atividade determina, em grande medida, a diferença entre a microbiota e o microbioma. A Figura 1.4 ilustra essa diferença.

Diferentes estudos destacam o papel da MI na saúde e na doença (Hou *et al.*, 2022; Ratiner *et al.*, 2023). Nos últimos anos, diversos ensaios clínicos foram e estão sendo conduzidos para verificar os principais fatores moduladores da MI, especialmente para possibilitar a otimização do estado de saúde ou a redução dos efeitos negativos de doenças específicas, principalmente a DII e a infeção por *Clostridium difficile* (Hou *et al.*, 2022). A Figura 1.5 ilustra a distribuição de estudos clínicos sobre a MI no mundo inteiro até outubro de 2021.

Atualmente, os estudos sobre a MI investigam: (i) qual composição bacteriana está mais associada às doenças, criando categorias de risco; (ii) como modificar a MI, de acordo com as categorizações de risco criadas. Embora seja comum o uso do termo "disbiose", se trata de uma maneira genérica de assumir o desequilíbrio bacteriano intestinal. É possível, portanto, acreditar que todas as disbioses são iguais, quando, na verdade, não são. Logo, a utilização do termo "disbiose" para todas as composições bacterianas intestinais desequilibradas em diferentes doenças é extremamente equivocada.

A perspectiva é de que a análise da MI possa ser uma ferramenta valiosa para identificar indivíduos com risco de desenvolver doenças, com base em características como a diversidade microbiana, taxonomia, atividade funcional, ritmo

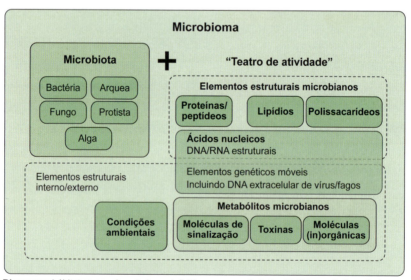

Figura 1.4 Esquema destacando a composição do termo "microbioma", que engloba tanto a microbiota (comunidade de microrganismos) quanto seu "teatro de atividade" (elementos estruturais, metabólitos/moléculas sinalizadoras e as condições ambientais circundantes). DNA: ácido desoxirribonucleico; RNA: ácido ribonucleico. (Adaptada de Berg *et al.*, 2020.)

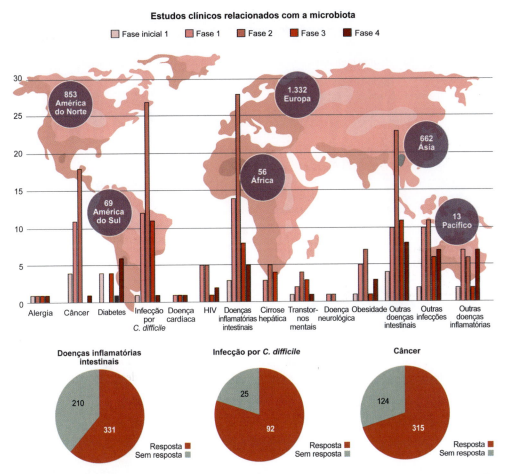

Figura 1.5 Ensaios clínicos sobre microbiota no mundo até outubro de 2021. C. difficile: Clostridium difficile. (Adaptada de Hou et al. 2022.)

diurno e metabólitos associados ao microbioma, como o trimetilamina N-óxido (TMAO). Diversas abordagens personalizadas de prevenção e tratamento que se utilizam dos dados do microbioma intestinal são estudadas. Por exemplo, a previsão das respostas pós-prandiais, principalmente glicêmicas à dieta pode servir como fundamento para um plano alimentar direcionado, principalmente àqueles que vivem com resistência à insulina e DM. A análise do microbioma também poderá estabelecer informações preciosas sobre a responsividade às mais diversas intervenções e fatores de exposição, a curto, médio e longo prazos, permitindo ações em saúde robustas no âmbito individual e populacional. A Figura 1.6 ilustra essas perspectivas sobre o uso do microbioma como um mapa para intervenções específicas.

Microbiota intestinal e células intestinais

Para compreender plenamente os mecanismos associados à MI e os papéis desempenhados pelos microrganismos no corpo humano, é crucial explorar a fisiologia e a anatomia do epitélio intestinal. Este, considerado o segundo maior epitélio do corpo humano, exibe uma área de superfície superior a 30 m², destacando-se pela resistência à abrasão mecânica, a variações extremas de pH e à colonização por uma quantidade expressiva de

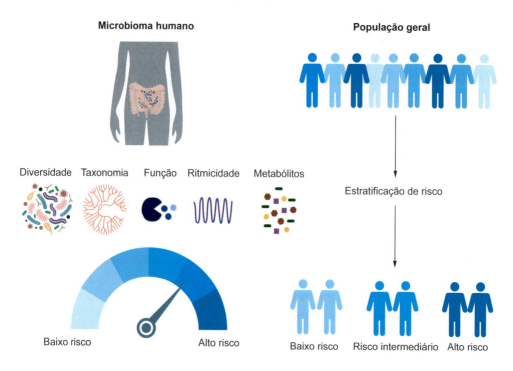

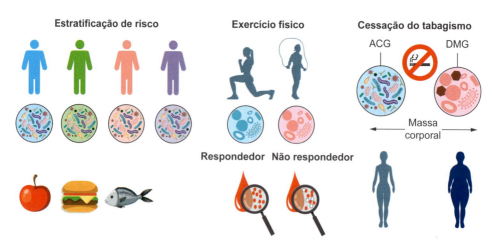

Figura 1.6 Análise da microbiota intestinal e do microbioma intestinal permite o direcionamento de intervenções específicas, bem como o entendimento do efeito a curto, médio e longo prazos, de fatores de exposição específicos. Ainda, a estratificação de risco com base nas informações do microbioma permitirão a implementação de estratégias direcionadas. ACG: N-acetilglicina; DMG: dimetilglicina. (Adaptada de Ratiner *et al.*, 2023.)

bactérias, ultrapassando 10^{13} (Gehart; Clevers, 2019). O intestino, especificamente o epitélio absortivo, desempenha duas funções vitais: a absorção de metabólitos e a proteção contra diversas agressões mecânicas, químicas e biológicas. Essas funções estão intrinsecamente ligadas a duas características fundamentais do intestino: a estrutura cripta-vilosidade e a proliferação contínua de células (Gehart; Clevers, 2019).

O epitélio intestinal ao longo do trato é constituído por milhões de unidades cripta-vilosidades, sendo as vilosidades projeções em forma de dedo e as criptas, invaginações aparentes. No intestino delgado, cada vilo é cercado por pelo menos seis criptas de Lieberkühn, que abrigam populações de células-tronco e progenitoras, garantindo a auto renovação e a manutenção da função intestinal ao longo da vida (Barker, 2014).

A vilosidade, coberta por um epitélio simples pós-mitótico, desempenha um papel crucial na absorção de nutrientes, apesar de expor o epitélio ao estresse mecânico, químico e biológico. Notavelmente, a vida útil das células maduras é breve, variando de 3 a 5 dias. O comprimento das vilosidades diminui ao longo do trato intestinal, e o cólon, por sua vez, caracteriza-se por uma superfície plana intercalada apenas por criptas (Barker, 2014.)

A cripta, uma invaginação da parede intestinal, oferece proteção contra o estresse do processo digestivo. No seu interior, residem as células-tronco intestinais, conhecidas como células de base da cripta LGR5+, responsáveis por gerar células progenitoras que, ao se proliferarem, tornam-se células epiteliais intestinais (CEI) maduras. Esse sistema celular proporciona a plasticidade e a dinâmica à regeneração tecidual do intestino, permitindo a exposição de células pós-mitóticas aos fatores estressantes por um curto período (Barker, 2014).

A especificação do tipo de célula inicia-se quando uma célula deixa a zona de células-tronco na parte inferior da cripta, decidindo entre as linhagens secretoras (células de Paneth, células caliciformes, células enteroendócrinas ou células Tuft) ou de absorção (p. ex., enterócitos e células M) (Barker, 2014).

Portanto, o epitélio intestinal compreende principalmente seis tipos de células maduras, cada uma desempenhando um papel específico.

Entre elas, as células de Paneth, as enteroendócrinas e as células caliciformes são particularmente reconhecidas pelo *crosstalk* com a MI, tornando essencial a exploração de suas funções para uma compreensão mais aprofundada dos mecanismos subjacentes à MI (Allaire *et al.*, 2018). Estas células estão ilustradas na Figura 1.7.

Os ácidos graxos de cadeia curta (AGCCs) (p. ex., butirato, propionato e acetato) e outros metabólitos derivados da MI interagem com as CEI, mantendo a sua homeostase. A comunidade microbiana é composta principalmente por bactérias anaeróbias, especialmente aquelas que podem sobreviver apenas na ausência de oxigênio, conhecidas como anaeróbias obrigatórias. Essas bactérias comensais formam uma complexa rede nutricional que não apenas sustenta sua própria sobrevivência, mas também exerce influência sobre o ambiente fisiológico e as respostas imunológicas do sistema gastrointestinal (Allaire *et al.*, 2018).

A MI, portanto, é capaz de gerar uma variedade de compostos a partir da metabolização de alimentos ingeridos. Esses metabólitos, por sua vez, demonstraram ter efeitos diretos sobre as CEI. Por exemplo, os anaeróbios obrigatórios, como *Clostridium* clusters IV e IXa, *Faecalibacterium prausnitzii* e *Bacteroides thetaiotaomicron*, são os principais produtores de butirato, encontrado no lúmen do cólon. O butirato é, predominantemente, produzido por meio da fermentação de fibras alimentares; porém, o butirato luminal é principalmente consumido por colonócitos diferenciados localizados no topo das criptas (Allaire *et al.*, 2018).

Outros metabólitos microbianos foram identificados como moduladores da função das CEI. A saber, o lactato derivado de microrganismos é um potente indutor de hiperproliferação colônica em camundongos, embora esse efeito pareça ser mais pronunciado após um período agudo de jejum. O lactato é uma fonte de energia importante para as células-tronco do intestino delgado. Uma fonte significativa de lactato pode vir das células de Paneth adjacentes. O acetato, um AGCC produzido por *Bifidobacterium*, também demonstrou influenciar a diferenciação das células caliciformes. A presença de microrganismos produtores de acetato, bem como o próprio

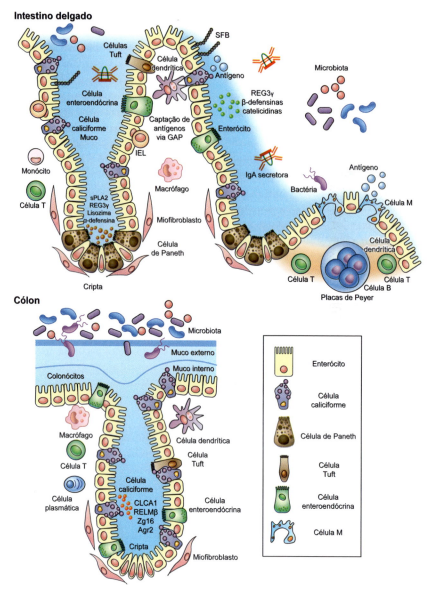

Figura 1.7 Células epiteliais intestinais (CEI): enterócitos – tipo celular mais proeminente no epitélio intestinal e responsáveis pela absorção de nutrientes e água; células caliciformes – produção de mucinas; células enteroendócrinas – liberação de hormônios; células de Paneth – liberação de fatores antimicrobianos para proteger as células-tronco próximas na base das criptas intestinais pequenas; células Tuft – defesa contra helmintos; células M – captação e posterior apresentação de antígenos luminais ao sistema imunológico. De maneira geral, a maioria dos tipos celulares encontrados no cólon também está presente no intestino delgado, incluindo os enterócitos (também chamados "colonócitos no cólon"), células enteroendócrinas, células caliciformes e células Tuft. Contudo, alguns tipos celulares são exclusivos do intestino delgado, como as células de Paneth, que se intercalam com as células-tronco na base das criptas, e as células M, localizadas sobrepondo os folículos de Peyer. Agr2: proteína 2 do gradiente anterior; CLCA1: acessório 1 do canal de cloreto; GAP: *Goblet cell-associated passages*; IEL: linfócito intraepitelial; Reg3γ: proteína 3 gama derivada de ilhotas em regeneração; RELMβ: molécula beta semelhante à resistina; SFB: bactéria filamentosa segmentada; sPLA2: fosfolipase A2 secretória; Zg16: proteína de grânulos de zimogênio 16. (Adaptada de Allaire *et al.*, 2018.)

acetato, aumentou a secreção de muco pelas células caliciformes. Esses dados sustentam a ideia de que os metabólitos bacterianos dentro do ambiente intestinal desempenham um papel importante na manutenção da fisiologia normal das CEI tanto no intestino delgado quanto no cólon (Allaire *et al.*, 2018). Essa interação está ilustrada na Figura 1.8.

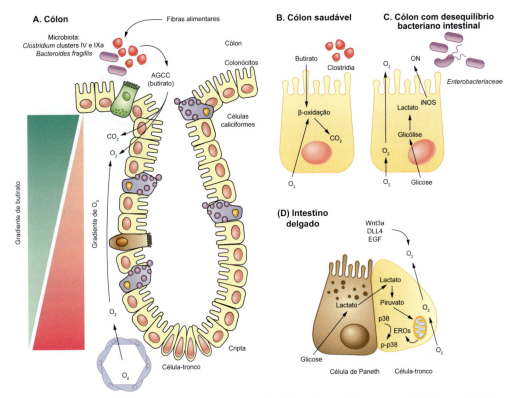

Figura 1.8 Produção de ácidos graxos de cadeia curta (AGCCs) pela microbiota intestinal (MI) exerce influência crucial na estabilidade das células epiteliais intestinais (CEI). **A.** Durante o equilíbrio intestinal, ocorrem gradientes de butirato e oxigênio. Microrganismos benéficos, como dos gêneros *Clostridia* e *Bacteroides*, ao fermentarem fibras alimentares, tornam-se os principais produtores do butirato. **B.** As células na extremidade superior das criptas, conhecidas como colonócitos, metabolizam o butirato como sua principal fonte de energia, utilizando a beta-oxidação, ao mesmo tempo em que consomem o oxigênio fornecido pelos vasos sanguíneos subjacentes. Essa dinâmica cria um ambiente anaeróbio rico em butirato nas porções superiores das criptas, protegendo as células-tronco da inibição provocada pelo butirato na proliferação celular, enquanto a base da cripta permanece oxigenada. Durante a homeostase, as células epiteliais colônicas consomem butirato e oxigênio por meio da beta-oxidação, estabelecendo um microambiente anaeróbio que favorece a proliferação de microrganismos produtores de butirato, contribuindo para a resistência à colonização por patógenos. **C.** Em cenários de desequilíbrio bacteriano intestinal, a interrupção do gradiente butirato-oxigênio, seja por antibióticos ou invasão de patógenos, altera o metabolismo das CEI, direcionando-as para a glicólise. Esse desequilíbrio resulta em aumento dos níveis de nitrato e oxigênio na lúmen intestinal, promovendo a proliferação de microrganismos microaeróbios, como da família *Enterobacteriaceae*, em detrimento dos produtores anaeróbios de butirato. Esse desarranjo compromete a resistência à colonização e desencadeia o desequilíbrio bacteriano intestinal. **D.** A interação metabólica entre células de Paneth e células-tronco no intestino delgado é crucial. O lactato produzido pelas células de Paneth, por meio da glicólise, é essencial para manter a pluripotência criptal. Esse lactato pode ser convertido em piruvato pelas células-tronco LGR5+, alimentando a fosforilação oxidativa mitocondrial, desencadeando sinalização de espécies reativas de oxigênio (EROs) e ativando a via do p38, regulando, em última instância, a autorrenovação e a diferenciação das células-tronco. DLL4: ligante delta-*like* 4; EGF: fator de crescimento epidermal; iNOS: óxido nítrico-sintase induzida; ON: óxido nítrico; Wnt3a: membro 3A da família WNT. (Adaptada de Allaire *et al.*, 2018.)

Em suma, a MI e as CEI interagem para homeostase intestinal. Ademais, o sistema imunológico local, que será discutido no Capítulo 9, *Eixo Microbiota Intestinal e Sistema Imunológico*, também exerce um importante papel regulatório da MI, das CEI e do binômio saúde e doença.

Referências bibliográficas

ALLAIRE, J. M. *et al.* The Intestinal Epithelium: Central Coordinator of Mucosal Immunity. **Trends in Immunology**, 39, n. 9, p. 677-696, 2018.

BACKHED, F. *et al.* Host-bacterial mutualism in the human intestine. **Science**, 307, n. 5717, p. 1915-1920, 2005.

BANERJEE, S.; SCHLAEPPI, K.; VAN DER HEIJDEN, M. G. A. Keystone taxa as drivers of microbiome structure and functioning. **Nature Reviews Microbiology**, 16, n. 9, p. 567-576, 2018.

BARKER, N. Adult intestinal stem cells: critical drivers of epithelial homeostasis and regeneration. **Nature Reviews Molecular Cell Biology**, 15, n. 1, p. 19-33, Jan 2014.

BERG, G. *et al.* Microbiome definition re-visited: old concepts and new challenges. **Microbiome**, 8, n. 1, p. 103, 2020.

CHO, I.; BLASER, M. J. The human microbiome: at the interface of health and disease. **Nature Reviews Genetics**, 13, n. 4, p. 260-270, 2012.

GEHART, H.; CLEVERS, H. Tales from the crypt: new insights into intestinal stem cells. **Nature Reviews Gastroenterology & Hepatology**, 16, n. 1, p. 19-34, 2019.

GILL, S. R. *et al.* Metagenomic analysis of the human distal gut microbiome. **Science**, 312, n. 5778, p. 1355-1359, 2006.

HO, A.; DI LONARDO, D. P.; BODELIER, P. L. Revisiting life strategy concepts in environmental microbial ecology. **FEMS Microbiology Ecology**, 93, n. 3, 2017.

HOU, K. *et al.* Microbiota in health and diseases. **Signal Transduction and Targeted Therapy**, 7, n. 1, p. 135, 2022.

HUMAN MICROBIOME PROJECT, C. Structure, function and diversity of the healthy human microbiome. **Nature**, 486, n. 7402, p. 207-214, 2012.

JIANG, S. *et al.* Two-sample Mendelian randomization to study the causal association between gut microbiota and atherosclerosis. **Frontiers in Immunology**, 14, p. 1282072, 2023.

PANG, S. *et al.* Exploring the potential causal relationship between gut microbiota and heart failure: A two-sample mendelian randomization study combined with the geo database. **Current Problems in Cardiology**, 49, n. 2, p. 102235, 2024.

RATINER, K. *et al.* Utilization of the microbiome in personalized medicine. **Nature Reviews Microbiology**, 2023.

RINNINELLA, E. *et al.* What is the Healthy Gut Microbiota Composition? A Changing Ecosystem across Age, Environment, Diet, and Diseases. **Microorganisms**, 7, n. 1, 2019.

RODRIGUES, V. F. *et al.* Akkermansia muciniphila and Gut Immune System: A Good Friendship That Attenuates Inflammatory Bowel Disease, Obesity, and Diabetes. **Frontiers in Immunology**, 13, p. 934695, 2022.

SCHMIDT, T. S. B.; RAES, J.; BORK, P. The Human Gut Microbiome: From Association to Modulation. **Cell**, 172, n. 6, p. 1198-1215, 2018.

SENDER, R.; FUCHS, S.; MILO, R. Revised Estimates for the Number of Human and Bacteria Cells in the Body. **PLOS Biology**, 14, n. 8, p. e1002533, 2016.

TANG, J. *et al.* Causal association of gut microbiota on spondyloarthritis and its subtypes: a Mendelian randomization analysis. **Frontiers in Immunology**, 15, p. 1284466, 2024.

WU, K. *et al.* Causal relationship between gut microbiota and gastrointestinal diseases: a mendelian randomization study. **Journal of Translational Medicine**, 22, n. 1, p. 92, 2024.

2 Microrganismos que Residem no Trato Gastrointestinal

Luciano Pedro da Silva Junior ■ Camila Guazzelli Marques ■ Juliana Tieko Kato

Objetivo
- Identificar e explanar sobre os microrganismos que habitam o trato gastrointestinal.

Destaques
- Os seres humanos coevoluíram com trilhões de microrganismos que habitam o nosso corpo e que criam ecossistemas adaptativos complexos, específicos de cada região do corpo, e que estão perfeitamente sintonizados com a fisiologia humana
- O desequilíbrio dos microrganismos no microbioma humano pode ser definido como um microbioma que se afasta de um estado equilibrado, que prolonga, exacerba ou induz um estado prejudicial à saúde humana
- Mais de 90% do viroma intestinal é constituído por vírus procarióticos, também conhecidos como bacteriófagos, que servem como reservatório de genes bacterianos que podem ser transferidos entre microrganismos
- Os fungos (micobiota) perfazem cerca de 0,1% do total de microrganismos no intestino, seu desequilíbrio tem sido implicado em uma série de doenças, como as autoimunes, metabólicas, neurológicas e câncer
- A maioria das arqueas (arqueoma) presentes no intestino apresenta um único metabolismo de realizar metanogênese. Devido à sua dependência da atividade metabólica bacteriana para a disponibilidade do seu próprio substrato, os metanógenos poderiam ser indicadores *per se* do estado do microbioma.

Introdução

Os seres humanos coevoluíram com trilhões de microrganismos que habitam o nosso corpo e que criam ecossistemas adaptativos complexos, específicos de cada região do corpo, e que estão perfeitamente sintonizados com a fisiologia humana.

É importante compreender que o microbioma intestinal representa uma estrutura dinâmica em comunicação contínua com o meio ambiente. Para favorecer seus nichos ecológicos, os microrganismos possuem relação simbiótica com o ser humano, incluindo mutualismo e comensalismo. No primeiro caso, tanto o microrganismo quanto o hospedeiro são beneficiados, enquanto, no comensalismo, apenas uma parte é favorecida, porém sem prejudicar a outra. Nesse contexto, um patobionte é um microrganismo que, em condições fisiológicas, não tem efeito negativo, mas em situações patológicas pode ser prejudicial à saúde. Ademais, os microrganismos podem interagir entre si, potencializando ou limitando o crescimento de determinado grupo bacteriano (García-Montero *et al.*, 2021).

O desequilíbrio dos microrganismos no microbioma humano está associado a diversas doenças, porém, o conceito de patogenicidade decorrente desse desequilíbrio pode ser difícil de se definir, por isso o termo "disbiose" – comumente utilizado – é genérico e pode acarretar interpretações equivocadas sobre a temática. **Assim, esses desequilíbrios podem ser definidos como um microbioma que se afasta de um estado equilibrado, que prolonga, exacerba ou induz um estado prejudicial à saúde humana.**

O trato gastrointestinal (TGI) é um sistema complexo que começa no esôfago e termina no ânus e, indubitavelmente, é o microbioma mais estudado. A maioria das pesquisas e dados obtidos sobre o microbioma intestinal, incluindo o trabalho pioneiro e seminal realizado pelo Projeto do Microbioma Humano, concentrou-se nas bactérias do intestino grosso (cólon) e das fezes, devido às considerações práticas de coleta das amostras (Ruan et al., 2020). Um fato que merece nossa atenção é que essa análise do sequenciamento, com base nas amostras de fezes, ignora a intrincada organização espacial e heterogeneidade da comunidade de microrganismos ao longo do intestino.

A composição e a densidade dos microrganismos variam ao longo do TGI: o estômago apresenta poucas espécies de bactérias, enquanto o cólon possui um ecossistema microbiano densamente povoado, conforme descrito no Capítulo 1, *Microbiota Intestinal e as Células Epiteliais Intestinais*, desta obra (Kussmann; Bladeren, 2011; Costea et al., 2018; Rinninella et al., 2019).

Além da diversidade quantitativa da população de microrganismos em diferentes partes do TGI, cada região possui um microambiente que hospeda condições físicas e bioquímicas distintas que norteiam a composição e a função dos microrganismos que ali povoam (Figura 2.1). Ao longo dos eixos longitudinal e transversal do intestino, fatores como pH, concentração de O_2, fluxo e peristaltismo, presença de peptídeos antimicrobianos, tipo de muco e densidade, além da disponibilidade de nutrientes, se correlacionam com o crescimento e a abundância dos membros da microbiota. As alterações no ecossistema, impulsionadas pela dieta, medicamentos e outros fatores, são acompanhadas por alterações na composição da microbiota. É na região distal do intestino (ceco e cólon proximal e distal), que as condições ambientais mudam a partir do intestino delgado, provocando mudanças significativas na composição da microbiota intestinal (MI): o pH diminui, o lúmen se torna fortemente anaeróbio, o tempo de trânsito intestinal diminui, a fibra alimentar se torna uma das fontes de nutrientes mais abundantes e acessíveis à microbiota, e uma espessa camada de muco reveste o epitélio, conforme ilustrado na Figura 2.1. Essas condições acarretam o aumento da abundância de microrganismos, fazendo com que o cólon seja a região mais densa e diversificada em termos de bactérias (McCallum; Tropini, 2024).

Estima-se que, no intestino, haja cerca de 500 a 1.000 espécies diferentes de bactérias, e que a maioria delas é originária de aproximadamente 40 espécies. Muitas espécies não são encontradas em nenhum outro lugar na natureza, indicando que a coevolução do ser humano com os seus simbiontes bacterianos intestinais (incluindo comensais e mutualistas) gerou um intenso mecanismo seletivo. Esses números expressam a complexidade da MI, visto que há uma ampla diversidade taxonômica com uma alta variabilidade interpessoal, que dificultam identificar microrganismos e seus constituintes que causam doenças ou refletem um estado de doença. Porém, apesar dessa gama de diferentes espécies que habitam esse ecossistema, o microbioma intestinal é conhecido pela sua estabilidade. Cada pessoa possui uma assinatura microbiana única, que tende a ser mantida durante longos períodos. Esta estabilidade é considerada crítica para a saúde e o bem-estar do organismo, pois garante que os simbiontes benéficos e suas funções sejam mantidos ao longo da vida (Gomaa, 2020; Hou et al., 2022).

O filo dos Firmicutes perfaz aproximadamente 65% da MI, sendo a sua maior parte composta por bactérias gram-positivas. É constituída por mais de 200 gêneros, como, por exemplo, *Clostridium, Eubacterium, Dorea, Faecalibacterium, Lactobacillus, Roseburia, Ruminococcus* e *Veillonella*.

Capítulo 2 • Microrganismos que Residem no Trato Gastrointestinal

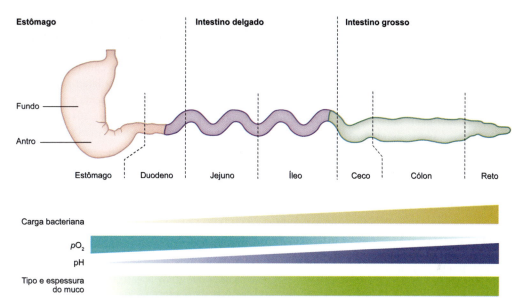

Figura 2.1 Características do trato gastrointestinal. pH: potencial hidrogeniônico; pO$_2$: pressão parcial de oxigênio. (Adaptada de McCallum e Tropini, 2024.)

Em contrapartida, Bacteroidetes representam aproximadamente 23% da MI, e é considerado um filo de bactérias gram-negativas, que tem como principais gêneros *Prevotella* e *Bacteroides*. Este último é o gênero mais abundante na MI, representando 30% de todas as bactérias (Vos; Vos, 2012). O filo Actinobacteria compõe 5% da MI, e tem como principal representante o gênero *Bifidobacterium*. Por fim, Proteobacteria é o quarto filo em ordem de abundância e tem como característica sua coloração gram-negativa com lipopolissacarídeo (LPS) na sua membrana externa. Nesse grupo, os exemplos mais importantes são os gêneros *Escherichia* e *Helicobacter* (García-Montero *et al*., 2021; Huttenhower, 2016; Ahrodia *et al*., 2022).

Além disso, cada indivíduo abriga um número particular e variável de espécies bacterianas raras, definida como uma MI variável, determinando a alta variabilidade encontrada na composição da MI entre indivíduos saudáveis. A MI variável inclui espécies autóctones que colonizam o intestino, enquanto outras são espécies alóctones que demonstram a capacidade de se integrar transitoriamente na MI residente e são derivadas principalmente da dieta (Redondo-Useros *et al*., 2020).

Características das bactérias

Essencialmente, as bactérias do TGI humano podem ser classificadas como gram-negativas ou gram-positivas. Esse termo foi cunhado por meio dos experimentos de Christian Gram, que foi capaz de desenvolver um método de coloração para classificar as bactérias em dois grandes grupos, sendo: aquelas que eram capazes de reter a coloração de Christian, ou seja, as bactérias gram-positivas; e aquelas que não possuíam esta capacidade, chamadas "gram-negativas" (Gram, 1984).

Bactérias denominadas "gram-negativas" apresentam três camadas, a saber: a membrana externa, a parede celular de peptidoglicano e a membrana interna ou citoplasmática. A membrana externa é uma bicamada lipídica, mas não uma bicamada de fosfolipídios, pois estes se encontram apenas no folheto interno da membrana e, no folheto externo, encontra-se o LPS (Silhavy; Kahnne; Walker, 2010).

O LPS é uma glicoproteína caracterizada como uma endotoxina componente da parede celular de bactérias gram-negativas, comumente encontradas no intestino humano em condições normais. O LPS circula em baixas concentrações, porém, em situações de aumento da permeabilidade intestinal, quando a concentração sanguínea aumenta, há uma maior ativação de vias inflamatórias, sendo esta a base fisiopatológica de inúmeras doenças crônicas não transmissíveis (Zheng; Liwisnski; Elinav, 2020; Violi et al., 2022).

Por sua vez, a parede celular de peptidoglicano é um polímero que exerce a função de barreira ou exoesqueleto da bactéria. O peptidoglicano é composto por inúmeras unidades do dissacarídeo N-acetilglucosamina e N-acetilmurâmico responsável por proteger as bactérias de processos de lise e por dar o seu formato, como de bastonetes (Silhavy; Kahnne; Walker, 2010).

Por fim, a membrana interna ou citoplasmática é constituída por uma bicamada de fosfolipídios. É digno de nota que as bactérias não possuem organelas intracelulares; portanto, os processos celulares que ocorrem em seres humanos, como geração de energia e síntese de biomoléculas, ocorrem na membrana interna nas bactérias (Silhavy; Kahne; Waljer, 2010).

As bactérias gram-positivas não possuem a membrana externa e, devido essa ausência, a parede de peptidoglicano é mais espessa do que em bactérias gram-negativas, com o objetivo de aumentar a proteção. Associada ao peptidoglicano, esse tipo de bactéria apresenta a membrana interna (Silhavy; Kahne; Walker, 2010).

A técnica de coloração de Gram para identificação dos tipos bacterianos baseia-se em três etapas, sendo: (i) coloração com corante violeta de cristal (cor roxa); (ii) descoloração com etanol ou acetona; e (iii) contra coloração com corante safranina (vermelho). As bactérias gram-positivas apresentam a parede de peptidoglicano mais espessa e, por isso, são capazes de reter o corante violeta de cristal e se apresentarem na cor roxa. Já as bactérias gram-negativas, por apresentarem a parede de peptidoglicano mais fina, não são capazes de reter o corante azul de violeta após a descoloração e ficam com a cor vermelha do corante safranina. As características das bactérias podem ser observadas na Figura 2.2.

Além das bactérias, outros microrganismos residem no TGI, conforme citado anteriormente e serão explorados a seguir.

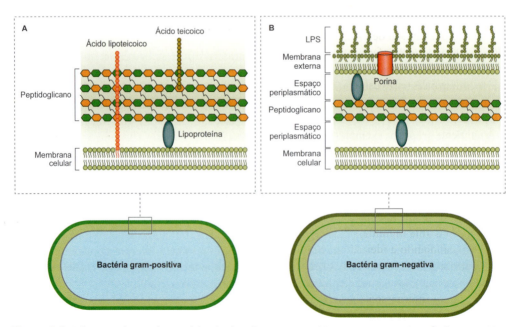

Figura 2.2 Diferenças do envelope celular das bactérias gram-positivas e gram-negativas. **A.** Gram-positiva. **B.** Gram-negativa. LPS: lipopolissacarídeos. (Adaptada de Lithgow, Stubenrauch e Stumpf, 2023.)

Viroma

O TGI também é constituído por vírus na ordem de 10^9 a 10^{10} partículas semelhantes a vírus (VLP) por grama de fezes. O viroma intestinal adulto e saudável é constituído por vírus de DNA de fita simples (ssDNA), de fita dupla (dsDNA) e vírus de RNA, também classificados como de fita simples (ssRNA) e de fita dupla (dsRNA) (Zuo et al., 2020).

Os vírus que habitam o intestino humano podem ser classificados como eucarióticos, ou seja, capazes de infectar células humanas, como as células do intestino. Esses vírus perfazem menos de 10% do viroma intestinal e podem ser representados por herpes-vírus, anellovírus e adenovírus, que estão em sua forma latente. Por sua vez, os vírus de RNA eucarióticos são mais raros no intestino e a maioria é considerada vírus de plantas. Todavia, mais de 90% do viroma intestinal é constituído por vírus procarióticos, também conhecidos como bacteriófagos ou fagos, ou seja, que infectam bactérias. A maior parte desses bacteriófagos é codificada por DNA e a menor proporção, por RNA. Os bacteriófagos do microbioma intestinal servem como reservatório de genes bacterianos que podem ser transferidos entre microrganismos, além disso, podem aderir à camada de muco que reveste o TGI, protegendo contra infecções bacterianas. Os principais representantes dos bacteriófagos são da ordem Caudovirales (vírus dsDNA), seguidos pela família *Microviridae* (vírus ssDNA) (Shkoporov et al., 2019).

Atualmente, apesar do crescente número de pesquisas sobre o viroma intestinal, este ainda é pouco compreendido no que tange à sua composição e ao seu impacto na saúde e nas doenças humanas. Por exemplo, um estudo mostrou que a expansão de *Caudovirales* na doença de Crohn foi associada a uma diminuição da diversidade bacteriana, apoiando a ideia de que o viroma possa contribuir para a inflamação intestinal e o desequilíbrio bacteriano (Harper et al., 2021).

A dinâmica interpessoal e intrapessoal do viroma vem sendo explorada em estudos longitudinais, e, embora exista uma diversidade substancial do viroma entre pessoas, há evidências de que exista um viroma central, com um conjunto de vírus compartilhados na população. Muitos fatores são correlacionados com a diversidade do viroma, entre eles, a dieta, o modo de nascimento e as doenças associadas (Karts; Wobus, 2019).

Em termos do perfil intrapessoal, o viroma muda drasticamente durante as primeiras semanas de vida, mas é relativamente estável em adultos. A quantificação de VLP mostra muito pouca ou nenhuma partícula no mecônio; no entanto, esse número aumenta para 10^9 VLP por grama de fezes após o primeiro mês de vida. O tipo de parto (cesariano ou vaginal) tem um impacto significativo na alfa e beta-diversidade do viroma infantil aos 12 meses de vida. Há evidências de que os primeiros bacteriófagos no intestino são profagos originários das primeiras bactérias que colonizam a MI do bebê (Tiamani et al., 2022). Observa-se, na Figura 2.3, que os neonatos possuem alta diversidade de fagoma e baixa de bacterioma, o que é invertido em uma criança de 2 anos que passa a ter alta diversidade de bacterioma e baixa de fagoma até que, na vida adulta, haja uma homeostase entre o fagoma e o bacterioma intestinal humano. O viroma intestinal saudável interage com as bactérias intestinais que, por diversos mecanismos, promovem aumento da imunidade do hospedeiro (Cao et al., 2022). O Capítulo 20, *Microbiota Intestinal e Pessoas que Vivem com HIV*, desta obra discutirá sobre a relação entre a MI e o vírus da imunodeficiência humana (HIV).

Em suma, os estudos sobre viroma ainda são relativamente limitados, devido a inúmeros desafios, como a falta de marcadores comuns para vírus, a heterogeneidade dos elementos do viroma, amostras com baixa biomassa, confusão com base no DNA do hospedeiro, falta de ferramentas computacionais para a análise do viroma e um banco de dados de viroma que ainda está em crescimento exponencial. No entanto, as evidências sugerem que os vírus podem ter efeitos benéficos ou prejudiciais na saúde humana, dependendo das suas interações com o hospedeiro, outros vírus e bactérias. Ademais, embora muitos estudos relatem a correlação entre as flutuações do viroma e certas doenças, a compreensão mecanicista é limitada, não é possível afirmar se

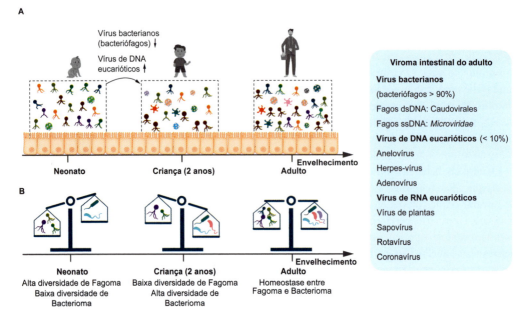

Figura 2.3 Composição do viroma intestinal humano. **A.** Composição, riqueza e diversidade do viroma intestinal mudam em função da idade. **B.** A proporção de bacteriófagos em relação à abundância de bactérias muda em função da idade. (Adaptada de Cao *et al*., 2022.)

o viroma alterado contribui para a doença ou apenas se correlaciona com ela (Harper *et. al*, 2021). As características do viroma podem ser vistas na Figura 2.3.

Micobioma

Além das bactérias e dos vírus, é possível encontrar fungos no TGI que perfazem cerca de 0,1% do total de microrganismos desses órgãos (Zhang *et al*., 2022). É importante notar que as células fúngicas são substancialmente maiores, cerca de 100 vezes, do que as células bacterianas, ocupando uma quantidade significativa de espaço físico. Em comparação com as bactérias, a comunidade fúngica é minoritária na parte inferior do TGI, com uma média de 10^6 de células fúngicas em comparação com 10^{11} de bactérias a cada 1 g de conteúdo do cólon. As variações populacionais dos fungos ao longo do TGI ainda foram pouco exploradas, porém parece que a sua abundância no intestino é relativamente estável. Os dois principais filos dominantes no TGI são os Ascomycota e Basidiomycota (representando 70 e 30%, respectivamente), com alguns estudos mostrando a presença, também, do filo Zygomycota (Richard; Sokol, 2019; Zhang *et al*., 2022; Han; Vaixhnava, 2023).

No intestino saudável, a diversidade dos fungos é baixa, com menos de 20 espécies identificadas, e com uma alta variabilidade interindividual. Os estudos mostram que 10 gêneros são encontrados na maioria dos TGI, o que pode ser considerada uma possível micobiota central: *Candida* (particularmente *Candida albicans*), *Saccharomyces* (particularmente *Saccharomyces cerevisiae*), *Penicillium*, *Aspergillus*, *Cryptococcus*, *Malassezia* (particularmente *Malassezia stricta*), *Cladosporium*, *Galactomyces*, *Debaryomyces* e *Trichosporon*, classificados em abundância decrescente (Richard; Sokol, 2019).

Assim como a colonização das bactérias, a composição do micobioma intestinal é influenciada pelos primeiros anos de vida, por fatores como o tipo de parto, aleitamento materno, desmame e composição da alimentação complementar (Figura 2.4). Durante os primeiros anos de vida, as cepas primocolonizadoras, como do gênero *Debaryomyces* spp. são substituídas por cepas identificadas em adultos. Nos adolescentes e adultos, as primeiras pesquisas mostram uma elevada diversidade da micobiota, que é provavelmente influenciada pelos diferentes tipos de dieta, hábitos culturais, e até mesmo pela MI (Hoffmann et al., 2013; LI et al., 2018; Richard; Sokol, 2019).

Apesar de ser amplamente conhecido que a dieta tem um importante papel na composição da MI, poucos estudos foram feitos avaliando o seu impacto na micobiota. Porém, os primeiros achados parecem ser promissores. Interessantemente, um grupo de pesquisadores observou que a abundância de *Candida* estava positivamente relacionada com o consumo de carboidratos, mas negativamente aos ácidos graxos saturados. Estudos adicionais, envolvendo múltiplos locais e populações, bem como uma metodologia que incorpore informações dietéticas detalhadas, serão valiosas para esclarecer essa relação bidirecional (Hallen-Adams; Suhr, 2017).

Evidências sugerem que as bactérias e os fungos interagem dentro do intestino, influenciando-se mutuamente por meio de diferentes níveis de simbiose. Essas relações ecológicas entre as bactérias e os fungos incluem: (i) mutualismo, quando ambos obtêm vantagens um do outro; (ii) comensalismo, quando um dos microrganismos proporciona uma vantagem ao outro sem obter um efeito positivo para si; (iii) amensalismo, quando um dos microrganismos tem efeito negativo sobre o outro enquanto permanece inalterado; (iv) parasitismo, quando um microrganismo (parasita) se beneficia às custas do outro (hospedeiro) e; (v) competição, quando há efeitos negativos para ambos os microrganismos. Algumas relações ecológicas são descritas na Figura 2.5.

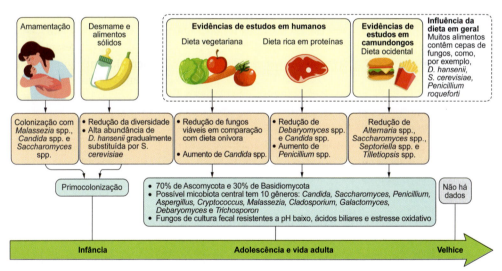

Figura 2.4 Influência dos fatores ambientais na micobiota saudável. Semelhante à microbiota (bacteriana), a colonização dos fungos parece ocorrer durante os primeiros anos de vida, quando as primocolonizadoras, como *Debaryomyces* spp. são substituídas pelas cepas identificadas nos adultos. A microbiota de adultos é composta, principalmente, por 10 gêneros, com proporção estável em relação aos filos com 70% de Ascomycota e 30% de Basidiomycota. A dieta pode influenciar substancialmente a sua composição. As dietas à base de plantas e animais em humanos mostram efeitos específicos na abundância da microbiota. O consumo de carboidratos tem sido correlacionado com o aumento da colonização da *Candida* spp. e, portanto, influencia a proporção de patógenos oportunistas comensais no intestino. *D. hansenii*: *Debaryomyces hansenii*; *S. cerevisiae*: *Saccharomyces cerevisiae*. (Adaptada de Richard e Sokol, 2019.)

20 Microbioma Intestinal

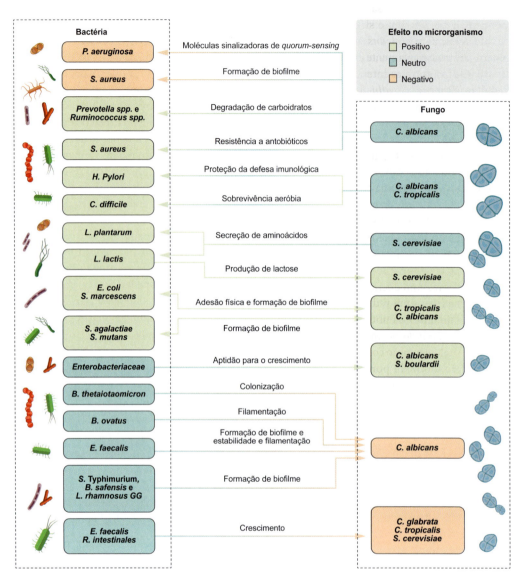

Figura 2.5 Identificação das interações e mecanismos entre diferentes espécies de fungos e bactérias. *B. ovatus: Bacteroides ovatus; B. safensis: Bacillus safensis; B. thetaiotaomicron: Bacteroides thetaiotaomicron; C. albicans: Candida albicans; C. difficile: Clostridium difficile; C. glabrata: Candida glabrata; C. tropicalis: Candida tropicalis; E. coli: Escherichia coli; E. faecalis: Enterococcus faecalis; H. pylori: Helicobacter pylori; L. lactis: Lactococcus lactis; L. plantarum: Lactobacillus plantarum; L. rhamnosus GG: Lactobacillus rhamnosus GG; P. aeruginosa: Pseudomonas aeruginosa; R. faecis: Roseburia faecis; R. intestinalis: Roseburia intestinalis; S. agalactiae: Streptococcus agalactiae; S. aureus: Staphylococcus aureus; S. boulardii: Saccharomyces boulardii; S. cerevisiae: Saccharomyces cerevisiae; S. marcescens: Serratia marcescens; S. mutans: Streptococcus mutans; S.* Typhimurium: *Salmonella enterica* subsp. *enterica sorovar* Typhimurium. (Adaptada de Richard e Sokol, 2019.)

Os fungos comensais são reconhecidos pela sua estreita relação com o sistema imunológico e, entre eles, a *C. albicans* emerge como um microrganismo amplamente utilizado para verificar a relação entre as interações hospedeiro-fúngico. Embora *C. albicans* normalmente colonize como comensal em indivíduos saudáveis, sob condições de desequilíbrio bacteriano ou em pacientes com sistema imunológico comprometido, esse fungo transita para um estado patogênico, levando à infecção sistêmica e de mucosa significante (Han; Vaishnav, 2023).

Os estudos que associam fungos comensais e doenças têm sido relatados de maneira consistente. O desequilíbrio da MI tem sido implicada em uma série de doenças, como as autoimunes, metabólicas, neurológicas e câncer (Zhang *et al.*, 2022). Pacientes com doença inflamatória intestinal apresentam uma redução de diversidade fúngica e aumento da abundância relativa de espécies de *Candida* no intestino. Em camundongos, a suplementação com antifúngicos inibiu a obesidade induzida por uma dieta rica em gordura. A *Candida parapsilosis*, uma espécie fúngica encontrada no intestino é tida como uma espécie associada a obesidade, pois em modelo animal aumentou os ácidos graxos livres no intestino por meio da produção de lipases fúngicas e promoveu a obesidade induzida pela dieta (Han; Vaishnav, 2023).

Atualmente, as evidências são convincentes sobre a associação entre fungos comensais e doenças. O melhor entendimento dessa associação pode fornecer informações valiosas sobre a potencial utilidade dos fungos como marcadores de doença ou possíveis alvos terapêuticos.

Arqueoma

O TGI também possui arqueas, microrganismos unicelulares que se assemelham às bactérias em forma e tamanho, mas com uma biologia totalmente diferente. As arqueas foram negligenciadas e consideradas irrelevantes para a saúde humana por muitos anos, apesar de terem sido identificadas no TGI há quase meio século e serem membros consistentes do microbioma humano. Há diversas razões que levam as arqueas ao *status* de irrelevantes, que incluem metodologias inadequadas de estudos e a sua natureza não patogênica. A maioria das arqueas presentes no intestino apresenta um único metabolismo de realizar metanogênese, ou seja, consomem produtos finais da fermentação bacteriana, como hidrogênio, dióxido de carbono, acetato, metanol, etanol e compostos metílicos para produzir gás metano. Devido à sua dependência da atividade metabólica bacteriana para a disponibilidade do seu próprio substrato, os metanógenos poderiam ser indicadores *per se* do estado do microbioma (Hoegenauer *et al.*, 2022).

O arqueoma humano abriga uma gama diversificada de arqueas. Entre os principais filos identificados, estão Euryarchaeota, Thaumarchaeota, Crenarchaeota, Bathyarchaeota, Woesearchaeota, Aenigmarchaeota e DPANN (Guerra, 2024).

No TGI humano, as arqueas mais abundantes e prevalentes são as metanogênicas pertencentes ao filo Euryarchaeota, predominantemente, as da ordem Methanobacteriales (incluindo *Methanobrevibacter smithii* e *Methanosphaera stadtmanae*) e Methanomassiliicoccales. Os Methanomassiliicoccales associados ao intestino humano consistem em pelo menos nove gêneros, sendo os principais: *Candidatus* Methanomassiliicoccus intestinalis, *Candidatus* Methanomethylophilus alvus, Mx-02, Mx-03 e Mx-06, com prevalência de 80% (Borrel; Brugère; Gribaldo *et al.*, 2020; Kim *et al.*, 2020; Thomas *et al.*, 2022; Huttenhower, 2016).

A colonização das arqueas no corpo humano ocorre principalmente nos primeiros anos de vida, atingindo sua estabilidade na fase adulta, porém os mecanismos relacionados com a colonização permanecem incertos. Descobriu-se a presença de arqueas no leite materno e no colostro, sugerindo ser a fonte de colonização inicial (Guerra, 2024).

Vários fatores influenciam a presença, abundância e diversidade das arqueas no intestino. Por exemplo, a porcentagem de pessoas que emitem gás metano acima de 1 parte por milhão (ppm) está relacionada com a geografia e a etnia,

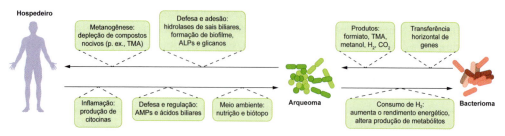

Figura 2.6 Interação entre o arqueoma com o hospedeiro e o bacterioma. ALP: proteína semelhante a adesina; AMPs: peptídeos antimicrobianos; TMA: trimetilamina. (Adaptada de Borrel *et al.*, 2020.)

o que indica influências da genética e da história de vida, da composição da MI e da dieta. Um estudo mostrou que apenas 15% da população japonesa, mas mais de 70% dos africanos da zona rural, emitem níveis de gás metano acima de 1 ppm, indicando a importância da região geográfica e cultural (Borrel; Brugère; Gribaldo *et al.*, 2020).

Na saúde humana, espécies metanogênicas como *M. smithii* e *M. stadtmanae*, possuem a capacidade de gerar derivados voláteis de metal e metaloides em altas quantidades, que são potencialmente nocivos, destacando a contribuição das arqueas no desenvolvimento de doenças. Além disso, a produção desses compostos também pode perturbar o equilíbrio da MI. As arqueas, em especial a *Methanobrevibacter oralis*, também vêm sendo estudadas pela sua relação com a periodontite. Estudos mostram que as arqueas desempenham papéis cruciais e indiretos no desenvolvimento da doença (Guerra, 2024).

Há indícios de um potencial envolvimento das arqueas metanogênicas, com o supercrescimento bacteriano no intestino delgado (SIBO), condição na qual o intestino delgado é colonizado por um número excessivo de microrganismos aeróbios e anaeróbios normalmente encontrados no intestino grosso. A maioria dos casos indica um aumento, predominantemente, de bactérias gram-negativas no cólon. Segundo Hoegenauer *et al.*, a importância das arqueas no SIBO foi ilustrada em uma série de publicações em 2021 com mais de 400 pacientes, em que 49,8% produziram apenas hidrogênio, 38,8% produziram apenas metano e 11,4% produziram ambos os gases. Os pacientes com SIBO que produzem metano têm um espectro de sintomas diferentes, como, por exemplo, uma incidência reduzida de deficiência de vitamina B12, confirmando que os metanógenos funcionam independentemente das vitaminas dietéticas. O Capítulo 23, *Microbiota Intestinal e Supercrescimento Bacteriano no Intestino Delgado*, desta obra discutirá a relação entre a MI e o SIBO.

Em decorrências desses dados, como o gás metano é produzido pelas arqueas, a diretriz da American College of Gastroenterology, publicada em 2020, sugere o uso do termo "supercrescimento metanogênico intestinal" (IMO) em casos de produção excessiva de metano detectada nos testes respiratórios.

De maneira oposta, descobriu-se que as arqueas podem atuar de maneira benéfica no intestino, onde constituem de 12 a 14% do total de microrganismos anaeróbios. Isso porque as arqueas podem metabolizar compostos nocivos durante a digestão e absorção de nutrientes. Membros dos Methanomassiliicoccales (p. ex., *Methanomassiliicoccus luminyensis* B10) podem usar a trimetilamina (TMA) como substrato para a metanogênese, reduzindo ou esgotando a sua concentração antes que possa alcançar a corrente sanguínea. A TMA é um importante precursor do metabólito aterosclerótico N-óxido de trimetilamina (TMAO) (Guerra, 2024; Borrel; Brugère; Gribaldo *et al.*, 2020).

Mais pesquisas centradas não apenas em identificar as arqueas, mas também entender as suas características fisiológicas, genéticas e bioquímicas, irão proporcionar conhecimento para desenvolver terapias e intervenções direcionadas a modular a população de arqueas focando a saúde humana. Ademais, compreender a relação sintrófica (troca de nutrientes) entre as arqueas e bactérias pode ser promissor para o desenvolvimento de estratégias terapêuticas direcionadas ao desequilíbrio microbiano intestinal.

Considerações finais

A pesquisa sobre as comunidades intestinais tem sido caracterizada por um grande volume de pesquisas empíricas. No entanto, estamos longe de entender de maneira clara as comunidades de microrganismos, em particular, o que promove ou perturba a sua estabilidade. Há uma necessidade premente de identificar e entender os padrões do microbioma. Os estudos de outros microrganismos, além das bactérias, ainda não são capazes de esclarecer como esse numeroso ecossistema atua de forma conjunta na fisiologia do organismo, bem como interagem entre si. Por fim, o que constitui um microbioma saudável ainda é uma questão sem resposta.

Referências bibliográficas

AHRODIA, T. *et al.* Structure, functions, and diversity of the healthy human microbiome. **Progress in Molecular Biology and Translational Science**, v. 191, n. 1, p. 53-82, 2022.

BORREL, G.; BRUGÈRE, J. F.; GRIBALDO, S. *et al.* The host-associated archaeome. **Nature Reviews Microbiology** v. 18, p. 622–636, 2020.

CAO, Z. *et al.* The gut virome: A new microbiome component in health and disease. **The Lancet**, v. 81, n. 104113, 2022.

COSTEA, P. I. *et al.* Enterotypes in the landscape of gut microbial community composition. **Nature**, v. 3, n. 1, p. 8-16, 2018.

DEKABORUAH, E. *et al.* Human microbiome: an academic update on human body site specific surveillance and its possible role. **Archives of Microbiology**, v. 202, p. 2147-2167, 2020.

GARCÍA-MONTERO, C. *et al.* Nutritional Components in Western Diet Versus Mediterranean Diet at the Gut Microbiota-Immune System Interplay. Implications for Health and Disease. **Nutrients**, v. 2, n. 13, p. 699, 2021.

GOMAA, Eman Zakaria. Human gut microbiota/microbiome in health and diseases: a review. **Antonie Van Leeuwenhoek**, v. 113, n. 12, p. 2019-2040, 2020.

GRAM, H. C. J. Uber die isolirte Farbung der Schizomyceten in Schnitt- and Trockenpraparaten. **Fortschritte der Medizin**, v. 2, p. 185-189, 1884.

GUERRA, A. Human associated Archaea: a neglected microbiome worth investigating. **World Journal of Microbiology and Biotechnology**, v. 40, n. 2, p. 60, 2024.

HALLEN-ADAMS, H. E.; SUHR, M. J. Fungi in the healthy human gastrointestinal tract. **Virulence**, v. 8, p. 352-358, 2017.

HAN, G., VAISHNAVA, S. Microbial underdogs: exploring the significance of low-abundance commensals in host-microbe interactions. **Experimental & Molecular Medicine**, v. 55, p. 249862507, 2023.

HARPER, A. *et al.* Viral Infections, the Microbiome, and Probiotics. **Frontiers in Cellular and Infection Microbiology**, v. 10, p. 596166, 2021.

HOEGENAUER, C.; HAMMER, H. F.; MAHNERT, A. *et al.* Methanogenic archaea in the human gastrointestinal tract. **Nature Reviews Gastroenterology & Hepatology**, v. 19, p. 805-813, 2022.

HOFFMANN, C. *et al.* Archaea and Fungi of the Human Gut Microbiome: Correlations with Diet and Bacterial Residents. **PLOS ONE**, 8, n. 6, p. e66019, 2013.

HOU, K. *et al.* Microbiota in health and diseases. **Nature**, v. 7, n. 135, 2022.

HUTTENHOWER, C. Structure, function and diversity of the healthy human microbiome. **Nature**, v. 486, n. 7402, p. 207-214, 2012.

KIM, J. Y. The human gut archaeome: identification of diverse haloarchaea in Korean subjects. **Microbiome**, v. 8, n. 114, 2020.

KUSSMANN, M.; BLADEREN, P. J. V. The Extended Nutrigenomics – Understanding the Interplay between the Genomes of Food, Gut Microbes, and Human Host. **Frontiers in Genetics**, v. 2, n. 21, p. 1-13, 2011.

LITHGOW, T.; STUBENRAUCH, C. J.; STUMPF, M. P. H. Surveying membrane landscapes: a new look at the bacterial cell surface. **Nature Reviews Microbiology**, v. 21, n. 8, p. 502-518, 2023.

McCALLUM, G.; TROPINI, C. The gut microbiota and its biogeography. **Nature Reviews Microbiology**, v. 22, p. 105-118, 2024.

NEMOTO, S.; KUBOTA, T.; OHNO, H. Exploring body weight-influencing gut microbiota by elucidating the association with diet and host gene expression. **Scientific Reports**, v. 13, n. 1, p. 5593, 2023.

RASTELLI, M.; CANI, P. D.; KNAUF, C. The Gut Microbiome Influences Host Endocrine Functions. **Endocrine Reviews**, v. 40, n. 5, p. 1271-1284, 2019.

REDONDO-USEROS, N. *et al.* Microbiota and Lifestyle: A Special Focus on Diet. **Nutrients**, v. 12, n. 6, p. 1776, 2020.

RICHARD, M. L.; SOKOL, H. The gut mycobiota: insights into analysis, environmental interactions and role in gastrointestinal diseases. **Nature Reviews Gastroenterolovy & Hepatology**, v. 16, p. 331-345, 2019.

RINNINELLA, E. *et al.* What is the Healthy Gut Microbiota Composition? A Changing Ecosystem across Age, Environment, Diet, and Diseases. **Microorganisms**, v. 7, n. 1, p.14, 2019.

RUAN, W. *et al.* Healthy human gastrointestinal microbiome: composition and function after a decade of exploration. **Digestive Diseases and Sciences**, v. 65, p. 695-705, 2020.

SHKOPOROV, A. N. *et al.* The Human Gut Virome Is Highly Diverse, Stable, and Individual Specific. **Cell Host & Microbe**, v. 26, n. 4, p. 527-541, 2019.

SILHAVY, T. J.; KAHNE, D.; WALKER, S. The Bacterial Cell Envelope. **Cold Spring Harbor Perspectives in Biology**, v. 2, n. 5, p. a000414, 2010.

THOMAS, C. M. *et al.* Factors shaping the abundance and diversity of the gut archaeome across the animal kingdom. **Nature Communications**, v. 13, n. 1, p. 3358, 2022.

TIAMANI, K. *et al.* The role of virome in the gastrointestinal tract and beyond. **FEMS Microbiology Reviews**, v. 46, p. fuac027, 2022.

VIOLI, F. *et al.* Gut-derived low-grade endotoxaemia, atherothrombosis and cardiovascular disease. **Nature Reviews Cardiology**, v. 20, p. 24-37, 2022.

VOS, W. M. de; VOS, E. J. de. Role of the intestinal microbiome in health and disease: from correlation to causation. **Nutrition Reviews**, 70, n. 1, p. 45-56, 2012.

ZHANG, F. *et al.* The gut mycobiome in health, disease, and clinical applications in association with the gut bacterial microbiome assembly. **The Lancet Microbe**, v. 3, n. 12, p. E969-E983, 2022.

ZHENG, D.; LIWINSKI, T.; ELINAV, E. Interaction between microbiota and immunity in health and disease. **Cell Research**, v. 30, p. 492-506, 2020.

ZUO, T. *et al.* Human-Gut-DNA Virome Variations across Geography, Ethnicity, and Urbanization. **Cell Host & Microbe**, v. 28, n. 5, p. 741-751, 2020.

3 Evolução dos Métodos Científicos para o Estudo da Microbiota Intestinal

Josias Rodrigues ▪ Gislane Lelis Vilela de Oliveira

Objetivo
- Apresentar uma visão geral sobre a análise da microbiota intestinal, considerando os fundamentos de identificação microbiana e sua evolução até a Biologia Molecular.

Destaque
- Notadamente, as técnicas de sequenciamento de DNA, cujo surgimento, melhoria e popularização, foram responsáveis pelo grande volume de dados atualmente disponíveis, que possibilitam inferir quais são os microrganismos associados ao corpo humano, seus produtos e respectivos papéis na manutenção ou perturbação da homeostase.

Introdução

O estudo dos microrganismos leva em consideração uma série de abordagens, não mutuamente exclusivas, como o aumento de imagem, a replicação (cultivo), a detecção de ácidos nucleicos e produtos do metabolismo, a análise de componentes estruturais e as análises genômica e metagenômica, sendo estas últimas responsáveis pela maior fração do conhecimento sobre microbiota, observado nos últimos anos, e que deverá representar grande parte do conteúdo deste capítulo. Antes, porém, um panorama sucinto sobre como se deu a evolução dos métodos para o estudo da microbiota intestinal, é apresentado, considerando desde a observação microbiana ao microscópio até as técnicas de sequenciamento de DNA de última geração.

Em vista de seu tamanho diminuto, fora do alcance do olho humano, o reconhecimento da vida microbiana só foi possível pelo aumento de imagem, com a criação do microscópio, no século XVII, feito este que pode ser considerado como o marco do surgimento e estabelecimento da Microbiologia como ciência (Madigan *et al.*, 2012d). Todavia, a simples observação de células microbianas, não apenas nos primórdios da história da Microbiologia – quando as técnicas de microscopia eram rudimentares – mas também nos dias de hoje, com a sofisticação de tais técnicas, não fornece informações completas sobre a biologia dos microrganismos e, por conseguinte, sobre sua identificação. Desse modo, iniciativas para o desenvolvimento de métodos que possibilitaram a replicação microbiana em condições de laboratório foram colocadas em prática, abrindo caminho para o conhecimento atualmente disponível em diferentes áreas da Microbiologia. Introduziu-se, então, o conceito de cultivo microbiano, estratégia pela qual um grande número de células microbianas pode ser obtido em um curto espaço de tempo, ao criar condições para a replicação celular em uma velocidade muito superior àquela observada no ambiente natural (Madigan *et al.*, 2012f). A identificação microbiana é feita principalmente com base nos produtos do metabolismo que são lançados no meio de cultivo e que são detectados por provas bioquímicas. O sucesso no cultivo artificial de um microrganismo implica no conhecimento de parâmetros qualitativos e quantitativos necessários para a sua replicação em laboratório. Tais parâmetros incluem exigência nutricional, tensão osmótica e pH (considerados na formulação dos meios de cultivo), temperatura e oxigênio (condições aplicadas ao ambiente de cultivo) (Madigan et al., 2012f).

Os microrganismos capazes de se replicar, de forma independente, em condições de laboratório, são os chamados "microrganismos cultiváveis". Para um grande número de espécies microbianas, pelo menos alguns dos parâmetros quantitativos e qualitativos mencionados acima não são conhecidos, comprometendo sua replicação em condições artificiais e, por consequência, sua identificação (Madigan et al., 2012a). Esses microrganismos não cultiváveis são identificados com base na detecção de componentes celulares e marcadores genéticos específicos, utilizando-se de várias técnicas, como sorologia e reação em cadeia de polimerase (PCR, do inglês *polymerase chain reaction*), também conhecida como "técnica de amplificação de ácidos nucleicos" (Figura 3.1) (Madigan et al., 2012e). Uma terceira categoria de microrganismos não apresenta enzimas e outras proteínas necessárias à realização de atividades metabólicas, podendo se replicar apenas à custa do parasitismo de células de mamíferos. Essas células hospedeiras são mantidas em culturas artificiais nos laboratórios e utilizadas para a replicação desses microrganismos. Portanto, com relação à possibilidade de cultivo, em linhas gerais, os microrganismos podem ser classificados como cultiváveis em meios de cultura artificiais, não cultiváveis e cultiváveis em linhagens de células eucarióticas, mantidas em laboratório (Wills, 1996). Seja diretamente, em meios de cultura artificiais ou em cultura de células, a obtenção de microrganismos em cultura torna possível seu estudo de modo mais detalhado, incluindo a análise genômica, mediante a qual é possível fazer inferência sobre diferentes aspectos de sua biologia.

RNAr e identificação microbiana

O conhecimento de todos os microrganismos de determinado nicho ou amostra qualquer, ou seja, de sua microbiota, foi em muito limitado pela impossibilidade de replicação da maior parte deles, em condições artificiais. No entanto, a partir de meados da década de 1970, com o advento da Biologia Molecular, em particular o desenvolvimento da técnica de sequenciamento de DNA de Sanger, gradativamente foram surgindo estratégias de identificação microbiana, independentes da necessidade de cultivo (Madigan et al., 2012e). Utilizando-se de seu DNA purificado, os organismos cultiváveis (ou não) poderiam ser agrupados com base no grau de similaridade total ou parcial de seus genomas. Fato marcante neste sentido foi a caracterização de sequências dos genes do ácido ribonucleico ribossomal (RNAr), molécula em que se observou quesitos fundamentais para seu emprego na classificação de organismos celulares, em especial de microrganismos, bem como a determinação da relação de similaridade ou divergência entre eles (Madigan et al., 2012b). Entre esses quesitos do RNAr, incluem sua ampla distribuição entre organismos celulares, seu tamanho molecular suficiente para fins de comparação de organismos distintos e a presença de regiões conservadas e variáveis (Figuras 3.2 e 3.3) ao longo de sua molécula.

Com o propósito de promover a classificação microbiana, foram então desenhadas sondas genéticas, a partir das sequências variáveis do RNAr, específicas para diferentes organismos. Essas sondas foram a base da criação dos *chips* de DNA (filochips), microarranjos e hibridação *in situ*, que foram técnicas amplamente utilizadas para a determinação da diversidade, tanto de procariotos como de eucariotos (Madigan et al., 2012a).

O RNAr corresponde a uma parte significativa da estrutura dos ribossomos, em que se apresenta como frações, que são classificadas com base em seu coeficiente de sedimentação, cuja unidade é o *svedberg* (S). O coeficiente de sedimentação indiretamente reflete o tamanho das frações e subunidades dos ribossomos. Em todas as células conhecidas, os ribossomos

Capítulo 3 • Evolução dos Métodos Científicos para o Estudo da Microbiota Intestinal

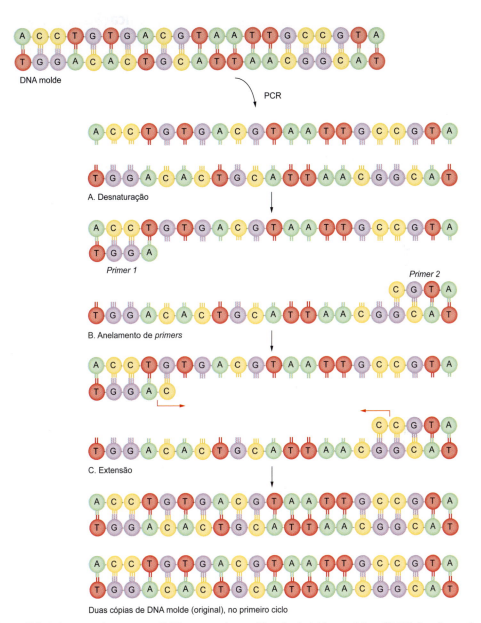

Figura 3.1 *Polymerase chain reaction* (PCR) ou teste de amplificação de ácidos nucleicos (TAAN). Reação que leva à amplificação do número de cópias de uma sequência específica de DNA e que ocorre em ciclos, consistindo de três etapas: **A.** Desnaturação do DNA; **B.** Anelamento dos *primers* nas fitas simples; **C.** Extensão (*setas vermelhas*), que é a síntese da fita complementar, a partir do ponto de anelamento dos *primers*, restaurando a fita dupla. Cada uma das etapas acontece sob determinada condição de temperatura, em um equipamento chamado "termociclador", que possibilita a programação das temperaturas de cada etapa do ciclo, bem como o tempo em que são aplicadas. Os reagentes da PCR incluem os quatro desoxirribonucleotídeos, ligados a fosfatos (dATP, dTTP, dCTP e dGTP), $MgCl_2$, uma DNA polimerase que suporta alta temperatura, os *primers* (que são moléculas formadas por cerca de 20 nucleotídeos e que pareiam com determinada região da sequência a ser amplificada). Por conveniência, na foto foram colocados apenas quatro nucleotídeos e o DNA molde. Após dezenas de ciclos, são formadas milhões de cópias de DNA.

28 Microbioma Intestinal

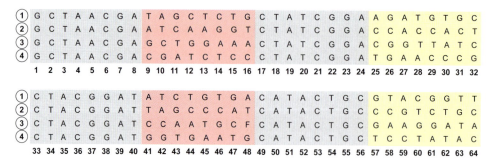

Figura 3.2 Explicação simplificada sobre o que são regiões conservadas (C), variáveis (V) e hipervariáveis (HV) do DNA. A figura ilustra a comparação de uma dada sequência de DNA, composta por 64 bases, presente em 4 organismos distintos (*números em círculos à esquerda*). Para a comparação, há necessidade de numeração (*números na parte inferior*) e alinhamento das bases das sequências. Na comparação entre sequências dos indivíduos distintos, regiões em que se observa pouca ou nenhuma diferença de bases são chamadas "conservadas" (*destacadas em cinza*). Aquelas em que observam algumas variações em todos os organismos, em uma ou mais posições, são chamadas "regiões variáveis" (*em amarelo*); e aquelas em que as diferenças são tão marcantes que não se observa nenhuma semelhança entre os organismos, em praticamente todas as posições, são chamadas "regiões hipervariáveis" (*em vermelho*). Essas diferenças estão relacionadas com a velocidade de evolução (ocorrência de mutações ou outros mecanismos de alteração genômica e que permanecem ao longo das descendências). Costuma-se dizer que regiões conservadas apresentam uma taxa de evolução muito lenta, em contraposição às regiões hipervariáveis, onde ela é muito rápida, sendo que as regiões variáveis apresentam taxas de evolução intermediárias.

apresentam duas subunidades com tamanhos diferentes. Em procariotos, as subunidades maior e menor têm 50S e 30S, respectivamente, e em eucariotos, 60S e 40S (Lafontaine, 2015). As moléculas de RNAr que integram a subunidade menor dos ribossomos, de procariotos e eucariotos, têm 16S e 18S, respectivamente. Já nas subunidades maiores, essas moléculas são de dois tamanhos: 5S e 23S em Procariotos e 5,8S e 25S ou 28S em Eucariotos (25S em plantas e 28S nos demais eucariotos).

Os genes do RNAr apresentam sequências espaçadoras (regiões que são removidas após a transcrição) externas (ETS, do inglês *external transcribed spacer*) e internas (ITS, do inglês *internal transcribed spacer*) às sequências de DNA correspondentes a suas frações (Figura 3.4). Em procariotos, há um único ITS situado entre a fração de RNAr da subunidade menor (que tem a fração 16S) e a maior (que tem as frações 5S e 23S) (ver Figura 3.4). Em eucariotos, são dois ITS: ITS1, situado entre 18S e 5,8S e ITS2, entre 5,8S e 25S ou 28S. A determinação das sequências dos genes que codificam 16S, 18S, e ITS tem sido uma das abordagens mais frequentemente utilizadas na análise da microbiota, sendo 16S para classificação de bactérias e arqueas e 18S e ITS para fungos, protozoários e algas.

Conforme visto no Capítulo 1, *Microbiota Intestinal e as Células Epiteliais Intestinais*, a microbiota humana é formada principalmente (> 90%) por bactérias e, por isso, são elas o foco da maior parte dos estudos sobre microbiota humana. De modo que, frequentemente, em muitos artigos, a menção à microbiota humana diz respeito a dados sobre bactérias apenas e, em geral, obtidos pela análise do gene que codifica 16S. Esse gene apresenta 1.541 pares de bases, em que se observam nove regiões variáveis, intercaladas por regiões conservadas (ver Figura 3.3), características estas que o tornam referência ideal para a classificação bacteriana (Madigan *et al.*, 2012a).

O surgimento da PCR consistiu em abordagem alternativa ao uso de sondas genéticas para a identificação microbiana, tendo como alvo o RNAr. O uso de *primers* específicos para regiões conservadas, flanqueando uma ou mais regiões

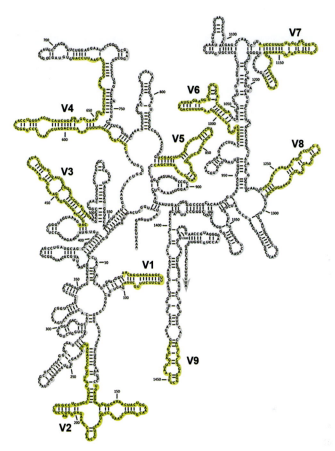

Figura 3.3 Estrutura secundária da fração 16S do RNAr de *Escherichia coli*, resultante do pareamento interno de 1.541 bases. Em cinza, são mostradas as regiões conservadas e, em amarelo, as regiões variáveis desse RNA, que correspondem às regiões variáveis equivalentes do gene desta fração, cujas sequências têm sido utilizadas para análise da microbiota. No total, o RNAr 16S apresenta 9 regiões variáveis, designadas de V1 a V9 na figura. A seta indica o sentido da transcrição (cabeça da seta = extremidade 5') e os números são referências das posições das bases. (Adaptada de Yarza *et al.*, 2014.)

variáveis do 16S (ver Figura 3.3) bacteriano ou ITS de fungos e protozoários, possibilita a obtenção de produtos de amplificação (amplicons) contendo sequências dos representantes de cada um desses grupos de microrganismos em uma dada amostra de DNA.

Quando submetidos a uma eletroforese em um gel de agarose ou poliacrilamida, os amplicons migram conforme sua carga elétrica líquida e tamanho molecular, fixando em um ponto específico do gel, independentemente das sequências das regiões variáveis que ele contenha (Madigan *et al.*, 2012a). Todavia, ao se aplicar um gradiente de forças de desnaturação ao longo do gel (p. ex., gradiente de temperatura), em paralelo ao sentido de migração do amplicon, este se dividirá em mais de uma banda, cada uma das quais com DNA desnaturado e se situando em um ponto do gel onde a força de desnaturação (p. ex., uma determinada temperatura) é suficiente para a separação de suas fitas de DNA (Figura 3.5). O número de bandas resultante da separação das sequências dos amplicons será uma medida da diversidade microbiana de uma determinada

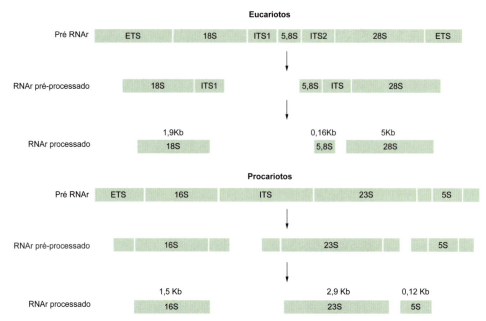

Figura 3.4 Esquema ilustrando o processamento do RNAr em Eucariotos e Procariotos (arqueas e bactérias) após a transcrição, produzindo-se três frações diferentes, entre as quais o 16S e o ITS2, utilizados na identificação de bactérias e fungos, respectivamente. ETS (*external transcribed spacer*) e ITS (*internal trancribed spacer*) são regiões eliminadas da molécula transcrita. Os números acima de cada fração indicam seu tamanho aproximado.

amostra. A posição característica de cada banda no gel é determinada pela composição de bases nitrogenadas da respectiva sequência, visto que sequências com maior concentração de guanina (G) e citosina (C) serão observadas em pontos do gel com as maiores forças de desnaturação do gradiente. Em contrapartida, aquelas com maior concentração de adenina (A) e timina (T) se situarão nos pontos onde as forças de desnaturação forem menores. Composições intermediárias de bases se situarão em regiões do gel com forças de desnaturação intermediárias. Desse modo, cada amostra, representada por um dado amplicon (banda única) em um gel não desnaturante, apresentará um perfil de bandas característico, em um gel desnaturante, denotando, neste último, a diversidade e a abundância microbiana da amostra (ver Figura 3.5). A remoção de cada uma dessas bandas do gel e seu sequenciamento possibilita a identificação dos táxons presentes em cada amostra (Sokol *et al.*, 2006).

As forças de desnaturação podem ser aplicadas apenas em géis de poliacrilamida e podem ser de natureza física (temperatura) ou química (força iônica). Assim, duas técnicas de eletroforese amplamente utilizadas na última década do século passado para a análise da microbiota, tendo como alvo sequências do RNAr, particularmente 16S, foram eletroforese por gradiente de temperatura (TGGE, do inglês *temperature gradient gel electrophoresis*) e eletroforese em gel com gradiente desnaturante (DGGE, do inglês *denaturing gradient gel electrophoresis*), (Muizer; Smalla, 1998) com base na aplicação de um gradiente, respectivamente, de temperatura e concentração de uma substância desnaturante (em geral, formamida e ureia).

A partir de 2005, com o surgimento da técnica de sequenciamento de DNA de alto rendimento, também chamada de "sequenciamento de DNA de geração futura" (NGS, do inglês *next generation sequencing*; ver a seguir), o emprego de gel

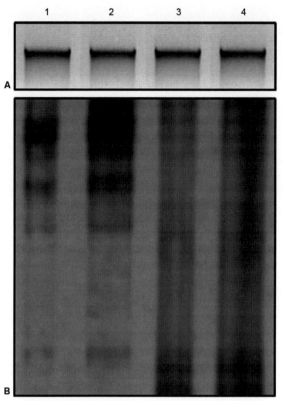

Figura 3.5 Eletroforese de amplicons da região V6-V8 do gene do RNAr 16S, tendo como molde DNA de quatro amostras de sedimentos de um lago. **A.** Eletroforese em gel de agarose, sem gradiente de temperatura, em que cada amplicon se apresenta como uma única banda (com a mesma mobilidade) nas quatro amostras. **B.** Eletroforese em gel de poliacrilamida, com gradiente de temperatura, em que se observam múltiplas bandas, cada uma representando um grupo bacteriano. O número de bandas indica a riqueza de táxons de cada amostra, e a intensidade das bandas indica a abundância deles. Observe a semelhança da microbiota entre as amostras 1 e 2 e entre 3 e 4.

desnaturante para análise da microbiota foi bastante reduzido, em função de uma significativa diminuição dos custos de sequenciamento, aliada a uma maior precisão e confiabilidade das análises realizadas por NGS. Como consequência, houve grande popularização do uso dessa técnica para a análise da microbiota, levando a um aumento exponencial no volume de dados disponíveis e artigos publicados sobre o tema. De modo que os estudos atualmente realizados são praticamente exclusivos de dados obtidos por NGS. Considerando-se, então, a importância do sequenciamento de DNA para o conhecimento sobre microbiota, uma visão geral sobre essa técnica será apresentada a seguir, começando pelo método clássico – de Sanger.

Sequenciamento de Sanger: fundamentos

Sequenciamento é o procedimento que possibilita conhecer a quantidade, bem como a ordem (sequência) em que cada uma das unidades distintas de uma macromolécula se apresenta em sua estrutura primária (Madigan et al., 2012c). No caso do DNA, essas unidades são os desoxirribonucleotídeos (dNTP), que consistem em 4 tipos distintos, definidos por suas bases nitrogenadas (adenina, citosina, guanina e timina). Assim, o sequenciamento de DNA compreende a determinação da concentração dos nucleotídeos contendo cada uma dessas bases e a ordem em que esses nucleotídeos se apresentam na molécula.

O sequenciamento de uma molécula de DNA de fita dupla (que forma o genoma dos organismos celulares) implica na síntese de uma fita complementar, a partir da fita molde (DNA a ser sequenciado). Além do DNA molde (ou *template*, do inglês) dos dNTPs e uma DNA polimerase, a reação de sequenciamento depende da existência de um *primer* que pareia com a fita molde. A reação tem início com a interação, por pontes de hidrogênio, de um primeiro dNTP a seu par na fita molde e, em simultâneo, o estabelecimento de uma ligação fosfodiéster desse dNTP com o nucleotídeo adjacente, pertencente ao *primer* (Madigan *et al.*, 2012c).

Na verdade, a descrição feita anteriormente, de modo simplificado, corresponde à síntese de DNA que acontece nas células (síntese *in vivo*), ao passo que a síntese de DNA *in vitro* (em recipiente de laboratório), necessária para o sequenciamento, exige ajustes que foram tentados, por muito tempo, sem sucesso, usando diferentes estratégias. A estratégia bem-sucedida e que se tornou clássica foi aquela desenvolvida por Frederick Sanger, em 1977 (Madigan *et al.*, 2012c), e que recebe o seu nome (método de Sanger). De acordo com esse método, além dos elementos mencionados anteriormente, necessários para a síntese da fita molde, são acrescentadas, na reação, versões modificadas de cada um dos dNTPs. Modificações essas que consistem na troca de uma OH por uma H na posição 3′ da desoxirribose, tornando-os incapazes de realizar a ligação fosfodiéster (Figura 3.6) com outro nucleotídeo nesse ponto. Como resultado, quando esses dNTPs modificados, chamados "dideoxirribonucleotídeos" (ddNTP), combinam com seus pares na fita molde, eles bloqueiam a síntese da fita complementar. A reação ocorre em replicata em quatro recipientes distintos, cada um dos quais contendo um ddNTP bloqueador diferente (ddATP, ddTTP, ddCTP ou ddGTP) em conjunto com seus homólogos e demais reagentes necessários para a síntese (Figura 3.7). Os dNTPs e ddNTPs têm igual probabilidade de se ligar à fita que está sendo sintetizada, de modo que um dado ddNTP compete com seu dNTP homólogo para a ligação ao par correspondente na fita molde (Madigan *et al.*, 2012c). Essa dinâmica da reação, em curso, dentro de cada um dos quatro recipientes, resulta na formação de uma mistura de fragmentos de DNA com tamanhos diferentes, que indicam pontos definidos de pareamento dos ddNTPs e, portanto, o nucleotídeo

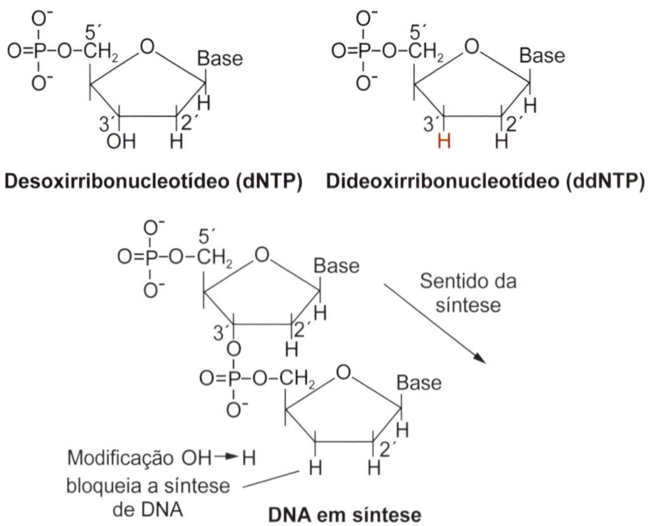

Figura 3.6 Modificação de um nucleotídeo, consistindo na troca de uma hidroxila (OH) por um hidrogênio (H) (em vermelho) na posição 3′, que leva ao bloqueio da síntese de DNA, que é o princípio do sequenciamento pelo método de Sanger.

Capítulo 3 • Evolução dos Métodos Científicos para o Estudo da Microbiota Intestinal

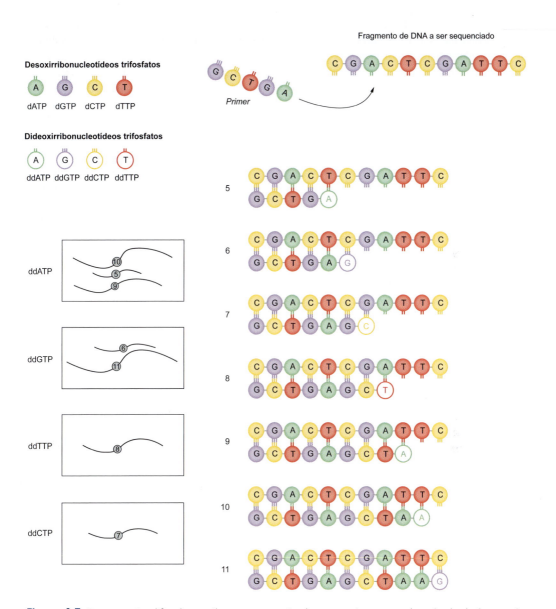

Figura 3.7 Esquema simplificado que ilustra uma reação de sequenciamento pelo método de Sanger. Os elementos necessários são a DNA polimerase (não mostrada na figura), a molécula ou fragmento de DNA a ser sequenciado, os quatro desoxirribonucleotídeos trifosfatos (dNTPs), seus equivalentes dideoxirribonucleotídeos trifosfatos (ddNTPs) e o *primer* específico para o fragmento a ser sequenciado. Uma mistura consistindo da DNA polimerase, do *primer* e dos dNTPs é distribuída em quantidades iguais em cada um de quatro recipientes (representados por retângulos, na figura). Nesses recipientes, são acrescentados ddNTPs distintos. Ao fim da reação, são observados fragmentos de DNA em cada um dos compartimentos (retângulos), cujos tamanhos são determinados por eletroforese em gel de agarose ou poliacrilamida. A ordenação do tamanho dos fragmentos (medido em número de bases – à esquerda das imagens e no interior dos círculos nos retângulos) define a sequência do DNA. A seta indica, no DNA a ser sequenciado, a região onde se ligam os *primers*.

presente em um dado ponto da fita molde. Assim, o dado essencial para se determinar a sequência de nucleotídeos de uma molécula de DNA, pelo método de Sanger, é o tamanho dos fragmentos existentes em cada um dos quatro recipientes, distinguidos por um tipo particular de ddNTP (ver Figura 3.7). A determinação do tamanho dos fragmentos se dá pela separação, por eletroforese em gel de poliacrilamida, de amostras do conteúdo de cada recipiente, sendo que a visualização dos fragmentos depende da marcação dos ddNTPs. No passado, feita com material radioativo, hoje essa marcação se dá com corante fluorescente. Além disso, a quantificação dos fragmentos e a montagem da fita complementar, com base no número de fragmentos de tamanhos distintos contendo cada um dos quatro ddNTPs, era feita manualmente (Madigan et al., 2012c).

Sequenciamento de Sanger capilar

A partir dos anos 1980, uma série de mudanças foram aplicadas à técnica de Sanger original, incluindo a troca de marcação dos ddNTPs de radioativa (chamada "marcação quente") para fluorescente (chamada "marcação fria"), a quantificação automatizada do tamanho dos fragmentos e o uso de computador, com *softwares* específicos para a montagem da sequência, com base em um protocolo em que a fluorescência das bases era distinguida por uma cor específica (A, verde; C, azul; G, amarelo e T, vermelho), permitindo a mistura dos fragmentos com ddNTP específicos, em um único recipiente, sendo eles reconhecidos pelas suas cores (Luckey et al., 1993).

A evolução do método original de Sanger levou ao surgimento, no início dos anos 1990, do sequenciamento de Sanger capilar, em que a separação dos fragmentos com ddNTPs passou a ser feita em capilares de acrílicos, possibilitando a leitura de um número quatro vezes maior de bases do que na separação por eletroforese em gel de poliacrilamida, em cubas (Luckey et al., 1993). Os fragmentos contendo cada um dos quatro ddNTPs marcados são colocados em um compartimento com um eletrodo e a extremidade de um longo e fino capilar. A aplicação da corrente elétrica no eletrodo força a passagem dos fragmentos através do capilar, no interior do qual são separados com base em seu tamanho e identificados pela fluorescência diferencial de suas bases, com o auxílio de feixes de luz *laser*. Essa fluorescência é captada por uma câmara e registrada em um computador, na forma de um gráfico, que indica a posição de cada uma das bases na molécula, ou seja, a sequência do DNA. A separação ao longo do capilar ocorre de maneira bem rápida pelo fato de ser aplicada, ao eletrodo, uma alta carga elétrica, cuja intensidade não compromete a integridade dos fragmentos, devido ao pequeno diâmetro do capilar. O rendimento superior da técnica de sequenciamento capilar em relação ao método de Sanger criou condições para o sequenciamento do genoma humano (Dovich; Zhang, 2000).

Sequenciamento NGS: fundamentos

Apesar de a técnica capilar representar um avanço inegável, o grande salto na tecnologia de sequenciamento de DNA se deu em meados dos anos 2000, com modificações importantes no protocolo básico até então utilizado, que era o do sequenciamento de Sanger (Margulies et al., 2005). A técnica NGS, considerada de segunda geração, proporcionou um aumento significativo no volume de dados disponíveis sobre microbiota, verificado a partir da primeira década deste século, tendo em vista a redução dos custos e o aumento de eficiência, tornando-a acessível para um maior número de Centros de Pesquisas.

A diferença prática mais importante entre o sequenciamento de Sanger e a NGS diz respeito ao tamanho muito maior das moléculas de DNA que podem ser sequenciadas pela última técnica, possibilitando a análise de genomas inteiros de microrganismos e metagenomas de grandes comunidades microbianas, em algumas horas. Essas análises, se feitas pelo método de Sanger ou sequenciamento capilar, dependeria da clonagem de frações de DNA, com o uso de vetores específicos em células bacterianas, custos elevados e longos períodos de tempo (Madigan et al., 2012c).

Como funciona a NGS? Na verdade, a NGS compreende não uma, mas um conjunto de plataformas de sequenciamento que evoluíram a partir de uma tecnologia inicial e cuja execução apresenta passos em comum, particularmente no início do processo (*workflow*). Para se compreender esse ponto, vale destacar que o protocolo no sequenciamento NGS é radicalmente diferente daquele usado no sequenciamento de Sanger, começando pelo fato de que a molécula a ser sequenciada deve ser fragmentada no início (primeiro passo da reação de sequenciamento). Assim, as plataformas de NGS têm em comum: a fragmentação do DNA em sítios ao acaso, a ligação de sequências adaptadoras (ou adaptadores, ver adiante) aos fragmentos de DNA, a desnaturação do DNA fragmentado contendo os adaptadores e o fato de que pelo menos algumas reações do *workflow* ocorrem sobre uma dada superfície (em fase sólida) e não em suspensão (Margulies *et al.*, 2005).

A fragmentação do DNA pode ser química ou mecânica, conforme seja realizada por endonucleases inespecíficas ou sonicadores, respectivamente. Os fragmentos são separados por tamanho, sendo escolhida uma faixa específica de tamanho para ser submetida ao sequenciamento. O conjunto de fragmentos de DNA é referido como biblioteca, a qual pode ser classificada como genômica ou metagenômica, conforme a origem do DNA de que é formada (Madigan *et al.*, 2012c). Os fragmentos de uma biblioteca poderão ser identificados com marcadores moleculares, que correspondem a sequências curtas (cerca de 10 a 20 nucleotídeos) e conhecidas de bases. Esses marcadores, referidos como códigos de barra (do inglês *barcodes*), são quimicamente ligados aos fragmentos em uma das etapas da reação (Andersson *et al.*, 2008). Outro tipo de sequência curta, já mencionado anteriormente, que é quimicamente ligado aos fragmentos, são os adaptadores, cuja função será descrita adiante.

A biblioteca genômica é obtida de uma cultura pura de laboratório, ou seja, formada por um único tipo celular ou, em outras palavras, de uma linhagem particular de um microrganismo. Esse tipo de biblioteca é realizado quando se pretende analisar o genoma completo de uma dada linhagem microbiana. Já a biblioteca metagenômica, consiste em DNA obtido de uma mistura de células, cuja identidade é desconhecida e pertencente a uma amostra particular (solo, material clínico, água etc.) (Madigan *et al.*, 2012c).

Outra categoria de biblioteca consiste na mistura de amplicons obtidos de PCRs de genes distintos (reações distintas) ou uma PCR de um único gene (mesma reação), utilizando-se DNA molde de amostras diferentes. Cada amplicon, na mistura, é identificado por *barcodes* que, em conjunto com os adaptadores, podem estar ligados aos *primers* usados na PCR, sendo amplificados com a sequência alvo da amplificação. Essas bibliotecas são chamadas "bibliotecas de amplicons" (p. ex., bibliotecas de ITS ou 16S, utilizados na análise de micobioma – fungos –, e de bacterioma – bactérias) (Andersson *et al.*, 2008; Taylor *et al.*, 2016).

Independentemente da plataforma de NGS, o passo seguinte à formação das bibliotecas tem dois grandes objetivos, que são: (i) a amplificação clonal, por meio de uma PCR em fase sólida, do número de cópias dos fragmentos de DNA ou amplicons com seus adaptadores (e *barcodes*, no caso das bibliotecas de amplicons e em outros exemplos); e (ii) preparo deste DNA para a reação de sequenciamento propriamente dita. Conforme apresentado a seguir, a técnica utilizada para o alcance desses dois objetivos, bem como o princípio da reação de sequenciamento é que diferenciam cada uma das plataformas de NGS (Margulies *et al.*, 2005) e que serão apresentadas a seguir.

A primeira plataforma de NGS a ser desenvolvida foi o pirosequenciamento (Shendure; Ji, 2008), em que a PCR em fase sólida acontece sobre microesférulas com diâmetro de 28 μm (doravante, referidas aqui como *beads*) e que acontece em uma emulsão de água e óleo (PCR em emulsão), em conjunto com os reagentes necessários para a amplificação do DNA. Os fragmentos de DNA ligam-se a essas *beads*, por meio de seus adaptadores e são desnaturados, sendo que, ao fim da reação, deve haver um único fragmento de DNA por *bead*. Além de proporcionarem a ligação dos fragmentos de DNA às *beads*, os adaptadores correspondem às sequências nas quais os *primers* se ligam, a fim de que a PCR se processe.

Ao final da PCR, as *beads* se apresentam com milhões de cópias do fragmento inicial de DNA (Figura 3.8). Todavia, nem todas essas cópias estão ligadas à sua superfície (condição necessária para a reação de sequenciamento) e alguns fragmentos de DNA resultantes da amplificação estão defectivos. Desse modo, para serem utilizadas na reação de sequenciamento (3º passo), as *beads* devem ser submetidas a um preparo, que consiste em removê-las da mistura em emulsão e eliminar fragmentos não ligados e/ou defectivos, em um processo conhecido como enriquecimento.

Para o sequenciamento, a suspensão contendo as *beads* purificadas (enriquecidas) é misturada com DNA polimerase e uma proteína que liga DNA de fita simples. A mistura é então espalhada sobre uma placa especial, contendo, em uma das faces, orifícios com o tamanho correspondente ao de uma *bead*, de modo que, ao final, haja uma *bead* por orifício (ver Figura 3.8). As enzimas luciferase e ATP sulfurilase imobilizadas sobre *beads* (menores do que aquelas com os fragmentos de DNA) são acrescentadas à placa e, em seguida, soluções de cada um dos quatro dNTPs fluem alternadamente sobre a placa, centenas de vezes. Essa face da placa com os orifícios, onde estão as *beads* e os demais reagentes e onde há o fluxo de dNTPs, é chamada *flow-cell*.

Na outra face da placa, conecta-se um terminal de fibras ópticas, com sensores que identificam a ocorrência de reações de pareamento de nucleotídeos aos fragmentos de DNA sobre as *beads*, à medida que os nucleotídeos são lançados sobre a *flow-cell*. A cada pareamento ou incorporação de nucleotídeo, é liberado um pirofosfato, que é convertido em ATP pela enzima ATP sulfurilase. A energia desse ATP é utilizada pela luciferase para produzir fótons (luz), a partir da luciferina (Ronaghi, 2001; Rusk; Kiemer, 2008). Esses fótons, por sua vez, são detectados pelos sensores na face oposta ao local onde ocorre a reação na *flow-cell*.

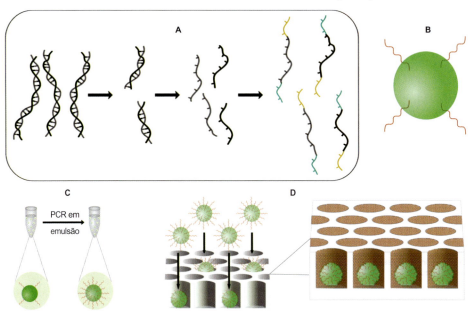

Figura 3.8 Etapas do pirosequenciamento, que são a base das plataformas de NGS. **A.** Fragmentação com subsequente desnaturação do DNA (construção da biblioteca) e adição de adaptadores nas extremidades do DNA desnaturado. **B.** Fixação dos fragmentos de DNA desnaturado (*em vermelho*) sobre as *beads* (*em verde*). **C.** PCR em emulsão (amplificação clonal em um meio contendo óleo) sobre as beads. **D.** Após a PCR em emulsão, ocorre o enriquecimento (ver texto) e nova desnaturação do DNA. As *beads* contendo o DNA amplificado (milhões de cópias) são distribuídas em uma placa com orifícios, de forma que cada orifício receba uma *bead*. Sobre as *beads* com o DNA, são adicionados outros reagentes, como as enzimas luciferase e ATP sulfurilase, imobilizadas em *beads* menores (*em vermelho*). (Adaptada de Margulies *et al*., 2005.)

A informação sobre a ocorrência de reação, bem como em que orifício da *flow-cell* ela acontece é transmitida para um computador, em que é convertida em dados sobre as sequências do DNA de cada orifício. Sendo a plataforma pioneira de NGS, o pirosequenciamento foi a base para o desenvolvimento das demais, dessa categoria, atualmente disponíveis. Conforme já mencionado, todas essas plataformas apresentam em comum o fato de o *workflow* de sequenciamento iniciar com a construção de bibliotecas e a expansão clonal ser realizada por meio de PCR de fase sólida. Basicamente, as diferenças entre elas dizem respeito ao tipo de PCR de fase sólida empregado, o princípio de detecção da incorporação/pareamento de um nucleotídeo à fita molde (*template*) e o sistema onde a reação de sequenciamento acontece.

Sequenciamento NGS – Illumina

À semelhança do pirosequenciamento, na plataforma Illumina, a incorporação de nucleotídeos à fita de DNA em formação é sinalizada pela geração de fótons. A Illumina surgiu logo depois do pirosequenciamento, se tornou muito popular e até hoje domina o mercado, ao mesmo tempo em que o pirosequenciamento, tal qual descrito anteriormente, deixou de ser uma plataforma em uso corrente.

Na Illumina, a PCR de fase sólida é feita diretamente na superfície da *flow-cell* (não em *beads*), local onde, na etapa seguinte, também ocorrerá a reação de sequenciamento. Ademais, a PCR em si apresenta outras diferenças em relação à PCR em emulsão, que ocorre no pirosequenciamento, a começar pelo preparo da biblioteca. Assim que o DNA é fragmentado, além dos adaptadores, são adicionados aos fragmentos sequências bloqueadoras de amplificação cíclica (ver Figura 3.1) que também funcionam como pontos de início do sequenciamento. Por fim, enquanto no pirosequenciamento os fragmentos podem ou não conter *barcodes*, os fragmentos na biblioteca da Illumina devem sempre contê-los.

A *flow-cell* consiste em nanopoços, distribuídos em oito canaletas de uma placa de vidro, cobertas com pequenas moléculas de DNA de fita simples (oligonucleotídeos), com dois tipos distintos de sequências: um que liga adaptadores de fragmentos de uma das fitas (*forward*) e outro que liga adaptadores da fita complementar (*reverse*), às quais se ligam aos fragmentos da biblioteca por meio de seus adaptadores (Figura 3.9 A). Os fragmentos e moléculas associadas são desnaturadas, sendo, depois, acrescentados nucleotídeos e a DNA polimerase, terminando com a síntese da fita complementar. Logo após a formação de DNA de fita dupla, o fragmento original (fita simples) é

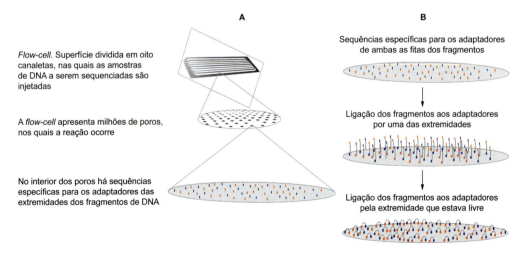

Figura 3.9 *Flow-cell* utilizada na plataforma Illumina. **A.** Visão geral sobre a estrutura. **B.** Ligação dos fragmentos de DNA à superfície da *flow-cell*.

eliminado por lavagem. A fita neoformada, que se mantém fixa na placa, liga-se, por meio de sua extremidade livre, a outro adaptador fixo da *flow-cell*, formando um arco que servirá como molde para a síntese de uma nova fita (Figura 3.9 B).

Uma vez terminada a síntese da fita complementar, ambas se separam e o processo se repete, terminando com a amplificação clonal do DNA, com milhões de cópias idênticas do fragmento original, que se apresentam sobre a placa com uma das extremidades livres. Ao fim da reação, serão observados, na superfície da *flow-cell*, centenas de milhões de agrupamentos de sequências idênticas de DNA, frequentemente referidos como colônias de PCR ou polônias (Metzker, 2010). Devido à formação de arcos durante a reação, resultante da ligação dos fragmentos à superfície via adaptadores em ambas as extremidades, a PCR de fase sólida, na Illumina, é referida como *bridge PCR*. No fim da PCR, os fragmentos de fita dupla são desnaturados, de modo a manter aqueles de fita simples na superfície e os adaptadores são bloqueados em preparação para o sequenciamento, que se processa na própria *flow-cell*.

Para o sequenciamento, cada um dos nucleotídeos, marcados com fluoróforos de cores diferentes é acrescentado, em conjunto com o *primer* e a DNA polimerase de sequenciamento. Além dos fluoróforos, os nucleotídeos apresentam moléculas bloqueadoras que impedem a continuidade da reação, assim que os nucleotídeos são incorporados na fita em formação. No momento em que o nucleotídeo é incorporado, o sinal do fluoróforo correspondente é detectado, a reação é interrompida (pela presença do bloqueador) e os nucleotídeos restantes são removidos. O fluoróforo e bloqueador ligados ao nucleotídeo incorporado são removidos e o ciclo se repete com um novo fluxo de nucleotídeos (Metzker, 2010; Rodriguez; Krishnan, 2023).

Sequenciamento NGS: *Ion Torrent*

Na história das tecnologias de sequenciamento, um dos focos de atenção, visando o aumento da eficiência (redução de custo, aumento do número de bases sequenciadas e diminuição do tempo empregado em cada reação) foi a detecção do pareamento de nucleotídeos e alongamento na fita de DNA em formação. Tanto no pirosequenciamento, como na Illumina, essa incorporação é sinalizada pela emissão de fótons, em um processo complexo que depende de grande modificação dos nucleotídeos (Illumina) e uso de enzimas especiais/reações adicionais (pirosequenciamento).

Em 2011 (Rothberg *et al.*, 2011), foi desenvolvido um sistema em que os nucleotídeos não são modificados e também não são acrescentados reagentes além daqueles utilizados no sequenciamento em si. O pareamento/incorporação de nucleotídeos é sinalizado pela liberação de um íon H$^+$, que provoca mudança no pH, mudança esta convertida em sinal elétrico, que é captado na face oposta da *flow-cell* onde há sensores que detectam as variações na corrente elétrica, quando os nucleotídeos são acrescentados (Figura 3.10). Essa plataforma, com base

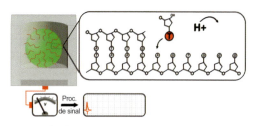 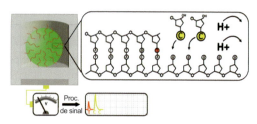

Figura 3.10 Esquema do sequenciamento conforme a plataforma *Ion torrent*. A incorporação de um nucleotídeo ocorre com a liberação de um próton H$^+$, resultando em uma redução de pH. Essa variação é traduzida em uma diferença de potencial, cujo sinal indica qual nucleotídeo fluiu sobre a *flow-cell* (nesta plataforma, chamada de *chip*). As etapas iniciais são semelhantes às do pirosequenciamento, conforme descrito no texto e na Figura 3.8 (preparo da biblioteca; amplificação clonal por PCR em emulsão sobre *beads*). (Adaptada de Rothberg *et al.*, 2011.)

na detecção de íons H⁺, foi batizada de *Ion torrent*. A amplificação clonal é realizada por PCR em emulsão, sobre *beads*, que são submetidas a uma etapa de enriquecimento. A *flow-cell* (que nesta plataforma é chamada de *chip*) é formada por micropoços com tamanhos suficientes para comportar apenas uma *bead*, conforme descrito anteriormente para o pirosequenciamento.

Sequenciamento de terceira geração

A eficiência nas tecnologias de sequenciamento vincula-se à redução de espaços nos recipientes e escalas de volumes de reagentes utilizados. Em nenhum dos exemplos anteriores, essa simplificação foi tão marcante quanto nas plataformas de sequenciamento de terceira geração, em que a dimensão dos equipamentos, ocupando um espaço de bancada de laboratório, passou a caber na palma das mãos, como um *tablet* ou telefone celular (Wang et al., 2021). Ou seja, o equipamento passou a ser portátil, possibilitando, por exemplo, o trabalho em campo. Não há um *workflow* de três etapas como nas plataformas NGS, visto que a expansão clonal (PCR em fase sólida) não é necessária e o preparo de bibliotecas foi em muito simplificado. Isso porque a reação se desenvolve em nível molecular, em escala de nanômetros; ou seja, o *template* consiste em menos (apenas algumas) moléculas do DNA a ser sequenciado. Todo o processo se limita praticamente ao sequenciamento em si, que também se tornou menos complexo. Não há bloqueio quando ocorre o pareamento de nucleotídeos, a reação se dá de modo contínuo e os dados das sequências são obtidos em tempo real. Interessante também que, ao contrário das tecnologias anteriormente apresentadas, essa também possibilita o sequenciamento de RNA.

Isto foi possível como resultado do sucesso das pesquisas centradas na dinâmica de adição de nucleotídeos (no NGS, em fluxos separados de cada um deles) e na captura do sinal emitido pela sua incorporação na fita em formação.

Na Illumina, por exemplo, sempre que acontece a incorporação de um nucleotídeo, há um bloqueio na reação após a captura dos dados e a eliminação do fluoróforo, cuja remoção é necessária para evitar falsos sinais. Na tecnologia de terceira geração, a menor escala da reação (exigindo menos fluoróforos) e o redimensionamento do espaço (nanopoços), para evitar escape de luz, previnem falsos sinais.

Um exemplo de tecnologia de sequenciamento de DNA de terceira geração é a plataforma Nanopore criada pela Oxford Nanopore Technologies. Em 2014, a empresa inventou o menor sequenciador do mercado, o MinION, e promete, para o futuro, *smartphones* capazes de prontamente fazer o sequenciamento de amostras de ácidos nucleicos.

Na plataforma Nanopore, moléculas de DNA individuais, na forma de fita simples, atravessam nanoporos contidos em uma *flow-cell*, ao mesmo tempo em que estes recebem correntes de íons (um tipo de eletroforese), cuja variação, captada por um sensor de corrente elétrica, indica a incorporação de um dado tipo de nucleotídeo. Ou seja, variações específicas na corrente acontecem em função do tipo de nucleotídeo incorporado. O movimento da molécula de DNA acontece devido a uma diferença de potencial entre as faces da *flow-cell*. A velocidade de deslocamento do DNA e, consequentemente, o tempo de formação da fita complementar são controlados por uma proteína motora, ligada à molécula durante o preparo da biblioteca. Essa proteína motora, que se posiciona na abertura dos poros (Figura 3.11) reduz a velocidade de entrada do DNA nos poros em mais de 90% (de 10^6 para cerca de 450 bases/segundo) (Wang et al., 2021). A sequência da molécula é lida em tempo real e, tão logo a leitura termina, a *flow-cell* é carregada novamente, com novas moléculas. Os poros de uma *flow-cell* reúnem-se em grupos de quatro, formando um canal, ao qual são conectados eletrodos, utilizados para a medida da variação na corrente iônica que se traduz em eventos de incorporação de nucleotídeos na fita em formação.

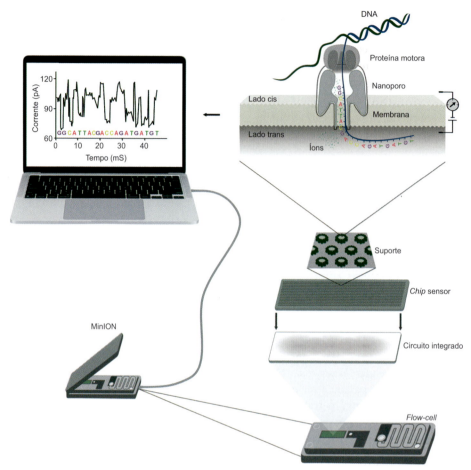

Figura 3.11 Sequenciamento de DNA pela plataforma Nanopore, utilizando-se do MinION. Os poros (ou poços) onde a reação ocorre estão associados a uma proteína motora, em que o conjunto é inserido em uma membrana altamente resistente à carga elétrica. Essa membrana apoia-se em estruturas especiais que se conectam a um *chip* sensor e estes aos poros, por meio de eletrodos. Correntes de íons atravessam os poros pela aplicação de uma diferença de potencial (voltagem) sobre a membrana. Uma das fitas do DNA atravessa o poro, sendo seu deslocamento controlado pela proteína motora. A determinação da sequência do DNA tem por base o fato de que variações na corrente elétrica específicas de cada nucleotídeo ocorrem no interior do poro à medida que a molécula se desloca. (Adaptada de Wang *et al.*, 2021.)

Análises das sequências

Uma vez obtidos os dados de sequências, eles precisam ser processados e interpretados. O processamento é necessário porque, quando geradas, as sequências se apresentam na forma bruta, ou seja, além de apresentar os elementos artificialmente introduzidos durante a reação, como adaptadores e *barcodes*, podem conter moléculas de DNA defeituosas resultantes de falhas naturais do processo. A interpretação dos dados, realizada após o processamento, consiste em identificar se as sequências são conhecidas e, em sendo conhecidas, se correspondem a uma dada proteína (sequências codificantes) ou não (sequências não codificantes).

Em linhas gerais, a análise da microbiota se baseia na comparação das sequências de um ou alguns genes conhecidos, ou de sequências aleatórias, tendo como referência bases de dados disponíveis sobre microrganismos já estudados e conhecidos (Balvociute; Huson, 2017). Conforme já mencionado, entre os genes previamente conhecidos utilizados para análise da microbiota estão aqueles que codificam o 16S e o ITS. Nesse caso, o DNA das amostras a serem analisadas é submetido a uma PCR visando a amplificação específica desses genes, de modo que os amplicons resultantes apresentarão apenas variantes das sequências dos mesmos. Nessa abordagem, a identificação da microbiota, ou seja, a determinação de quais microrganismos e a quantidade correspondente nas amostras vai depender da comparação das variantes de sequências identificadas nas mesmas, utilizando as bases de dados disponíveis (Balvociute; Huson, 2017). A outra abordagem que não leva em conta genes previamente conhecidos, ou seja, considera sequência aleatória, é referida como sequenciamento *shotgun*. O produto desse sequenciamento contém diferentes regiões do genoma de todos os organismos presentes nas amostras, que serão conhecidas apenas posteriormente. A identificação dos microrganismos da amostra será feita pela análise comparativa dessas regiões do genoma, também tendo como referência as bases de dados disponíveis (Balvociute; Huson, 2017). A identificação dos microrganismos é feita desde o nível de filo à espécie, visto que o conjunto de sequências que apresenta uma mesma identidade, em todos esses níveis de identificação é chamado "unidade taxônomica operacional" (OTU, do inglês *operational taxonomic unit*).

O processamento, a identificação de sequências e, por fim, a análise da microbiota dependem de ferramentas de bioinformática, geralmente empregadas com o auxílio do programa R (Team, 2020) ou servidores disponíveis em *websites* de centros de pesquisas sobre o tema (Gonzalez *et al.*, 2018; Meyer *et al.*, 2008), que simplifica a linguagem R, tornando-a mais acessível para quem não é especialista em bioinformática. Além do processamento e identificação de sequências, o programa R inclui ferramentas para diferentes tipos de análises estatísticas, fundamentais para a interpretação dos dados.

Referências bibliográficas

ANDERSSON, A. F. *et al.* Comparative analysis of human gut microbiota by barcoded pyrosequencing. **PLOS ONE**, v. 3, n. 7, p. e2836, 2008.

BALVOCIUTE, M. *et al.* Greengenes, NCBI and OTT – how do these taxonomies compare? **BMC Genomics**, v. 18, n. 2, p. 114, 2017.

DOVICHI, N. J.; ZHANG, J. How Capillary Electrophoresis Sequenced the Human Genome. **Angewandte Chemie International Edition**, v. 39, n. 24, p. 4463-4468, 2000.

GONZALEZ, A. *et al.* Qiita: rapid, web-enabled microbiome meta-analysis. **Nature Methods**, v. 15, n. 10, p. 796-798, 2018.

LAFONTAINE, D. L. Noncoding RNAs in eukaryotic ribosome biogenesis and function. **Nature Structural & Molecular Biology**, v. 22, n. 1, p. 11-9, 2015.

LUCKEY, J. A. *et al.* High-speed DNA sequencing by capillary gel electrophoresis. **Methods in Enzymology**, v. 218, p. 154-72, 1993.

MADIGAN, M. *et al.* Methods in Microbial Ecology. In: MADIGAN, M.; MARTINKO, J. *et al.* (Ed.). **Brock biology of Microorganisms**. 13th. San Francisco, CA: Pearson Education, Inc., chap. 22, p. 671-696, 2012a.

MADIGAN, M.; MARTINKO, J. Microbial Evolution and Systematics. In: MADIGAN, M.; MARTINKO, J. *et al.* (Ed.). **Brock biology of Microorganisms**. 13th. San Francisco, CA: Pearson Education, Inc., chap. 16, p. 474-502, 2012b.

MADIGAN, M.; MARTINKO, J. Microbial Genomics. In: MADIGAN, M.; MARTINKO, J. *et al.* (Ed.). **Brock biology of Microorganisms**. 13th. San Francisco, CA: Pearson Education, Inc., chap. 12, p. 342-367, 2012c.

MADIGAN, M.; MARTINKO, J. Microorganisms and Microbiology. In: MADIGAN, M.; MARTINKO, J. *et al.* (Ed.). **Brock Biology of Microorganisms**. 13th. San Francisco, CA: Pearson Education, Inc., chap. 1, p. 30-51, 2012d.

MADIGAN, M.; MARTINKO, J. Molecular biology of Bacteria. In: MADIGAN, M.; MARTINKO, J. *et al.* (Ed.). **Brock Biology of Microorganisms**. 13th. San Francisco, CA: Pearson Education, Inc., chap. 6, p. 179-218, 2012e.

MADIGAN, M.; MARTINKO, J. Nutrition, culture and Metabolism of Microorganisms. In: MADIGAN, M.; MARTINKO, J. *et al.* (Ed.). **Brock Biology of Microorganisms**. 13th. San Francisco, CA: Pearson Education, Inc., chap. 4, p. 114-144, 2012e.

MARGULIES, M. *et al.* Genome sequencing in microfabricated high-density picolitre reactors. **Nature**, v. 437, n. 7057, p. 376-380, 2005.

METZKER, M. L. Sequencing technologies – the next generation. **Nature Reviews Genetics**, v. 11, n. 1, p. 31-46, 2010.

MEYER, F. *et al*. The metagenomics RAST server – a public resource for the automatic phylogenetic and functional analysis of metagenomes. **BMC Bioinformatics**, v. 9, p. 386, 2008.

MUYZER, G.; SMALLA, K. Application of denaturing gradient gel electrophoresis (DGGE) and temperature gradient gel electrophoresis (TGGE) in microbial ecology. **Antonie Van Leeuwenhoek**, v. 73, n. 1, p. 127-141, 1998.

RODRIGUEZ, R.; KRISHNAN, Y. The chemistry of next-generation sequencing. **Nature Biotechnology**, v. 41, n. 12, p. 1709-1715, 2023.

RONAGHI, M. Pyrosequencing sheds light on DNA sequencing. **Genome Research**, v. 11, n. 1, p. 3-11, 2001.

ROTHBERG, J. M. *et al*. An integrated semiconductor device enabling non-optical genome sequencing. **Nature**, v. 475, n. 7356, p. 348-352, 2011.

RUSK, N.; KIERMER, V. Primer: Sequencing--the next generation. **Nature Methods**, v. 5, n. 1, p. 15, 2008.

SHENDURE, J.; JI, H. Next-generation DNA sequencing. **Nature Biotechnology**, v. 26, n. 10, p. 1135-1145, 2008.

SOKOL, H. *et al*. Temperature gradient gel electrophoresis of fecal 16S rRNA reveals active *Escherichia coli* in the microbiota of patients with ulcerative colitis. **Journal of Clinical Microbiology**, v. 44, n. 9, p. 3172-3177, 2006.

TAYLOR, D. L. *et al*. Accurate Estimation of Fungal Diversity and Abundance through Improved Lineage-Specific Primers Optimized for Illumina Amplicon Sequencing. **Applied and Environmental Microbiology**, v. 82, n. 24, p. 7217-7226, 2016.

TEAM, R. S. Integrated Development for R. RStudio. Boston MA, 2020.

WANG, Y. *et al*. Nanopore sequencing technology, bioinformatics and applications. **Nature Biotechnology**, v. 39, n. 11, p. 1348-1365, 2021.

WILLS, N. K. Epithelial cell culture. In: WILLS, N. K.; REUSS, L. *et al*. (Ed.). **Epithelial Transport: A guide to methods and experimental analysis**. Dordrecht: Springer Netherlands, p. 236-255, 1996.

YARZA, P. *et al*. Uniting the classification of cultured and uncultured bacteria and archaea using 16S rRNA gene sequences. **Nature Reviews Microbiology**, v. 12, p. 635-645, 2014.

ZOETENDAL, E. G.; AKKERMANS, A. D.; DE VOS, W. M. Temperature gradient gel electrophoresis analysis of 16S rRNA from human fecal samples reveals stable and host-specific communities of active bacteria. **Applied and Environmental Microbiology**. v. 10, p. 3854-3859, 1998.

4 Estatística Aplicada à Análise da Microbiota Intestinal

João Valentini Neto

Objetivo
- Discutir os principais tópicos relacionados com a análise estatística da microbiota intestinal e dos parâmetros relacionados.

Destaques
- Alfa-diversidade – medida que expressa a diversidade microbiana dentro de uma amostra
- Beta-diversidade – medida que expressa a diversidade microbiana na comparação entre duas ou mais amostras
- Métricas de alfa-diversidade e beta-diversidade – diversidade Filogenética; o índice Chao1; o índice estimador baseado na abundância (ACE, do inglês *abundance-based coverage estimator*); o número observado de sequências variantes de amplicon (ASVs, do inglês *amplicon sequence variants*); o índice Simpson; índice Shannon; dissimilaridade de Bray-Curtis; distância de Jaccard; distância UniFrac
- Principais testes estatísticos em análise da microbiota intestinal (MI) – testes de comparação de médias e medianas; testes de correlação; testes de ordenação; modelos de regressão; modelos lineares generalizados; e algoritmos de aprendizado de máquina
- *Pipelines* – sequências combinadas de procedimentos, nesse caso, de *softwares* e plataformas de dados genéticos, organizadas de maneira que possibilitam a conclusão de uma análise complexa, a partir do encadeamento de tarefas e rotinas.

Introdução

Para a descrição e comparação de dados obtidos da MI é necessário que sejam consideradas a forma de coleta do material, a técnica de extração do material genético, a forma de sequenciamento e a formação do banco de dados. De maneira geral, para que seja possível obter os dados sobre a composição da MI, uma série de etapas são necessárias, a saber, de forma resumida: coleta da amostra, extração e sequenciamento do material genético, processamento das sequências por metodologias de bioinformática e, por conseguinte, as análises estatísticas (Calle, 2019). Este capítulo versará sobre as principais possibilidades de análises estatísticas de acordo com as principais abordagens de extração/sequenciamento e processamento de bioinformática.

O material que permite a identificação dos microrganismos que compõem a MI dos indivíduos ou dos seres que estão sendo estudados podem ser feitas de diferentes maneiras. As principais formas de coleta são por biopsia – considerada muito invasiva e, por isso, pouco adotada para avaliação em situações não agudas – e coleta das fezes por *swab* retal – um tipo específico de material que deve ser inserido no canal anal, a cerca de ± 3 centímetros da entrada do ânus. Após o procedimento de coleta do material, passa-se para a fase de extração do material genético contido nas amostras (Tang *et al.*, 2020).

Uma vez que as amostras são coletadas e processadas, há duas principais maneiras de extrair e sequenciar os dados do material genético do DNA microbiano – via sequenciamento do tipo amplicon, ou via sequenciamento do tipo *shotgun* (Calle, 2019). O sequenciamento do tipo amplicon tem sua metodologia fundamentada no sequenciamento de um gene marcador filogenético, que é realizado uma vez cumprida a reação em cadeia da polimerase (PCR, do inglês *polymerase chain reaction*). Em se tratando de bactérias, o interesse alvo deste capítulo, o marcador que se considera é o RNA ribossomal do gene 16S, região utilizada em virtude das baixas taxas de evolução que esta sofre e sofreu ao longo do tempo. O sequenciamento do tipo *shotgun*, por sua vez, consiste na quebra randômica do genoma contido na amostra, gerando fragmentos de DNA, que, então, serão individualmente sequenciados. A abordagem *shotgun* cataloga todos os genes de um dado conjunto de genomas microbianos contidos em uma amostra (Bharti; Grimm, 2021; Calle, 2019).

Devido à natureza dos dados de microbioma, é possível quantificar as diferenças da diversidade entre grupos em dois níveis: alfa (dentro da amostra) e beta (entre amostras). A escolha da métrica de diversidade afeta a análise estatística subsequente e, consequentemente, a proporção e as análises de poder que podem ser realizadas.

Inicialmente, serão apresentadas as ferramentas utilizadas para avaliação e visualização das métricas de microbioma e de medidas relacionadas. Posteriormente, serão apresentados os principais testes e métodos estatísticos empregados nas análises dos dados provenientes dessas métricas. Por fim, algumas das representações gráficas mais empregadas nos estudos que avaliam dados de microbioma, suas associações e composição.

Alfa-diversidade

A alfa-diversidade é uma medida que resume tanto a quantidade de espécies observadas quanto a distribuição de abundância entre espécies e as características observadas dentro de uma mesma amostra (Chong *et al.*, 2020; Knight *et al.*, 2018). Suas métricas resumem a estrutura da comunidade microbiana no que diz respeito à riqueza observada (número de grupos taxonômicos), à uniformidade (distribuição das abundâncias dos grupos), ou a ambas. As principais métricas de alfa-diversidade, ou as mais encontradas na literatura são: diversidade filogenética, também denominada "diversidade filogenética de Faith"; índice Chao1; índice ACE; ASVs; índice Simpson; e índice Shannon (Chong *et al.*, 2020; Faith, 2006; Knight *et al.*, 2018).

As unidades taxonômicas operacionais (OTUs, do inglês *operational taxonomic unit*), sequências de consenso resultantes a partir de um limiar, tipicamente estabelecido em 97% de identidade, representam uma sequência de consenso no respectivo centroide do agrupamento. Uma questão importante dessa métrica é que, a partir dela, não é possível realizar uma comparação direta com outros estudos, então deve ser realizada indiretamente por meio de referências cruzadas com bancos de dados (Jeske; Gallert, 2022; Knight *et al.*, 2018).

A Diversidade Filogenética é uma medida de riqueza filogenética ponderada que não considera a abundância de táxons. Essa medida define-se a partir da soma dos comprimentos de todos os ramos da árvore que abrangem os membros de determinado conjunto, dada a árvore filogenética que abrange os táxons (Knight *et al.*, 2018).

O índice Chao1 é um estimador não paramétrico da riqueza da diversidade observada, baseado na abundância das características observadas. O índice ACE também estima a riqueza taxonômica com base na contagem das características observadas pela abundância. Esses dois índices são frequentemente utilizados para estimar o número total e a riqueza de espécies, sendo empregados para avaliar se uma amostra possui ou não essas espécies, sendo, quanto maior o valor do índice, maior a quantidade de espécies presentes na amostra em questão (Chong *et al.*, 2020).

Os Índices de Simpson e Shannon são comumente empregados para descrever de maneira quantitativa a diversidade biológica, dando maior importância à uniformidade da distribuição das espécies. Os dois índices consideram, para suas composições, tanto a riqueza quanto a uniformidade de espécies, fazendo ponderações com base no peso relativo decorrente da uniformidade. O índice de Simpson avalia a probabilidade de duas entidades (como, por exemplo, as espécies) selecionadas ao acaso pertencerem ao mesmo grupo. Ou seja, é levada em consideração a quantidade de espécies presentes e a abundância de cada espécie (quanto maior for o valor, menor será a diversidade). Neste índice, há um maior peso das entidades dominantes; as que são raras, com uma menor quantidade, não afetam a diversidade da amostra. O índice de Shannon baseia-se na incerteza de uma entidade pertencer a uma comunidade, seu valor aumenta à medida que a riqueza e a uniformidade da amostra aumentam. Este índice não enfatiza entidades raras e nem dominantes. Quanto mais uniformes forem suas abundâncias, maior será a entropia ou maior será a incerteza de prever quais espécies serão encontradas em uma próxima análise (Bao; He; Liu, 2022; Roswell; Dushoff; Winfree, 2021). Cabe destacar que o índice de Simpson também pode ser encontrado sob a denominação de índice D de Simpson; e o de Shannon, sob a denominação de índice H de Shannon (Chong et al., 2020; Parsons et al., 2017).

Algumas outras métricas menos difundidas, ou encontradas nos estudos são: Riqueza, que indica o número de táxons, dentro de uma mesma amostra, mais frequentemente definida em OTUs ou ASVs; o alfa de Fisher (*Fisher alpha*), que se traduz em um modelo paramétrico do índice de diversidade, que modela a diversidade de espécies em uma distribuição do tipo *log-series*; e uniformidade de Pielou (*Pielou's evenness*), que representa o quão próximo em número cada espécie é (Knight et al., 2018).

Beta-diversidade

A beta-diversidade expressa, resumidamente, a similaridade entre diferentes amostras pela presença ou ausência de sequências nas amostras comparadas (Knight et al., 2018). São as principais métricas utilizadas para avaliação de beta-diversidade: dissimilaridade de Bray-Curtis, distância de Jaccard, distância UniFrac (ponderada ou não) e coeficiente euclidiano (Bray; Curtis, 1957; Galloway-Peña; Hanson, 2020; Jaccard, 1912).

A Dissimilaridade de Bray-Curtis avalia a dissimilaridade composicional, de maneira quantitativa, entre as comunidades microbianas de duas amostras distintas, tomando por base a abundância de táxons de cada uma delas. O indicador desse índice se apresenta em um intervalo que vai de 0 a 1, em que valores mais próximos do 0 indicam que as duas amostras compartilham os mesmos táxons, e quanto mais próximo de 1, menos as duas amostras compartilham os mesmos táxons (Bray; Curtis, 1957; Galloway-Peña; Hanson, 2020).

A distância de Jaccard, distância J, ou coeficiente de similaridade, é definida como a razão entre o número de membros de duas amostras e o quanto dos números de membros são distintos. Essa métrica se traduz em uma medida qualitativa que não leva em conta as abundâncias relativas, apenas se há ou não determinada característica de interesse nas amostras. Para sua interpretação, a partir do intervalo de valores possíveis de 0 a 1, a máxima diferença entre as comunidades é representada pelo 0 e a total diferença, pelo 1 (Galloway-Peña; Hanson, 2020).

A métrica da distância UniFrac considera as distâncias entre duas amostras, no que tange à árvore filogenética, e as distâncias entre os membros da comunidade. A UniFrac pode comparar comunidades microbianas simultaneamente a partir da análise de *cluster* e da análise de componentes principais (PCA, do inglês *principal component analysis*). Há dois tipos de medidas de distâncias UniFrac: a não ponderada (*unweighted*) e a ponderada (*weighted*). A não ponderada é uma medida qualitativa que considera apenas a presença ou ausência de determinados táxons. Já a ponderada é uma medida quantitativa que leva em consideração a abundância relativa de espécies/táxons compartilhadas entre amostras. Ambas as medições do UniFrac requerem uma árvore filogenética, pois as pontuações são derivadas do cálculo das distâncias totais dos ramos entre bactérias compartilhadas e não compartilhadas em uma árvore filogenética (Galloway-Peña; Hanson, 2020; Parsons et al., 2017; Ricotta; Pavoine, 2022).

A distância UniFrac não ponderada é mais eficiente para a detecção de mudanças de abundância em linhagens raras, ao passo que a distância UniFrac ponderada é mais sensível para detectar mudanças em linhagens mais abundantes (Chen et al., 2012).

A distância Euclidiana é também uma medida de dissimilaridade entre duas amostras ou locais em relação à composição de espécies ou características de interesse, sendo calculada comparando as abundâncias (ou valores) das espécies (ou características) em duas amostras. De modo geral, quanto mais diferentes são as duas amostras em termos de suas composições, maior será a distância euclidiana entre elas. A particularidade dessa medida é que ela se baseia nos axiomas euclidianos, ou seja, a distância é medida em linha reta, quando entre dois pontos em um espaço bidimensional, mas também se aplica a espaços tridimensionais ou de maior dimensão. Por isso, pode levar a um resultado contraintuitivo em que duas partes da amostra que não partilham das mesmas espécies podem ser mais semelhantes entre si do que duas parcelas que compartilham a mesma lista de espécies (Ricotta; Pavoine, 2022)

Testes estatísticos

Com o uso de métricas de alfa-diversidade, um único valor de diversidade é obtido para cada amostra contendo medidas de m taxa; portanto, o problema de avaliar diferenças de duas ou mais amostras pode ser resolvido pela simples adoção de um teste univariado. Quando se trata de medidas de beta-diversidade, há que se considerar métodos de comparação de grupos, dado que todas as amostras devem ser consideradas simultaneamente. Dessa maneira, são apresentados os principais testes para aplicação em análises univariadas e em análises multivariadas.

Teste t

O teste t é um método paramétrico, ou seja, para sua utilização, as amostras devem atender às condições de normalidade, igualdade de variâncias e independência (Kim, 2015). Este teste tem como objetivo avaliar se há uma diferença significativa nos valores médios entre os dois grupos (Xu et al., 2017). Entre as variações do teste t, há o de amostras independentes, empregado quando os dados de um grupo não estão relacionados com os dados do outro grupo; e teste t pareado, usado quando os grupos de dados são emparelhados, ou seja, cada observação em um grupo está relacionada com uma observação correspondente no outro grupo (Kim, 2015).

Teste U de Mann-Whitney

Também denominado "teste de Wilcoxon" para duas amostras independentes ou teste de soma de postos de Wilcoxon, esse teste é o equivalente não paramétrico do teste t de Student, quando se assume que os dados não seguem uma distribuição normal. É considerado uma alternativa robusta quando a normalidade dos dados não pode ser assumida (Sundjaja; Shrestha; Krishan, 2023).

Análise de variância

A análise de variância (ANOVA) é um teste estatístico utilizado para determinar se existem diferenças significativas entre as médias de três ou mais grupos. Embora a ANOVA possa identificar se há diferenças entre os grupos, ela não fornece informações específicas sobre quais grupos são diferentes uns dos outros. A ANOVA pressupõe que os dados sigam uma distribuição normal e que as variâncias entre os grupos sejam aproximadamente iguais. Para a determinação de quais grupos específicos são diferentes uns dos outros, são frequentemente realizados testes *post hoc* (p. ex., Tukey's HSD, Bonferroni, Scheffé) após a ANOVA. Esses testes comparam pares de médias de grupos para identificar onde estão as diferenças significativas, sendo necessários quando a

ANOVA indica que há diferenças globais entre os grupos (Kim, 2014; Midway *et al.*, 2020; Mishra *et al.*, 2019).

Teste de Kruskal-Wallis

O teste de Kruskal-Wallis é uma extensão do teste de Mann-Whitney, da mesma maneira que a ANOVA é para o teste t. Esse método compara as classificações médias populacionais (ou seja, as medianas), sendo empregado para determinar se há alguma diferença significativa entre as medianas de mais de três grupos (Bewick; Cheek; Ball, 2004).

Teste de qui-quadrado

É empregado para examinar se a presença ou a ausência de determinada característica está associada à determinada condição que separa as amostras em agrupamentos/grupos, fornecendo evidência de uma associação ou ausência de associação, mas não diz qual é o efeito (razão de risco ou razão de chances). Nesse teste, em caso de haver uma grande diferença entre os valores observados e esperados, então o valor do χ^2 (qui-quadrado) será grande, e os dados não sustentam a hipótese nula – de não haver associação entre as variáveis (Lewis; Burke, 1949; Pandis, 2016).

Teste exato de Fisher

O Teste exato de Fisher é uma ferramenta estatística usada para avaliar a associação entre duas variáveis categóricas em um conjunto de dados, especialmente em amostras pequenas. Ao contrário do Teste de qui-quadrado, que se baseia em uma aproximação, o Teste exato de Fisher calcula a probabilidade exata (sob a hipótese nula) dos dados observados ou resultados, considerando cenários mais extremos. É uma abordagem precisa para testar a independência entre variáveis categóricas, adequada para amostras pequenas, enquanto o teste de qui-quadrado recorre a uma aproximação (Kim, 2017).

Testes de correlação de Pearson

O teste de correlação de Pearson é usado para determinar a existência de relações lineares entre dois táxons. Este teste tem os seus equivalentes não paramétricos, para os casos em que os dados não atendam aos pressupostos deste, a saber: coeficiente de correlação de postos de Kendall (*Kendall's rank correlation*) e coeficiente de correlação de postos de Spearman (*Spearman's rank correlation*) (Chong *et al.*, 2020).

Quando esses métodos não são compatíveis com a magnitude dos dados, há alternativas mais robustas, como a estimação de inversa de covariância esparsa para inferência estatística (SparCC, do inglês *sparse inverse covariance estimation for statistical inference*) que têm sido adotadas. Ambos assumem pressupostos de uma esparsa rede de correlação. A SparCC, por exemplo, baseia-se em uma transformação do tipo *log-ratio* de componentes em pares (fração de OTUs) em vez da correlação de Pearson para descrever adequadamente redes entre OTUs. Cabe destacar que, ainda que a determinação de correlações em pares entre táxons seja útil para compreender associações entre eles, elas não podem ser usadas para comparar duas ou mais populações em termos da abundância de táxons (Mandal *et al.*, 2015; Paliy; Shankar, 2016).

Análise de porcentagem de similaridade

A análise de porcentagem de similaridade (SIMPER, do inglês *similarity percentage analysis*) é um teste não paramétrico, utilizado para a comparação de dois grupos, a partir de estatísticas para a classificação de OTUs, adotando valores de permutação. É bastante empregado no cálculo da contribuição relativa de cada táxon microbiano analisado para as dissimilaridades médias gerais de Bray-Curtis, por meio da comparação par a par de dois ou mais grupos (Clarke, 1993; Khomich *et al.*, 2021).

Análise de variância molecular

A análise de variância molecular (AMOVA, do inglês *analysis of molecular variance*) é uma análise não paramétrica para testar a hipótese de que a diversidade genética dentro de cada comunidade é significativamente diferente da diversidade genética média de ambas as comunidades agrupadas juntas, em todos os pontos no tempo (Fastrès et al., 2019; Schloss, 2008).

Análise de variância multivariada permutacional

O teste de análise de variância multivariada permutacional (PERMANOVA, do inglês *permutational multivariate analysis of variance*), é um teste de permutação com base na distância que verifica se os centroides (pontos centrais) de todos os grupos são equivalentes, utilizando distâncias entre amostras dentro e entre grupos. Ele é sensível a variações multivariadas e ajuda a determinar se há diferenças significativas na estrutura das comunidades microbianas entre grupos. O teste de homogeneidade de dispersões multivariadas (PERMDISP, do inglês *permutational multivariate analysis of dispersion*) complementa o PERMANOVA, avaliando se a dispersão (variação) entre as amostras dentro de um grupo é diferente da dispersão entre os grupos. Isso é importante para entender se as diferenças observadas são devidas à variação dentro dos grupos ou entre eles (Chong et al., 2020; Galloway-Peña; Hanson, 2020; Kelly et al., 2015; Tang; Chen; Alekseyenko, 2016).

Análises de similaridade

O teste de análises de similaridade ANOSIM (do inglês *analysis of similarity*) verifica se as distâncias dentro do grupo são maiores ou iguais às distâncias entre grupos, usando as classificações de todas as distâncias entre pares de amostras (Chong et al., 2020).

Testes de associação – modelos de regressão

Modelos de regressão são empregados, de modo geral, para caracterizar a relação entre uma variável dependente (Y) e uma ou mais variáveis independentes (Xi), ou seja, avaliar a extensão, direção e intensidade da relação (associação). São diversos os tipos de modelos de regressão, e para cada tipo de variável dependente, e independente, em alguns casos, diferentes famílias de distribuição são empregadas (Matias Castro; Carvalho Ferreira, 2022). Os modelos de regressão que talvez sejam os mais utilizados, pela fácil interpretação são o de regressão linear e o de regressão logística, sendo o primeiro comumente empregado em situações envolvendo resultados contínuos, enquanto o segundo é empregado em cenários que envolvem resultados categóricos binários (Matias Castro; Carvalho Ferreira, 2022). Por isso, diz-se que o que determina qual tipo de análise de regressão deve ser utilizado é a natureza da variável de resultado.

Para esses tipos de modelo, linear e logístico, os parâmetros observados são, respectivamente, o coeficiente beta e o OR (*odds ratio*). O coeficiente beta é usado para descrever a mudança média esperada na variável de resultado quando a variável independente contínua muda em uma unidade, enquanto o OR é usado para avaliar como as probabilidades de ocorrência do resultado mudam em relação a uma categoria de referência quando se trata de variáveis categóricas. Isto é importante para entender o impacto das variáveis independentes nas respostas de interesse em análises estatísticas (Matias Castro; Carvalho Ferreira, 2022).

Para além desses dois tipos de modelos de regressão, há outros amplamente difundidos e utilizados, quer seja pela natureza dos dados a serem analisados, quer seja pelo tipo de interpretação que permitem inferir, quer seja pela necessidade de adequação da realidade dos dados que se tem.

Modelos lineares generalizados

Os modelos lineares generalizados (GLMs, do inglês *generalized linear model*) são versáteis e úteis em várias situações, pois utilizam uma função de ligação para relacionar a média observada à média resultante da combinação linear das variáveis explicativas. Esses modelos são aplicáveis a distribuições da família exponencial.

No contexto dos GLMs, a escolha da função de ligação, como logarítmica, inversa, potência, entre outras, permite especificar diferentes distribuições para a variável de resposta, como distribuições lineares, gaussianas, logísticas e beta, proporcionando flexibilidade na análise estatística. Além disso, a significância dos parâmetros pode ser determinada com base no princípio de reparametrização invariante de estimativas de máxima verossimilhança, estendendo a importância estatística também aos dados observados (Midway et al., 2020; Paliy; Shankar, 2016).

Regressão de Poisson

A regressão de Poisson é um modelo padrão utilizado para dados de contagem, nos quais a variável de resposta é expressa na forma de contagens de eventos, como o número de reclamações de seguro em determinado período de tempo ou o número de casos de uma doença específica em epidemiologia (Hayat; Higgins, 2014). Tem como parâmetro que a variância seja igual à média, o que pode restringir sua utilização em cenários de dados biológicos, já que estes costumam exibir variância superior à média (Ver Hoef; Boveng, 2007).

Regressão de quase-Poisson e regressão negativa binomial

Em situações onde os dados de contagem exibem uma superdispersão significativa, é comum recorrer a um GLM. Duas abordagens amplamente utilizadas para lidar com essa superdispersão são a regressão quase-Poisson e a regressão binomial negativa. Ambas compartilham semelhanças com a distribuição de Poisson em suas suposições básicas (Hayat; Higgins, 2014; Ver Hoef; Boveng, 2007).

A Regressão quase-Poisson é uma adaptação da distribuição de Poisson que permite lidar com superdispersão, mantendo o mesmo número de parâmetros. Isso a torna apropriada para modelar dados de contagem com superdispersão. Por outro lado, a Regressão binomial negativa é uma extensão do modelo de Regressão de Poisson, que considera a superdispersão ao introduzir um termo de perturbação ou erro. A distribuição binomial negativa é mais sensível a contagens menores, ao contrário da Regressão quase-Poisson, que atribui pesos de maneira linear (Byers et al., 2003).

Uma diferença notável é que a variância no modelo quase-Poisson é uma função linear da média, enquanto no modelo binomial negativo é uma função quadrática da média. Portanto, a escolha entre os dois modelos depende da importância atribuída às contagens menores e do comportamento da variância em relação à média dos dados maiores (Ver Hoef; Boveng, 2007).

Regressão de Poisson inflada de zeros – regressão negativa binomial inflada de zeros

Os modelos com inflação de zeros consistem em uma mistura de zeros excessivos e uma distribuição de contagem para os valores restantes. Esses modelos dividem os zeros em dois tipos: os zeros "estruturais" representam casos que não podem ter contagens positivas, enquanto os zeros "em risco" se aplicam a indivíduos com a possibilidade de contagens positivas, mas ainda assim têm uma resposta de zero. O modelo ZINB (do inglês *zero-inflated negative binomial*) é comumente utilizado para tratar dados com inflação de zeros, abordando tanto a inflação de zeros quanto a superdispersão nas contagens da classe em risco (Feng, 2022; He et al., 2014).

Regressão de Cox

O modelo de Cox é uma ferramenta estatística usada em pesquisas epidemiológicas e clínicas para analisar a sobrevivência. Ele estima a *hazard ratio* (HR), que representa o risco associado a um fator de risco, que pode ser uma variável contínua ou categórica. O modelo pressupõe que os efeitos das variáveis na sobrevivência são constantes ao longo do tempo, o que se denomina *hazard proportional*, e aditivos em uma escala específica. Além disso, o modelo de Cox permite controlar fatores de confusão em estudos etiológicos, que são variáveis associadas à exposição e representam um risco adicional para o resultado (Abd Elhafeez et al., 2021).

Testes de ordenação

O objetivo da análise de ordenação é gerar um número reduzido de novos eixos sintéticos que são usados para exibir a distribuição de objetos ao longo dos principais gradientes no conjunto de dados (Paliy; Shankar, 2016). Essas análises são amplamente empregadas em dados gerados a partir de métricas de beta-diversidade. Entre as principais, destacam-se pela disseminação na literatura acerca do tema: análise de coordenadas principais (PCoA, do inglês *principal coordinate analysis*), escala multidimensional não métrica (NMDS, do inglês *nonmetric multidimensional scaling*); PCA; análise de *cluster*; análise de redundância (RDA, do inglês *redundancy analysis*); análise de coordenadas canônicas (CCA, do inglês *canonical correspondence analysis*); *partition around medoids* e o método de clusterização pelo algoritmo k-means (*K-means clustering*).

Análise de coordenadas principais

A PCoA é um método com base na redução de dimensões de dados do microbioma. O princípio norteador desse tipo de análise é a redução das matrizes de distância em representações visuais bidimensionais ou tridimensionais da distância da amostra (Galloway-Peña; Hanson, 2020; Sudarikov; Tyakht; Alexeev, 2017). Por exemplo, é bastante empregado para avaliar as distâncias Bray-Curtis (Wang *et al.*, 2022).

Utilizada para reduzir a dimensionalidade do conjunto de dados do microbioma para que um resumo das relações de beta-diversidade possam ser visualizadas em gráficos de dispersão bidimensional ou tridimensional. As observações com base em gráficos de PCoA podem ser fundamentadas com análises estatísticas que avaliam *clusters*, conforme pode ser observado nas Figuras 4.1 e 4.2.

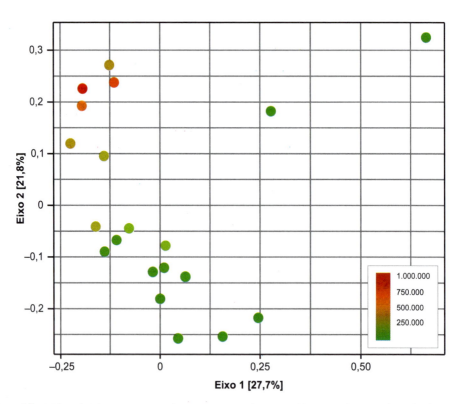

Figura 4.1 Gráfico de PCoA com cores de amostras com base em diferentes dietas. (Adaptada de Dhariwal *et al.*, 2017.)

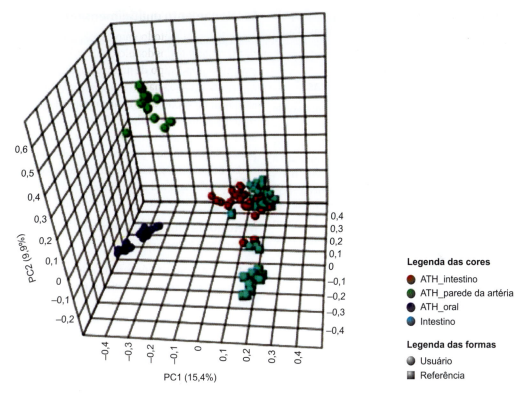

Figura 4.2 Gráfico de PCoA 3D. (Adaptada de Dhariwal *et al.*, 2017.)

Análise de componentes principais

O princípio geral da PCA envolve o cálculo de novas variáveis sintéticas, chamadas "componentes principais", a partir de um conjunto de dados original de variáveis quantitativas. Cada componente principal é uma combinação linear das variáveis originais, projetada de modo que o primeiro componente principal representa a maior dispersão dos valores nos dados. Os componentes subsequentes são calculados de maneira ortogonal aos anteriores e capturam a maior dispersão restante. A PCA cria uma rotação do sistema de coordenadas original, tornando os novos eixos (componentes principais) ortogonais entre si e representando as direções de maior variância nos dados. Isto é útil para gerar visualizações simplificadas que resumem a variância dos dados e destacam os gradientes dominantes em uma dimensão reduzida (Paliy; Shankar, 2016).

Os resultados da PCA são frequentemente exibidos em gráficos de dispersão bidimensionais ou tridimensionais, onde cada eixo corresponde a um componente principal escolhido e os objetos são plotados com base em seus valores correspondentes de componente principal. Além disso, a PCoA é usada para avaliar uma matriz de similaridades e diferenças, especialmente em dados não lineares (Aitchison; Greenacre, 2002; Gloor; Reid, 2016).

Análise de redundância

A RDA compartilha princípios semelhantes com a PCA e assume relações lineares entre variáveis. Ela pode ser vista como uma versão canônica da PCA, em que os componentes principais são combinações lineares das variáveis explicativas. Por isso, a RDA é um tipo de ordenação constrita que avalia quanto da variação em um conjunto de variáveis pode ser explicada pela variação em outro conjunto de variáveis (Paliy; Shankar, 2016).

Análise de coordenadas canônicas

A CCA e a RDA compartilham o objetivo de explorar a relação entre dois conjuntos de variáveis. No entanto, diferem na suposição subjacente: a RDA presume uma relação linear, enquanto a CCA espera uma relação unimodal, mais complexa. A CCA é usada quando a relação entre as variáveis não é linear. Ambas as técnicas são formas de análise multivariada, que abrangem diversas técnicas estatísticas para investigar relações complexas entre conjuntos de variáveis, incluindo a PCA e outras. Na representação visual, a CCA utiliza um *triplot* similar ao da RDA, mostrando objetos, variáveis e variáveis explicativas (Paliy; Shankar, 2016).

Análise de *cluster*

A análise de *cluster* é uma ferramenta usada para encontrar agrupamentos naturais com base na similaridade dos escores das variáveis entre os objetos dentro de um conjunto de dados. Um *cluster* representa um grupo de respondentes que é relativamente homogêneo em um conjunto de observações, mas distinto de outros respondentes em outros *clusters*. Este método utiliza dados de pesquisa para agrupar as entidades respondentes, a partir de algoritmos que minimizam as distâncias dentro do grupo e maximizam as distâncias entre grupos (Frades; Matthiesen, 2010; Paliy; Shankar, 2016).

Análises de similaridade

A ANOSIM é um teste utilizado para avaliar estatisticamente se o agrupamento por *clusters* é biologicamente significativo, comparando matrizes de distância de similaridade intra e entre grupos. A hipótese nula deste teste assume que a similaridade média entre as amostras de um grupo é a mesma que a similaridade média entre as amostras de um grupo diferente (Galloway-Pena; Hanson, 2020; Xia; Sub, 2017).

Escalonamento multidimensional

O escalonamento multidimensional (MDS, do inglês *multidimensional scaling*) refere-se à tarefa geral de atribuir coordenadas euclidianas a um conjunto de objetos de modo que, dadas um conjunto de dissimilaridades, similaridades ou relações ordinais entre os objetos, essas relações sejam obedecidas o mais próximo possível pelos pontos incorporados. Essa atribuição de coordenadas é também conhecida como "incorporação euclidiana" (Agarwal *et al.*, 2007).

Método de clusterização pelo algoritmo k-means

É um algoritmo de clusterização por partição, projetado para classificar objetos de dados em k *clusters* diferentes, que opera por meio de um processo iterativo que converge para um mínimo local, resultando em *clusters* compactos e independentes. O algoritmo consiste em duas fases distintas: na primeira, k centros são escolhidos aleatoriamente, com o valor de k previamente fixado. Na segunda fase, cada objeto de dados é atribuído ao centro mais próximo, formando grupos iniciais. Em seguida, a média dos *clusters* iniciais é recalculada e o processo iterativo continua até que a função de critério alcance seu mínimo. Esse método é eficaz para agrupar dados em *clusters* bem definidos, tendo como características ser não supervisionado, não determinístico, iterativo, simples e rápido (Likas; Vlassis; Verbeek, 2003; Na; Xumin; Yong, 2010).

Misturas multinomiais de Dirichlet

As misturas multinomiais de Dirichlet (DMMs, do *inglês dirichlet multinomial mixtures*) são um método utilizado na modelagem de dados de metagenômica microbiana. Esses dados representam a frequência de observação de táxons em diferentes amostras, que podem ter tamanhos variados e são frequentemente esparsas devido à diversidade microbiana. A DMM descreve as comunidades microbianas usando vetores de probabilidades gerados a partir de componentes de mistura de Dirichlet. Isso permite agrupar comunidades em "metacomunidades", identificando grupos com composições semelhantes. O modelo também pode ser usado para avaliar tratamentos e fins de classificação. É uma abordagem flexível e poderosa que lida bem com a variabilidade nos dados e é fundamentada na teoria estatística (Holmes; Harris; Quince, 2012).

Esse algoritmo adota a premissa de que as observações pertencentes ao mesmo *cluster* não apenas seguem uma distribuição multinomial específica, mas também levam em conta a variabilidade adicional, conhecida como "sobredispersão". Para modelar os parâmetros da distribuição multinomial, utiliza-se uma distribuição de Dirichlet. Isso resulta em uma representação mais precisa da complexidade subjacente dos dados, permitindo um ajuste mais adequado em situações em que a suposição de uma multinomial simples seria inadequada. Em resumo, o algoritmo reconhece a variabilidade extra nos dados e acomoda essa variabilidade ao modelar as distribuições, tornando-o uma abordagem mais precisa e robusta (Quince *et al.*, 2017; Shi *et al.*, 2022).

Associação multivariada com modelos lineares

A associação multivariada com modelos lineares (MaAsLin, do inglês *Microbiome Multivariate Association with Linear Models*) é um método que oferece tanto a primeira abordagem unificada quanto a primeira avaliação abrangente em larga escala de associações multivariadas em estudos de comunidades microbianas em escala populacional (Mallick *et al.*, 2021). No MaAsLin 2 (versão de *software* 2.0), que foi lançado com este estudo, que é um sucessor do MaAsLin 1 (Mallick *et al.*, 2021), há a introdução de um sistema multimodelo abrangente para realizar testes de associação multivariada em perfis de microbioma, em níveis taxonômicos, funcionais ou metabolômicos, e engloba módulos de análise que vão desde o pré-processamento até a modelagem estatística que lida com as singularidades das análises microbianas (superdispersão dos dados, inflação de zeros, tamanho da biblioteca de dados etc.) (Mallick *et al.*, 2021).

Análise discriminante linear

A análise discriminante linear (LDA, do inglês *linear discriminant analysis*) tem por base metodológica a análise discriminante linear de Fisher, um método utilizado em estatísticas, reconhecimento de padrões e aprendizado de máquina para encontrar uma combinação linear de características visando separar as classes de objetos ou observações (Marcos-Zambrano *et al.*, 2021). A principal diferença entre a LDA e a LDA funcional é que a última tem o desafio adicional de lidar com um número infinito de variáveis ($p \rightarrow \infty$) quando as características são funções contínuas. Ambos os métodos visam otimizar a discriminação entre classes, mas a LDA funcional enfrenta essa complexidade adicional ao lidar com dados de alta dimensionalidade (Gardner-Lubbe, 2021).

Análise discriminante linear do tamanho de efeito

A análise discriminante linear do tamanho de efeito (LEfSe, do inglês *linear discriminant analysis effect size*) é uma sequência de testes não paramétricos combinados especificamente para o campo da pesquisa microbiológica. Trata-se de um método especializado para identificar biomarcadores em dados metagenômicos que combina testes estatísticos tradicionais com testes adicionais que consideram consistência biológica e relevância do efeito (Segata *et al.*, 2011).

O LEfSe objetiva determinar as características (organismos, clados, OTUs, genes ou funções) mais prováveis de explicar as diferenças entre classes. Em particular, o tamanho do efeito fornece uma estimativa da magnitude do fenômeno observado, portanto, uma ferramenta valiosa para identificar características discriminativas que são estatisticamente diferentes entre as classes biológicas e para orientar investigações e análises adicionais (Segata *et al.*, 2011).

Análise discriminante por mínimos quadrados parciais

Com o objetivo de estabelecer uma relação entre as variáveis independentes e as variáveis explicativas, a análise discriminante por mínimos quadrados parciais PLS-DA (do inglês *partial least-squares-discriminant analysis*) é um método que cria novas variáveis explicativas, frequentemente chamadas de fatores, variáveis latentes ou componentes. Pode ser usado tanto para regressão multivariada quanto univariadas, permitindo que haja mais de uma variável dependente. Métodos de regressão padrão são, então, utilizados para determinar equações que relacionam os componentes com as variáveis dependentes (Garthwaite, 1994). Embora bastante abrangente na sua aplicabilidade, os modelos de PLS-DA também podem explicar a variabilidade aleatória no conjunto de dados que não possui relevância biológica para a doença de interesse. Há, no entanto, que se considerar uma possível limitação na extrapolação dos achados e na replicação em outros estudos (Kelly *et al.*, 2018).

Análise de espécies indicadoras

A análise de espécies indicadoras (ISA, do inglês *indicator species analysis*) é uma técnica que combina a abundância relativa das espécies e sua frequência de ocorrência para atribuir um valor indicador a cada espécie. Esse valor indica o grau em que uma espécie está associada a um grupo específico dentro de um conjunto de dados. A ISA varia de 0 a 100 (ou de 0 a 1, dependendo da escala utilizada) e é útil para identificar espécies que são indicadoras fortes de grupos ou ambientes específicos em uma comunidade biológica. Em resumo, a ISA ajuda a quantificar o grau de indicação de cada espécie para determinado grupo, auxiliando na análise de comunidades biológicas (Severns; Sykes, 2020).

No entanto, uma desvantagem da ISA é que, em vez de produzir um vetor de coeficientes discriminantes, gera funções de coeficientes. Isso torna a interpretação mais complexa, mas ainda assim, o método demonstrou um desempenho razoável na classificação de grupos no exemplo apresentado (Severns; Sykes, 2020).

Análise de composição de microbiomas

A análise de composição de microbiomas (ANCOM, do inglês *analysis of composition of microbiomes*) é um método desenvolvido especificamente para dados de microbioma que têm uma estrutura de análise de dados composicionais. Esse teste é usado para identificar diferenças na abundância de táxons entre populações microbianas com base em log-ratios. A ANCOM leva em consideração a estrutura subjacente nos dados, não requer suposições sobre a distribuição dos dados e pode ser aplicada em análises com covariáveis e dados longitudinais. Além disso, a ANCOM é eficaz em comparações que envolvem um grande número de táxons (Galloway-Peña; Hanson, 2020; Mandal *et al.*, 2015).

Transformação de dados

A transformação de dados é realizada para estabilizar a variância dos dados, sendo o método mais comum a razão logarítmica centralizada (CLR, do inglês *centered log-ratio*). Esse método leva em consideração as proporções relativas das características presentes nos dados, garantindo que a soma delas seja sempre igual a 100%. Outros métodos similares incluem o *relative log expression* (RLE) e o *trimmed mean of mean* values (TMM) (Chong *et al.*, 2020; Faith, 2015).

Além disso, existe a transformação isométrica de razão logarítmica (ILR, do inglês *isometric log-ratio*), que converte um conjunto de proporções em um conjunto de razões logarítmicas utilizando uma árvore como referência. As razões logarítmicas são calculadas com base na diferença das médias logarítmicas das proporções de espécies entre clados adjacentes na árvore (Knight *et al.*, 2018). Esses métodos são utilizados para melhorar a análise de dados com proporções, tornando-os mais adequados para análises estatísticas e interpretação (Paliy; Shankar, 2016).

Escalonamento de dados

Em análise de dados de microbioma, muito se utiliza o escalonamento de dados, visando padronizar e compensar o sequenciamento desigual. O método mais comum é o escalonamento da soma total (TTS, do inglês *total sum scaling*), que consiste em dividir as contagens de dados pelo número total de leituras em cada amostra, transformando leituras em abundâncias relativas, o que ajuda a lidar com variações na profundidade de sequenciamento entre amostras (Chong *et al.*, 2020).

Aprendizado de máquina

Aprendizagem profunda

A aprendizagem profunda (DL, do inglês *deep learning*) é uma abordagem de aprendizado de máquina (ML, do inglês *machine learning*) que utiliza redes neurais artificiais com arquiteturas profundas, envolvendo múltiplas camadas ocultas. Essa técnica proporciona maior capacidade de abstração e, geralmente, melhora o desempenho, especialmente em grandes conjuntos de dados. Uma vantagem da DL é a sua capacidade de aprender automaticamente as características dos dados de entrada, eliminando a necessidade de engenharia de características. Atualmente, a DL é considerada a técnica de ML mais avançada (Marcos-Zambrano *et al.*, 2021). A DL é uma classe de algoritmos de ML que depende de nós (também chamados neurônios ou unidades) – funções que transformam entradas e encaminham as saídas para outros nós. As conexões entre os nós resultam em uma rede composta por várias camadas, que podem ser conectadas e organizadas em diferentes *layouts* ou arquiteturas (Hernández Medina *et al.*, 2022).

Máquina de vetores de suporte

O algoritmo máquina de vetores de suporte (SVM, do inglês *support vector machine*), com base em um conjunto de treinamento de objetos divididos em classes, identifica um hiperplano no espaço de dados que produz a maior distância mínima (chamada margem) entre os objetos que pertencem a diferentes classes. Sua interpretação se dá em relação ao tamanho dessa chamada margem: uma margem maior, indica um menor erro esperado de previsão, de classificação incorreta (Paliy; Shankar, 2016; Wang; Liu, 2020).

Random forest

O *random forest*, ou florestas aleatórias, é um poderoso algoritmo de ML amplamente utilizado na análise de dados, incluindo aplicações no campo do microbioma. Ele se baseia no uso de árvores de decisão para realizar classificações e previsões. As árvores de decisão são modelos estatísticos que buscam dividir os dados em subconjuntos com base em perguntas sobre as variáveis de entrada. A partir desse método, o *random forest* constrói muitas dessas árvores de decisão diferentes, cada uma usando uma seleção aleatória de dados e características, gerando um conjunto diversificado de modelos individuais (Knight *et al.*, 2018; Paliy; Shankar, 2016; Wang; Liu, 2020). Para fazer uma previsão ou classificação, o *random forest* combina as previsões de todas as árvores individuais, levando a uma previsão mais robusta e precisa, uma vez que as fraquezas individuais de cada árvore são compensadas pelo conjunto (Knight *et al.*, 2018; Zhang *et al.*, 2022).

O *random forest* é particularmente útil em casos de dados ruidosos, relações não lineares e interações complexas entre variáveis. Ele também é eficaz na prevenção do *overfitting*, um problema comum em modelos individuais. Além disso, o algoritmo calcula a importância das variáveis, ajudando a identificar quais características têm maior impacto nas previsões (Chong *et al.*, 2020; Zhang *et al.*, 2022).

Modelo de decomposição linear

O modelo de decomposição linear (LDM, do inglês *linear decomposition model*) é uma abordagem analítica abrangente capaz de avaliar efeitos do microbioma em uma única análise. Este método inclui testes globais para identificar qualquer efeito do microbioma, bem como testes individuais para avaliar os efeitos de OTUs específicas, enquanto controla o FDR (do inglês *false discovery rate*) para múltiplos testes. O FDR é uma abordagem estatística usada em testes de múltiplas hipóteses para corrigir múltiplas comparações e refere-se à proporção esperada de descobertas que são falsamente rejeitadas. O FDR é útil para que os pesquisadores decidam quantos falso-positivos estão dispostos a aceitar para aumentar substancialmente o número total de descobertas. Além disso, o LDM está conectado a técnicas de ordenação com base em distâncias. Este método permite análises com variáveis contínuas e/ou discretas, e a avaliação de termos de interação, que podem ser testados de modo individual ou em combinação. Também permite o ajuste para covariáveis de confusão e utiliza valores de p, com base em permutação, controlando, assim, a correlação entre as amostras (Hu; Satten, 2020).

Representações gráficas

Uma outra forma de análise de dados da MI, tanto em relação à visualização, quanto em relação às análises estatísticas, é a apresentação gráfica. As representações gráficas envolvem desde ilustrações mais simples, em que são apresentadas apenas as contribuições de diferentes unidades da característica investigada para a composição total da amostra, até aquelas em que são apresentados resultados de análises estatísticas complexas.

Gráfico de pizza

As diferentes cores em um gráfico de pizza indicam diferentes componentes das amostras, a depender do nível em que se está investigando: gênero, filo, espécie (Figura 4.3) (Gilbert *et al.*, 2018).

Árvore de calor

Representa quantitativamente estatísticas associadas a táxons, como abundância, utilizando a cor e o tamanho de nós e arestas em uma árvore taxonômica. Essas árvores de calor são úteis para avaliar a cobertura taxonômica, o viés de código de barras ou exibir diferenças na abundância de táxons entre comunidades (Figura 4.4) (Foster, Sharpton e Grünwald, 2017).

Dendrograma

Dendrogramas são comuns ao considerar a representação visual de dados hierárquicos e resultados de agrupamento em particular (Figura 4.5). Um dendrograma é um tipo específico de árvore, em que um passo adiante na topologia representa a divisão de um nó em geralmente duas subcategorias (Park *et al.*, 2019).

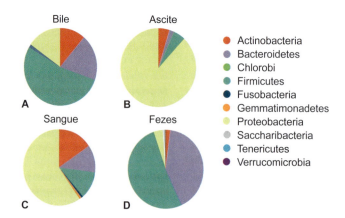

Figura 4.3 Gráficos de pizza que representam a composição da microbiota (abundância relativa) no nível do filo de amostras de bile humana (**A**), amostras de sangue humano de pacientes com ascite (**B**), amostras de sangue humano de diferentes compartimentos do corpo (veia porta, veia hepática, átrio e sangue periférico) (**C**) e amostras de fezes humanas (**D**). (Adaptada de Tyc *et al.*, 2020.)

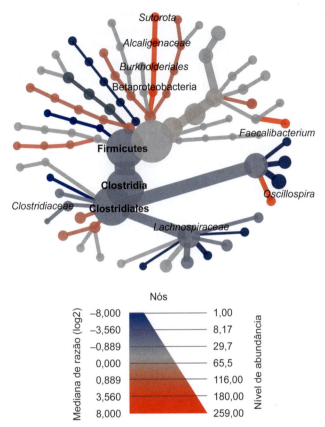

Figura 4.4 Análise da árvore de calor representando alterações na composição da microbiota entre pacientes com doença de Parkinson e controles. Os táxons significativamente alterados são exibidos no "nó" correspondente. Os "nós" indicam a estrutura hierárquica dos táxons. O ramo azul indica uma diminuição na doença de Parkinson em comparação com os controles, enquanto o ramo vermelho indica um aumento. (Adaptada de Cosma-Grigorov et al., 2020.)

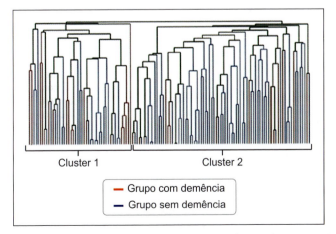

Figura 4.5 Dendrograma do microbioma intestinal. A comparação do microbioma intestinal entre pacientes com e sem demência mostra dois grupos principais de táxons microbianos. (Adaptada de Saji et al., 2019.)

Curvas de rarefação

Serve como uma ferramenta para investigar se uma amostra foi sequenciada em uma extensão suficiente para representar sua verdadeira diversidade (Figura 4.6) (Kleine Bardenhorst *et al.*, 2021).

Mapas de calor

São uma ferramenta comum para visualizar muitas espécies ou funções de uma vez. No entanto, a interpretação da abundância relativa pode ser mais desafiadora devido à representação por intensidade de cor, que pode ser subjetiva. Gráficos de barras facilitam a comparação de abundâncias relativas (Figuras 4.7 e 4.8), mas podem ser menos eficazes com grandes conjuntos de dados. A escolha entre os dois depende da análise e preferências individuais. Às vezes, ambos são usados para uma compreensão mais completa dos dados (Peeters *et al.*, 2021).

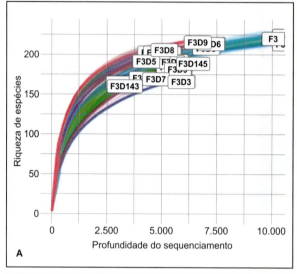

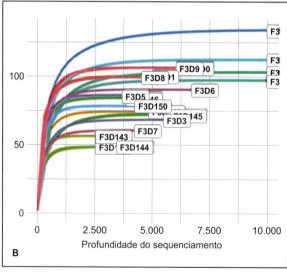

Figura 4.6 Dois padrões comuns em curvas de rarefação. O painel **A** mostra uma inclinação suave na riqueza observada. O painel **B** mostra uma inclinação acentuada e um platô inicial para todas as amostras. (Adaptada de Kleine Bardenhorst *et al.*, 2022.)

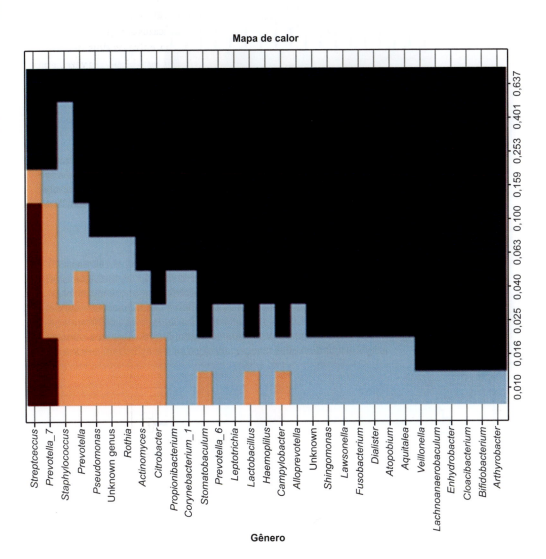

Figura 4.7 Mapa de calor do microbioma central das amostras de controle saudáveis. (Adaptada de Tyc et al., 2020.)

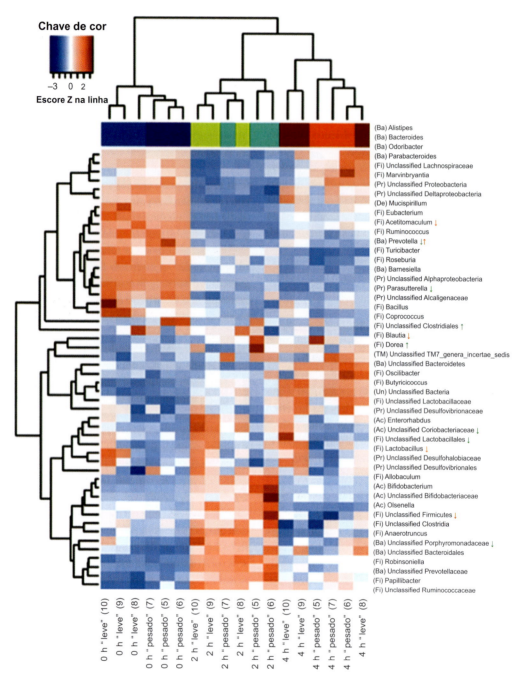

Figura 4.8 Mapa de calor do agrupamento hierárquico de perfis de composição da microbiota bacteriana representados por amplicons de RNA ribossômico 16S (rRNA) por amostra de frações de gradiente "pesado" e "leve" em cada tempo de amostragem. As setas indicam aumento ou diminuição ($p \leq 0,05$) nas frações pesadas quando comparadas às leves. As setas verdes indicam o fator de 2 horas e as vermelhas, o de 4 horas. Ac: Actinobacteria; Ba: Bacteroidetes; De: Deferribacteres; Fi: Firmicutes; Pr: Proteobacteria; Ve: Verrucomicrobia; Un: não classificado. (Adaptada de Herrmann *et al.*, 2018.)

Referências bibliográficas

ABD ELHAFEEZ, S. et al. Methods to Analyze Time-to-Event Data: The Cox Regression Analysis. **Oxidative Medicine and Cellular Longevity**, v. 2021, p. 1-6, 2021.

AGARWAL, S. et al. Generalized Non-metric Multidimensional Scaling. (M. Meila, X. Shen). In: **Proceedings of the Eleventh International Conference on Artificial Intelligence and Statistics**, 2007, San Juan, Puerto Rico. San Juan, Puerto Rico: PMLR, v. 2, p. 11-18, 2007.

AITCHISON, J.; GREENACRE, M. Biplots of compositional data. **Journal of the Royal Statistical Society. Series C: Applied Statistics**, v. 51, n. 4, 2002.

BAO, W.; HE, Y.; LIU, W. Diversity Analysis of Bacterial and Function Prediction in Hurunge From Mongolia. **Frontiers in Nutrition**, v. 9, 2022.

BEWICK, V.; CHEEK, L.; BALL, J. Statistics review 10: Further nonparametric methods. **Critical Care**, v. 8, n. 3, p. 196, 2004.

BHARTI, R.; GRIMM, D. G. Current challenges and best-practice protocols for microbiome analysis. **Briefings in Bioinformatics**, v. 22, n. 1, p. 178-193, 2021.

BRAY, J. R.; CURTIS, J. T. An Ordination of the Upland Forest Communities of Southern Wisconsin. **Ecological Monographs**, v. 27, n. 4, 1957.

BYERS, A. L. et al. Application of negative binomial modeling for discrete outcomes. **Journal of Clinical Epidemiology**, v. 56, n. 6, p. 559-564, 2003.

CALLE, M. L. Statistical Analysis of Metagenomics Data. **Genomics & Informatics**, v. 17, n. 1, p. e6, 2019.

CHONG, J. et al. Using MicrobiomeAnalyst for comprehensive statistical, functional, and meta-analysis of microbiome data. **Nature Protocols**, v. 15, n. 3, p. 799-821, 2020.

CLARKE, K. R. Non-parametric multivariate analyses of changes in community structure. **Australian Journal of Ecology**, v. 18, n. 1, 1993.

COSMA-GRIGOROV, A. et al. Changes in Gastrointestinal Microbiome Composition in PD: A Pivotal Role of Covariates. **Frontiers in Neurology**, n. 22, 2020.

DHARIWAL A. et al. MicrobiomeAnalyst: a web-based tool for comprehensive statistical, visual and meta-analysis of microbiome data. **Nucleic Acids Research**. 45, p. W180-W188, 2017.

FAITH, D. P. The Role of the Phylogenetic Diversity Measure, PD, in Bio-Informatics: Getting the Definition Right. **Evolutionary Bioinformatics**, v. 2, 2006.

FAITH, M. Centered Log-Ratio (clr) Transformation and Robust Principal Component Analysis of Long-Term NDVI Data Reveal Vegetation Activity Linked to Climate Processes. **Climate**, v. 3, n. 1, p. 135-149, 2015.

FASTRÈS, A. et al. Effect of an antimicrobial drug on lung microbiota in healthy dogs. **Heliyon**, v. 5, n. 11, p. e02802, 2019.

FENG, C. Zero-inflated models for adjusting varying exposures: a cautionary note on the pitfalls of using offset. **Journal of Applied Statistics**, v. 49, n. 1, p. 1-23, 2022.

FOSTER, Z. S. L.; SHARPTON, T. J.; GRÜNWALD, N. J. Metacoder: An R package for visualization and manipulation of community taxonomic diversity data. **PLOS Computational Biology**, v. 13, n. 2, p. e1005404, 2017.

FRADES, I.; MATTHIESEN, R. Overview on Techniques in Cluster Analysis. *In:* [s.l: s.n.]p. 81-107.

GALLOWAY-PEÑA, J.; HANSON, B. Tools for Analysis of the Microbiome. **Digestive Diseases and Sciences**, v. 65, n. 3, p. 674-685, 2020.

GARDNER-LUBBE, S. Linear discriminant analysis for multiple functional data analysis. **Journal of Applied Statistics**, v. 48, n. 11, p. 1917–1933, 2021.

GARTHWAITE, P. H. An interpretation of partial least squares. **Journal of the American Statistical Association**, v. 89, n. 425, 1994.

GILBERT, J. A. et al. Current understanding of the human microbiome. **Nature Medicine**, v. 24, n. 4, p. 392-400, 2018.

GLOOR, G. B.; REID, G. Compositional analysis: a valid approach to analyze microbiome high-throughput sequencing data. **Canadian Journal of Microbiology**, v. 62, n. 8, p. 692-703, 2016.

HAYAT, M. J.; HIGGINS, M. Understanding Poisson Regression. **Journal of Nursing Education**, v. 53, n. 4, p. 207-215, 2014.

HE, H. et al. Structural zeroes and zero-inflated models. **Shanghai Archives of Psychiatry**, v. 26, n. 4, 2014.

HERNÁNDEZ MEDINA, R. et al. Machine learning and deep learning applications in microbiome research. **ISME Communications**, v. 2, n. 1, p. 98, 2022.

HERRMANN, E. et al. In Vivo Assessment of Resistant Starch Degradation by the Caecal Microbiota of Mice Using RNA-Based Stable Isotope Probing – A Proof-of-Principle Study. **Nutrients**, 10, n. 2, 2018.

HOLMES, I.; HARRIS, K.; QUINCE, C. Dirichlet Multinomial Mixtures: Generative Models for Microbial Metagenomics. **PLOS ONE**, v. 7, n. 2, p. e30126, 2012.

HU, Y.-J.; SATTEN, G. A. Testing hypotheses about the microbiome using the linear decomposition model (LDM). **Bioinformatics**, v. 36, n. 14, p. 4106-4115, 2020.

JACCARD, P. The distribution of the flora in the alpine zone. **New Phytologist**, v. 11, n. 2, 1912.

JESKE, J. T.; GALLERT, C. Microbiome Analysis via OTU and ASV-Based Pipelines – A Comparative Interpretation of Ecological Data in WWTP Systems. **Bioengineering**, v. 9, n. 4, p. 146, 2022.

KELLY, B. J. et al. Power and sample-size estimation for microbiome studies using pairwise distances and PERMANOVA. **Bioinformatics**, v. 31, n. 15, p. 2461-2468, 2015.

KELLY, R. et al. Partial Least Squares Discriminant Analysis and Bayesian Networks for Metabolomic Prediction of Childhood Asthma. **Metabolites**, v. 8, n. 4, p. 68, 2018.

KHOMICH, M. et al. Analysing microbiome intervention design studies: Comparison of alternative multivariate statistical methods. **PLOS ONE**, v. 16, n. 11, p. e0259973, 2021.

KIM, H.-Y. Analysis of variance (ANOVA) comparing means of more than two groups. **Restorative Dentistry & Endodontics**, v. 39, n. 1, p. 74, 2014.

KIM, H.-Y. Statistical notes for clinical researchers: Chi-squared test and Fisher's exact test. **Restorative Dentistry & Endodontics**, v. 42, n. 2, p. 152, 2017.

KIM, T. K. T test as a parametric statistic. **Korean Journal of Anesthesiology**, v. 68, n. 6, p. 540, 2015.

KLEINE BARDENHORST, S. et al. Data Analysis Strategies for Microbiome Studies in Human Populations – a Systematic Review of Current Practice. **mSystems**, v. 6, n. 1, 2021.

KLEINE BARDENHORST, S. et al. Richness estimation in microbiome data obtained from denoising. Pipelines. **Computational and Structural Biotechnology Journal**, 20, p. 508-520, 2022.

KNIGHT, R. et al. Best practices for analysing microbiomes. **Nature Reviews Microbiology**, v. 16, n. 7, p. 410-422, 2018.

LEWIS, D.; BURKE, C. J. The use and misuse of the chi-square test. **Psychological Bulletin**, v. 46, n. 6, 1949.

LIKAS, A.; VLASSIS, N.; J. VERBEEK, J. The global k-means clustering algorithm. **Pattern Recognition**, v. 36, n. 2, 2003.

MALLICK, H. et al. Multivariable association discovery in population-scale meta-omics studies. **PLOS Computational Biology**, v. 17, n. 11, p. e1009442, 2021.

MANDAL, S. et al. Analysis of composition of microbiomes: a novel method for studying microbial composition. **Microbial Ecology in Health & Disease**, v. 26, n. 0, 2015.

MARCOS-ZAMBRANO, L. et al. Applications of Machine Learning in Human Microbiome Studies: A Review on Feature Selection, Biomarker Identification, Disease Prediction and Treatment. **Frontiers in Microbiology**, v. 12, 2021.

MATIAS CASTRO, H.; CARVALHO FERREIRA, J. Linear and logistic regression models: when to use and how to interpret them? **Jornal Brasileiro de Pneumologia**, p. e20220439, 2022.

MIDWAY, S. et al. Comparing multiple comparisons: practical guidance for choosing the best multiple comparisons test. **PeerJ**, v. 8, p. e10387, 2020.

MISHRA, P. et al. Application of student's t-test, analysis of variance, and covariance. **Annals of Cardiac Anaesthesia**, v. 22, n. 4, p. 407, 2019.

NA, S.; XUMIN, L.; YONG, G. Research on k-means Clustering Algorithm: An Improved k-means Clustering Algorithm. Em: **2010 Third International Symposium on Intelligent Information Technology and Security Informatics**, 2010, [...]. IEEE, 2010. p. 63-67, 2010.

PALIY, O.; SHANKAR, V. Application of multivariate statistical techniques in microbial ecology. **Molecular Ecology**, v. 25, n. 5, p. 1032–1057, 26 mar. 2016.

PANDIS, N. The chi-square test. **American Journal of Orthodontics and Dentofacial Orthopedics**, v. 150, n. 5, p. 898-899, 2016.

PARK, C. H. et al. Network construction of gastric microbiome and organization of microbial modules associated with gastric carcinogenesis. **Scientific Reports**, v. 9, n. 1, p. 12444, 2019.

PARSONS, B. N. et al. Comparison of the human gastric microbiota in hypochlorhydric states arising as a result of Helicobacter pylori-induced atrophic gastritis, autoimmune atrophic gastritis and proton pump inhibitor use. **PLOS Pathogens**, v. 13, n. 11, 2017.

PEETERS, J. et al. Exploring the Microbiome Analysis and Visualization Landscape. **Frontiers in Bioinformatics**, v. 1, 2021.

QUINCE, C. et al. Shotgun metagenomics, from sampling to analysis. **Nature Biotechnology**, v. 35, n. 9, p. 833-844, 2017.

RICOTTA, C.; PAVOINE, S. A new parametric measure of functional dissimilarity: Bridging the gap between the Bray-Curtis dissimilarity and the Euclidean distance. **Ecological Modelling**, v. 466, p. 109880, 2022.

ROSWELL, M.; DUSHOOF, J.; WINFREE, R. A conceptual guide to measuring species diversity. **Oikos**, v. 130, p. 321-338, 2021.

SAJI, N. et al. Analysis of the relationship between the gut microbiome and dementia: a cross-sectional study conducted in Japan. **Scientific Reports**, v. 9, n. 1, 2019.

SCHLOSS, P. D. Evaluating different approaches that test whether microbial communities have the same structure. **ISME Journal**, v. 2, n. 3, 2008.

SEGATA, N. et al. Metagenomic biomarker discovery and explanation. **Genome Biology**, v. 12, n. 6, p. R60, 2011.

SEVERNS, P. M.; SYKES, E. M. Indicator Species Analysis: A Useful Tool for Plant Disease Studies. **Phytopathology®**, v. 110, n. 12, p. 1860–1862, 2020.

SHI, Y. *et al*. Performance determinants of unsupervised clustering methods for microbiome data. **Microbiome**, v. 10, n. 1, p. 25, 2022.

SUDARIKOV, K.; TYAKHT, A.; ALEXEEV, D. Methods for The Metagenomic Data Visualization and Analysis. **Current Issues in Molecular Biology**, p. 37-58, 2017.

SUNDJAJA, J. H.; SHRESTHA, R.; KRISHAN, K. McNemar And Mann-Whitney U Tests. 2023. Em: **StatPearls** [Internet]. Treasure Island (FL): StatPearls Publishing, 2024.

TANG, Q. *et al*. Current Sampling Methods for Gut Microbiota: A Call for More Precise Devices. **Frontiers in Cellular and Infection Microbiology**, v. 10, 2020.

TANG, Z.-Z.; CHEN, G.; ALEKSEYENKO, A. V. PERMANOVA-S: association test for microbial community composition that accommodates confounders and multiple distances. **Bioinformatics**, v. 32, n. 17, p. 2618–2625, 2016.

TYC, O. *et al*. Variation in Bile Microbiome by the Etiology of Cholestatic Liver Disease. **Liver Transplantation**, v. 26, n. 12, p. 1652-1657, 2020.

VER HOEF, J. M.; BOVENG, P. L. Quasi-poisson vs. negative binomial regression: How should we model overdispersed count data? **Ecology**, v. 88, n. 11, 2007.

WANG, S. *et al*. Assess the diversity of gut microbiota among healthy adults for forensic application. **Microbial Cell Factories**, v. 21, n. 1, p. 46, 24 dez. 2022.

WANG, X.-W.; LIU, Y.-Y. Comparative study of classifiers for human microbiome data. **Medicine in Microecology**, v. 4, p. 100013, 2020.

XIA, Y.; SUN, J. Hypothesis testing and statistical analysis of microbiome. **Genes & Diseases**, v. 4, n. 3, p. 138-148, 2017.

XU, M. *et al*. The differences and similarities between two-sample t-test and paired t-test. **Shanghai Archives of Psychiatry**, v. 29, n. 3, 2017.

ZHANG, L. *et al*. RFtest: A Robust and Flexible Community-Level Test for Microbiome Data Powerfully Detects Phylogenetically Clustered Signals. **Frontiers in Genetics**, v. 12, 2022.

5
Teorias da Colonização da Microbiota Intestinal Humana e o Início da Vida

Carla R. Taddei

Objetivo

- Discutir os conceitos de colonização da microbiota intestinal e os efeitos dos principais fatores capazes de modificar a microbiota intestinal no início da vida, como antibióticos, tipo de parto e leite humano.

Destaques

- Apesar da variabilidade dos resultados que tentam confirmar a presença de bactérias no útero materno, pesquisadores acreditam que ainda há limitações da tecnologia atual do sequenciamento do DNA, o que torna a detecção de bactérias ou de elementos que levam a crer na existência desses microrganismos ainda limitada. Assim, o sequenciamento do DNA por si só é insuficiente para demonstrar a existência de um microbioma em um órgão anteriormente considerado estéril
- Diferentes fatores são determinantes na colonização da microbiota intestinal (MI) no início da vida como, por exemplo, o tipo de parto, o leite humano, a idade gestacional, a introdução alimentar e o uso de antibióticos e de probióticos
- Os estudos sobre a colonização da MI avançaram muito nos últimos anos, bem como o entendimento dos fatores associados à mudança da composição bacteriana intestinal. Entretanto, ainda é necessário ter cautela, porque se trata de um conhecimento incipiente que requer mais estudos robustos e bem delineados para compreender, com profundidade, os fatores mais críticos no processo de colonização da MI
- Este tema é fundamental para os pesquisadores da área, porque acredita-se que a adequada colonização da MI seja um fator muito importante para a maturação imunológica e metabólica, preditoras do surgimento de doenças no início da vida e a longo prazo, sobretudo doenças crônicas não transmissíveis (DCNT) na vida adulta.

Paradigma do útero estéril

O estabelecimento da MI é um processo influenciado por fatores internos, intrínsecos ao hospedeiro, e fatores externos. A composição do microbioma materno, a forma de nascimento (parto cesariano ou parto normal), a contaminação ambiental, a alimentação e o uso de medicamentos (Scholtens et al., 2012), são determinantes externos na formação do microbioma do bebê durante os primeiros mil dias de vida. Os fatores internos são relacionados com questões genéticas e fisiológicas (Perez-Muñoz et al., 2017), como a anatomia do trato gastrointestinal (TGI), peristaltismo, ácidos biliares (AB), potencial hidrogeniônico (pH) intestinal, e resposta imunológica.

Dessa maneira, a interação microrganismos *vs.* microrganismos e microrganismos *vs.* mucosa do hospedeiro determinam a composição e a manutenção do microbioma, tornando-o único e interpessoal (Taddei *et al.*, 2014).

O paradigma do útero estéril tem sido discutido na literatura científica nas últimas décadas. Até cerca do início da década de 2010, acreditava-se que, ao nascimento, as mucosas do recém-nascido seriam estéreis e que a colonização ocorreria progressivamente durante e após o parto (Dominguez-Bello *et al.*, 2010). Porém, vários estudos posteriores demonstraram a presença de DNA bacteriano em amostras de placenta, líquido amniótico e mecônio, principalmente bactérias dos gêneros *Enterococcus*, *Streptococcus*, *Bifidobacterium* e *Lactobacillus*, frequentemente encontradas no microbioma intestinal materno (Perez-Munõz *et al.*, 2017). Essas conclusões se basearam na observação de estudos em animais mostrando a passagem de bactérias administradas por gavagem a ratas grávidas e, consequentemente, à observação dessas bactérias na MI da prole. Diversos estudos subsequentes demonstraram a presença de DNA bacteriano nas membranas uterinas, mecônio de primeira passagem do bebê e líquido amniótico (Aagaard *et al.*, 2014; Collado *et al.*, 2016; Young *et al.*, 2019; Ai Alam *et al.*, 2020; de Gofau *et al.*, 2019; Lauder *et al.*, 2016; Olomu *et al.*, 2020; Sterpu *et al.*, 2021; Theis *et al.*, 2020; Leon *et al.*, 2018; Parnell *et al.*, 2017).

Um dos primeiros estudos que trouxe à tona essa observação foi o de Aagaard *et al.* (2014), que sugeriram a hipótese de colonização *in utero*, onde as bactérias, especialmente comensais, residiam na placenta e no líquido amniótico. Dessa maneira, acreditava-se que membros do microbioma materno seriam translocados para o feto via corrente sanguínea, inviabilizando a teoria do nascimento estéril (Funkhouser; Bordenstein, 2013). Uma outra teoria relacionada com a entrada de microrganismos no útero gravídico estava relacionada com o eixo entero-placentário, em que células dendríticas da mucosa intestinal "captavam" bactérias da mucosa intestinal e as translocavam para o útero via células imunológicas (Panzer *et al.*, 2023).

Uma vez que as técnicas de sequenciamento da microbiota usam DNA extraído de tecidos e amostras clínicas para as análises, a presença de qualquer DNA bacteriano é detectada, independentemente de a bactéria estar ou não viável no tecido. Em vista disso, alguns autores começaram a questionar o real significado dos trabalhos que mostravam DNA bacteriano em tecidos uterinos e no mecônio de primeira passagem de recém-nascidos (Panzer *et al.*, 2023). Stison *et al.* (2019) demonstraram que o mecônio de primeira passagem de recém-nascidos continha uma quantidade detectável de ácidos graxos de cadeia curta (AGCCs), mais precisamente de propionato e acetato. Os AGCCs são produzidos por bactérias da MI, que fermentam os carboidratos não digeríveis e, como produtos do metabolismo, produzem acetato, propionato, butirato, entre outros. Os autores concluíram que, se há a presença de AGCCs no mecônio de primeira passagem, há bactérias viáveis no útero durante a gestação, que colonizam o TGI do feto, produzindo, assim, esses metabólitos.

Porém, em 2021, Kennedy *et al.* publicaram um elegante estudo mostrando que o mecônio presente na ampola retal dos fetos *in utero*, recém expostos em parto cesariano, não continha bactérias além daquelas encontradas na pele da mãe, coletadas com *swab* antes do procedimento cirúrgico. Os autores concluíram que não há bactérias no útero gravídico e que a colonização no bebê ocorre durante o parto (Funkhouser; Bordenstein, 2013; Stinson *et al.*, 2019).

Mais recentemente, Panzer *et al.* (2023) reavaliaram criticamente os estudos que sugeriram a hipótese da colonização *in utero*. Apesar da variabilidade dos resultados, os autores acreditam que ainda há limitações da tecnologia atual de sequenciamento de DNA, o que torna a detecção de bactérias ou de elementos que levam a crer na existência de bactérias, ainda limitada. Assim, o sequenciamento do DNA por si só é insuficiente para demonstrar a existência de um microbioma em um órgão anteriormente considerado estéril.

Dado que a hipótese da colonização *in utero* seja verdadeira, a microbiota da mãe no período pré-natal tende a ser impactada por diversos fatores.

Inclusive, pode ser relacionada com as condições de saúde da mãe, tendo uma implicação indireta na saúde do feto, até o momento do parto. Isso é observado em situações de desequilíbrios bacterianos da microbiota materna, como infecções vaginais, infecções do trato urinário, desnutrição materna e comprometimento do sistema imunológico da mãe, trazendo consequências na programação metabólica fetal, com resultados que podem alterar a nutrição do feto, aumentando o risco de parto prematuro, baixo peso ao nascer, DCNT na vida adulta, entre outras complicações (Miko *et al.*, 2022). Porém, ainda não há consenso na literatura científica sobre o real mecanismo de colonização ou não do útero gravídico (Panzer *et al.*, 2023).

Independentemente de ter ou não bactérias viáveis no útero materno, sabe-se que a carga microbiana que o recém-nascido recebe na hora do parto é fundamental para o estabelecimento de um microbioma potencialmente saudável na vida do indivíduo. Bebês nascidos de parto normal apresentam um microbioma mais diverso, predominantemente relacionado com o microbioma vaginal materno com a presença dos gêneros *Lactobacillus* e *Prevotella*, enquanto crianças nascidas de parto cesariano apresentam um microbioma predominantemente associado ao ambiente, com bactérias encontradas na pele, como os gêneros *Staphylococcus* e *Propionibacterium*. Assim, bebês nascidos de parto cesariano estão mais suscetíveis a interferências do ambiente hospitalar, apresentando um microbioma potencialmente menos saudável comparativamente aos bebês nascidos de parto normal (Dominguez-Bello *et al.*, 2010).

Sabe-se que as primeiras bactérias que colonizam o TGI parecem ter importante papel na regulação da colonização subsequente. Essas bactérias iniciais podem modular a expressão gênica das células epiteliais do hospedeiro, criando, assim, um ambiente favorável para elas mesmas, o que pode prevenir o crescimento de outras bactérias introduzidas posteriormente. Dessa maneira, a qualidade da colonização inicial do intestino teria, possivelmente, papel crítico no processo de seleção entre os diferentes gêneros bacterianos, trazendo consequências para toda a vida (Scholtens *et al.*, 2012; Wopereis *et al.*, 2014).

De maneira geral, as bactérias anaeróbias facultativas, como *Escherichia coli*, *Escherichia faecalis* e *Escherichia faecium*, são as primeiras bactérias a colonizarem o TGI do recém-nascido nas primeiras horas após o parto, devido ao elevado teor de oxigênio que existe inicialmente. À medida que essas bactérias consomem o oxigênio, o meio se torna mais adequado para as bactérias anaeróbias estritas (*Bifidobacterium*, *Bacteroides* e *Clostridium*), que intensificam sua colonização em 7 a 10 dias após o parto. Depois disso, a identidade e a época de entrada dos outros componentes do ecossistema digestivo do recém-nascido ainda estão sendo revelados, e parece estar relacionada com a amamentação e ao ambiente no qual o bebê está inserido (Taddei; Brandt; Carneiro-Sampaio, 2015).

Desenvolvimento do Microbioma Intestinal na Infância

Os mecanismos regulatórios do intestino, como o sistema imunológico local e as condições físico-químicas do meio, além de fatores externos (p. ex., tipos de nutrientes, contaminação ambiental e uso de antimicrobianos) permitem a presença e a eliminação contínua de alguns tipos de microrganismos (Scholtens *et al.*, 2012). As bactérias são controladas por esses mecanismos regulatórios, que determinarão a assinatura da MI de cada indivíduo.

Os fatores associados ao período gestacional e pós-natais vão exercer efeitos individuais e de interação para determinar a colonização da MI, conforme ilustrado pela Figura 5.1.

Além dos fatores citados anteriormente, os próprios produtos da MI, como os AB secundários, os AGCCs e o lipopolissacarídeo (LPS) também parecem desempenhar um papel muito importante na maturação imunológica e metabólica de crianças, que perpassam pela maturação da MI. A Figura 5.2 detalha os potenciais efeitos de bactérias específicas, os seus metabólitos e efeitos no organismo.

Os AGCCs, produzidos pela MI, são considerados um dos nutrientes com potencial efeito

Capítulo 5 • Teorias da Colonização da Microbiota Intestinal Humana e o Início da Vida   67

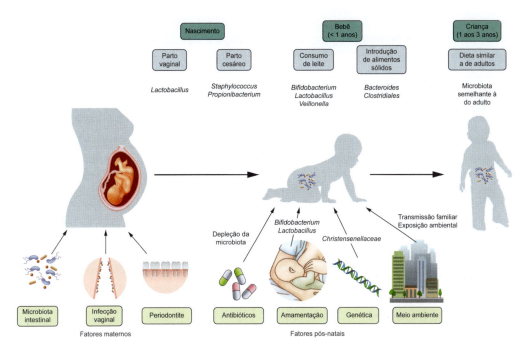

Figura 5.1 Fatores associados ao período gestacional e pós-natal que colaboram com a colonização da microbiota intestinal de crianças até os 3 anos de vida. (Adaptada de Tamburini *et al.*, 2016.)

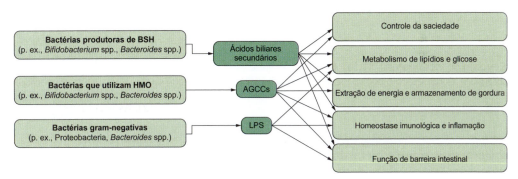

Figura 5.2 Produtos da microbiota intestinal que influenciam adaptações metabólicas e imunológicas no início da vida. AGCCs: ácidos graxos de cadeia curta; BSH: hidrolases de sais biliares; HMO: oligossacarídeos do leite humano; LPS: lipopolissacarídeos. (Adaptada de Jian *et al.*, 2021.)

epigenético que afetam a programação fetal em períodos sensíveis de desenvolvimento, chamados "janelas de oportunidades". Fazem parte desses períodos oportunos a preconcepção, gestação, perinatal e pós-natal, que são caracterizados por rápidas mudanças na maturação dos processos neuronais, imunológicos e metabólicos. A dieta (qualitativa e quantitativa) durante essas janelas de oportunidades são cruciais para o ganho de peso e regulação metabólica, bem como o desenvolvimento do sistema nervoso central, composição da MI e desenvolvimento do sistema imunológico a ser estabelecido ao longo da vida (Ratsika *et al.*, 2021).

Assim, a seguir, serão detalhados os principais fatores que influenciam a colonização da

MI no início da vida, como antibióticos, tipo de parto, leite humano, probióticos e introdução alimentar.

Antibióticos

A administração de antibióticos durante os primeiros meses de vida do bebê pode causar alterações significativas na composição do microbioma fecal, porém, essa alteração depende do tipo de antibiótico, dose e tempo de administração, o que torna difícil chegar-se a uma conclusão do exato impacto dos antibióticos na composição do microbioma intestinal. Nessa faixa etária, os antibióticos diminuem a abundância de *Bifidobacterium* e aumentam *Enterococcus* e enterobactérias. Alguns estudos apontam para um crescimento significativo da colonização por *Klebsiella* sp. (Tanaka *et al.*, 2009). Uma recente revisão sistemática publicada por Luchen *et al.* (2023), mostrou que os antibióticos afetam a diversidade bacteriana intestinal (índices de Shannon e Simpson), de maneira dependente do tipo e da duração de uso em crianças nos primeiros anos de vida. Dez estudos foram inseridos nessa revisão, e o principal antibiótico utilizado foi a azitromicina (9 de 10 estudos). Em dois estudos, três antibióticos foram combinados, sendo azitromicina, cotrimoxazol e amoxicilina. A mudança mais importante foi a redução de bactérias do filo Proteobacteria, como *Campylobacter hominis*, *Campylobacter jejuni* e *Campylobacter ureolyticus*. Ainda, um estudo reportou o aumento de *Escherichia albertii*. Genes de resistência antimicrobiana também aumentaram em resposta à antibioticoterapia.

A Figura 5.3, ilustra os principais efeitos dos antibióticos sobre as bactérias intestinais.

Os estudos apontam que há uma tendência a recuperar o padrão do microbioma com o término da administração do antibiótico. Porém, há algumas correlações entre o uso de antibiótico nos primeiros meses de vida e o desenvolvimento de doenças como asma e outras doenças alérgicas (Scholtens *et al.*, 2012). Além disso, alguns autores sugerem que modificações na MI geradas por antibióticos podem estar associadas ao desenvolvimento de doenças crônicas, como a obesidade, assim como alterações no metabolismo da glicose,

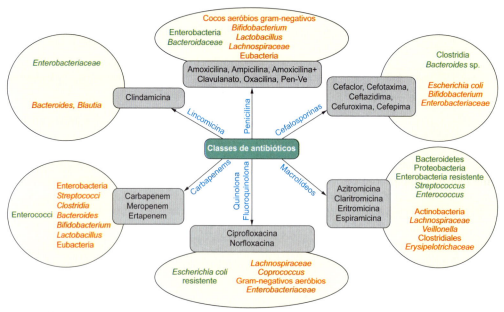

Figura 5.3 Efeito dos antibióticos sobre a microbiota intestinal. As bactérias na cor verde representam aumento, ao passo que as bactérias na cor vermelha indicam redução. (Adaptada de Patangia *et al.*, 2021.)

o que pode favorecer o surgimento de doenças como diabetes *mellitus* (Luchen *et al.*, 2023). Embora os modelos preditivos para essa relação causal ainda não sejam robustos, é possível especular que o uso incorreto de antibióticos no início da vida representa um fator negativo ao desenvolvimento imunológico e metabólico de crianças, o que pode maximizar a probabilidade do desenvolvimento de incontáveis doenças ao longo da vida.

A exposição perinatal aos antibióticos também exerce efeitos negativos na colonização da MI, aumentando o risco de asma, alergias e obesidade. Esses efeitos podem ocorrer por duas vias: os antibióticos podem atingir a corrente sanguínea fetal por meio do cordão umbilical ou alterar o microbioma vaginal e intestinal materno, levando à transmissão vertical para o bebê. Estudos mostram que bebês expostos a antibióticos intrauterinos apresentam uma redução da diversidade e da família *Bifidobacteriaceae*, e um aumento na proporção de microrganismos potencialmente patogênicos, incluindo as famílias *Campylobacteriaceae* ou *Helicobacteraceae*.

Leite humano

Em recém-nascidos, o leite humano parece ser o mais importante modificador da composição da MI (Martín *et al.*, 2009). Durante as primeiras semanas de vida, o microbioma do bebê modifica-se conforme o tipo de leite administrado, fórmula infantil ou leite humano. No que tange às fórmulas infantis, inúmeros estudos têm mostrado o efeito destes compostos sobre a MI. Por exemplo, bebês amamentados com fórmulas infantis possuem uma reduzida colonização de bactérias lácticas como *Lactobacillus* e *Bifidobacterium* e uma predominância de *Clostridium difficile*, *Clostridium perfringens*, *Bacteroides* e enterobactérias (Salminen; Gueimonde, 2005). Este efeito, no entanto, tem sido apontado como um dos elementos mais negativos do uso de fórmulas infantis no início da vida, uma vez que a colonização da MI parece ser preditora de diversos desfechos em saúde ao longo do tempo.

Crianças amamentadas ao seio têm uma baixa diversidade da MI dominada por várias espécies de *Bifidobacterium* decorrentes, sobretudo, da grande quantidade de oligossacarídeos presentes no leite, conhecidos como oligossacarídeos do leite humano (HMO, do inglês *human milk oligosaccharide*). A metabolização do HMO pelas *Bifidobacterium* acarreta em um ambiente intestinal anaeróbio e com baixo pH que estimula o desenvolvimento imunológico, controla os patógenos e contribui para o desenvolvimento de vários órgãos (p. ex., fígado e cérebro). Assim, a presença dessas bactérias são consideradas amplamente críticas nos primeiros mil dias de vida. O leite humano não é estéril e contém diversos tipos de bactérias, como *Staphylococcus*, *Streptococcus*, *Enterococcus* e diversas espécies de *Lactobacillus* e *Bifidobacterium*, o que pode justificar as mudanças observadas na MI de crianças amamentadas exclusivamente com leite humano *versus* crianças com amamentação mista ou não amamentadas.

Uma amamentação mista, com leite humano e fórmula infantil ajuda a manter os níveis elevados de colonização por *Bifidobacterium* e *Lactobacillus*, apesar de ser em menor proporção quando comparado com crianças amamentadas exclusivamente com leite humano (Scholtens *et al.*, 2012; Salminen; Gueimonde, 2005).

A colonização do leite tem diferentes origens, como a boca do bebê em um fluxo retrógrado no momento da amamentação, a pele da mãe e a MI materna. Alguns estudos sugerem que as bactérias da MI materna alcançam os ductos mamários carregados pelos macrófagos via circulação, caracterizando o eixo entero-mamário (Fernández *et al.*, 2013).

A composição do leite humano é variável, sendo que existe uma intervariabilidade, assim como observada na MI. A composição bacteriana do leite tem sido amplamente estudada ao longo dos últimos anos e os principais gêneros que colonizam as glândulas mamárias são: *Staphylococcus*, *Streptococcus*, *Lactobacillus* e *Bifidobacterium*. No entanto, um grupo de nove gêneros bacterianos são encontrados em todas as amostras de leite humano testadas, podendo ser encontrados em diferentes graus de abundância.

São eles: *Streptococcus, Staphylococcus, Serratia, Pseudomonas, Corynebacterium, Ralstonia, Propionibacterium, Sphingomonas* spp., e membros da família *Bradyrhizobiaceae* (Salminen; Gueimonde, 2005; Fernández, 2013). Recentemente, Alemu *et al.* (2023) investigaram o efeito da suplementação probiótica sobre a composição de bactérias no leite humano e a MI de crianças. Vinte e quatro ensaios clínicos foram inseridos, contendo principalmente mães saudáveis. Os principais probióticos avaliados foram: *Lactobacillus* (*L. salivarius, L. gasseri, L. reuteri, L. rhamnosus* GG, *L. acidophilus, L. rhamnosus* GR, *L. fermentum, L. plantarum, L. paracasei L. delbrueckii*) e *Bifidobacterium* (*B. animalis, B. longum, B. breve, B. lactis, B. actiregularis, B. infantis*). O tempo de suplementação variou entre 2 e 32 semanas. Os autores encontraram que a abundância média de bactérias benéficas foi maior no grupo intervenção comparativamente ao grupo controle.

Essa intervariabilidade do microbioma do leite humano pode ser atribuída a condições genéticas, idade, tipo de parto, saúde da mãe e dieta ao longo do período gestacional, entre outros fatores. Acredita-se, ainda, que esses fatores estejam envolvidos na modulação da MI, da microbiota oral e da microbiota vaginal.

A maturação do leite humano ocorre durante as primeiras semanas de vida do bebê, sendo dividido em colostro, leite de transição e leite maduro. O colostro possui uma maior diversidade bacteriana quando comparado ao leite maduro, e apresenta maiores abundâncias dos gêneros *Weissella, Leuconostoc, Staphylococcus, Streptococcus* e *Lactococcus*. À medida que o leite começa a entrar na fase de maturação, essa diversidade vai sendo modificada e uma maior abundância dos gêneros *Veillonella, Prevotella, Leptotrichia, Lactobacillus* e *Streptococcus* é encontrada, com destaque para os crescentes níveis de colonização por *Bifidobacterium* e *Enterococcus* (Granger et al., 2021).

Tipo de parto

O tipo de parto parece exercer efeito relevante sobre a colonização bacteriana. Esse efeito se deve à interação direta entre o recém-nascido e as bactérias da mãe ou, ainda, da própria composição do leite humano, que difere entre mulheres que tiveram parto vaginal ou cesariano. Assim, é possível compreender como esses fatores interagem e dificultam a compreensão de uma relação causal linear.

A cesariana interrompe a rota normal de transmissão das bactérias simbióticas da mãe para o bebê, aumentando a chance de bactérias oportunistas colonizarem o intestino. Uma recente revisão sistemática (Princisval *et al.*, 2021) investigou o papel do tipo de parto na colonização bacteriana intestinal de bebês até o sexto mês de vida. Duas coletas de fezes foram utilizadas. Os autores observaram que os bebês nascidos por parto cesariano são menos colonizados por *B. longum* e *B. catenulatum, Bacteroides* (*B. fragilis, B. vulgatus* e *B. uniformis*), *Lactobacillus* e *E. coli*, e mais colonizados por *C. perfringens*. Além disso, bebês nascidos por parto cesariano são mais colonizados por bactérias patogênicas associadas ao desenvolvimento de doenças. Contudo, os autores alertam que o estudo da colonização da MI por tipo de parto é complexo. Por exemplo, fatores como a localização geográfica, a dieta do bebê após os 6 meses de vida e o uso de antibióticos, são determinantes no processo de colonização da MI e nos desdobramentos associados.

Curiosamente, estudos mostram que a cesariana eletiva e de emergência impactam de maneiras diferentes a MI do bebê. Isso se deve ao fato de que, na cesariana de emergência, o recém-nascido pode ser exposto parcialmente ao canal do parto, tendo assim, uma composição da MI que se assemelha mais aos bebês nascidos de parto normal. Esta diferença também impacta a riqueza e diversidade do leite humano (Ratsika *et al.*, 2021).

Vale ressaltar, que também é comum a administração de antibiótico no parto cesariano, o que dificulta obter resultados fidedignos da colonização da MI ligados ao modo de nascimento, bem como comparar o parto normal e cesariano.

Recentemente (Ma *et al.*, 2023), houve um aumento do número de estudos que investigam a "semeadura vaginal", que tem o objetivo de estabelecer um microbioma intestinal saudável em bebês nascidos por parto cesariano. O método consiste em passar o fluido vaginal materno nos lábios e em diferentes partes do corpo da criança para imitar o processo do parto normal, introduzindo microrganismos benéficos da vagina da mãe. Estudos mostram que este método pode ter impactos positivos, estabelecendo um microbioma intestinal parecido com os bebês nascidos de parto normal. Porém, é necessário ter cautela, pois existe o risco potencial de infecção, além de não ser claro se esses benefícios são mantidos a longo prazo.

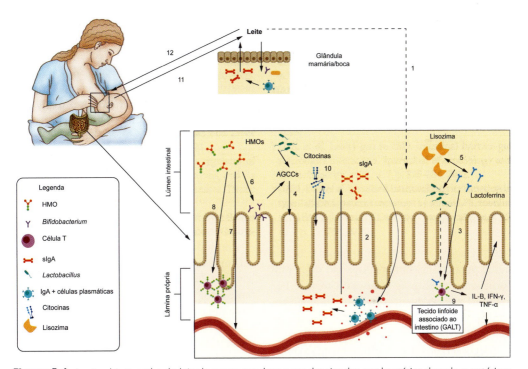

Figura 5.4 A microbiota oral e do leite humano tendem a ser dominadas por bactérias da pele e entéricas, principalmente *Bifidobacterium* e *Lactobacillus* spp. Assim, as bactérias que colonizam o intestino delgado superior do bebê serão diretamente impactadas por múltiplos mecanismos, incluindo bactérias orais engolidas e bactérias do leite humano (*seta 1*). Além disso, diversos são os componentes bioativos do leite humano (p. ex., sIgA [IgA secretora], lactoferrina, lisozima, oligossacarídeos [HMOs], fatores de crescimento e citocinas). Por exemplo, a sIgA é produzida pelas células plasmáticas na lâmina própria e translocada para o lúmen intestinal, onde se liga a bactérias patogênicas e promove a proliferação bacteriana. As bactérias comensais são transferidas para o tecido linfoide associado ao intestino, ligadas (ou não) à IgA, e induzem a produção de sIgA (*seta 2*). A lactoferrina tem propriedades antimicrobianas e liga-se às células T, favorecendo a proliferação e a promoção do crescimento de bactérias-chave (*seta 3*). Os ácidos graxos de cadeia curta (AGCCs), produzidos pela MI, melhoram a integridade das proteínas que regulam a permeabilidade intestinal (*seta 4*). A lactoferrina, além de interagir com as lisozimas (*seta 5*), também está presente em grandes quantidades no leite humano. Isso permite que as lisozimas quebrem as membranas bacterianas. Bactérias estimuladas pelos HMOs (*seta 6*), favorecem o crescimento de *Bifidobacterium* spp. Além disso, os HMOs são translocados para a circulação sistêmica (*seta 7*) e ambos modulam as células T regulatórias (*seta 8*). A apresentação do antígeno leva à diferenciação de células T efetoras e reguladoras e à produção de citocinas, incluindo a Interleucina (IL)-1β, TNF-α (fator de necrose tumoral alfa), TGF-β (fator de crescimento transformador beta) e IL-8 (*seta 9*). As citocinas no leite humano atuam melhorando a resposta pró-inflamatória a infecções e a patógenos (*seta 10*). A microbiota oral infantil reflete bactérias adquiridas do leite humano e da pele/aréola (*seta 11*). Por sua vez, as bactérias orais terão impacto nas comunidades bacterianas nos ductos das glândulas mamárias por meio da "retrolavagem" durante a amamentação direta (*seta 12*). (Adaptada de Granger *et al.*, 2021.)

Idade gestacional

A idade gestacional é outro fator crucial que impacta na colonização da MI dos bebês, podendo influenciar significativamente a sua formação, desenvolvimento e diversidade, principalmente em prematuros. Soma-se o fato de que a exposição prolongada ao ambiente hospitalar, comumente observada nesses bebês, agrava a colonização do microbioma intestinal.

Um estudo comparou a MI de quatro diferentes grupos de acordo com a idade gestacional, sendo: extremamente prematuro (< 28 semanas), muito prematuro (28 a 32 semanas), prematuro tardio (32 a 37 semanas) e a termo (37 a 42 semanas). Apesar de variações nos primeiros dias de vida, após 1 ano, a alfa-diversidade avaliada pelo índice Shannon foi inferior no grupo de crianças extremamente prematuras comparativamente às muito prematuras, prematuras tardias e a termo (Jia et al., 2022). Contudo, os resultados precisam ser interpretados com cautela, porque as ações de saúde para crianças prematuras são diferentes comparativamente às crianças a termo. Por exemplo, muitas doenças de bebês prematuros estão intimamente associadas à MI, como a enterocolite necrosante.

Bargheet et al. (2023) verificaram que a suplementação de probióticos em bebês extremamente prematuros levou à maior abundância de *B. longum* alguns dias após o início da intervenção. Por outro lado, os bebês muito prematuros que não foram suplementados com probióticos apresentaram uma elevada abundância de *E. coli*, *Staphylococcus epidermidis*, *E. faecalis* e *K. aerogenes* na primeira semana de vida.

Alguns estudos tentaram melhorar a colonização da MI de crianças prematuras por meio da suplementação probiótica (Samara et al., 2022; Beck et al., 2022; Marißen et al., 2019). Acredita-se que os probióticos possam otimizar a maturação da MI. Todavia, é importante destacar que são estudos incipientes e que, ainda, o uso de probióticos nesse contexto precisa ser revisado em profundidade. Ademais, o acesso à suplementação probiótica ainda é restrito em função do custo da suplementação.

Introdução alimentar

A introdução de alimentos sólidos ao bebê caracteriza-se por uma fase de transição na MI. Nessa fase de desmame, novos gêneros bacterianos são introduzidos na MI com a alimentação, e um novo padrão de modificação e competição microbiana se estabelece (De Filippo et al., 2010).

Nessa etapa, os componentes da dieta são fundamentais para manter o equilíbrio na sucessão ecológica que acontece na MI. A fermentação de carboidratos no cólon é dependente tanto da presença de bactérias específicas quanto da presença de potenciais substratos para a fermentação. Há indícios de que o bebê desenvolve parcialmente a capacidade de fermentar carboidratos não digeríveis, em função do trabalho conjunto de bactérias da MI que degradam inicialmente os alimentos expondo os carboidratos não digeríveis, os quais serão fermentados por outro grupo de bactérias (Scholtens et al., 2012).

A introdução de alimentos sólidos com novos carboidratos não digeríveis, os quais nunca haviam sido parte da dieta anterior, é um importante fator que induz às principais alterações observadas na composição da MI (De Filippo et al., 2010). Nos últimos anos, os trabalhos mostraram que a composição da MI mudou com a introdução de alimentos sólidos, sendo observado um aumento da diversidade bacteriana intestinal e uma maior prevalência de *Bacteroides*, *Clostridium*, *Enterococcus* e *Streptococcus*. Bactérias anaeróbias facultativas, como *Bifidobacterium*, continuam dominantes na MI, principalmente nos bebês que ainda são amamentados com leite humano, porém em menor abundância (Talarico et al., 2016).

Considerações finais

As novas metodologias de análise do microbioma intestinal desenvolvidas nos últimos anos têm permitido uma melhor compreensão sobre as bactérias que colonizam mucosas do hospedeiro. Porém, apesar dos avanços conquistados nessa área, ainda é precoce a determinação ou não do útero gravídico estéril.

Os estudos, apesar de incipientes, sugerem que, independentemente da presença de bactérias intraútero, o tipo de parto e a amamentação são fatores determinantes na modificação da MI de bebês, com potenciais efeitos ao longo da vida adulta, e, portanto, os esforços em estudar mecanismos de modulação e prevenção de doenças na idade adulta devem ser concentrados principalmente nesta área do desenvolvimento infantil.

Ademais, explorar medidas de intervenção que consigam promover a colonização do microbioma intestinal de bebês nascidos por cesariana com uma composição mais parecida daqueles nascidos de parto normal podem ser estratégias interessantes a serem investigadas.

Referências bibliográficas

AAGAARD, K. et al. The placenta harbors a unique microbiome. **Science Translational Medicine**, v. 6, p. 237ra65, 2014.

AI ALAM, D. et al. Human fetal Lungs Harbor a microbiome signature. **American Journal of Respiratory and Critical Care Medicine**, v. 201, p. 1002-1006, 2020.

ALEMU, B. K. et al. Effects of maternal probiotic supplementation on breast milk microbiome and infant gut microbiome and health: a systematic review and meta-analysis of randomized controlled trials. **American Journal of Obstetrics & Gynecology MFM**, p. 101148, 2023.

BARGHEET, A. et al. Development of early life gut resistome and mobilome across gestational ages and microbiota-modifying treatments. **eBioMedicine**, v. 92, p. 104613, 2023.

BECK, L. C. et al Strain-specific impacts of probiotics are a significant driver of gut microbiome development in very preterm infants. **Nature Microbiology**, v. 7, p. 1525-1535, 2022.

COLLADO, M. C. et al. Human gut colonization may be initiated in utero by distinct microbial communities in the placenta and amniotic fluid. **Scientific Reports**, v. 6, p. 23129, 2016.

DE FILIPPO, C. D. et al. Impact of diet in shaping gut microbiota revealed by a comparative study in children from Europe and rural Africa. **PNAS**, v. 107, p. 14691-14696, 2020.

DE GOFFAU, M. C. et al. Human placenta has no microbiome but can contain potential pathogens. **Nature**, v. 572, p. 329-334, 2019.

DOMINGUEZ-BELLO, M. G. et al. Delivery mode shapes the acquisition and structure of the initial microbiota across multiple body habits in newborn. **PNAS**, v. 107, p. 11971-11975, 2010.

FERNÁNDEZ, L. et al. The human milk microbiota: Origin and potential roles in health and disease. **Pharmacological Research**, v. 69, p. 1-10, 2013.

FUNKHOUSER, L. J.; BORDENSTEIN, S. R. 2013. Mom knows best: the universality of maternal microbial transmission. **PLOS Biology**, v. 11, p. e1001631, 2013.

GRANGER, C. L. et al. Maternal breastmilk, infant gut microbiome and the impact on preterm infant health. **Acta Paediatrica**, v. 110, p. 450-457, 2021.

JIA, Q. et al. Dynamic Changes of the Gut Microbiota in Preterm Infants With Different Gestational Age. **Frontiers in Microbiology**, v. 13, p. 923273, 2022.

JIAN, C. et al. Early-life gut microbiota and its connection to metabolic health in children: Perspective on ecological drivers and need for quantitative approach. **eBioMedicine**, v. 69, p. 103475, 2021.

KENNEDY, K. M. et al. Over-Celling Fetal Microbial Exposure. **Cell**, v. 184, p. 5839-5841, 2021.

LAUDER, A. P. et al. Comparison of placenta samples with contamination controls does not provide evidence for a distinct placenta microbiota. **Microbiome**, v. 4, p. 29, 2016.

LEON, L. J. et al. Enrichment of clinically relevant organisms in spontaneous preterm-delivered placentas and reagent contamination across all clinical groups in a large pregnancy cohort in the United Kingdom. **Applied and Environmental Microbiology**, v. 84, 2016.

LUCHEN, C. C. et al. Impact of antibiotics on gut microbiome composition and resistome in the first years of life in low- to middle-income countries: A systematic review. **PLOS Medicine**, v. 20, p. e1004235, 2023.

MA, G. et al. Factors affecting the early establishment of neonatal intestinal flora and its intervention measures. **Frontiers in Cellular and Infection Microbiology**, v. 1; n. 13, p. 1295111, 2023.

MARIßEN, J. et al. Efficacy of Bifidobacterium longum, B. infantis and Lactobacillus acidophilus probiotics to prevent gut dysbiosis in preterm infants of 28+ 0–32+ 6 weeks of gestation: a randomised, placebo-controlled, double-blind, multicentre trial: the PRIMAL Clinical Study protocol. **BMJ Open**, v. 9, n. 11, p. e032617, 2019.

MARTÍN, R. et al. Isolation of *Bifidobacteria* from Breast Milk and Assessment of the Bifidobacterial Population by PCR-Denaturing Gradient Gel Electrophoresis and Quantitative Real-Time PCR. APPL. **Environmental Microbiology**, v. 75, p. 965-969, 2019.

MIKO, E. et al. The Maternal-Fetal Gut Microbiota Axis: Physiological Changes, Dietary Influence, and Modulation Possibilities. **Life (Basel)**, v. 12, p. 424, 2022.

OLOMU, I. N. et al. Elimination of "kitome" and "splashome" contamination results in lack of detection of a unique placental microbiome. **BMC Microbiology**, v. 20, p. 157, 2020.

PARNELL, L. A. *et al*. Microbial communities in placentas from term normal pregnancy exhibit spatially variable profiles. **Scientific Reports**. 7, p. 11200, 2017.

PANZER, J. J. *et al*. Is there a placental microbiota? A critical review and re-analysis of published placental microbiota datasets. **BMC Microbiology**, v. 23, p. 76, 2023.

PATANGIA, D. V. *et al*. Impact of antibiotics on the human microbiome and consequences for host health. **MicrobiologyOpen**, v. 11, p. 1260, 2022.

PEREZ-MUÑOZ, M. E. *et al*. A critical assessment of the "sterile womb" and "in utero colonization" hypotheses: implications for research on the pioneer infant microbiome. **Microbiome**, v. 5, n. 48, 2017.

PRINCISVAL, L. *et al*. Association Between the Mode of Delivery and Infant Gut Microbiota Composition Up to 6 Months of Age: A Systematic Literature Review Considering the Role of Breastfeeding. **Nutrition Reviews**, v. 80, p. 113-127, 2021.

RATSIKA, A. *et al*. Priming for Life: Early Life Nutrition and the Microbiota-Gut-Brain Axis. **Nutrients**, v. 13, p. 423, 2021.

SALMINEN, S. J.; GUEIMONDE, M. In: HERNELL, O.; SCHMITZ, J. (Ed.). **Feeding during late infancy and early childhood: impact on health**. Karger Medical and Scientific Publishers, 2005.

SAMARA, J. *et al*. Supplementation with a probiotic mixture accelerates gut microbiome maturation and reduces intestinal inflammation in extremely preterm infants. **Cell Host & Microbe**, v. 30, p. 696-711.e5, 2022.

SCHOLTENS, P. A. *et al*. The early settlers: intestinal microbiology in early life. **Annual Review of Food Science and Technology**, v. 3, p. 425-447, 2012.

STERPU, I. *et al*. No evidence for a placental microbiome in human pregnancies at term. **American Journal of Obstetrics and Gynecology**, v. 224, n. 3, p. 296. e1-296. e23, 2021.

STINSON, L. F. *et al*. The Not-so-Sterile Womb: Evidence That the Human Fetus Is Exposed to Bacteria Prior to Birth. **Frontier in Microbiology**, v. 10, p. 1124, 2019.

TADDEI C. R. *et al*. High Abundance of Escherichia During the Establishment of Fecal Microbiota in Brazilian Children. **Microbial Ecology**, v. 67, p. 624-634, 2014.

TADDEI, C. R.; BRANDT, K.; CARNEIRO-SAMPAIO, M. Microbiota Humana. In: TRABULSI, L. R.; ALTERTHUM, F. (org.). **Microbiologia**. 6ª ed. São Paulo: Atheneu, v. 1, p. 101-108, 2015.

TALARICO, S. T. *et al*. Anaerobic bacteria in the intestinal microbiota of Brazilian children. **Clinics**, v. 72, p. 154-160, 2017.

TAMBURINI, S. *et al*. The microbiome in early life: implications for health outcomes. **Nature Medicine**, v. 22, p. 713-22, 2016.

TANAKA, S., *et al*. Influence of antibiotic exposure in the early postnatal period on the development of intestinal microbiota. **FEMS Immunology and Medical Microbiology**, v. 56, p. 80-87, 2019.

THEIR, K. R. *et al*. Does the human placenta delivered at term have a microbiota? Results of cultivation, quantitative real-time PCR, 16S rRNA gene sequencing, and metagenomics. **American Journal of Obstetrics and Gynecology**, v. 220, p. 267 e261-267 e239, 2019.

WOPEREIS, H. *et al*. The first thousand days – intestinal microbiology of early life: establishing a symbiosis. **Pediatric Allergy Immunology**, v. 25, p. 428-438, 2014.

YOUNGE, N. *et al*. Fetal exposure to the maternal microbiota in humans and mice. **JCI Insight**, v. 4, n. 19, 2019.

6

Diversidade e Resiliência da Composição da Microbiota Intestinal na Vida Adulta

Elisabeth Neumann ▪ Flaviano dos Santos Martins ▪ Jacques Robert Nicoli

Objetivo
- Discutir as implicações de fatores endógenos e exógenos na composição, atividade e a resiliência da microbiota intestinal.

Destaques
- A microbiota pode ser considerada como um órgão complementar espalhado nas diversas superfícies e mucosas, onde desenvolve funções extremamente importantes para a saúde do hospedeiro
- As funções benéficas que a microbiota intestinal (MI) oferece ao hospedeiro dependem, em grande medida, da sua diversidade e capacidade de resiliência
- Fatores endógenos e exógenos têm influência na composição e, portanto, nas funções da microbiota, modificando particularmente as proporções dos diversos filos que a compõem
- As relações entre a MI e o hospedeiro são bidirecionais, ou seja, a biologia do hospedeiro pode modificar a microbiota, assim como a microbiota pode modificar a biologia do hospedeiro, tanto na saúde como na doença
- Probióticos, prebióticos, pós-bióticos, fibras dietéticas e transplante fecal são possíveis opções para reverter os efeitos negativos que alguns fatores exógenos têm sobre a composição e as funções da MI.

Introdução

Um adulto humano é constituído por cerca de 10^{13} células eucarióticas, enquanto suas diversas superfícies e mucosas podem ser colonizados por um total de 10^{13} células microbianas, essencialmente procarióticas (Sender; Fuchs; Milo, 2016). Portanto, podemos dizer que o organismo humano é constituído por 50% das suas próprias células e 50% de células microbianas, como ilustrado na Figura 6.1. Esse ecossistema microbiano é distinto de quaisquer outros hábitats microbianos que foram pesquisados e inclui muitas espécies que não existem em nenhum outro lugar na natureza, indicando que a coevolução do hospedeiro com seus simbiontes microbianos (incluindo comensais e mutualistas) gerou poderosos mecanismos seletivos (Ley *et al.*, 2008). A microbiota presente no trato gastrointestinal (TGI) tem o maior número e variedade de microrganismos em comparação com outros hábitats corporais, e a maior parte dessas células microbianas é encontrada nas suas porções inferiores (íleo e intestino grosso). Nessas últimas partes, os níveis populacionais bacterianos podem atingir 10^{11} unidades formadoras de colônia por grama (UFC/g) de conteúdo.

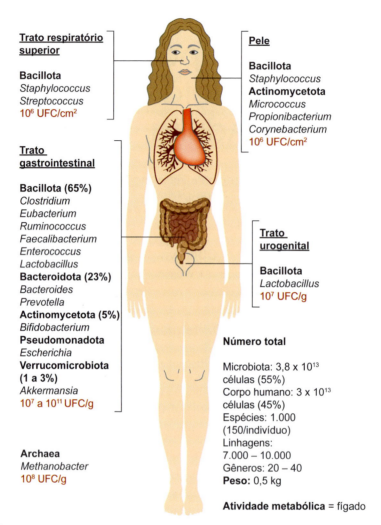

Figura 6.1 Microbiota dominante associada às diversas superfícies e mucosas do hospedeiro humano.

O peso total da microbiota em um adulto humano é estimado em 0,5 kg, e sua atividade metabólica total é similar à de um fígado.

Em termos taxonômicos, os gêneros bacterianos predominantes no ecossistema digestivo de um indivíduo adulto pertencem a poucos filos: Bacteroidota (Bacteroidetes) e Bacillota (Firmicutes) essencialmente e, em menor proporção, Actinomycetota (Actinobacteria) e Pseudomonadota (Proteobacteria). Bactérias pertencentes ao domínio Archaea (frequentemente do gênero *Methanobacter*) podem estar presentes em alguns indivíduos (O'Keefe *et al.*, 2009). Os filos Fusobacteriota (Fusobacteria), Saccharibacteria, Spirochaetota, Synergistota e Verrucomicrobiota (Verrucomicrobia) são presentes em ainda menor abundância (Almeida *et al.*, 2019). A MI é bastante constante quando é considerada em nível de filos e gêneros dominantes e subdominantes. Isso não é o caso se a análise for feita em nível de espécies ou linhagens, nas quais cada indivíduo tem uma microbiota única e provavelmente decorrente da sua história microbiológica.

Qualitativamente, em torno de 1 mil espécies agrupadas em 20 a 40 gêneros podem estar presentes na microbiota digestiva de um único indivíduo, em que o número foi estimado em somente 100 a 200 selecionadas dentro das 1 mil citadas anteriormente. Já no caso do número de linhagens, ele varia de 7 a 10 mil (Dogra; Doré; Damak, 2020). Esses dados mostram que a MI é um ecossistema extremamente complexo que pode ser considerado uma entidade funcional ou um "órgão" dentro do hospedeiro, em que desenvolve diversas funções benéficas. Esse ecossistema pode sofrer perturbações por diversos fatores, e a capacidade de retornar a seu estado original é conhecida como **resiliência da microbiota intestinal**. A alta diversidade e resiliência são características de uma microbiota com elevada atuação positiva para seu hospedeiro e são sistematicamente reduzidas por diferentes doenças.

Diversidade da microbiota

A microbiota gastrointestinal (MGI) varia quantitativa, qualitativa e metabolicamente em função de fatores endógenos, como as localizações longitudinal e transversal no trato digestivo, a idade do hospedeiro, o ciclo circadiano, a origem étnica e o sexo. Fatores exógenos também influenciam a composição e a atividade da MGI, como a alimentação, a administração de drogas, o estado emocional e o exercício físico (Quigley, 2017).

Localização longitudinal

O ambiente intraluminal do estômago humano em condições normais é povoado por níveis baixos (10^2 a 10^3 UFC/g) de bactérias anaeróbias facultativas ou microaerofílicas ácido-resistentes, como os gêneros *Streptococcus* e *Lactobacillus*, já que a presença de oxigênio proveniente da deglutição reduz muito a presença de anaeróbios obrigatórios. Os níveis populacionais da microbiota do intestino delgado variam consideravelmente ao longo dessa porção anatômica do trato digestivo. Na parte proximal do intestino delgado (duodeno), contagens baixas de bactérias anaeróbias facultativas semelhantes às do estômago são encontradas. Nessa região, os anaeróbios obrigatórios são ainda subdominantes, devido à presença de quantidades ainda elevadas de oxigênio. À medida que se percorre o intestino delgado, as populações totais bacterianas vão aumentando, e uma inversão do tipo respiratório é observada (os anaeróbios facultativos inicialmente dominantes passam a ser subdominantes, e o fenômeno inverso é notado para os anaeróbios obrigatórios). Na parte distal do intestino delgado (íleo), os perfis populacionais se aproximam daqueles do intestino grosso. O aumento gradual das populações bacterianas e a inversão simultânea do tipo respiratório observados do duodeno para o íleo se devem ao decréscimo progressivo da velocidade do trânsito intestinal e do potencial de oxirredução. A manutenção de níveis baixos das populações bacterianas nas zonas de absorção do intestino delgado é importante para que não haja competição nutricional entre a MI e o seu hospedeiro, levando a uma consequente má-absorção para este último. As maiores populações bacterianas são encontradas no lúmen do intestino grosso, onde níveis máximos de 10^{11} UFC/g são alcançados com uma razão das bactérias anaeróbias obrigatórias/anaeróbias facultativas de 10 a 1.000 para 1 (Nicoli; Vieira, 2004). Nesse local, os diferentes componentes da microbiota estão presentes em concentrações muito diferentes, sendo observados três estratos populacionais distintos: (i) a microbiota dominante (99% da população, de 10^9 a 10^{11} UFC/g de conteúdo) constituída somente por bactérias anaeróbias obrigatórias (gêneros *Bacteroides, Eubacterium, Fusobacterium, Peptostreptococcus, Bifidobacterium, Akkermansia* e *Faecalibacterium*); (ii) a microbiota subdominante (0,99% da população; de 10^7 a 10^8 UFC/g de conteúdo) predominantemente anaeróbia facultativa (gêneros *Escherichia, Enterococcus* e família *Lactobacillaceae*) e (iii) a microbiota residual (0,01% da população; abaixo de 10^7 UFC/g de conteúdo), que contém uma grande variedade de microrganismos procarióticos (outros gêneros da família de *Enterobacteriaceae, Pseudomonas* e *Bacillus*) e eucarióticos (leveduras e protozoários) (Tabela 6.1).

Tabela 6.1 Níveis populacionais da microbiota do cólon adulto.

Dominante	Subdominante	Residual
10^9 a 10^{11} UFC/g	10^7 a 10^8 UFC/g	< 10^7 UFC/g
Anaeróbios obrigatórios	Anaeróbios facultativos	Anaeróbios facultativos e obrigatórios, leveduras e protozoários
Estável	Relativamente estável	Instável
Bacteroidota *Bacteroides* **Bacillota** *Eubacterium* *Peptostreptococcus* *Clostridium* *Ruminococcus* *Roseburia* *Faecalibacterium* **Actinomycetota** *Bifidobacterium* **Verrucomicrobiota** *Akkermansia* **Archaea** *Methanobacter*	δ-**Pseudomonadota** *Desulfobacter* γ-**Pseudomonadota** *Escherichia coli* **Bacillota** *Enterococcus* *Lactobacillus*	*Veillonella* *Clostridium* *Klebsiella* *Enterobacter* *Proteus* *Citrobacter* *Candida* *Entamoeba*

Em geral, quanto mais numerosa é uma população de uma espécie bacteriana, mais estável ela é em seu nicho ecológico. Por isso, em nível de filo e gênero, as microbiotas intestinais dominantes e subdominantes permanecem relativamente estáveis no tempo e de um indivíduo para outro. Teoricamente, somente as espécies bacterianas presentes em níveis populacionais iguais ou superiores a 10^7 UFC/g de conteúdo (portanto, dominantes e subdominantes) estão em número suficiente para ter um impacto sobre o hospedeiro que as aloja e, consequentemente, uma função (Nicoli; Vieira, 2004). Por sua vez, a microbiota residual é bastante variável de um indivíduo para outro, flutuando consideravelmente ao longo do tempo no mesmo indivíduo, mas em níveis insuficientes para poder influenciar o hospedeiro. Nessa microbiota residual podem estar presentes microrganismos potencialmente patogênicos (p. ex., *Clostridioides difficile, Clostridium perfringens, Klebsiella pneumoniae, Candida albicans*) que permanecem silenciosos por estarem em quantidades insuficientes para expressarem seu potencial agressivo. Esses microrganismos são mantidos reprimidos nesses níveis baixos pelas populações dominantes e subdominantes. Contudo, em caso de perturbações dessas populações protetoras, os microrganismos residuais patogênicos podem se aproveitar dessa situação e se multiplicar para níveis acima de 10^7 UFC/g de conteúdo, provocando uma infecção oportunista de origem endógena.

Localização transversal

Os componentes da MI podem ser encontrados em quatro locais em um corte transversal do tubo digestivo: (i) livres no lúmen intestinal, (ii) mergulhados na camada de muco, (iii) aderidos à superfície do epitélio ou (iv) profundamente alojados nas criptas de Lieberkühn.

O lúmen intestinal é mais facilmente colonizado nas áreas onde a velocidade do trânsito intestinal é inferior à velocidade de duplicação dos microrganismos, como o íleo e o intestino grosso. O lúmen intestinal, em particular nas porções finais do trato digestivo, tem um potencial de oxirredução muito baixo, permitindo o crescimento de bactérias anaeróbias obrigatórias extremamente sensíveis ao oxigênio.

Como citado anteriormente, no lúmen do intestino grosso a razão das bactérias anaeróbias obrigatórias/anaeróbias facultativas é de 10 a 1.000 para 1. Nesse ecossistema, os microrganismos dependem nutricionalmente dos substratos exógenos remanescentes da digestão do hospedeiro (fibras dietéticas: celulose e pectina; aditivos alimentares: goma guar e alginato; fármacos: emolientes fecais; farinhas vegetais residuais: amilose e amilopectina).

No muco, recobrindo a superfície das mucosas, podem viver bactérias anaeróbias obrigatórias que usam a mucina como suporte físico e nutricional. Para ocupar esse local, essas bactérias geralmente têm enzimas que permitem quebrar as ligações dos oligossacarídeos que constituem parte da mucina. A composição da mucina (essencialmente a proporção de cada um dos seus constituintes) varia conforme a dieta do hospedeiro e seu grupo sanguíneo, proporcionando, consequentemente, uma seleção de grupos microbianos que variam segundo esses parâmetros. Diferentemente do intestino delgado, o cólon possui duas camadas mucosas distintas: a camada externa é colonizada por diversas espécies do gênero *Bacteroides*, da família *Bifidobacteriaceae* e *Akkermansia muciniphila*, e a camada interna é colonizada em baixa densidade por uma comunidade mais restrita, que os gêneros *Bacteroides* spp. e *Acinetobacter* spp. (Donaldson; Lee; Mazmanian, 2016).

As bactérias aderidas à superfície das vilosidades intestinais usam como substratos nutricionais as diversas secreções do hospedeiro, assim como as células mortas descamadas do epitélio. Devemos relembrar que esses corpos celulares representam uma quantidade considerável de substâncias nutritivas, já que o epitélio intestinal é inteiramente renovado a cada 3 ou 4 dias nos seres humanos. Devido à difusão do oxigênio proveniente dos vasos sanguíneos subjacentes, as populações são mais aerotolerantes. Nesse local, a razão das bactérias anaeróbias obrigatórias/anaeróbias facultativas cai até 1 para 1.

A microbiota presente nas criptas apresenta características semelhantes àquela aderida ao epitélio (aerotolerância e dependência nutricional endógena). As inter-relações com o hospedeiro são provavelmente ainda mais estritas.

Portanto, os microrganismos vivendo nos locais ii, iii e iv não dependem tanto de fontes nutricionais externas e se alimentam mais às custas do hospedeiro. Assim, mudanças nutricionais devem afetar, particularmente, as populações do local i (Nicoli; Vieira, 2004).

Idade

A estrutura da comunidade microbiana de um indivíduo é estabelecida durante os primeiros anos de vida. Nesse período, ocorrem flutuações maiores e o indivíduo fica particularmente vulnerável a perturbações externas, que podem ser responsáveis pela instalação de uma microbiota menos eficiente nas suas capacidades benéficas para o hospedeiro do que teria sido na ausência desses fatores perturbadores. Em condições normais, vários estudos mostram modificações progressivas na composição da MI, com o domínio de Actinomycetota (*Bifidobacterium*) e menor abundância de Bacillota, Bacteroidota e Pseudomonadota, logo após o nascimento (Figura 6.2).

A colonização pela MI se caracteriza por um aumento progressivo da alfa-diversidade (diversidade de espécies em hospedeiros individuais) e redução progressiva da beta-diversidade (diferença em padrões microbianos entre diferentes indivíduos), chegando a uma composição mais estável e similar à de um adulto em torno de 2 anos, quando Bacillota e Bacteroidota passam a ser dominantes. Para a instalação de uma MI potente nos seus efeitos benéficos (com alta diversidade e resiliência), o recém-nascido precisa ter acesso rápido a um amplo leque de microrganismos adequados, o que pode ser influenciado por vários fatores, como tipo de parto, uso de antibióticos, tipo de ambiente (higiene extrema, ambiente rural ou não), tempo de gestação, alimentação e estresse da mãe, amamentação ou alimentação por fórmula, entre outros. Portanto, a plasticidade da MI é maior logo após o nascimento, quando a colonização microbiana do intestino é iniciada, e diminui progressivamente

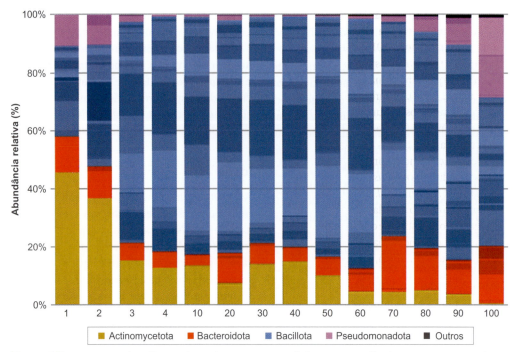

Figura 6.2 Variação na abundância relativa (em porcentagem) dos principais filos bacterianos na microbiota intestinal de humanos em função da idade (1 a 100 anos). (Adaptada de Odamaki *et al.*, 2016.)

e se torna menos maleável com o avanço da idade (Thriene; Michels, 2023). Com o envelhecimento, há um decréscimo progressivo da diversidade da MI e da abundância de bifidobactérias e um aumento do filo Pseudomonadota. Microrganismos de camundongos velhos, ao contrário dos de jovens, induzem inflamação quando instalados em camundongos livres de germes, sugerindo que esses microrganismos se tornam mais prejudiciais ao hospedeiro com o avanço da idade, visto que esse fenômeno é mais particularmente ligado a membros do filo Pseudomonadota (Maynard; Weinkove, 2018). No Capítulo 19, *Microbiota Intestinal e Envelhecimento*, os efeitos do envelhecimento sobre a MI estão descritos em profundidade.

Um aumento gradativo dos metanogênicos e dos anaeróbios estritos totais (particularmente do gênero *Clostridium*) é também observado nas pessoas idosas (Odamaki *et al.*, 2016). Há, portanto, uma "janela de oportunidade" até os 2 anos, quando a MI é mais plástica e quando tentativas de intervenção com a instalação dirigida de uma MI com maior diversidade e resiliência têm mais chances de prevenir a manifestação posterior de uma série de doenças.

Ciclo circadiano

Os ritmos circadianos são essenciais para quase todas as formas de vida, sendo mediados por uma rede central de genes que impulsiona os processos moleculares envolvidos na regulação da função imunológica e do metabolismo, regulando várias funções gastrointestinais, desde a produção de ácido gástrico até a absorção de nutrientes pelo intestino delgado e a motilidade colônica, assim como a regeneração celular e o sistema imunológico (Partch; Green; Takahashi, 2014). A MI é influenciada pela dinâmica circadiana e, por isso, mostra variações na sua composição e funções benéficas ao longo do dia. Assim, camundongos desafiados oralmente com *Salmonella enterica* subsp. *enterica* serovar Typhimurium apresentam níveis mais altos de colonização e inflamação quando infectados pela manhã em comparação com outras horas do dia (Bellet *et al.*, 2013; Rosselot; Hong; Moore, 2016). Curiosamente, a MI também influencia os ritmos circadianos intestinais, o que indica uma relação bidirecional (Mukherji *et al.*, 2013). Perturbações no ritmo circadiano, como trabalhos em turnos e *jet lag*, resultam em um desequilíbrio (disbiose) da MI, o que pode levar a respostas metabólicas aberrantes e ao desenvolvimento de doenças complexas, incluindo a obesidade e o diabetes *mellitus* (DM) tipo 2 (Paschos; Fitzgerald, 2017; Frazier *et al.*, 2020). Essas doenças complexas são de fato afetadas por interações entre microrganismos intestinais e o sistema imunológico do hospedeiro, causando uma resposta inflamatória crônica de baixo grau. Assim, o desequilíbrio bacteriano intestinal induzido por *jet lag*, tanto em camundongos como em humanos, promove intolerância à glicose e obesidade, que são transferíveis para camundongos isentos de germes por meio de transplante fecal (Thaiss *et al.*, 2014). Além disso, a dinâmica circadiana microbiana é fortemente associada à ingestão de alimentos e, portanto, à disponibilidade de nutrientes. Em camundongos, a abundância do filo Bacillota atinge um pico durante o período de alimentação e mostra uma redução durante o jejum, enquanto espécies pertencentes aos filos Bacteroidota e Verrucomicrobiota mostram uma tendência oposta (Parkar; Kalsbeek; Cheeseman, 2019; Pearson; Wong; Wen, 2020). As bactérias intestinais têm sido implicadas na regulação do sono por quase meia década. Por exemplo, um estudo com ratos mostrou que o esgotamento da MI usando antibióticos reduziu o sono de ondas lentas ou sono N3 da fase não REM (ausência de movimentos oculares rápidos). No geral, a fragmentação do sono causa uma mudança nos principais filos microbianos do intestino, diminuindo Actinomycetota em 50% e Bacteroidota em 20%, e aumentando Bacillota em 20%, um perfil característico da MI de indivíduos vivendo com obesidade (Poroyko *et al.*, 2016).

Origem étnica

Um trabalho recente mostrou que a origem étnica pode ter influência sobre a composição da MI (Deschasaux *et al.*, 2018). Nesse estudo, foram analisadas as fezes de grupos étnicos diferentes, mas habitantes da mesma cidade (Amsterdam, Holanda). As análises comparativas da MI entre as etnias (populações holandesas e de imigrantes ganeses, marroquinos, surinameses africanos, surinameses do sul da Ásia e turcos) confirmaram que Bacillota foi o filo mais abundante em todos os grupos, seguido por Bacteroidota, Actinomycetota e Pseudomonadota. Contudo, Bacillota e Bacteroidota eram enriquecidos e empobrecidos, respectivamente, nos holandeses, enquanto Actinomycetota era enriquecido na etnia do Suriname do Sul da Ásia. A preponderância do gênero *Prevotella* foi observada em marroquinos, turcos e ganeses.

Sexo

Embora o sexo tenha um claro impacto na fisiologia e no comportamento, é difícil demonstrar que as diferenças sexuais influenciam a comunidade microbiana do intestino. Embora alguns estudos sugiram que o sexo não tem ou tem um efeito limitado na MI, outros apresentam evidências sugestivas de diferenças na composição da microbiota entre os sexos (Org *et al.*, 2016). Além disso, estudos recentes demonstraram que a comunidade microbiana comensal pode afetar os níveis de hormônios sexuais (Markle *et al.*, 2013).

Fatores exógenos

A composição da microbiota e, portanto, as suas funções podem ser influenciadas por diversos fatores exógenos, como a ingestão de drogas, a mudança de alimentação, o estado emocional e o exercício físico. Vários estudos concluíram que esses fatores exógenos têm influência maior que, por exemplo, a genética do hospedeiro no desenvolvimento da MI humana. Assim, foi observada uma herança média dos táxons da MI de menos de 2%, enquanto mais de 20% das diferenças interindividuais da microbiota foram relacionadas com dieta, medicamentos e medidas antropomórficas (Rothschild *et al.*, 2018).

De todas as influências exógenas, a utilização de agentes antimicrobianos é aquela que produz as mudanças mais rápidas e drásticas na composição e funções da microbiota. Ela pode promover a colonização ou a multiplicação anormal por microrganismos patogênicos (alóctones ou autóctones residuais) por perturbação dos níveis populacionais e das funções das bactérias responsáveis pela resistência à colonização. A extensão dos distúrbios é influenciada pelo espectro do agente, dose, via de administração, propriedades farmacocinéticas e farmacodinâmicas e inativação *in vivo* do agente antimicrobiano (Rashid; Weintraub; Nord, 2012). A reconstituição da microbiota humana após o fim do tratamento com antibióticos varia segundo o hospedeiro, podendo ser rápida ou lenta e incompleta, em alguns casos levando até anos para voltar à composição inicial (Lankelma *et al.*, 2017). Essa variação individualizada na restauração está provavelmente ligada à potência das funções protetoras da microbiota antes da antibioticoterapia, que sabemos ser particularmente dependente da diversidade dessa microbiota. Curiosamente, a ingestão de probióticos parece induzir um atraso e uma recuperação incompleta da microbiota até 1 mês após a cessação do tratamento com antibióticos. Diferentemente, o transplante de fezes autólogas restaura a MI dentro de alguns dias após o término da antibioticoterapia (Suez *et al.*, 2018). É importante salientar que vários estudos em modelos murinos e humanos sugerem uma associação entre a exposição a antibióticos, especialmente durante os estágios iniciais da vida, e uma propensão do hospedeiro para uma variedade de distúrbios a longo prazo, incluindo obesidade, alergia, risco aumentado de autoimunidade e doenças inflamatórias intestinais (DII) (Suez *et al.*, 2018).

Se é relativamente fácil alterar a MI de animais por mudanças da sua alimentação, o mesmo não acontece com a MI humana. Conforme relatado na literatura, a dieta é responsável por pelo menos 50% de variabilidade em camundongos e 20% em humanos (Leeming *et al.*, 2019). Contudo, o fato de os gêneros bacterianos da MI humana não se alterarem substancialmente com a mudança da alimentação em termos de níveis populacionais não significa que as suas atividades metabólicas continuem as mesmas. Portanto, a estabilidade e as funções da MI influenciadas pela mudança da alimentação devem ser mais eficientemente avaliadas pela determinação de diversos dos seus metabólitos (razão dos ácidos graxos de cadeia curta [AGCCs], razão dos sais biliares primários/secundários, entre outros). Além disso, como já descrito, alguns componentes da MI dependem nutricionalmente do hospedeiro (mucina, secreções diversas e células intestinais descamadas) e devem, por isso, ser menos perturbados por mudanças alimentares. Geralmente, somente mudanças nutricionais drásticas podem interferir nas populações desses microrganismos. Estudos observacionais em indivíduos saudáveis sugerem que existem diferenças na composição da MI entre onívoros, vegetarianos e veganos. Os resultados são bastante conflitantes, mas a maioria dos estudos sustenta que o filo Bacteroidota, especialmente o gênero *Prevotella*, são mais abundantes em veganos do que em onívoros (Losno *et al.*, 2021). A variação dos resultados obtidos pode estar relacionada com o fato de que as dietas onívoras diferem muito entre si, a depender das regiões geográficas onde são consumidas, devido particularmente às diferenças na disponibilidade de alimentos e cultura. Além disso, a mudança de uma dieta pobre em gordura e rica em fibras para uma dieta rica em gordura e proteínas e pobre em fibras leva a uma diminuição da alfa-diversidade e a um aumento na beta-diversidade (Kolodziejczyk; Zheng; Elinav, 2019). Interessantemente, tanto na obesidade quanto na desnutrição, mudanças na composição dos componentes da MI são observadas, caracterizadas em particular por uma menor diversidade nos dois casos (Lee; Sears; Maruthur; 2020; Iddrisu *et al.*, 2021). Não se sabe se essa modificação composicional é causa ou consequência da alteração fenotípica. Dados obtidos com animais gnotobióticos sugerem que a composição alterada poderia contribuir no fenótipo obeso ou desnutrido. Assim, uma MI diferente, que é observada em camundongos geneticamente obesos, é capaz de promover aumento da adiposidade quando transplantada em camundongos isentos de germes e magros (Sonnenburg; Bäckhed, 2016). De maneira similar, o transplante para camundongos isentos de germes da MI de crianças doadoras saudáveis ou desnutridas mostrou que somente a MI das crianças subnutridas transmitiu fenótipos de crescimento prejudicado (Blanton *et al.*, 2016). A adição de duas espécies isoladas de crianças saudáveis (*Ruminococcus gnavus* e *Clostridium symbiosum*) à MI dos camundongos desnutridos melhorou seu crescimento e reduziu as anormalidades metabólicas desses animais. No caso da obesidade, estudos iniciais sugeriram uma relação entre a proporção Bacillota/Bacteroidota e a obesidade do hospedeiro, mas resultados posteriores encontraram dados conflitantes, o que coloca a utilidade dessa proporção em questão (Lee; Sears; Maruthur, 2020).

Hoje, não existem mais dúvidas da relação entre o estado emocional do hospedeiro (p. ex., estresse, ansiedade, sintomas depressivos, comportamento social) e a sua MI, o chamado "eixo microbiota-intestino-cérebro" (Johnson, 2020), que será discutido em profundidade no Capítulo 13, *Eixo Microbiota Intestinal e Cérebro*. Análises de diversidade da MI revelam que as pessoas com mais relações sociais tendem a ter uma MI mais diversificada, sugerindo que as interações sociais podem moldar a comunidade microbiana do intestino humano. Em contraste, a ansiedade e o estresse estão ligados a uma diversidade reduzida e a uma MI alterada. Contudo, de novo, há uma dúvida relativa em saber se a mudança na composição da MI é causa ou consequência do quadro emocional alterado. Isso também pode ser em parte resolvido com a observação de mudança comportamental em animais isentos de germes submetidos a um transplante fecal de uma microbiota de doador depressivo (Collins; Kassam; Bercik, 2013; Kelly *et al.*, 2016). Além disso, foi observado que camundongos isentos de germes exibem um menor comportamento de ansiedade em comparação com camundongos convencionais (Neufel *et al.*, 2011), enquanto o transplante de microbiota fecal de camundongos cronicamente estressados é suficiente para transferir um comportamento de ansiedade e depressão para camundongos receptores (Li *et al.*, 2019). Adicionalmente, a transferência de MI de camundongos BALB/c, que são inerentemente muito ansiosos, para camundongos NIH *Swiss* isentos de germes (uma raça de camundongos menos ansiosa) resultou em aumento de comportamentos semelhantes à ansiedade nos camundongos receptores, enquanto a transferência de microbiota de NIH *Swiss* para camundongos BALB/c livre de germes reduziu a ansiedade destes (Bercik *et al.*, 2011). Um estudo anterior demonstrou também que uma única espécie bacteriana pode ser suficiente para melhorar o comportamento. Assim, a restauração dos níveis intestinais de *Lactobacillus* em camundongos cronicamente estressados foi suficiente para melhorar o comportamento associado ao estresse (Marin *et al.*, 2017). No Capítulo 35, *Transplante de Microbiota Intestinal Humana: da Teoria à Prática*, o tema transplante fecal será discutido em profundidade.

Diversos trabalhos mostraram recentemente que exercício físico é um fator potencial para favorecer a biodiversidade do ecossistema microbiano intestinal em termos tanto qualitativos quanto quantitativos (Campaniello *et al.*, 2022). Essa influência depende do tipo e da intensidade do exercício físico (Mailing *et al.*, 2019). Vários estudos mostraram que o treinamento físico aumenta a abundância relativa de táxons bacterianos produtores de butirato. Como combustível primário para os colonócitos, o butirato é também conhecido por aumentar a proliferação de células epiteliais do cólon, promover a integridade da barreira intestinal e regular o sistema imunológico do hospedeiro. Contudo, os táxons bacterianos e o butirato voltaram aos níveis iniciais uma vez que o exercício físico foi interrompido, indicando que os efeitos na MI são transitórios e reversíveis (Allen *et al.*, 2018). Infelizmente, o mecanismo de ação pelo qual o exercício físico determina essas mudanças ainda não está claro, mas deve incluir vários fatores, como mudanças no perfil de sais biliares, aumento na produção de imunoglobulina A (IgA), aumento da produção dos AGCCs, supressão do receptor do tipo *Toll* 4, redução do tempo de trânsito intestinal, entre outros (Cataldi *et al.*, 2022). O Capítulo 30, *Papel do Exercício Físico na Microbiota Intestinal Humana*, versa sobre a relação entre a MI e a atividade física e o exercício físico.

Resiliência

Como descrito anteriormente e de maneira geral na ecologia, é bem estabelecido que uma alta riqueza em biodiversidade protege o equilíbrio e a funcionalidade dos ecossistemas de fatores perturbadores. Isso vale, portanto, também para o trato digestivo, para o qual uma maior diversidade da MI é crucial, a fim de manter sua estabilidade e as funções benéficas. De fato, uma diminuição da diversidade microbiana no trato digestivo está associada a inúmeras doenças, incluindo obesidade, DM, DII, câncer, alergia alimentar ou as mais diversas infecções bacterianas (Fassarella *et al.*, 2021). A alta diversidade das comunidades bacterianas intestinais permite também uma grande capacidade de autorregeneração após a perturbação, conhecida como fenômeno da resiliência. A resiliência pode ser definida como a propriedade de um ecossistema intestinal de resistir a mudanças estressantes ou de se recuperar rápida e totalmente de perturbações provocadas por mudanças drásticas na alimentação, ingestão excessiva de álcool, exercícios físicos intensos ou tratamento com drogas (em particular, antimicrobianos) (Dogra; Doré; Damak, 2020). Uma alta diversidade microbiana resulta também em aumento do nível de redundância funcional, que pode ser definida como a capacidade de diferentes populações bacterianas intestinais de realizar a mesma função metabólica ou de resistência à colonização por patógenos. Essa coexistência na microbiota de microrganismos com papel semelhante gera características positivas para o hospedeiro, uma vez que a perda de um microrganismo com uma função benéfica pode ser compensada pela permanência de outro fornecendo o mesmo benefício (Blakeley-Ruiz *et al.*, 2019).

A capacidade de uma microbiota de retornar ao seu estado inicial após uma condição que favoreça o desequilíbrio, resultante da administração de antibióticos ou de doença (infecciosa ou não), é impulsionada por várias características e requer uma reorganização substancial. Existem vários possíveis mecanismos pelos quais a MI pode se autorregenerar, sendo alguns descritos a seguir.

A resiliência pode ser explicada pela melhor adaptação dos componentes da MI aos recursos nutricionais presentes no ambiente intestinal. Como inúmeras espécies competem por recursos escassos presentes no local, as mais bem-adaptadas limitam o influxo ou supercrescimento de outras espécies (Khan *et al.* 2021).

Em ambientes naturais, aproximadamente 40 a 80% das bactérias existem em biofilmes, a maioria dos quais é composta por espécies mistas. Em comparação com os biofilmes de espécie única, os de espécies mistas apresentam maior atividade metabólica e maior resistência aos antibióticos. Portanto, a formação de biofilmes é um mecanismo de autoproteção da MI, e a formação de biofilmes de espécies mistas pode melhorar muito sua taxa de sobrevivência (Xu *et al.*, 2022). Essa capacidade de formação de biofilmes dentro do intestino oferece diversas vantagens competitivas, como aumento do tempo de residência bacteriana ao fornecer proteção contra agentes estressores e melhor sinergia bactéria-hospedeiro, com melhor troca de nutrientes entre eles. Um biofilme é um conjunto de células microbianas embutidas em substâncias poliméricas extracelulares (EPS, do inglês *extracellular polymeric substances*) autoproduzidas, contendo proteínas, DNA extracelular, polissacarídeos e lipídios, que aderem a uma superfície. Qualquer bactéria introduzida exogenamente no TGI e que não forma biofilme tem maior probabilidade de ser eliminada rapidamente, mesmo em abundância (Gaoa *et al.*, 2022). A formação do biofilme pode exigir coordenação, interações e comunicação entre várias espécies bacterianas. Para bactérias comensais, a formação de biofilme pode não apenas manter a estabilidade e resiliência no microambiente intestinal, mas também ter um efeito significativo na resistência à colonização por patógenos. No intestino humano, os biofilmes geralmente se formam na mucosa em que desempenham um papel importante na promoção da recuperação da MI após um evento ambiental adverso, como o tratamento com antibióticos (Suez *et al.*, 2018).

Há evidências de que biossurfactantes sintetizados por componentes da microbiota podem ter um papel na restauração e manutenção da homeostase da microbiota (Giani; Zampolli; Di Gennaro, 2021).

Locais específicos, como criptas intestinais, muco interno e apêndice, podem ser cruciais para proteger os componentes iniciais da microbiota de concorrentes e repovoar o intestino após perturbações que alteram a estrutura da comunidade bacteriana ou esgotam certas espécies do lúmen (Donaldson; Lee; Mazmanian, 2016). Por outro lado, certas espécies mutantes do gênero Bacteroides que não possuem o *locus ccf* (*commensal colonization factors*) são incapazes de colonizar as criptas do cólon, e, por isso, são menos resistentes a perturbações intestinais, como o tratamento com antibióticos e infecção entérica (Lee *et al.*, 2013).

Bactérias da MI também produzem efetores de antagonismo direto, como sensor de quórum ou de extinção (*quorum sensing* e *quenching molecules*), antibióticos ou outras substâncias inibitórias (bacteriocinas e proteínas ligantes de íons metálicos) que impedem o crescimento de concorrentes, especialmente em condições de alta densidade populacional (Garcia-Gutierrez *et al.*, 2019). Essa capacidade de produzir substâncias que matam ou inibem o crescimento de possíveis competidores é um fator ecológico importante na restauração da microbiota após uma perturbação. Entre elas, as bacteriocinas são moléculas que são sintetizadas por ribossomos e têm um espectro de ação geralmente orientado para espécies filogeneticamente relacionadas. No entanto, as bactérias que produzem bacteriocinas não são simplesmente "máquinas de matar" indiscriminadamente, mas, em vez disso, provavelmente sentem a dinâmica bacteriana de seu nicho e produzem bacteriocinas para manter uma posição competitiva ajustada.

É bem conhecido e aceito que o sistema imunológico do hospedeiro é "educado" e maturado pelos componentes da microbiota à medida de sua instalação logo após o nascimento. Além da estimulação de uma resposta adequada à agressão por patógenos externos, a microbiota induz simultaneamente uma aceitação ou tolerância aos seus próprios componentes (Dzidic *et al.*, 2018). Isso é fundamental para que não haja uma resposta inflamatória excessiva em resposta à presença dessa microbiota no trato digestivo. O sistema imunológico do hospedeiro é, portanto, programado no início da vida para ter uma resposta tolerante e preferencial para os componentes dessa microbiota individualizada. Após uma perturbação, fatores antimicrobianos, como defensinas, lisozimas, IgA e hemocidinas, podem ter um papel na restauração do equilíbrio microbiano, diferenciando adequadamente as respostas entre alóctones (em particular quando patógenos) e autóctones, de maneira a favorecer os últimos. Tudo isso ocorre pelo uso de receptores de reconhecimento de padrões que medeiam a detecção de antígenos bacterianos e ativação das cascatas de sinalização que regulam a resposta imunológica (Reid *et al.*, 2011).

Infelizmente, a MI desequilibrada pode ser resiliente, podendo aumentar o risco de doenças crônicas e resistência à eficácia de tratamentos. As MIs com composição inadequada são muitas vezes resultantes de uma colonização perturbada no início da vida e são de difícil reversão. Estratégias eficientes para modular a MI de um hospedeiro com a intenção de obter uma capacidade resiliente saudável deveriam ser, portanto, situadas preferencialmente na "janela de oportunidade", durante a infância, e devem visar evitar ou compensar o efeito de fatores que interferem em uma boa colonização da criança.

Intervenção para aumentar a diversidade e resiliência da microbiota

Dada a significativa influência que a microbiota tem sobre a biologia do hospedeiro e, particularmente, sobre seu sistema imunológico, é importante que mais estudos se concentrem no desenvolvimento de métodos de intervenção no ecossistema intestinal quando submetido à perturbação da sua composição e funções benéficas para o hospedeiro. Isso poderia potencialmente permitir uma redução das concentrações de fármacos utilizados, limitando assim seus efeitos secundários tóxicos ou melhorar a eficácia de uma terapia. Assim, a modulação da composição da microbiota é capaz de aumentar a eficácia de vacinas contra bactérias e vírus tanto em modelo animal (Lynn *et al.*, 2018) como em humano (Harris *et al.*, 2018). Várias técnicas de intervenção vêm sendo estudadas e desenvolvidas, visto que algumas já são comercializadas e aplicadas em humanos. Entre elas podemos citar a administração de probióticos, pós-bióticos, prebióticos e fibras dietéticas, assim como o transplante fecal.

Os probióticos são definidos como "microrganismos vivos que, quando administrados em quantidades adequadas, conferem benefício à saúde do hospedeiro" (Food and Agriculture Organization of the United Nations; World Health Organization, 2002; revisado por Hill *et al.*, 2014). Os microrganismos inicialmente mais frequentemente estudados ou já comercializados foram bactérias da família *Lactobacillaceae*, dos gêneros *Enterococcus*, *Escherichia* e *Bacillus*, assim como leveduras do gênero *Saccharomyces*. Mais recentemente, novas espécies da MI (*Faecalibacterium prausnitzii*, *A. muciniphila*, *Bacteroides thetaiotaomicron* e *Ruminococcus gnavus*) têm sido objetos de estudo para o desenvolvimento dos chamados probióticos de nova geração.

Uma grande vantagem dos probióticos em relação aos antibióticos reside no fato de que cada um deles apresenta vários mecanismos de ação benéfica, alguns dependendo da viabilidade celular e outros não. Isso significa que, mesmo mortos, os probióticos podem ainda agir, geralmente por compostos moleculares da sua estrutura. Portanto, essa característica levou ao conceito de "pós-bióticos", que são definidos como "preparações de microrganismos inanimados e/ou dos seus componentes que conferem benefício à saúde do hospedeiro" (Salminen *et al.*, 2021). Assim, a administração oral de *Bifidobacterium longum* 51A, tanto vivos como mortos, reduz a mortalidade e a produção de citocinas pró-inflamatórias no lavado broncoalveolar de camundongos infectados intranasalmente com *Klebsiella pneumoniae* (Vieira *et al.*, 2016). Adicionalmente, tanto *Saccharomyces cerevisiae* UFMG A-905 (Miranda *et al.*, 2020) quanto *A. muciniphila* BAA-835 (Miranda *et al.*, 2024) reduzem a produção de IgE e o recrutamento de neutrófilos e eosinófilos quando administrados na forma inativada pelo calor a camundongos submetidos a uma alergia alimentar à ovalbumina. Esses bioterapêuticos apresentam duas grandes vantagens nos níveis da segurança e da viabilidade econômica. Apesar de geralmente não apresentarem efeitos secundários nocivos, os probióticos não são recomendados para pacientes imunocomprometidos para os quais raros casos de infecção foram relatados devido a um sistema imunológico que falha em conter a translocação e invasão ativa por probióticos vivos (Merenstein *et al.*, 2023). O tratamento com o microrganismo morto evita esse tipo de acontecimento que depende da viabilidade celular. Além disso, o fato de não haver a necessidade de manter a viabilidade celular reduz consideravelmente os custos de produção (liofilização ou *spray drying*). Podem ser ainda citados os fatos de que pós-bióticos podem ser administrados em conjunto com tratamentos antimicrobianos e de que evitam uma possível transmissão horizontal de genes de resistência a antimicrobianos, como pode ocorrer no caso do uso de probióticos. Além disso, pós-bióticos não modificam características sensoriais de um alimento funcional nem são afetados pelo processamento ou características da matriz alimentar (aquecimento e pH ácido).

Por sua vez, "prebiótico" é definido como "um substrato que é utilizado seletivamente por microrganismos da microbiota do hospedeiro, conferindo um benefício à sua saúde". Além dos prebióticos já bem estabelecidos, como aqueles à base de carboidratos utilizados por *Lactobacillus* e *Bifidobacterium* (inulina, frutoligossacarídeos, galactoligossacarídeos e lactulose), surgiram vários novos prebióticos que têm como alvo outros grupos microbianos específicos do intestino humano (*B. thetaiotaomicron, B. ovatus, A. muciniphila* e *F. prausnitzii*), como xiloligossacarídeos, quitoligossacarídeos, isomaltoligossacarídeos, lactosacarose, prebióticos à base de proteínas, algumas fibras dietéticas e polissacarídeos derivados de fungos e algas marinhas (Gaoa *et al.*, 2022).

Estudos em humanos em diferentes localizações geográficas mostraram que a ingestão de maior quantidade de fibras dietéticas está associada a aumento da diversidade da MI (Tap *et al.*, 2015). Além disso, um estudo em camundongos mostrou que as fibras têm um efeito direto na melhoria da resiliência da microbiota. Nesse estudo, a microbiota de camundongos alimentados com uma dieta enriquecida com fibras e desafiados com antibióticos e *Clostridium difficile* mostraram uma melhor resiliência da sua MI quando comparados com camundongos alimentados com uma dieta pobre em fibras e desafiados da mesma maneira (Hryckowian *et al.*, 2018).

Nesses últimos anos, o transplante fecal tem sido proposto como uma promissora terapia poderosa para diversos distúrbios gastrointestinais ou patologias relacionadas com o sistema imunológico, como infecção pelo *C. difficile*, DII, colite, síndrome metabólica e autismo (Allegretti *et al.*, 2019). O transplante fecal é definido como um tratamento que envolve a administração de uma comunidade microbiana minimamente manipulada das fezes de um doador saudável para um paciente receptor, realizada pelos tratos gastrointestinais superior, inferior ou por meio de cápsulas orais (Giles; D'Adamo; Forster, 2019; Li *et al.*, 2020). O uso de uma preparação comercial para transplante fecal foi autorizada em abril de 2023 pela Food and Drug Administration (FDA) nos EUA.

Considerações finais

A microbiota gastrointestinal representa uma biomassa considerável alojada no hospedeiro humano para o qual ela oferece diversas funções benéficas e interfere profundamente nos vários aspectos da sua biologia, na saúde e na doença. Para usufruir dos benefícios oferecidos pela MI, é fundamental que o recém-nascido tenha acesso rapidamente a uma fonte adequada e rica em bactérias e que, uma vez instalada, os níveis populacionais e as funções da microbiota sejam preservados. Assim que bem instalada, uma microbiota potente se caracteriza por sua alta diversidade e resiliência. Contudo, em um ambiente em rápida mudança, uma composição rígida da MI pode ser uma desvantagem, já que a adaptação a variações de estímulos externos é vital para o hospedeiro. Auxiliado pela interação mutualística com sua comunidade microbiana associada, o hospedeiro é capaz de se adaptar a alterações no ambiente de maneira mais flexível, ajudado pela MI, que fornece maior riqueza genética e plasticidade, em comparação com o conjunto de genes humano mais limitado. Um melhor conhecimento da ecologia MI é indispensável para aperfeiçoar as relações entre o hospedeiro humano e sua microbiota, ou seja, para favorecer os componentes com funções benéficas e reduzir aqueles que apresentam influências nefastas. Alimentos funcionais, pós-bióticos, prebióticos, probióticos, assim como o transplante fecal e o consumo de fibras, são instrumentos com grande potencial para intervir no ecossistema gastrointestinal e atingir essa finalidade.

Referências bibliográficas

ALLEGRETTI, J. R. *et al.* The evolution of the use of faecal microbiota transplantation and emerging therapeutic indications. **Lancet**, v. 394, p. 420-431, 2019.

ALLEN, J. M. *et al.* Exercise alters gut microbiota composition and function in lean and obese humans. **Medicine and Science in Sports Exercise**, v. 50, p. 747-757, 2018.

ALMEIDA, A. *et al.* A new genomic blueprint of the human gut microbiota. **Nature**, v. 568, p. 499-504, 2019.

BELLET, M. M. *et al.* Circadian clock regulates the host response to Salmonella. **Proceedings of the National Academy of Sciences USA**, v. 110, p. 9897-9902, 2013.

BERCIK, P. *et al.* The intestinal microbiota affect central levels of brain-derived neurotropic factor and behavior in mice. **Gastroenterology**, v. 141, p. 599-609, 2011.

BLAKELEY-RUIZ, J. A. *et al.* Metaproteomics reveals persistent and phylum-redundant metabolic functional stability in adult human gut microbiomes of Crohn's remission patients despite temporal variations in microbial taxa, genomes, and proteomes. **Microbiome**, v. 7, p. 18, 2019.

BLANTON, L. V. *et al*. Childhood undernutrition, the gut microbiota, and microbiota-directed therapeutics. **Science**, v. 352, p. 1533, 2016.

CAMPANIELLO, D. *et al*. How diet and physical activity modulate gut microbiota: Evidence, and perspectives. **Nutrients**, v. 14, p. 2456, 2022.

CATALDI, S. *et al*. The relationship between physical activity, physical exercise, and human gut microbiota in healthy and unhealthy subjects: a systematic review. **Biology**, v. 11, p. 479, 2022.

COLLINS, S. M.; KASSAM, Z.; BERCIK, P. The adoptive transfer of behavioral phenotype via the intestinal microbiota: experimental evidence and clinical implications. **Current Opinion in Microbiology**, v. 16, p. 240-245, 2013.

DESCHASAUX, M. *et al*. Depicting the composition of gut microbiota in a population with varied ethnic origins but shared geography. **Nature Medicine**, v. 24, p. 1526-1531, 2018.

DOGRA, S. K.; DORÉ, J.; DAMAK, S. Gut microbiota resilience: definition, link to health and strategies for intervention. **Frontiers in Microbiology**, v. 11, 572921, 2020.

DONALDSON, G. P.; LEE, S. M.; MAZMANIAN, S. K. Gut biogeography of the bacterial microbiota. **Nature Reviews Microbiology**, v. 14, p. 20-32, 2016.

DZIDIC, M. *et al*. Gut microbiota and mucosal immunity in the neonate. **Medical Science**, v. 6, p. 56, 2018.

FOOD AND AGRICULTURE ORGANIZATION OF THE UNITED NATIONS; WORLD HEALTH ORGANIZATION. **Guidelines for the Evaluation of Probiotics in Food**. Joint FAO/WHO Working Group, London, Ontario, Canada. 2002. Disponível em: http://www.who.int/foodsafety/fs_management/en/probiotic_guidelines.pdf.

FASSARELLA, M. *et al*. Gut microbiome stability and resilience: elucidating the response to perturbations in order to modulate gut health. **Gut**, v. 70, p. 595-605, 2021.

FRAZIER, K. *et al*. Mediators of host-microbe circadian rhythms in immunity and metabolism. **Biology**, v. 9, p. 417, 2020.

GAOA, J. *et al*. Biofilm-based delivery approaches and specific enrichment strategies of probiotics in the human gut. **Gut Microbes**, v. 14, p. e2126274, 2022.

GARCIA-GUTIERREZ, E. *et al*. Gut microbiota as a source of novel antimicrobials. **Gut Microbes**, v. 10, p. 1-21, 2019.

GIANI, A.; ZAMPOLLI, J.; DI GENNARO, P. Recent trends on biosurfactants with antimicrobial activity produced by bacteria associated with human health: Different perspectives on their properties, challenges, and potential applications. **Frontiers in Microbiology**, v. 12, p. 655150, 2021.

GILES, E. M.; D'ADAMO, G. L.; FORSTER, S. C. The future of faecal transplants. **Nature Reviews in Microbiology**, v. 17, p. 719, 2019.

HARRIS, V. C. *et al*. Effect of antibiotic-mediated microbiome modulation on rotavirus vaccine immunogenicity: a human, randomized-control proof-of-concept trial. **Cell Host & Microbe**, v. 24, p. 197-207, 2018.

HILL, C. *et al*. The International Scientific Association for Probiotics and Prebiotics consensus statement on the scope and appropriate use of the term probiotic. **Nature Reviews Gastroenterology & Hepatology**, v. 11, p. 506-514, 2014.

HRYCKOWIAN, A. J. *et al*. Microbiota-accessible carbohydrates suppress Clostridium difficile infection in a murine model. **Nature Microbiology**, v. 3, p. 662-669, 2018.

IDDRISU, I. *et al*. Malnutrition and gut microbiota in children. **Nutrients**, v. 13, p. 2727, 2021.

JOHNSON, K. V. A. Gut microbiome composition and diversity are related to human personality traits. **Human Microbiome Journal**, v. 15, p. 100069, 2020.

KELLY, J. R. *et al*. Transferring the blues: depression-associated gut microbiota induces neurobehavioural changes in the rat. **Journal of Psychiatric Research**, v. 82, p. 109-118, 2016.

KHAN, I. *et al*. Mechanism of the gut microbiota colonization resistance and enteric pathogen infection. **Frontiers in Cellular and Infection Microbiology**, v. 23, p. 716299, 2021.

KOLODZIEJCZYK, A. A.; ZHENG, D.; ELINAV, E. Diet-microbiota interactions and personalized nutrition. **Nature Reviews Microbiology**, v. 17, p. 742-753, 2019.

LANKELMA, J. M. *et al*. Antibiotic-induced gut microbiota disruption during human endotoxemia: a randomised controlled study. **Gut**, v. 66, p. 1623-1630, 2017.

LEE, C. J.; SEARS, C. L.; MARUTHUR, N. Gut microbiome and its role in obesity and insulin resistance. **Annuals of the New York Academy of Sciences**, v. 1461, p. 37-52, 2020.

LEE, S. M. *et al*. Bacterial colonization factors control specificity and stability of the gut microbiota. **Nature**, v. 501, p. 426-429, 2013.

LEEMING, E. R. *et al*. Effect of diet on the gut microbiota: rethinking intervention duration. **Nutrients**, v. 11, p. 2862, 2019.

LEY, R. E. *et al*. Worlds within worlds: evolution of the vertebrate gut microbiota. **Nature Reviews in Microbiology**, v. 6, p. 776-788, 2008.

LI, N. *et al*. Fecal microbiota transplantation from chronic unpredictable mild stress mice donors affects anxiety-like and depression-like behavior in recipient mice via the gut microbiota-inflammation-brain axis. **Stress**, v. 22, p. 592-602, 2019.

LI, N. *et al*. Spatial heterogeneity of bacterial colonization across different gut segments following inter-species microbiota transplantation. **Microbiome**, v. 8, p. 161, 2020.

LOSNO, E. A. *et al*. Vegan diet and the gut microbiota composition in healthy adults. **Nutrients**, v. 13, 2402, 2021.

LYNN. M. A. *et al*. Early-life antibiotic-driven dysbiosis leads to dysregulated vaccine immune responses in mice. **Cell Host & Microbe**, v. 23, p. 653-660, 2018.

MAILING, L. J. *et al*. Exercise and the gut microbiome: a review of the evidence, potential mechanisms, and implications for human health. **Exercise and Sport Science Reviews**, v. 47, p. 75-85, 2019.

MARIN, I. A. *et al*. Microbiota alteration is associated with the development of stress-induced despair behavior. **Scientific Reports**, v. 7, p. 43859, 2017.

MARKLE, J. G. *et al*. Sex differences in the gut microbiome drive hormone-dependent regulation of autoimmunity. **Science**, v. 339, p. 1084-1088, 2013.

MAYNARD, C.; WEINKOVE, D. The gut microbiota and ageing. **Sub-cellular Biochemistry**, v. 90, p. 351-371, 2018.

MERENSTEIN, D. *et al*. Emerging issues in probiotic safety: 2023 perspectives, **Gut Microbes**, v. 15, p. 2185034, 2023.

MIRANDA, V. C. *et al*. A next-generation bacteria (Akkermansia muciniphila BAA-835) presents probiotic potential against ovalbumin induced food allergy in mice. **Probiotics and Antimicrobial Proteins**, v. 16, n. 3, p. 737-751, 2024.

MIRANDA, V. C. *et al*. Effect of Saccharomyces cerevisiae UFMG A-905 in a murine model of food allergy. **Beneficial Microbes**, v. 11, p. 255-268, 2020.

MUKHERJI, A. *et al*. Homeostasis in intestinal epithelium is orchestrated by the circadian clock and microbiota cues transduced by TLRs. **Cell**, v. 153, p. 812-827, 2013.

NEUFEL, K. M. *et al*. Reduced anxiety-like behavior and central neurochemical change in germ-free mice: behavior in germ-free mice. **Neurogastroenterology and Motility**, v. 23, p. 255-264, 2011.

NICOLI, J. R.; VIEIRA, L. Q. Microbiota gastrointestinal normal na doença e na saúde. In: CASTRO, L. P.; COELHO, L.G.V. (eds.). **Gastroenterologia**. Rio de Janeiro: MEDSI Editora Médica e Científica, v. 1, cap. 61, p. 1037-1047, 2004.

ODAMAKI, T. *et al*. Age-related changes in gut microbiota composition from newborn to centenarian: a cross-sectional study. **BMC Microbiology**, v. 16, p. 90, 2016.

O'KEEFE, S. J. D. *et al*. Products of the colonic microbiota mediate the effects of diet on colon cancer risk. **Journal of Nutrition**, v. 139, p. 2044-2048, 2009.

ORG, E. *et al*. Sex differences and hormonal effects on gut microbiota composition in mice. **Gut Microbes**, v. 7, p. 313-322, 2016.

PARKAR, S. G.; KALSBEEK, A.; CHEESEMAN, J. F. Potential role for the gut microbiota in modulating host circadian rhythms and metabolic health. **Microorganisms**, v. 7, p. 41, 2019.

PARTCH, C. L.; GREEN, C. B.; TAKAHASHI, J. S. Molecular architecture of the mammalian circadian clock. **Trends in Cell Biology**, v. 24, p. 90-99, 2014.

PASCHOS, G. K.; FITZGERALD, G. A. Circadian clocks and metabolism: implications for microbiome and aging. **Trends in Genetics**, 33, p. 760-769, 2017.

PEARSON, J. A.; WONG, F. S.; WEN, L. Crosstalk between circadian rhythms and the microbiota. **Immunology**, v. 161, p. 278-290, 2020.

POROYKO, V. A. *et al*. Chronic sleep disruption alters gut microbiota, induces systemic and adipose tissue inflammation and insulin resistance in mice. **Scientific Reports**, v. 6, p. 35405, 2016.

QUIGLEY, E. M. M. Gut microbiome as a clinical tool in gastrointestinal disease management: are we there yet? **Nature Reviews Gastroenterology & Hepatology**, v. 14, n. 5, p. 315-320, 2017.

RASHID, M. U.; WEINTRAUB, A.; NORD, C. E. Effect of new antimicrobial agents on the ecological balance of human microflora. **Anaerobe**, v. 18, p. 249-253, 2012.

REID, G. *et al*. Microbiota restoration: natural and supplemented recovery of human microbial communities. **Nature Reviews in Microbiology**, v. 9, p. 27-38, 2011.

ROSSELOT, A. E.; HONG, C. I.; MOORE, S. R. Rhythm and bugs: circadian clocks, gut microbiota, and enteric infections. **Current Opinion in Gastroenterology**, v. 32, p. 7-11, 2016.

ROTHSCHILD, D. *et al*. Environment dominates over host genetics in shaping human gut microbiota. **Nature**, v. 555, p. 210-215, 2018.

SALMINEN, S. *et al*. The International Scientific Association of Probiotics and Prebiotics (ISAPP) consensus statement on the definition and scope of postbiotics. **Nature Reviews in Gastroenterology & Hepatology**, v. 18, p. 649-667, 2021.

SENDER, R.; FUCHS, S.; MILO, R. Revised estimates for the number of human and bacteria cells in the body. **PLoS Biology**, v. 14, p. e1002533, 2016.

SONNENBURG, J. L.; BÄCKHED, F. Diet-microbiota interactions as moderators of human metabolism. **Nature**, v. 535, p. 56-64, 2016.

SUEZ, J. *et al.* Post-antibiotic gut mucosal microbiome reconstitution is impaired by probiotics and improved by autologous FMT. **Cell**, v. 174, p. 1406-1423, 2018.

TAP, J. *et al.* Gut microbiota richness promotes its stability upon increased dietary fibre intake in healthy adults. **Environmental Microbiology**, v. 17, p. 4954-4964, 2015.

THAISS, C. A. *et al.* Transkingdom control of microbiota diurnal oscillations promotes metabolic homeostasis. **Cell**, v. 159, p. 514-529, 2014.

THRIENE, K.; MICHELS, K. B. Human gut microbiota plasticity throughout the life course. **International Journal of Environmental Research and Public Health**, v. 20, p. 1463, 2023.

VIEIRA, A. T. *et al.* Control of Klebsiella pneumoniae pulmonary infection and immunomodulation by oral treatment with the commensal probiotic Bifidobacterium longum51A. **Microbes and Infection**, v. 18, p. 180-189, 2016.

XU, T. *et al.* Characterization of mixed-species biofilms formed by four gut microbiota. **Microorganisms**, v. 10, p. 2332, 2022.

7 Desequilíbrio Bacteriano Intestinal e Permeabilidade Intestinal

Aline Alves de Santana ■ Karina Gama

Objetivos

- Conceitualizar o desequilíbrio bacteriano intestinal, a permeabilidade intestinal e a endotoxemia metabólica
- Relacionar o desequilíbrio bacteriano intestinal ao aumento da permeabilidade intestinal e às diversas condições clínicas.

Destaques

- O desequilíbrio bacteriano intestinal (disbiose) é caracterizado por alterações na composição e funcionalidade da microbiota intestinal (MI), como perda de microrganismos comensais, aumento de microrganismos patogênicos ou até mesmo redução da diversidade microbiana influenciada por fatores relacionados com o ambiente e o hospedeiro. Contudo, uma definição precisa ainda é incerta
- A permeabilidade intestinal ocorre em consequência da perda da função de barreira intestinal, favorecendo a entrada de antígenos e/ou microrganismos na lâmina própria e promovendo a ativação do sistema imunológico e iniciação da resposta inflamatória patológica.

Introdução

A homeostase da MI é fundamental para a manutenção da saúde humana devido ao seu envolvimento em diferentes funções orgânicas, incluindo absorção de nutrientes, imunidade, síntese de vitaminas, gasto energético, controle do apetite e produção de metabólitos (Geng et al., 2022). Desequilíbrios no ecossistema microbiano parecem estar associados ao desenvolvimento de diversas doenças intestinais e metabólicas em decorrência da desregulação da barreira intestinal e do aumento da permeabilidade intestinal, fatores que levam ao aumento de metabólitos e fragmentos derivados da MI que, ao interagirem com as células do sistema imunológico no próprio intestino, corrente sanguínea ou tecidos periféricos, favorecem o surgimento da inflamação sistêmica de baixo grau (ISBG) (Ballan et al., 2020). A ISBG, por sua vez, tem sido amplamente estabelecida como um fator de risco para diferentes desordens no organismo.

Desequilíbrio bacteriano intestinal: definições e aspectos gerais

Não é simples estabelecer o que seria MI adequada ou MI saudável. Isso se deve, especialmente, à grande variação observada nos estudos em relação à composição bacteriana intestinal. Da mesma maneira, o conceito de desequilíbrio bacteriano intestinal ("disbiose") é amplamente utilizado genericamente, apesar da inexistência de um conceito claro.

Isso posto, considera-se que uma MI equilibrada/saudável favoreça uma permeabilidade intestinal adequada, o que contribuirá para a homeostase do sistema imunológico (Geng *et al.*, 2022). Esse estado, denominado "eubiose", é caracterizado pelo equilíbrio do ecossistema microbiano, com uma diversidade adequada entre as espécies, com predominância, principalmente, daquelas consideradas benéficas (Malesza *et al.*, 2021).

Acredita-se que a MI seja composta por mais de 17 filos bacterianos, com predominância entre Firmicutes (65%) e Bacteroidetes (23%) (Belizário; Faintuch; Garay-Malpartida, 2018; Geng *et al.*, 2022), com alta variabilidade interindividual. Em relação à distribuição taxonômica na população e a prevalência de gêneros dominantes, podemos classificar em três enterótipos humanos: *Bacteroides*, *Prevotella* e *Ruminococcus* (Malesza *et al.*, 2021).

Em oposição à eubiose, o desequilíbrio bacteriano intestinal é caracterizado por alterações na composição e na funcionalidade da MI, com a menor abundância de microrganismos comensais e maior abundância relativa dos microrganismos patogênicos, bem como menor diversidade bacteriana intestinal, de maneira isolada ou conjunta (Tiffany; Bäumler, 2019). Ademais, tais alterações na MI apresentam intrínseca relação com a mudança na atividade das células epiteliais intestinais (CEI) (Tiffany; Bäumler, 2019).

Fatores como genética, alimentação, medicamentos, localização geográfica, etnia, nível de atividade física, processos infecciosos e ciclo circadiano podem promover alterações na composição da MI; entretanto, em alguns casos, a etiologia da disbiose é idiopática (Geng *et al.*, 2022; Dogra; Doré; Damak, 2020).

A grande variabilidade interindividual na composição da MI dificulta a definição de perfis considerados normais ou saudáveis. Para esse objetivo, podem ser considerados parâmetros como aumento da diversidade, riqueza genética ou proporção de microrganismos produtores de butirato, bem como condições relacionadas com o hospedeiro, como a função da barreira intestinal e imunológica (Dogra; Doré; Damak, 2020).

Ademais, é fundamental estabelecer o conceito de resiliência nesse contexto. A resiliência da MI é definida como sua capacidade de se restabelecer rapidamente em resposta a períodos de disruptura, sendo considerado um fator protetor contra o desequilíbrio bacteriano intestinal. Assim, quando o estado basal não é restabelecido, é comum considerar a MI como não resiliente (Dogra; Doré; Damak, 2020), que contribui potencialmente para o desenvolvimento de diversas condições (Fassarela *et al.*, 2021). O Capítulo 6, *Diversidade e Resiliência da Composição da Microbiota Intestinal na Vida Adulta*, se dedica à discussão da resiliência da MI.

Avaliação do desequilíbrio bacteriano intestinal

Avaliar o desequilíbrio bacteriano intestinal ou desordens gastrointestinais tem sido objeto de estudo de muitos pesquisadores. A elaboração de ferramentas de rastreio busca obter dados rápidos que sejam capazes de concordar com dados objetivos robustos de análise da MI. Entretanto, até os dias atuais, as ferramentas disponíveis sofrem críticas ou foram pouco exploradas em estudos com grande tamanho amostral.

Escala de Bristol

Em 2016, Vandeputte *et al.* propuseram o uso da escala de Bristol, que avalia a consistência das fezes, como modo de avaliar parâmetros relacionados com a MI. Os autores verificaram que a riqueza de espécies foi inversamente correlacionada (correlação moderada) à consistência das fezes (r = – 0,45) (Figura 7.1 A) (Vandeputte *et al.*, 2016).

Ademais, verificou-se que dois enterotipos foram associados à consistência das fezes: *Ruminococcaceae-Bacteroides* (RB) e *Prevotella* (P). Os autores verificaram que o enterotipo P é mais abundante em indivíduos com fezes moles/aquosas (r = 0,88), ao passo que o enterotipo RB está predominante nas amostras de fezes mais consistentes (r = – 0,88) (Figura 7.1 B). Ainda, dentro do enterotipo RB, as populações dos gêneros *Methanobrevibacter* (arqueas) e *Akkermansia* aumentam

Capítulo 7 · Desequilíbrio Bacteriano Intestinal e Permeabilidade Intestinal

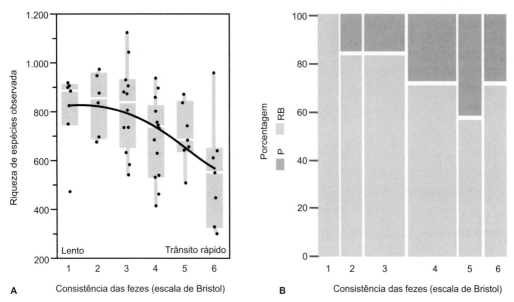

Figura 7.1 Relação entre a consistência das fezes com a composição bacteriana intestinal. P: *Prevotella*; RB: *Ruminococcaceae-Bacteroide*. (Adaptada de Vandeputte et al., 2016.)

conforme a firmeza das fezes, portanto são mais prevalentes em indivíduos que apresentam trânsito intestinal mais lento.

Apesar desses interessantes achados, Gilbert e Alverdy (2016) trouxeram à tona preocupações com a interpretação deles. Segundo esses autores, nos dados de Vandeputte *et al.*, a família *Ruminococcaceae* e o gênero *Bacteroides* aumentaram em resposta ao tempo de trânsito, mas as fezes moles/aquosas foram dominadas por *Bacteroides*, não por *Ruminococcaceae*, sugerindo que *Bacteroides* são organismos selecionados que são capazes de se multiplicarem rapidamente no instável ecossistema da diarreia. Curiosamente, o gênero *Prevotella* não mostrou nenhuma correlação significativa entre o potencial de crescimento e o tempo de trânsito, e, embora sejam mais abundantes nas fezes com um tempo de trânsito lento, trata-se de uma relação fraca. Isso sugere que bactérias *Prevotella* potencialmente usam estratégias de fixação aprimoradas para evitar serem eliminadas durante períodos de alta transitoriedade.

Ademais, Hadizadeh *et al.* (2017) verificaram que a diversidade bacteriana intestinal por diferentes índices foi negativamente associada à consistência e à frequência das fezes (Figura 7.2).

Dysbiosis Frequent Questions Management

Recentemente, pesquisadores brasileiros propuseram uma ferramenta de rastreio do desequilíbrio bacteriano intestinal, chamada *Dysbiosis Frequent Questions Management* (DYS/FQM). O questionário para uso clínico apresenta as seguintes 17 questões:

- Idade ≥ 60 anos
- Nascimento por parto cesárea
- Amamentação por menos de 6 meses
- Consumo de menos de cinco porções diárias de frutas, vegetais, legumes e/ou grãos integrais
- Consumo de açúcar refinado ou adoçantes artificiais mais do que 1 vez/dia
- Consumo de alimentos ultraprocessados mais do que 3 vezes/semana
- Consumo superior a 4 doses de bebidas alcoólicas por semana
- Menos de 150 minutos de atividade física por semana
- Alto estresse psicológico autorreferido
- Fumar
- Uso de antibióticos nos últimos 3 meses

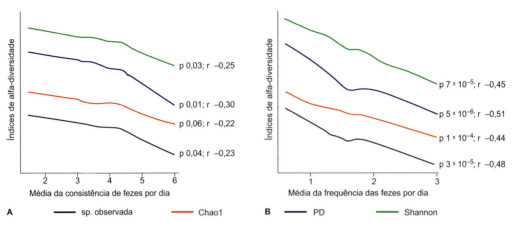

Figura 7.2 Correlação entre os índices de alfa-diversidade, a consistência fecal e a frequência fecal. No gráfico, estão representadas as espécies (sp.) observadas, o índice Chao1, a diversidade filogenética (PD) e os índices de Shannon-Weaver (Shannon). Para simplificar, as unidades de escala relativa foram omitidas. As respectivas estatísticas também estão indicadas. **A.** Pontuações médias diárias de consistência das fezes, com base na Escala de Bristol. **B.** Frequência das fezes, expressa como o número médio de evacuações por dia. (Adaptada de Hadizadeh *et al.*, 2017.)

- Uso de anti-inflamatórios não esteroidais nos últimos 3 meses
- Consumo contínuo de mais de três medicações
- Tratamento ou acompanhamento atual para qualquer condição de saúde
- Três ou mais evacuações líquidas por dia ou evacuações difíceis, fezes endurecidas e/ou menos de 3 evacuações por semana
- Procedimento cirúrgico de médio ou grande porte nos últimos 60 dias ou cirurgia bariátrica em qualquer tempo de vida
- Tratamento com quimioterapia ou radioterapia.

A pontuação varia de 0 até 3 pontos. A pontuação máxima neste questionário é 14 pontos.

A validação foi feita com apenas 7 perguntas, sendo:

1. Você nasceu por cesariana?
☐ 0 = Não
☐ 1 = Sim

2. Você foi amamentado por menos de 6 meses?
☐ 0 = Não
☐ 2 = Sim

3. Você consome alimentos ultraprocessados mais de 3 vezes/semana?
☐ 0 = Não
☐ 1 = Sim

4. Você fuma?
☐ 0 = Não
☐ 2 = Sim

5. Você tomou antibióticos nos últimos 3 meses?
☐ 0 = Não
☐ 3 = Sim

6. Você tomou anti-inflamatórios não esteroides nos últimos 3 meses?
☐ 0 = Não
☐ 2 = Sim

7. Você está atualmente em tratamento ou acompanhamento para algum problema de saúde?
☐ 0 = Não
☐ 3 = Sim

O questionário, composto por sete perguntas, foi avaliado quanto ao seu desempenho na identificação da baixa riqueza da MI, analisando a curva ROC usando o quartil de 25% do Índice Chao1. O questionário demonstrou sensibilidade de 42% e especificidade de 82%, com um valor preditivo positivo (VPP) de 79% e um valor preditivo negativo (VPN) de 55%. O ponto de corte estabelecido para a pontuação foi 8, indicando que indivíduos com pontuação acima de 8 no questionário estariam em risco de disbiose, caracterizada por baixa riqueza da MI (AUC = 0,65; IC 95% = 0,56 a 0,73). Além disso, houve uma associação significativa (apesar de fraca) entre a pontuação Dys-R e o índice Chao1 (r = − 0,3206; IC 95% = [− 0,4347 a − 0,1964]) (Balmant et al., 2023).

Permeabilidade intestinal

Barreira intestinal

A função de barreira intestinal envolve a regulação da translocação de antígenos e bactérias que passam pelas células epiteliais da mucosa (transporte paracelular) ou através das células (transporte transcelular) (Galipeau; Verdu, 2016). O aumento da permeabilidade intestinal tanto pela via paracelular quanto transcelular decorrente de prejuízos da função de barreira é um achado clínico frequente em diferentes condições clínicas, como doenças inflamatórias intestinais (DII), doenças cardiometabólicas (Lewis; Robert; Taylor, 2020) e doenças neurodegenerativas (Herath et al., 2020).

A barreira intestinal é constituída por MI comensal, muco, peptídeos antimicrobianos e imunoglobulina A (IgA) secretória, células imunológicas e CEI, principalmente as células de Paneth, células caliciformes, células-tronco e células enteroendócrinas, conforme descrito na Figura 7.3 (Di Tommaso; Gasbarrini; Ponziani, 2021).

A camada de muco é a primeira linha de defesa da barreira intestinal, constituída principalmente por água e proteínas denominadas "mucinas", que são produzidas pelas células caliciformes. Diversos fatores podem modificar a camada de muco, incluindo a presença de lipopolissacarídeo (LPS), de peptideoglicano, de bactérias comensais e de células imunológicas por meio da secreção de citocinas (Herath et al., 2020). A MI comensal é capaz de digerir o muco pelas enzimas como sulfatase, glicosidade, neuraminidase, galactosidase, protease cisteína e sialidases que clivam o muco e produzem os ácidos graxos de cadeia curta (AGCCs). Em seguida, esses metabólitos são absorvidos pelos colonócitos para o fornecimento de energia utilizada para a síntese e secreção de mucinas. As bactérias que degradam muco incluem *Akkermansia muciniphila, Bacteroides thetaiotaomicron, Bifidobacterium bifidum, Bacteroides fragilis* e *Ruminococcus gnavus* (Herath et al., 2020).

Em condições normais, a MI está envolvida na função de barreira intestinal, impedindo o estabelecimento e a colonização de bactérias patogênicas no intestino por meio de mecanismos que envolvem a competição por sítios de adesão e nutrição, compartimentalização da resposta imunológica, redução do pH intestinal, regulação das proteínas de junções firmes/estreitas (*tight junctions* [TJ]), peptídeos antimicrobianos e interação com células imunológicas (Malago, 2014). Além disso, a MI comensal produz inúmeros metabólitos durante a fermentação, especialmente, AGCCs, ácidos biliares e metabólitos do triptofano que podem regular as proteínas TJs e otimizar a barreira intestinal (Kinashi; Hase, 2021).

A barreira química no intestino é constituída por peptídeos antimicrobianos (α-defensinas, catelicidinas) e pela família de proteínas Reg3 produzidas pelas células de Paneth que agem protegendo o intestino da invasão por bactérias patogênicas. Adicionalmente, a interleucina (IL)-22 produzida pelas células da imunidade inata promove a expressão de peptídeos antimicrobianos pelas células epiteliais, o que favorece o mecanismo de defesa contra patógenos (Kayama; Okumura; Takeda, 2020).

Em conjunto com as células epiteliais e as bactérias comensais, as células da imunidade inata e adaptativa regulam a homeostase intestinal e coordenam a resposta imunológica para o fortalecimento da função de barreira intestinal e a manutenção da função imunorreguladora, que é crucial para diminuir o risco de infecção e inflamação intestinal e para a manutenção da tolerância imunológica (Peterson; Artis, 2014). Ver Capítulo 9, *Eixo Microbiota Intestinal e Sistema Imunológico*, para discussão com profundidade sobre a relação entre a MI e o sistema imunológico.

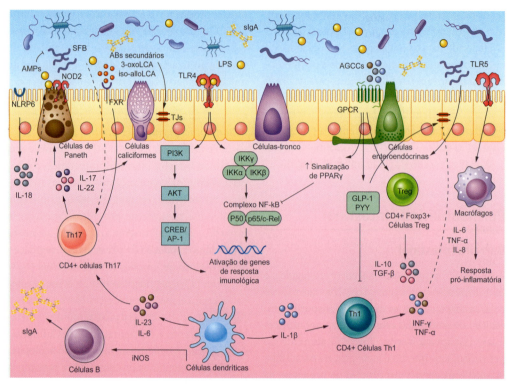

Figura 7.3 Complexo ecossistema da barreira intestinal. AB: ácidos biliares; AGCCs: ácidos graxos de cadeia curta; AMPs: peptídeos antimicrobianos; GLP-1: peptídeo-1 semelhante ao glucagon; GPCR: receptor acoplado a proteína G; IKK: IκB cinase; IL: interleucina; INF-γ: interferon gama; iNOS: óxido nítrico-sintase induzida; LPS: lipopolissacarídeo; NF-κB: fator nuclear kappa-B; NLRP6: família de receptores NOD-*like* contendo domínio de pirina 6; NOD: domínio de oligomerização de nucleotídeos; PI3K: fosfatidilinositol-3-quinase; PPAR: receptor ativado por proliferadores de peroxissoma; PYY: peptídeo YY; SFB: bactérias filamentosas segmentadas; sIgA: secretora de IgA; TJs: junções estreitas; Th: t-helper; TLR: receptores do tipo *Toll*; T-reg: T-regulatório; TNF-α: fator de necrose tumoral alfa. (Adaptada de Di Vincenzo *et al.*, 2023.)

Permeabilidade intestinal e a microbiota intestinal

A regulação da permeabilidade é essencial para a garantia da homeostase intestinal e para a resistência a infecções e inflamações no trato gastrointestinal (TGI) e em órgãos vitais (Di Tommaso; Gasbarrini; Ponziani, 2021).

A perda da função de barreira com consequente aumento da permeabilidade intestinal tem sido denominada "intestino permeável", condição que favorece a entrada de antígenos e/ou microrganismos na lâmina própria e promove ativação do sistema imunológico e iniciação da resposta inflamatória patológica, podendo desencadear doenças intestinais – como síndrome do intestino irritável, DII e alergias alimentares (Yu *et al.*, 2022) – e extraintestinais – como diabetes *mellitus* (DM), doença hepática gordurosa não alcoólica (DHGNA) e obesidade (Bielka; Przezak; Pawlik, 2022; Portincasa *et al.*, 2021).

A integridade da barreira intestinal depende de diversos fatores que agem em resposta a sinais provenientes do lúmen intestinal e de aspectos nutricionais decorrentes do consumo alimentar diário, incluindo MI e seus metabólitos, junções intercelulares, muco, células epiteliais intestinais e sistema imunológico (InczefI *et al.*, 2022).

A MI comensal desempenha papel crucial na regulação da permeabilidade intestinal, impedindo a adesão de patógenos, danos às células epiteliais e ISBG por meio da competição por captação de nutrientes, da regulação da imunidade do hospedeiro e dos metabólitos produzidos na fermentação de componentes dietéticos. Além disso, as bactérias comensais e seus metabólitos participam da formação e manutenção do muco (Schroeder *et al.*, 2018), um exemplo é a *A. muciniphila*, envolvida na degradação de muco e no fornecimento de nutrientes para outras bactérias residentes, papel que contribui para a manutenção da barreira intestinal. Nas doenças intestinais e metabólicas observa-se redução grave na abundância dessa espécie (Geerlings *et al.*, 2018).

Os metabólitos produzidos pelas bactérias comensais, como os AGCCs (p. ex., acetato, propionato e butirato), também estão envolvidos na homeostase intestinal, especialmente o butirato. Os principais gêneros e espécies comensais envolvidos na produção de butirato incluem *Faecalibacterium prausnitzii*, *Roseburia intestinalis*, *Bacteroides* e *Bifidobacterium* (Rivière *et al.*, 2016). Sabe-se que, na presença de doenças metabólicas, como obesidade e DM2, esses gêneros apresentam menor abundância relativa, o que contribui para o aumento da permeabilidade intestinal (Hippe *et al.*, 2016; Wang *et al.*, 2012).

O butirato é o principal AGCCs envolvido em diversas ações relacionadas com a manutenção da integridade da barreira, incluindo inibição da resposta inflamatória via complexo NF-κB (fator nuclear kappa B) pela sinalização via receptor ativado por proliferador de peroxissomo gama (PPAR-γ). Ao inibir esse complexo, reduz a imunoativação local. Interessantemente, trata-se da mesma via que é regulada positivamente pelo LPS a partir da sua interação com o receptor do tipo *tool* (TLR) 4. Assim, os AGCCs são antagonistas da via LPS-TLR4-NF-κB. Ainda, os AGCCs estimulam os linfócitos T reguladores, que produzem mediadores anti-inflamatórios, como a IL-10 e o fator de transformação do crescimento beta (TGF-β). Finalmente, os AGCCs regulam os genes associados à produção de mucina pelas CEI (Chowdhury *et al.*, 2007) e à modulação das proteínas de junções firmes (Allam-Ndoul *et al.*, 2020). Os AGCCs, por exemplo, inibem os linfócitos Th1, os quais, por sua vez, produzem mediadores inflamatórios, como interferon-gama (INF-γ) e fator de necrose tumoral alfa (TNF-α), que atuam negativamente sobre as TJs.

Junções intercelulares

A barreira intestinal e a permeabilidade intestinal são altamente dinâmicas e dependem da interação entre diferentes componentes para impedir a passagem de substâncias prejudiciais para a circulação sistêmica (Allam-Ndoul *et al.*, 2020). Os mecanismos envolvidos na regulação da permeabilidade intestinal podem ser dependentes e independentes das TJs, responsáveis pela via de transporte paracelular (Moonwiriyakit *et al.*, 2023).

As TJs são um complexo de proteínas transmembranas envolvidas na permeabilidade paracelular. Dos domínios apicais aos basais dos enterócitos, existem quatro conjuntos de junções intercelulares: (i) junções estreitas, ocludina e claudina, suportadas pela *zonula occludens* (ZO), (ii) junções aderentes (zônula aderente), (iii) desmossomos e (iv) junções comunicantes (Horowitz *et al.*, 2023). Juntas, elas formam o complexo juncional apical, regulando a função da barreira epitelial e intercelular, conforme ilustrado na Figura 7.4.

Nos últimos anos, evidências intrigantes têm se acumulado, sugerindo que as proteínas ZO não apenas desempenham funções relacionadas com os mecanismos de barreira estrutural, mas também estão envolvidas na transdução de sinal e na modulação transcricional (Bauer *et al.*, 2010). As proteínas ZO estabelecem interações diretas com a maioria das proteínas transmembranas localizadas nas TJs, como ocludina, claudinas, junções aderentes, tricelulina e receptor para *Coxsackie* e adenovírus (CAR) (Bauer *et al.*, 2010). As proteínas ZO associam-se a diversas proteínas juncionais periféricas, formando uma rede intracelular complexa. Essas proteínas juncionais periféricas incluem aquelas relacionadas com ligação de actina e miosina, moléculas de sinalização e reguladores transcricionais. Adicionalmente,

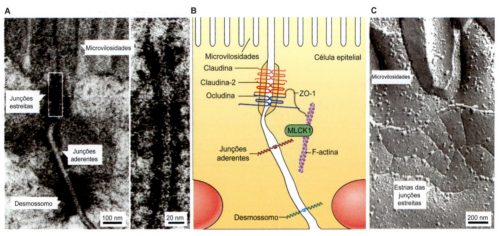

Figura 7.4 A. Micrografia eletrônica de transmissão que revela a junção estreita, a junção aderente e o desmossomo, constituindo juntas o complexo juncional apical. A junção estreita está localizada imediatamente abaixo da base das microvilosidades. A ampliação apresenta a transição do espaço luminal, entre as microvilosidades, para a junção estreita, onde o espaço paracelular morfologicamente detectável é obliterado. **B.** Esquema do complexo juncional apical, conforme ilustrado em (A), destacando a localização das proteínas da junção estreita, como *zonula occludens* 1 (ZO-1), ocludina, claudina-2, e outros membros da família de claudinas. A quinase de cadeia leve da miosina longa 1 (MLCK1) está associada à F-actina perijuncional e atua como um regulador-chave da permeabilidade da junção estreita. **C.** Micrografia eletrônica de fratura por congelamento evidenciando filamentos da junção estreita na base das microvilosidades apicais. (Adaptada de Horowitz *et al.*, 2023.)

todas as proteínas ZO estabelecem interações diretas com os filamentos de actina, seja por meio de suas regiões terminais COOH (ZO-1, ZO-2), seja por meio de um domínio de ligação localizado na metade N-terminal (ZO-3), enfatizando, assim, seu papel como conectores entre as cadeias das TJs e o citoesqueleto (Bauer *et al.*, 2010).

A adequada permeabilidade intestinal é fundamental para o controle dos transportes trans e paracelular, conforme ilustrado na Figura 7.5.

Além disso, proteínas intracelulares são estudadas por apresentarem a capacidade de desregular a função de barreira, como a ZO. A ZO foi identificada como o análogo endógeno do *zonula occludens toxin* (Zot), demonstrando modular as TJs intestinais de maneira semelhante ao Zot proveniente de *Vibrio cholerae*. Ela favorece um aumento significativo e reversível na permeabilidade gastroduodenal e no intestino delgado. Sua função está intrinsecamente ligada ao equilíbrio entre tolerância e resposta imunológica. Recentemente, foi revelado que a ZO humana é o pré-haptoglobina-2 (pré-HP2), previamente identificado em pesquisas como um precursor "inativo" do HP2. A haptoglobina, há várias décadas reconhecida como marcador de inflamação, constitui uma alfa-2-globulina presente no plasma humano em concentrações variáveis de 82 a 236 mg/dℓ (Fasano, 2011).

Mediadores inflamatórios, como a IL-22, também regulam a permeabilidade intestinal, nesse caso, para induzir a eliminação de um antígeno oportunista, como um mecanismo de defesa. Assim, nem sempre aumentar a permeabilidade intestinal significa um desdobramento negativo. Portanto, a interação entre a MI e a permeabilidade intestinal também perpassa pelo sistema imunológico, conforme ilustrado na Figura 7.6.

Muitos fatores endógenos influenciam na regulação das TJs, como a composição da MI, o estado inflamatório da mucosa e as variações na composição química do intestino (quantidade de enzimas proteolíticas, conteúdo iônico e solutos) (Paradis *et al.*, 2021). Além disso, fatores exógenos – ansiedade, exercício físico intenso e componentes

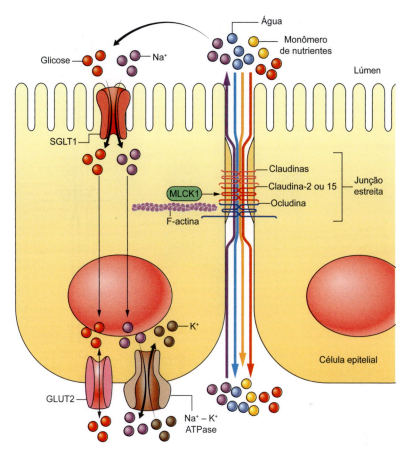

Figura 7.5 Coordenação dos transportes transcelular e paracelular. GLUT2: transportador de glicose 2; MLCK1: quinase de cadeia leve da miosina longa 1; SGLT1: cotransportador de sódio-glicose tipo 1. (Adaptada de Horowitz *et al.*, 2023.)

dietéticos – também afetam as TJs e podem aumentar o transporte paracelular de bactérias e toxinas microbianas (Hollander; Kaunitz, 2020).

Biomarcadores de permeabilidade intestinal

A avaliação da permeabilidade intestinal pode ser realizada por meio de métodos que indicam a integridade da barreira intestinal. As principais técnicas, bem estabelecidas na literatura, incluem a determinação de moléculas-traço administradas oralmente e excretadas na urina, como o ácido etilenodiaminotetracético marcado com cromo-51 (EDTA-51Cr) ou açúcares não digeridos, como lactulose e manitol (Seethaler *et al.*, 2021).

O 51-Cr-EDTA é um teste usado com substâncias radioativas marcadas que sugerem injúria intestinal e permeabilidade intestinal, comumente aplicado para avaliar a atividade das DII. Devido aos métodos de detecção, esse marcador dificilmente é utilizado na prática clínica. Recentemente foi desenvolvida uma técnica semelhante, de menor custo, o 52-Cr-EDTA; no entanto, poucos estudos foram realizados com ele (Von Martels *et al.*, 2019).

O teste lactulose/manitol é usado para avaliar a saúde intestinal e a permeabilidade intestinal. Esse teste é feito por meio da administração oral de uma solução contendo ambos os açúcares, e a coleta de urina ocorre por várias horas para quantificar os açúcares excretados (Ordiz *et al.*, 2018).

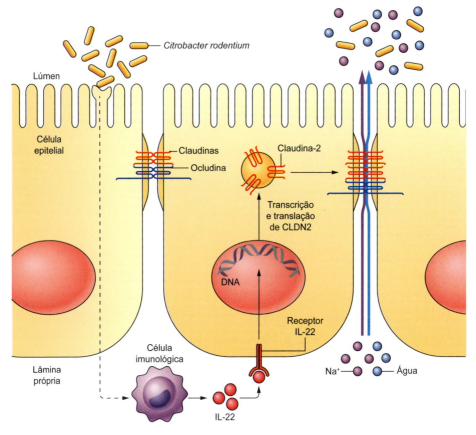

Figura 7.6 *Citrobacter rodentium* desencadeia uma resposta imunológica que resulta na liberação de interleucina (IL)-22 na lâmina própria em até 2 dias após a infecção. A sinalização da IL-22 ativa a transcrição da claudina-2 e aumenta o efluxo de Na+ e água mediado pelos canais de claudina-2 (CLDN2), resultando em diarreia, a qual promove a eliminação do antígeno oportunista. (Adaptada de Horowitz *et al.*, 2023.)

A lactulose é um dissacarídeo pouco absorvido pelo organismo: aproximadamente < 1% atravessa a barreira intestinal, e sua absorção ocorre principalmente através das junções intercelulares. Por isso, quando ocorre aumento da permeabilidade da lactulose, postula-se a presença de dano intestinal. Já o manitol é um monossacarídeo que atravessa a membrana celular e apresenta cerca de 15% de absorção pelos enterócitos. A diminuição da permeabilidade intestinal ao manitol indica má-absorção de pequenas moléculas (Hossain *et al.*, 2016). Assim, a razão lactulose/manitol é considerada um parâmetro interessante para a avaliação da permeabilidade intestinal.

Os testes mais usados na prática clínica, embora sem consenso, envolvem biomarcadores diretos ou indiretos que atravessam a barreira intestinal e indicam prejuízos na função de barreira, como a albumina, como a proteína de ligação ao LPS (LBP), a ZO, a proteína de ligação de ácidos graxos intestinais (I-FABP) e a calprotectina.

A albumina é uma proteína sintetizada pelo fígado que representa aproximadamente 50% do conteúdo total de proteína na circulação sanguínea, mas baixa concentração nos espaços intersticiais. A permeabilidade intestinal pode ser avaliada por meio da albumina apenas em indivíduos que apresentam concentrações normais. Em condições clínicas que afetam os níveis desse marcador (p. ex., desnutrição, doenças hepáticas, em pacientes críticos etc), tal teste apresenta pouca acurácia (Garcia-Martinez et al., 2013). Em situações de saúde, a albumina é uma molécula impermeável à barreira intestinal; no entanto, na perda da integridade da barreira intestinal, a albumina se torna permeável ao epitélio e ao endotélio. Desse modo, a presença de albumina em amostras fecais é um biomarcador de distúrbios na permeabilidade intestinal (Wang et al., 2015).

A LBP é uma proteína de fase aguda com meia-vida longa produzida por hepatócitos que conduzem a ligação do LPS à molécula CD14 da membrana celular e induzem a cascata de sinalização inflamatória mediada pelo TLR4 (Schumann et al., 1996). Os níveis de LBP no sangue indicam a exposição a longo prazo a endotoxinas/bactérias e a translocação bacteriana. Por isso, a LBP tem sido usada como marcador de permeabilidade intestinal (Guerra-Ruiz et al., 2010).

A ZO é uma proteína transmembrana responsável pela manutenção da integridade da barreira intestinal e pelo controle de moléculas por meio do espaço paracelular intestinal e da barreira hematoencefálica. Assim, a ZO pode ser usada como um biomarcador para avaliar a função de barreira intestinal, especialmente em condições clínicas que provoquem modificações do epitélio intestinal e passagem de antígenos e da ZO para a circulação (Sturgeon; Fasano, 2016) (Fasano, 2012). Sua presença é comumente avaliada na circulação sanguínea, no entanto pode ser encontrada em amostras fecais, embora alguns estudos apontem limitação no uso de ZO fecal, especialmente em indivíduos com sobrepeso e obesidade (Damms-Machado et al., 2017).

A I-FABP é uma proteína de ligação a ácidos graxos intestinais que regula o metabolismo destes e é expressa somente em células epiteliais intestinais. As concentrações desse marcador são baixas na circulação e aumentam apenas em condições que desencadeiam alterações na barreira intestinal, especificamente em pacientes com DM2 (Yuan et al., 2021).

A calprotectina é uma proteína com função pleiotrópica produzida por neutrófilos ativados, monócitos e células endoteliais que promove o recrutamento de células imunológicas, além de ter efeitos bacteriostáticos (Mulak et al., 2019). Altos níveis de calprotectina fecal ocorrem devido a condições que aumentam a permeabilidade intestinal, como no caso de DII, em que o uso desse biomarcador nas fezes é útil para o diagnóstico e tratamento. Por outro lado, a calprotectina pode estar alterada durante o uso de medicamentos, como anti-inflamatórios não esteroidais, e em certas doenças, como enterocolite infecciosa, doença celíaca e câncer colorretal (Khaki-Khatibi et al., 2020).

Referências bibliográficas

ALLAM-NDOUL, B.; CASTONGUAY-PARADIS, S.; VEILLEUX, A. Gut microbiota and intestinal transepithelial permeability. **International Journal of Molecular Science**, v. 21, n. 17, 6402, 2020.

BALLAN, R. et al. Interactions of probiotics and prebiotics with the gut microbiota. **Progress in Molecular Biology Translational Science**, v. 171, p. 265-300, 2020.

BALMANT, B. D. et al. Dys-R questionnaire: a novel screening tool for dysbiosis linked to impaired gut microbiota richness. **Nutrients**, v. 15, n. 19, p. 4261, 2023.

BARBARA, G. et al. Inflammatory and microbiota-related regulation of the intestinal epithelial barrier. **Frontiers in Nutrition**, v. 8, 718356, 2021.

BAUER, H. et al. The dual role of zonula occludens (ZO) proteins. **Journal of Biomedicine & Biotechnology**, v. 2010, p. 402593, 2010.

BELIZÁRIO, J. E.; FAINTUCH, J.; GARAY-MALPARTIDA, M. Gut microbiome dysbiosis and immunometabolism: new frontiers for treatment of metabolic diseases. **Mediators of Inflammation**, v. 2018, n. 1, p. 2037838, 2018.

BIELKA, W.; PRZEZAK, A.; PAWLIK, A. The role of the gut microbiota in the pathogenesis of diabetes. **International Journal of Molecular Sciences**, v. 23, n. 1, 480, 2022.

CHOWDHURY, S. R. et al. Transcriptome profiling of the small intestinal epithelium in germfree versus conventional piglets. **BMC Genomics**, v. 8, p. 1-16, 2007.

DAMMS-MACHADO, A. et al. Gut permeability is related to body weight, fatty liver disease, and insulin resistance in obese individuals undergoing weight reduction. **American Journal of Clinical Nutrition**, v. 105, n. 1, p. 127-135, 2017.

DI TOMMASO, N.; GASBARRINI, A.; PONZIANI, F. R. Intestinal barrier in human health and disease. **International Journal of Environmental Research and Public Health**, v. 18, n. 23, 12836, 2021.

DI VINCENZO, F. et al. Gut microbiota, intestinal permeability, and systemic inflammation: a narrative review. **Internal and Emergency Medicine**, v. 19, n. 2, 275-293, 2024.

DOGRA, S. K.; DORÉ, J.; DAMAK, S. Gut microbiota resilience: definition, link to health and strategies for intervention. **Frontiers in Microbiology**, v. 11, p. 572921, 15, 2020.

FASANO, A. Intestinal permeability and its regulation by zonulin: diagnostic and therapeutic implications. **Clinical Gastroenterology and Hepatology**, v. 10, n. 10, p. 1096-1100, 2012.

FASANO, A. Zonulin and its regulation of intestinal barrier function: the biological door to inflammation, autoimmunity, and cancer. **Physiology Review**, v. 91, n. 1, p. 151-175, 2011.

GALIPEAU, H. J.; VERDU, E. F. The complex task of measuring intestinal permeability in basic and clinical science. **Neurogastroenterology Motility**, v. 28, n. 7, p. 957-965, 2016.

GARCIA-MARTINEZ, R. et al. Albumin: pathophysiologic basis of its role in the treatment of cirrhosis and its complications. **Hepatology**, v. 58, n. 5, p. 1836-1846, 2013.

GEERLINGS, S. Y. et al. Akkermansia muciniphila in the human gastrointestinal tract: When, where, and how? **Microorganisms**, v. 6, n. 3, 75, 2018.

GENG, J. et al. The links between gut microbiota and obesity and obesity related diseases. **Biomed Pharmacother**, v. 147, p. 112678, 2022.

GILBERT, J. A.; ALVERDY, J. Stool consistency as a major confounding factor affecting microbiota composition: an ignored variable? **Gut**, v. 65, n. 1, p. 1-2, 2016.

GUERRA-RUIZ, A. et al. Increased bactericidal/permeability increasing protein in patients with cirrhosis. **Liver International**, v. 30, n. 1, p. 94-101, 2010.

HADIZADEH, F. et al. Stool frequency is associated with gut microbiota composition. **Gut**, v. 66, n. 3, p. 559-560, 2017.

HERATH, M. et al. The role of the gastrointestinal mucus system in intestinal homeostasis: implications for neurological disorders. **Frontiers in Cellular and Infection Microbiology**, v. 10, p. 248, 2020.

HIPPE, B. et al. Faecalibacterium prausnitzii phylotypes in type two diabetic, obese, and lean control subjects. **Beneficial Microbes**, v. 7, n. 4, p. 511-517, 2016.

HOLLANDER, D.; KAUNITZ, J. D. The "leaky gut": tight junctions but loose associations? **Digestive Diseases and Sciences**, v. 65, n. 5, p. 1277-1287, 2020.

HOROWITZ, A. et al. Paracellular permeability and tight junction regulation in gut health and disease. **Nature Reviews Gastroenterology & Hepatology**, v. 20, n. 7, p. 417-432, 2023.

HOSSAIN, M. I. et al. Undernutrition, vitamin a and iron deficiency are associated with impaired intestinal mucosal permeability in young bangladeshi children assessed by lactulose/mannitol test. **PLOS ONE**, v. 11, n. 12, e0164447, 2016.

INCZEFI, O. et al. The influence of nutrition on intestinal permeability and the microbiome in health and disease. **Frontiers in Nutrition**, v. 9, p. 718710, 2022.

KAYAMA, H.; OKUMURA, R.; TAKEDA, K. Interaction between the microbiota, epithelia, and immune cells in the intestine. **Annual Reviews in Immunology**, v. 38, p. 23-48, 2020.

KHAKI-KHATIBI, F. et al. Calprotectin in inflammatory bowel disease. **Clinical Chimestry Acta**, v. 510, p. 556-565, 2020.

KINASHI, Y.; KOJI, H. Partners in leaky gut syndrome: intestinal dysbiosis and autoimmunity. **Frontiers in Immunology**, v. 12, p. 673708, 2021.

LEWIS, C. V.; TAYLOR, W. R. Intestinal barrier dysfunction as a therapeutic target for cardiovascular disease. **American Journal of Physiology – Heart and Circulation Physiology**, v. 319, n. 6, p. H1227-H1233, 2020.

MALAGO, J. J. Contribution of microbiota to the intestinal physicochemical barrier. **Beneficial Microbes**, v. 6, n. 3, p. 295-311, 2014.

MALESZA, I. J. et al. High-fat, western-style diet, systemic inflammation, and gut microbiota: a narrative review. **Cells**, v. 10, n. 11, 3461, 2021.

MOONWIRIYAKIT, A. et al. Tight junctions: from molecules to gastrointestinal diseases. **Tissue Barriers**, v. 11, n. 2, 2077620, 2023.

MULAK, A. et al. Fecal calprotectin as a marker of the gut immune system activation is elevated in parkinson's disease. **Frontiers in Neuroscience**, v. 13, p. 992, 2019.

ORDIZ, M. I. et al. EB 2017 Article. Interpretation of the lactulose: mannitol test in rural Malawian children at risk for perturbations in intestinal permeability. **Experimental Biology and Medicine (Maywood)**, v. 243, n. 8, p. 677-683, 2018.

PARADIS, T. et al. Tight junctions as a key for pathogens invasion in intestinal epithelial cells. **International Journal of Molecular Science**, v. 22, n. 5, 2506, 2021.

PETERSON, L. W.; ARTIS, D. Intestinal epithelial cells: regulators of barrier function and immune homeostasis. **Nature Reviews in Immunology**, v. 14, n. 3, p. 141-153, 2014.

PORTINCASA, P. et al. Intestinal barrier and permeability in health, obesity and NAFLD. **Biomedicines**, v. 10, n. 1, p. 83, 2021.

RIVIÈRE, A. *et al.* Bifidobacteria and butyrate-producing colon bacteria: Importance and strategies for their stimulation in the human gut. **Frontiers in Microbiology**, v. 7, p. 979, 2016.

SCHROEDER, B. O. *et al.* Bifidobacteria or fiber protects against diet-induced microbiota-mediated colonic mucus deterioration. **Cell Host & Microbe**, v. 23, n. 1, p. 27-40. e7, 2018.

SCHUMANN, R. R. *et al.* The lipopolysaccharide-binding protein is a secretory class 1 acute-phase protein whose gene is transcriptionally activated by APRF/STAT/3 and other cytokine-inducible nuclear proteins. **Molecular and Cellular Biology**, v. 16, n. 7, p. 3490-3503, 1996.

SEETHALER, B. *et al.* Biomarkers for assessment of intestinal permeability in clinical practice. **American Journal of Physiology Gastrointestinal and Liver Physiology**, v. 321, n. 1, p. G11-G17, 2021.

STURGEON, C.; FASANO, A. Zonulin, a regulator of epithelial and endothelial barrier functions, and its involvement in chronic inflammatory diseases. **Tissue Barriers**, v. 4, n. 4, p. e1251384, 2016.

TIFFANY, C. R.; BÄUMLER, A. J. Dysbiosis: from fiction to function. **American Journal of Physiology. Gastrointestinal and Liver Physiology**, v. 317, n. 5, p. G602-G608, 2019.

VANDEPUTTE, D. *et al.* Stool consistency is strongly associated with gut microbiota richness and composition, enterotypes and bacterial growth rates. **Gut**, v. 65, n. 1, p. 57-62, 2016.

VON MARTELS, J. Z. H. *et al.* Assessing intestinal permeability in Crohn's disease patients using orally administered 52Cr-EDTA. **PLOS ONE**, v. 14, n. 2, p. e0211973, 2019.

WANG, J. *et al.* A metagenome-wide association study of gut microbiota in type 2 diabetes. **Nature**, v. 490, p. 55-60, 2012.

WANG, L. *et al.* Methods to determine intestinal permeability and bacterial translocation during liver disease. **Journal of Immunological Methods**, v. 421, p. 44-53, 2015.

YU, S. *et al.* Leaky gut in IBD: intestinal barrier-gut microbiota interaction. **Journal of Microbiology and Biotechnology**, v. 32, n. 7, p. 825-834, 2022.

YUAN, J. H. *et al.* Impaired intestinal barrier function in type 2 diabetic patients measured by serum LPS, zonulin, and IFABP. **Journal of Diabetes Complications**, v. 35, n. 2, p. 107766, 2021.

8 Eixo Microbiota Intestinal-Intestino e as Doenças Intestinais

Ana Carolina Franco de Moraes
Ilanna Marques Gomes da Rocha

Objetivos

- Discutir as evidências sobre a importância da microbiota intestinal e dos hábitos alimentares na patogênese das doenças inflamatórias intestinais e da síndrome do intestino irritável
- Explorar o papel das estratégias terapêuticas, incluindo dieta, no tratamento das doenças inflamatórias intestinais e da síndrome do intestino irritável.

Destaques

- Pacientes com doenças inflamatórias intestinais (DII) apresentam mudanças no perfil da microbiota intestinal (MI) quando comparados a indivíduos saudáveis
- Desequilíbrios da MI e disfunções da barreira intestinal nas DII são associados à inflamação intestinal e podem contribuir para atividade e pior prognóstico das doenças
- Compreender as alterações na MI em pacientes com DII pode auxiliar na personalização de estratégias terapêuticas voltadas para a manutenção de remissão da doença
- Em comparação com controles saudáveis, os pacientes com síndrome do intestino irritável (SII) exibem uma redução nas bactérias comensais benéficas do intestino. Permanece indefinido se os distúrbios na composição bacteriana intestinal podem ocorrer antes ou depois do início da SII
- A dieta *low-FODMAP* pode ser considerada uma abordagem terapêutica dietética de primeira linha para os indivíduos com SII.

Introdução

A composição da MI parece influenciar, pelo menos em parte, a saúde do hospedeiro, por afetar a regulação do sistema imunológico, a manutenção da homeostase da barreira intestinal e a inflamação sistêmica de baixo grau (ISBG), provocando efeitos intestinais e extraintestinais (Ahlawat; Asha; Sharma, 2021). No entanto, a maioria das evidências têm demonstrado associações entre as alterações da composição da MI e diversos grupos de doenças, e não relação de causalidade (Wilkins; Monga; Miller, 2019; Quigley; Gajula, 2020).

Este capítulo destaca o papel da MI na patogênese, na apresentação clínica e no prognóstico de doenças intestinais, incluindo DII e SII.

Doenças inflamatórias intestinais

As DII são condições crônicas do trato gastrointestinal (TGI), de etiologia ainda não totalmente esclarecida, que incluem dois subtipos principais: retocolite ulcerativa (RCU) e doença de Crohn (DC) com características de episódios recorrentes de inflamação intestinal e extraintestinal (Franzosa *et al.*, 2019; Furey; Sethupathy;

Sheikh, 2019). Ambas com significativa morbidade, mortalidade, comprometimento da qualidade de vida e custos.

A RCU e DC apresentam ampla variedade de manifestações clínicas, dependentes da localização da doença, progressão e gravidade da inflamação. A RCU é caracterizada por inflamação não transmural, limitada à mucosa do reto até o cólon proximal, enquanto a DC é identificada por inflamação transmural, segmentar e assimétrica, que pode afetar todas as porções do TGI. Embora, seja mais comumente observada no íleo e no cólon (Furey; Sethupathy; Sheikh 2019; Torres, 2017; Ungaro et al., 2017).

A ocorrência e o desenvolvimento dessas doenças são influenciados pela suscetibilidade genética, por fatores imunológicos e pela MI (Schaubeck et al., 2016). Ademais, também exercem influência os fatores ambientais, como o estilo de vida, o estresse, o sono, o uso de antibióticos, a higiene, o tabagismo e, por fim, os hábitos alimentares (Gomaa, 2020), destacando-se o aumento do consumo de alimentos ultraprocessados, açúcares e gorduras (Ghouri; Tahan; Shen, 2020).

Dados epidemiológicos mostraram que mais de seis milhões de pessoas no mundo são afetadas pelas DII, com incidência crescente na população ocidental (Nishida et al., 2018), incluindo a brasileira (Ghouri; Tahan; Shen, 2020).

Recentemente, o papel da MI no desenvolvimento, na progressão e no tratamento da DII tem despertado considerável interesse e investigação. Estudos em seres humanos demonstraram diferenças na composição da MI entre pacientes com DII e indivíduos saudáveis (Glassner; Abraham; Quigley, 2020; Oligschlaeger et al., 2019) e ainda dentro dos subgrupos DC e RCU (Cekin, 2017; Kriss et al., 2018; Ylmaz, 2018).

Composição da microbiota intestinal nas doenças inflamatórias intestinais

Disfunções na barreira intestinal e aumento da permeabilidade intestinal, mediados por alterações na MI e seus metabólitos, também são características das DII. A barreira intestinal é composta por barreiras mecânicas, químicas, imunológicas e microbianas, em que a MI e o muco secretado pelas células caliciformes desempenham papéis vitais (Lee; Chang, 2021). Nesse sentido, estudos têm demonstrado que desequilíbrios na MI associados a DII comprometem a permeabilidade paracelular fisiológica, via respostas imunológicas e destruição das proteínas das junções apertadas, causando danos à barreira (Chelakkot; Ghim; Ryu, 2018; Coyne; Comstock, 2019; Roy et al., 2017).

A disfunção da barreira epitelial intestinal, por sua vez, favorece a translocação de toxinas e metabólitos, desencadeando respostas imunológicas exacerbadas e inflamação de mucosa (Schoultz; Keita, 2019). Isso resulta em um círculo vicioso de exposição antigênica e danos à mucosa, contribuindo para a progressão da doença (Zuo; Ng, 2018).

A MI de pacientes com DII, especialmente na fase ativa de doença, tem sido amplamente estudada nos últimos anos. As alterações mais significativas na MI dessa população incluem a redução da riqueza e da diversidade microbiana, bem como a redução das abundâncias de Bacteroidetes e Firmicutes, filos reconhecidamente mais prevalentes na MI de indivíduos saudáveis, e enriquecimento do filo Proteobacteria, considerado pró-inflamatório (Glassner; Abraham; Quigley, 2020; Quiu et al., 2022).

Em um ambiente intestinal saudável, as células epiteliais consomem todo o oxigênio disponível no lúmen por meio da beta-oxidação, criando um ambiente anaeróbio. No entanto, durante a inflamação intestinal, a capacidade de beta-oxidação pelas mitocôndrias das células do cólon é reduzida, levando a um aumento na disponibilidade de oxigênio e nitrato, o que favorece o crescimento do filo Proteobacteria (Hughes et al., 2017; Rivera-Chávez; López; Bäumler, 2017; Rizzatti et al., 2017; Vester-Andersen, 2019; Winter et al., 2013). Nesse ambiente desfavorável, espécies como *Escherichia coli* podem aderir à mucosa colônica, de modo a causar alterações na permeabilidade intestinal e promover mais inflamação. Devido à sua associação direta com a inflamação, o filo Proteobacteria é considerado um marcador potencial para a atividade da doença e está fortemente relacionado com o prognóstico dos pacientes (Zuo; Ng, 2018).

Distorções em famílias e gêneros na MI de pacientes com DII incluem redução das famílias *Lachnospiraceae*, *Christensenellaceae* e *Coriobacteriaceae*, bem como aumento dos gêneros pró-inflamatórios *Megasphaera*, *Fusobacterium*, *Veillonella* e *Escherichia*, e redução de gêneros benéficos *Akkermansia*, *Roseburia* e *Faecalibacterium* (Forbes *et al.*, 2018; Pittayanon, 2020; Zuo; Ng, 2018).

Quanto aos desequilíbrios em espécies bacterianas, em comparação com indivíduos saudáveis, observam-se reduções significativas na abundância de *Akkermansia muciniphila* e espécies produtoras de ácidos graxos de cadeia curta (AGCCs), como *Bifidobacterium longum* – reduzido em RCU – e *Eubacterium rectale*, *Faecalibacterium prausnitzii*, *Roseburia intestinalis* – reduzidas em DC e RCU. Por outro lado, há aumento na abundância relativa de espécies pró-inflamatórias, como *Bacteroides fragilis*, *Fusobacterium nucleatum*, *Escherichia coli*, *Ruminococcus torques* e *Ruminococcus gnavus* (Henke *et al.*, 2019; Machiels *et al.*, 2014; Palmela *et al.*, 2018; Vich Vila *et al.*, 2018).

Na composição da MI de pacientes com DII é importante ressaltar que há diferenças entre os subtipos DC e RCU, com *Fusobacterium* e *Escherichia* abundantes em pacientes com DC, e *Collinsella* encontrada em RCU, mas reduzida em DC (Pascal *et al.*, 2017).

A redução da abundância de *F. prausnitzii* é particularmente preocupante em DII, uma vez que essa espécie está associada à saúde intestinal por sua capacidade de produção de AGCCs, especialmente butirato. Essa diminuição é observada tanto na DC quanto na RCU e tem sua abundância associada à manutenção da remissão clínica (Zuo; Ng, 2018). Adicionalmente, a presença de *Roseburia faecis*, *R. intestinalis* e *Roseburia hominis* tem correlação inversa com a gravidade da doença (Machiels *et al.*, 2014).

O resumo das alterações na composição da MI de pacientes com DC e RCU, quando comparados com a de indivíduos saudáveis, é demonstrado na Figura 8.1.

Além de alterações na composição da MI, também se observam mudanças na função microbiana, produção de metabólito e integridade da barreira intestinal em pacientes com DII (Deleu *et al.*, 2021). Nesse campo, um dos principais desequilíbrios observados é a redução na produção de AGCCs, acetato, propionato e butirato, além de ácidos biliares e triptofano (Quiu *et al.*, 2022).

Fonte de energia para os colonócitos e fundamentais na manutenção da barreira intestinal, os AGCCs também desempenham papel na regulação da imunidade da mucosa, incluindo o desenvolvimento de células B e a diferenciação e a expansão de células T reguladoras (Treg), bem como controle da inflamação local (Gonçalves; Araujo; Di Santo, 2018). A redução dos níveis de AGCCs afeta negativamente a diferenciação e a expansão das células Treg, bem como o crescimento das células epiteliais, contribuindo para a perda da homeostase intestinal. Em pacientes com DII, essa redução está relacionada com menor quantidade de *F. prausnitzii* e *Roseburia* spp. Logo, baixos níveis de AGCCs são preditivos de recidiva da doença, especialmente em pacientes com DC (Sitkin; Pokrotnieks, 2019). Por outro lado, níveis adequados dessas espécies bacterianas reduzem a inflamação intestinal, aumentando a secreção de interleucina (IL)-10 e reduzindo a secreção de IL-12 e interferon-gama (IFN-γ) (Shaw; Blanchard; Bernstein, 2011). Além disso, desequilíbrios no metabolismo do triptofano também estão associados à gravidade da doença em pacientes com DII (Nikolaus *et al.*, 2017).

Como perspectivas de estudo na área de composição e função microbiana, destaca-se a investigação de familiares de pacientes com DII, pois eles apresentam alterações semelhantes no espectro metabólico, o que pode ajudar na identificação de indivíduos de alto risco antes do surgimento de sintomas clínicos. Além disso, a avaliação combinada de marcadores da MI e metabolômica pode fornecer novos biomarcadores para prever a progressão e auxiliar no diagnóstico e tratamento (Lavelle; Sokol, 2018).

Com base nos desequilíbrios da MI e na disfunção de barreira intestinal em pacientes com DII e no impacto dessas condições no curso da

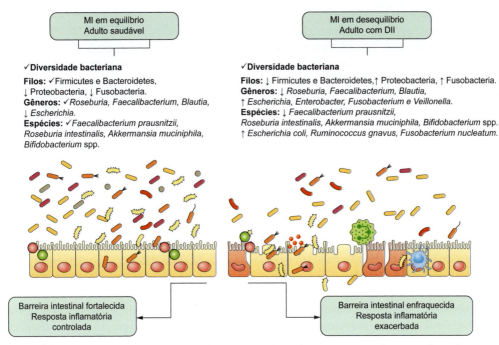

Figura 8.1 Resumo das alterações na microbiota intestinal (MI) de pacientes com doenças inflamatórias intestinais (DII), em comparação com a composição da MI de pacientes saudáveis. (Adaptada de Rocha, 2023.)

doença e resposta às metas terapêuticas, é crescente o interesse nas abordagens de tratamento direcionadas à microbiota nessa população, com abordagens que envolvam desde mudanças dietéticas até a utilização de nutracêuticos, prebióticos, probióticos, antibióticos e, em ambiente altamente desequilibrados, o transplante de microbiota fecal (TMF).

Tratamentos direcionados às doenças inflamatórias intestinais

Tratamentos destinados à MI têm recebido crescente atenção nas DII nos últimos anos. Nessa área, a dieta tem papel fundamental na patogenia, no tratamento e no prognóstico das doenças (Khalili et al., 2018; Mirmiran et al., 2019). Os efeitos da dieta nas DII ocorrem por mecanismos que envolvem alterações na composição da MI, funções metabólicas e imunológicas, fortalecimento da barreira da mucosa intestinal e modulação da resposta imune (Lewis; Abreu, 2017).

Uma das intervenções dietéticas mais estudadas para a melhora dos sintomas da DII e indução de remissão é a nutrição enteral exclusiva (NEE). Os benefícios dessa estratégia, especialmente na população pediátrica com DC, estão atribuídos a modificações na composição da MI e redução da inflamação intestinal via enriquecimento de grupos bacterianos benéficos e redução da presença de patógenos (Levine; Boneh; Wine, 2018; Pigneur et al., 2019).

O uso de prebióticos e probióticos na modulação da composição e da função microbiana, bem como na redução da inflamação nos indivíduos com DII (Levine; Boneh; Wine, 2018; Pigneur et al., 2019), tem sido indicado em alguns casos, apesar da variabilidade dos efeitos observados entre os estudos. Com base na ampla literatura científica na área, a American Gastroenterological Association (Su et al., 2020) e a European Society for Clinical Nutrition and Metabolism (Bischoff et al., 2023) apoiam o uso de probióticos na RCU durante a remissão clínica.

Para essa indicação, o probiótico mais estudado até o momento é o VSL3# – composição de alta dose das seguintes cepas: *Bifidobacterium longum* DSM 24736, *Bifidobacterium breve* DSM 24731, *Lactobacillus paracasei* DSM 24733, *Lactobacillus plantarum* DSM 24730, *Lactobacillus acidophilus* DSM24735, *Lactobacillus delbrueckii* subsp. *bulgaricus* DSM 24734 e *Streptococcus salivarius* subsp. *thermophilus* DSM 24731. Essa combinação apresentou benefícios na indução da remissão da RCU e teve eficácia similar à medicação à base de ácido 5-aminossalicílico na prevenção de exacerbações dessa condição (Derwa; Gracie; Hamlin, 2017).

O uso de probióticos na DC, bem como de fibras prebióticas e TMF, ainda não é respaldado por essas diretrizes, em função da heterogeneidade dos estudos apresentados até o momento, mas há perspectiva de que, à medida que pesquisas mais robustas e homogêneas sejam publicadas, próximas diretrizes os recomendem.

Síndrome do intestino irritável

Nos últimos anos, as relações entre a comunicação complexa e bidirecional do sistema nervoso central com o TGI, chamada "eixo intestino-cérebro", têm sido exploradas. Essa conexão é considerada essencial para regulação da motilidade, função imunológica, síntese e regulação de neurotransmissores e modulação das vias sensoriais nociceptivas implicadas na dor visceral (Sperber, 2021; Shaikh *et al.*, 2023). O Capítulo 13, *Eixo Microbiota Intestinal e Cérebro*, versa sobre essa relação em profundidade.

O desequilíbrio bacteriano intestinal, representado por alterações na composição da MI associadas ao comprometimento da barreira intestinal, predispõe à ativação do sistema imunológico ao estimular a liberação de mediadores inflamatórios na circulação que geram ISBG. Além disso, a ISBG pode atingir o cérebro e resultar em mudanças comportamentais. Por outro lado, estímulos centrais, como o estresse, podem afetar a resposta imunológica na mucosa, a microbiota e a função da barreira intestinal. Desse modo, reconhece-se a natureza bidirecional nas relações entre intestino/microbiota e cérebro que podem resultar em disfunção intestinal (Harper; Naghibi; Garcha, 2018).

Os distúrbios gastrointestinais funcionais (DGIF), incluindo constipação intestinal funcional, diarreia funcional, *bloating* funcional, dispepsia funcional e SII, são considerados desordens da interação entre intestino e cérebro (Canakis; Haroon; Weber, 2020) que não podem ser atribuídos a uma anormalidade estrutural ou metabólica específica (Shaikh *et al.*, 2023), mas que se relacionam principalmente com alteração de motilidade, alteração da função mucosa e imunológica, desequilíbrio bacteriano intestinal, alteração do processamento do sistema nervoso central e hipersensibilidade visceral (Sperber, 2021). A hipersensibilidade visceral é um dos sintomas mais associados aos transtornos da interação intestino-cérebro (Harper; Naghibi; Garcha, 2018) e é caracterizada pela sensação de dor aumentada em resposta a estímulos fisiológicos normais, assim como a distensões e contrações gastrointestinais (Farzaei *et al.*, 2016).

A SII tem fisiopatologia multifatorial, visto que, dentre os motivos sugeridos para o desenvolvimento da doença, estão reações inflamatórias, história de infecções na infância, hipersensibilidade visceral, dismotilidade gastrointestinal, alterações da MI, gatilhos emocionais e psicológicos, aumento da permeabilidade intestinal e intolerância alimentar, bem como variações genéticas (Farzaei *et al.*, 2016). Há evidências de que a ISBG e a disfunção imunológica tenham papel central na SII (Shaikh *et al.*, 2023). Os pacientes com SII parecem ter expressão aumentada de receptores intestinais do tipo *Toll* (TLRs) – importantes mediadores da resposta imunológica –, especialmente do TLR4, que está implicado no reconhecimento do lipopolissacarídeo (LPS) (Pimentel; Lembo, 2020). Além disso, estima-se que 10% dos casos de SII sejam pós-infecciosos no contexto de uma doença gastrointestinal recente, que frequentemente leva à inflamação sistêmica e das mucosas intestinais (Sperber, 2021).

Embora o fenótipo da SII seja heterogêneo, os sintomas comuns incluem padrão evacuatório diarreico e/ou constipação intestinal, distensão abdominal e *bloating*, com dor abdominal necessariamente presente. Considerando que esses sintomas não são exclusivos da SII, bem como o fato de poderem acometer eventualmente qualquer indivíduo, é importante avaliar se são crônicos e recorrentes para que o diagnóstico da SII seja confirmado (Harper; Naghibi; Garcha, 2018).

Na ausência de um teste diagnóstico padrão-ouro ou biomarcador para a SII, e a fim de padronizar o diagnóstico e minimizar investigações desnecessárias, em 2016, foi desenvolvido por um consenso de especialistas da área, critérios diagnósticos com base em sintomas (Oka *et al.*, 2020):

os critérios de Roma IV. Eles incluem dor abdominal recorrente (pelo menos 1 vez/dia durante a semana, nos últimos 3 meses) associada a dois ou mais dos seguintes fatores: relacionada com defecação, associada a uma mudança na frequência de evacuação e/ou na mudança da aparência das fezes. Além do mais, o início dos sintomas deve ser de pelo menos 6 meses antes do diagnóstico (Drossman, 2016; Harper; Naghibi; Garcha, 2018).

A SII é ainda categorizada pelo hábito intestinal predominante, com base na forma das fezes do dia com pelo menos uma evacuação anormal, segundo a escala de Bristol (Figura 8.2). Essa escala apresenta ilustrativamente sete tipos de formatos e texturas das fezes, que servem para

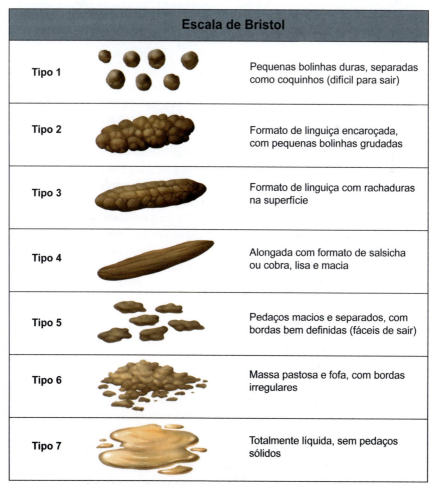

Figura 8.2 Escala de Bristol. (Adaptada de Lewis e Heaton, 1997.)

indicar o funcionamento intestinal (quanto menor o número, mais firmes e separadas são as fezes), de modo que ter mais de 25% dos movimentos intestinais classificados como Bristol 1 e 2 identificaria SII com constipação intestinal (SII-C); mais de 25% das fezes do tipo 6 e 7 seria SII com diarreia (SII-D) e mais de 25% das fezes com tipos 1 e 2 ou 6 e 7 seria SII do tipo misto (SII-M). A minoria dos casos representa o subtipo não classificado, em que não há predominância do tipo de fezes percebida pelo indivíduo. Esses subtipos de SII só podem ser estabelecidos, com confiança, na ausência do uso de medicamentos comuns no tratamento das anormalidades do hábito intestinal (Drossman, 2016).

A SII está associada a uma redução acentuada na qualidade de vida com baixa produtividade e aumento do absentismo no trabalho (Farzaei et al., 2016), devido não somente aos sintomas intestinais, mas também aos extraintestinais, que cursam principalmente com dor e/ou fadiga crônica e comorbidades psicológicas, incluindo ansiedade, depressão e ideação suicida. Tais condições geram aumento dos custos médicos e de gastos medicamentosos (Shaikh et al., 2023; Oka et al., 2020). Portanto, estimar a prevalência global da SII é importante para entender sua distribuição e seu impacto.

Apesar da heterogeneidade metodológica, estima-se que a SII seja o DGIF mais comum, com prevalência de variabilidade geográfica grande. Os EUA (10 a 25%), a América do Sul (17 a 21%) e o Reino Unido (10 a 20%) apresentam as maiores taxas (Harper; Naghibi; Garcha, 2018; Mayer; Ryu; Bhatt, 2023; Shaikh et al., 2023). Interessantemente, a prevalência de SII é maior nas mulheres em comparação aos homens (12,0 e 8,6% respectivamente; *odds ratio* 1,46) (Oka et al., 2020).

Composição da microbiota intestinal na síndrome do intestino irritável

Pesquisadores têm sugerido que a MI está implicada no desenvolvimento da SII (Casén et al., 2015; Chong et al., 2019; Rajilić-Stojanović et al., 2015; Salem et al., 2018). A redução da diversidade bacteriana e o aumento do desequilíbrio da MI são achados comuns, assim como alterações nas abundâncias dos filos Actinobacteria, Verrucomicrobia, Firmicutes, Bacteroidetes e Proteobacteria (Altomare et al., 2021; Casén et al., 2015; Duan et al., 2019). Ademais, espera-se encontrar menor população de gêneros bacterianos reconhecidamente anti-inflamatórios, assim como *Faecalibacterium* e *Bifidobacterium* (Rajilić-Stojanović et al., 2015; Salem et al., 2018), e aumento de *Enterobacterium*, que se relaciona com endotoxemia metabólica (Altomare et al., 2021).

As diferenças na composição microbiana segundo os subtipos de SII parecem se associar às manifestações clínicas. Na SII-D, há menor abundância de gênero *Dorea* e classe Clostridia do que na composição dos indivíduos saudáveis. Essas bactérias se associam a diarreia, dor abdominal, flatulência e maior permeabilidade intestinal (Altomare et al., 2021). Os indivíduos com SII-C tendem a apresentar diminuição de *Prevotella*, que, por sua vez, associa-se ao consumo de fibras (Chong et al., 2019). Adicionalmente, evidências crescentes indicam o envolvimento de arquea, especialmente *Methanobrevibacter smithii*, na patogênese da SII-C. Esse microrganismo está diretamente associado ao aumento da produção do gás metano, que se relaciona à diminuição da motilidade intestinal, ao aumento da flatulência e da distensão abdominal (Chong et al., 2019). Apesar dessas constatações, a exata composição da composição microbiana nesses indivíduos permanece incerta (Shaikh et al., 2023).

Tratamentos direcionados à síndrome do intestino irritável

Embora existam tratamentos para a SII com eficácia comprovada, nenhum deles é curativo, e seu custo-efetividade permanece incerto (Oka et al., 2020). Ajustes nos hábitos alimentares e no estilo de vida parecem ter ótima resposta, especialmente na melhora da qualidade do sono, no manejo do estresse, no aumento da frequência de exercícios físicos e na adequação da dieta (Chong et al., 2019).

A dieta é reconhecida como fator fundamental na patogênese da SII. Frequentemente, os pacientes relatam identificar refeições ou alimentos específicos como um importante gatilho para seus sintomas gastrointestinais (Shaikh et al., 2023). Ainda que, até o momento, não haja consenso acerca da dieta ideal para indivíduos com SII, uma das indicações terapêuticas de maior relevância refere-se à dieta com baixo teor de FODMAPs (do inglês *fermentable oligo-, di-, mono-saccharides and polyols*), que limita a ingestão de frutanos, galactoligossacarídeos (GOS), lactose, sorbitol, manitol e excesso de frutose (Halmos et al., 2015; Varney et al., 2017). Diversas categorias de alimentos apresentam maior teor desses FODMAPs, incluindo frutas e vegetais, grãos, cereais, leguminosas, castanhas e sementes, produtos lácteos e algumas bebidas e condimentos (Varney et al., 2017).

O Departamento de Gastroenterologia da Universidade de Monash, na Austrália, tem realizado um extenso trabalho há mais de 10 anos a fim de desenvolver e explicitar todos os detalhes da dieta com baixo teor de FODMAP – a *"low-FODMAP diet"*. Para esse fim, dados extensivos da composição de FODMAPs de cada alimento e o estabelecimento de valores de corte para a classificação foram realizados (Varney et al., 2017).

A Figura 8.3 resume o racional para a criação da dieta a partir do mecanismo de ação dos FODMAPs. Alguns carboidratos (p. ex., polióis, frutose, galactose, frutanos, glicose, lactose) podem ser pouco absorvidos no intestino delgado, levando ao aumento da absorção de água e à produção de gases, como hidrogênio e metano, via fermentação no cólon, que pode contribuir para vários dos sintomas associados à SII, incluindo dor abdominal e distensão abdominal. Os efeitos osmóticos da ingestão de FODMAPs também podem levar à distensão abdominal e à alteração da motilidade intestinal (Shaikh et al., 2023; Werlang; Palmer; Lacy, 2019). Mecanismos alternativos pelos quais a ingestão de FODMAPs poderia causar sintomas estão relacionados com o aumento da secreção intestinal de serotonina e da ativação mastocitária. Esses fatores poderiam contribuir para uma alteração prejudicial na secreção, na sensibilidade e na motilidade intestinal, causando ou agravando os sintomas da SII (Werlang; Palmer; Lacy, 2019).

Os efeitos dos carboidratos fermentáveis são individuais e dose-dependentes. Por esse motivo, a dieta *low-FODMAP* sugere três fases usando uma abordagem escalonada, sendo a primeira delas com variação de 2 a 6 semanas e restrição inicial da maioria dos alimentos/produtos ricos em FODMAPs. A segunda fase, com duração aproximada de 6 semanas, busca identificar os subgrupos de FODMAPs que funcionam como gatilhos para cada indivíduo. A reintrodução de cada um deles, acontece de maneira progressiva, com avaliação de sintomas. Por fim, a terceira fase é chamada "manutenção". O objetivo é que o paciente reintroduza à dieta os alimentos ricos em FODMAPs conforme as sensibilidades individuais identificadas na fase anterior, buscando um bom controle dos sintomas (Halmos et al., 2015; Tuck; Barrett, 2017; Makharia et al., 2022).

Uma metanálise recente, que incluiu 10 estudos e envolveu 511 participantes, identificou que 60% dos pacientes com SII no grupo dieta *low-FODMAP* – especialmente para aqueles com SII-D – experimentaram alívio significativo dos sintomas, bem como melhora na frequência das fezes (Wang et al., 2021). Devido às próprias características da dieta *low-FODMAP* – que inclui a redução da ingestão de fibras e prebióticos –, a constipação intestinal em pacientes com SII-C costuma não ser resolvida; inclusive, tende a piorar (Wang et al., 2021; Kasti et al., 2022). Além do mais, estudos sugerem que a dieta *low-FODMAP* pode alterar a MI de maneira potencialmente negativa, com redução da abundância de bactérias produtoras de butirato, assim como *Bifidobacterium, A. muciniphila* e *Clostridium* cluster IV (Halmos et al., 2015; Vandeputte; Joossens, 2020; Gibson; Halmos; Muir, 2020).

Tais achados reforçam a importância de a dieta ser indicada com o objetivo bem definido de identificação da sensibilidade individual, não devendo haver restrição total e prolongada dos alimentos ricos em FODMAPs. Além disso,

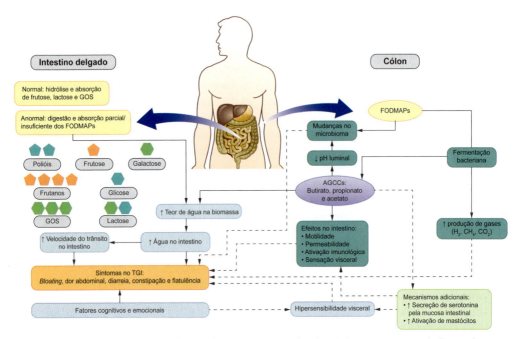

Figura 8.3 Mecanismos de ação relacionados com ingestão de FODMAPs e sintomas na síndrome do intestino irritável (SII). AGCCs: ácidos graxos de cadeia curta; FODMAP: oligossacarídeo, dissacarídeo, monossacarídeo e polióis fermentáveis; GOS: galactoligossacarídeos; TGI: trato gastrointestinal; H_2: hidrogênio; CH_4: metano; CO_2: dióxido de carbono. (Adaptada de Werlang; Palmer; Lacy, 2019.)

recomenda-se que seja conduzida por nutricionistas capacitados, a fim de se reduzirem os efeitos adversos das restrições alimentares esperadas (Halmos et al., 2015; Harper; Naghibi, Garcha, 2018; Wang et al., 2021; Lacy et al., 2021).

Considerando as dificuldades associadas à adesão a uma dieta *low-FODMAP*, outras estratégias dietéticas podem ser avaliadas, mas os efeitos placebo e, até mesmo, nocebo devem ser ponderados. Um exemplo clássico refere-se ao consumo de glúten. Isso porque há coexistência de glúten e FODMAPs, principalmente frutanos, em alguns grãos e alimentos ricos em cereais. Por essa razão, a maioria dos alimentos sem glúten terá baixo teor de FODMAPs. Esse padrão poderia explicar o benefício sintomático que alguns indivíduos reportam em uma dieta livre de glúten (Varney et al., 2017). Além disso, possíveis mecanismos fisiológicos da intolerância alimentar percebida pelo paciente incluem resposta sensorial e motora exagerada e/ou absorção incompleta, o que pode levar a sintomas em um indivíduo mais suscetível. A alta ingestão de gordura, por exemplo, está associada a uma resposta motora colônica exagerada e ao aumento da sensibilidade visceral em pacientes com SII (Rajilić-Stojanović et al., 2015). Desafios adicionais referem-se ao cuidado direcionado a pacientes com múltiplas restrições alimentares, como no caso de vegetarianos ou indivíduos com alergias que estejam simultaneamente seguindo a dieta *low-FODMAP*. Nesse caso, garantir a adequação nutricional é essencial.

A fibra alimentar é frequentemente recomendada para melhorar os sintomas dos pacientes com SII, particularmente quando a constipação intestinal é predominante. Embora a base de evidências seja aparentemente fraca, a fibra do tipo solúvel pouco fermentativa, como *psyllium*, goma acácia e goma guar, é a mais indicada, devido à capacidade de melhorar a viscosidade e a frequência das fezes sem implicar aumento de sintomas (Lacy et al., 2021; Makharia et al., 2022). Em virtude das alterações esperadas na composição da MI, pesquisadores têm sugerido que prebióticos e probióticos teriam papel importante no tratamento da SII (Chong *et al.*, 2019; Shaikh *et al.*, 2023).

Os prebióticos podem alterar a MI, pois fornecem substratos metabolizáveis para o crescimento de bactérias específicas que promovem benefício à saúde do hospedeiro. Muitos carboidratos de ação prebiótica são ricos em FODMAPs, assim como frutoligossacarídeos (FOS), GOS, xiloligossacarídeos (XOS), polióis e até mesmo frutose. Exemplos de alimentos que contêm esses carboidratos prebióticos são alho, cebola, banana, trigo e leguminosas (Chong *et al.*, 2019; Gibson; Halmos; Muir, 2020).

Uma revisão sistemática e metanálise de 11 ensaios clínicos randomizados e controlados por placebo foi conduzida por Wilson *et al.* para avaliar o efeito dos prebióticos nos sintomas gastrointestinais, na qualidade de vida e na MI em pacientes adultos com SII e outros distúrbios funcionais intestinais. O estudo concluiu que os pacientes que receberam prebióticos não experimentaram diferenças na gravidade da dor abdominal, na distensão abdominal, na flatulência e na qualidade de vida em comparação com o grupo placebo. A flatulência melhorou com prebióticos do tipo frutano não inulina (incluindo goma guar) e piorou com os frutanos do tipo inulina. Os prebióticos não afetaram significativamente os escores de ansiedade ou depressão (Wilson *et al.*, 2019).

Apesar das evidências em estudos clínicos de que os probióticos teriam efeitos benéficos no manejo dos sintomas em pacientes com SII, há uma variabilidade considerável nesses achados. A metanálise mais recente sobre essa questão reforça a hipótese de que combinações de probióticos não são necessariamente melhores do que cepas usadas individualmente para a melhora dos sintomas. No entanto, ela sugere que o *Bacillus coagulans* em uma combinação de probióticos possa ser alvo de pesquisa futura para tratar pacientes com SII (Zhang *et al.*, 2022). As dificuldades de extrapolação dos resultados encontrados com o uso de probióticos na SII recaem principalmente sobre a qualidade dos estudos disponíveis. Na sua maioria, são pesquisas pequenas, com indicação de uso de múltiplas cepas de probióticos e/ou combinações e com benefícios inconsistentes sobre os sintomas individuais. O consenso mais recente do American College of Gastroenterology não indica o uso de probióticos no tratamento da SII (Lacy *et al.*, 2021).

Em resumo, a heterogeneidade dos estudos sobre o uso de probióticos é significativa, e nenhuma conclusão pode ser tirada sobre quais espécies ou cepas individuais são mais recomendadas. Em relação ao prebióticos, os estudos são limitados e insuficientes para inferir conclusões, mas os benefícios do consumo de fibras alimentares solúveis não fermentativas são observados (Rajilić-Stojanović *et al.*, 2015; Wilson *et al.*, 2019). Há evidências de que a dieta *low-FODMAP* melhore os sintomas na SII. No entanto, mais pesquisas são necessárias para esclarecer a eficácia, a adesão e possíveis malefícios da restrição alimentar a curto e longo prazos. Além disso, a complexidade dessa dieta, combinada com o risco potencial para deficiências nutricionais, requer o acompanhamento de nutricionista devidamente treinado (Pimentel *et al.*, 2021).

Considerações finais

Este capítulo destaca as estreitas relações entre MI, DII e distúrbios funcionais. Nas DII, fica evidente que ocorrem alterações na composição e na função da MI, com diferenças significativas entre indivíduos saudáveis e aqueles com os diferentes subtipos (RCU e DC) e fases da doença. Essas alterações têm papel crucial na patogênese e na progressão de doença, influenciando diretamente no curso do tratamento.

Ainda existem lacunas no conhecimento em relação ao estado de desequilíbrio da MI dos pacientes com SII e dos mecanismos fisiopatológicos pelos quais terapias-alvo poderiam mitigar esses desequilíbrios. Estudos adicionais, incluindo ensaios controlados em larga escala, são necessários para melhorar a compreensão dessa área de estudo. Compreender as alterações na MI, nas DII e na SII e suas interações com metabolômica, barreira intestinal e sistema imunológico intestinal é fundamental para o desenvolvimento de abordagens terapêuticas personalizadas de condições crônicas tão complexas.

Referências bibliográficas

AHLAWAT, S.; ASHA, K.; SHARMA, K. Gut-organ axis: a microbial outreach and networking. **Letters in Applied Microbiology**, v. 72, n. 6, p. 636-668, 2021.

ALTOMARE, A. *et al.* Diarrhea predominant-irritable bowel syndrome (IBS-D): Effects of different nutritional patterns on intestinal dysbiosis and symptoms. **Nutrients**, v. 13, n. 5, p. 1506, 2021.

BISCHOFF, S. C. *et al.* ESPEN guideline on clinical nutrition in inflammatory bowel disease. **Clinical Nutrition**, v. 42, n. 3, p. 352-379, 2023.

CANAKIS, A.; HAROON, M.; WEBER, H. C. Irritable bowel syndrome and gut microbiota. **Current Opinion in Endocrinology, Diabetes and Obesity**, v. 27, n. 1, p. 28-35, 2020.

CASÉN, C. *et al.* Deviations in human gut microbiota: A novel diagnostic test for determining dysbiosis in patients with IBS or IBD. **Alimentary Pharmacology & Therapeutics**, v. 42, n. 1, p. 71-83, 2015.

CEKIN, A. H. A microbial signature for Crohn's disease. **Turkish Journal of Gastroenterology**, v. 28, n. 3, p. 237-238, 2017.

CHELAKKOT, C.; GHIM, J.; RYU, S. H. Mechanisms regulating intestinal barrier integrity and its pathological implications. **Experimental & Molecular Medicine**, v. 50, n. 8, p. 1-9, 2018.

CHONG, P. P. *et al.* The microbiome and irritable bowel syndrome – a review on the pathophysiology, current research and future therapy. **Frontiers in Microbiology**, v. 10, p. 1136, 2019.

COYNE, M. J.; COMSTOCK, L. E. Type VI secretion systems and the gut microbiota. **Microbiology Spectrum**, v. 7, n. 2, 2019.

DELEU, S. *et al.* Short chain fatty acids and its producing organisms: an overlooked therapy for IBD? **EBioMedicine**, v. 66, p. 103293, 2021.

DERWA, Y. *et al.* Systematic review with meta-analysis: the efficacy of probiotics in inflammatory bowel disease. **Alimentary Pharmacology & Therapeutics**, v. 46, n. 4, p. 389-400, 2017.

DROSSMAN, D. A. Functional gastrointestinal disorders: history, pathophysiology, clinical features, and Rome IV. **Gastroenterology**, v. 150, n. 6, p. 1262-1279, 2016.

DUAN, R. *et al.* Alterations of gut microbiota in patients with irritable bowel syndrome based on 16 s rRNA-targeted sequencing: a systematic review. **Clinical and Translational Gastroenterology**, v. 10, n. 2, p. e00012, 2019.

FARZAEI, M. H. *et al.* The role of visceral hypersensitivity in irritable bowel syndrome: Pharmacological targets and novel treatments. **Journal of Neurogastroenterology and Motility**, v. 22, n. 4, p. 558-574, 2016.

FORBES, J. D. *et al.* A comparative study of the gut microbiota in immune-mediated inflammatory diseases-does a common dysbiosis exist? **Microbiome**, v. 6, n. 1, p. 221, 2018.

FRANZOSA, E. A. *et al.* Gut microbiome structure and metabolic activity in inflammatory bowel disease. **Nature Microbiology**, v. 4, n. 2, p. 293-305, 2019.

FUREY, T. S.; SETHUPATHY, P.; SHEIKH, S. Z. Redefining the IBDs using genome-scale molecular phenotyping. **Nature Reviews Gastroenterology & Hepatology**, v. 16, n. 5, p. 296-311, 2019.

GHOURI, Y. A.; TAHAN, V.; SHEN, B. Secondary causes of inflammatory bowel diseases. **World Journal of Gastroenterology**, v. 26, p. 3998-4017, 2020.

GIBSON, P. R.; HALMOS, E. P.; MUIR, J. G. Review article: FODMAPS, prebiotics and gut health-the FODMAP hypothesis revisited. **Alimentary Pharmacology Therapy**, v. 52, n. 2, p. 233-246, 2020.

GLASSNER, K. L.; ABRAHAM, B. P.; QUIGLEY, E. M. M. The microbiome and inflammatory bowel disease. **Journal of Allergy and Clinical Immunology**, v. 145, n. 1, p. 16-27, Jan 2020.

GOMAA, E. Z. Human gut microbiota/microbiome in health and diseases: a review. **Antonie Van Leeuwenhoek**, v. 113, n. 2019-2040, 2020.

GONÇALVES, P.; ARAUJO, J. R.; DI SANTO, J. P. A cross-talk between microbiota-derived short-chain fatty acids and the host mucosal immune system regulates intestinal homeostasis and inflammatory bowel disease. **Inflammation Bowel Disease**, v. 24, n. 3, p. 558-572, 2018.

HALMOS, E. P. *et al.* Diets that differ in their FODMAP content alter the colonic luminal microenvironment. **Gut**, v. 64, n. 1, p. 93-100, 2015.

HARPER, A.; NAGHIBI, M.; GARCHA, D. The role of bacteria, probiotics and diet in irritable bowel syndrome. **Foods**, v. 7, n. 2, p. 13, Jan 2018.

HENKE, M. T. *et al.* Ruminococcus gnavus, a member of the human gut microbiome associated with Crohn's disease, produces an inflammatory polysaccharide. **Proceedings of the National Academy of Sciences USA**, v. 116, n. 26, p. 12672-7, 2019.

HUGHES, E. R. *et al.* Microbial respiration and formate oxidation as metabolic signatures of inflammation-associated dysbiosis. **Cell Host Microbe**, v. 21, p. 208-219, 2017.

KASTI, A. et al. A combination of Mediterranean and low-FODMAP diets for managing IBS symptoms? Ask your gut! **Microorganisms**, v. 10, n. 4, p. 751, 2022.

KHALILI, H. et al. The role of diet in the etiopathogenesis of inflammatory bowel disease. **Nature Reviews Gastroenterology & Hepatology**, v. 15, n. 9, p. 525-535, 2018.

KRISS, M. et al. Low diversity gut microbiota dysbiosis: drivers, functional implications and recovery. **Current Opinion in Microbiology**, v. 44, p. 34-40, 2018.

LACY, B. E. et al. ACG Clinical guideline: management of irritable bowel syndrome. **American Journal of Gastroenterology**, v. 116, n. 1, p. 17-44, 2021.

LAVELLE, A.; SOKOL, H. Gut microbiota: beyond metagenomics, metatranscriptomics illuminates microbiome functionality in IBD. **Nature Reviews Gastroenterology & Hepatology**, v. 15, n. 4, p. 193-194, 2018.

LEE, M.; CHANG, E. B. Inflammatory bowel diseases (IBD) and the microbiome: searching the crime scene for clues. **Gastroenterology**, v. 160, n. 2, 524-537, 2021.

LEVINE, A., BONEH, R. S., WINE, E. Evolving role of diet in the pathogenesis and treatment of inflammatory bowel diseases. **Gut**, v. 67, n. 9, p. 1726-1738, 2018.

LEWIS, J. D.; ABREU, M. T. Diet as a trigger or therapy for inflammatory bowel diseases. **Gastroenterology**, v. 152, n. 2, p. 398-414, 2017.

LEWIS, S. J.; HEATON, K. W. Stool form scale as a useful guide to intestinal transit time. **Scandinavian Journal of Gastroenterology**, v. 32, n. 9, p. 920-924, 1997.

LLOYD-PRICE, J. et al. Multi-omics of the gut microbial ecosystem in inflammatory bowel diseases. **Nature**, v. 569, n. 7758, p. 655-662, 2019.

MACHIELS, K. et al. A decrease of the butyrate-producing species Roseburia hominis and Faecalibacterium prausnitzii defines dysbiosis in patients with ulcerative colitis. **Gut**, v. 63, p. 1275-1283, 2014.

MAKHARIA, G. et al. World Gastroenterology Organization global guidelines: diet and the gut. **Journal of Clinical Gastroenterology**, v. 56, n. 1, p. 1-15, Jan 2022.

MAYER, E. A.; RYU, H. J.; BHATT, R. R. The neurobiology of irritable bowel syndrome. **Molecular Psychiatry**, v. 28, n. 4, p. 1451-1465, Abr 2023.

MIRMIRAN, P. et al. Does the inflammatory potential of diet affect disease activity in patients with inflammatory bowel disease? **Nutrition Journal**, v. 18, n. 1, p. 65, 2019.

NIKOLAUS, S. et al. Increased tryptophan metabolism is associated with activity of inflammatory bowel diseases. **Gastroenterology**, v. 153, n. 6, p. 1504-1516, 2017.

NISHIDA, A. et al. Gut microbiota in the pathogenesis of inflammatory bowel disease. **Clinical Journal of Gastroenterology**, v. 11, p. 1-10, 2018.

OKA, P. et al. Global prevalence of irritable bowel syndrome according to Rome III or IV criteria: a systematic review and meta-analysis. **Lancet Gastroenterology and Hepatology**, v. 5, n. 10, p. 908-917, 2020.

OLIGSCHLAEGER, Y. et al. Inflammatory bowel disease: a stressed "gut/feeling". **Cells**, v. 8, n. 7, p. 659, 2019.

PALMELA, C. et al. Adherent-invasive Escherichia coli in inflammatory bowel disease. **Gut**, 67, n. 3, p. 574-87, 2018.

PASCAL, V. et al. A microbial signature for Crohn's disease. **Gut**, v. 66, n. 5, p. 813-822, 2017.

PIGNEUR, B. et al. Mucosal healing and bacterial composition in response to enteral nutrition vs steroid-based induction therapy: a randomised prospective clinical trial in children with Crohn's disease. **Journal of Crohn's Colitis**, v. 13, n. 7, p. 846-855, 2019.

PIMENTEL, M.; LEMBO, A. Microbiome and its role in irritable bowel syndrome. **Digestive Diseases and Sciences**, v. 65, n. 3, p. 829-839, 2020.

PITTAYANON, R. et al. Differences in gut microbiota in patients with vs without inflammatory bowel diseases: a systematic review. **Gastroenterology**, v. 158, n. 4, p. 930-946.e931, 2020.

QIU, P. et al. The gut microbiota in inflammatory bowel disease. **Frontiers in Cellular and Infection Microbiology**, n. 12, p. 733992, 2022.

QUIGLEY, E. M. M.; GAJULA, P. Recent advances in modulating the microbiome. **F1000Research**, v. 9, 2020.

RAJILIĆ-STOJANOVIĆ, M. et al. Intestinal microbiota and diet in IBS: causes, consequences, or epiphenomena? **American Journal of Gastroenterology**, v. 110, n. 2, p. 278-287, 2015.

RIVERA-CHÁVEZ, F.; LOPEZ, C. A.; BÄUMLER, A. J. Oxygen as a driver of gut dysbiosis. **Free Radical Biology and Medicine**, 105, p. 93-10, 2017.

RIZZATTI, G. et al. Proteobacteria: a common factor in human diseases. **Biomed Research International**, 9351507, 2017.

ROCHA, I. M. G. **Microbiota intestinal associada à inflamação e permeabilidade intestinal em pacientes com doenças inflamatórias intestinais em remissão clínica**. 174 f. Tese – Faculdade de Medicina da Universidade de São Paulo, 2023.

ROY, U. et al. Distinct microbial communities trigger colitis development upon intestinal barrier damage via innate or adaptive immune cells. **Cell Reports**, v. 21, n. 4, p. 994-1008, 2017.

RYMA, T. et al. Role of probiotics and their metabolites in inflammatory bowel diseases (IBDs). **Gastroenterology Insights**, v. 12, p. 56-66, 2021.

SALEM, A. E. et al. The gut microbiome and irritable bowel syndrome: state of art review. **Arab Journal of Gastroenterology**, v. 19, n. 3, p. 136-141, 2018.

SCHAUBECK, M. *et al.* Dysbiotic gut microbiota causes transmissible crohn's disease-like ileitis independent of failure in antimicrobial defence. **Gut**, v. 65, n. 2, p. 225-237, 2016.

SCHOULTZ, I.; KEITA, Å. V. Cellular and molecular therapeutic targets in inflammatory bowel disease-focusing on intestinal barrier function. **Cells**, v. 8, n. 2, p. 193, 2019.

SHAIKH, S. D. *et al.* Irritable bowel syndrome and the gut microbiome: a comprehensive review. **Journal of Clinical Medicine**, v. 12, n. 7, p. 2558, 2023.

SHAW, S. Y.; BLANCHARD, J. F.; BERNSTEIN, C. N. Association between the use of antibiotics and new diagnoses of Crohn's disease and ulcerative colitis. **American Journal of Gastroenterology**, v. 106, n. 12, p. 2133-42, 2011.

SITKIN, S.; POKROTNIEKS, J. Clinical potential of anti-inflammatory effects of faecalibacterium prausnitzii and butyrate in inflammatory bowel disease. **Inflammation Bowel Diseases**, v. 25, n. 4, p. 40-e41, 2019.

SPERBER, A. D. Epidemiology and burden of irritable bowel syndrome: an international perspective. **Gastroenterology Clinics of North America**, v. 50, n. 3, p. 489-503, 2021.

SU, G. L. *et al.* AGA Clinical practice guidelines on the role of probiotics in the management of gastrointestinal disorders. **Gastroenterology**, v. 159, n. 2, p. 697-705, 2020.

TORRES, J. Crohn's disease. **Lancet**, v. 389, n. 1741-1755, 2017.

TUCK, C.; BARRETT, J. Re-challenging FODMAPs: the low FODMAP diet phase two. **Journal of Gastroenterology & Hepatology**, v. 32, Supl 1, p. 11-15, 2017.

UNGARO, R. *et al.* Ulcerative colitis. **Lancet**, v. 389, p. 1756-1770, 2017.

VANDEPUTTE, D.; JOOSSENS, M. Effects of low and high FODMAP diets on human gastrointestinal microbiota composition in adults with intestinal diseases: A systematic review. **Microorganisms**, v. 8, n. 11, p. 1-15, 2020.

VARNEY, J. *et al.* FODMAPs: food composition, defining cutoff values and international application. **Journal of Gastroenterology & Hepatology**, v. 32, Supl. 1, p. 53-61, 2017.

VESTER-ANDERSEN, M. K. *et al.* Increased abundance of proteobacteria in aggressive Crohn's disease seven years after diagnosis. **Scientific Reports**, v. 9, p. 13473, 2019.

VICH VILA, A. *et al.* Gut microbiota composition and functional changes in inflammatory bowel disease and irritable bowel syndrome. **Science Translational Medicine**, v. 10, n. 472, 2018.

WANG, J. *et al.* A low-FODMAP diet improves the global symptoms and bowel habits of adult ibs patients: a systematic review and meta-analysis. **Frontiers in Nutrition**, v. 8, p. e683191, 2021.

WERLANG, M. E.; PALMER, W. C.; LACY, B. E. Irritable bowel syndrome and dietary interventions. **Gastroenterol Hepatology**, v. 15, n. 1, p. 16-26, 2019.

WILKINS, L. J.; MONGA, M.; MILLER, A. W. Defining dysbiosis for a cluster of chronic diseases. **Science Reports**, v. 9, p. 1-10, 2019.

WILSON, B. *et al.* Prebiotics in irritable bowel syndrome and other functional bowel disorders in adults: a systematic review and meta-analysis of randomized controlled trials. **American Journal of Clinical Nutrtition**, v. 109, n. 4, p. 1098-1111, 2019.

WINTER, S. E. *et al.* Host-derived nitrate boosts growth of E. coli in the inflamed gut. **Science**, v. 339, p. 708-711, 2013.

YILMAZ, B. *et al.* The presence of genetic risk variants within PTPN2 and PTPN22 is associated with intestinal microbiota alterations in Swiss IBD cohort patients. **PLOS ONE**, v. 13, n. 7, e0199664, 2018.

ZHANG, T. *et al.* Efficacy of probiotics for irritable bowel syndrome: a systematic review and network meta-analysis. **Frontiers in Cellular and Infection Microbiology**, v. 12, p. e859967, 2022.

ZUO, T.; NG, S. C. The gut microbiota in the pathogenesis and therapeutics of inflammatory bowel disease. **Frontiers in Microbiology**, v. 9, p. 2247, 2018.

9 Eixo Microbiota Intestinal e Sistema Imunológico

Gislane Lelis Vilela de Oliveira

Objetivo

- Demonstrar a relação entre a microbiota intestinal e o sistema imunológico, descrevendo o papel da microbiota intestinal no amadurecimento do sistema imunológico de mucosa, os principais mecanismos de interação da microbiota intestinal com a imunidade inata e adaptativa, bem como os processos envolvidos na desregulação deste eixo e seu impacto nas doenças imunomediadas e extraintestinais.

Destaques

- A interação entre a microbiota comensal e o desenvolvimento e a função do sistema imunológico inclui diversas interações importantes tanto saúde quanto doença
- A microbiota intestinal (MI) desempenha papéis críticos no treinamento e no desenvolvimento dos principais componentes do sistema imunológico de mucosas (inato e adaptativo), enquanto o sistema imunológico regula a composição e a diversidade da microbiota comensal no intestino
- A desregulação do eixo MI-sistema imunológico pode contribuir para diversas condições clínicas e doenças em diversos tecidos e sistemas.

Introdução

Como já mencionado em capítulos anteriores, o corpo humano, incluindo o intestino, a pele e outros tecidos mucosos, é colonizado por um grande número de microrganismos, denominados coletivamente "microbiota" (Sender; Fuchs; Milo, 2016). Os genomas coletivos das bactérias e de outros microrganismos nesse ecossistema (microbioma), incluindo fungos, vírus, parasitas, têm sido cada vez mais investigados durante as últimas duas décadas, favorecendo o desenvolvimento rápido de técnicas genômicas, independentes de cultura (*Integrative HMP Research Network Consortium*, 2019). Avanços recentes na pesquisa do microbioma revelaram que o microbioma intestinal não é apenas um espectador passivo, mas que afeta ativamente várias funções do hospedeiro, incluindo o ritmo circadiano, respostas nutricionais, metabólicas e imunológicas (Hacquard *et al.*, 2015; Lynch; Hsiao, 2019).

O sistema imunológico dos mamíferos abrange uma rede complexa de componentes inatos e adaptativos em todos os tecidos e desempenha um papel vital na defesa do hospedeiro contra vários agentes externos potencialmente nocivos e perturbações endógenas da homeostase. Do ponto de vista ecológico, os mamíferos e seus microrganismos comensais coevoluíram em direção ao mutualismo e à hemostasia (Dethlefsen; McFall-Ngai; Relman, 2007). Essa relação íntima requer o funcionamento adequado da imunidade do hospedeiro para evitar que os comensais explorem os recursos do hospedeiro, mantendo a tolerância imunológica a estímulos inócuos (Chu; Mazmanian, 2013; MacPherson; Geuking; McCoy, 2005). No entanto, a perturbação do ecossistema intestinal, a quebra das barreiras protetoras hospedeiro-microbiota ou alterações do sistema imunológico podem resultar em disseminação sistêmica de microrganismos comensais, suscetibilidade à invasão e colonização por patógenos e respostas imunológicas desreguladas. Além da regulação de infecções e da comunidade de microrganismos comensais, o eixo MI-sistema imunológico estão implicados em uma variedade de doenças gastrointestinais, como a doença inflamatória intestinal (DII), a doença celíaca, e extraintestinais, que variam entre doenças metabólicas, cardiovasculares, neuropsiquiátricas, neurodegenerativas e doenças autoimunes e neoplasias (Belizário; Faintuch; Garay-Malpartida, 2018; Maeda; Takeda, 2019; Main; Minter, 2017; Valitutti; Cucchiara; Fasano, 2019; Zhang et al., 2017). As interações entre a MI e a imunidade do hospedeiro são complexas, dinâmicas e dependentes do contexto. Aqui, vamos revisar e exemplificar conhecimentos importantes e conceitos-chave que conectam a microbiota ao desenvolvimento e à função do sistema imunológico. Destacaremos alguns mecanismos envolvidos em diálogos multifacetados entre a microbiota e as células do sistema imunológico em estados homeostáticos e em doenças. Além disso, discutiremos os desafios e perspectivas de estratégias direcionadas à modulação da MI como tratamento adjuvante das terapias farmacológicas (Belkaid; Hand, 2014; Belkaid; Harrison, 2017; Maynard et al., 2012).

Microbiota e maturação do sistema imunológico

A colonização, no início da vida, das superfícies mucosas do hospedeiro desempenha um papel fundamental na maturação do sistema imunológico de mucosas (Gensollen et al., 2016). A maioria dos eventos críticos na educação do sistema imunológico do hospedeiro ocorre durante os primeiros anos de vida, nos quais a composição da microbiota exibe uma variabilidade interindividual antes de atingir a configuração adulta, ficando mais estável por volta dos 3 anos (Bäckhed et al., 2015; Koenig et al., 2011;

Yatsunenko et al., 2012). No entanto, a chamada "janela de oportunidade" representa um período crítico em que as interações entre a microbiota e o sistema imunológico são cruciais e influenciam os processos de saúde e doença ao longo da vida de um indivíduo (Russell et al., 2012). A imaturidade do sistema imunológico em recém-nascidos e lactentes pode ser evidenciada pela suscetibilidade aumentada a vários patógenos infecciosos, tornando as doenças infecciosas a principal causa de mortalidade em crianças (Bhutta; Black, 2013; Zhang; Zhivaki; Lo-Man, 2017). Por outro lado, uma propensão aumentada para inflamação excessiva também é frequentemente encontrada em bebês nascidos prematuramente, como exemplificado pela enterocolite necrosante, condição potencialmente fatal (Neu; Walker, 2011).

Com relação ao momento de colonização do intestino, duas teorias foram propostas: (i) a hipótese do útero estéril estabelece que útero e feto são estéreis e que o trato gastrointestinal (TGI) infantil é colonizado, especialmente durante o parto, predominantemente por microrganismos da vagina da mãe ou da pele, no parto cesariana; (ii) a hipótese de colonização *in utero* postula que os microrganismos intestinais da mãe são seletivamente transportados para a placenta, que consequentemente colonizam o TGI do feto ainda no útero. De fato, um crescente corpo de evidências indica que o ambiente intrauterino não é estéril como se presumia e que a transmissão materno-fetal da microbiota ocorre durante a gravidez. Estudos apontam que pode ocorrer translocação bacteriana da boca ou do intestino da mãe para o feto com auxílio dos anticorpos imunoglobulina (Ig) G, que atravessam a placenta (*maternal gut-placenta axis*). Além disso, metabólitos produzidos pela microbiota podem atravessar livremente a placenta e ter efeitos epigenéticos e influenciar o desenvolvimento do bebê. A microbiota do bebê, após o nascimento, pode apresentar microrganismos da microbiota oral, intestinal, vaginal e da pele da mãe, além de microrganismos transportados pela IgA durante o aleitamento materno (*gut-breast milk axis*) (Gomez de Agüero et al., 2016; Wang et al., 2018).

Acerca do modo de nascimento, quando comparamos bebês nascidos de parto normal com os nascidos via cesárea, estudos mostraram que estes últimos apresentaram redução na riqueza e uniformidade da microbiota (alfa-diversidade), com colonização tardia e reduzida do gênero *Bacteroides*, que persiste ao longo do tempo, mesmo após o aleitamento materno. Além disso, foi observada redução do gênero *Bifidobacterium* e maior abundância de *Clostridioides difficile*, *Streptococcus*, *Staphylococcus* e enterobactérias em bebês nascidos por parto cesariana, sendo estes mais propensos a obesidade e doenças alérgicas na vida adulta (Dominguez-Bello et al., 2010; Tribe et al., 2018). O parto vaginal, por sua vez, pode aumentar a permeabilidade intestinal e a translocação bacteriana do intestino para a glândula mamária e o leite humano (Rodriguez, 2014).

O leite humano não é estéril e contém uma rica microbiota composta por bactérias gram-positivas viáveis, representando uma fonte primária e contínua de bactérias colonizadoras para o intestino do bebê. Pesquisas mostraram que ocorre transferência da microbiota da mãe para o bebê através do leite humano, uma vez que cepas identificadas nesse alimento eram as mesmas encontradas nas fezes dos bebês amamentados (Kapourchali; Cresci, 2020). Pannaraj et al. (2017) também relataram que a transferência de bactérias via leite humano tem grande impacto na colonização precoce do intestino do recém-nascido e que, embora a abundância de microrganismos no leite humano seja baixa, com < 3-log unidades formadoras de colônias (UFC)/mℓ, é fisiologicamente importante. Após o nascimento, a microbiota do leite humano é um fator crucial que impulsiona a aquisição e a evolução da MI no início da vida. O leite humano contribui significativamente para o metabolismo, a maturação do sistema imunológico de mucosas e neuroendócrino e o desenvolvimento da integridade da barreira intestinal (Kapourchali; Cresci, 2020).

Está bem estabelecido que os anticorpos fornecidos durante o aleitamento materno fornecem proteção imediata e passiva aos neonatos contra microrganismos patogênicos (Caballero-Flores et al., 2019). Trabalhos nessa temática também mostraram que a microbiota comensal materna impulsiona a imunidade protetora mediada por anticorpos por meio da amamentação (Zheng et al., 2020). As espécies de *Bifidobacterium* e *Lactobacillus* no leite humano estimulam a secreção de IgA pela indução da diferenciação de plasmócitos na lâmina própria nos neonatos. Uma associação interessante entre baixos níveis de *Bifidobacterium* durante a infância e o risco aumentado de atopias na vida adulta foi demonstrada. O leite humano contém oligossacarídeos (HMOs, do inglês *human milk oligosaccharides*) que funcionam como prebióticos e substrato/fonte de energia para a microbiota residente comensal. A fermentação dos HMOs estimula a expansão de espécies de *Bifidobacterium*, *Lactobacillus* e *Bacteroides*, aumentando a produção de ácidos graxos de cadeia curta (AGCCs), que se ligam a receptores em células do sistema imunológico e influenciam sua maturação, prevenindo diarreias e infecções do trato respiratório em neonatos (Walsh et al., 2020). Bebês amamentados com fórmulas infantis apresentam redução de bifidobactérias no intestino e maior abundância de membros do filo Proteobacteria, dentre os quais se incluem as enterobactérias (Kapourchali; Cresci, 2020).

O estudo das relações causais e mecanismos entre a microbiota comensal e a imunidade do hospedeiro é fortemente esclarecido pelo uso de camundongos *germ-free* (GF) ou livres de microbiota. Estudos iniciais em camundongos GF demonstraram que a ausência de microrganismos comensais está associada a anormalidades na arquitetura dos tecidos linfoides associados à mucosa do TGI (placas de Peyer, linfonodos mesentéricos) e do baço, bem como alterações na vascularização das vilosidades, redução da secreção de muco, peptídeos antimicrobianos (AMPs, do inglês *antimicrobial peptides*) e anticorpos IgA (Bauer et al., 1963). Os linfócitos intraepiteliais αβ e γδ estão significativamente reduzidos em camundongos GF em comparação com os de animais colonizados normalmente, e essas células podem ser induzidas por meio da colonização dos camundongos GF (Umesaki et al., 1993). Os anticorpos IgA são muito importantes no braço humoral da imunidade protetora na mucosa e estão reduzidos em recém-nascidos e camundongos GF, podendo ser restaurados com a colonização desses animais (Hapfelmeier et al., 2010) (Figura 9.1). A colonização materna durante a gestação induz o aumento de células linfoides inatas do grupo 3 (ILC3) e células mononucleares F4/80+CD11c+ na prole (Gomez de Agüero et al., 2016). A lâmina própria do intestino delgado contém uma numerosa quantidade de células T CD4+IL-17+ (Th17), que representam uma subclasse de células T auxiliares efetoras contra bactérias e fungos extracelulares (Ivanov et al., 2008). Células Th17 estão ausentes em camundongos GF e podem ser induzidas após a colonização por bactérias filamentosas segmentadas, bem como por outras bactérias comensais (Ivanov et al., 2008, 2009; Tan et al., 2016). A indução de linfócitos T CD4 Th17 por bactérias filamentosas segmentadas é possibilitada por sua adesão às células epiteliais (Atarashi et al., 2015). Em contrapartida, o polissacarídeo A (PSA), derivado de bactérias comensais, como *Bacteroides fragilis*, auxilia na maturação do sistema imunológico em camundongos, induzindo células T reguladoras (Tregs) na mucosa do TGI, processo fundamental para a tolerância oral, o que impede que nosso sistema imunológico reaja à microbiota comensal e a qualquer alimento que ingerimos (Mazmanian et al., 2005). Uma linhagem precoce de células B na mucosa intestinal é regulada por sinais provenientes da microbiota comensal, influenciando o repertório de anticorpos secretados em conjunto com o muco no TGI (Wesemann et al., 2013). A diversidade MI durante a colonização no início da vida é crítica para estabelecer mecanismos reguladores que inibem a indução de anticorpos IgE na mucosa, isótipo envolvido em respostas alérgicas (Cahenzli et al., 2013). Receptores de reconhecimento de padrões (PRRs, do inglês *pattern recognition receptors*), presentes nas células da imunidade inata na mucosa intestinal, podem reconhecer a flagelina bacteriana, via receptores do tipo *Toll* (TLR-5). Embora em camundongos a contrasseleção mediada por TLR5 de bactérias flageladas colonizadoras seja restrita ao período neonatal, esse processo crítico molda a composição da MI e, portanto, afeta a homeostase imunológica e a saúde na vida adulta (Fulde et al., 2018).

Para resumir, é cada vez mais reconhecido que as interações críticas envolvidas no eixo microbiota-sistema imunológico operam durante uma janela de tempo crítica no início da vida, o que pode ter impactos duradouros em vários braços do sistema imunológico, contribuindo para a homeostase imunológica ou a suscetibilidade a doenças infecciosas e inflamatórias na vida adulta.

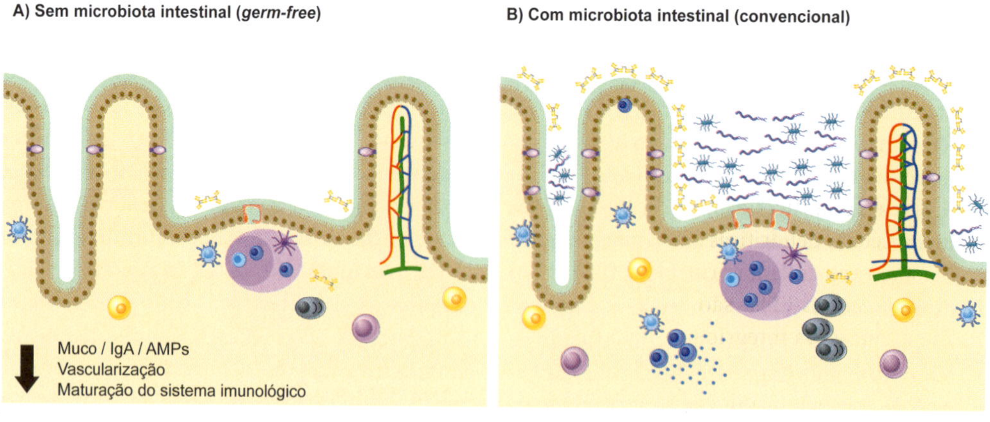

Figura 9.1 Sistema imunológico associado ao trato gastrointestinal. **A.** Em camundongos sem microbiota intestinal, mostrando alterações no desenvolvimento do tecido de mucosa. **B.** Em camundongos com microbiota intestinal, indicando a participação da microbiota residente na maturação da imunidade de mucosa e na integridade de barreira intestinal. AMP: peptídeos antimicrobianos; IgA: imunoglobulina A.

No entanto, os mecanismos exatos envolvidos nessas interações não são completamente conhecidos, e os impactos a longo prazo dos estados de desequilíbrio bacteriano intestinal mais sutis durante o período neonatal na imunidade do adulto e no risco de doenças imunomediadas merecem mais estudos.

Eixo microbiota intestinal e sistema imunológico

A interface mais bem estudada para interações hospedeiro-microbiota é a mucosa intestinal. Uma característica notável do sistema imunológico do TGI é sua capacidade de indução de tolerância imunológica ou tolerância oral a muitos microrganismos inofensivos ao mesmo tempo que preserva as respostas imunológicas contra microrganismos patogênicos ou pela invasão dos comensais na lâmina própria (Mowat, 2018). Em um estado saudável homeostático, a resposta imunológica à MI é estritamente compartimentalizada na superfície da mucosa e mediada principalmente pela ação de AMPs, pelo muco e por dímeros de IgA (Konrad et al., 2006). Uma única camada de epitélio separa o lúmen intestinal dos tecidos subjacentes. Muitos mecanismos são empregados para alcançar a compartimentalização da microbiota. Uma densa camada de muco separa o epitélio intestinal da microbiota residente (Belkaid; Naik, 2013). A barreira de muco é organizada em torno da mucina hiperglicosilada MUC2. No entanto, a MUC2 não apenas oferece proteção por blindagem estática como também restringe a imunogenicidade dos antígenos intestinais ao ativar e polarizar células dendríticas entéricas em direção a um estado anti-inflamatório (Shan et al., 2013). As *tight junctions* (TJs) são estruturas críticas na manutenção da integridade do epitélio e na permeabilidade transepitelial. Sinais provenientes da microbiota, por exemplo, metabólitos como o indol, promovem o fortalecimento da barreira epitelial por meio da regulação positiva das TJs e de proteínas associadas ao citoesqueleto (Bansal et al., 2010). Além disso, anticorpos IgA secretores e AMPs mantêm a função de barreira da mucosa do TGI (Hapfelmeier et al., 2010; Peterson et al., 2007). Acredita-se que as células dendríticas presentes na lâmina própria do intestino delgado desempenhem papel essencial na compartimentalização da microbiota entérica, por meio de mecanismos que envolvem amostragem de bactérias intestinais para apresentação de antígenos aos linfócitos T nas placas de Peyer (MacPherson; Uhr, 2004). No próximo tópico, vamos explorar mais a fundo os processos de interação da imunidade inata e os microrganismos da microbiota comensal.

Microbiota intestinal e imunidade inata

A microbiota e a imunidade inata se envolvem em uma extensa comunicação bidirecional. Um dos sistemas filogeneticamente mais antigos da imunidade inata é representado pelos AMPs. A maioria dos AMPs intestinais é produzida pelas células de Paneth, que representam células secretoras especializadas da mucosa do intestino delgado (Bevins; Salzman, 2011). Os AMPs intestinais exibem múltiplas interações com a microbiota e são um componente essencial na formação de sua configuração (Ehmann et al., 2019). Somando-se à complexidade dos AMPs intestinais, a secreção antimicrobiana dos ácinos pancreáticos parece ser crítica para a manutenção da homeostase intestinal, visto que camundongos com secreção reduzida de AMPs relacionados com catelicidina derivada do pâncreas, secundária à falta de canais de potássio, apresentam maior mortalidade devido à translocação bacteriana e à inflamação sistêmica (Ahuja et al., 2017).

Como já mencionado anteriormente, os PRRs, incluindo os TLRs, estão constitutivamente expressos em células da imunidade inata e reconhecem padrões moleculares associados a patógenos durante a infecção, induzindo toda uma cascata de sinalização intracelular, que culmina com a expressão de fatores de transcrição (fator nuclear kappa B [NF-κB] e proteína ativador-1

[AP-1]) associada à secreção de citocinas envolvidas na inflamação aguda (fator de necrose tumoral alfa [TNF-α], IL [interleucina]-1 e IL-6). Esses mesmos receptores, expressos na parte basal das células epiteliais intestinais, são hiporresponsivos a sinais provenientes da microbiota comensal durante a colonização (Chu; Mazmanian, 2013). Os receptores TLRs estão envolvidos na defesa do hospedeiro contra patógenos, regulam a abundância de microrganismos comensais e mantêm a integridade do tecido (Rakoff-Nahoum et al., 2004). A expressão de TLR no epitélio intestinal é caracterizada por uma alta diversidade em termos de padrões espaciais e temporais e específicos do tipo de célula da imunidade inata (Price et al., 2018). O TLR5 é de particular importância na formação da MI, que pode estar confinada a uma janela de tempo crítica durante a vida neonatal (Carvalho et al., 2012; Fulde et al., 2018; Ubeda et al., 2012; Vijay-Kumar et al., 2010; Wen et al., 2008). O polissacarídeo A (PSA) produzido por B. fragilis é outro exemplo bem estudado de uma única molécula que promove a simbiose e a educação do sistema imunológico do hospedeiro, por meio da indução da secreção de IL-10 e do fator de crescimento transformador beta (TGF-β) e da diferenciação de Tregs (Lee et al., 2018; Mazmanian; Round; Kasper, 2008; Ramakrishna et al., 2019). O PSA é reconhecido pelo heterodímero TLR2/TLR1 em cooperação com a dectina-1, um PRR caracterizado como lectina do tipo C, ligando- se a carboidratos (Brown, 2006). Com a ativação da sinalização de TLR1/TLR2 e dectina-1, a via de sinalização de fosfoinositídeo 3-quinase (PI3K) é ativada e inativa glicogênio sintase quinase-3 beta [GSK-3β], que, por sua vez, induz expressão de citocinas anti-inflamatórias, resposta dependente da proteína de ligação ao elemento de resposta cAMP (CREB) (Erturk-Hasdemir et al., 2019). Além disso, a dectina-1 pode regular a imunidade intestinal controlando a diferenciação das Tregs por meio da modificação da configuração da microbiota (Tang et al., 2015). Outros PRRs da imunidade inata estão envolvidos na modulação da composição da MI, incluindo os receptores do tipo NOD (NLRs, do inglês *NOD-like receptors*). O receptor NOD1 funciona como um sensor citoplasmático inato, auxiliando na indução da resposta imunológica adaptativa nos tecidos linfoides periféricos e na manutenção da homeostase intestinal (Bouskra et al., 2008). Já o sensor bacteriano NOD2 previne a inflamação no intestino delgado, restringindo o crescimento excessivo de bactérias comensais, como *Bacteroides vulgatus* (Ramanan et al., 2014). A estimulação de NOD2 por bactérias comensais promove a sobrevivência de células-tronco epiteliais intestinais e a regeneração epitelial (Nigro et al., 2014).

Por sua vez, o fator de diferenciação mieloide 88 (MyD88) é uma molécula adaptadora para múltiplos receptores em células da imunidade inata que reconhecem sinais provenientes dos microrganismos (Janeway; Medzhitov, 2002). Camundongos deficientes em MyD88 apresentam alterações na composição da microbiota (Wen et al., 2008). O MyD88 controla a expressão de vários AMPs em células epiteliais intestinais, incluindo o RegIIIγ, que restringe o número de bactérias gram-positivas associadas à superfície e limita a ativação da imunidade adaptativa (Vaishnava et al., 2011). Além disso, o MyD88 regula a diferenciação de células T – promovendo a homeostase da microbiota por meio da estimulação de IgA – e controla a expansão de linfócitos T CD4 Th17 – restringindo o crescimento de bactérias filamentosas segmentadas em camundongos (Wang et al., 2015b).

Alguns NLRs se agrupam em complexos multiproteicos abundantes em muitos tipos diferentes de células inatas, denominados "inflamassomas", que reconhecem tanto sinais microbianos quanto danos endógenos, ativando caspases que clivam formas inativas de citocinas inflamatórias, como IL-1β e IL-18 (Broz; Dixit, 2016). O inflamassoma NLRP6 tem sido associado à regulação da composição da microbiota e à manutenção da homeostase intestinal (Elinav et al., 2011). A sinalização do inflamassoma NLRP6 pode ser modulada por metabólitos derivados da microbiota, regulando o perfil de expressão de AMPs e a secreção epitelial de IL-18 (Levy et al., 2015). Além disso, o inflamassoma

NLRP6 controla a secreção de muco pelas células caliciformes intestinais, que oferecem proteção em forma de barreiras contra patógenos intestinais (Birchenough et al., 2016; Wlodarska et al., 2014). O NLRP6 também regula a imunidade inata antiviral no intestino, e sua deficiência em camundongos promove desequilíbrio bacteriano intestinal e suscetibilidade a infecções (Gálvez et al., 2017; Wang et al., 2015a).

A regulação da sinalização do inflamassoma NRLP3 é necessária para manter a homeostase intestinal. Em pacientes com colite ulcerativa, o excesso de IgG anticomensal recruta macrófagos residentes, induzindo a secreção de IL-1β dependente da ativação de NLRP3 e de espécies reativas de oxigênio (Castro-Dopico et al., 2019). Após lesão intestinal, algumas espécies da microbiota, como *Proteus mirabilis*, estimulam macrófagos a liberarem IL-1β dependente de NLRP3, ocasionando mais inflamação (Seo et al., 2015). Além disso, a detecção de peptidoglicanos bacterianos pelo sistema imunológico inato por meio dos PRRs localizados na superfície celular é necessária para o desenvolvimento adequado de células imunológicas e outros tecidos linfoides (Wolf; Underhill, 2018). Outro PRR crucial que interage com a microbiota por meio da sinalização do inflamassoma é o AIM2 (do inglês *absent in melanoma 2*). O inflamassoma AIM2 foi descrito como um regulador da homeostase intestinal por meio da via IL-18/IL-22/STAT3 (Ratsimandresy et al., 2017).

Mais um grupo de PRRs altamente conservados inclui o das proteínas de reconhecimento de peptidoglicanos (PGRPs), que fornecem proteção contra a colite ulcerativa por promover uma configuração mais equilibrada da microbiota e reduzir a produção de IFN-γ pelas células *natural killer* (NK) em resposta a lesões (Saha et al., 2010). Esses efeitos protetores são em parte alcançados sinergicamente com receptores NOD2 (Jing et al., 2014). Outros PRRs potencialmente implicados na regulação da relação hospedeiro-microbiota e que requerem maior exploração são os receptores RIG-I (RLRs, do inglês *RIG-like receptors*) e os OLRs (do inglês *OAS-like receptors*) (Hornung et al., 2014; Zhu et al., 2017).

Monócitos e macrófagos são células efetoras da imunidade inata e desempenham papéis cruciais na homeostasia e no funcionamento do sistema imunológico (Mosser; Edwards, 2008). Pesquisas relativamente recentes exploraram as relações entre essas células da imunidade inata e a microbiota comensal. Um trabalho publicado em 2017 mostrou que polissacarídeos produzidos por *Helicobacter hepaticus* eram capazes de induzir uma assinatura genética com perfil anti-inflamatório em macrófagos do intestino de camundongos (Danne et al., 2017). Além disso, metabólitos produzidos pela MI, como o butirato, podem promover a diferenciação de monócitos em macrófagos pela inibição de histonas desacetilases (HDAC3), aumentando a defesa inata do hospedeiro (Schulthess et al., 2019). Por último, estudos demonstraram que o metabólito solúvel derivado da microbiota, o N-óxido de trimetilamina (TMAO), pode induzir a polarização de macrófagos inflamatórios (M1) de maneira dependente do inflamassoma NLRP3 (Sims et al., 2020). O TMAO é produto da oxidação da trimetilamina derivada da fermentação da colina, da fosfatidilcolina e da L-carnitina, presentes na alimentação rica em gorduras e proteínas de origem animal, apresentando relação com doenças cardiovasculares, como aterosclerose, hipertensão, diabetes *mellitus* (DM) e infarto do miocárdio (Zhang et al., 2021; Canyelles et al., 2023).

As células linfoides inatas (ILCs, do inglês *innate lymphoid cells*) representam uma população de células da imunidade inata especializadas na secreção rápida de citocinas em resposta às alarminas, combatendo infecções e promovendo reparo tecidual (Constantinides et al., 2014). Elas são encontradas em grande quantidade nas mucosas e podem ser categorizadas em três grupos distintos ([i] células NK e ILC1; [ii] ILC2 e citocinas Th2; e [iii] ILC3) com base em fatores de transcrição e citocinas secretadas (Gury-Benari et al., 2016). A diversidade fenotípica e a plasticidade funcional das ILCs intestinais do hospedeiro podem ser moduladas por sinais provenientes da MI. Um exemplo é o sensor de metabólitos da microbiota FFAR2, que regula a proliferação e a função das ILCs do tipo 3 (Chun *et al.*, 2019). Recentemente, pesquisadores identificaram uma regulação dicotômica das ILCs do grupo 3 por espécies de *Helicobacter* em camundongos. Essas espécies são capazes de ativar as ILCs, mas regulam negativamente a proliferação de ILC3 RORγt+, essenciais para imunidade do hospedeiro e inflamação contra bactérias e fungos extracelulares (Bostick *et al.*, 2019). As ILC3 medeiam a vigilância imunológica à microbiota comensal para auxiliar na resistência à colonização por patógenos por meio da regulação da IL-22, dependente do fator de transcrição ID2 (Guo *et al.*, 2015). As ILC3 NCR+ são essenciais para a manutenção da homeostase no ceco de camundongos infectados por *Citrobacter rodentium* (Rankin *et al.*, 2016). Um comensal associado ao risco de doença alérgica em crianças, o *Ruminococcus gnavus*, promove a infiltração do cólon e do parênquima pulmonar por eosinófilos e mastócitos em camundongos por meio de uma cascata envolvendo ILCs do tipo 2, o que sugere um papel crucial das ILCs na tolerância imunológica (Chua *et al.*, 2018).

Além disso, estudos demonstraram as relações entre a microbiota e as células dendríticas residentes nos tecidos, que representam uma classe importante de células apresentadoras de antígenos que moldam as respostas imunológicas. As células dendríticas são capazes de projetar seus dendritos para fora do epitélio e de capturar microrganismos diretamente do lúmen (Rescigno *et al.*, 2001). Recentemente, uma via de sinalização acoplada à quinase Syk nas células dendríticas foi descrita como crítica para a secreção de IL-17 e IL-22 por T CD4+ induzida pela microbiota (Martínez-López *et al.*, 2019). Além disso, uma quinase indutora de NF-κB (NIK) não canônica foi recentemente descoberta como um mediador crucial da função das células dendríticas de mucosa. No mesmo estudo, a NIK específica dessas células dendríticas de mucosa alterou a secreção de IgA entérica e a homeostase da microbiota, tornando os camundongos vulneráveis a patógenos entéricos (Jie *et al.*, 2018).

Um conjunto relativamente inexplorado de células imunológicas inatas, com relação crucial com a microbiota comensal, é representado por células *natural killer* invariantes (iNKTs, do inglês *invariant natural killer T cells*). A MI afeta o fenótipo, o número e a função das iNKTs em camundongos, sendo essas células imaturas em camundongos GF (Wingender *et al.*, 2012). Interessantemente, a bactéria comensal *B. fragilis* foi capaz de restaurar o número de células iNKT em camundongos GF e de proteger os animais da colite induzida por oxazolona (An *et al.*, 2014).

Microbiota intestinal e imunidade adaptativa

Além dos impactos das interações hospedeiro-microbiota na função imunológica inata, pesquisas recentes também descobriram mecanismos que regem o mutualismo entre a microbiota comensal e o sistema imunológico adaptativo. Um exemplo envolve os linfócitos B, mediadores cruciais da homeostase intestinal, produzindo um grande repertório de anticorpos IgA que se ligam à microbiota comensal (Peterson *et al.*, 2007). Vários gramas de anticorpos IgA diméricos são secretados todos os dias no intestino humano, de forma dependente ou independente do auxílio de linfócitos T CD4. A IgA produzida de maneira dependente desempenha papel mais importante na formação das comunidades microbianas intestinais (Sutherland; Suzuki; Fagarasan, 2016). A relação entre a IgA intestinal e a microbiota é de mutualismo, na medida em que um repertório diversificado e selecionado de IgA contribui para a manutenção de uma microbiota diversa e equilibrada, promovendo a expansão de Tregs Foxp3⁺ e sustentando a secreção de IgA em um circuito regulatório positivo (Kawamoto *et al.*, 2014; Sterlin *et al.*, 2020). Curiosamente, os anticorpos IgA secretados no intestino revestem preferencialmente as bactérias colitogênicas, evitando assim a perturbação da homeostase entérica e a inflamação (Palm *et al.*, 2014). Na ausência de linfócitos B ou IgA, as células epiteliais regulam positivamente os mecanismos de defesa inerentes ao epitélio, mediados por vias de resposta induzidas por interferons, que estão associadas a alterações subsequentes na composição da microbiota. Curiosamente, a repressão das funções metabólicas relacionadas com o fator de transcrição GATA-4 nesse cenário resulta em absorção intestinal prejudicada e alterações metabólicas (Shulzhenko et al., 2011). Recentemente, um novo subconjunto de células mesenquimais subepiteliais expressando ligante do receptor do ativador do fator nuclear kappa B (RANKL) foi identificado para servir como indutor de células M intestinais, promovendo, assim, a produção de IgA e a diversificação da MI (Nagashima et al., 2017).

Estudos conduzidos nas últimas décadas forneceram um panorama mais detalhado da conexão entre a MI e as Tregs na lâmina própria. Em experimentos em camundongos GF houve redução da diferenciação de Tregs no cólon devido à ausência de microrganismos capazes de fermentar fibras dietéticas e de metabolizá-las em AGCCs, como o butirato (Arpaia et al., 2013; Atarashi et al., 2011; Smith et al., 2013). A reatividade às bactérias comensais parece ser uma propriedade natural das células T CD4 humanas intestinais e sistêmicas, favorecendo a homeostase e as células imunológicas protetoras de microrganismos patogênicos (Hegazy et al., 2017). Dessas células, o subconjunto T CD4 padrão Th17 é o mais estudado, em virtude de seus papéis ambíguos tanto na proteção do hospedeiro quanto em condições inflamatórias crônicas (Miossec; Kolls, 2012). O intestino contém populações de células Th17 funcionalmente distintas, e seu caráter inflamatório é influenciado por bactérias distintas que induzem a sua diferenciação. As células Th17 induzidas por bactérias filamentosas segmentadas não são inflamatórias, enquanto as células Th17 induzidas por *Citrobacter* são uma fonte potente de citocinas pró-inflamatórias (Miossec; Kolls, 2012). Embora esteja bem estabelecido que a microbiota está envolvida na diferenciação de Th17 no intestino e na pele, o desenvolvimento de células Th17 de barreira oral parece ser amplamente independente da colonização microbiana (Dutzan et al., 2017; Naik et al., 2012). Outro exemplo de regulação da microbiota envolve as respostas de linfócitos T CD8+ citotóxicos, cujas funções efetoras são fundamentais na eliminação de patógenos intracelulares e células neoplásicas. Embora essas células exijam ativação por células apresentadoras de antígenos profissionais (APCs) e sejam amplificadas pela sinalização de linfócitos T CD4+, as células T CD8+ ativadas por antígeno não mostram transição para células de memória em camundongos GF, pois os metabólitos derivados da microbiota são necessários para induzir memória (Bachem et al., 2019; Bedoui; Heath; Mueller, 2016). Uma fração dos ácidos biliares primários secretados no intestino vai para o cólon, onde são convertidos em ácidos biliares secundários pela microbiota e podem ter várias funções de sinalização que ainda não foram totalmente exploradas. Um trabalho recente (Song et al., 2020) mostrou que os ácidos biliares secundários derivados da microbiota regulam a homeostase das células T reguladoras RORγt+ no intestino.

Os linfócitos T CD4+ foliculares (Tfh) são especializados para auxiliar os linfócitos B e são fundamentais para a formação do centro germinativo, maturação da afinidade e geração de respostas de anticorpos de alta afinidade e linfócitos B de memória (Crotty, 2014). Os linfócitos Tfh estão envolvidos na manutenção da homeostase da microbiota, conforme destacado por estudos que mostram que o comprometimento das células Tfh resultante da ausência de expressão de PD-1 (do inglês *programmed cell death 1*), ou do receptor ionotrópico P2RX7 dependente de ATP, pode alterar a composição da MI (Kawamoto et al., 2012; Proietti et al., 2014). A relação entre as células Tfh e a microbiota é bidirecional, uma vez que a diferenciação dessas células está comprometida em camundongos GF e pode ser restaurada pela administração de agonistas do TLR2, os quais ativam a sinalização de MyD88 que vai culminar com a indução de fatores de transcrição e expressão de genes da resposta inflamatória (Kubinak et al., 2015). Em camundongos, as bactérias filamentosas segmentadas podem induzir a diferenciação de linfócitos Tfh nas placas de Peyer restringindo o acesso à IL-2 e, assim, amplificando a expressão do fator de transcrição de assinatura do padrão Tfh, o Bcl-6 (Teng et al., 2016).

O eixo microbiota-linfócitos Tfh também pode ser relevante em doenças autoimunes, pois a diferenciação de linfócitos Tfh induzida por bactérias filamentosas segmentadas pode aumentar a produção de autoanticorpos e exacerbar a artrite (Teng *et al.*, 2016).

Influência do desbalanço microbiano intestinal no sistema imunológico

A MI é modulada por uma riqueza de fatores ambientais, cujos impactos se sobressaem à genética do hospedeiro (Rothschild *et al.*, 2018). Esses fatores ambientais – que incluem hábitos alimentares e de higiene, estilo de vida ocidentalizado e uso de antibióticos e outros fármacos – são desencadeadores potenciais de doenças inflamatórias crônicas e autoimunes (Vojdani, 2014). A compreensão de como todos esses fatores ambientais modulam a MI e os metabólitos produzidos representa uma área rica de estudo ainda em progresso. Atualmente, os fatores ambientais mais bem estudados são a interferência do uso de antibióticos e os hábitos alimentares.

Desbalanço microbiano intestinal associado ao uso de antibióticos

Os antibióticos são um tratamento indispensável contra doenças infecciosas, e sua introdução mudou drasticamente os cuidados de saúde e a expectativa de vida humana. No entanto, evidências sugerem que seu uso durante a infância está associado ao desenvolvimento de uma série de doenças imunomediadas, incluindo alergias, doenças inflamatórias intestinais (DII) e obesidade (Russell *et al.*, 2012; Yamamoto-Hanada *et al.*, 2017, p. 5). A ingestão de antibióticos afeta profundamente a composição e a função da MI e pode trazer efeitos adversos duradouros para o hospedeiro (Becattini; Taur; Pamer, 2016). Diferentes subconjuntos e funções das células do sistema imunológico podem sofrer alterações causadas pelo desbalanço microbiano intestinal induzido por antibióticos. Em ratos, a administração de antibióticos inibe a ativação de mastócitos da mucosa intestinal e suprime a absorção de lipídios da dieta (Sato *et al.*, 2016). A perturbação do ecossistema intestinal mediada por antibióticos de amplo espectro e depleção de metabólitos derivados da MI induz a hiperativação de macrófagos intestinais, a expansão de linfócitos T pró-inflamatórios e o aumento da suscetibilidade a infecções (Scott *et al.*, 2018). Além disso, o tratamento com antibióticos favorece a expansão de alguns fungos entéricos, que ocasionam uma polarização de macrófagos M2, os quais vão contribuir para reações alérgicas nas vias aéreas (Kim *et al.*, 2014). A alteração da microbiota pelo uso de antibióticos resulta em respostas aumentadas de linfócitos T CD4 Th1 específicos a patógenos e dano tecidual (Kim *et al.*, 2018). A redução significativa de linfócitos Treg em camundongos GF ou tratados com antibióticos induz a polarização de respostas imunológicas para um padrão Th2 (Ohnmacht *et al.*, 2015). Em indivíduos imunocomprometidos, a depleção da microbiota pelo uso de antibióticos de amplo espectro promove redução da resposta de anticorpos à vacinação contra influenza sazonal e alteração do perfil de metabólitos, adquirindo um caráter mais inflamatório (Hagan *et al.*, 2019). As consequências a longo prazo das alterações da microbiota induzidas por antibióticos merecem mais estudos observacionais e ensaios clínicos a longo prazo.

Alterações na microbiota induzidas pela dieta

Estudos recentes começaram a desvendar as interações entre ingestão de macro e micronutrientes, modulação da microbiota e efeitos na imunidade do hospedeiro. As dietas de estilo ocidental afetam profundamente a configuração da MI e têm um impacto adverso na imunidade do hospedeiro (Christ; Lauterbach; Latz, 2019). Por exemplo, uma dieta rica em gorduras saturadas aumenta os níveis de ácido taurocólico, ácido biliar secundário, que, por sua vez, promove a expansão de *Bilophila wadsworthia*. Esse patobionte induz respostas inflamatórias do padrão Th1 e aumenta a suscetibilidade à colite em camundongos IL10$^{-/-}$ (Devkota et al., 2012). A dieta rica em gordura também pode agravar a gravidade da colite em camundongos induzida quimicamente, perturbando a homeostase intestinal e reduzindo os ácidos graxos de cadeia curta e o ácido retinoico na mucosa (Cheng et al., 2016). Os ácidos graxos de cadeia longa da dieta podem exacerbar a autoimunidade no sistema nervoso central, modulando a MI e os metabólitos produzidos (Haghikia et al., 2016). Em camundongos, a ingestão na dieta de carboidratos, adoçantes artificiais e emulsificantes pode modular a imunidade do hospedeiro e gerar inflamação devido a mudanças na composição da MI (Arpaia et al., 2013; He et al., 2017; Rodriguez-Palacios et al., 2018; Viennois et al., 2017). Indivíduos que apresentam maior abundância do gênero *Dialister* e diminuição da família *Coriobacteriaceae* nas fezes apresentam níveis séricos reduzidos de IL-6, citocina pró-inflamatória, após o consumo de grãos integrais (Martínez et al., 2013).

Além da quantidade e do conteúdo da dieta, foi recentemente demonstrado que o momento da ingestão afeta a composição da microbiota e, por sua vez, a imunidade. O jejum intermitente melhora a gravidade da doença no modelo de encefalomielite autoimune experimental e em pacientes com esclerose múltipla, pelo equilíbrio entre Tregs e Th17 na mucosa, mediado pela MI (Cignarella et al., 2018). Ademais, no modelo de colite ulcerativa em camundongos, uma dieta que mimetiza o jejum exerceu efeito protetor por meio da modulação da MI, incluindo aumento de espécies de *Lactobacillus* (Rangan et al., 2019). Em contraste, a ingestão de alimentos em horários inoportunos acelera a carcinogênese associada ao consumo de álcool no cólon, reduzindo bactérias produtoras de butirato e outros metabólitos e, além disso, afeta o balanço Th17/Tregs na mucosa (Bishehsari et al., 2020).

É digno de nota que o impacto da microbiota na imunidade em camundongos de laboratório pode ser muito diferente quando comparado ao caso de seres humanos, o que é em parte demonstrado pelas diferenças da microbiota de camundongos criados em laboratório *versus* a de camundongos selvagens. Camundongos com microbiota selvagem são mais resilientes aos desafios ambientais e apresentam respostas à imunoterapia mais semelhantes às de humanos (Rosshart et al., 2019). Portanto, é importante estudar o impacto dos fatores ambientais no sistema imunológico do hospedeiro em um contexto semelhante à configuração da microbiota humana, o que pode promover uma melhor compreensão das interações microbiota-sistema imunológico e possíveis aplicações clínicas.

Um esforço muito grande durante a última década no estudo das interações microbiota-sistema imunológico conduziu a uma melhor compreensão de sua base molecular, apontando para a importância dessas interações no impacto de uma variedade de doenças relacionadas com o sistema imunológico humano. Essas percepções já estão estimulando o desenvolvimento de estratégias terapêuticas direcionadas à modulação da microbiota em doenças imunomediadas. No entanto, o desenvolvimento dessas terapias requer mais estudos pré-clínicos que sejam muito bem padronizados, rigorosos e imparciais.

Desequilíbrio bacteriano intestinal em doenças imunomediadas

Interações desreguladas entre a MI e o sistema imunológico do hospedeiro em indivíduos geneticamente predispostos podem contribuir para o desenvolvimento de doenças imunomediadas complexas (Papatriantafyllou, 2011; Zheng et al., 2020; Ruff; Greiling; Kriegel, 2020; Miyauchi et al., 2023). Dentre elas, os exemplos mais estudados incluem DII, doenças autoimunes, doenças cardiometabólicas e neoplasias (Zheng et al., 2020; Ruff; Greiling; Kriegel, 2020; Park et al., 2022). Além disso, foi sugerido que o eixo microbiota-imunidade modula outras doenças multifatoriais, por exemplo, as doenças neurodegenerativas (Zheng; Liwinski; Elinav, 2020). É importante ressaltar que o efeito causal do desequilíbrio bacteriano intestinal na desregulação do sistema imunológico e a permeabilidade intestinal na maioria dessas doenças humanas citadas ainda precisa de muitos estudos para ser comprovado.

Algumas evidências apontam para o papel do desequilíbrio bacteriano intestinal nas DII, uma vez que a transferência da microbiota humana desencadeia inflamação semelhante à da doença de Crohn em camundongos GF geneticamente suscetíveis (Schaubeck et al., 2016). Essa transferência da microbiota de pacientes para camundongos GF também induz desequilíbrios na regulação intestinal e no balanço de linfócitos Th17 e Treg (Britton et al., 2019). Além disso, alterações na imunidade celular e humoral podem ser transmitidas a camundongos GF a partir da microbiota de bebês de mães com DII (Torres et al., 2020). Múltiplas linhas de evidência indicam papéis centrais das perturbações da MI na patogênese da DII. Esses incluem uma diversidade bacteriana reduzida e mudanças acentuadas na abundância de certos táxons bacterianos, incluindo diminuição da abundância de Firmicutes, Clostridia, *Ruminococcaceae*, *Lactobacillus*, *Bacteroides* e aumento da abundância de espécies da classe Gammaproteobacteria e da família *Enterobacteriaceae*, em conjunto com perfis alterados de metabólitos associados à microbiota (Kostic; Xavier; Gevers, 2014; Gevers et al., 2014; Franzosa et al., 2019; Lloyd-Price et al., 2019). Adicionalmente, a quebra da barreira intestinal leva à translocação bacteriana para a camada de muco mais profunda e para a lâmina própria, favorecendo respostas inflamatórias locais e lesões teciduais (Souza; Fiocchi, 2016; Martini et al., 2017).

Em doenças autoimunes, algumas hipóteses foram formuladas levando em consideração o desequilíbrio bacteriano intestinal e o eixo microbiota-imunidade no desencadeamento de doenças autoimunes órgão-específicas ou sistêmicas (Papatriantafyllou, 2011; De Oliveira et al., 2017; Ruff; Greiling; Kriegel, 2020; Kinashi; Hase, 2021; Salis et al., 2022; Miyauchi et al., 2023). Estudos em modelos animais e humanos mostraram envolvimento do desequilíbrio bacteriano intestinal, quebra da barreira epitelial, translocação bacteriana e inflamação sistêmica no desencadeamento da autoimunidade (Chen et al., 2016; Maeda et al., 2016; Hu et al., 2018; Higuchi et al., 2018; Rodrigues et al., 2019; Ma et al., 2019; Cayres et al., 2021; Pellizoni et al., 2021; Lemos et al., 2022; Miyauchi et al., 2023). O intestino permeável pode ser desencadeado por um desequilíbrio entre comensais que fortificam a barreira epitelial e espécies mucolíticas, o que leva não só à alta exposição a antígenos, mas também à inflamação local, anterior à manifestação clínica das doenças (Lerner; Aminov; Matthias, 2016; Mu et al., 2017; Yazici et al., 2023). Os mecanismos propostos para vincular o desequilíbrio bacteriano intestinal a doenças autoimunes incluem o mimetismo molecular, a ativação espectadora, a polarização de células T inflamatórias, o espalhamento de epítopos, a modificação pós-traducional de proteínas luminais pela microbiota, a geração de neoepítopos imunogênicos e a amplificação por citocinas inflamatórias, que são induzidas pela microbiota desequilibrada (Lerner; Aminov; Matthias, 2016; Ruff; Greiling; Kriegel, 2020; Miyauchi et al., 2023).

Em doenças órgão-específicas, como o DM tipo 1, estudos anteriores demonstraram que a MI de crianças pré-diabéticas, com predisposição genética e anticorpos positivos contra células β, apresentam escassez de *Lactobacillus, Prevotella, Bifidobacterium adolescentis, B. pseudocatenulatum, B. longum* e aumento de *Clostridium, Veillonella, Bacteroides dorei* e *Bacteroides vulgatus* (De Goffau et al., 2013; Davis-Richardson et al., 2014; Mejía-León et al., 2014; Li; Atkinson, 2015; Higuchi et al., 2018; Yuan et al., 2022). Crianças com autoanticorpos contra células β pancreáticas apresentaram redução da diversidade da microbiota e de bactérias produtoras de lactato e butirato (Mejía-León et al., 2014; Yuan et al., 2022). Além disso, pacientes com DM1 podem apresentar aumento da permeabilidade intestinal, translocação bacteriana, inflamação sistêmica e mau controle glicêmico em virtude do desequilíbrio bacteriano intestinal (Li; Atkinson, 2015; Higuchi et al., 2018; Abuqwider et al., 2023).

Nas doenças autoimunes da tireoide, há evidências crescentes da presença de um importante eixo tireoide-intestino e do desequilíbrio bacteriano intestinal na função tireoidiana (Fröhlich; Wahl, 2019; Fenneman *et al.*, 2020). Alguns pesquisadores também observaram reação cruzada entre aminoácidos da peroxidase tireoidiana e da tireoglobulina com espécies de *Lactobacillus* e *Bifidobacterium* que induz a produção de autoanticorpos (Kiseleva *et al.*, 2011). Alterações da diversidade e função da microbiota, bem como alterações do metabolismo do iodo e aumento da permeabilidade intestinal, são características importantes na tireoidite de Hashimoto (Virili; Centanni, 2017; Fröhlich; Wahl, 2019; Knezevic *et al.*, 2020; Cayres *et al.*, 2022).

Na artrite reumatoide (AR), alguns pesquisadores identificaram uma assinatura do microbioma intestinal, com redução da riqueza de espécies (alfa-diversidade) que se correlaciona positivamente com as concentrações de fator reumatoide (Brusca; Abramson; Scher, 2014; Maeda *et al.*, 2016; Chen *et al.*, 2016). Em pacientes recém-diagnosticados, espécies de *Prevotella*, *P. copri*, *Lactobacillus salivarius*, *L. iners* e *L. ruminis* estavam com abundância relativa aumentada, enquanto pacientes tratados com metotrexato apresentavam dominância de *Actinomyces*, *Collinsella*, *Eggerthella*, *Streptococcus* e *Turicibacter* (Liu *et al.*, 2013; Horta-Baas *et al.*, 2017; Rodrigues *et al.*, 2019). O desequilíbrio bacteriano intestinal pode estar envolvido na inflamação das articulações, e os mecanismos propostos incluem ativação de células dendríticas, perda de tolerância a antígenos citrulinados, mimetismo molecular, aumento da permeabilidade intestinal, ativação de células T e inflamação da mucosa mediada por linfócitos Th17. Além disso, maiores concentrações da proteína C reativa, fator reumatoide e progressão da doença correlaciona-se com diversidade reduzida da microbiota em pacientes com AR (Van de Wiele *et al.*, 2016; Luo *et al.*, 2023; Miyauchi *et al.*, 2023).

Considerações finais

Concluindo, ampliar nossos conhecimentos sobre as interações moleculares da microbiota comensal e seus produtos com o hospedeiro e o impacto nas manifestações clínicas em doenças imunomediadas pode permitir o desenvolvimento de futuras intervenções voltadas para a modulação intestinal personalizada (Salis *et al.*, 2022).

Referências bibliográficas

ABUQWIDER, J. *et al.* Gut microbiome and blood glucose control in type 1 diabetes: a systematic review. **Frontiers in Endocrinology**, v. 14, p. 1265696, 2023.

AHUJA, M. *et al.* Orai1-mediated antimicrobial secretion from pancreatic acini shapes the gut microbiome and regulates gut innate immunity. **Cell Metabolism**, v. 25, n. 3, p. 635-646, 2017.

AN, D. *et al.* Sphingolipids from a symbiotic microbe regulate homeostasis of host intestinal natural killer T cells. **Cell**, v. 156, n. 1-2, p. 123-133, 2014.

ARPAIA, N. *et al.* Metabolites produced by commensal bacteria promote peripheral regulatory T-cell generation. **Nature**, v. 504, n. 7480, p. 451-455, 2013.

ATARASHI, K. *et al.* Induction of colonic regulatory T cells by indigenous Clostridium species. **Science (New York, N.Y.)**, v. 331, n. 6015, p. 337-341, 2011.

BACHEM, A. *et al.* Microbiota-derived short-chain fatty acids promote the memory potential of antigen-activated CD8+ T Cells. **Immunity**, v. 51, n. 2, p. 285- 297.e5, 2019.

BÄCKHED, F. *et al.* Dynamics and stabilization of the human gut microbiome during the first year of life. **Cell Host & Microbe**, v. 17, n. 5, p. 690-703, 2015.

BANSAL, T. *et al.* The bacterial signal indole increases epithelial-cell tight-junction resistance and attenuates indicators of inflammation. **Proceedings of the National Academy of Sciences of the United States of America**, v. 107, n. 1, p. 228-233, 2010.

BAUER, H. *et al.* The response of the lymphatic tissue to the microbial flora. Studies on germfree mice. **The American Journal of Pathology**, v. 42, n. 4, p. 471-483, 1963.

BECATTINI, S.; TAUR, Y.; PAMER, E. G. Antibiotic-induced changes in the intestinal microbiota and disease. **Trends in Molecular Medicine**, v. 22, n. 6, p. 458-478, 2016.

BEDOUI, S.; HEATH, W. R.; MUELLER, S. N. CD4(+) T-cell help amplifies innate signals for primary CD8(+) T-cell immunity. **Immunological Reviews**, v. 272, n. 1, p. 52-64, 2016.

BELIZÁRIO, J. E.; FAINTUCH, J.; GARAY-MALPARTIDA, M. Gut microbiome dysbiosis and immunometabolism: new frontiers for treatment of metabolic diseases. **Mediators of Inflammation**, v. 2018, p. 2037838, 2018.

BELKAID, Y.; HAND, T. W. Role of the microbiota in immunity and inflammation. **Cell**, v. 157, n. 1, p. 121-141, 2014.

BELKAID, Y.; HARRISON, O. J. Homeostatic immunity and the microbiota. **Immunity**, v. 46, n. 4, p. 562-576, 2017.

BELKAID, Y.; NAIK, S. Compartmentalized and systemic control of tissue immunity by commensals. **Nature Immunology**, v. 14, n. 7, p. 646-653, 2013.

BEVINS, C. L.; SALZMAN, N. H. Paneth cells, antimicrobial peptides and maintenance of intestinal homeostasis. **Nature Reviews Microbiology**, v. 9, n. 5, p. 356-368, 2011.

BHUTTA, Z. A.; BLACK, R. E. Global maternal, newborn, and child health--so near and yet so far. **The New England Journal of Medicine**, v. 369, n. 23, p. 2226-2235, 2013.

BIRCHENOUGH, G. M. H. et al. A sentinel goblet cell guards the colonic crypt by triggering Nlrp6-dependent Muc2 secretion. **Science (New York, N.Y.)**, v. 352, n. 6293, p. 1535-1542, 2016.

BISHEHSARI, F. et al. Abnormal eating patterns cause circadian disruption and promote alcohol-associated colon carcinogenesis. **Cellular and Molecular Gastroenterology and Hepatology**, v. 9, n. 2, p. 219-237, 2020.

BOSTICK, J. W. et al. Dichotomous regulation of group 3 innate lymphoid cells by nongastric Helicobacter species. **Proceedings of the National Academy of Sciences of the United States of America**, v. 116, n. 49, p. 24760-24769, 2019.

BOUSKRA, D. et al. Lymphoid tissue genesis induced by commensals through NOD1 regulates intestinal homeostasis. **Nature**, v. 456, n. 7221, p. 507-510, 2008.

BROWN, G. D. Dectin-1: a signalling non-TLR pattern-recognition receptor. **Nature Reviews. Immunology**, v. 6, n. 1, p. 33-43, 2006.

BROZ, P.; DIXIT, V. M. Inflammasomes: mechanism of assembly, regulation and signalling. **Nature Reviews Immunology**, v. 16, n. 7, p. 407-420, 2016.

BRUSCA, S. B.; ABRAMSON, S. B.; SCHER, J. U. Microbiome and mucosal inflammation as extra-articular triggers for rheumatoid arthritis and autoimmunity. **Current Opinion in Rheumatology**, v. 26, n. 1, p. 101-107, 2014.

CABALLERO-FLORES, G. et al. Maternal immunization confers protection to the offspring against an attaching and effacing pathogen through delivery of IgG in breast milk. **Cell Host & Microbe**, v. 25, n. 2, p. 313-323. e4, 2019.

CAHENZLI, J. et al. Intestinal microbial diversity during early-life colonization shapes long-term IgE levels. **Cell Host & Microbe**, v. 14, n. 5, p. 559-570, 2013.

CARVALHO, F. A. et al. Transient inability to manage proteobacteria promotes chronic gut inflammation in TLR5-deficient mice. **Cell Host & Microbe**, v. 12, n. 2, p. 139-152, 2012.

CASTRO-DOPICO, T. et al. Anti-commensal IgG drives intestinal inflammation and type 17 immunity in ulcerative colitis. **Immunity**, v. 50, n. 4, p. 1099-1114.e10, 2019.

CAYRES, L. C. F. et al. Detection of alterations in the gut microbiota and intestinal permeability in patients with Hashimoto thyroiditis. **Frontiers in Immunology**, v. 12, p. 579140, 2021.

CHENG, L. et al. High fat diet exacerbates dextran sulfate sodium induced colitis through disturbing mucosal dendritic cell homeostasis. **International Immunopharmacology**, v. 40, p. 1-10, 2016.

CHRIST, A.; LAUTERBACH, M.; LATZ, E. Western diet and the immune system: an inflammatory connection. **Immunity**, v. 51, n. 5, p. 794-811, 2019.

CHU, H.; MAZMANIAN, S. K. Innate immune recognition of the microbiota promotes host-microbial symbiosis. **Nature Immunology**, v. 14, n. 7, p. 668-675, 2013.

CHUA, H.-H. et al. Intestinal dysbiosis featuring abundance of Ruminococcus gnavus associates with allergic diseases in infants. **Gastroenterology**, v. 154, n. 1, p. 154-167, 2018.

CHUN, E. et al. Metabolite-Sensing Receptor Ffar2 Regulates Colonic Group 3 Innate Lymphoid Cells and Gut Immunity. **Immunity**, v. 51, n. 5, p. 871-884.e6, 2019.

CIGNARELLA, F. et al. Intermittent fasting confers protection in cns autoimmunity by altering the gut microbiota. **Cell Metabolism**, v. 27, n. 6, p. 1222-1235. e6, 2018.

CONSTANTINIDES, M. G. et al. A committed precursor to innate lymphoid cells. **Nature**, v. 508, n. 7496, p. 397-401, 2014.

CROTTY, S. T follicular helper cell differentiation, function, and roles in disease. **Immunity**, v. 41, n. 4, p. 529-542, 2014.

DANNE, C. et al. A large polysaccharide produced by helicobacter hepaticus induces an anti-inflammatory gene signature in macrophages. **Cell Host & Microbe**, v. 22, n. 6, p. 733-745.e5, 2017.

DE SOUZA, H. S. P.; FIOCCHI, C. Immunopathogenesis of IBD: current state of the art. **Nature Reviews Gastroenterology & Hepatology**, v. 13, n. 1, p. 13-27, 2016.

DE OLIVEIRA, G. L. V. et al. Intestinal dysbiosis and probiotic applications in autoimmune diseases. **Immunology**, v. 152, n. 1, p. 1-12, 2017.

DETHLEFSEN, L.; MCFALL-NGAI, M.; RELMAN, D. A. An ecological and evolutionary perspective on human-microbe mutualism and disease. **Nature**, v. 449, n. 7164, p. 811-818, 2007.

DEVKOTA, S. et al. Dietary-fat-induced taurocholic acid promotes pathobiont expansion and colitis in Il10-/- mice. **Nature**, v. 487, n. 7405, p. 104-108, 2012.

DOMINGUEZ-BELLO, M. G. et al. Delivery mode shapes the acquisition and structure of the initial microbiota across multiple body habitats in newborns. **Proceedings of the National Academy of Sciences of the United States of America**, v. 107, n. 26, p. 11971-11975, 2010.

DUTZAN, N. et al. On-going mechanical damage from mastication drives homeostatic Th17 cell responses at the oral barrier. **Immunity**, v. 46, n. 1, p. 133-147, 2017.

EHMANN, D. et al. Paneth cell α-defensins HD-5 and HD-6 display differential degradation into active antimicrobial fragments. **Proceedings of the National Academy of Sciences of the United States of America**, v. 116, n. 9, p. 3746–3751, 2019.

ELINAV, E. et al. NLRP6 inflammasome regulates colonic microbial ecology and risk for colitis. **Cell**, v. 145, n. 5, p. 745-757, 2011.

ERTURK-HASDEMIR, D. et al. Symbionts exploit complex signaling to educate the immune system. **Proceedings of the National Academy of Sciences of the United States of America**, v. 116, n. 52, p. 26157-26166, 2019.

FRANZOSA, E. A. et al. Gut microbiome structure and metabolic activity in inflammatory bowel disease. **Nature microbiology**, v. 4, n. 2, p. 293-305, 2019.

FRÖHLICH, E.; WAHL, R. Microbiota and thyroid interaction in health and disease. **Trends in Endocrinology & Metabolism**, v. 30, n. 8, p. 479-490, 2019.

FULDE, M. et al. Neonatal selection by toll-like receptor 5 influences long-term gut microbiota composition. **Nature**, v. 560, n. 7719, p. 489-493, 2018.

GÁLVEZ, E. J. C. et al. Shaping of intestinal microbiota in Nlrp6- and Rag2-deficient mice depends on community structure. **Cell Reports**, v. 21, n. 13, p. 3914-3926, 2017.

GENSOLLEN, T. et al. How colonization by microbiota in early life shapes the immune system. **Science (New York, N.Y.)**, v. 352, n. 6285, p. 539-544, 2016.

GEVERS, D. et al. The treatment-naive microbiome in new-onset Crohn's disease. **Cell Host & Microbe**, v. 15, n. 3, p. 382-392, 2014.

GOMEZ DE AGÜERO, M. et al. The maternal microbiota drives early postnatal innate immune development. **Science (New York, N.Y.)**, v. 351, n. 6279, p. 1296-1302, 2016.

GUO, X. et al. innate lymphoid cells control early colonization resistance against intestinal pathogens through ID2-dependent regulation of the microbiota. **Immunity**, v. 42, n. 4, p. 731-743, 2015.

GURY-BENARI, M. et al. The spectrum and regulatory landscape of intestinal innate lymphoid cells are shaped by the microbiome. **Cell**, v. 166, n. 5, p. 1231-1246.e13, 2016.

HACQUARD, S. et al. Microbiota and host nutrition across plant and animal kingdoms. **Cell Host & Microbe**, v. 17, n. 5, p. 603-616, 2015.

HAGAN, T. et al. Antibiotics-driven gut microbiome perturbation alters immunity to vaccines in humans. **Cell**, v. 178, n. 6, p. 1313-1328.e13, 2019.

HAGHIKIA, A. et al. Dietary fatty acids directly impact central nervous system autoimmunity via the small intestine. **Immunity**, v. 44, n. 4, p. 951-953, 2016.

HAPFELMEIER, S. et al. Reversible microbial colonization of germ-free mice reveals the dynamics of IgA immune responses. **Science (New York, N.Y.)**, v. 328, n. 5986, p. 1705-1709, 2010.

HE, B. et al. Resetting microbiota by Lactobacillus reuteri inhibits T reg deficiency-induced autoimmunity via adenosine A2A receptors. **The Journal of Experimental Medicine**, v. 214, n. 1, p. 107-123, 2017.

HEGAZY, A. N. et al. Circulating and tissue-resident CD4+ T cells with reactivity to intestinal microbiota are abundant in healthy individuals and function is altered during inflammation. **Gastroenterology**, v. 153, n. 5, p. 1320-1337.e16, 2017.

HORNUNG, V. et al. OAS proteins and cGAS: unifying concepts in sensing and responding to cytosolic nucleic acids. **Nature Reviews Immunology**, v. 14, n. 8, p. 521-528, 2014.

HORTA-BAAS, G. et al. Intestinal dysbiosis and rheumatoid arthritis: a link between gut microbiota and the pathogenesis of rheumatoid arthritis. **Journal of Immunology Research**, v. 2017, n. 1, p. 4835189, 2017.

INTEGRATIVE HMP (IHMP) RESEARCH NETWORK CONSORTIUM. The Integrative Human Microbiome Project. **Nature**, v. 569, n. 7758, p. 641-648, 2019.

IVANOV, I. I. et al. Specific microbiota direct the differentiation of IL-17-producing T-helper cells in the mucosa of the small intestine. **Cell Host & Microbe**, v. 4, n. 4, p. 337-349, 2008.

IVANOV, I. I. et al. Induction of intestinal Th17 cells by segmented filamentous bacteria. **Cell**, v. 139, n. 3, p. 485-498, 2009.

JANEWAY, C. A.; MEDZHITOV, R. Innate immune recognition. **Annual Review of Immunology**, v. 20, p. 197-216, 2002.

JIE, Z. et al. NIK signaling axis regulates dendritic cell function in intestinal immunity and homeostasis. **Nature Immunology**, v. 19, n. 11, p. 1224-1235, 2018.

JING, X. et al. Peptidoglycan recognition protein 3 and Nod2 synergistically protect mice from dextran sodium sulfate-induced colitis. **Journal of Immunology (Baltimore, Md.: 1950)**, v. 193, n. 6, p. 3055-3069, 2014.

KAPOURCHALI, F. R.; CRESCI, G. A. M. Early-life gut microbiome—the importance of maternal and infant factors in its establishment. **Nutrition in Clinical Practice**, v. 35, n. 3, p. 386-405, 2020.

KAWAMOTO, S. *et al.* The inhibitory receptor PD-1 regulates IgA selection and bacterial composition in the gut. **Science (New York, N.Y.)**, v. 336, n. 6080, p. 485-489, 2012.

KAWAMOTO, S. *et al.* Foxp3(+) T cells regulate immunoglobulin a selection and facilitate diversification of bacterial species responsible for immune homeostasis. **Immunity**, v. 41, n. 1, p. 152-165, 2014.

KIM, M. *et al.* Critical role for the microbiota in CX3CR1+ intestinal mononuclear phagocyte regulation of intestinal T cell responses. **Immunity**, v. 49, n. 1, p. 151-163.e5, 2018.

KIM, Y.-G. *et al.* Gut dysbiosis promotes M2 macrophage polarization and allergic airway inflammation via fungi-induced PGE_2. **Cell Host & Microbe**, v. 15, n. 1, p. 95-102, 2014.

KINASHI, Y.; HASE, K. Partners in leaky gut syndrome: intestinal dysbiosis and autoimmunity. **Frontiers in Immunology**, v. 12, p. 673708, 2021.

KNEZEVIC, J. *et al.* Thyroid-gut-axis: how does the microbiota influence thyroid function? **Nutrients**, v. 12, n. 6, p. 1769, 2020.

KOENIG, J. E. *et al.* Succession of microbial consortia in the developing infant gut microbiome. **Proceedings of the National Academy of Sciences of the United States of America**, v. 108 Suppl 1, n. Suppl 1, p. 4578-4585, 2011.

KONRAD, A. *et al.* Tight mucosal compartmentation of the murine immune response to antigens of the enteric microbiota. **Gastroenterology**, v. 130, n. 7, p. 2050-2059, 2006.

KOSTIC, A. D.; XAVIER, R. J.; GEVERS, D. The microbiome in inflammatory bowel disease: current status and the future ahead. **Gastroenterology**, v. 146, n. 6, p. 1489-1499, 2014.

KUBINAK, J. L. *et al.* MyD88 signaling in T cells directs IgA-mediated control of the microbiota to promote health. **Cell Host & Microbe**, v. 17, n. 2, p. 153-163, 2015.

LEE, Y. K. *et al.* The protective role of bacteroides fragilis in a murine model of colitis-associated colorectal cancer. **mSphere**, v. 3, n. 6, p. e00587-18, 2018.

LERNER, A.; AMINOV, R.; MATTHIAS, T. Dysbiosis may trigger autoimmune diseases via inappropriate post-translational modification of host proteins. **Frontiers in Microbiology**, v. 7, p. 178791, 2016.

LEVY, M. *et al.* Microbiota-Modulated metabolites shape the intestinal microenvironment by regulating NLRP6 inflammasome signaling. **Cell**, v. 163, n. 6, p. 1428-1443, 2015.

LI, X.; ATKINSON, M. A. The role for gut permeability in the pathogenesis of type 1 diabetes–a solid or leaky concept? **Pediatric Diabetes**, v. 16, n. 7, p. 485-492, 2015.

LLOYD-PRICE, J. *et al.* Multi-omics of the gut microbial ecosystem in inflammatory bowel diseases. **Nature**, v. 569, n. 7758, p. 655-662, 2019.

LUO, Yubin *et al.* Alteration of Gut Microbiota in Individuals at High-Risk for Rheumatoid Arthritis Associated With Disturbed Metabolome and the Initiation of Arthritis Through the Triggering of Mucosal Immunity Imbalance. **Arthritis & Rheumatology**, v. 75, n. 10, p. 1736-1748, 2023.

LYNCH, J. B.; HSIAO, E. Y. Microbiomes as sources of emergent host phenotypes. **Science (New York, N.Y.)**, v. 365, n. 6460, p. 1405-1409, 2019.

MACPHERSON, A. J.; GEUKING, M. B.; MCCOY, K. D. Immune responses that adapt the intestinal mucosa to commensal intestinal bacteria. **Immunology**, v. 115, n. 2, p. 153-162, 2005.

MACPHERSON, A. J.; UHR, T. Induction of protective IgA by intestinal dendritic cells carrying commensal bacteria. **Science (New York, N.Y.)**, v. 303, n. 5664, p. 1662-1665, 2004.

MAEDA, Y.; KUMANOGOH, A.; TAKEDA, K. Altered composition of gut microbiota in rheumatoid arthritis patients. **Nihon Rinsho Men'eki Gakkai kaishi = Japanese journal of clinical immunology**, v. 39, n. 1, p. 59-63, 2016.

MAEDA, Y.; TAKEDA, K. Host-microbiota interactions in rheumatoid arthritis. **Experimental & Molecular Medicine**, v. 51, n. 12, p. 150, 2019.

MAIN, B. S.; MINTER, M. R. Microbial immuno-communication in neurodegenerative diseases. **Frontiers in Neuroscience**, v. 11, p. 151, 2017.

MARTINI, E. *et al.* Mend your fences: the epithelial barrier and its relationship with mucosal immunity in inflammatory bowel disease. **Cellular and Molecular Gastroenterology and Hepatology**, v. 4, n. 1, p. 33-46, 2017.

MARTÍNEZ, I. *et al.* Gut microbiome composition is linked to whole grain-induced immunological improvements. **The ISME journal**, v. 7, n. 2, p. 269-280, 2013.

MARTÍNEZ-LÓPEZ, M. *et al.* Microbiota sensing by mincle-syk axis in dendritic cells regulates interleukin-17 and -22 production and promotes intestinal barrier integrity. **Immunity**, v. 50, n. 2, p. 446-461.e9, 2019.

MAYNARD, C. L. *et al.* Reciprocal interactions of the intestinal microbiota and immune system. **Nature**, v. 489, n. 7415, p. 231-241, 2012.

MAZMANIAN, S. K. *et al.* An immunomodulatory molecule of symbiotic bacteria directs maturation of the host immune system. **Cell**, v. 122, n. 1, p. 107-118, 2005.

MAZMANIAN, S. K.; ROUND, J. L.; KASPER, D. L. A microbial symbiosis factor prevents intestinal inflammatory disease. **Nature**, v. 453, n. 7195, p. 620-625, 2008.

MEJÍA-LEÓN, M. E. et al. Fecal microbiota imbalance in Mexican children with type 1 diabetes. **Scientific Reports**, v. 4, n. 1, p. 3814, 2014.

MIOSSEC, P.; KOLLS, J. K. Targeting IL-17 and TH17 cells in chronic inflammation. **Nature Reviews Drug Discovery**, v. 11, n. 10, p. 763-776, 2012.

MIYAUCHI, E. et al. The impact of the gut microbiome on extra-intestinal autoimmune diseases. **Nature Reviews Immunology**, v. 23, n. 1, p. 9-23, 2023.

MOSSER, D. M.; EDWARDS, J. P. Exploring the full spectrum of macrophage activation. **Nature Reviews Immunology**, v. 8, n. 12, p. 958-969, 2008.

MOWAT, A. M. To respond or not to respond – a personal perspective of intestinal tolerance. **Nature Reviews Immunology**, v. 18, n. 6, p. 405-415, 2018.

MU, Q. et al. Leaky gut as a danger signal for autoimmune diseases. **Frontiers in Immunology**, v. 8, p. 269575, 2017.

NAGASHIMA, K. et al. Identification of subepithelial mesenchymal cells that induce IgA and diversify gut microbiota. **Nature Immunology**, v. 18, n. 6, p. 675-682, 2017.

NAIK, S. et al. Compartmentalized control of skin immunity by resident commensals. **Science (New York, N.Y.)**, v. 337, n. 6098, p. 1115-1119, 2012.

NEU, J.; WALKER, W. A. Necrotizing enterocolitis. **The New England Journal of Medicine**, v. 364, n. 3, p. 255-264, 2011.

NIGRO, G. et al. The cytosolic bacterial peptidoglycan sensor Nod2 affords stem cell protection and links microbes to gut epithelial regeneration. **Cell Host & Microbe**, v. 15, n. 6, p. 792-798, 2014.

OHNMACHT, C. et al. Mucosal immunology. The microbiota regulates type 2 immunity through RORγt+ T cells. **Science (New York, N.Y.)**, v. 349, n. 6251, p. 989-993, 2015.

PALM, N. W. et al. Immunoglobulin A coating identifies colitogenic bacteria in inflammatory bowel disease. **Cell**, v. 158, n. 5, p. 1000-1010, 2014.

PAPATRIANTAFYLLOU, M. Immune response to tissue stress. **Nature Reviews Immunology**, v. 12, n. 1, p. 1, 2012.

PETERSON, D. A. et al. IgA response to symbiotic bacteria as a mediator of gut homeostasis. **Cell Host & Microbe**, v. 2, n. 5, p. 328-339, 2007.

PRICE, A. E. et al. A map of toll-like receptor expression in the intestinal epithelium reveals distinct spatial, cell type-specific, and temporal patterns. **Immunity**, v. 49, n. 3, p. 560-575.e6, 2018.

PROIETTI, M. et al. ATP-gated ionotropic P2X7 receptor controls follicular T helper cell numbers in Peyer's patches to promote host-microbiota mutualism. **Immunity**, v. 41, n. 5, p. 789-801, 2014.

RAKOFF-NAHOUM, S. et al. Recognition of commensal microflora by toll-like receptors is required for intestinal homeostasis. **Cell**, v. 118, n. 2, p. 229-241, 2004.

RAMAKRISHNA, C. et al. Bacteroides fragilis polysaccharide A induces IL-10 secreting B and T cells that prevent viral encephalitis. **Nature Communications**, v. 10, n. 1, p. 2153, 2019.

RAMANAN, D. et al. Bacterial sensor Nod2 prevents inflammation of the small intestine by restricting the expansion of the commensal Bacteroides vulgatus. **Immunity**, v. 41, n. 2, 2014.

RANGAN, P. et al. Fasting-mimicking diet modulates microbiota and promotes intestinal regeneration to reduce inflammatory bowel disease pathology. **Cell Reports**, v. 26, n. 10, p. 2704-2719.e6, 2019.

RANKIN, L. C. et al. Complementarity and redundancy of IL-22-producing innate lymphoid cells. **Nature Immunology**, v. 17, n. 2, p. 179-186, 2016.

RATSIMANDRESY, R. A. et al. The AIM2 inflammasome is a central regulator of intestinal homeostasis through the IL-18/IL-22/STAT3 pathway. **Cellular & Molecular Immunology**, v. 14, n. 1, p. 127-142, 2017.

RESCIGNO, M. et al. Dendritic cells shuttle microbes across gut epithelial monolayers. **Immunobiology**, v. 204, n. 5, p. 572-581, 2001.

RODRÍGUEZ, J. M. The origin of human milk bacteria: is there a bacterial entero-mammary pathway during late pregnancy and lactation? **Advances in Nutrition**, v. 5, n. 6, p. 779-784, 2014.

RODRIGUEZ-PALACIOS, A. et al. The artificial sweetener splenda promotes gut proteobacteria, dysbiosis, and myeloperoxidase reactivity in Crohn's disease-like ileitis. **Inflammatory Bowel Diseases**, v. 24, n. 5, p. 1005-1020, 2018.

ROSSHART, S. P. et al. Laboratory mice born to wild mice have natural microbiota and model human immune responses. **Science (New York, N.Y.)**, v. 365, n. 6452, p. eaaw4361, 2019.

ROTHSCHILD, D. et al. Environment dominates over host genetics in shaping human gut microbiota. **Nature**, v. 555, n. 7695, p. 210-215, 2018.

RUFF, W. E.; GREILING, T. M.; KRIEGEL, M. A. Host–microbiota interactions in immune-mediated diseases. **Nature Reviews Microbiology**, v. 18, n. 9, p. 521-538, 2020.

RUSSELL, S. L. et al. Early life antibiotic-driven changes in microbiota enhance susceptibility to allergic asthma. **EMBO reports**, v. 13, n. 5, p. 440-447, 2012.

SCHAUBECK, M. et al. Dysbiotic gut microbiota causes transmissible Crohn's disease-like ileitis independent of failure in antimicrobial defence. **Gut**, v. 65, n. 2, p. 225-237, 2016.

SAHA, S. *et al*. Peptidoglycan recognition proteins protect mice from experimental colitis by promoting normal gut flora and preventing induction of interferon-gamma. **Cell Host & Microbe**, v. 8, n. 2, p. 147-162, 2010.

SALIS, L. V. V. DE *et al*. Dysbiosis and probiotic applications in autoimmune diseases. In: REZAEI, N. (Ed.). **Translational Autoimmunity**. Translational Immunology. [s.l.] Academic Press, 2022. v. 2, cap. 13, p. 269-294.

SATO, H. *et al*. Antibiotics suppress activation of intestinal mucosal mast cells and reduce dietary lipid absorption in Sprague-Dawley rats. **Gastroenterology**, v. 151, n. 5, p. 923-932, 2016.

SCHULTHESS, J. *et al*. The short chain fatty acid butyrate imprints an antimicrobial program in macrophages. **Immunity**, v. 50, n. 2, p. 432-445.e7, 2019.

SCOTT, N. A. *et al*. Antibiotics induce sustained dysregulation of intestinal T cell immunity by perturbing macrophage homeostasis. **Science Translational Medicine**, v. 10, n. 464, p. eaao4755, 2018.

SENDER, R.; FUCHS, S.; MILO, R. Are we really vastly outnumbered? Revisiting the ratio of bacterial to host cells in humans. **Cell**, v. 164, n. 3, p. 337-340, 2016.

SEO, S.-U. *et al*. Distinct commensals induce interleukin-1β via NLRP3 inflammasome in inflammatory monocytes to promote intestinal inflammation in response to injury. **Immunity**, v. 42, n. 4, p. 744-755, 2015.

SHAN, M. *et al*. Mucus enhances gut homeostasis and oral tolerance by delivering immunoregulatory signals. **Science (New York, N.Y.)**, v. 342, n. 6157, p. 447-453, 2013.

SHULZHENKO, N. *et al*. Crosstalk between B lymphocytes, microbiota and the intestinal epithelium governs immunity *versus* metabolism in the gut. **Nature Medicine**, v. 17, n. 12, p. 1585-1593, 2011.

SIMS, M. C. *et al*. Novel manifestations of immune dysregulation and granule defects in gray platelet syndrome. **Blood**, v. 136, n. 17, p. 1956-1967, 2020.

SMITH, P. M. *et al*. The microbial metabolites, short-chain fatty acids, regulate colonic Treg cell homeostasis. **Science (New York, N.Y.)**, v. 341, n. 6145, p. 569-573, 2013.

SONG, X. *et al*. Microbial bile acid metabolites modulate gut RORγ+ regulatory T cell homeostasis. **Nature**, v. 577, n. 7790, p. 410-415, 2020.

STERLIN, D. *et al*. Human IgA binds a diverse array of commensal bacteria. **The Journal of Experimental Medicine**, v. 217, n. 3, p. e20181635, 2020.

SUTHERLAND, D. B.; SUZUKI, K.; FAGARASAN, S. Fostering of advanced mutualism with gut microbiota by Immunoglobulin A. **Immunological Reviews**, v. 270, n. 1, p. 20-31, 2016.

TAN, T. G. *et al*. Identifying species of symbiont bacteria from the human gut that, alone, can induce intestinal Th17 cells in mice. **Proceedings of the National Academy of Sciences of the United States of America**, v. 113, n. 50, p. E8141-E8150, 2016.

TANG, C. E. *et al*. Inhibition of dectin-1 signaling ameliorates colitis by inducing Lactobacillus-mediated regulatory T cell expansion in the intestine. **Cell Host & Microbe**, v. 18, n. 2, p. 183-197, 2015.

TENG, F. *et al*. Gut microbiota drive autoimmune arthritis by promoting differentiation and migration of Peyer's patch T follicular helper cells. **Immunity**, v. 44, n. 4, p. 875-888, 2016.

UBEDA, C. *et al*. Familial transmission rather than defective innate immunity shapes the distinct intestinal microbiota of TLR-deficient mice. **The Journal of Experimental Medicine**, v. 209, n. 8, p. 1445-1456, 2012.

UMESAKI, Y. *et al*. Expansion of alpha beta T-cell receptor-bearing intestinal intraepithelial lymphocytes after microbial colonization in germ-free mice and its independence from thymus. **Immunology**, v. 79, n. 1, p. 32-37, 1993.

VAISHNAVA, S. *et al*. The antibacterial lectin RegIII-gamma promotes the spatial segregation of microbiota and host in the intestine. **Science (New York, N.Y.)**, v. 334, n. 6053, p. 255-258, 2011.

VALITUTTI, F.; CUCCHIARA, S.; FASANO, A. Celiac disease and the microbiome. **Nutrients**, v. 11, n. 10, p. 2403, 2019.

VAN DE WIELE, T. *et al*. How the microbiota shapes rheumatic diseases. **Nature Reviews Rheumatology**, v. 12, n. 7, p. 398-411, 2016.

VIENNOIS, E. *et al*. Dietary emulsifier-induced low-grade inflammation promotes colon carcinogenesis. **Cancer Research**, v. 77, n. 1, p. 27-40, 2017.

VIJAY-KUMAR, M. *et al*. Metabolic syndrome and altered gut microbiota in mice lacking toll-like receptor 5. **Science (New York, N.Y.)**, v. 328, n. 5975, p. 228-231, 2010.

VIRILI, C.; CENTANNI, M. "With a little help from my friends"-the role of microbiota in thyroid hormone metabolism and enterohepatic recycling. **Molecular and cellular endocrinology**, v. 458, p. 39-43, 2017.

VOJDANI, A. A potential link between environmental triggers and autoimmunity. **Autoimmune Diseases**, v. 2014, p. 437231, 2014.

WANG, J. *et al*. Dysbiosis of maternal and neonatal microbiota associated with gestational diabetes mellitus. **Gut**, v. 67, n. 9, p. 1614-1625, 2018.

WANG, P. *et al*. Nlrp6 regulates intestinal antiviral innate immunity. **Science (New York, N.Y.)**, v. 350, n. 6262, p. 826-830, 2015a.

WANG, S. *et al*. MyD88 adaptor-dependent microbial sensing by regulatory T cells promotes mucosal tolerance and enforces commensalism. **Immunity**, v. 43, n. 2, p. 289-303, 2015b.

WEN, L. *et al*. Innate immunity and intestinal microbiota in the development of type 1 diabetes. **Nature**, v. 455, n. 7216, p. 1109-1113, 2008.

WESEMANN, D. R. *et al*. Microbial colonization influences early B-lineage development in the gut lamina propria. **Nature**, v. 501, n. 7465, p. 112-115, 2013.

WINGENDER, G. *et al*. Neutrophilic granulocytes modulate invariant NKT cell function in mice and humans. **Journal of Immunology (Baltimore, Md.: 1950)**, v. 188, n. 7, p. 3000-3008, 2012.

WLODARSKA, M. *et al*. NLRP6 inflammasome orchestrates the colonic host-microbial interface by regulating goblet cell mucus secretion. **Cell**, v. 156, n. 5, p. 1045-1059, 2014.

WOLF, A. J.; UNDERHILL, D. M. Peptidoglycan recognition by the innate immune system. **Nature Reviews Immunology**, v. 18, n. 4, p. 243-254, 2018.

YAMAMOTO-HANADA, K. *et al*. Influence of antibiotic use in early childhood on asthma and allergic diseases at age 5. **Annals of Allergy, Asthma & Immunology: Official Publication of the American College of Allergy, Asthma, & Immunology**, v. 119, n. 1, p. 54-58, 2017.

YATSUNENKO, T. *et al*. Human gut microbiome viewed across age and geography. **Nature**, v. 486, n. 7402, p. 222-227, 2012.

YAZICI, D. *et al*. The epithelial barrier: The gateway to allergic, autoimmune, and metabolic diseases and chronic neuropsychiatric conditions. In: Seminars in Immunology. **Academic Press**, 2023. p. 101846.

ZHANG, M. *et al*. Interactions between intestinal microbiota and host immune response in inflammatory bowel disease. **Frontiers in Immunology**, v. 8, p. 942, 2017.

ZHANG, X.; ZHIVAKI, D.; LO-MAN, R. Unique aspects of the perinatal immune system. **Nature Reviews Immunology**, v. 17, n. 8, p. 495-507, 2017.

ZHENG, W. *et al*. Microbiota-targeted maternal antibodies protect neonates from enteric infection. **Nature**, v. 577, n. 7791, p. 543-548, 2020.

ZHU, H. *et al*. RNA virus receptor Rig-I monitors gut microbiota and inhibits colitis-associated colorectal cancer. **Journal of Experimental & Clinical Cancer Research: CR**, v. 36, n. 1, p. 2, 2017.

10 Eixo Microbiota Intestinal e Sistema Cardiovascular

Juliana Tieko Kato

Objetivo
- Discutir o papel da microbiota intestinal na gênese das doenças cardiovasculares.

Destaques
- O advento das técnicas metagenômicas de alto rendimento facilitou novos *insights* sobre como a microbiota intestinal (MI) pode contribuir para o desenvolvimento e a progressão das doenças cardiovasculares (DCVs)
- Diversas evidências elucidam o mecanismo da participação do lipopolissacarídeo (LPS) na progressão da aterosclerose; em suma, nos estágios iniciais, o LPS, via receptores do tipo *Toll* (TLR, do inglês *Toll-like receptor*), pode ativar a sinalização em monócitos e células endoteliais, aumentando a expressão de citocinas/quimiocinas e moléculas de adesão celular
- A MI desempenha papel fundamental na homeostase dos ácidos biliares. Seu desequilíbrio pode acarretar alterações da composição e *pool* dos ácidos biliares, afetando significativamente a saúde ao favorecer a patogênese de doenças hepáticas e cardiovasculares
- O metabólito N-óxido de trimetilamina (TMAO), produto da metabolização intestinal, é um dos focos de pesquisa mais emergentes na ciência da cardiologia, pois tem sido relacionado com progressão de aterosclerose, trombose, acidente vascular cerebral (AVC) e outras DCVs
- As inúmeras ligações entre a MI, os seus metabólitos e as DCVs tornam a MI um atraente alvo terapêutico. Estratégias focadas na mudança da composição da MI, como as intervenções dietéticas, o uso de prebióticos/probióticos, o transplante de microbiota fecal (TMF) e a farmacoterapia, parecem ser promissores para o tratamento das DCVs.

Introdução

As DCVs são a principal causa de mortalidade e morbidade no mundo, respondendo por aproximadamente 17,7 milhões (cerca de 31%) de todas as mortes globais por ano. Embora tenham sido observados declínios significativos de DCVs no fim do século XX, devido, principalmente, a melhorias na saúde pública e nos cuidados de saúde, sua carga ainda permanece alta, principalmente em países de baixa e média renda. De todas as mortes por DCVs, 85% estão diretamente associadas à doença arterial coronariana (DAC), principalmente, ao infarto agudo do miocárdio (IAM) e ao AVC. A DAC refere-se à disfunção miocárdica e/ou a lesões orgânicas, causadas pela estenose da artéria coronária, e à insuficiência do suprimento sanguíneo, causada pela obstrução das chamadas "placas ateroscleróticas" (Chambers *et al.*, 2018; Libby *et al.*, 2019; Liu *et al.*, 2019; Rahman *et al.*, 2022).

Há diversos fatores de risco relacionados com as DCVs; dentre eles, irrefutavelmente, a maior causa são as concentrações elevadas de colesterol sérico (dislipidemias). O colesterol do organismo pode ter origem exógena (25% do total) ou endógena (75% do total), proveniente da dieta ou da síntese hepática, respectivamente (Faludi et al., 2017). Sua regulação no corpo ocorre por mecanismos complexos e com fatores interligados em um sistema multifacetado, conforme Figura 10.1. Dentre os órgãos envolvidos na homeostase do colesterol, destaca-se o intestino, principalmente, por estar relacionado com sua absorção e excreção nas fezes decorrente da via hepatobiliar e pela excreção transintestinal de colesterol (TICE) (Bonamassa; Moschetta, 2013; Canyelles et al., 2018).

O colesterol está presente apenas nos alimentos de origem animal. Por não ser digerido, chega intacto ao intestino. Assim como os outros lipídios, no lúmen intestinal é incorporado às micelas de sais biliares para que seja absorvido pelos enterócitos via proteína *niemann-pick C1-like 1* (NPC1-L1). Após sua captação, o colesterol livre (CL) pode seguir por três vias: (i) pode ser esterificado pela enzima acil-CoA:Colesterol Aciltransferase 2 (ACAT2), sendo posteriormente agregado aos quilomícrons (QMs); (ii) pode ser transportado de volta para o lúmen intestinal pelos transportadores *ATP-binding cassete* G5 (ABCG5) e G8 (ABCG8); e (iii) pode participar da formação da pré-β HDL (*high-density lipoprotein*) mediado pelo transportador ABCA1 (Duan et al., 2022; Luo; Yang; Song, 2019; Mehta; Shapiro, 2021).

Os QMs são lipoproteínas sintetizadas nas células intestinais constituídos, principalmente,

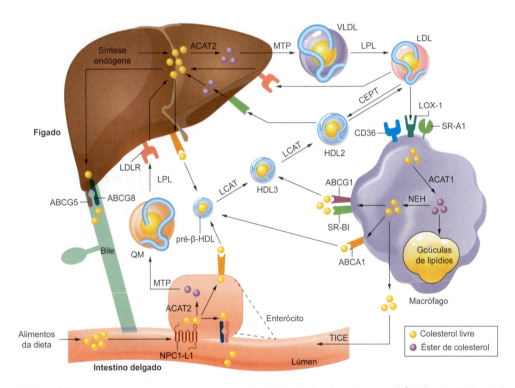

Figura 10.1 Regulação e transporte do colesterol. ABCG: *ATP-binding cassete*, subfamília G; ACAT2: Acil-CoA:Colesterol Aciltransferase 2; BCA1: *ATP-binding cassete*, subfamília A1; CD36: cluster de diferenciação 36; CETP: proteína de transferência de ésteres colesterol; HDL: lipoproteína de alta densidade; LCAT: lecitina-colesterol aciltransferase; LDL: lipoproteína de baixa densidade; LDLR: receptor de LDL; LOX-1: receptor 1 de LDL; LPL: lipoproteína lipase; MTP: proteína de transferência microssomal de triglicerides; NEH: hidrolase neutra de éster de colesterol; NPC1-L1: proteína Niemann-Pick C1 *like* 1; pré-β-HDL: pré-beta HDL; QM: quilomícron; SR-A1: receptores scavenger A1; TICE: excreção transintestinal de colesterol; VLDL: lipoproteína de densidade muita baixa. (Adaptada de Duan *et al.*, 2022.)

por triglicérides (TG) provindos da dieta associada à apoliproproteína 48 (ApoB-48). Os QMs recém-formados são secretados na linfa, passando para a circulação sistêmica via ducto torácico. Os TG dos QMs são hidrolisados pela enzima lipoproteína lipase (LPL), presente na superfície endotelial dos adipócitos e miócitos, liberando ácidos graxos livres (AGLs) que serão captados por esses tecidos (Duan et al., 2022; Hoogeveen; Ballantyne, 2021; Mehta; Shapiro, 2021).

A LPL faz com que os QMs diminuam progressivamente o conteúdo de TG; concomitantemente, ocorrem mais dois processos: a proteína de transferência de ésteres colesterol (CETP) troca TG dos QMs por colesterol esterificado (CE) da HDL, e a proteína de transferência de fosfolipídios (PTPL) medeia a transferência de fosfolipídios para a HDL. Assim, os QMs passam a ser denominados "QMs remanescentes", que são rapidamente depurados da circulação para o fígado (Duan et al., 2022; Hong; Tontonoz, 2014; Hoogeveen; Ballantyne, 2021; Mehta; Shapiro, 2021).

É fundamental destacar que o fígado é o principal órgão ligado ao metabolismo das lipoproteínas. A chamada "via endógena" inicia-se com a síntese e a secreção da VLDL (very-low-density lipoprotein) para a circulação, uma lipoproteína constituída pelo colesterol endógeno e exógeno, ApoB-100 e uma grande quantidade de TG. Assim como o QM, a VLDL sofre ação da LPL e da CETP, reduzindo seu conteúdo de TG e tornando-se uma partícula cada vez menor e mais rica em colesterol. Essa mudança de conteúdo lipídico faz com que sejam formadas novas lipoproteínas à VLDL remanescente (VLDLR) e IDL (intermediate-density lipoprotein). Cerca de 40 a 60% das VLDLR e das IDL retornam ao fígado, e o restante é convertida em LDL (low-density lipoprotein), uma lipoproteína rica em CL e CE, e com a sua fração proteica na forma de ApoB-100 (Duan et al., 2022; Hong; Tontonoz, 2014; Hoogeveen; Ballantyne, 2021; Mehta; Shapiro, 2021).

Vale ressaltar que, a associação entre os níveis elevados de colesterol com o aumento do risco de eventos cardiovasculares está relacionada, principalmente, ao colesterol da LDL (LDL-c). Em contrapartida, as concentrações da HDL são inversamente correlacionadas com a mortalidade por DAC (Hoogeveen; Ballantyne, 2021; Matsuo, 2022; Rosenson et al., 2016; Soppert et al., 2020).

Em condições fisiológicas normais, o LDL-c constitui entre 60 e 70% do colesterol plasmático. A maior parte das LDL são captadas pelo fígado e o restante por tecidos extra-hepáticos por meio dos receptores de LDL (LDLR). A expressão do LDLR é o responsável pela homeostase do colesterol sanguíneo, dependente da hidroximetilglutaril coenzima A (HMG-CoA) redutase, enzima-chave para a síntese de colesterol. Níveis elevados de colesterol intracelular induzem a uma menor expressão de LDLR, ao mesmo tempo que levam à inibição da HMG-CoA redutase, fazendo com que haja uma menor captação de LDL pelos tecidos e menor síntese de colesterol endógeno. O LDLR é limitado; por isso, quando ocorre a saturação desses receptores, o excesso de LDL-c permanece na corrente sanguínea, favorecendo seu depósito na parede endotelial das artérias e, consequentemente, a formação de placas ateroscleróticas (Duan et al., 2022; Luo; Yang; Song, 2019; Soppert et al., 2020).

O organismo humano não é capaz de catabolizar o colesterol presente nos tecidos extra-hepáticos, exceto pelos órgãos produtores de hormônios esteroidais. Por esse motivo, o processo denominado "transporte reverso do colesterol" (TRC) é essencial. O TRC ocorre por meio da HDL que medeia o transporte de colesterol dos tecidos para o fígado (Duan et al., 2022; Mehta; Shapiro, 2021).

A biogênese da HDL ocorre no fígado e no intestino, que sintetizam e secretam ApoA-I, que interagem com os transportadores ABCA1 e ABCG1. O transportador ABCA1 é expresso na membrana plasmática da maioria das células (incluindo enterócitos, hepatócitos e macrófagos) e faz medição do efluxo de colesterol para a ApoA-I, gerando a pré-β HDL. Sob ação da lecitina-colesterol aciltransferase (LCAT), o CL é esterificado e transferido para o centro lipídico da HDL, e, em ação conjunta com a PLTL, formam uma partícula de HDL esférica madura (HDL3). Sucessivamente, o transportador ABCG1, que é mais expresso em macrófagos, faz o efluxo de lipídios para a HDL3, dando origem à HDL2 (Matsuo, 2022). Assim, a HDL pode ser dividida em duas classes, de acordo com o tamanho das partículas: HDL2, que é rica em lipídios, e HDL3, que é rica em proteínas (Duan *et al.*, 2022; Luo; Yang; Song, 2019; Matsuo, 2022; Mehta; Shapiro, 2021).

Existem duas vias de depuração do CE da HDL. Na primeira, o CE pode ser captado diretamente pelo fígado por meio do receptor *scavenger* BI (SR-BI), para ser utilizado na síntese da VLDL ou seguir a rota hepatobiliar. Na segunda, via alternativa, o CE pode ser transferido para lipoproteínas contendo ApoB (QM, VLDL e LDL) em troca de TG, processo mediado pela CETP. Posteriormente, o TG é hidrolisado pela lipase hepática (LH) que libera AG para os tecidos. Esse processo induz a remodelação da HDL em uma partícula pequena e mais densa, que pode recircular no plasma participando de um novo ciclo de TRC (Ben-Aicha; Badimon; Vilahur, 2020; Duan *et al.*, 2022; Röhrl; Stangl, 2018; Soppert *et al.*, 2020).

Ademais, a HDL tem atividades antioxidante e anti-inflamatória, que são atribuídas pela sua capacidade de atuar sobre os processos ateroscleróticos, como: (i) inibindo a peroxidação lipídica da LDL, que reduz a formação de LDL oxidada (LDLox); (ii) suprimindo a produção de quimiocinas, citocinas e a expressão de moléculas de adesão; (iii) e estimulando a produção de óxido nítrico (ON), um potente vasodilatador, essencial para melhorar a disfunção endotelial. Finalmente, a HDL também tem efeito antitrombótico, por diminuir a agregação plaquetária (Ben-Aicha; Badimon; Vilahur, 2020; Röhrl; Stangl, 2018; Soppert *et al.*, 2020).

É digno de nota que indivíduos com DCV apresentem HDL com menor capacidade de efluxo de colesterol e menos propriedades anti-inflamatórias e antioxidantes quando comparados com indivíduos saudáveis. Além disso, a HDL-c pode perder sua função antiaterogênica e tornar-se pró-aterogênica (disfuncional) sob condições de inflamação, diabetes *mellitus* (DM) e estresse oxidativo (Rosenson *et al.*, 2016).

A maior parte do colesterol não é oriundo da dieta, e sim da síntese endógena; quase todas as células podem sintetizá-lo, porém, é o fígado o seu maior produtor. Essa produção é regulada por *feedback* negativo pela proteína 2 ligadora ao elemento regulatório de esterol (SREBP2) e pela HMG-CoA redutase, a enzima limitante na síntese *de novo* do colesterol, alvo dos medicamentos hipolipemiantes, como as estatinas (Duan *et al.*, 2022; Luo; Yang; Song, 2019).

Cerca de 20% do colesterol é excretado pelas fezes por meio de duas maneiras: via hepatobiliar (a principal) e TICE. No fígado, o colesterol pode ser convertido em ácidos biliares (ABs), mediado pelas enzimas CYP7A1 e CYP27A1, responsáveis por 90 e 10% da produção, respectivamente. Os ABs produzidos são secretados na bile, junto com os fosfolipídios, bilirrubina, água e colesterol, para atuar na digestão de gorduras na dieta. Em condições fisiológicas normais, 95% dos ABs secretados e até 80% do colesterol intestinal são reabsorvidos no lúmen intestinal pelos transportadores ASBT (*apical sodium bile acid transporter*) e NPC1-L1, respectivamente. O restante de ABs e colesterol não absorvidos são eliminados nas fezes, o que corresponde à principal forma de excreção do colesterol (Duan *et al.*, 2022; Hong; Tontonoz, 2014).

A TICE é uma via de excreção alternativa e independente da via hepatobiliar, respondendo por cerca de 30% de todo colesterol eliminado nas fezes. Nesse processo, as lipoproteínas são captadas na membrana basolateral dos enterócitos por meio do LDLR, translocadas para o lado apical e excretadas para o lúmen intestinal através de transportadores específicos (ABCG5 e ABCG8). Contudo, uma quantidade substancial de colesterol secretado é reabsorvido pela NPC1-L1 (Canyelles *et al.*, 2018; Duan *et al.*, 2022).

A homeostase do colesterol é um processo complexo, e é regulado, principalmente, por dois fatores transcricionais que vão atuar como sensores dos seus níveis intracelulares: o receptor hepático X (LXR) e a SREBP2 (Duan *et al.*, 2022; Hong; Tontonoz, 2014; Luo; Yang; Song, 2019; Röhrl; Stangl, 2018).

Quando os níveis de colesterol estão elevados, o LXR pode atuar: (i) aumentando a expressão de genes que codificam ABCA1 e ABCG1 que participam do TRC; (ii) regulando a expressão dos transportadores ABCG5 e ABCG8, que no intestino aumentam o efluxo de colesterol para o lúmen intestinal, e no fígado promovem a excreção de colesterol pela bile; e (iii) regulando negativamente a expressão da NPC1-L1, diminuindo a absorção de colesterol (Bonamassa; Moschetta, 2013; Luo; Yang; Song, 2019).

Entretanto, quando os níveis de colesterol estão baixos, a via SREBP2 associada ao retículo endoplasmático é ativada, resultando na regulação positiva transcricional de genes envolvidos na síntese endógena do colesterol (HMG-CoA redutase) e na absorção celular (LDLR) (Bonamassa; Moschetta, 2013; Luo; Yang; Song, 2019; Röhrl; Stangl, 2018).

Aterosclerose

A aterosclerose é uma doença inflamatória crônica causada pelo acúmulo de lipídios na parede de artérias de médio e grande calibre, sendo a exposição contínua da artéria ao LDL-c por vários anos o principal determinante para o início e a progressão da doença (Kloc et al., 2021; Libby et al., 2019).

A formação da placa aterosclerótica inicia-se com a agressão ao endotélio vascular, causada por diversos fatores de risco, como dislipidemia, hipertensão arterial (HA), DM tipo 2, tabagismo, sedentarismo, dieta aterogênica, obesidade e/ou história familiar positiva, processo denominado "disfunção endotelial". Esta implica o comprometimento da barreira endotelial, o que favorece o acúmulo de lipoproteínas na túnica íntima da parede do vaso. Essas partículas, posteriormente, são oxidadas, gerando um estado pró-inflamatório e imunogênico (Dri et al., 2023; Soppert et al., 2020).

As células endoteliais agredidas secretam: (i) moléculas de adesão celular, como molécula de adesão intercelular 1 (ICAM-1), molécula de adesão vascular 1 (VCAM-1) e E-selectina; (ii) citocinas, como interleucina (IL)-8 e fator de necrose tumoral alfa (TNF-α); (iii) substâncias quimiotáticas, como proteína quimiotática de monócitos-1 (MCP-1) e fator estimulador de colônias de macrófagos (M-CSF); (iv) e espécies reativas de oxigênio (EROs) (Dri et al., 2023; Kong et al., 2022).

As moléculas de adesão atraem monócitos e linfócitos para o endotélio. Subsequentemente, a MCP-1 promove a migração dos monócitos para o espaço subendotelial, onde se diferenciam em macrófagos, etapa crucial no desenvolvimento da aterosclerose. Os macrófagos expressam receptores scanveger (SR), como LOX-1, SR-A1 e CD36, que apresentam alta afinidade por LDLox, que são geradas pelo estresse oxidativo nessa região. Ao contrário do LDLR, esses receptores não estão sujeitos a ciclo de *feedback* negativo, o que resulta em um acúmulo de LDLox e resíduos de lipoproteínas. Esses macrófagos ricos em LDLox são chamados "células espumosas", e desencadeiam respostas pró-inflamatórias com liberação de IL-1 e o TNF-α, que ampliam a atividade inflamatória, atraindo mais monócitos para a lesão. Adicionalmente, essa intensa atividade inflamatória prejudica o TRC ao suprimir ABCA1 e ABCG1, que favorecem a formação de mais células espumosas. Todos esses processos fazem uma perpetuação da resposta inflamatória que atuam na progressão da aterosclerose (Kong et al., 2022; Libby et al., 2019; Soppert et al., 2020).

A captação desmedida de LDL modificada leva à apoptose excessiva de macrófagos, que, em conjunto com a eferocitose prejudicada, levam à formação do núcleo necrótico. As citocinas produzidas pelas células do endotélio e macrófagos estimulam a proliferação de células musculares lisas vasculares (CMLV), que migram da túnica média para a íntima. Então, as CMLV produzem matriz extracelular (colágeno e elastina) que formam uma capa fibrosa da placa. A placa estabelecida é composta por elementos celulares, componentes da matriz celular e dos núcleos necrótico e lipídico (Kong et al., 2022; Libby et al., 2019; Libby; Ridker; Hansson, 2011).

Com o passar do tempo, às vezes décadas, as placas coronárias podem crescer e levar à estenose limitadora de fluxo ou sofrer complicações, como ruptura ou erosão da placa, que podem causar o IAM e AVC. Essas placas que se rompem normalmente apresentam capa fibrosa fina e pobre em colágeno, com poucas CMLV, mas abundante em macrófagos. Apresentam uma intensa atividade inflamatória, com grande atividade proteolítica, e um núcleo lipídico e necrótico proeminente. Sua ruptura provoca trombos que podem interromper o fluxo sanguíneo localmente ou alojar-se nas artérias distais (Casolo; Del Meglio; Tessa, 2020; Duan *et al.*, 2022; Faludi *et al.*, 2017; Libby; Ridker; Hansson, 2011).

Microbiota intestinal e doenças cardiovasculares

O número de estudos que relacionam a MI com as DCVs tem crescido exponencialmente nos últimos anos. O advento das técnicas metagenômicas de alto rendimento facilitou novos *insights* sobre como a MI pode contribuir para o desenvolvimento e a progressão das DCVs, em especial a DAC, dislipidemias, HA e insuficiência cardíaca (IC) (Chambers *et al.*, 2018; Vasquez *et al.*, 2019).

As primeiras evidências dessa relação foram descritas por Koren *et al.* (2011), que encontraram a presença de DNA bacteriano em placas ateroscleróticas. Além disso, os resultados mostraram que a quantidade de DNA bacteriano estava correlacionada positivamente com a abundância de leucócitos nas placas ateroscleróticas, sugerindo que as concentrações de bactérias contribuem para o estado inflamatório característico da aterosclerose.

Ademais, os autores compararam a composição bacteriana – utilizando a técnica sequenciamento do gene 16s rRNA – da microbiota oral (MO), MI e placas ateroscleróticas de 15 indivíduos com DAC *versus* 15 controles saudáveis. Interessantemente, a placa continha níveis significativamente aumentados do filo Proteobacteria e menos do filo Firmicutes, quando comparadas a MO e MI. Além disso, foi detectada a presença do gênero *Chryseomonas* (reclassificada como *Pseudomonas luteola*) nas placas ateroscleróticas de todos os indivíduos com DAC, e de *Veillonella* e *Streptococcus* na maioria. A abundância combinada desses dois últimos gêneros foi relacionada com a MO.

Em relação à MI, não foram encontradas diferenças a nível filo entre os dois grupos. Contudo, bactérias da família *Lachnospiraceae* (gêneros *Ruminococus* e *Faecalibacterium*) estavam aumentadas significativamente na MI, quando comparada a placa e MO. Por fim, os autores encontraram uma correlação positiva das famílias *Erysipelotrichaceae* e *Lachnospiraceae* e os níveis de colesterol total e LDL-c.

Desde então, cresceu celeremente o interesse em identificar/caracterizar a MI de pessoas metabolicamente saudáveis e das com diversas DCVs; entretanto, até o momento não foi definida nenhuma resolução taxonômica aprofundada para essas condições. É de grande interesse verificar se há uma relação de causa e consequência e descobrir possíveis biomarcadores com valor prognóstico. Dada a dificuldade em se estudar a MI devido (i) aos muitos fatores confundidores (como dieta, uso de medicações e localização geográfica), (ii) às diferentes técnicas de sequenciamento (como o sequenciamento pelo rRNA 16s e *shotgun*); (iii) aos diferentes protocolos (como a forma de coleta, armazenamento, extração do DNA, e se a análise de metabólitos sanguíneos foi coletada em jejum ou sem); (iv) aos dados em modelos animais que não podem ser extrapolados para humanos; (v) à população estudada com ou sem comorbidades associadas e (vi) as diversas metodologias empregadas nos estudos (prospectivo ou transversal e intervenção ou observacional), até agora, não temos todas as respostas para essas especulações. Ademais, as alterações na composição, na diversidade e na riqueza da microbiota são associativas, o que torna difícil determinar se as alterações microbianas provocam doenças ou se são impulsionadas por elas.

A fim de identificar uma assinatura microbiana, Choroszy *et al.* (2022) publicaram, recentemente, uma revisão sistemática (21 estudos) com metanálise (7 estudos) analisando as diferenças da composição da MI de pacientes com DAC e controles saudáveis. Os principais resultados foram o aumento significativo de Gammaproteobacteria (classe), *Enterobacteriaceae* (família) e *Escherichia* (gênero) pertencentes ao filo das Proteobacterias no grupo com DAC. Além disso, no grupo controle foi observado um aumento significativo de Bacteroidetes, assim como Bacteroidia (classe), Bacteroidales (ordem) e *Bacteroides* (gênero), pertencentes a esse filo. Outra família que estava aumentada significativamente no grupo controle foi a *Lachnospiraceae*. Esses resultados podem ser observados na Figura 10.2, que apresenta os táxons bacterianos que foram significativos em pelo menos quatro estudos.

Os resultados da metanálise mostraram uma redução da alfa-diversidade no grupo DAC pelos índices Shannon, Simpson e OTUs. Ademais, observou-se no grupo DAC, quando comparado ao controle: (i) aumento de Actinobacteria; (ii) aumento de Verrucomicrobia, Verrucomicrobiales (ordem) e de *Akkermansia* (gênero), mas com baixa confiabilidade; (iii) aumento de Proteobacteria, Enterobacteriales (ordem) e *Enterobacteriaceae* (família) e (iv) diminuição da família *Lachnospiraceae* (Choroszy et al., 2022).

Corroborando esses achados, um estudo avaliou a composição da MI de chineses com DAC (n = 218) *versus* indivíduos controles saudáveis (n = 187). Foi encontrada uma diferença significativa entre os grupos com uma redução dos gêneros *Bacteroides* e *Prevotella*, e enriquecimento em *Streptococcus* e *Escherichia* no grupo DAC. Subsequentemente, os autores avaliaram a composição em nível de espécies/cepas, e os resultados mostraram um aumento significativo no grupo DAC de: (i) bactérias da família *Enterobaceriaceae*, como *Escherichia coli*, *Klebsiella* spp. e *Enterobacter aerogenes*, sendo as duas últimas apontadas como as produtoras de trimetilamina (TMA), (ii) algumas bactérias frequentemente presentes na MO, como *Streptococcus* spp., *Lactobacillus salivarius*, *Solobacterium moorei* e *Atopobium parvulum*; e (iii) *Ruminococcus gnavus* e *Eggerthella lenta*. Adicionalmente, houve depleção significativa de (i) bactérias produtoras de butirato como *Roseburia intestinalis* e *Faecalibacterium prausnitzii*;

	Redução		Aumento
Filo Proteobacteria			
Classe Gammaproteobacteria		●●●●●●	6 (28,6%)
Família *Enterobacteriaceae*		●●●●	4 (19%)
Gênero *Escherichia*	1 (4,8%)	●●●●	4 (19%)
Filo Bacteroidetes	5 (23,8%) ●●●●●	●	1 (4,8%)
Classe Bacteroidia	3 (14,3%) ●●●	●	1 (4,8%)
Ordem Bacteroidales	5 (23,8%) ●●●●●	●	1 (4,8%)
Gênero *Bacteroides*	9 (42,8%) ●●●●●●●●●	●	1 (4,8%)
Família *Prevotellaceae*	2 (9,5%)	●●	2 (9,5%)
Gênero *Prevotella*	2 (9,5%)	●●	2 (9,5%)
Filo Actinomycetota			
Ordem Coriobacteriales		●●●●	4 (19%)
Filo Firmicutes	3 (14,3%) ●●●	●●	2 (9,5%)
Classe Bacilli	2 (9,5%)	●●	2 (9,5%)
Ordem Lactobacillales	2 (9,5%)	●●●●	4 (19%)
Gênero *Lactobacillus*	1 (4,8%)	●●●	3 (14,3%)
Família *Streptococcaceae*			
Gênero *Streptococcus*	1 (4,8%)	●●●●	4 (19%)
Classe Clostridia			
Família *Lachnospiraceae*	5 (23,8%)	●●●●●	
Família *Oscillosporaceae*			
Gênero *Ruminococcus*	1 (4,8%)	●●●	3 (14,3%)
Família *Christensenellaceae*	1 (4,8%)	●●●	3 (14,3%)

Figura 10.2 Diferenças na composição da microbiota intestinal de indivíduos com doença arterial coronariana (DAC) e grupo controle. Os círculos verdes descrevem a porcentagem de artigos com abundância relativa bacteriana aumentada em pacientes com DAC. Por outro lado, os círculos amarelos descrevem a porcentagem de artigos com diminuição da abundância relativa bacteriana em pacientes com DAC. Um círculo representa um estudo analisado. *Círculos verdes*: aumento; *círculos amarelos*: diminuição. (Adaptada de Choroszy et al., 2022.)

(ii) *Bacteroides* spp. e *Prevotella copri*, relatadas como produtoras de ácidos graxos de cadeia curta (AGCCs) e (iii) *Alistipes shahii* (Jie *et al.*, 2017).

A análise da composição da MI em pacientes com IC foi feita, principalmente, por pequenos estudos observacionais. Pacientes com IC crônica e fração de ejeção reduzida apresentaram um aumento de bactérias patogênicas, como espécies de *Candida*, *Shigella*, *Campylobacter*, *Salmonella* e *Yersinia*, quando comparados ao grupo com indivíduos saudáveis utilizando método de cultura. Além disso, os três primeiros gêneros estavam significativamente aumentados em pacientes com IC moderada/grave (classe funcional III e IV pelo NYHA) quando comparado aos IC leve (classe funcional I e II pelo NYHA) (Pasini *et al.*, 2016). Luedde *et al.* (2017) verificaram que a alfa-diversidade pelo índice de Shannon foi menor no grupo IC quando comparado ao controle. Ademais, os resultados mostraram uma diminuição significativa das famílias *Coriobacteriaceae*, *Erysipelotrichaceae* e *Ruminococcaceae* (incluindo *F. pausnitzi*) e dos gêneros *Blautia*, *Collinsella*, *Erysipelotrichaceae* spp. e *Ruminococcaceae* spp.

Recentemente, Walker *et al.* (2021) avaliaram transversalmente a composição da MI e sua relação com dados clínicos e de estilo de vida de 1.423 participantes do *Framingham Heart Study*. Esse foi o primeiro estudo longitudinal, em larga escala e multigeracional que avaliou o risco de DCVs ao longo de décadas (início em 1948) da população da cidade de Framingham, nos EUA. Os resultados mostraram uma correlação significante entre *Ruminococcaceae*, Clostridiales e *Lachnospiraceae* e risco cardiovascular, DM e síndrome metabólica. Além disso, foi observada uma diminuição da alfa-diversidade (Shannon) com o aumento do risco cardiovascular em 10 anos, bem como o aumento do IMC. Interessantemente, os autores avaliaram os fatores que contribuem na diversidade e observaram que a alimentação composta por peixe, vegetais, frutas, chá e café explicaram em conjunto 3,3% da variância pelo índice de Shannon, ressaltando o impacto da dieta na MI (Walker *et al.*, 2021).

É importante notar que a maioria desses estudos apresenta a relação da composição da MI com as DCVs descrevendo a taxonomia das bactérias até o nível família ou gênero, o que inviabiliza estabelecer uma relação consistente da assinatura bacteriana nas diversas condições clínicas. Por exemplo, a família *Lachnospiraceae* foi correlacionada positivamente com os níveis de colesterol total, LDL-c e risco cardiovascular. Contrariamente, outro estudo mostrou que sua abundância era maior no grupo controle saudável quando comparado ao grupo DAC; além disso, essa família é relatada como produtora de AGCCs que conferem benefícios à saúde. Essas divergências, provavelmente, podem ser atribuídas ao fato de que, dentro da família *Lachnospiraceae*, existem 58 gêneros e diversas espécies e cepas, muitas ainda não classificadas, que conferem impactos diferentes na saúde e na doença.

A seguir, serão descritas as principais evidências de como a MI contribui para vias metabólicas relacionadas com a saúde cardiovascular até o presente momento. Enfatizam-se sua influência indireta via sistema imunológico causada por infecções locais e distantes, a regulação do colesterol e metabolismo lipídico e os efeitos de metabólitos produzidos pela MI.

Lipopolissacarídeo

O LPS é amplamente estudado por ser um potente ativador do sistema imunológico, que acarreta diversos distúrbios metabólicos no organismo. A translocação do LPS para a circulação, ocasionada pelo aumento da permeabilidade intestinal, deflagra um estado pró-inflamatório, denominado "inflamação sistêmica de baixo grau" (ISBG). Em indivíduos saudáveis, a endotoxemia metabólica é definida com níveis de LPS > 20 ng/mℓ. Nas DCVs, a inflamação gerada pelo LPS é associada ao início e à progressão de aterosclerose, dislipidemias e eventos cardiovasculares.

O LPS é o principal componente da membrana externa de bactérias gram-negativas. É composto por uma fração lipídica (lipídio A) formada por ácidos graxos, que estão ligados a uma longa e ramificada cadeia de carboidratos (antígeno O e núcleo).

A maior fonte de LPS em humanos é o intestino que, inquestionavelmente, abriga a maior parte das bactérias do corpo humano (Asada et al., 2019; Violi et al., 2023).

O sistema imunológico inato é a primeira linha de defesa, e fornece uma resposta rápida a antígenos; suas células dependem de vários receptores de superfície que distinguem os compostos próprios de antígenos não próprios. Esses receptores são chamados "receptores de reconhecimento padrão" (PRRs, do inglês *pattern recognition receptors*), e estão presentes em quase todos os tipos de células que podem reconhecer moléculas. Dentre os PRRs estão a família dos TLRs, que desempenham papel central no início das respostas imunológicas a uma variedade de patógenos. Os TLRs respondem a diferentes tipos de ligantes chamados "padrão molecular associado a patógenos" (PAMP, do inglês *pathogen-associated molecular patterns*), por exemplo, lipídios, ácidos nucleicos e lipoproteínas derivados de bactérias, vírus e fungos (Gorabi et al., 2022; Violi et al., 2023).

Estudos mostram que alguns receptores dessa família estão envolvidos em processos ateroscleróticos e trombóticos, em especial, o TLR4 – ativado principalmente por LPS – e o TLR2 – que se liga a lipoproteínas bacterianas (Roshan; Tambo; Pace, 2016).

Fisiologicamente, os níveis plasmáticos de LPS geralmente aumentam após uma refeição que contenha lipídios. Nos enterócitos, o LPS é incorporado aos QM, que são liberados na linfa para depois alcançarem a corrente sanguínea. Na circulação, o LPS está ligado às lipoproteínas (80 a 97%), com maior concentração no LDL (35,7%) e menor no VLDL (13,9%), sendo transportado até o fígado, onde é degradado por enzimas específicas ou excretado pela bile. O LPS ligado a essas lipoproteínas pró-aterogênicas podem interagir com macrófagos por meio do reconhecimento do LDLR e favorecer a produção de LDLox. Em contrapartida, a interação LPS-HDL protege o organismo contra os efeitos tóxicos do LPS, além de ser a principal forma de eliminação do LPS da circulação. Assim, quanto maiores os níveis de HDL, menor será a endotoxemia causada pelo LPS (Violi et al., 2023).

Porém, o LPS pode prejudicar a atividade da HDL, uma vez que reduz significativamente a expressão de ABCA1 e ABCG1, prejudicando o TRC. Além disso, o acúmulo de lipídios guarda uma relação linear com o tempo de exposição ao LPS (Li; Xia; Hu, 2020).

Apesar dessas evidências, o complexo de LPS com as lipoproteínas, mesmo a LDL, parece ser um fator protetor na inflamação deflagrada pelo LPS. Isso porque o LPS que não está conjugado é capaz de romper a integridade do endotélio, levando a disfunção endotelial (Wang; Reddy; Fogelman, 2022).

Um estudo de três coortes finlandesas, seguida de metanálise (n = 7.718), avaliou a relação da translocação de LPS com alterações metabólicas. Os resultados encontrados mostraram que a endotoxemia foi associada às concentrações de QM, VLDL, IDL e LDL. Em relação à HDL, os autores encontraram uma associação positiva de LPS com a HDL de pequeno diâmetro (HDL3), e negativa com a HDL de grande diâmetro (HDL2), que é mais eficaz no TRC. Assim, os achados mostram que as subclasses de HDL variam na capacidade de neutralizar o LPS (Määttä et al., 2021).

O principal efeito patológico do LPS está relacionado com a inflamação que ocorre quando seus níveis estão exacerbados na circulação sistêmica, contribuindo para o progresso da aterosclerose por meio da ativação de células inflamatórias, como macrófagos e monócitos (Figura 10.3). Esse quadro pode ser observado quando os hepatócitos não conseguem exercer sua função de degradação e excreção do LPS e/ou quando o LPS sofre translocação para circulação em decorrência do aumento da permeabilidade intestinal causada por perturbações na MI.

Esse aumento da permeabilidade pode ser decorrente de diversos fatores que são descritos no Capítulo 8, *Eixo Microbiota Intestinal-Intestino e as Doenças Intestinais*, mas é importante destacar que o próprio LPS pode contribuir para a deterioração funcional da barreira intestinal. Estudos em camundongos mostraram que a regulação positiva de LPS diminui a expressão de Zonulina (ZO)-1 e ocludinas, aumentando a permeabilidade intestinal (Jia et al., 2019).

Capítulo 10 • Eixo Microbiota Intestinal e Sistema Cardiovascular

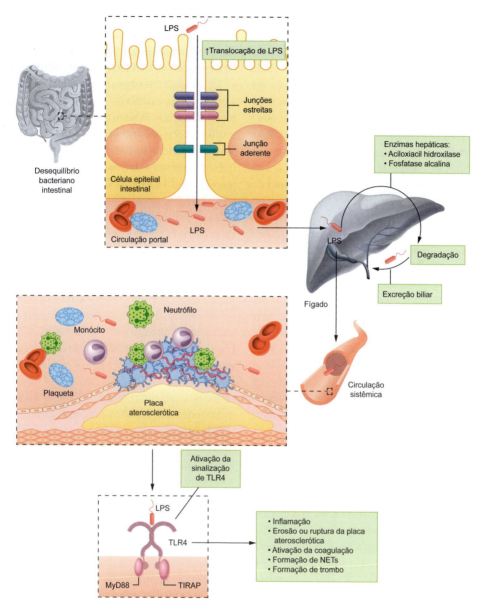

Figura 10.3 Metabolismo do lipopolissacarídeo na aterosclerose. (Adaptada de Violi *et al.*, 2023). LPS: lipopolissacarídeos; MYD88: fator de diferenciação mieloide; NETs: redes extracelulares de neutrófilos; TIRAP: Proteína adaptadora contendo o domínio TIR; TLR4: receptor do tipo *Toll* 4.

Inclusive, as concentrações séricas da ZO são utilizadas como um marcador indireto para avaliar a permeabilidade intestinal em pacientes com risco cardiovascular e DAC. Esses indivíduos apresentam um aumento dos níveis séricos de ZO que é correlacionada de maneira independente com o LPS.

Assim, sugere-se que as alterações na permeabilidade intestinal possam ser o potencial mecanismo pelo elevado nível de LPS na circulação sanguínea desses pacientes (Carnevale *et al.*, 2020).

É importante ressaltar que a IC pode influenciar *per se* só a função da barreira intestinal.

A IC é o estágio terminal de uma variedade de complicações das DCVs, que resulta em danos estruturais e funcionais cardíacos e evoluem para incapacidade e morte. Sua condição está associada à diminuição do débito cardíaco, ativação do sistema simpático adaptativo e congestão, que, em conjunto, contribuem para a hipoperfusão e/ou isquemia e edema da parede intestinal. Esse quadro leva a alterações estruturais e funcionais no intestino, que causam o aumento da permeabilidade, favorecendo assim a translocação de LPS para a corrente sanguínea. Estudos mostram que os níveis plasmáticos de LPS nesses indivíduos se correlacionam com a gravidade dos sintomas e desfechos desfavoráveis da IC.

O dano pró-inflamatório induzido pelo LPS inicia-se quando a sua porção lipídica (lipídio A) se liga ao complexo TLR4/MD-2. Esse reconhecimento é dependente de moléculas presentes na superfície celular, principalmente de monócitos e macrófagos, como LBP (proteína de ligação de LPS), que transporta o LPS no plasma, e o *cluster de diferenciação* (CD)14, que é o receptor de LPS-LBP e facilita a transferência de LPS para o complexo TLR4/MD-2 (Park; Lee, 2013; Xu *et al.*, 2020).

É digno de nota que o LBP é considerado um biomarcador preditivo independente para mortalidade por todas as causas e cardiovascular. Um estudo com 2.959 indivíduos mostrou que níveis LBP séricos encontram-se significativamente elevados em indivíduos com DAC, confirmada por angiografia, quando comparado aos sem DAC, 6,78 μg/mℓ (5,46 a 8,84) *versus* 6,13 μg/mℓ (5,05 a 7,74), respectivamente. Além disso, a análise em quartis mostrou que os níveis elevados de LBP (Q4) aumenta o risco de mortalidade por todas as causas em 43% (HR = 1,43, IC 95%: 1,05 a 1,94) e de mortalidade cardiovascular em 55% (HR = 1,55, IC 95%: 1,06 a 2,27) (Lepper *et al.*, 2011).

Outro estudo que avaliou indivíduos japoneses (n = 2.568) sem história prévia de DCVs verificou que níveis elevados no quartil 4 de LBP aumentou significativamente o risco de DCV (HR = 1,90, IC 95%: 1,17 a 3,09) quando comparado ao Q1 (Asada *et al.*, 2019). Foi relatado que a exposição a uma pequena quantidade de LPS aumenta as concentrações de LBP; assim, por este ter uma meia-vida mais longa, LBP pode ser um indicador da exposição ao LPS (Asada *et al.*, 2019).

Quando o LPS se liga ao receptor TLR4/MD-2, a evolução da cascata de sinalização continua a nível intracelular. Primeiramente, o TLR dimeriza e sofre alterações conformacionais necessárias para o recrutamento de moléculas adaptadoras que apresentam o domínio citoplasmático *Toll-interleukin-1 receptor* (TIR), que participam da transdução do sinal de TLR4. Uma dessas moléculas é o fator de diferenciação mieloide 88 (MyD88) que, aliada a outra proteína adaptadora MAL (*MyD88-adapter-like*), desempenha papel central na sinalização do TLR4. As reações subsequentes permitem a translocação do NF-κB (fator nuclear kappa B) do citosol para o núcleo da célula, culminando no aumento da transcrição e tradução de citocinas pró-inflamatórias, como IL-1β, IL-6 e TNF-α, proliferação celular e apoptose (Al Samarraie; Pichette; Rousseau, 2023; Park; Lee, 2013; Violi *et al.*, 2023).

Existe ainda uma outra ligação de LPS e TLR4, independente de MyD88, que depende de TRAM (*TRIF-related adaptor molecule*) para ativar TRIF (*tir-domain-containing adapter-inducing interferon*-β) que, no fim da cascata de reações, induz a ativação de NF-κB. A via TRIF também pode atuar via outros fatores de transcrição como IRF (*interferon regulatory factor*) 3 e 7, que induzem a produção de interferons (IFNs) do tipo 1 e a expressão de genes relacionados com essa proteína (Roshan; Tambo; Pace, 2016).

Além disso, o LPS promove um aumento do estresse oxidativo que é correlacionado com o desenvolvimento da aterosclerose. Nos vasos sanguíneos, o LPS ativa NADPH oxidase 2 (NOX2), que produz EROs e induz a produção de citocinas pró-inflamatórias (TNF-α, IL-6 e IL-8). A superprodução de EROs provoca danos no endotélio vascular e promove ainda mais a oxidação do LDL-c. A expressão de NOX2 também foi identificada em CMLV, células endoteliais e fibroblastos vasculares, e correlacionada com o aumento de citocinas inflamatórias, bem como com o crescimento e apoptose de CMLV

(Al Samarraie; Pichette; Rousseau, 2023; Park; Lee, 2013; Violi et al., 2023).

Comprovando o efeito pró-aterogênico do LPS, Björkbacka et al. (2004) demonstraram que camundongos hiperlipidêmicos isentos de MyD88 tiveram uma redução acentuada no desenvolvimento da aterosclerose, diminuindo o recrutamento de macrófagos para a parede arterial, em conjunto com a redução de quimiocinas circulantes. Outros estudos em modelos animais mostraram uma associação consistente entre a infusão de LPS e lesão arterial. As infusões diárias de LPS aceleram a aterosclerose na artéria aorta, em conjunto com o aumento de citocinas pró-inflamatórias. Ademais, foi observado uma redução da placa aterosclerótica em animais com depleção genética de TLR4 (Violi et al., 2023).

Em humanos, a análise de placas ateroscleróticas e de lesões arteriais mostrou uma superexpressão de TLR2 e TLR4 em macrófagos, células endoteliais, CMLV e células dendríticas, porém, não se sabe se essa superexpressão é mediada por LPS ou por outros ligantes de TLR4, como a LDLox e o fibrinogênio. De fato, há evidências que suscitam essa hipótese, de que níveis elevados de TLR4 sejam regulados positivamente com LDLox (Carnevale et al., 2020; Rahman et al., 2022).

A presença de TLR4 também foi observada em placas ateroscleróticas instáveis que tenham maior possibilidade de serem rompidas e de levarem à formação de trombos oclusivos. Sugere-se que a LDLox que se acumula no ateroma aumente a liberação de citocinas pró-inflamatórias e regulem positivamente a metaloproteinase de matriz 9 (MMP-9) de forma dependente do TLR4/NF-κB. A MMP-9 é uma enzima com papel importante na degradação da matriz extracelular; assim, seu aumento induzido pelo TLR4 torna as placas ateroscleróticas mais propensas a ruptura (Roshan; Tambo; Pace, 2016). Acredita-se que o TLR3 também possa contribuir para a instabilidade da placa, regulando MMP-2 e MMP-9 em macrófagos (Li; Xia; Hu, 2020).

Há diversas evidências que elucidam o mecanismo da participação do LPS na progressão da aterosclerose (Figura 10.4). Em suma, nos estágios iniciais, o LPS mediado por TLR pode ativar a sinalização em monócitos e células endoteliais, aumentando a expressão de citocinas/quimiocinas (TNF-α, IL-1β, IL-6, IL-8 e MCP-1) e moléculas de adesão celular (VCAM-1 e ICAM-1), o que leva a um maior recrutamento e adesão de monócitos no endotélio. Além disso, LPS ativa a superexpressão de selectinas e integrinas envolvidas na diapedese. Em consonância, a administração crônica de LPS em camundongos ApoE$^{-/-}$ regula positivamente mediadores inflamatórios, como (TNF-α, IL-1β, IL-6 e MCP-1) e aumenta a infiltração de células inflamatórias que contribuem para a progressão da aterosclerose (Gorabi et al., 2022; Suzuki; Susaki; Nagaoka, 2022; Violi et al., 2023).

Além disso, o LPS induz via MyD88 a polarização de monócitos nos tecidos arteriais e adiposo para macrófagos do tipo M1 (pró-inflamatório), e induz a expressão de SR-AI em macrófagos via JNK1, levando a uma maior captação de LDLox e à formação de células espumosas (Wang; Zhao, 2018).

Ademais, tem sido explorado o papel das células senescentes que exibem um fenótipo inflamatório. Nas células endoteliais senescentes, o LPS causa uma regulação positiva adicional de ICAM-1 e exibe uma maior expressão de TLR4, quando comparado com as células endoteliais não senescentes. Observa-se que a superexpressão de TLR4 em células endoteliais senescentes pode ativar NF-kB/p65, sugerindo que essas células possam regular positivamente o *feedback* inflamatório em resposta ao LPS. Além disso, há evidências em camundongos e humanos de que o LPS pode induzir a senescência em macrófagos que também estão envolvidos em lesões ateroscleróticas (Gorabi et al., 2022).

Vale ressaltar que o LPS também implica o processo trombótico por alguns mecanismos, por exemplo, a sua capacidade de regular positivamente a expressão do fator tecidual (iniciador da cascata de coagulação extrínseca) e sua ação sobre as plaquetas. O LPS *per se* só não é capaz de induzir a agregação plaquetária, mas amplifica a resposta plaquetária a agonistas comuns, como colágeno, adenosina difosfato (ADP), tromboxano

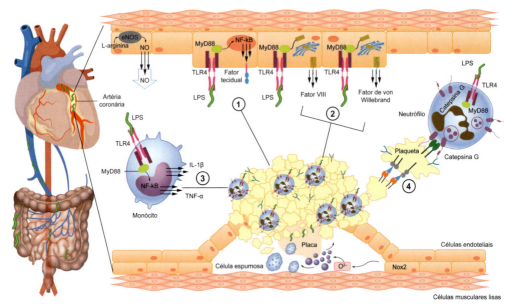

Figura 10.4 Vias mecanicistas mediada pelo lipopolissacarídeo (LPS) na aterosclerose e trombose. eNOS: sintase endotelial de óxido nítrico; IL-1β: interleucina 1β; MYD88: fator de diferenciação mieloide 88; NF-κB: fator nuclear kappa B; NO: óxido nítrico; NOX2: NADPH oxidase 2; TLR4: receptor do tipo *Toll* 4. (Adaptada de Carnevale *et al.*, 2020.)

ou trombina, após a sua interação com TLR4. O papel do LPS como amplificador do crescimento do trombo foi corroborado por estudos em animais tratados com LPS que receberam um inibidor de TLR4, no qual se observou uma menor taxa de oclusão e ativação plaquetária em comparação com animais tratados com LPS (Carnevale *et al.*, 2020; Koupenova; Livada; Morrell, 2022).

O estudo de Carnevale *et al.* (2020) mostrou que os níveis séricos de LPS e P-selectina eram maiores em trombos coronários de pacientes com IAM com supra de ST quando comparado com o sangue de indivíduos com angina estável e controles saudáveis. É interessante que esses autores tenham observado que o DNA de *E. coli* foi positivo em 34% dos pacientes com IAM, 12% dos pacientes com angina estável e 4% dos controles. Subsequentemente, o estudo prosseguiu com um teste em animais, os que receberam *E. coli* – em quantidades que imitam as concentrações LPS nos trombos dos pacientes IAM – e apresentaram uma taxa de oclusão e P-selectina mais elevadas do que os controles, resultado atenuado pela administração de inibidor de TLR4. Anteriormente, foi relatada a presença de LPS de *E. coli* em placas ateroscleróticas próximas a macrófagos. Esses resultados sugerem que o crescimento de trombos pode ser dependente de LPS e que *E. coli* pode contribuir para a aterosclerose.

Em contrapartida, estudo com camundongos ApoE$^{-/-}$ mostrou que a *Akkermansia muciniphila* atenua lesões ateroscleróticas, melhorando a inflamação induzida por endotoxemia metabólica por meio da restauração da barreira intestinal. Ademais, em modelo animal, *A. muciniphila* reduziu a expressão de MCP-1 e ICAM-1 em lesões ateroscleróticas, reduzindo assim a infiltração de macrófagos; porém, após a infusão subcutânea de LPS, esse efeito não foi mais observado (Van den Munckhof *et al.*, 2018).

É importante ressaltar que cada espécie bacteriana apresenta uma estrutura de LPS distinta, mais especificamente a sua porção de lipídio A. Por exemplo, LPS do gênero *Bacteroides* provocam respostas reduzidas ao TLR4 quando comparado ao LPS de *E. coli*. Assim, os LPS derivados de diferentes espécies microbianas intestinais não são igualmente toxigênicos e podem induzir, de maneira diferente, a sinalização do TLR4 (Van den Munckhof et al., 2018).

Nos últimos anos, foram exploradas possíveis abordagens para regular a atividade do LPS e TLR em prol da melhora da saúde cardiovascular; mais especificamente, há um interesse em identificar agonistas e antagonistas específicos dos TLRs. Modelos animais de aterosclerose sugerem que a inibição de sinais dependentes de TLR ou a limitação da exposição arterial ao LPS podem ser alternativas para o tratamento e prevenção da aterosclerose (Li; Xia; Hu, 2020).

Diversas evidências mostram que as estatinas, principal fármaco utilizado para tratar a hipercolesterolemia, pode retardar a progressão da aterosclerose e outras doenças inflamatórias, pois são capazes de reduzir a expressão de TLR4 em monócitos, levando à regulação da via de sinalização TLR4/MyD88/NF-κB e à inibição de fatores inflamatórios (Bahrami et al., 2018).

A alimentação tem um grande impacto sobre a ação do LPS: dietas ricas em ácidos graxos saturados (AGS) promovem uma maior absorção intestinal de LPS. Além disso, AGS são capazes de ativar TLR4 e TLR2 fazendo suas dimerizações, que é um pré-requisito suficiente para sua ativação. Dentre os AGS, o ácido láurico (presente na gordura do coco) é que apresenta maior capacidade de ativar TLR4; por outro lado, ácidos graxos poli-insaturados (AGPI) não levam a sua ativação. Camundongos deficientes de TLR2 e TLR4 são protegidos da inflamação induzida por uma dieta rica em AGS (Rogero; Calder, 2018).

Outro fator importante é que o lipídio A do LPS é composto por AGS. A remoção desses lipídios causa não apenas a perda da atividade inflamatória do LPS, mas também faz com que o lipídio A atue como um antagonista. Assim, conclui-se que a presença de AGS é essencial para que o LPS ative TLR4. Contraditoriamente, um estudo com *Rhodopseudomonas sphaeroides*, que contém um AGPI na composição do lipídio A, mostrou que este atua como antagonista da endotoxina em camundongos, não induzindo resposta imunológica (Rogero; Calder, 2018).

A dieta mediterrânea é apontada como uma das melhores condutas para melhorar a endotoxemia metabólica. Na verdade, a adesão a essa dieta está associada à melhora de perfil metabolômico da MI, aumentando os níveis de AGCCs e reduzindo os de LPS. Foi observado que o consumo de azeite de oliva extravirgem, amplamente consumido na dieta do Mediterrâneo, reduziu a endotoxemia e os níveis séricos de zonulina. Ademais, outras estratégias também mostram benefícios na endotoxemia, como (i) uso de prebióticos, (ii) probióticos, (iii) consumo de AGPI e (iv) uso de estatinas. Esses tópicos serão descritos detalhadamente em outros capítulos (Violi et al., 2023).

N-óxido de trimetilamina e risco de doenças cardiovasculares

O metabólito TMAO, produto da metabolização intestinal, é um dos focos de pesquisa mais emergentes na ciência da cardiologia, pois tem sido relacionado com a progressão da aterosclerose, trombose, AVC e DCVs. A primeira evidência dessa relação foi publicada em 2011, quando os pesquisadores identificaram três metabólitos plasmáticos (colina, betaína e TMAO) que foram significativamente associados ao risco cardiovascular. Em seguida, mostraram em modelo animal que a via mecanicista desses metabólitos era dependente das bactérias intestinais. Posteriormente, confirmaram o valor prognóstico em uma nova coorte independente de 1.876 indivíduos, na qual os níveis aumentados desses metabólitos eram dose-dependentes associados com DCVs e múltiplos fenótipos individuais, como doença arterial periférica (DAP), DAC e histórico de IAM. Por fim, os autores estabeleceram uma via mecanicista entre TMAO e aterosclerose (Wang et al., 2011). Esse estudo seminal disseminou o interesse no meio científico para elucidar como o TMAO pode estar correlacionado com as DCVs.

O TMAO é formado, principalmente, a partir de substratos nutricionais provenientes do metabolismo de colina, betaína, fosfatidilcolina, γ-butirobetaína e L-carnitina, encontrados em alimentos como ovos, carne e leite. Esses nutrientes, bem como o próprio TMAO (presente em alimentos como peixes), são convertidos em TMA por bactérias presentes na MI (Davies; Lüscher, 2019; Lemos et al., 2018). Aparentemente, as bactérias que participam desse processo pertencem aos filos Firmicutes, Proteobacterias e Actinobacterias; em contrapartida, Bacteroidetes parecem ser incapazes de produzir TMA (Canyelles et al., 2023).

Há alguns tipos de enzimas bacterianas envolvidas na produção de TMA, como a colina TMA-liase (genes CutC/D), a carnitina mono-oxigenase (genes CntA/B) e a betaína redutase (gene GrdH). A produção e absorção da TMA ocorrem apenas no intestino delgado, sendo posteriormente transportada pela circulação portal para o fígado, onde sofre uma reação reversível catalisada pela enzima flavina monoxigenase (FMO), gerando o metabólito TMAO (Jonsson; Bäckhed, 2017; Xu et al., 2020). São descritos cinco tipos de FMO, mas apenas FMO1 e FMO3 têm a capacidade de oxidar TMA em TMAO; nos seres humanos, a FMO3 é a principal isoforma expressa no fígado responsável por produzir mais de 90% do TMAO circulante (Canyelles et al., 2023).

A mutação no gene da FMO3 causa a doença trimetilaminúria (TAMU), também chamada "síndrome do odor de peixe podre". Os indivíduos com tal doença apresentam menor capacidade de converter TMA em TMAO, o que faz com que o suor, a urina e o hálito acabem excretando uma grande quantidade de TMA, cujo odor é de peixe podre. Embora não cause de modo geral prejuízos à saúde, o potencial terapêutico inibitório das FMO3 tem pouca atratividade, pelos impactos que o indivíduo pode ter a nível psicológico de convívio na sociedade.

Outra peculiaridade da FMO3 é que sua expressão é maior em mulheres que em homens, fato também observado em camundongos. Essa diferença em relação ao sexo pode ser explicada pela regulação hormonal, em que a testosterona é responsável por uma menor expressão hepática de FMO3 e o estrogênio induz a expressão em mulheres. Vale ressaltar que não foram todos os estudos que encontraram diferenças dos níveis de TMAO quando analisados em subgrupo por sexo (Canyelles et al., 2018).

Após a síntese, o TMAO é distribuído de forma homogênea para todo o corpo via circulação sistêmica. Fisiologicamente, a maior parte do TMAO é excretada sem quaisquer modificações pela urina (90%), que ocorre nos processos de filtração e secreção dos rins, e uma pequena parte é eliminada nas fezes, suor e respiração. O restante do TMAO é reduzido a TMA pela ação da enzima TMAO redutase e entra novamente para a circulação (Canyelles et al., 2023; Zhu; Li; Jiang, 2020).

Para confirmar o papel da MI na formação do TMAO em humanos, Tang et al. (2013) realizaram um estudo com indivíduos saudáveis, em que os níveis de TMAO foram dosados após um desafio dietético composto por dois ovos cozidos (contendo cerca de 250 mg de colina cada) + 250 mg de fosfatidilcolina durante três visitas. Na primeira foi observado aumento de TMAO plasmático após o desafio dietético. A segunda visita foi feita após a supressão da MI por meio da administração de antibióticos orais de amplo espectro por 1 semana; interessantemente, após a oferta do desafio dietético, praticamente não houve a formação de TMAO no plasma e na urina. A terceira visita foi feita após o período de 1 mês da retirada dos antibióticos, e nesse novo desafio dietético foi constatada novamente a formação do TMAO. Esses resultados confirmaram que a produção de TMAO é dependente do metabolismo da MI.

Esse mesmo estudo, ainda avaliou a relação entre os níveis plasmáticos de TMAO em jejum e o risco a longo prazo (*follow-up* de 3 anos) de eventos cardiovasculares adversos maiores (MACE; do inglês *major adverse cardiovascular events*), como IAM, AVC e morte. Foram coletadas amostras de sangue de 4.007 indivíduos no momento do cateterismo cardíaco eletivo. Os resultados mostraram que os pacientes que tiveram eventos importantes apresentaram níveis basais mais elevados de TMAO quando comparados aos que não tiveram (mediana 5,0 μM versus 3,5). Após estratificação em quartis, aqueles participantes no Q4 apresentaram um risco significativamente mais alto de evento quando comparado aos do Q1 (HR = 2,54; IC 95%: 1,96 a 3,28). Quando os riscos de eventos foram analisados separadamente, os níveis de TMAO permaneceram significativamente associados ao risco de morte (HR = 3,37; IC 95%: 2,39 a 4,75), IAM e AVC não fatal (HR = 2,13; IC 95%: 1,48 a 3,05). Ademais, os níveis plasmáticos de TMAO em jejum previu MACE, independentemente dos fatores de risco tradicionais e de DAC, mostrando o seu alto valor prognóstico (Tang et al., 2013).

Uma série de estudos subsequentes avaliaram a correlação das concentrações de TMAO com DCVs. A revisão sistemática com metanálise de Qi et al. (2017) verificou que os níveis elevados de TMAO basal foram independentemente associados a um aumento de risco de 23% (HR = 1,23, IC 95%: 1,07 a 1,42) de eventos cardiovasculares, em 5 estudos de coorte prospectivos com 8.139 participantes.

Schiattarella et al. (2017) conduziram uma revisão sistemática com metanálise de dose-resposta que avaliou quantitativamente a associação dos níveis plasmáticos de TMAO com desfechos cardiovasculares de 17 estudos (26.167 indivíduos). Os resultados mostraram que altas concentrações de TMAO foram correlacionadas com aumento de 91% do risco de mortalidade por todas as causas (HR = 1,91; IC 95%: 1,40 a 2,61) e aumento de 67% do risco de MACE (HR = 1,67, IC 95%: 1,33 a 2,11).

Correlações importantes também foram encontradas em pesquisas com pacientes com DAC prévia. Em indivíduos com DAC estável, IC e DAP, os níveis elevados de TMAO foram identificados como preditores de mortalidade em 5 anos, com risco de mortalidade aumentado em 4 vezes, 3,4 vezes e 2,7 vezes, respectivamente (Dean et al., 2023). O estudo caso-controle de Gencer et al. (2020) avaliou os níveis de TMAO em 1.803 indivíduos do estudo PEGASUS-TIMI 54 (composto por pacientes com IAM prévio). Após a estratificação em quartis dos níveis de TMAO plasmático, foi observado que indivíduos no Q4 tinham maior risco de desfechos primários de morte por DCV, IAM ou AVC quando comparados aos do Q1 (OR = 1,43, IC 95%: 1,06 a 1,93).

Resultados interessantes foram apresentados por Matsuzawa et al. (2019), que avaliaram os níveis de TMAO em 112 pacientes que tiveram IAM com supra de ST de maneira prospectiva em dois momentos: na admissão hospitalar antes da intervenção coronária percutânea primária (fase aguda) e após 10 meses (fase crônica). Os autores observaram um aumento significativo dos níveis medianos de TMAO plasmático da fase aguda para a crônica (de 5,63 para 6,76 μM). Além disso, os níveis de TMAO na fase crônica foram associados à progressão da placa aterosclerótica quando comparados aos do grupo sem placa classificados pelo SYNTAX score. Além disso, foram preditor significativo e independente de eventos cardiovasculares futuros (HR = 1,343, IC 95%: 1,222 a 1,636).

Estudos com IC também mostraram impacto negativo do TMAO. Trøseid et al. (2015) identificaram que pacientes com IC apresentam níveis de TMAO sérico significativamente elevados quando comparados a indivíduos com DAC (sem IC) e grupo controle. Além disso, sua concentração foi associada à gravidade da doença e à redução de sobrevida. Foi também observado um aumento dos níveis de LPS no grupo IC em comparação com o grupo controle, e uma correlação entre as concentrações de LPS e TMAO (Trøseid et al., 2015).

Outro estudo avaliou 720 pacientes com IC versus 300 controles ao longo de 5 anos. Os níveis medianos de TMAO foram significativamente maiores na coorte de IC 5,0 μM (IQR: 3,0 a 8,5 μM) quando comparados à coorte controle com indivíduos saudáveis (3,5 μM; IQR: 2,3 a 5,7 μM;). Níveis elevados de TMAO foram associados ao aumento do risco de mortalidade na coorte de IC quando estratificados em quartis (Q4 versus Q1; HR: 3,42; IC 95%: 2,24 a 5,23). Mesmo após ajustes para fatores de risco tradicionais e níveis de BNP (peptídeo natriurético tipo B) – o hormônio bioativo mais utilizado para diagnóstico de IC –, os níveis elevados de TMAO em jejum foram associados a um aumento de 2,2 vezes no risco de mortalidade (HR: 2,20; IC 95%: 1,42 a 3,43) (Tang et al., 2014).

Uma recente revisão de Lupu et al. (2023) sugere que os níveis aumentados de TMAO possam ser utilizados como biomarcador prognóstico da IC aguda e crônica, independentemente do BNP e dos fatores de risco tradicionais, pois as concentrações de TMAO foram preditivas de risco aumentado nesses pacientes.

O valor prognóstico também foi explorado por Senthong et al. (2021), que examinaram a relação dos níveis de TMAO e os níveis de troponina T de alta sensibilidade (hs-cTnT), considerado um marcador bioquímico para diagnóstico de lesão miocárdica, em 123 indivíduos com alto risco para eventos cardiovasculares da Tailândia. Os níveis plasmáticos de TMAO foram moderadamente correlacionados com os de hs-cTnT (r = 0,54) e maiores em pacientes com lesão miocárdica subclínica (hs-cTnT ≥ 14 ng/ℓ; TMAO 4,48 μM versus 2,98 μM).

Em relação ao AVC, uma revisão sistemática com metanálise dose-resposta mostrou que esses pacientes apresentam níveis de TMAO 2,20 μmol/ℓ maiores que os de indivíduos controles. Além disso, as concentrações elevadas de TMAO aumentaram as chances de AVC em 68% (OR: 1,675; IC 95%: 0,866 a 3,243). Apesar desses resultados, os autores trazem a discussão de que outros estudos encontraram inconsistências entre os níveis de TMAO e o risco de AVC. Algumas explicações são propostas como o fato de a dose-resposta entre risco de AVC e níveis de TMAO serem uma associação não linear, associado ao fato de que os pacientes com diferentes gravidades de AVC apresentam uma MI diferente e de que as comorbidades associadas também podem inferir em resultados equivocados (Farhangi; Vajdi; Asghari-Jafarabadi, 2020).

Notavelmente, nesses estudos o valor prognóstico de TMAO se manteve após os ajustes para fatores de risco tradicionais, destacando seu potencial como biomarcador para estratificação de risco. Por isso, é de grande interesse identificar quais níveis de TMAO circulante se correlacionam tanto com o risco para DCVs quanto com a mortalidade. Vale ressaltar que os valores de concentração de TMAO encontrados em estudos são distintos para diversas condições. Mesmo os estudos que dosaram os níveis de TMAO para uma doença específica mostram valores divergentes.

A análise de Heianza et al. (2017) relata que os valores medianos da concentração de TMAO para indivíduos saudáveis são de 3 a 6 μmol/ℓ; em consonância, Shanmugam et al. (2023) encontrou valores de 0,5 a 5 μmol/ℓ. Esses mesmos autores descreveram os níveis de TMAO em outras condições, por exemplo, pacientes com ruptura de placa aterosclerótica (8,6 ± 4,8 μmol/ℓ) e AVC (1,6 a 4,0 μmol/ℓ). As maiores concentrações foram descritas em pacientes com doença renal crônica (32,2 a 75,2 μmol/ℓ) e em hemodiálise (28 a 67 μmol/ℓ).

Em muitos estudos, um valor de corte de TMAO plasmático de aproximadamente > 6 μmol/ℓ previu um aumento de risco de eventos cardiovasculares (Witkowski; Weeks; Hazen, 2020). Entretanto, em indivíduos com níveis de TMAO extremamente elevados, como os que se encontram em estágio terminal de doenças renais crônicas e hemodiálise (média de 25 a 50 μmol/ℓ), o valor prognóstico diminui (TANG et al., 2019).

Os resultados de Schiattarella et al. (2017) mostraram que cada incremento de 10 μmol/ℓ de TMAO aumenta em 7,6% (RR: 1,07, IC 95%: 1,04 a 1,11) o risco relativo de mortalidade por todas as causas. Uma metanálise dose-resposta mais recente com base em 10 estudos expressa números ainda mais alarmantes, em que o incremento de 1 μmol/ℓ de TMAO foi associado a um risco aumentado de 9% (HR: 1,09, IC 95%: 1,07 a 1,11) de mortalidade (Li et al., 2022).

No contexto do AVC, foi relatado que o acréscimo de 5 e 10 μmol/ℓ de TMAO circulante aumenta em 3 e 8% sua razão de chances, respectivamente (Farhangi; Vajdi; Asghari-Jafarabadi, 2020).

Uma metanálise com 8 estudos e 11.750 indivíduos mostrou que níveis elevados de TMAO aumentaram em 12% o risco de HA. A análise dose-resposta demonstrou que o incremento de 5 e 10 μmol/ℓ de TMAO sanguíneo aumentou, respectivamente, em 9 e 20% o risco relativo de HA (GE et al., 2020).

Esses estudos mostram que é promissor prever o risco para as DCVs por meio da quantificação de TMAO; porém, além de todos os fatores que interferem na sua formação, merece destaque lembrar que os estudos não foram homogêneos em realizar a dosagem de TMAO com jejum ou sem jejum, fato relatado em muitos estudos. Esses valores podem ser subestimados, pois o rim excreta de maneira eficiente o TMAO da circulação (Wu *et al.*, 2020).

Mecanismos de ação induzidos por N-óxido de trimetilamina nas doenças cardiovasculares

Foram propostas diversas rotas metabólicas para explicar como os altos níveis de TMAO são correlacionados com risco aumentado de eventos cardiovasculares, prevalência de DCV, piora do prognóstico e aumento do risco de morte. Descreveremos a seguir os principais mecanismos do TMAO na progressão aterosclerose (Figura 10.5).

Evidências mostram que TMAO está intimamente ligada a inflamação, característica importante na aterosclerose. Estudos *in vivo* mostram que esse metabólito favorece a disfunção endotelial pelo aumento das concentrações de EROs. O estresse oxidativo gerado junto com TMAO é

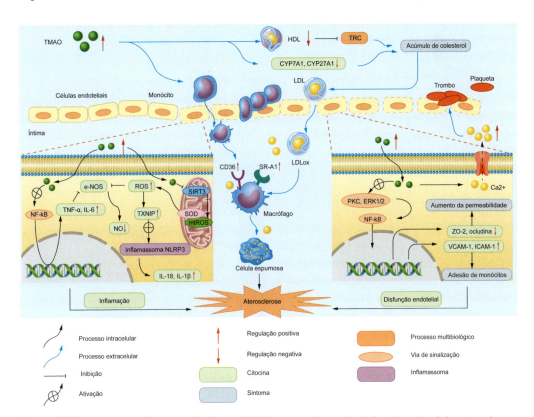

Figura 10.5 Mecanismos de ação induzidos por TMAO na patogênese da disfunção endotelial e aterosclerose. Altos níveis de TMAO (N-óxido de trimetilamina) circulante inibem o transporte reverso do colesterol (TRC), acarretando no acúmulo de colesterol e formação de células espumosas. O TMAO induz resposta inflamatória, que leva a aumento da produção de citocinas inflamatórias, como fator de necrose tumoral alfa (TNF-α) e interleucina (IL)-1β. O TMAO causa a disfunção endotelial e ativação plaquetária, que contribuem para o desenvolvimento da aterosclerose. CD36: cluster de diferenciação 36; eNOS: sintase endotelial de óxido nítrico; ERK 1/2: quinases reguladas por sinal extracelular ½; HDL: lipoproteína de alta densidade; ICAM-1: molécula de adesão intercelular 1; LDL: lipoproteína de baixa densidade; LDLox: LDL oxidada; mtROS: ROS mitocondrial; NF-κB: fator nuclear kappa B; NO: óxido nítrico; NOX2: NADPH oxidase 2; PKC: proteína quinase C; ROS: espécies reativas de oxigênio; SR-A1: receptor scavenger A1; TXNIP: proteína de interação com a tiorredoxina; VCAM-1: molécula de adesão vascular 1; ZO: zonulina. (Adaptada de Zhen *et al.*, 2023.)

dose-dependente, prejudica a atividade da sintase endotelial de óxido nítrico (eNOS) que acarreta a diminuição da disponibilidade de ON, piorando a disfunção endotelial (Kazemian et al., 2020; Zhen et al., 2023).

Ademais, estudos recentes sugeriram que TMAO pode afetar o sistema imunológico por meio da regulação positiva de TXNIP (proteína de interação com a tiorredoxina) que estimula o inflamassoma NLRP3, levando ao aumento da expressão de marcadores inflamatórios como TNF-α, IL-6, IL-18 e IL-1β, que podem impulsionar o desenvolvimento de placas nas artérias, por aumentar as células espumosas (Kazemian et al., 2020). Além disso, estudo in vitro mostrou que TMAO regulou negativamente a expressão de ZO-2, ocludina e VE-caderina nas células endoteliais, afetando a integridade do endotélio. Interessantemente, TMAO é capaz de aumentar o TLR4 nessas células, no entanto a inibição de TLR4 protegeu as células endoteliais da permeabilidade causada por TMAO (Canyelles et al., 2023).

Foi observado que níveis elevados de TMAO também estão relacionados com ativação de NF-kB e proteína quinase ativada por mitógeno (MAPK), exacerbando as reações inflamatórias da parede vascular e induzindo a expressão de citocinas, IL-6 e TNF-α e moléculas de adesão (VCAM-1 E-selectina). Vale ressaltar que IL-6 e TNF-α também inibem eNOS, diminuindo a produção de ON. O estresse oxidativo e a inflamação, concomitantemente, gerados por TMAO aceleram o desenvolvimento da aterosclerose (Shanmugham; Bellanger; Leo, 2023).

Um dos mecanismos mais bem descritos na literatura é sua contribuição na formação de células espumosas, por aumentar a expressão dos receptores *scavenger*, como SR-A, CD36 e LOX-1 em macrófagos, que favorece a captação de LDLox (Cho; Caudill, 2017; Wang; Zhao, 2018).

Outra via identificada é a capacidade do TMAO em suprimir a produção de células progenitoras endoteliais. Estudos mostram que a diminuição dessas células contribui para a disfunção endotelial, uma vez que estas atuam na reparação e regeneração do endotélio após lesão vascular (Al Samarraie; Pichette; Rousseau, 2023).

Acredita-se que TMAO também contribua para eventos trombóticos, por potencializar a liberação de cálcio do retículo endoplasmático nas células plaquetárias, o que predispõe a hipercoagulação e trombose. Vale ressaltar que os níveis elevados de TMAO foram dose-dependente associados à sua capacidade de resposta a agregação plaquetária. Além disso, estudos *in vitro* demonstraram que TMAO pode induzir a expressão do fator tecidual (iniciador da cascata de coagulação extrínseca) em células endoteliais, levando a trombose e inflamação vascular (Qi et al., 2017; Wang et al., 2019).

Estudos intervencionistas em humanos mostraram que a suplementação de colina dietética aumentou a capacidade da resposta plaquetária e elevação de TMAO. Curiosamente, doses baixas de aspirina reduziram modestamente os níveis de TMAO e atenuaram seu efeito pró-trombótico (Tang et al., 2019).

Há vários mecanismos de como TMAO afeta o metabolismo do colesterol (Figura 10.6). Segundo Kazemian et al. (2020), o aumento na produção de TMAO pode afetar os lipídios e levar a um risco de 43% maior de DAC devido à redução do TRC. Essa hipótese foi confirmada em um estudo com camundongos, no qual os que receberam TMAO dietético diminuíram em 35% o TRC quando comparados aos que foram alimentados com a ração padrão (Koeth et al., 2013).

Essa redução do TRC se deve ao fato de o TMAO estar consubstancialmente relacionado com metabolismo dos ABs, diminuindo a expressão das principais enzimas envolvidas na sua produção (CYP7A1 e CYP27A1), o que acarreta a redução do *pool* de AB, acúmulo de colesterol no fígado e diminui sua excreção (Canyelles et al., 2018; Xu et al., 2020). Acredita-se que esse mecanismo ocorra pela ativação do receptor Farnesoide X (FXR), responsável por inibir a síntese de AB, mediada pelo TMAO. Estudo com camundongos ApoE$^{-/-}$ mostrou que a colina dietética exerce o mesmo efeito de TMAO, diminuindo a expressão da CYP7A1 (Canyelles et al., 2023; Ding et al., 2018). Além disso, um estudo com animais mostrou que TMAO reduz a expressão da NPC1-L1, que é responsável pela absorção do colesterol para o enterócito, e ABCG5/8, que faz o

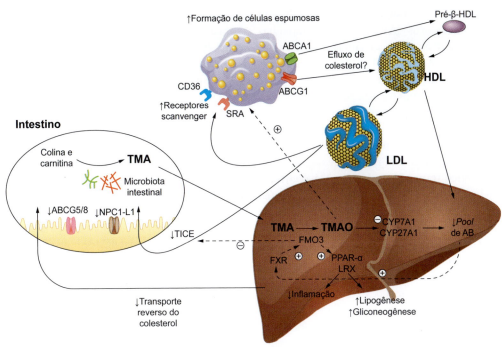

Figura 10.6 Esquema das vias que ligam a microbiota intestinal, a formação do N-óxido de trimetilamina (TMAO) pelas flavinas monooxigenases (FMO3) do fígado e a regulação dos ácidos biliares (AB), do metabolismo do colesterol e das vias de transporte reverso de colesterol. As linhas contínuas indicam o movimento de TMA/TMAO e o colesterol pelo corpo. As linhas tracejadas indicam a ativação (+) ou inibição (−) de receptores e transportadores. AB: ácidos biliares; ABC: ATP-binding cassette; CD36: cluster de diferenciação 36; FMO3: flavina monooxigenase 3; FXR: receptor farnesóide X; HDL: lipoproteína de alta densidade; LDL: lipoproteína de baixa densidade; LXR: receptor hepático X; NPC1-L1: proteína Niemann-Pick C1 *like* 1; PPAR-α: receptor ativado por proliferadores de peroxissoma alfa; SR-A1: receptores scavenger A1; TICE: excreção transintestinal de colesterol; TMA: trimetilamina. (Adaptada de Canyelles *et al.*, 2018.)

processo inverso, envia o colesterol dos enterócitos para o lúmen intestinal.

Curiosamente, a expressão de FMO3 no fígado é regulada positivamente pelos ABs da dieta pela via de FXR. Um estudo mostrou que camundongos tratados com ligantes naturais de FXR aumentaram FMO3 e TMAO. Além disso, as FMO3 também se associam negativamente ao TICE, via alternativa não biliar responsável por 30% da excreção do colesterol (Canyelles *et al.*, 2023).

No contexto da HA, estudos mostraram que TMAO se relaciona por múltiplas vias; por exemplo, acredita-se que indivíduos hipertensos tenham mais enzimas envolvidas na produção de TMA do que aqueles sem hipertensão. Além disso, TMAO aumenta a reabsorção de água e induz o aumento da PA por prolongar o efeito hipertensivo da angiotensina II, que consequentemente pode piorar o remodelamento cardíaco e trazer prejuízos (Canyelles *et al.*, 2018; Ge *et al.*, 2020).

Vale ressaltar que, apesar de todas essas evidências, a maioria dos estudos sobre TMAO foi observacional e não foi unânime sobre seu impacto na saúde cardiovascular. Deve ser levado em consideração que os estudos focam em doenças específicas, o que leva ao questionamento sobre se os resultados podem ser generalizados para toda a população.

O estudo conduzido por Meyer *et al.* (2016) avaliou os níveis de TMAO e o cálcio da artéria coronária que é considerado um exame preditivo de eventos cardiovasculares em indivíduos assintomáticos. Foram incluídos 813 adultos do estudo de coorte CARDIA com acompanhamento de 10 anos, e os resultados mostraram que as concentrações de TMAO não foram associadas com incidência e progressão da aterosclerose, mesmo após o ajuste de covariáveis, nem a outras medidas de risco cardiovascular, como a resistência à insulina.

Inesperadamente, um estudo caso-controle com 322 pacientes com AVC isquêmico e ataque isquêmico transitório (AIT) e 231 controles assintomáticos mostrou que os pacientes tinham uma maior alfa-diversidade (Chao1 e Shannon) quando comparado aos controles. Porém, havia concentrações mais elevadas do filo Proteobacterias e de espécies dos gêneros *Enterobacter*, *Megasphaera* e *Desulfovibrio*, consideradas bactérias patogênicas, e uma redução de *Bacteroides*, *Prevotella* e *Faecalibacterium*. O resultado mais intrigante foi o fato de o TMAO estar significativamente mais reduzido no grupo AVC e AIT quando comparado ao controle (Yin *et al.*, 2015).

Uma revisão sistemática, publicada em 2022, avaliou a relação de metabólitos da MI e risco de DCVs de estudos de coorte prospectivos. Os resultados encontrados em 11 deles mostraram que TMAO foi positivamente associado a MACE em alguns estudos, mas não em todos. Os autores atribuem essa discrepância de resultados a fatores como localização geográfica, diferença no estado da doença, número de indivíduos, tempo de seguimento, horário da coleta do metabólito (em jejum ou sem jejum), entre outros (Sanchez-Gimenez *et al.*, 2022).

Curiosamente, Jaworska *et al.* (2019) mudaram o foco da pesquisa estudando a TMA, e não TMAO. Eles observaram um aumento dos níveis de TMA duas vezes maior em indivíduos com DCV quando comparados aos controles saudáveis, bem como uma correlação inversa com a taxa de filtração glomerular (TFG). Esses autores ainda observaram que, em camundongos normais, os níveis de TMA são de cinco a sete vezes maior que TMAO, e que a TMA se relacionou significativamente com o aumento da PA média. Além disso, descobriu-se que a TMA, mas não o TMAO, é tóxica para as CMLVs e cardiomiócitos em humanos e animais (Ilyas *et al.*, 2022; Jaworska *et al.*, 2019).

Esses estudos sugerem a hipótese de que é a TMA, e não o TMAO, que está envolvida na etiologia das DCVs, e que os níveis de TMA devem ser considerados em pacientes com alto risco cardiovascular e TMAO aumentados.

Recentemente, uma interessante revisão apresentou evidências pré-clínicas e epidemiológicas positivas e negativas dos efeitos de TMAO nas doenças cardiometabólicas. Foi especulado se os níveis elevados de TMAO observados nas DCVs poderiam ser resultado do desequilíbrio da MI, associada à ampla variabilidade individual, mas não o causador da doença. Os autores ressaltam que a maioria dos estudos que avaliaram o TMAO plasmático não considerou a TMA e/ou a sua excreção urinária. Ou seja, eles sugeriram que seria mais relevante avaliar a relação TMA/TMAO como um biomarcador da progressão da aterosclerose (Papandreou; Moré; Bellamine, 2020).

Metabolismo da trimetilamina

À medida que as pesquisas avançam é imperativo compreender quais táxons bacterianos estão envolvidos na regulação da via da produção de TMAO, uma vez que a produção de TMA guarda uma estreita relação com a composição da MI. Foram identificados diferentes genes bacterianos envolvidos na conversão dos compostos dietéticos em TMA. Entre eles, o *cluster* CutC/D, que codifica a enzima colina TMA-lise, e sua proteína ativadora, CntA/B, que codifica a carnitina monooxigenase, e o gene GrdH, que codifica a betaína redutase. Aparentemente, o *cluster* CutC/D tem maior contribuição na produção de TMA quando comparado ao CntA/B, enquanto o GrdH tem um papel insignificante na sua síntese. Sabe-se que menos de 1% das bactérias no intestino apresentam esses genes capazes de produzir TMA. Porém, as informações sobre quais são essas bactérias ainda não parecem ser claras (Arias *et al.*, 2020).

Evidências mostram que os filos Firmicutes, Proteobacterias e Actinobacterias são os principais produtores desse metabólito, ao passo que os Bacteroidetes parecem não ser capazes de sintetizar. Por isso, a relação Firmicutes/Bacteroidetes tem sido associada à produção de TMA. Um importante estudo *in vitro* avaliou o potencial de 79 bactérias comensais humanas cultiváveis em produzir TMA a partir da colina. Foram identificadas oito espécies distintas com essa capacidade bioquímica (CutC/D) independente de oxigênio: *Anaerococcus hidrogenalis*, *Clostridium asparagiforme*, *C. hathewayi*, *C. sporogenes*, *E. fergusonii*, *Proteus penneri*, *Providencia rettgeri*, *Edwardsiella tarda* e *Desulfovibrio desulfuricans* (Jie *et al.*, 2017; Qi *et al.*, 2017).

Outros estudos mostram que o CutC/D está presente principalmente no filo Firmirutes, em especial no *cluster Clostridium* XIVa e *Eubacterium*, e em algumas Actinobacterias e Protobacterias. O gene GrdH parece estar presente principalmente no filo Firmicutes, mas também foi encontrado em alguns *Spirochaetes*. Já os genes CntA/B e YeaW/X estão associados principalmente ao filo das Proteobacteria, especialmente os gêneros *Escherichia* e *Acinetobacter* (como *A. calcoaceticus* e *A. baumannii*). Surpreendentemente, os últimos estudos descobriram que *Escherichia/Shigella* contém vários genes produtores de TMA (CutC/D, CntA/B e YeaW/X) (Arias *et al.*, 2020).

Recentemente, um estudo não encontrou associação entre CntA e níveis séricos de TMAO após o consumo de carnitina. A explicação para esse resultado é que as enzimas CntA/B são dependentes de oxigênio, o que pode levar a limitações da sua funcionalidade no intestino, que é predominantemente anaeróbio. A partir de então, uma nova via independente de oxigênio foi descoberta: carnitina → γ-butirobetaína (γBB) → TMA. O γBB é considerado um metabólito pró-aterogênico; camundongos que receberam sua suplementação dietética produziram tanto TMA quanto TMAO dependente da MI, acelerando a progressão da aterosclerose (Koeth *et al.*, 2018; Wu *et al.*, 2020).

Ainda não foram identificadas as enzimas que convertem a carnitina em γBB; entretanto, há pouco tempo estudos mostraram que a combinação das cepas *Emergencia timonensis* e *Ihubacter massiliensis* estão relacionadas na conversão do γBB em TMA. Essa conversão envolve os genes YeaW/X, considerados ortólogos e homólogos de CntA/B, e que também são capazes de metabolizar outros substratos como a colina e a betaína. Supreendentemente, descobriu-se que a taxa de produção microbiana de γBB é 1 mil vezes maior que a taxa de formação de TMA, sugerindo que esta é, de fato, a principal via de metabolização da carnitina (Wu *et al.*, 2020).

Vale ressaltar que o TMAO livre proveniente da dieta (peixes) também pode ser metabolizado para TMA por meio da enzima TMAO-redutase encontrada em algumas bactérias pertencentes ao filo das Proteobacterias. Ademais, descobriu-se que o TMAO também pode ser metabolizado em metano por algumas arqueias intestinais (Arias *et al.*, 2020).

Nutrientes precursores de trimetilamina

Muito fatores influenciam/afetam os níveis de TMAO, como idade, sexo, alimentação, composição da MI, localização geográfica, uso de medicamentos, doenças, atividade das FMOs e declínio da função renal, mas sem dúvida a dieta é a que causa a mais importante variabilidade plasmática desse metabólito.

Os níveis circulantes de TMAO estão associados positivamente ao consumo de seus precursores metabólicos, como fosfatidilcolina, colina, betaína, carnitina e TMA, além do próprio TMAO na sua forma livre que é encontrado nos peixes (Zhu *et al.*, 2020). Estudos iniciais mostraram que camundongos alimentados com dieta rica em colina ou carnitina apresentavam maiores níveis de TMAO, com aumento de células espumosas e desenvolvimento de placa aterosclerótica. Por sua vez, camundongos *germ-free* (GF) ou ApoE$^{-/-}$ tratados com antibióticos que receberam dietas à base de carnitina e colina tiveram a capacidade de gerar TMAO suprimida e eliminada, respectivamente (Zhang; Gérard, 2022).

Interessantemente, o estudo Zheng *et al.* (2016) mostrou que o consumo elevado de fosfatidilcolina aumentou o risco de mortalidade por todas as causas (HR: 1,11, IC 95%: 1,06 a 1,17) e cardiovascular (HR: 1,26, IC 95%: 1,15 a 1,39) quando comparado ao quintil superior e inferior, em duas coortes com mais de 120 mil participantes e com *follow-up* de 26 a 32 anos.

A revisão sistemática com metanálise conduzida por Heianza *et al.* (2017), que incluiu apenas estudos prospectivos, mostrou que as altas concentrações circulantes de L-carnitina ou colina aumentaram em 26% o risco relativo de MACE, enquanto os altos níveis de betaína aumentavam em 43%. A seguir, descreveremos um pouco mais sobre os nutrientes precursores de TMA.

A colina é um nutriente essencial para os humanos. Embora pequenas quantidades possam ser produzidas, é primordial obtê-la via alimentação. Ela pode ser encontrada na forma livre em muitos alimentos, em maior parte nos de origem animal, como peixe, carne, leite e seus derivados, e em menor quantidade em grãos e em alguns vegetais. A colina também pode fazer parte de diversos compostos, como a fosfatidilcolina, fosfocolina, esfingomielina, entre outros.

O metabolismo da colina está envolvido na síntese de: (i) acetilcolina que é fundamental na neurotransmissão colinérgica; (ii) betaína, um osmólito, essencial na regulação epigenética do DNA; (iii) TMA; e (iv) fosfatidilcolina, componente da membrana celular. A fosfatidilcolina é a principal fonte de colina, sendo a via de metabolização desses dois nutrientes bidirecional (Arias *et al.*, 2020).

Por esses motivos, mesmo sendo fonte de TMA, a colina não pode ser excluída da dieta, pelo risco de deficiência. No entanto, pode-se sugerir que seu consumo deva ser moderado, uma vez que esses alimentos fonte de colina são também fonte de gordura e colesterol (Tang *et al.*, 2013).

A betaína, por sua vez, pode ser obtida por meio da dieta, sendo encontrada principalmente em vegetais, como farelo de trigo, gérmen de trigo, quinoa e beterraba, ou pode ser sintetizada *de novo* a partir da colina. A betaína é constantemente relatada como benéfica para a saúde, com valor terapêutico promissor em diversas doenças, como as cardiovasculares, as hepáticas e a homocistenúria (Ilyas *et al.*, 2022).

Fisiologicamente, a excreção de betaína é mínima, podendo ser absorvida ou reduzida a TMA pela enzima betaína redutase (Janeiro *et al.*, 2018). Porém, a betaína não é uma fonte importante de TMAO, já que sua produção é 10 vezes menor que a de colina (Papandreou; Moré; Bellamine, 2020).

Em relação à L-carnitina, sua maior parte é proveniente da dieta, e cerca de 25% do total é produzida no fígado e nos rins a partir da lisina e da metionina. No organismo exerce funções importantes, como atuar no transporte de ácidos graxos para as mitocôndrias, onde serão metabolizados por beta-oxidação produzindo energia para todos os tecidos, inclusive o coração. Sabendo que a energia que o coração utiliza é de 50 a 70% proveniente dos ácidos graxos, conclui-se que a L-carnitina é essencial para seu bom funcionamento. Estudos clínicos sugerem efeitos benéficos da sua suplementação na aterosclerose, em DCVs e mortalidade por todas as causas. Uma metanálise mostrou que a suplementação de carnitina em pacientes IAM pode reduzir a mortalidade em 27% (Papandreou; Moré; Bellamine, 2020).

No entanto, apesar dessas evidências, o papel da L-carnitina na saúde cardiovascular é discutível. Há décadas suspeita-se que o consumo excessivo de carne vermelha (fonte de carnitina e gorduras saturadas) seja um fator de risco para as DCVs, daí a forte recomendação de consumi-la moderadamente. Porém, intrigantemente, as pesquisas mostram resultados inconsistentes dessa relação (Wu *et al.*, 2020), o que leva à reflexão de que outros fatores possam implicar o consumo de carne vermelha com as DCVs. Recentemente, uma explicação palpável tem sido alvo de pesquisadores do mundo inteiro, com a descoberta de a L-carnitina ser uma precursora de TMAO.

Foi conduzido um estudo com camundongos ApoE$^{-/-}$ que expressam CETP humana e foram alimentados com dieta rica em L-carnitina. Os resultados mostraram um aumento dos níveis de TMAO, mas inesperadamente reduziram o tamanho da lesão aórtica sem alterações nas concentrações de lipídios (Collins *et al.*, 2016).

A fim de estabelecer a relação do consumo de carne vermelha com as DCVs, um estudo com humanos mostrou que o consumo durante 1 mês de carne vermelha aumentou em três vezes os níveis plasmáticos de TMAO e reduziu sua excreção renal fracionada quando comparada a uma dieta com carne branca ou sem carne. Ademais, os resultados mostraram que o consumo de carne vermelha aumentou em 4,5 e 4,3% os riscos de mortalidade quando comparado com as dietas sem carne e com carne branca, respectivamente. Além disso, a descontinuação de carne vermelha reduziu os níveis de TMAO após o período de 1 mês. Curiosamente, foi observado que uma dieta com alto teor de gordura saturada não teve efeitos sobre o TMAO (Wang et al., 2019).

Um fator que deve ser lembrado na interpretação de estudos que relacionam a alimentação/dieta/nutriente com os níveis desses metabólitos é que cada pessoa tem uma MI única, então as diferentes composições podem produzir metabólitos distintos após consumirem a mesma dieta. Soma-se o fato de que as evidências não podem ser generalizadas, pois a alimentação consiste em combinações complexas de vários alimentos com diferentes quantidades.

Apesar dos inúmeros trabalhos, inclusive de intervenção, ainda permanece obscuro como os substratos precursores do TMAO impulsionam sua produção e se relacionam com o risco cardiovascular. Um grande estudo de coorte de base populacional do Japão avaliou a relação entre o consumo de colina e betaína com mortalidade por DCVs. Os níveis desses metabólitos na dieta foram avaliados por meio de questionário de frequência alimentar (QFA) validado em um total de 29.079 indivíduos. De modo geral, não foram encontradas evidências entre a ingestão de colina e betaína com o risco de mortalidade por DCVs (Nagata et al., 2015).

Um estudo feito com 339 indivíduos submetidos a angiografia coronária para avaliação de DAC, acompanhado por 8 anos, não encontrou associação significativa entre as concentrações plasmáticas de TMAO, colina e betaína e a presença ou o risco de eventos cardiovasculares. Porém, os níveis de TMAO se correlacionaram de maneira inversa com a TFG. Em sua discussão, os autores levantaram a dúvida se a associação de TMAO e eventos cardiovasculares, que é frequentemente descrita na literatura, pode ser impulsionada em parte pelo comprometimento da função renal (Mueller et al., 2015).

Apesar desses estudos não terem feito associações diretas desses nutrientes com níveis plasmáticos de TMAO, questiona-se o papel deles no impacto nas DCVs via metabolismo de TMAO. Ainda não foi determinado se as recomendações dietéticas atuais que promovem a saúde cardiovascular têm potencial impacto benéfico no microbioma intestinal em geral ou no TMAO especificamente (TANG et al., 2019).

Além disso, estudos mostram que a localização geográfica impacta diferentes níveis de TMAO, mas, ao que tudo indica, esse fator está relacionado com os hábitos alimentares da população estudada. É inquestionável que há diversos padrões de alimentação distintos – um bom exemplo é o padrão alimentar ocidental e o padrão alimentar mediterrâneo, que levam a diferentes composições da MI e, consequentemente, a maiores concentrações de TMAO (Farhangi; Vajdi; Asghari-Jafarabadi, 2020).

Entretanto, um dos principais questionamentos acerca da confiabilidade dos dados sobre TMAO é o fato de os peixes serem a principal fonte alimentar de TMAO livre, bem como o fato de produzirem quantidades significativamente maiores de TMAO absorvível do que a colina. Em média, os peixes de água salgada contêm 3 g/kg de TMAO, que atua como um osmólito na prevenção da desnaturação de proteínas e neutraliza os efeitos da pressão e calor. O consumo de peixes é estudado há décadas em pesquisas epidemiológicas; a proteção e a redução do risco de DCVs que sua ingestão confere são amplamente difundidas pelas principais diretrizes na área da cardiologia.

Outro fato intrigante é que as pessoas que consomem grandes quantidades de frutos do mar, como a população japonesa, apresentam níveis elevados de TMAO na urina, mas uma incidência significativamente menor de DCVs (Ilyas et al., 2022).

Diante de tudo exposto, apesar de inúmeros estudos estabelecerem uma relação de TMAO com as DCVs, os resultados não são todos consistentes, e estudos prospectivos não conseguiram elucidar essa associação. A compreensão dos mecanismos subjacentes do TMAO ainda não foi totalmente identificada. Além disso, as evidências foram fundamentadas em estudos com animais e observacionais em humanos, o que não permite estabelecer uma relação causal. Vale ressaltar que vários fatores interferem nos níveis de TMAO, o que leva a um entendimento ainda mais complexo de elucidar como cada variável se associa com as DCVs. Portanto, mais pesquisas são necessárias para preencher as lacunas de tantos questionamentos acerca dessa estreita relação e para desenvolver estratégias terapêuticas.

Ácidos biliares

Entre a lista de metabólitos intestinais que interagem com a MI estão os ABs, foco de muitas pesquisas em virtude de seu papel multifacetado no desenvolvimento das DCVs e na modulação direta do sistema imunológico, aumentando ou diminuindo respostas inflamatórias (Kazemian *et al.*, 2020).

Os ABs são moléculas anfipáticas sintetizadas no fígado a partir do colesterol, conforme Figura 10.7. Sua principal via de síntese, responsável por 90% do total, é iniciada pela enzima CYP7A1, que catalisa a hidroxilação do colesterol no retículo endoplasmático dos hepatócitos. Os outros 10% são sintetizados pela via alternativa mediada pela enzima CYP27A1. Em humanos, os principais ABs primários são o ácido cólico e o ácido quenodeoxicólico, conjugados aos aminoácidos taurina ou glicina nos peroxissomos dos hepatócitos, formando os sais biliares. Estes são incorporados à bile e, posteriormente, armazenados na vesícula biliar (Kazemian *et al.*, 2020).

Na presença de alimentos, principalmente proteínas e gorduras, os ABs são secretados junto à bile no duodeno pelo estímulo do hormônio gastrointestinal colecistocinina (CCK). Os ABs participam do processo de digestão, emulsificando as gorduras da dieta e auxiliando na absorção de lipídios e vitaminas lipossolúveis. Antes de atingirem o íleo, aproximadamente 95% dos ABs são reabsorvidos, principalmente os conjugados, e transportados pela circulação êntero-hepática, preservando o *pool* de ABs (Fiorucci *et al.*, 2012; Gu; Kim; Yun, 2021).

No intestino, o restante deles é desconjugado (perda da glicina ou taurina) por bactérias (*Bacteroides, Clostridium, Lactobacillus* e *Bifidobacterium*) mediado pela ação das hidrolases de sais biliares (HSB) e, posteriormente, sofrem a ação da 7-alfa-desidroxilase bacteriana (*Clostridium* e *Eubacterium*), formando ABs secundários (ácido desoxicólico e ácido litocólico). Os ABs secundários são altamente insolúveis e tóxicos, sendo excretados nas fezes, o que constitui a última etapa do efluxo reverso do colesterol. Os 5% excretados são repostos pela biossíntese a partir do colesterol hepático, diminuindo sua quantidade na circulação (Wang; Zhao, 2018). Em camundongos GF, ocorre um aumento de ABs primários e baixos níveis ou ausência de ABs secundários, confirmando o papel da MI no metabolismo de AB (Mistry; Verkade; Tietge, 2017).

Recentemente, descobriu-se que ABs podem atuar como uma molécula de sinalização e ter implicações na saúde, pois ativam receptores como o FXR e o receptor-1 de ácido biliar acoplado à proteína G (TGR5) (Rajendiran; Ramadass; Ramprasath, 2021). Esses receptores são principalmente expressos no trato gastrointestinal e no fígado, em uma variedade de células, inclusive as imunológicas, como macrófagos, células dendríticas e *natural killers* (NKs).

Os receptores FXR e TGR5 são responsáveis pela regulação do metabolismo dos ABs, pois mediam a cascata de sinalização e ativam a expressão de genes envolvidos na sua síntese, transporte, conjugação e excreção. Esses receptores também regulam o gasto de energia e inflamação, predominantemente em tecidos êntero-hepáticos, mas também em órgãos periféricos (Ramírez-Pérez *et al.*, 2017).

O FXR é um membro da família de receptores que atuam como sensores dos níveis de AB intracelular no fígado e intestino. O acúmulo excessivo de AB nesses órgãos pode ativar FXR em um modo de *feedback*, regulando negativamente a enzima CYP7A1 responsável pela síntese hepática *de novo* de AB. Sua ativação no intestino inibe a expressão da NPC1-L1, diminuindo a absorção de colesterol e, concomitantemente, prejudicando

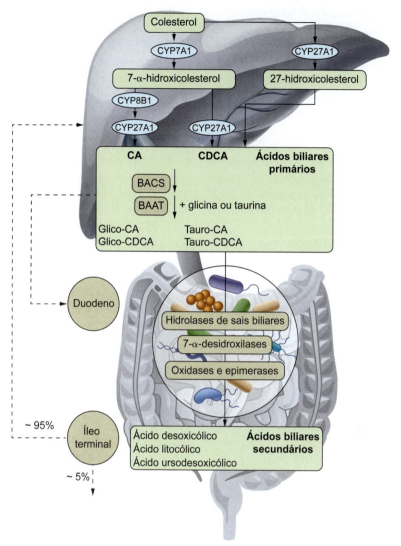

Figura 10.7 Os ácidos biliares primários são sintetizados a partir do colesterol no fígado pela via clássica (CYP7A1) ou alternativa (CYP27A1). A sintetase de acil-CoA dos ácidos biliares (BACS) e ácido biliar coenzima A:aminoácido N-aciltransferase (BAAT) realizam a conjugação dos ácidos biliares primários com glicina ou taurina para formar os sais biliares. A microbiota intestinal metaboliza os ácidos biliares secretados no duodeno em ácidos biliares secundários. Aproximadamente, 95% dos ácidos biliares que chegam ao íleo são reabsorvidos para a sua reciclagem no fígado. CA: ácido cólico; CDCA: ácido quenodeoxicólico; CYP: citocromo P450. (Adaptada de Collins et al., 2022.)

a reabsorção de AB do intestino para o fígado via transportador ABCG1 (Kazemian et al., 2020).

A ativação dos FXR e TGR5 pelos ABs secundários lentifica a progressão da aterosclerose por inibirem a atividade do NF-κB, que resulta na diminuição de citocinas pró-inflamatórias e redução da expressão de CD36, fator que favorece a inibição da captação da LDLox (Al Samarraie; Pichette; Rousseau, 2023).

A relação entre esses receptores e as DCVs foi confirmada em estudo com camundongo ApoE$^{-/-}$, no qual a inibição simultânea de FXR e TGR5 exacerbou o desenvolvimento da aterosclerose (Al Samarraie; Pichette; Rousseau, 2023).

A MI desempenha papel fundamental na homeostase dos ABs, e sua composição e seu repertório de enzimas determinam o perfil dos ABs secundários. Perturbações na MI podem acarretar alterações da composição e do *pool* dos ABs que afetam significativamente a saúde, favorecendo a patogênese de doenças hepáticas e cardíacas.

Há evidências de que um desequilíbrio da MI induza a uma menor absorção de ABs no íleo pela regulação dos transportadores ASBT, o que resulta na diminuição da expressão de FXR, culminando em aumento de ABs primários no cólon (Guan *et al.*, 2022).

Anteriormente, descrevemos que o TMAO pode afetar a expressão da CYP7A1 e CYP27A1, gerando acúmulo de colesterol no fígado e diminuindo a sua excreção, em um processo mediado pelo FXR (Canyelles *et al.*, 2018; Xu *et al.*, 2020). O estudo de Ding *et al.* (2018) mostrou que o TMAO acelerou a formação de placa aterosclerótica em camundongos ApoE$^{-/-}$ pela alteração do perfil de AB. Observou-se que o TMAO aumentou em 60% o ácido cólico (AB primário) em comparação com o grupo controle, o que justifica os resultados encontrados, uma vez que o ácido cólico ativa FXR, que reduz a expressão de CYP7A1, inibindo a síntese de AB.

Em suma, todos esses resultados confirmam a hipótese de que o desequilíbrio do metabolismo dos ABs causado pela MI leve a um estado prejudicial de saúde, com redução de ABs secundários e o aumento dos primários. Esse excesso de ABs primários ativa FXR, que regula negativamente a síntese hepática *de novo* de ABs, aumentando o colesterol que predispõe a DAC.

De maneira inversa, os ABs também podem atuar na MI, regulando o supercrescimento e a composição da MI por meio de FXR e TGR5 para proteger o fígado e o intestino contra a inflamação (Ramírez-Pérez *et al.*, 2017).

Ácidos graxos de cadeia curta

O genoma humano possui um número limitado de enzimas codificadoras. Logo, não é capaz, por exemplo, de digerir alguns frutoligossacarídeos, inulina, amido resistente e polissacarídeos (denominados carboidratos acessíveis à microbiota intestinal; MACs, do inglês *microbiota-accessible carbohydrates*), alcançando o intestino grosso (cólon) em sua forma não digerida. As bactérias que podem degradar glicanos são denominadas "degradadoras primárias". Essa degradação libera glicose e, em conjunto com a fermentação por degradadores secundários, resulta na formação de AGCCs, sendo os três principais: acetato, propionato e butirato, presentes na proporção de 60:20:20, respectivamente (Chambers *et al.*, 2018; Zmora; Suez; Elinav, 2019).

Os AGCCs foram os primeiros metabólitos derivados da microbiota a serem investigados, e desempenham papel importante na saúde humana, com efeitos sobre a composição e motilidade intestinal, o metabolismo lipídico, a homeostase da glicose e a neurogênese (Witkowski; Weeks; Hazen, 2020).

A MI é fator determinante para produção de AGCCs. Estudos com animais GF mostram uma redução de 100 vezes nos níveis de AGCCs nas fezes e circulantes. Segundo Gu, Kim & Yum (2021), cada reação enzimática envolvida na produção de AGCCs é regulada por bactérias específicas que expressam os genes responsáveis por cada via de biossíntese.

Especificamente, muitas bactérias entéricas como *Bifidobacterium* spp., *Prevotella* spp., *Ruminococcus* spp., *Bacteroides* spp., *Clostridium* spp., *Streptococcus* spp. e *A. muciniphila* produzem acetato e propionato, sendo a última a principal bactéria produtora de propionato. Enquanto isso, as Firmicutes (*Lachnospiraceae* e *Ruminococcaceae*) são conhecidas por produzirem butirato (Gu; Kim; Yun, 2021). Mais especificamente, a produção de butirato é correlacionada positivamente com *Alistipes putredinis*, *Bacteroides* spp., *Roseburia*, *Eubacterium rectale* e *F. prausnitzii* (Kazemian *et al.*, 2020; Van den Munckhof *et al.*, 2018). Os níveis fecais e plasmáticos dos AGCCs estão associados à abundância dessas bactérias no intestino, bem como à ingestão de MACs.

A alta concentração de AGCCs no lúmen intestinal pode diminuir o pH do cólon e interferir na composição da MI, inibindo o crescimento de bactérias patogênicas, incluindo *Salmonella* spp. e *E. coli* e promovendo o crescimento de bactérias benéficas, como *Lactobacillus* e *Bifidobacterium* (Vourakis; Mayer; Rousseau, 2021).

A maior parte do acetato e do propionato produzidos é rapidamente e eficientemente absorvida no intestino grosso e, então, passa para a circulação portal; menos de 5% dos AGCCs produzidos são excretados nas fezes (Rajendiran; Ramadass; Ramprasath, 2021). Em contrapartida, menos de 2% de butirato produzido entra na corrente sanguínea, uma vez que sua ação é, prioritariamente, a nível intestinal (Lv *et al.*, 2023; Verhaar *et al.*, 2020a).

O butirato desempenha papel fundamental na integridade do intestino grosso e delgado: (i) é principal fonte de energia dos colonócitos (70 a 80%); (ii) promove a proliferação e a diferenciação de células epiteliais intestinais; (iii) aumenta a expressão de claudinas e zonulinas; (iv) aumenta a produção de MUC-2 secretada pelas células caliciformes, reparando a mucosa intestinal danificada; (v) reduz a inflamação causada por substâncias exógenas, como bactérias e seus metabólitos (LPS) que entram na circulação; e (vi) exerce efeito anti-inflamatório na mucosa, ativando células T reguladoras (Treg) no cólon (Jia *et al.*, 2019; Rahman *et al.*, 2022).

Numerosos estudos que ligam as fibras alimentares à redução do colesterol atribuem esse mecanismo aos AGCCs, conforme Figura 10.8. De modo geral, a regulação dos níveis de colesterol por esses metabólitos pode ser explicada por sua regulação positiva do LDLR, da SREBP2 (atua na produção endógena do colesterol) e da CYP7A (enzima-chave na produção de AB) no fígado, que leva a aumento da captação hepática de colesterol e excreção de AB nas fezes (Kazemian *et al.*, 2020; Rajendiran; Ramadass; Ramprasath, 2021).

A redução do colesterol também pode ser observada avaliando os AGCCs individualmente. A suplementação de propionato mostra benefícios, em camundongos ApoE$^{-/-}$ alimentados com dieta rica em gordura e propionato, observa-se a redução da captação de colesterol por suprimir a expressão de NPC1-L1 e diminuição da área de lesão aterosclerótica da aorta (Chakaroun; Olsson; Bäckhed, 2022). Em humanos, a ingestão de 1.000 mg/dia de propionato, reduziu significativamente os níveis de colesterol total e LDL-c em 8 semanas, evidências apontam o fato do propionato agir inibindo a enzima HMG-CoA redutase que atua na etapa chave da síntese de colesterol hepático (Chakaroun; Olsson; Bäckhed, 2022).

O próprio acetato, que é o AGCCs mais abundante na circulação periférica, é um substrato do colesterol, portanto, promove a sua síntese. O butirato suprime a captação de colesterol de maneira dose-dependente, inibindo a NPC1-L1 e aumentando a expressão de ABCG5/8. Em camundongos ApoE$^{-/-}$, o butirato teve efeito protetor contra a aterosclerose induzida por uma dieta com alto teor de gordura, regulando positivamente a ABCA1 (Vourakis; Mayer; Rousseau, 2021). Estudo *in vitro* e *in vivo* mostraram que o butirato é capaz de diminuir a produção de EROs e induzir a produção de ON. E é comprovado que o butirato diminui a liberação de MCP-1 nas células endoteliais em humanos, estimulada pela LDLox, acarretando a diminuição do recrutamento de monócitos para o espaço subendotelial (Lu *et al.*, 2022).

Uma das funções mais importantes dos AGCCs é modular o sistema imunológico atuando na supressão das histonas desacetilases (HDACs) e aumentando a produção das células Treg. Inibindo as HDACs, os AGCCs inibem vias inflamatórias pela diminuição da ativação do NF-κB reduzindo consequentemente TNF-α e expressão de moléculas de adesão que contribuem para o desenvolvimento da aterosclerose (Ding *et al.*, 2020; Li; Xia; Hu, 2020). Outros estudos mostram que essa modulação do sistema imunológico ocorre por meio da inibição do inflamassoma NLRP3 (Lu *et al.*, 2022).

Interessantemente, os AGCCs também estão relacionados com o LPS. Um estudo com 441 indivíduos mostrou que as concentrações fecais de AGCCs estavam associadas negativamente ao LBP, biomarcador da permeabilidade intestinal e translocação do LPS. Outro estudo *in vitro* feito com macrófagos incubados com AGCCs mostrou uma diminuição na secreção de TNF-α, IL-1β e IL-6 induzida por LPS (Lu *et al.*, 2022).

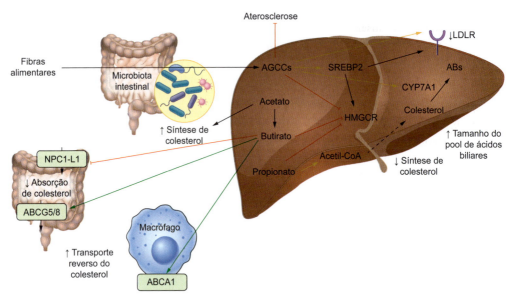

Figura 10.8 Mecanismos dos ácidos graxos de cadeia curta (AGCCs) no metabolismo do colesterol. As setas verdes indicam um aumento da atividade ou expressão, enquanto as setas vermelhas indicam uma inibição ou redução da expressão. AB: ácido biliar; ABC: ATP-binding cassette; HMGCR: HMG CoA redutase; LDLR: receptor de LDL; NPC1-L1: proteína Niemann-Pick C1 *like* 1; SREBP2: proteína 2 ligadora ao elemento regulatório de esterol. (Adaptada de Vourakis *et al.*, 2021.)

Os AGCCs também agem como moléculas de sinalização ligando-se a receptores acoplados a proteínas G expressas em células imunológicas, adiposas, epiteliais e em neurônios, que regulam os processos inflamatórios. Há três receptores expressos em células epiteliais do cólon, GPR41, GPR43 (também conhecidos como receptores de AGL, *free fatty acid receptors* FFAR3 e FFAR2, respectivamente) e Olfr78 (Rajendiran; Ramadass; Ramprasath, 2021).

Os AGCCs inibem a produção de citocinas pró-inflamatórias por meio da ativação de GPR41 e GPR43, mais especificamente, as evidências mostram que o acetato inibe a produção de IL-6 e IL-8 por esses receptores, enquanto os efeitos do butirato e do propionato foram em sua maior parte mediados pelas HDACs (Lu *et al.*, 2022).

Os AGCCs parecem ter um efeito ainda mais proeminente na HA. Segundo Wang *et al.* (2019), estudos de causalidade, incluindo ensaios clínicos randomizados e modelos de camundongos, mostraram de maneira conclusiva o papel central dos AGCCs na regulação da pressão arterial.

Calderón-Pérez *et al.* (2020) avaliaram os níveis de metabólitos derivados da MI de indivíduos hipertensos e grupo controle. Os hipertensos apresentaram depleção significativa dos níveis de bactérias produtoras de butirato e AGCCs plasmáticos, em conjunto com níveis mais elevados de AGCCs nas fezes, o que reforça a hipótese de que estes indivíduos tenham uma menor eficiência de absorção desses metabólitos (Verhaar *et al.*, 2020a).

Estudos mostram que os níveis reduzidos de AGCCs plasmáticos, principalmente o acetato, causa a elevação da PA em indivíduos HA. Essa hipótese é fundamentada, pois AGCCs reduz a expressão de GPR41 no endotélio, o que leva a uma diminuição da vasodilatação e reduz a PA (Calderón-Pérez *et al.*, 2020).

Intrigantemente, GPR41 e Oflr78 tem ação opostas na PA, camundongos Oflr78$^{-/-}$ apresentam uma PA mais baixa, por outro lado, camundongos GPR41$^{-/-}$ são hipertensos quando comparados aos selvagens. Isso porque, o propionato pode se ligar ao receptor Oflr78 que também está presente nas arteríolas aferentes do aparelho justaglomerular renal causando o aumento da liberação de renina. Sugere-se que o Oflr78 atue como um mecanismo de controle para assegurar que a diminuição da PA mediada por GPR41 não atinja níveis inadequados de hipotensão quando as concentrações de AGCCs aumentarem (Jia et al., 2019; Pluznick, 2017; Verhaar et al., 2020a).

Muitos estudos clínicos sugerem essa importante ligação entre os AGCCs e as DCVs, com múltiplos mecanismos envolvidos. Parece promissor modular a composição dos AGCCs para diminuir o risco cardiovascular; no entanto, os mecanismos individuais de cada AGCC em diferentes tipos de células ainda necessitam ser esclarecidos, assim como, os efeitos da sua suplementação.

Estratégias terapêuticas associadas à microbiota intestinal nas doenças cardiovasculares

As inúmeras ligações entre MI, metabólitos e DCVs discorridas durante este capítulo tornam a MI um atraente alvo terapêutico. A seguir, serão descritas, sucintamente, as principais estratégias que estão sendo estudadas no cenário das DCVs, conforme Figura 10.9. Outros capítulos abordarão esses temas mais detalhadamente.

Dentre todas as estratégias, merece destaque a dieta, que desempenha um papel determinante na composição da MI, sendo a ferramenta terapêutica mais utilizada na prática clínica – o que faz muito sentido, uma vez que a modificação da alimentação é uma estratégia potencialmente fácil e relativamente isenta de riscos. Acredita-se que 60% da MI seja passível de alterações em decorrência da dieta (Barber et al., 2023).

Ao longo do capítulo foram descritas as evidências em relação a nutrientes isolados, o que é uma limitação, dado que raramente eles são consumidos isoladamente. Por isso, além do tempo de intervenção, se faz necessário estudar os padrões alimentares, que a longo prazo estão associados a conformações da composição da MI mais estáveis, difíceis de alterar.

Um dado interessante que corrobora essa afirmação é o fato de que uma dieta pobre em MACs pode levar a uma perda irreversível de espécies bacterianas que fazem sua fermentação, de modo que a reintrodução desses substratos *per se* só não é suficiente para readquirir essas espécies (Chakaroun; Olsson; Bäckhed, 2022).

Dentre os padrões alimentares, é irrefutável que a dieta do Mediterrâneo (DietMed) tem impacto positivo na saúde cardiovascular. Numerosos estudos epidemiológicos e clínicos já mostraram o efeito positivo desse padrão sobre a gênese e a progressão das DCVs. O efeito positivo da DietMed parece estar intimamente ligado à composição da MI. Por exemplo, os dados disponíveis na literatura científica indicam que uma maior adesão à DietMed está positivamente associada a uma maior diversidade e ao aumento de AGCCs, com o restabelecimento da eubiose à medida que Bacteroidetes e algumas bactérias benéficas de *Clostridium* aumentam e Proteobacterias diminuem. Em contrapartida, uma menor adesão à DietMed está associada a uma maior produção de ABs secundários e ao aumento de TMAO (Valles-Colomer et al., 2023). Além disso, os componentes que compõem a DietMed, isoladamente, também mostram benefícios à MI (Barber et al., 2023).

As dietas veganas/vegetarianas também mostram resultados muito favoráveis para a saúde, o que se estende à MI, já que os alimentos vegetais constituem a principal fonte de MACs. Desde os estudos iniciais sobre MI e DCVs, os resultados já indicavam uma diferença da composição da MI de indivíduos vegetarianos e de onívoros. Desses, as pessoas do primeiro grupo produziam uma menor quantidade de TMAO, recebendo a mesma suplementação/alimentação, informação que sugere que os vegetarianos têm uma composição mais benéfica à saúde (Wang et al., 2011).

Além desses resultados negativos à MI, a dieta ocidental está relacionada com um aumento da permeabilidade intestinal, o que acarreta a endotoxemia metabólica. Além disso, esse tipo de dieta está associado a alimentos ricos em açúcar e gordura, bem como baixo consumo de fibras,

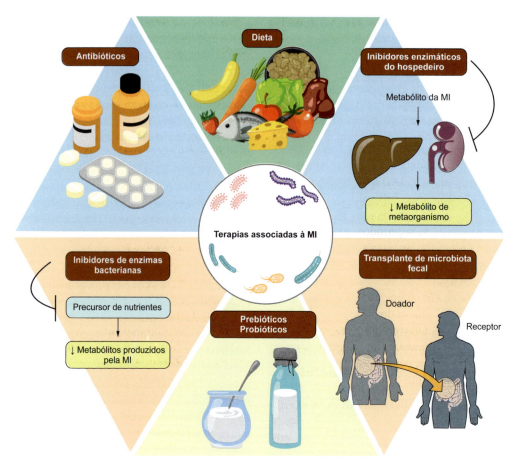

Figura 10.9 Estratégias terapêuticas associadas à microbiota intestinal (MI) nas doenças cardiovasculares. (Adaptada de Witkowski, Weeks e Hazen, 2020.)

o que causa perturbações à MI, redução da diversidade e aumento de bactérias patogênicas. Conforme discutido anteriormente, observa-se que o alto consumo de carne da alimentação ocidental favorece a produção de TMAO (Barber *et al.*, 2023). Outro fator ligado à dieta ocidental é a alta ingestão de sal, amplamente associada à HA. Altas quantidades de sódio têm uma forte associação negativa de algumas espécies de *Lactobacillus* em humanos. A redução de sódio na dieta aumenta os níveis circulantes de AGCCs (Palmu *et al.*, 2020). Estudos mostram que a dieta ocidental de onívoros pode ser menos prejudicial quando determinada quantidade de alimentos vegetais são inseridos (Barber *et al.*, 2023).

Outro componente alimentar tem sido estudado na tentativa de inibir a produção de TMAO: o 3,3-dimetil-1-butanol (DMB), que é um análogo da colina, encontrado no vinagre balsâmico, no azeite, no óleo de semente de uva e em vinhos tintos (Shanmugham; Bellanger; Leo, 2023). O DMB tem efeito inibitório não letal sobre a enzima colina TMA-liase, e um estudo com camundongos mostrou que o DMB reduziu as concentrações de TMAO após uma dieta rica em colina ou L-carnitina. O DMB também inibiu a formação de células espumosas e a progressão da aterosclerose em camundongos ApoE$^{-/-}$ (Ilyas *et al.*, 2022). Em consonância, outro estudo com animais mostrou que o DMB normalizou a produção de citocinas pró-inflamatórias, EROs e aumento da expressão de eNOS na aorta, melhorando a disfunção endotelial (Canyelles *et al.*, 2023). Porém, ainda são necessários mais estudos clínicos em humanos para confirmar os seus benefícios.

O uso de antibióticos também foi cogitado como um possível alvo terapêutico para redução do TMAO. O famoso estudo de Tang *et al.* (2013), citado anteriormente, mostrou que a administração de antibiótico de amplo espectro (metronidazol e ciprofloxacino) por 1 semana levou à supressão quase completa de TMAO após o desafio dietético com fosfatidilcolina e dois ovos, mas, após 1 mês da retirada dos antibióticos, a produção de TMAO retornou ao basal, sugerindo que tais alterações dos antibióticos sejam transitórias.

Embora o uso de antibióticos seja eficaz na supressão da comunidade bacteriana intestinal, fazer uso deles de modo crônico não é uma alternativa viável. O uso contínuo de antibióticos pode deixar as cepas bacterianas mais resistentes. Muitos estudos mostram evidências negativas sobre o uso – um deles mostrou que o uso de antibióticos durante os seis primeiros meses de vida está associado à obesidade infantil. Além disso, os antibióticos também podem afetar as bactérias benéficas. Essas evidências sugerem que o uso de antibióticos, provavelmente, tenha mais malefícios do que benefícios à saúde (Janeiro *et al.*, 2018; Wilson Tang; Hazen, 2018).

O uso de probióticos e prebióticos também mostram eficácia na redução de TMA e mudanças na composição da MI, sendo um alvo terapêutico muito promissor. Os probióticos apresentam uma maneira fácil de reduzir possíveis riscos cardiovasculares; alguns exemplos que foram testados e mostraram resultados positivos foram *Enterobacter aerogenes*, *L. rhamnosus*, *Saccharomyces boulardii* e *B. animalis* (Shanmugham; Bellanger; Leo, 2023; Zhen *et al.*, 2023).

Entretanto, deve-se considerar que a compreensão dos mecanismos das propriedades benéficas dos probióticos na saúde cardiovascular tem como base as pesquisas com animais, e que as evidências com humanos são limitadas e inconclusivas devido aos diferentes métodos empregados nos estudos. Por isso, ainda não é possível validar as cepas que possam ser utilizadas com essa finalidade.

Em relação aos prebióticos, esses podem promover o aumento de bactérias benéficas no intestino, que podem produzir mais AGCCs e reduzir a quantidade de bactérias relacionadas com a produção da TMA, contribuindo para o estabelecimento e a manutenção de uma microbiota saudável e diversificada (Shanmugham; Bellanger; Leo, 2023; Zhen *et al.*, 2023).

O TMF é muito utilizado em estudos com modelo animal, e seus resultados são muito interessantes. Em humanos, no entanto, ainda há dúvidas quanto à sua aplicabilidade, sendo ainda necessário definirem-se alguns parâmetros, como seleção, triagem e preparações dos doadores. Outra dúvida é se os resultados são mantidos a longo prazo, já que a maioria dos estudos foi avaliada por um período inferior a 1 ano. Atualmente, o TMF é indicado e realizado com indivíduos com infecção por *C. difficile* resistentes a antibióticos, com uma taxa de remissão em torno de 80%. No contexto das DCVs, um estudo avaliou a TMF de doadores veganos para indivíduos onívoros com síndrome metabólica, com o intuito de reduzir os níveis de TMAO. Apesar das diferenças na composição da MI, não foi observada a redução desse metabólito. Por isso, nas DCVs ainda são necessárias mais pesquisas para mostrar sua eficácia e segurança (Verhaar *et al.*, 2020b; Wilson Tang; Hazen, 2018; Zhen *et al.*, 2023)

Por fim, as intervenções dietéticas, o uso de prebióticos/probióticos, o TMF e a farmacoterapia parecem ser promissores para o tratamento das DCVs. Dentre estes, há uma maior expectativa na dieta e nos probióticos como principais agentes de intervenções. Porém, faltam estudos de coorte prospectivos para avaliar uma associação causal, além de estudos de intervenção, para determinar o impacto da sua modulação nas DCVs.

Considerações finais

Em suma, este capítulo mostrou que, indubitavelmente, a MI está relacionada com as DCVs, tornando instigante entender como essa relação se estabelece. Apesar das inúmeras evidências promissoras, os estudos com seres humanos produziram resultados conflitantes. Muitas lacunas dessa associação ainda permanecem obscuras, logo são necessários mais estudos para compreender se há uma relação de causa e consequência, bem como para investigar as vias mecanicistas subjacentes que foram, principalmente, estudadas em modelos animais e não podem ser diretamente reproduzidas em humanos. Ademais, ainda são exíguos os resultados sobre as possíveis intervenções terapêuticas, o que mostra que estamos "vendo apenas a ponta do *iceberg*".

Referências bibliográficas

AL SAMARRAIE, A.; PICHETTE, M.; ROUSSEAU, G. Role of the gut microbiome in the development of atherosclerotic cardiovascular disease. **International Journal of Molecular Sciences**, v. 24, n. 6, 2023.

ARIAS, N. *et al*. The relationship between choline bioavailability from diet, intestinal microbiota composition, and its modulation of human diseases. **Nutrients**, v. 12, n. 8, p. 1-29, 2020.

ASADA, M. *et al*. Serum lipopolysaccharide-binding protein levels and the incidence of cardiovascular disease in a general Japanese population: The Hisayama Study. **Journal of the American Heart Association: Cardiovascular and Cerebrovascular Disease**, v. 8, n. 21, 2019.

BAHRAMI, A. *et al*. Effect of statins on toll-like receptors: a new insight to pleiotropic effects. **Pharmacological Research**, v. 135, p. 230-238, 2018.

BARBER, T. M. *et al*. The effects of the Mediterranean diet on health and gut microbiota. **Nutrients**, v. 15, n. 9, 2023.

BEN-AICHA, S.; BADIMON, L.; VILAHUR, G. Advances in HDL: much more than lipid transporters. **International Journal of Molecular Sciences**, v. 21, n. 3, 2020.

BJÖRKBACKA, H. *et al*. Reduced atherosclerosis in MyD88-null mice links elevated serum cholesterol levels to activation of innate immunity signaling pathways. **Nature Medicine**, v. 10, n. 4, p. 416-421, 2004.

BONAMASSA, B.; MOSCHETTA, A. Atherosclerosis: lessons from LXR and the intestine. **Trends in Endocrinology & Metabolism**, v. 24, n. 3, p. 120-128, 2013.

CALDERÓN-PÉREZ, L. *et al*. Gut metagenomic and short chain fatty acids signature in hypertension: a cross-sectional study. **Scientific Reports**, v. 10, n. 1, 2020.

CANYELLES, M. *et al*. Gut microbiota-derived TMAO: a causal factor promoting atherosclerotic cardiovascular disease? **International Journal of Molecular Sciences**, v. 24, n. 3, 2023.

CANYELLES, M. *et al*. Trimethylamine N-oxide: a link among diet, gut microbiota, gene regulation of liver and intestine cholesterol homeostasis and HDL function, **International Journal of Molecular Sciences**, 2018.

CARNEVALE, R. *et al*. Low-grade endotoxaemia enhances artery thrombus growth via toll-like receptor 4: implication for myocardial infarction. **European Heart Journal**, v. 41, n. 33, p. 3156-3165, 2020.

CASOLO, G.; DEL MEGLIO, J.; TESSA, C. Epidemiology and pathophysiologic insights of coronary atherosclerosis relevant for contemporary non-invasive imaging. **Cardiovascular Diagnosis and Therapy**, v. 10, n. 6, p. 1906-1917, 2020.

CHAKAROUN, R. M.; OLSSON, L. M.; BÄCKHED, F. The potential of tailoring the gut microbiome to prevent and treat cardiometabolic disease. **Nature Reviews Cardiology**, v. 20, n. 4, p. 217-235, 2022.

CHAMBERS, E. S. *et al*. Role of gut microbiota-generated short-chain fatty acids in metabolic and cardiovascular health. **Current Nutrition Reports**, v. 7, n. 4, p. 198-206, 2018.

CHO, C. E.; CAUDILL, M. A. Trimethylamine-N-Oxide: friend, foe, or simply caught in the cross-fire? **Trends in Endocrinology and Metabolism**, v. 28, n. 2, p. 121-130, 2017.

CHOROSZY, M. *et al*. Human gut microbiota in coronary artery disease: a systematic review and meta-analysis. **Metabolites**, v. 12, n. 12, 2022.

COLLINS, H. L. *et al*. L-Carnitine intake and high trimethylamine N-oxide plasma levels correlate with low aortic lesions in ApoE−/− transgenic mice expressing CETP. **Atherosclerosis**, v. 244, p. 29-37, 2016.

COLLINS, S. L. *et al*. Bile acids and the gut microbiota: metabolic interactions and impacts on disease. **Nature Reviews Microbiology**, v. 21, n. 4, p. 236-247, 2022.

DAVIES, A.; LÜSCHER, T. F. The red and the white, and the difference it makes. **European Heart Journal**, p. 1-3, 2019.

DEAN, Y. E. *et al*. Serum trimethylamine N-oxide levels among coronary artery disease and acute coronary syndrome patients: a systematic review and meta-analysis. **Annals of Medicine and Surgery**, v. 85, n. 12, p. 6123, 2023.

DING, L. *et al*. Trimethylamine-N-oxide (TMAO)-induced atherosclerosis is associated with bile acid metabolism. **Lipids in Health and Disease**, v. 17, p. 1-8, 2018.

DING, Q.-Y. *et al*. Interactions between therapeutics for metabolic disease, cardiovascular risk factors, and gut microbiota. **Frontiers in Cellular and Infection Microbiology**, v. 10, p. 530160, 2020.

DRI, E. *et al*. Inflammatory Mediators of Endothelial Dysfunction. **Life**, v. 13, n. 6, 2023.

DUAN, Y. *et al*. Regulation of cholesterol homeostasis in health and diseases: from mechanisms to targeted therapeutics. **Signal Transduction and Targeted Therapy**, v. 7, n. 1, p. 265, 2022.

FALUDI, A. *et al*. Atualização da Diretriz Brasileira de Dislipidemias e Prevenção da Aterosclerose – 2017. **Arquivos Brasileiros de Cardiologia**, v. 109, n. 1, 2017.

FARHANGI, M. A.; VAJDI, M.; ASGHARI-JAFAR-ABADI, M. Gut microbiota-associated metabolite trimethylamine N-Oxide and the risk of stroke: a systematic review and dose–response meta-analysis. **Nutrition Journal**, v. 19, n. 1, p. 76, 2020.

FARHANGI, M. A.; VAJDI, M. Gut microbiota–associated trimethylamine N-oxide and increased cardiometabolic risk in adults: a systematic review and dose-response meta-analysis. **Nutrition Reviews**, v. 79, n. 9, p. 1022–1042, 2021.

FIORUCCI, S. *et al*. Farnesoid X receptor: From medicinal chemistry to clinical applications. **Future Medicinal Chemistry**, v. 4, n. 7, p. 877-891, 2012.

GE, X. *et al*. The gut microbial metabolite trimethylamine N-Oxide and hypertension risk: a systematic review and dose-response meta-analysis. **Advances in Nutrition**, v. 11, n. 1, p. 66, 2020.

GENCER, B. *et al*. Gut microbiota-dependent trimethylamine N-oxide and cardiovascular outcomes in patients with prior myocardial infarction: a nested case control study from the PEGASUS-TIMI 54 Trial. **Journal of the American Heart Association: Cardiovascular and Cerebrovascular Disease**, v. 9, n. 10, 2020.

GORABI, A. M. *et al*. Implications for the role of lipopolysaccharide in the development of atherosclerosis. **Trends in Cardiovascular Medicine**, v. 32, n. 8, p. 525-533, 2022.

GU, B. H.; KIM, M.; YUN, C. H. Regulation of gastrointestinal immunity by metabolites. **Nutrients**, v. 13, n. 1, p. 1-22, 2021.

GUAN, B. *et al*. Bile acid coordinates microbiota homeostasis and systemic immunometabolism in cardiometabolic diseases. **Acta Pharmaceutica Sinica B**, v. 12, n. 5, p. 2129, 2022.

HEIANZA, Y. *et al*. Gut microbiota metabolites and risk of major adverse cardiovascular disease events and death: a systematic review and meta-analysis of prospective studies. **Journal of the American Heart Association**, v. 6, n. 7, p. e004947, 2017.

HONG, C.; TONTONOZ, P. Liver X receptors in lipid metabolism: opportunities for drug discovery. **Nature Reviews Drug Discovery**, v. 13, n. 6, p. 433-444, 2014.

HOOGEVEEN, R. C.; BALLANTYNE, C. M. Residual cardiovascular risk at low LDL: remnants, lipoprotein(a), and inflammation. **Clinical Chemistry**, v. 67, n. 1, p. 143, 2021.

ILYAS, A. *et al*. Implications of trimethylamine N-oxide (TMAO) and betaine in human health: beyond being osmoprotective compounds. **Frontiers in Molecular Biosciences**, v. 9, 2022.

JANEIRO, M. H. *et al*. Implication of trimethylamine N-oxide (TMAO) in disease: potential biomarker or new therapeutic target. **Nutrients**, v. 10, n. 10, 2018.

JAWORSKA, K. *et al*. TMA (trimethylamine), but not its oxide TMAO (trimethylamine-oxide), exerts haemodynamic effects: implications for interpretation of cardiovascular actions of gut microbiome. **Cardiovascular Research**, v. 115, n. 14, p. 1948-1949, 2019.

JIA, Q. *et al*. Role and effective therapeutic target of gut microbiota in heart failure. **Cardiovascular Therapeutics**, v. 2019, 2019.

JIE, Z. *et al*. The gut microbiome in atherosclerotic cardiovascular disease. **Nature Communications**, v. 8, n. 1, p. 845, 2017.

JONSSON, A. L.; BÄCKHED, F. Role of gut microbiota in atherosclerosis. **Nature Reviews Cardiology**, v. 14, n. 2, p. 79-87, 2017.

KAZEMIAN, N. *et al*. Gut microbiota and cardiovascular disease: opportunities and challenges. **Microbiome**, v. 8, n. 1, p. 1-17, 2020.

KLOC, M. *et al*. Role of macrophages and rhoa pathway in atherosclerosis. **International Journal of Molecular Sciences**, v. 22, n. 1, p. 1-13, 2021.

KOETH, R. A. *et al*. Intestinal microbiota metabolism of l-carnitine, a nutrient in red meat, promotes atherosclerosis. **Nature Medicine**, v. 19, n. 5, p. 576-585, 2013.

KOETH, R. A. *et al*. l-carnitine in omnivorous diets induces an atherogenic gut microbial pathway in humans. **The Journal of Clinical Investigation**, v. 129, n. 1, p. 373, 2018.

KONG, P. *et al*. Inflammation and atherosclerosis: signaling pathways and therapeutic intervention. **Signal Transduction and Targeted Therapy**, v. 7, n. 1, p. 1-24, 2022.

KOREN, O. *et al*. Human oral, gut, and plaque microbiota in patients with atherosclerosis. **Proceedings of the National Academy of Sciences of the United States of America**, v. 108, n. SUPPL. 1, p. 4592-4598, 2011.

KOUPENOVA, M.; LIVADA, A. C.; MORRELL, C. N. Platelet and megakaryocyte roles in innate and adaptive immunity. **Circulation Research**, v. 130, n. 2, p. 288, 2022.

LEMOS, B. S. *et al*. Effects of egg consumption and choline supplementation on plasma choline and trimethylamine-n-oxide in a young population. **Journal of the American College of Nutrition**, v. 37, n. 8, p. 716-723, 2018.

LEPPER, P. M. *et al.* Lipopolysaccharide-binding protein (LBP) is associated with total and cardiovascular mortality in individuals with or without stable coronary artery disease – Results from the Ludwigshafen Risk and Cardiovascular Health Study (LURIC). **Atherosclerosis**, v. 219, n. 1, p. 291-297, 2011.

LI, B.; XIA, Y.; HU, B. Infection and atherosclerosis: TLR-dependent pathways. **Cellular and Molecular Life Sciences**, v. 77, n. 14, p. 2751, 2020.

LI, D. *et al.* Gut microbiota-derived metabolite trimethylamine-N-oxide and multiple health outcomes: an umbrella review and updated meta-analysis. **The American Journal of Clinical Nutrition**, v. 116, n. 1, p. 230, 2022.

LIBBY, P. *et al.* Atherosclerosis. **Nature Reviews Disease Primers**, v. 5, n. 1, p. 1-18, 2019.

LIBBY, P.; RIDKER, P. M.; HANSSON, G. K. Progress and challenges in translating the biology of atherosclerosis. **Nature**, v. 473, n. 7347, p. 317-325, 2011.

LIU, H. *et al.* Alterations in the gut microbiome and metabolism with coronary artery disease severity. **Microbiome**, v. 7, n. 1, p. 68, 2019.

LU, Y. *et al.* Microbiota-derived short-chain fatty acids: Implications for cardiovascular and metabolic disease. **Frontiers in Cardiovascular Medicine**, v. 9, 2022.

LUEDDE, M. *et al.* Heart failure is associated with depletion of core intestinal microbiota. **ESC Heart Failure**, v. 4, n. 3, p. 282, 2017.

LUO, J.; YANG, H.; SONG, B. L. Mechanisms and regulation of cholesterol homeostasis. **Nature Reviews Molecular Cell Biology**, v. 21, n. 4, p. 225-245, 2019.

LUPU, V. V. *et al.* The implication of the gut microbiome in heart failure. **Cells**, v. 12, n. 8, 2023.

LV, J. *et al.* Alterations of gut microbiota are associated with blood pressure: a cross-sectional clinical trial in Northwestern China. **Journal of Translational Medicine**, v. 21, n. 1, p. 429, 2023.

MÄÄTTÄ, A. M. *et al.* Endotoxemia is associated with an adverse metabolic profile. **Innate Immunity**, v. 27, n. 1, p. 3, 2021.

MATSUO, M. ABCA1 and ABCG1 as potential therapeutic targets for the prevention of atherosclerosis. **Journal of Pharmacological Sciences**, v. 148, n. 2, p. 197-203, 2022.

MATSUZAWA, Y. *et al.* Microbiota-derived trimethylamine N-oxide predicts cardiovascular risk after STEMI. **Scientific Reports**, v. 9, n. 1, 2019.

MEHTA, A.; SHAPIRO, M. D. Apolipoproteins in vascular biology and atherosclerotic disease. **Nature Reviews Cardiology**, v. 19, n. 3, p. 168-179, 2021.

MEYER, K. A. *et al.* Microbiota-dependent metabolite trimethylamine N-oxide and coronary artery calcium in the Coronary Artery Risk Development in Young Adults Study (CARDIA). **Journal of the American Heart Association: Cardiovascular and Cerebrovascular Disease**, v. 5, n. 10, 2016.

MISTRY, R. H.; VERKADE, H. J.; TIETGE, U. J. F. Reverse cholesterol transport is increased in germ-free mice-brief report. **Arteriosclerosis, Thrombosis, and Vascular Biology**, v. 37, n. 3, p. 419-422, 2017.

MUELLER, D. M. *et al.* Plasma levels of trimethylamine-N-oxide are confounded by impaired kidney function and poor metabolic control. **Atherosclerosis**, v. 243, n. 2, p. 638-644, 2015.

NAGATA, C. *et al.* Choline and betaine intakes are not associated with cardiovascular disease mortality risk in Japanese men and women. **The Journal of Nutrition**, v. 145, n. 8, p. 1787-1792, 2015.

PALMU, J. *et al.* Association between the gut microbiota and blood pressure in a population cohort of 6953 individuals. **Journal of the American Heart Association: Cardiovascular and Cerebrovascular Disease**, v. 9, n. 15, p. 16641, 2020.

PAPANDREOU, C.; MORÉ, M.; BELLAMINE, A. Trimethylamine N-oxide in relation to cardiometabolic health – cause or effect? **Nutrients**, v. 12, n. 5, 2020.

PARK, B. S,; LEE, J.-O. Recognition of lipopolysaccharide pattern by TLR4 complexes. **Experimental & Molecular Medicine**, v. 45, n. 12, p. e66-e66, 2013.

PASINI, E. *et al.* Pathogenic gut flora in patients with chronic heart failure. **JACC: Heart Failure**, v. 4, n. 3, p. 220-227, 2016.

PLUZNICK, J. L. Microbial short chain fatty acids and blood pressure regulation. **Current hypertension reports**, v. 19, n. 4, p. 25, 2017.

QI, J. *et al.* Circulating trimethylamine N-oxide and the risk of cardiovascular diseases: a systematic review and meta-analysis of 11 prospective cohort studies. **Journal of Cellular and Molecular Medicine**, v. 22, n. 1, p. 185-194, 2017.

RAHMAN, M. M. *et al.* The gut microbiota (microbiome) in cardiovascular disease and its therapeutic regulation. **Frontiers in Cellular and Infection Microbiology**, v. 12, 2022.

RAJENDIRAN, E.; RAMADASS, B.; RAMPRASATH, V. Understanding connections and roles of gut microbiome in cardiovascular diseases. **Canadian Journal of Microbiology**, v. 67, n. 2, p. 101-111, 2021.

RAMÍREZ-PÉREZ, O. *et al.* The role of the gut microbiota in bile acid metabolism. **Annals of Hepatology**, v. 16, p. S21-s26, 2017.

ROGERO, M. M.; CALDER, P. C. Obesity, inflammation, toll-like receptor 4 and fatty acids. **Nutrients**, v. 10, n. 4, 2018.

RÖHRL, C.; STANGL, H. Cholesterol metabolism – physiological regulation and pathophysiological deregulation by the endoplasmic reticulum. **Wiener**

Medizinische Wochenschrift (1946), v. 168, n. 11, p. 280, 2018.

ROSENSON, R. S. et al. Dysfunctional HDL and atherosclerotic cardiovascular disease. **Nature Reviews Cardiology**, v. 13, n. 1, p. 48, 2016.

ROSHAN, M. H. K.; TAMBO, A.; PACE, N. P. The Role of TLR2, TLR4, and TLR9 in the pathogenesis of atherosclerosis. **International Journal of Inflammation**, v. 2016, 2016.

SANCHEZ-GIMENEZ, R. et al. Gut microbiota-derived metabolites and cardiovascular disease risk: a systematic review of prospective cohort studies. **Nutrients**, v. 14, n. 13, 2022.

SCHIATTARELLA, G. G. et al. Gut microbe-generated metabolite trimethylamine-N-oxide as cardiovascular risk biomarker: A systematic review and dose-response meta-analysis. **European Heart Journal**, v. 38, n. 39, p. 2948-2956, 2017.

SENTHONG, V. et al. Gut microbiota-generated metabolite, trimethylamine-N-oxide, and subclinical myocardial damage: a multicenter study from Thailand. **Scientific Reports**, v. 11, n. 1, p. 14963, 2021.

SHANMUGHAM, M.; BELLANGER, S.; LEO, C. H. Gut-derived metabolite, trimethylamine-N-oxide (TMAO) in cardio-metabolic diseases: detection, mechanism, and potential therapeutics. **Pharmaceuticals**, v. 16, n. 4, 2023.

SOPPERT, J. et al. Lipoproteins and lipids in cardiovascular disease: from mechanistic insights to therapeutic targeting. **Advanced Drug Delivery Reviews**, v. 159, p. 4-33, 2020.

SUZUKI, K.; SUSAKI, E. A.; NAGAOKA, I. Lipopolysaccharides and cellular senescence: involvement in atherosclerosis. **International Journal of Molecular Sciences**, v. 23, n. 19, 2022.

TANG, W. H. W. et al. Intestinal microbiota in cardiovascular health and disease: JACC state-of-the-art review. **Journal of the American College of Cardiology**, v. 73, n. 16, p. 2089, 2019.

TANG, W. H. W. et al. Intestinal microbial metabolism of phosphatidylcholine and cardiovascular risk. **The New England Journal of Medicine**, v. 368, n. 17, p. 1575-1584, 2013.

TANG, W. H. W. et al. Prognostic value of elevated levels of intestinal microbe-generated metabolite trimethylamine-N-oxide in patients with heart failure: refining the gut hypothesis. **Journal of the American College of Cardiology**, v. 64, n. 18, p. 1908-1914, 2014.

TRØSEID, M. et al. Microbiota-dependent metabolite trimethylamine-N-oxide is associated with disease severity and survival of patients with chronic heart failure. **Journal of Internal Medicine**, v. 277, n. 6, p. 717-726, 2015.

VALLES-COLOMER, M. et al. Cardiometabolic health, diet and the gut microbiome: a meta-omics perspective. **Nature Medicine**, v. 29, n. 3, p. 551-561, 2023.

VAN DEN MUNCKHOF, I. C. L. et al. Role of gut microbiota in chronic low-grade inflammation as potential driver for atherosclerotic cardiovascular disease: a systematic review of human studies. **Obesity Reviews**, v. 19, n. 12, p. 1719–1734, 2018.

VASQUEZ, E. C. et al. Probiotics as beneficial dietary supplements to prevent and treat cardiovascular diseases: uncovering their impact on oxidative stress. **Oxidative Medicine and Cellular Longevity**, v. 2019, n. 1, p. 3086270, 2019.

VERHAAR, B. J. H. et al. Gut microbiota in hypertension and atherosclerosis: a review. **Nutrients**, v. 12, n. 10, p. 1-22, 2020.

VIOLI, F. et al. Gut-derived low-grade endotoxaemia, atherothrombosis and cardiovascular disease. **Nature Reviews Cardiology**, v. 20, n. 1, p. 24, 2023.

VOURAKIS, M.; MAYER, G.; ROUSSEAU, G. The role of gut microbiota on cholesterol metabolism in atherosclerosis. **International Journal of Molecular Sciences**, v. 22, n. 15, 2021.

WALKER, R. L. et al. Population study of the gut microbiome: associations with diet, lifestyle, and cardiometabolic disease. **Genome Medicine**, v. 13, n. 1, 2021.

WANG, H.; REDDY, S. T.; FOGELMAN, A. M. The role of gut-derived oxidized lipids and bacterial lipopolysaccharide in systemic inflammation and atherosclerosis. **Current Opinion in Lipidology**, v. 33, n. 5, p. 277, 2022.

WANG, Z. et al. Gut flora metabolism of phosphatidylcholine promotes cardiovascular disease. **Nature**, v. 472, n. 7341, p. 57-63, 2011.

WANG, Z. et al. Impact of chronic dietary red meat, white meat, or non-meat protein on trimethylamine N-oxide metabolism and renal excretion in healthy men and women. **European Heart Journal**, v. 40, n. 7, p. 583-594, 2019.

WANG, Z.; ZHAO, Y. Gut microbiota derived metabolites in cardiovascular health and disease. **Protein & Cell**, v. 9, n. 5, p. 416-431, 2018.

WILSON TANG, W. H.; HAZEN, S. L. The gut microbiome and its role in cardiovascular diseases. **Current Opinion Cardiology**, v. 135, n. 11, p. 1008-1010, 2018.

WITKOWSKI, M.; WEEKS, T. L.; HAZEN, S. L. Gut microbiota and cardiovascular disease. **Circulation Research**, v. 127, n. 4, p. 553-570, 2020.

WU, W. K. et al. Characterization of TMAO productivity from carnitine challenge facilitates personalized nutrition and microbiome signatures discovery. **Microbiome**, v. 8, n. 1, 2020.

XU, H. *et al.* The gut microbiota and its interactions with cardiovascular disease. **Microbial Biotechnology**, v. 13, n. 3, p. 637-656, 2020.

YIN, J. *et al.* Dysbiosis of gut microbiota with reduced trimethylamine-N-oxide level in patients with large-artery atherosclerotic stroke or transient ischemic attack. **Journal of the American Heart Association**, v. 4, n. 11, 2015.

ZHANG, X.; GÉRARD, P. Diet-gut microbiota interactions on cardiovascular disease. **Computational and Structural Biotechnology Journal**, v. 20, p. 1528, 2022.

ZHEN, J. *et al.* The gut microbial metabolite trimethylamine N-oxide and cardiovascular diseases. **Frontiers in Endocrinology**, v. 14, p. 1085041, 2023.

ZHENG, Y. *et al.* Dietary phosphatidylcholine and risk of all-cause and cardiovascular-specific mortality among US women and men. **The American Journal of Clinical Nutrition**, v. 104, n. 1, p. 173, 2016.

ZHU, Y. *et al.* Gut microbiota metabolites as integral mediators in cardiovascular diseases (Review). **International Journal of Molecular Medicine**, v. 46, n. 3, p. 936-948, 2020.

ZHU, Y.; LI, Q.; JIANG, H. Gut microbiota in atherosclerosis: focus on trimethylamine N-oxide. **Apmis**, v. 128, n. 5, p. 1-14, 2020.

ZMORA, N.; SUEZ, J.; ELINAV, E. You are what you eat: diet, health and the gut microbiota. **Nature Reviews Gastroenterology and Hepatology**, v. 16, n. 1, p. 35-56, 2019.

11 Eixo Microbiota Intestinal, Pulmão e Doenças Associadas

Rosemeri Maurici

Objetivos

- Discorrer sobre o microbioma pulmonar e sua formação, além de comentar as interações entre a microbiota do trato gastrointestinal e os pulmões
- Analisar as repercussões do desequilíbrio bacteriano intestinal ("disbiose") nas doenças respiratórias, e como intervir para evitar o desequilíbrio e, consequentemente, os desfechos indesejáveis dessa ruptura.

Destaques

- O pulmão, além de não ser um órgão estéril, apresenta uma interface de relação com o trato gastrointestinal (TGI) e sua microbiota, a qual, por intermédio de diversos sinais e mediadores, interfere no sistema imunológico, modulando e regulando sua atuação, em nível tanto de mucosa respiratória quanto sistêmico
- A homeostasia no pulmão normal refere-se à alta diversidade e baixa biomassa, enquanto o desequilíbrio bacteriano ou os estados inflamatórios são responsáveis por alta biomassa e baixa diversidade, que desempenham papel fundamental nas doenças respiratórias
- O desequilíbrio da microbiota intestinal (MI) na vida precoce, refletido por redução na diversidade da MI ou por mudanças na abundância de táxons intestinais específicos, está associado ao desenvolvimento de doenças alérgicas das vias aéreas, como asma ou rinite alérgica na infância
- A perda de adequada estimulação microbiana devido a um estilo de vida urbano e ocidental resulta em barreiras teciduais hipersensíveis e em um observado aumento nas respostas Th2
- Temos oportunidades potenciais para manuseio do microbioma em diferentes estágios da vida, mas principalmente no nascimento e na infância precoce, que vão ter consequências ao longo da vida e impacto na maturação e no desenvolvimento dos sistemas fisiológicos (p. ex., sistema imunológico e sistema nervoso central).

Introdução

O organismo humano é composto por trilhões de microrganismos, cuja maioria desempenha um papel benéfico, como digerir alimentos, fortalecer o sistema imunológico e impedir que microrganismos deletérios invadam os tecidos e órgãos e, consequentemente, causem doenças.

Evidências em construção indicam que essa comunidade residente de microrganismos exerce um papel primordial na preservação da saúde e no desenvolvimento ou alteração na característica das doenças.

No momento em que a composição "normal" do microbioma é alterada, surge a oportunidade de desencadear uma série de doenças antes inexistentes, ou a alteração de características daquelas que já haviam se manifestado clinicamente.

Quando o Projeto Microbioma Humano teve início no ano 2007, o pulmão não foi considerado um órgão pertinente a tal estudo, uma vez que invariavelmente era considerado uma estrutura estéril. Somente após 1 ano do início do projeto, em 2008, os primeiros artigos sobre a composição do microbioma pulmonar foram publicados, inicialmente de maneira modesta e, com o passar do tempo, de forma mais numerosa e consistente.

O conceito de que os pulmões não continham microrganismos não poderia ser mais equivocado, uma vez que quantidades enormes de ar (não estéril) entram em contato com a superfície das vias aéreas e alveolares a cada movimento respiratório, de modo repetido e contínuo ao longo da vida.

Por fim, não somente o pulmão não é um órgão estéril como também apresenta uma interface de relação com a microbiota do TGI, a qual, por intermédio de diversos sinais e mediadores, interfere no sistema imunológico, modulando e regulando sua atuação, em nível tanto de mucosa respiratória como em nível sistêmico.

Microbioma pulmonar

Aspiramos continuamente pequenas quantidades de secreção das vias aéreas superiores, especialmente quando estamos dormindo. Essa secreção entra em contato com a cavidade oral, um local inesgotável de microrganismos das mais variadas espécies. A boca é o maior sítio da comunidade da microbiota presente no estômago e daquela recuperada no lavado broncoalveolar. Por isso, a presença de cáries, doenças periodontais e doença do refluxo gastroesofágico está diretamente relacionada com o microbioma pulmonar e sua composição.

Há um processo de imigração microbiana por intermédio de microaspiração, inalação e dispersão direta pela mucosa, e outro de eliminação microbiana pela tosse, *clearance* mucociliar e defesa do hospedeiro (inata e adaptativa). Dependendo das condições regionais de crescimento encontradas no ambiente pulmonar, que dizem respeito aos nutrientes (qualidade e quantidade), oxigênio, temperatura, pH, concentração de células inflamatórias, competição microbiana local e interação com as células epiteliais do hospedeiro, ocorrerá saúde ou doença pulmonar grave, e, entre esses dois extremos, diferentes fenótipos e níveis de gravidade (Dickson; Huffnagle, 2015).

Enquanto a microbiologia tradicional procura identificar os microrganismos individualmente, o estudo do microbioma tem como objetivo avaliar as características de todas as espécies bacterianas presentes, tanto em termos de identidade quanto em abundância relativa.

Sequências pulmonares específicas são raras e não são compartilhadas entre indivíduos, portanto, não há um microbioma pulmonar único considerado normal.

O microbioma do pulmão saudável é composto basicamente pelos filos Bacteroidetes, Firmicutes e Proteobacteria, sendo os gêneros mais comuns *Prevotella*, *Veillonella*, *Streptococcus* e *Pseudomonas*.

Em termos de biomassa, a densidade de microrganismos diminui à medida que nos distanciamos da via aérea superior, sendo da ordem de 10^6 bactérias viáveis por *swab* coletado na altura da orofaringe, 10^3 bactérias viáveis por *swab* coletado na altura do trato respiratório superior e 10^2 bactérias por mℓ de lavado broncoalveolar coletado nos pulmões.

Micobioma (comunidade de microrganismos fúngicos) também está presente em pulmões saudáveis. Estudos observacionais revelam que *Candida*, *Malassezia* e *Sarocladium* são os fungos mais comumente encontrados nos pulmões saudáveis. Contudo, outros demonstram que os fungos presentes nos pulmões são primariamente compostos de agentes oriundos do ambiente, como *Davidiellaceae*, *Cladosporium* e alguns *Aspergillus* com baixa abundância. Ademais, uma certa quantidade de *Rhinovirus*, *Coronavirus* e *Bocavirus* podem ser detectados nos pulmões de pessoas saudáveis. Microaspiração da cavidade oral é o principal sítio de microrganismos nos pulmões, e a composição da microbiota nos pulmões é determinada por um balanço dinâmico entre a entrada e a eliminação seletiva da microbiota transitória. Os mecanismos imunológicos de defesa dos pulmões consistem em imunidade inata e adaptativa, e o *clearance* mucociliar é a primeira linha de defesa na imunidade inata (Figura 11.1) (Zhu; Chang, 2023).

Eixo intestino-pulmão

O microbioma intestinal apresenta uma interface com o pulmão, denominado "eixo intestino-pulmão", onde sinais provenientes do intestino vão estimular macrófagos, células epiteliais e receptores de superfície nos pulmões, contribuindo para respostas imunológicas predominantemente Th1 ou Th2.

Essas interações complexas entre a MI e o sistema imunológico geram repercussões em diferentes órgãos e tecidos, notadamente cérebro, fígado e pulmão. Portanto, o desequilíbrio bacteriano intestinal está associado à patogênese e à progressão de doenças como asma brônquica, doença pulmonar obstrutiva crônica (DPOC), fibrose cística, bronquiectasias e fibrose pulmonar idiopática, dentre outras.

A interação entre o pulmão e o intestino inclui o transporte de microrganismos de um órgão para o outro e o transporte de metabólitos, principalmente do intestino para o pulmão. Os metabólitos transportados por meio do eixo intestino-pulmão mais conhecidos são os ácidos graxos de cadeia curta (AGCCs) como acetato, propionato e butirato, que exercem um importante papel na resposta imunológica local e sistêmica, bem como na homeostasia dos tecidos. O mecanismo exato pelo qual os AGCCs agem nos pulmões não é conhecido. Parece que os AGCCs não agem diretamente nos pulmões porque não podem ser acumulados nesse órgão, e as bactérias pulmonares não podem produzi-lo em quantidades substanciais. Os AGCCs são produzidos pelo microbioma intestinal e depois alcançam a circulação sistêmica, ativam células imunológicas na periferia, que então são recrutadas aos pulmões. Da mesma maneira, AGCCs podem ser produzidos primariamente pelas células da medula óssea, podendo migrar para o pulmão e modular a resposta imunológica.

O microbioma intestinal apresenta vários papéis no corpo humano, como o seu envolvimento na imunidade inata e adaptativa, imunidade intestinal e processos metabólicos. Esses efeitos são alcançados por conta da produção de metabólitos, sendo os AGCCs os mais conhecidos. Eles são produzidos pela fermentação de oligossacarídeos não digeríveis e têm propriedades anti-inflamatórias, ajudam a preservar a integridade epitelial do cólon e regulam o balanço de energia do hospedeiro. Espécies bacterianas do filo Firmicutes desempenham papel central na produção de AGCCs, os quais estão envolvidos na nutrição e no metabolismo do hospedeiro, enquanto as do filo Bacteroidetes estão associadas à imunomodulação (Dang; Marsland, 2019).

O desenvolvimento de tolerância aos alérgenos ocorre por colonização microbiana e sinais estimulatórios ambientais na infância ou adquiridos da mãe no ambiente intrauterino. Esses sinais são sentidos e processados pela barreira de células epiteliais e por intermédio principalmente de células dendríticas que vão regular ou impedir as respostas adaptativas das células T. Relatos recentes também implicam macrófagos imunorreguladores como supressores de alergia pelo microbioma. A proposição é de que a perda de adequada estimulação microbiana causada por um estilo de vida urbano e ocidental resulta em barreiras teciduais hipersensíveis e em observado aumento nas respostas Th2 (Figura 11.2 e Tabela 11.1).

Homeostase e desequilíbrio bacteriano

A homeostasia no pulmão normal refere-se a alta diversidade e baixa biomassa, enquanto o desequilíbrio bacteriano ou estados inflamatórios são responsáveis por alta biomassa e baixa diversidade, que desempenham papel fundamental nas doenças respiratórias.

Os estímulos que contribuem para a homeostasia do microbioma, seja ele intestinal ou pulmonar, são: ter nascido via parto normal, ter sido amamentado, manter dieta equilibrada,

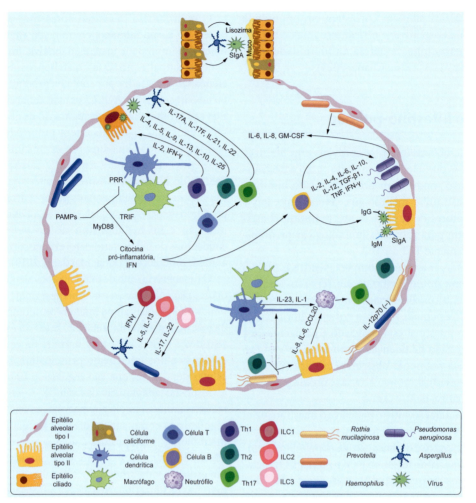

Figura 11.1 Defesa pulmonar inata e adaptativa. Os pulmões possuem um forte sistema de defesa de muco, células estruturais, células imunes e matriz extracelular que depura ou inativa agentes nocivos. O mecanismo de defesa imunológica dos pulmões consiste em imunidade inata e imunidade adaptativa, e o *clearance* mucociliar é a primeira linha de defesa na imunidade inata. Células como células epiteliais alveolares, macrófagos e células dendríticas ligam-se aos padrões moleculares associados aos patógenos (PAMPs, do inglês *pathogen-associated molecular patterns*) nas suas superfícies, por intermédio dos receptores de reconhecimento de padrões (PRRs, do inglês *pattern recognition receptors*) quando um patógeno quebra as defesas imunológicas das superfícies epiteliais das células das vias aéreas e reconhece o patógeno correspondente. Vários linfócitos residentes nos tecidos dos pulmões secretam diferentes citocinas estimuladas por antígenos, recrutando subgrupos de células efetoras e provocando respostas imunológicas correspondentes, eliminando patógenos. Imunidade adaptativa inclui principalmente imunidade celular mediada por células T e imunidade humoral mediada por células B. A microbiota normal nos pulmões também exerce um papel protetivo para o hospedeiro. Eles também podem disputar nichos ecológicos com patógenos oportunistas e patógenos estranhos, diminuindo a probabilidade de colonização por infecções patogênicas. GM-CSF (do inglês *granulocyte-macrophage colony stimulating factor*): fator estimulador de colônia macrófago-granulócito; IFN-γ: interferon gama; Ig: imunoglobulina; IL: interleucina; IL-12p70: interleucina-12p70; MyD88 (do inglês *myeloid differentiation factor 88*): fator de diferenciação mieloide 88; SIgA: IgA secretora; TGF-β1: fator de crescimento transformador beta 1; TNF (do inglês *tumor necrosis factor*): fator de necrose tumoral; TRIF: *TIR domain-containing adaptor inducing interferon-beta*. (Adaptada de Zhu e Chang, 2023.)

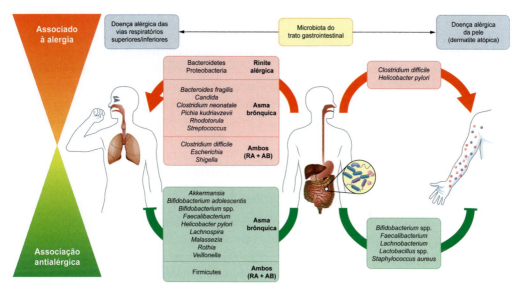

Figura 11.2 Associação da microbiota intestinal com as vias aéreas superior e inferior e o desenvolvimento de alergias de pele. A abundante microbiota do trato gastrointestinal está envolvida nas alergias de vias aéreas superiores e inferiores (*à esquerda*) ou alergias de pele, como dermatite atópica (*à direita*). A microbiota foi classificada como microbiota associada à alergia (no painel superior com caixas vermelhas) ou microbiota associada antialérgica (no painel inferior com cor verde). Apenas a microbiota reprodutível e consistente nos estudos foi considerada. AR indica microbiota relacionada com rinite alérgica. BA indica microbiota associada à asma brônquica. AR + BA indica ambas, microbiota associada à rinite alérgica e asma. (Adaptada de Haspelagh *et al.*, 2018.)

Tabela 11.1 Principais pontos-chave no impacto da microbiota local em outros órgãos no contexto de doenças alérgicas.

Desequilíbrio bacteriano intestinal na vida precoce, refletido pela redução na diversidade da MI ou por mudanças na abundância de táxons intestinais específicos está associado ao desenvolvimento de doenças alérgicas das vias aéreas, como asma ou rinite alérgica, na infância
Certos gêneros intestinais na vida precoce, como *Bifidobacterium*, *Faecalibacterium*, *Lachnospira*, *Veillonella*, *Rothia* e *Akkermansia*, revelam uma associação com baixo risco de doença alérgica como asma, rinite alérgica e dermatite atópica, enquanto outros gêneros como *Clostridium*, *Streptococcus* e *Bacteroides* spp. demonstram uma associação com maior risco de reações alérgicas e asma
Colonização intestinal com *Escherichia coli* demonstrou uma correlação positiva com asma atópica em adultos, enquanto a perda de LPS derivados de *E. coli* cepa 0128:B12 pode estar associada a altos níveis de calprotectina e ao risco de dermatite atópica na infância
Colonização precoce com *Staphylococcus aureus* produzindo superantígenos e proteínas ligadoras de elastina podem exibir efeitos antialérgicos na dermatite atópica
Redução nos níveis de AGCCs, como butirato e propionato e/ou bactérias produtoras de AGCCs devido ao desequilíbrio bacteriano, podem levar a alto risco de asma, rinite alérgica e dermatite atópica no contexto do eixo intestino-pulmão ou intestino-pele
Helicobacter pylori demonstrou efeitos antialérgicos por intermédio de associação negativa com asma
Evidências acumuladas incluindo lesão/agressão intestinal depois de pneumonia ou infecção intestinal depois de uma infecção viral pulmonar, como SARS-CoV-2, sugerem que o eixo intestino-pulmão é uma conexão bidirecional
Nenhum estudo demonstrou o papel da microbiota das vias aéreas no desenvolvimento de dermatite atópica

AGCCs: ácidos graxos de cadeia curta; LPS: lipopolissacarídeo; MI: microbiota intestinal. (Adaptada de Alhamwe *et al.*, 2023.)

ser vacinado, ter saúde bucal, não fumar, apresentar poucas infecções virais, ter diagnóstico precoce e específico das infecções respiratórias, realizar prevenção e tratamento da doença do refluxo gastroesofágico e usar racionalmente os antimicrobianos (*guidelines*, educação médica e políticas públicas).

Os estímulos que contribuem para o desequilíbrio bacteriano são: nascer de mãe com saúde comprometida (desnutrição, obesidade e tabagismo), ter nascido via cesariana, ter sido alimentado por fórmula láctea infantil e não leite humano, ter doença do refluxo gastroesofágico, se alimentar de dieta desequilibrada e pobre em nutrientes, sofrer estresse, ser sedentário, apresentar muitas infecções virais, doença periodontal e cáries, ser tabagista, etilista, estar exposto a poluição e usar indiscriminadamente antimicrobianos (diminui a diversidade e a resiliência). Outros fatores relacionados com risco de doença pulmonar na vida adulta são a prematuridade, o convívio com pais fumantes (tabagismo passivo) e morar em locais próximos a rodovias. Isso poderia explicar as diferenças geográficas na prevalência de determinadas doenças (notadamente as alérgicas).

Temos oportunidades potenciais para manuseio do microbioma em diferentes estágios da vida, mas principalmente no nascimento e na infância precoce, que vão ter consequências ao longo da vida e impacto na maturação e no desenvolvimento dos sistemas fisiológicos (p. ex., sistema imunológico e sistema nervoso central).

O microbioma é, invariavelmente, formado a partir de bactérias iniciadoras, por intermédio do parto vaginal ou cesariana, que, associadas ou não às do aleitamento materno, vão atrair outros parceiros microbianos e assim sucessivamente, formando o conjunto de microrganismos característicos de cada indivíduo. A exposição pós-natal a vírus, bactérias e fungos contribui para formação e modulação da microbiota e, consequentemente, educação e maturação do sistema imunológico. Esse processo é dinâmico e pode ter sua composição alterada ao longo do tempo, por intermédio de processos como sucessão (processo de mudança do microbioma ao longo do tempo), resiliência (retorno ao normal sem intervenção, após um desequilíbrio) e rebiose (retorno ao normal, com intervenção, após uma disbiose) (Figura 11.3) (Baquero; Nombela, 2012; Silva, 2023).

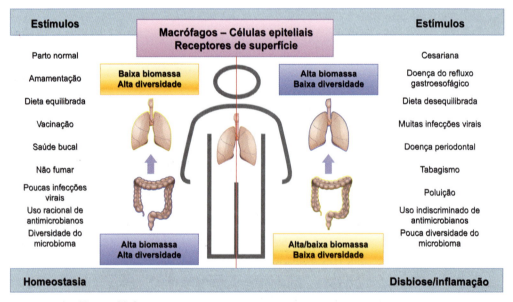

Figura 11.3 Microbioma e eixo pulmão-intestino. (Adaptada de Silva, 2023.)

Uma microbiota pulmonar distinta está presente em indivíduos saudáveis e em várias doenças respiratórias, e pode ser um dos fatores determinantes da sua patogênese e história natural.

Asma brônquica

A asma brônquica é uma doença pulmonar obstrutiva, inflamatória, que tem como característica principal a reversibilidade do quadro obstrutivo entre as exacerbações.

Essa doença inflamatória crônica das vias aéreas é subdividida em endótipos doença-específicos que caminham por diferentes vias fisiopatológicas.

Na maioria dos casos, está associada a um perfil inflamatório atópico (Th2), com altos índices de eosinófilos, tanto no escarro como no sangue periférico, e níveis elevados de IgE, interleucina (IL)-4, IL-5 e IL-13. Por outro lado, na asma neutrofílica não atópica, o perfil encontrado é Th17, com aumento de IL-17 e IL-22.

Indivíduos que vivem com asma brônquica apresentam nos pulmões altos índices do filo Proteobacteria (*Haemophilus*, *Moraxella* e *Neisseria* spp.), além de altos índices de *Streptococcus* sp. e baixos índices de Bacteroidetes (*Veillonella* spp., *Faecalibacterium* spp. e *Rothia* spp.). Quando comparamos asmáticos que apresentam controle pobre da doença com aqueles que apresentam um bom controle, observamos que os segundos apresentam alta diversidade da microbiota, com uma correlação inversa entre o grau de diversidade e a gravidade da hiper-responsividade brônquica (Van Nimwegen *et al.*, 2011; Sullivan *et al.*, 2016; Zhang *et al.*, 2016).

Exposições ambientais *in utero* e durante as fases precoces da vida após o nascimento podem contribuir para a manifestação de asma brônquica por alterações decorrentes no microbioma. Em uma coorte de nascimentos que incluiu 136.098 crianças, observou-se a presença de asma brônquica em 13,29% dos participantes, e essa presença esteve fortemente associada com a presença de infecção do trato urinário da mãe, cesariana (aumento de 34%), uso de antimicrobianos na infância e uso de antimicrobianos pela mãe. As exposições a antimicrobianos mostraram ser dose-dependentes, revelando que, quanto maior o número de tratamentos com antimicrobianos na infância, por exemplo, maior a chance para asma (Wu *et al.*, 2016).

Um estudo de coorte, realizado em Copenhagen, mostrou que colonização hipofaríngea com *Streptococcus pneumoniae*, *Haemophilus influenzae* e *Moraxella catarrhalis* no primeiro mês de vida aumentou o risco de asma aos 5 anos (Bisgaard *et al.*, 2007).

Não somente a composição da microbiota pulmonar apresenta estreita correlação com a presença de asma brônquica, mas também a composição da MI apresenta efeitos na presença de doença alérgica na infância. A baixa diversidade da MI no primeiro ano de vida associa-se à doença alérgica na infância. Quando comparamos a diversidade de microrganismos de asmáticos e não asmáticos na idade escolar, os primeiros apresentam diminuição da diversidade significativamente maior. Portanto, medidas que afetam a colonização no primeiro mês de vida são extremamente importantes para a presença de doenças atópicas como um todo, especificamente a asma brônquica na idade escolar (Abrahamsson *et al.*, 2014).

A associação não diz respeito somente à presença da doença asma brônquica, mas também à gravidade da doença e seus diferentes fenótipos, como em associações com outras doenças crônicas não transmissíveis. A predominância do gênero *Klebsiella* está associada com a asma grave em detrimento dos quadros leves e moderados. Ademais, membros bacterianos dos filos Bacteroidetes e Firmicutes, especialmente, espécies do gênero *Prevotella*, foram mais abundantes em pacientes que vivem com obesidade com asma grave (Sokolowska *et al.*, 2018; Huang *et al.*, 2015).

O filo Actinobacteria está diretamente associado à melhora na sintomatologia da doença e, consequentemente, aos escores de instrumentos de avaliação do controle sintomatológico, como também parecem ser indicadores de resposta ao uso de corticoides. Esse grupo específico de pacientes também apresenta maior diversidade do microbioma quando comparado aos demais grupos (Huang et al., 2015).

Estudos em humanos têm revelado associações entre a presença de bactérias potencialmente patogênicas no trato respiratório ou alterações na MI na vida precoce e o risco subsequente de asma brônquica. Evidências recentes sugerem que a homeostase da microbiota pulmonar é quebrada na asma, com mudanças específicas na composição de acordo com a gravidade e o fenótipo. Estudos utilizando ratos *germ-free* têm demonstrado a relação entre a microbiota neonatal e o desenvolvimento de doenças inflamatórias alérgica das vias aéreas, ou seja, comunidades bacterianas dentro do pulmão ou do intestino exercem um importante papel na modulação do desenvolvimento imunológico e podem contribuir para o desenvolvimento e a progressão da asma (Singanayagam; Ritchie; Johnston, 2017).

Doença pulmonar obstrutiva crônica

A DPOC é uma doença obstrutiva crônica que não apresenta reversibilidade completa com o uso de broncodilatadores. Está associada, na maioria das vezes, ao hábito tabagístico; porém, outros estímulos nocivos, como poluição ambiental, queima de biomassa e fatores genéticos (p. ex., a deficiência de alfa-1 antitripsina) também são considerados causadores da doença (Figura 11.4).

Caracteriza-se por fenótipos diversos, sendo clinicamente mais conhecidos o fenótipo bronquítico e o fenótipo enfisematoso. Quanto à classificação da doença, temos os indivíduos caracterizados como exacerbadores e aqueles não exacerbadores, que são subdivididos em mais sintomáticos e com maior repercussão da doença na sua vida cotidiana, e menos sintomáticos e com menor repercussão da doença na sua vida cotidiana.

Nas pessoas que vivem com DPOC grave, observa-se diminuição na diversidade do microbioma (com microrganismos mais comuns, como *Pseudomonas, Streptococcus, Prevotella* e *Haemophilus*) quando comparados a indivíduos fumantes sem DPOC, e indivíduos não fumantes (Erb-Downward et al., 2011).

Como a DPOC é caracterizada por exacerbações, os estudos das mudanças temporais do microbioma devem ser realizados longitudinalmente. Um estudo realizou coleta de escarro basal e na exacerbação de 281 pacientes com DPOC, observando a presença do desequilíbrio bacteriano em 41% deles. O desbalanço da comunidade bacteriana esteva associado ao perfil eosinofílico das exacerbações e maior gravidade das exacerbações avaliadas por maior declínio da função pulmonar (Wang et al., 2017).

Pessoas que vivem com DPOC leve e moderada apresentam composição do microbioma semelhante à dos indivíduos saudáveis, porém, aqueles com doenças graves apresentam a composição do microbioma diferente em relação às dos demais (leves, moderados e saudáveis). Além disso, aqueles com volume expiratório forçado no primeiro segundo (VEF_1) abaixo de 50% apresentam menor diversidade do que aqueles com VEF_1 maior do que 50% do previsto (Dickson et al., 2016).

Aumento na representação de membros do filo Proteobacteria e de certos membros do filo Firmicutes está associado a aumento do risco de exacerbações e maior mortalidade. Tratamentos, como aqueles com corticoides inalatórios e azitromicina, podem modular o microbioma das vias aéreas ou seus metabólitos em pacientes com DPOC (Figuras 11.5 e 11.6) (Sin, 2023).

Bronquiectasias

As bronquiectasias são alterações estruturais dos brônquios que têm por característica exacerbações infecciosas e processo inflamatório intenso.

O aumento de Proteobacterias (*Pseudomonas* e *Haemophilus*) apresenta relação direta com a frequência de exacerbações.

Da mesma maneira, a colonização crônica com *Pneumocystis jirovecii* ou *Aspergillus* spp. (micobioma) apresenta relação direta com a gravidade da doença.

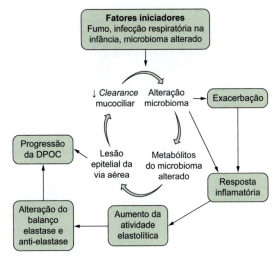

Figura 11.4 Doença pulmonar obstrutiva crônica (DPOC) e o microbioma. (Adaptada de Mammen e Sethi, 2016.)

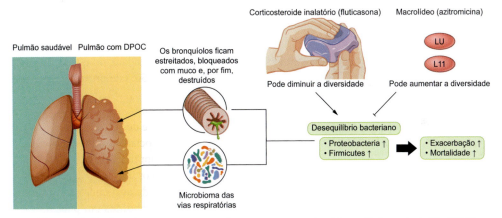

Figura 11.5 Efeito dos tratamentos medicamentosos no microbioma. (Adaptada de Sin, 2023.)

Fibrose cística

A fibrose cística é uma doença polimicrobiana, com presença de bronquiectasias e períodos de exacerbação infecciosa. Ocorre uma dominância de *S. aureus*, *Pseudomonas aeruginosa* e *Burkholderia cepacia*. Os gêneros mais comuns são: *Streptococcus*, *Prevotella*, *Veillonella*, *Rothia*, *Actinomyces*, *Gemella*, *Granulicatella*, *Fusobacterium*, *Neisseria* e *Atopobium*.

Um estudo que avaliou 95 amostras de lavado broncoalveolar de 48 indivíduos com idades entre 1,2 e 78,3 meses, incluindo amostras longitudinais de 27 indivíduos, demonstrou que a microbiota do trato respiratório inferior variou e a diversidade diminuiu com o avançar da idade. Essa diminuição da diversidade está associada a maior inflamação (Frayman *et al.*, 2017).

A condição clínica e a progressão da doença estão intimamente relacionadas com microbioma. Durante as exacerbações, também pode ser detectada uma diminuição na diversidade, ou seja, disbiose (Huang; Lipuma, 2016).

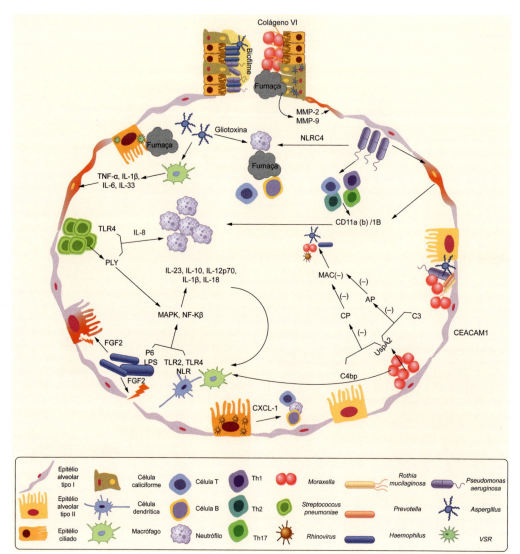

Figura 11.6 Microbioma e doença pulmonar obstrutiva crônica (DPOC). Mudanças no microbioma interagem com a resposta imunológica do hospedeiro, levando a um "círculo vicioso" no processo da DPOC, qual seja, múltiplos fatores patogênicos danificando o mecanismo de defesa dos pulmões, fazendo com que o ambiente pulmonar fique mais suscetível à colonização ou infecção por germes patogênicos. Patógenos como *Haemophilus*, *Moraxella*, *Streptococcus* e *Pseudomonas* aumentam significativamente. Eles causam remodelamento e inflamação das pequenas vias aéreas por formação de biofilmes, liberação de fatores patogênicos e indução da produção de numerosos fatores inflamatórios. Essas alterações exacerbam a inflamação nas pequenas vias aéreas, o que aprofunda ainda mais os danos ao mecanismo imunológico do pulmão e expande o desequilíbrio do microbioma pulmonar. AP: via alternativa; C4bp: proteína de ligação do C4; CEACAM1: molécula de adesão celular CEA1; CP: via clássica; CXCL-1: Quimiocina (C-X-C motif) ligante 1; FGF2: fator de crescimento de fibroblasto 2; IL: interleucina; LPS: lipopolissacarídeo; MAC: complexo de ataque à membrana; MAPK: proteína quinase ativada por mitógenos; MMP: metaloproteinases da matriz; NF-Kβ: fator de transcrição nuclear kappa B; NLR: receptores do tipo NOD; PLY: pneumolisina; TLR: receptor do tipo *Toll*; TNF-α: fator de necrose tumoral alfa; UspAs: proteína universal de estresse A; VCR: vírus sincicial respiratório. (Adaptada de Zhu e Chang, 2023.)

Os fungos parecem ser colonizadores transitórios, mas aumentam consideravelmente após cursos de tratamento antimicrobiano (Kramer *et al.*, 2015).

A interação entre microrganismos pode exercer um papel importante na fisiopatologia da doença. Por exemplo, *Aspergillus fumigatus* e *P. aeruginosa* são antagonistas. A gliotoxina produzida pelo *A. fumigatus* tem atividade antipseudomonas e inibe a formação de biofilme. A dinâmica entre esses dois agentes pode modular a manifestação clínica e o processo inflamatório da doença (Reece *et al.*, 2018). Quando se comparam crianças com fibrose cística estáveis e crianças sem fibrose cística, são observadas diferenças significativas no microbioma, e tais alterações ocorrem precocemente na vida do indivíduo (Figura 11.7) (Renwick *et al.*, 2014).

Considerações finais

Ainda há muitas evidências a serem construídas em relação ao microbioma pulmonar e sua interação com o microbioma intestinal, bem como sobre seu papel nas doenças respiratórias e não respiratórias.

Questões muito importantes com relação a esse tema podem ser feitas:

- Como podemos identificar um microbioma alterado em detrimento de um microbioma dito como normal? Haverá um padrão de referência que possamos utilizar?
- Como tratamentos com esteroides, antimicrobianos ou medicações inalatórias das mais variadas classes podem afetar o microbioma?
- O microbioma pulmonar poderá ser manipulado para mudar o prognóstico e a história natural das doenças respiratórias?
- Qual será o papel do viroma e do micobioma?

Tais perguntas ainda estão em aberto e necessitam de estudos mais aprofundados e com desenhos metodológicos específicos e bem delineados para serem respondidas.

Porém, o fato é que uma vida mais saudável e menos industrializada em termos de estímulos externos, como alimentação e poluição, afeta sobremaneira para a saúde do indivíduo como um todo, e, como demonstrado neste capítulo, contribui especialmente para a saúde respiratória.

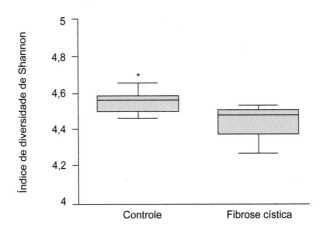

Figura 11.7 Comparação da diversidade entre as pessoas que vivem com fibrose cística e controle. (Adaptada de Renwick *et al.*, 2014.)

Referências bibliográficas

ABRAHAMSSON, T. R. *et al*. Low gut microbiota diversity in early infancy precedes asthma at school age. **Clinical & Experimental Allergy**, v. 44, n. 6, p. 842-850, 2014.

ALHAMWE, B. A. *et al*. Impact of local human microbiota on the allergic diseases: organ-organ interaction. **Pediatric Allergy and Immunology**, v. 34, n. 6, p. e13976, 2023.

BAQUERO, F.; NOMBELA, C. The microbiome as a human organ. **Clinical Microbiology and Infection**, v. 18, p. 2-4, 2012.

BISGAARD, H. *et al*. Childhood asthma after bacterial colonization of the airway in neonates. **The New England Journal of Medicine**, v. 357, p. 1487-1495, 2007.

DANG, A. T.; MARSLAND, B. J. Microbes, metabolites, and the gut-lung axis. **Mucosal Immunolog**, v. 12, p. 843-850, 2019.

DICKSON, R. P. *et al*. The microbiome and the respiratory tract. **Annual Review of Physiology**, v. 78, p. 481-504, 2016.

DICKSON, R. P., HUFFNAGLE, G. B. The lung microbiome: new principles for respiratory bacteriology in health and disease. **PLOS Pathogens**, v. 11, n. 7, 2015.

ERB-DOWNWARD, J. R. *et al*. Analysis of the lung microbiome in the "healthy" smoker and in COPD. **PLOS ONE**, v. 6, n. 2, 2011.

FRAYMAN, K. B. *et al*. The lower airway microbiota in early cystic fibrosis lung disease: a longitudinal analysis. **Thorax**, v. 72, n. 12, p. 1104-1112, 2017.

HASPELAGH, E. *et al*. The hygiene hypothesis: immunological mechanisms of airway tolerance. **Current Opinion in Immunology**, v. 54, p. 102-108, 2018.

HUANG, Y. J. *et al*. The airway microbiome in severe asthma: associations with disease features and severity. **Journal of Allergy and Clinical Immunology**, v. 136, n. 4, p. 874-884, 2015.

HUANG, Y. J.; LIPUMA, J. J. The microbiome in cystic fibrosis. **Clinics in Chest Medicine**, v. 37, n. 1, p. 59-67, 2016.

KRAMER, R. *et al*. Cohort study of airway mycobiome in adult cystic fibrosis patients: differences in community structure between fungi and bacteria reveal predominance of transient fungal elements. **Journal of Clinical Microbiology**, v. 53, n. 9, p. 2900-2907, 2015.

MAMMEN, M. J.; SETHI, S. COPD and the microbiome. **Respirology**, v. 21, n. 4, p. 590-599, 2016.

REECE, E. *et al*. *Aspergillus fumigatus* inhibits *Pseudomonas aeruginosa* in co-culture: implications of a mutually antagonistic relationship on virulence and inflammation in the CF airway. **Frontiers in Microbiology**, v. 9, p. 1205, 2018.

RENWICK, J. *et al*. The microbial community of the cystic fibrosis airway is disrupted in early life. **PLOS ONE**, v. 9, n. 12, 2014.

SILVA, R. M. Microbioma pulmonar. In: GODOY, I. *et al*. **Práticas pneumológicas**. Edição ampliada. 1. ed. Rio de Janeiro: Di Livros, 2023. 1254 p. Cap. 33, p. 445-452.

SIN, D. D. Chronic obstructive pulmonary disease and the airway microbiome: what respirologists need to know. **Tuberculosis and Respiratory Diseases**, v. 86, p. 166-175, 2023.

SINGANAYAGAM, A.; RITCHIE, A. I.; JOHNSTON, S. L. Role of microbiome in the pathophysiology and disease course of asthma. **Current Opinion in Pulmonary Medicine**, v. 23, n. 1, p. 41-47, 2017.

SOKOLOWSKA, M. *et al*. Microbiome and asthma. **Asthma Research and Practice**, v. 4, n. 1, 2018.

SULLIVAN, A *et al*. The microbiome and the pathophysiology of asthma. **Tuberculosis and Respiratory Diseases**, v. 17, n. 1, p. 163, 2016.

VAN NIMWEGEN, F. A. *et al*. Mode and place of delivery, gastrointestinal microbiota, and their influence on asthma and atopy. **Journal of Allergy and Clinical Immunology**, v. 128, n. 5, p. 948-955, 2011.

WANG, Z. *et al*. Sputum microbiome temporal variability and dysbiosis in chronic obstructive pulmonary disease exacerbations: an analysis of the COPDMAP study. **Thorax**, v. 73, n. 4, p. 331-338, 2018.

WU, P. *et al*. Relative importance and additive effects of maternal and infant risk factors on childhood asthma. **PLOS ONE**, v. 11, n. 3, p. e0151705, 2016.

ZHANG, Q. *et al*. Airway microbiota in severe asthma and relationship to asthma severity and phenotypes. **PLOS ONE**, v. 11, n. 4, e0152724, 2016.

ZHU, Y.; CHANG, D. Interactions between the lung microbiome and host immunity in chronic obstructive pulmonary disease. **Chronic Diseases and Translational Medicine**, v. 9, p. 104-121, 2023.

12 Eixo Microbiota Intestinal-Tecido Adiposo e Doenças Associadas

Nathalia Caroline de Oliveira Melo ■ João Felipe Mota ■ José Luiz de Brito Alves

Objetivos

- Apresentar o papel da microbiota intestinal na adipogênese
- Descrever as possíveis relações entre microbiota intestinal, obesidade e doenças metabólicas associadas
- Apresentar os resultados do uso de probióticos, prebióticos, simbióticos e pós-bióticos na modulação da microbiota intestinal e na inflamação sistêmica associada à obesidade.

Destaques

- A composição da microbiota intestinal (MI) e sua capacidade de produzir ácidos graxos de cadeia curta (AGCCs) são frequentemente descritos como mecanismos de regulação do eixo microbiota intestinal-tecido adiposo, influenciando na síntese, diferenciação e funcionalidade dos adipócitos
- A MI demonstra capacidade de extração de energia da dieta e mobilização energética associada à termogênese
- Dentre as células imunológicas, os macrófagos exercem importante papel regulador na cascata inflamatória associada ao fenótipo da obesidade
- A permeabilidade intestinal configura um importante regulador do processo anti e pró-inflamatório associado à endotoxemia, estreitando a relação entre o desequilíbrio nas comunidades microbianas (disbiose) e obesidade
- A dieta do Mediterrâneo e a dieta *plant-based*, associadas ou não à suplementação com simbióticos ou pós-bióticos, modulam a MI e favorecem o equilíbrio das populações microbianas, com consequente redução da endotoxemia metabólica e controle ponderal.

Introdução

De acordo com a Organização Mundial da Saúde (OMS), 30% das mortes no mundo em 2030 estarão associadas a doenças relacionadas com o estilo de vida (Safaei *et al.*, 2021). Nessa vertente está inserida a obesidade, a qual é reconhecida como um dos principais problemas de saúde pública mundial, categorizada como um fator causal independente de mortalidade (Dramé; Godaert, 2023).

Dados da Federação Mundial de Obesidade mostram que o Brasil ocupa a posição 67º e 183º no *ranking* mundial quando avaliada a população masculina e feminina, respectivamente, acima dos 18 anos, com Índice de Massa Corporal (IMC) maior ou igual a 30 kg/m². Estima-se que, em 2035, 41% da população brasileira viverá com obesidade (World Obesity Federation, 2023). Ademais, dados do Sistema de Vigilância Alimentar e Nutricional (Brasil, 2024) mostram que 68% da população brasileira têm excesso de peso, dos quais 33% apresentam obesidade.

A obesidade é uma desordem crônica progressiva e multifatorial caracterizada por expansão excessiva de tecido adiposo (TA) branco. É reconhecida como fator de risco para doenças como diabetes *mellitus* tipo 2, dislipidemias, hipertensão arterial sistêmica e doenças osteomusculares (Heindel *et al.*, 2022; Marcelin; Gautier; Clément, 2022).

A elucidação de mecanismos fisiometabólicos que explicam a obesidade é complexa (Endalifer; Diress, 2020), sobretudo, devido à sua heterogeneidade, subtipos e associação com distintos marcadores antropométricos, de composição corporal, dietéticos, genéticos/epigenéticos, neurais/comportamentais, MI e clínico-metabólicos (Thompson, 2020; Rajamoorthi; Leduc; Thaker, 2022; Asadi *et al.*, 2022.).

O acúmulo de TA configura uma condição clínica relacionada intimamente com as práticas não saudáveis de estilo de vida, como a dieta ocidental (Rakhra *et al.*, 2020), caracterizada, em parte, pela densidade energética elevada, pelo excesso do consumo de gordura saturada/trans, carboidratos refinados e alimentos ultraprocessados, ao mesmo tempo que é pobre em fibras e micronutrientes (García-Montero *et al.*, 2021). Pesquisas têm mostrado que esse padrão alimentar está associado ao desequilíbrio bacteriano intestinal, à perda da integridade do epitélio intestinal e ao processo inflamatório (Malesza *et al.*, 2021), exacerbando distúrbios locais e extraintestinais, como os observados no TA.

Dados atuais sugerem uma interação bidirecional entre a MI e seus metabólitos sobre a adipogênese (formação e diferenciação de adipócitos) (Yin *et al.*, 2022; Rosendo-Silva *et al.*, 2023). Logo, a compreensão dessa temática, assim como o entendimento sobre a modulação da MI como potencial estratégia terapêutica na regulação da adipogênese e doenças correlatas, via eixo MI-TA, são necessários.

Tecido adiposo: da homeostase ao desequilíbrio metabólico

A adipogênese configura o processo biológico de síntese e diferenciação dos adipócitos (célula precursora de adipócito → pré-adipócito → adipócito maduro) (Liu *et al.*, 2022). Os adipócitos são células especializadas no armazenamento de energia sob a forma de triglicerídeos (TG) e, quando em conjunto, caracterizam o que se conhece por TA. O TA apresenta funções importantes já consolidadas, como seu papel endócrino e a associação com a regulação do comportamento alimentar, da temperatura corporal e da resposta imunológica (Sakers *et al.*, 2022; Kuryłowicz, 2023).

O TA apresenta três variações celulares: (i) adipócito branco (tecido adiposo branco – TAB), (ii) adipócito marrom (tecido adiposo marrom – TAM) e, o mais recentemente estudado, o (iii) adipócito bege (tecido adiposo bege – TABe), cujas características versam entre o TAB e o TAM (Machado *et al.*, 2022). As características do TA são diferenciadas por meio de parâmetros morfológicos, moleculares e funcionais (Pilkington; Paz; Wankhade, 2021).

Os adipócitos brancos são especializados no armazenamento energético e na secreção de substâncias que modulam o metabolismo, como as adipocinas (p. ex., citocinas, hormônios e peptídeos), exercendo influência importante sobre a regulação endócrina (Trayhurn, 2022), enquanto os adipócitos marrons podem ser distinguidos por apresentarem gotículas lipídicas multioculares de coloração amarronzada, rica vascularização e maior densidade mitocondrial, o que lhe confere função importante na termorregulação e no gasto energético (Carpentier *et al.*, 2023). Em paralelo, o adipócito bege é oriundo do escurecimento do TAB, processo regulado transcricionalmente e induzido pela demanda da capacidade oxidativa, biogênese mitocondrial e termogênese (Machado *et al.*, 2022).

De modo geral, a adipogênese é caracterizada como uma via biológica complexa regulada por fatores de transcrição e reguladores epigenéticos, em particular, o PPAR-γ (receptor ativado por proliferadores de peroxissoma gama) e o C/EBPα (CCAAT/*enhancer-binding protein alpha*) (Corrales *et al.*, 2018). Os PPARs compõem uma família de fatores de transcrição que controlam diversas vias metabólicas no organismo, incluindo o metabolismo de lipídios e glicose, influenciando sobre a diferenciação celular e o equilíbrio energético (Song et al., 2018). As suas isoformas α, γ e δ estão envolvidas em rotas metabólicas específicas no TA (Ammazzalorso; Amoroso, 2019).

O PPAR-γ é expresso em duas principais proteoformas: PPAR-γ 1 e PPAR-γ 2. O PPAR-γ 1 é pouco específico por atuar em diferentes vias metabólicas e ser amplamente expresso no fígado, nos músculos, no intestino, em células β-pancreáticas, ossos, placenta e TA. Por sua vez, o PPAR-γ 2 exerce um papel mais especializado e fundamental na adipogênese, visto que sua expressão é predominantemente no TA, estimulando a diferenciação morfofuncional dos adipócitos (Song et al., 2018).

O C/EBPα é pertencente à família C/EBPs (α, β e δ), da qual todos os membros são expressos no TAB e no TAM e atuam na ativação e manutenção de genes envolvidos na adipogênese. Em conjunto com o PPAR-γ 2, o fator de transcrição C/EBPα trabalha na diferenciação morfológica, bioquímica e funcional de pré-adipócitos em adipócitos maduros (Figura 12.1).

Anatomicamente, a gordura corporal está localizada em depósitos de tecido adiposo subcutâneo (TAS), distribuídos pela região abdominal subcutânea e região gluteofemoral, e no tecido adiposo visceral (TAV), predominantemente nos depósitos intra e retroperitoneais (Agrawal et al., 2022). Na prática clínica, a avaliação do teor de gordura corporal em humanos pode ser realizada por meio da estimativa do IMC, por meio da bioimpedância, ou ainda pela absorciometria de energia dupla de raios X (DEXA), a qual é considerada padrão-ouro por permitir a distinção e quantificação de massa magra, massa óssea, massa gorda, percentual de gordura, percentual de massa muscular e a medida da gordura visceral (Holmes; Racette, 2021).

A causa da adiposidade corporal excessiva é multifatorial e complexa; vai além do desequilíbrio entre a ingestão e a necessidade energética, envolvendo a regulação e interação entre fatores endócrinos, neurais, comportamentais (Hall et al., 2022), genéticos (Mahmoud; Kimonis; Butler, 2022), ambientais (Westbury et al., 2023) e microbianos (Gomes; Hoffman; Mota, 2018). Quando em excesso, a gordura corporal está associada diretamente ao processo inflamatório crônico, subclínico, relacionado com o início das cascatas de desordens inflamatórias, metabólicas e respostas adaptativas adversas em tecidos-alvo, como pâncreas, fígado, coração e cérebro (Kawai; Autieri; Scalia, 2021).

De todo o sistema imunológico, os macrófagos são o primeiro grupo celular identificado no TA. Eles apresentam heterogeneidade fenotípica e alta plasticidade dependente das condições ambientais extracelulares e sinalização intracelular. Quando recrutados em níveis homeostáticos, apresentam fenótipo anti-inflamatório (M2 – macrófago tipo 2), o qual está relacionado com reparo e à manutenção dos adipócitos e à melhora da sensibilidade à insulina (Fujisaka, 2020).

No entanto, em situações de hiperplasia e/ou hipertrofia dos adipócitos e inflamação, comum em indivíduos com excesso de peso, há polarização dos macrófagos, modificando-os para um fenótipo inflamatório (M1-macrófago tipo 1) relacionado com desequilíbrio de secreção e funcionalidade de adipocinas e início da cascata inflamatória associada à adiposidade e a doenças correlatas (Saitoh; Wijk; Nakajima, 2021).

O aumento da concentração de citocinas inflamatórias associadas à hipertrofia dos adipócitos traz consigo o recrutamento de células imunológicas adicionais, a exemplo das células T, das células linfoides inatas e células *natural killers* (NK) (Saitoh; Wijk; Nakajima, 2021). As células T são representadas pelos subtipos T CD4+, CD25 e T reguladoras, as quais medeiam a indução dos macrófagos M1 na tentativa de manter a todo custo o equilíbrio anti e pró-inflamatório (Becker; Levings; Daniel, 2017).

Paralelamente, os eosinófilos atuam favorecendo a expressão de IL(interleucina)-4, a qual atua sobre a diferenciação e crescimento do TABe e da UCP-1 (do inglês *uncoupling protein 1*), influenciando na geração de calor pela termogênese, gasto energético e manutenção de macrófagos M2 (Fischer et al., 2017).

Os adipócitos do tecido, tanto subcutâneo quanto visceral, expressam IL-15, que possui receptores (IL-15r) nas células NK presentes nos

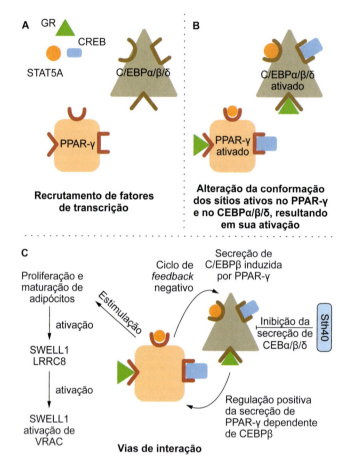

Figura 12.1 Mecanismos que regulam a expansão das células estaminais adiposas. O PPAR-γ e o C/EBP são ativados após recrutamento dos fatores da transcrição CREB, GR e STAT5A (**A**), resultando em mudanças na conformação dos complexos proteicos. Os complexos ativados regulam positivamente o PPAR-γ e inibem o C/EBPβ (**B**), o que leva a uma interação regulada por mecanismos de *feedback*. Em seguida o PPAR-γ estimula a proliferação e maturação de células estaminais adiposas via SWELL1/LRCC8/VRAC (**C**). C/EBP: proteína estimuladora de ligação a CCAAT; CREB: proteína ligante ao elemento responsivo de AMPc; GR: Receptor de glicocorticóides; PPAR: receptor ativado por proliferadores de peroxissoma; STAT5A: transdutor de sinal e ativador de transcrição 5; VRAC: canal iônico associado ao volume dos adipócitos; WELL1/LRCC8: Complexo proteico transmembrana rico em repetições de leucina que ativam o VRAC. (Adaptada de Hutchings *et al.*, 2020.)

adipócitos, ativando vias de produção de interferon gama (IFN-γ), favorecendo o acúmulo de macrófagos do tipo M1 (O'Rourke *et al.*, 2013). O excesso de macrófagos M1 potencializa o estresse metabólico observado no indivíduo com excesso de gordura corporal, mesmo com a ação concomitante de vias endógenas anti-inflamatórias, o que, a longo prazo, resulta em lesão de tecidos e instalação de doenças crônicas não transmissíveis, a exemplo da resistência à insulina, dislipidemias e esteatose hepática (Figura 12.2), caracterizando o TA como alvo central para a compreensão do processo saúde-doença.

Capítulo 12 • Eixo Microbiota Intestinal-Tecido Adiposo e Doenças Associadas

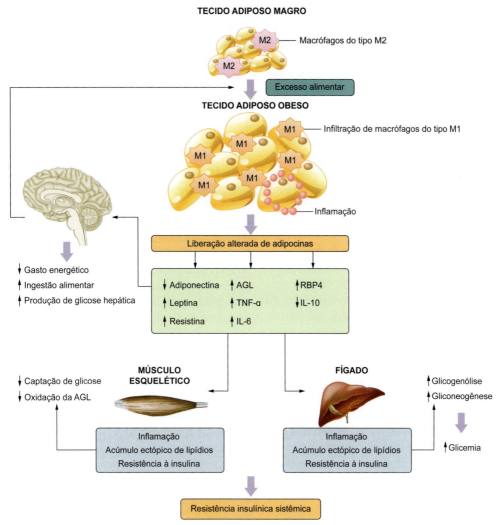

Figura 12.2 Heterogeneidade fenotípica do macrófago localizado no tecido adiposo branco influenciada pela alimentação, repercutindo no desequilíbrio da secreção e expressão de adipocinas e citocinas inflamatórias e, consequentemente, causando um estado inflamatório sistêmico que atinge órgãos-alvo. AGL: ácidos graxos livres; IL: interleucina; RBP4: proteína ligadora de retinol 4; TNF-α: fator de necrose tumoral alfa. (Adaptada de Galic, Oakhill e Steinberg, 2010.)

Microbiota intestinal e adipogênese

O ecossistema microbiano é complexo, dinâmico e desempenha função importante na regulação do metabolismo energético, comumente associado a (i) extração de energia da dieta, (ii) sua utilização (gasto energético) e/ou (iii) estoque energético corporal sob forma de TA (Cani et al., 2019). A literatura tem mostrado uma associação entre dieta e MI, a qual pode influenciar diretamente a composição da microbiota, tipos e concentrações de metabólitos e seus efeitos no metabolismo do hospedeiro (Heiss; Olofsson, 2018).

Diferenças interindividuais de composição bacteriana intestinal se relacionam com a capacidade distinta de extração energética da dieta, o que leva à produção de concentrações variadas de AGCCs (Vinelli *et al.*, 2022). Após produzidos, os AGCCs podem ser absorvidos no intestino, lançados na circulação e utilizados como substrato energético, chegando a representar até 10% da ingestão energética em pessoas que vivem em sociedades ocidentais (Heiss; Olofsson, 2018), e 60 a 70% da energia necessária às células epiteliais do cólon (Brahe; Astrup; Larsen, 2013), o que reflete em diferentes fenótipos relacionados com os níveis de armazenamento energético. Cani *et al.* (2019) sugerem que a variabilidade da composição microbiana intestinal pode exercer uma maior capacidade de extração energética pelo processo de fermentação dos nutrientes da dieta e, consequentemente, afetar as concentrações de AGCCs sintetizados. Todavia, essa teoria é conflitante, tendo em vista a importância do consumo de fibras dietéticas (Makki *et al.*, 2018).

O acetato produzido principalmente por *Bacteroides, Bifidobacterium, Streptococcus, Streptococcus peptica, Clostridium* e *Rumex coccus*, o butirato sintetizado particularmente por *Bacteroides, Eubacterium* e *Clostridium*, o propionato oriundo da fermentação por *Clostridium* e *Bacteroides* e o lactato derivado dos *Lactobacillus* spp. (Liu *et al.*, 2022) interagem diretamente com o hospedeiro via trato digestivo, tanto em modelos experimentais com roedores (Dupraz *et al.*, 2021) quanto em humanos (Blaak *et al.*, 2020).

As concentrações de AGCCs que alcançam o TA exercem importância metabólica maior do que as suas concentrações no ambiente intestinal (Cani *et al.*, 2019). Quando em excesso, a presença de AGCCs suprime o FIAF (do inglês *fasting-induced adipose factor*), favorecendo o aumento da atividade da lipase lipoproteica e promovendo maior captação de ácidos graxos e acúmulo de TG nos adipócitos (Cheng *et al.*, 2022).

Estudos prévios realizados com camundongos *germ-free* mostraram que a administração de acetato incrementou a expressão proteica de indutores da diferenciação de adipócitos (Huo *et al.*, 2022); que o tratamento com acetato e propionato por 7 dias aumentou a expressão do PPAR-γ (Hong *et al.*, 2005); e que o consumo de dieta padrão suplementada com butirato foi associado à expansão de adipócitos, ao aumento da expressão gênica do PPAR-γ e da proteína de ligação de ácidos graxos (Aguilar *et al.*, 2018), o que, em conjunto, retrata o importante efeito dos AGCCs sobre a adipogênese e a variação do IMC — já foi demonstrado que a ação da MI representa até 4,5% do valor desse índice (Catoi *et al.*, 2019).

Ao adentrar na circulação, os AGCCs ativam receptores de superfície celular, denominados "receptores de ácidos graxos livres" (FFARs, do inglês *free fatty acid-activated receptors*). Os FFARs, principalmente o FFAR 2 e o FFAR 4, pertencem à família de receptores acoplados à proteína G (GPR ou GPCR do inglês, *G protein-coupled receptors*), os quais ativam receptores-alvo (GPR41 e GPR43) ou agem como reguladores de vias energéticas (como a lipogênese e a lipólise) (Al Mahri *et al.*, 2022), reduzindo a oxidação lipídica e favorecendo a deposição e a diferenciação de adipócitos (Tabela 12.1).

Além do papel central dos AGCCs sobre a adipogênese, alguns outros metabólitos sintetizados pela microbiota, como a serotonina e o ácido quinurênico, e o componente de membrana celular reconhecido como lipopolissacarídeo (LPS) atuam paralelamente sobre a homeostase do TA por meio da sinalização (ativação ou inibição) de vias moleculares relacionadas com lipogênese e termogênese (Figura 12.3) (Liu *et al.*, 2022). Em conjunto, esses achados demonstram que a microbiota é capaz de modular a adipogênese e, consequentemente, influenciar o grau de adiposidade corporal por diferentes mecanismos (Cani *et al.*, 2019).

O processo de extração energética desempenhado pela MI ocorre constantemente, já que os indivíduos se alimentam em vários momentos ao longo do dia. Isso exige um mecanismo eficaz contrarregulatório de gasto energético para favorecer a utilização de energia, a fim de que sejam mantidos o peso e a concentração de gordura corporal adequados. Dentre os moduladores do gasto energético, tem-se a termogênese obrigatória e a facultativa, a qual, além de ser regulada por exposição ao frio, exercício físico e dieta, também pode ser

Tabela 12.1 Regulação da adipogênese via ácidos graxos de cadeia curta sintetizados pela microbiota intestinal após fermentação de carboidratos dietéticos não digeríveis.

AGCCs	Alvo	Receptores alvo ou vias efetoras moduladas pelo AGCCs	Repercussões sobre o tecido adiposo
Acetato	TAB	GPR-43, PPAR-γ 2	Exerce atividade antilipolítica Promove o acúmulo de gordura Aciona a diferenciação de adipócitos
		GPR-43	Exerce atividade antilipolítica Reduz ácidos graxos livres no plasma Promove a diferenciação e a adipogênese dos adipócitos beges
		GPCRp-HSL	Exerce atividade antilipolítica
Propionato	TAB	GPR-43PPAR-γ 2	Exerce atividade antilipolítica Promove o acúmulo de gordura Aciona a diferenciação de adipócitos
		GPR-43	Exerce atividade antilipolítica Reduz ácidos graxos livres no plasma
Butirato	TAB	GPR-43ARβ3ATGLp-HSL	Estimula a lipólise Reduz o tamanho dos adipócitos Favorece a fosforilação oxidativa mitocondrial
	TAM	AMPK via PGC-1αUCP-1	Acentua a lipólise, a função mitocondrial e a atividade termogênica
Lactato	TAB	MCT-1	Estimula a ativação do tecido adiposo bege
Mistura de AGCCs	TAB	GPR-41, GPR-43	Promove a adipogênese do tecido adiposo bege Favorece a oxidação de gordura Promove a função mitocondrial

AGCCs: ácido graxo de cadeia curta; ARβ 3: *beta 3-adrenergic receptor*; ATGL: *adipose triglyceride lipase*; GPCR: *protein-coupled receptors*; MCT-1: *monocarboxylate transporter 1*; p-HSL: *phosphorylated hormone-sensitive lipase*; PGC: *G-protein-coupled receptors*; TAB: tecido adiposo branco; TAM: tecido adiposo marrom; UCP: *uncoupling protein*. (Adaptada de Heiss e Olofson, 2018; Cani *et al.*, 2019.)

influenciada pela ação de metabólitos microbianos oriundos da fermentação dos componentes dietéticos (Tang *et al.*, 2023).

Apesar dos dados da literatura ainda serem inconsistentes, a via de interação sugerida entre a MI e o gasto energético está relacionada com a ação de metabólitos microbianos (Li *et al.*, 2019), como ácidos biliares, butirato, succinato, ácido cinabarínico, urolitina A e asparagina (Figura 12.4). Estes atuam como moléculas sinalizadoras da diferenciação dos adipócitos, especificamente os do TAM e do TABe, por meio da interação com FFARs e controle da atividade enzimática intracelular (Figura 12.5), favorecendo a regulação da ação de hormônios tireoidianos, leptina e UCP-1, os quais estão envolvidos na mobilização e no gasto de energia por intermédio da geração de calor (Tang *et al.*, 2023), atenuando o processo fisiológico de síntese e/ou hipertrofia dos adipócitos.

Em outra vertente, o desequilíbrio bacteriano intestinal está relacionado com a diminuição da variedade microbiana, o que acaba por comprometer as vias reguladas pela presença de ácidos biliares, prejudicando o gasto energético por meio da inibição das vias de sinalização mediadas por FXR (*farnesoid X receptor*) e TGR5 (*takeda G protein-coupled receptor 5*) no intestino e no TA, ao mesmo tempo que favorece a absorção

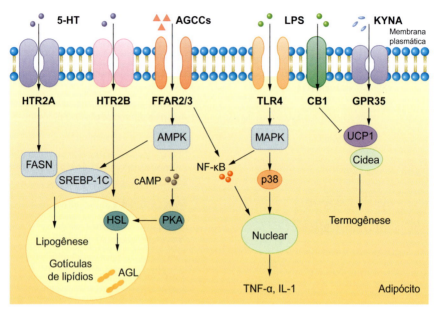

Figura 12.3 Metabólitos microbianos e lipopolissacarídeo (LPS) envolvidos na regulação das reações de lipogênese e termogênese. A 5-HT atua sobre a regulação da proteína FASN por meio do HTR2A para aumentar a adipogênese e, ao mesmo tempo, regula o HTR2B para promover a ativação do HSL, aumentando a lipólise. Os AGCCs inibem a via AMPK-cAMP-PKA via FFAR2/3, diminuindo o HSL, o que inibe a lipólise, além de favorecer a expressão de genes relacionados com a adipogênese, como o SREBP-1C. O LPS atua sobre a regulação do TLR4, ativando a via MAPK para promover a inflamação. Em conjunto com os AGCCs, o LPS também pode facilitar a inflamação por meio do aumento de moléculas inflamatórias como o NF-κB. O KYNA promove a expressão de genes relacionados com a termogênese, enquanto o LPS tem o efeito oposto. 5-HT: serotonina; AGCCs: ácidos gordos de cadeia curta; AGL: ácido graxo livre; AMP: adenosina monofosfato; AMPK: proteína quinase ativada por AMP; cAMP: AMP cíclico; CB1: receptor canabinoide tipo 1; Cidea: ativador de morte celular A; FFAR2/3: receptor de ácido graxo livre tipo 2/3; FASN: ácido graxo sintase; GPR35: receptor 35 acoplado a proteína G; HSL: lipase hormônio-sensível; HTR2A/2B: receptor hidroxitriptamina 2A/2B; KYNA: ácido quinurênico; MAPK: proteína quinase ativada por mitógeno; PKA: proteína quinase A; SREBP: proteína de ligação ao elemento regulador de esterol; TLR4: receptor do tipo *Toll* 4; UCP-1: proteína desacopladora 1. (Adaptada de Liu *et al.*, 2022.)

excessiva dos AGCCs sintetizados no lúmen intestinal, o que culmina com a maior disponibilidade de substrato energético (Cheng *et al.*, 2022; Montenegro *et al.*, 2023).

Não havendo utilização da energia extraída e disponibilizada pela MI, esta poderá ser armazenada sob a forma de gordura em tecidos, a exemplo do fígado, ou em compartimentos corporais, como a cavidade abdominal (Cheng *et al.*, 2022), semelhante ao que ocorre com o excesso energético advindo da alimentação, conferindo às bactérias intestinais papel crítico no desenvolvimento e na progressão da obesidade, do estado inflamatório e de desordens associadas.

Microbiota intestinal, obesidade e desordens metabólicas

A relação entre adiposidade e composição da MI é complexa e passível de várias investigações científicas, e o surgimento das metodologias ômicas (p. ex., genômica, metabolômica e proteômica) tem permitido identificar a interação entre padrões dietéticos e microbianos relacionados com a obesidade e desordens metabólicas associadas (Blanco-Míguez *et al.*, 2019).

No que concerne à dieta, estudos com modelos experimentais discorrem sobre o desequilíbrio bacteriano intestinal causado pelo

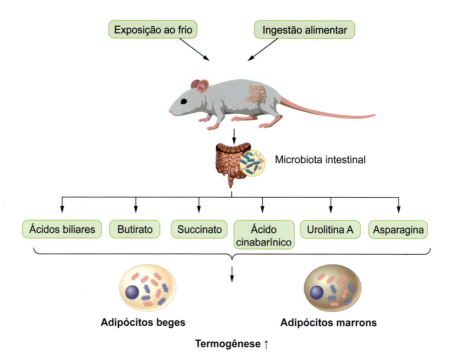

Figura 12.4 Regulação energética corporal induzida pela modulação da termogênese associada à ação de metabólitos microbianos sobre a funcionalidade dos adipócitos bege e marrom. (Adaptada de Tang *et al.*, 2023.)

consumo de dietas ricas em gordura (Selmin *et al.*, 2021; Kong *et al.*, 2022; Hases *et al.*, 2023), carboidratos refinados (Cheng *et al.*, 2021; Sun *et al.*, 2021; Song *et al.*, 2023) e/ou pobre em fibras (Shi *et al.*, 2021; Zou *et al.*, 2023), as quais repercutem sobre mudanças do padrão microbiano (Tabela 12.2), perda da integridade da barreira intestinal e ganho ponderal associado ao estoque energético excessivo.

Pesquisas demonstraram que vários metabólitos microbianos (ácidos biliares, AGCCs, aminoácidos de cadeia ramificada, N-óxido de trimetilamina [TMAO], triptofano e derivados indóis) estão implicados na patogênese da obesidade e seus distúrbios metabólicos (Agus; Clément; Sokol, 2021), interagindo com o hospedeiro por meio de mecanismos epigenéticos, os quais podem conduzir à reprogramação do genoma e alterar a resposta a estímulos ambientais, como a dieta, com potenciais implicações no estado de saúde e desenvolvimento de doenças (Cuevas-Sierra *et al.*, 2019).

Os AGCCs podem inibir a atividade da histona desacetilase, ativar a histona acetiltransferase (Yang *et al.*, 2020), modular as reações de metilação do DNA (Ramos-Molina *et al.*, 2019) e a expressão de microRNAs (Virtue *et al.*, 2019). Além disso, os AGCCs podem induzir a liberação de TGF-β e IL-18 nos enterócitos, que são ativadores-chave do inflamassoma NLRP3 (Martin-Gallausiaux *et al.*, 2018) e ativar a via MAPK e o NF-kB, favorecendo a superprodução de citocinas pró-inflamatórias e potencializando o estado inflamatório associado à obesidade (García-Montero *et al.*, 2021).

De modo concomitante à ação dos AGCCs, a expansão do TAB está associada ao estado inflamatório crônico e de baixo grau, o que leva à distorção do sistema imunológico para um estado pró-inflamatório (Milano *et al.*, 2022). Por outro lado, esse desequilíbrio do sistema imunológico ocasionado pela obesidade favorece a ruptura da permeabilidade endotelial do intestino, configurando uma relação bidirecional com o desequilíbrio bacteriano intestinal (Figura 12.6).

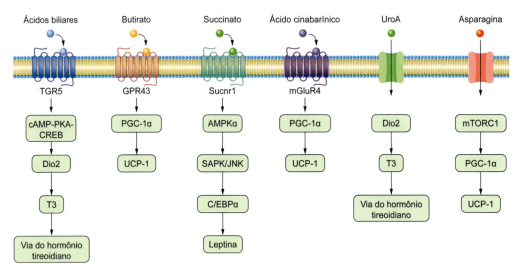

Figura 12.5 Regulação da termogênese realizada pelos adipócitos via metabólitos derivados da microbiota intestinal. Os ácidos biliares induzem a transcrição de Dio2 induzida por cAMP-PKA-CREB por meio do receptor TGR5. A expressão de Dio2 aumenta a termogênese nos tecidos adiposos, promovendo a conversão da tiroxina inerte em T3. O butirato promove a expressão de genes relacionados com a termogênese por meio do GPR43. O succinato ativa os receptores Sucnr1 para liberar leptina de maneira dependente de AMPK/JNK-C/EBPα, além de estimular a expressão de PGC-1α e PPAR-α para promover a termogênese. De modo complementar, o ácido cinabarínico promove a expressão de genes relacionados com a termogênese por meio do mGluR4. UroA atua sobre Dio2 e promove a conversão de T3 para ativar a via do hormônio tireoidiano, e a asparagina ativa a via de sinalização mTORC1, que aumenta a expressão de PGC-1α. AMPK: proteína quinase ativada por AMP; C/EBPα: proteína estimuladora de ligação a CCAATα; cAMP: AMP cíclico; CREB: proteína ligante ao elemento responsivo de cAMP; Dio2: deiodinase 2; GPR43: receptor 43 acoplado a proteína G; JNK: junção N-terminal quinase; mGluR4: receptor metabólico de glutamato tipo 4; mTORC1: alvo mecanicista do complexo de rapamicina 1; PGC-1α: coativador 1α de receptores ativados por proliferadores de peroxissomos; PKA: proteína quinase A; SAPK: proteína quinase ativada por estresse; Sucnr1: receptor de succinato 1; T3: hormônio tireoidiano tri-iodotironina; TGR5: receptor de ácido biliar acoplado à proteína G 5; UCP-1: proteína desacopladora 1. (Adaptada de Tang et al., 2023.)

Tabela 12.2 Mudanças na composição da microbiota intestinal associadas à obesidade.

Filo	Gênero	Mudanças
Firmicutes	Bacillus	↑
	Clostridium	↑
	Lactobacillus	↓
Bacteroidetes	Bacteroides	↓
	Prevotella	↑
Actinobacteria	Bifidobacterium	↓
Verrucomicrobia	Akkermansia	↓
Euryarchaeota	Methanobrevibacter	↑

↑: aumenta; ↓: diminui. (Adaptada de Amabebe et al., 2020.)

Em pessoas com excesso de gordura corporal, é possível observar concentrações elevadas de LPS luminal. Ao ultrapassar a barreira intestinal e atingir a circulação, o LPS ativa os receptores do tipo *Toll* 4 e induz o recrutamento de macrófagos do tipo 2 no tecido adiposo, contribuindo para a exacerbação da presença de citocinas e quimiocinas pró-inflamatórias, como o fator de necrose tumoral alfa, a IL-6 e o MCP-1 (do inglês *monocyte chemoattractant protein-1*) (Page; Kell; Pretorius, 2022), o que exacerba a fragilidade endotelial, afrouxamento das *tight junctions* e facilita a translocação de subprodutos bacterianos para a circulação sistêmica (Martel et al., 2022). Isso favorece

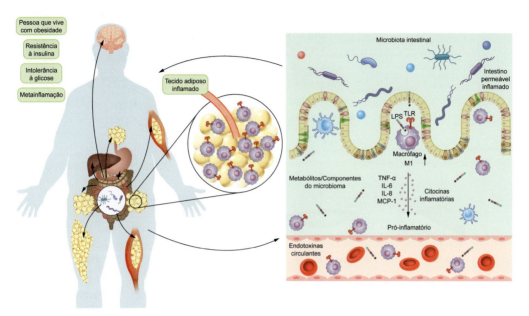

Figura 12.6 Relação complexa e bidirecional entre a microbiota intestinal e o tecido adiposo na instalação da inflamação associada à obesidade e aos distúrbios metabólicos. A obesidade está associada à distribuição anormal de gordura e disfunção adipocitária, a qual resulta em inflamação crônica e resistência à insulina. A microbiota pode afetar a função da barreira intestinal, o sistema imunológico e o metabolismo do tecido adiposo ao produzir vários metabólitos, como o lipopolissacarídeo (LPS), que podem ativar receptores semelhantes ao receptor do tipo *Toll* (TLRs) em macrófagos e células epiteliais intestinais, desencadeando vias inflamatórias que prejudicam a sinalização da insulina e promovem a inflamação do tecido adiposo. O tecido adiposo segrega hormônios e citocinas, como o fator de necrose tumoral alfa (TNF-α) e a interleucina (IL)-6, que podem modular a composição e a função da microbiota intestinal. MCP1: proteína quimiotática de monócitos-1. (Adaptada de Wang *et al.*, 2023.)

a instalação de desordens locais, como as doenças inflamatórias intestinais, e/ou em tecidos periféricos, como a esteatose hepática gordurosa não alcoólica, dislipidemia, resistência à insulina e distúrbios do comportamento alimentar, por exemplo (Figura 12.7), comprometendo a saúde e a qualidade de vida do hospedeiro (Liu *et al.*, 2021).

Estratégias nutricionais para modulação da microbiota intestinal e regulação da inflamação associada à obesidade

A modificação do estilo de vida caracteriza o eixo central para a modulação da MI, controle da massa corporal e prevenção/tratamento de desordens metabólicas (Parkinson; Stout; Dysinger, 2023). Mudanças do padrão dietético, controle da ingestão energética, alteração da distribuição de macronutrientes e uso de estratégias adjuvantes, com base na redução do consumo de ultraprocessados, são recomendados para favorecer a eubiose e renovação da barreira epitelial intestinal e controlar a inflamação sistêmica de baixo grau (Bajinka *et al.*, 2020; Armet *et al.*, 2022).

Dentre os padrões dietéticos, os que mais se destacam na promoção da eubiose e modulação da inflamação via microbiota são a dieta do Mediterrâneo e a dieta *plant-based* (Melo *et al.*, 2023). De modo geral, a dieta do Mediterrâneo é caracterizada pelo alta ingestão diária de grãos integrais, leguminosas e cereais, vegetais e frutas; ácidos graxos mono e poli-insaturados; compostos bioativos e antioxidantes, ao mesmo tempo que é reduzida em carne vermelha e gordura saturada,

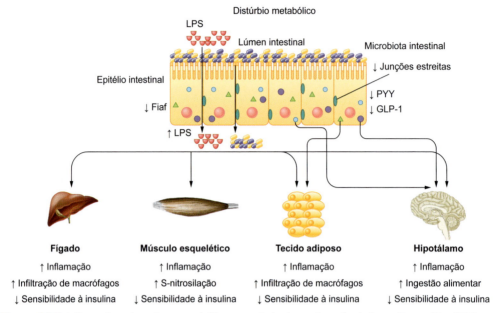

Figura 12.7 Inflamação e desordens metabólicas associadas à translocação de lipopolissacarídeo (LPS) para a circulação. A translocação de LPS para a circulação é facilitada pelo aumento da permeabilidade intestinal associada à redução da expressão do complexo proteico que compõe as *tight junctions*. Isso desencadeia uma resposta imunológica, inflamação e infiltração de células imunes do fígado e do tecido adiposo, induzindo a resistência à insulina em vários tecidos, desregulação da ingestão alimentar associada à resistência à leptina no hipotálamo e inibição da expressão de hormônios anoréticos secretados pelo intestino, como peptídeo 1 semelhante ao glucagon (GLP-1) e peptídeo YY (PYY). Adicionalmente, ocorre uma redução na expressão intestinal de fator adiposo induzido pelo jejum (FIAF) mediada pela presença de bactérias capazes de extrair energia da dieta e sintetizar ácidos graxos de cadeia curta (AGCCs) em excesso, o que desregula a homeostase energética corporal e o metabolismo lipídico, favorecendo o fenótipo obeso. (Adaptada de Carvalho e Saad, 2013.)

refletindo em efeitos positivos na modulação da microbiota graças a seu teor de carboidratos complexos, fibras e micronutrientes (Serra-Majem et al., 2019).

O consumo adequado de frutas, vegetais, cereais integrais, leguminosas, sementes, óleos e gorduras vegetais tem sido associado com abundância relativa elevada de espécies do gênero *Prevotella*, os quais desempenham importante atividade anti-inflamatória (Szabó et al., 2016).

Ambas, dieta do Mediterrâneo e dieta *plant-based*, incluem fontes alimentares ricas em compostos bioativos (CBs), que são caracterizados como moléculas não essenciais para a sobrevivência, que não são produzidas pelo corpo humano, mas cuja ingestão confere benefícios fisiológicos à saúde. Esses compostos são encontrados em fontes alimentares no reino vegetal e consistem nos polifenóis, a exemplo de carotenoides, flavonoides, ácidos fenólicos, estilbenos e lignanas (Kurek et al., 2022).

A interação de CBs com a MI influencia diretamente a biodisponibilidade e a bioatividade desses compostos; por outro lado, os CBs podem modular a composição microbiana graças à ação de seus metabólitos secundários após o processo de digestão e absorção (Rocha et al., 2023). Como exemplo, têm-se os polifenóis dietéticos, os quais aumentam tanto *Bifidobacterium* spp. quanto *Lactobacillus* spp. (Tomova et al., 2019); e os carotenoides, que proporcionam aumento de *Bifidobacterium* spp. e *Lactobacillus* spp., ao mesmo tempo que reduz os *Bacteroides* e *Clostridium* spp., proporcionando proteção cardiovascular, com efeitos antibacterianos e anti-inflamatórios (Rocha *et al.*, 2023).

De modo simplificado, a Tabela 12.3 reúne as principais mudanças da composição microbiana moduladas pela adoção desses padrões dietéticos e que se associam a eubiose e recuperação da integridade intestinal.

Com intuito de potencializar a eficácia da mudança alimentar na atenuação do desequilíbrio bacteriano intestinal, inflamação, obesidade e desordens metabólicas, comumente é prescrito na prática clínica a utilização de probióticos, prebióticos, simbióticos (Yadav *et al.*, 2022) ou pós-bióticos (Mosca *et al.*, 2022). As vias mecanicistas pelas quais esses produtos auxiliam no controle metabólico ainda estão sendo exploradas, mas já é conhecido que seu uso está relacionado com modulação da composição da MI, regulação dos metabólitos microbianos intestinais e melhoria da função da barreira intestinal (Li *et al.*, 2021).

O uso de probióticos no manejo da obesidade ainda é inconclusivo; apesar disso, existem cepas bacterianas que atenuam a adiposidade, como o *Lactobacillus pentosus* GSSK2 e o *Lactobacillus plantarum* GS26A (Khanna *et al.*, 2020), favorecendo a redução do IMC (menos 0,49 kg/m² [IC 95%: 0,24 a 0,74]) (Zhang; Wu; Fei, 2015) e modulam desordens metabólicas associadas à obesidade, como o *Lacticaseibacillus casei* (Ferreira *et al.*, 2022) e o *Limosilactobacillus fermentum* 139, 263, e 296 (Brandão *et al.*, 2021). A prescrição requer cautela em indivíduos imunodeprimidos e/ou com comprometimento da integridade epitelial do intestino.

Mais recentemente, algumas espécies dos gêneros *Lactobacillus* (Rahayu *et al.*, 2021), *Bifidobacterium* (Uusitupa *et al.*, 2020), *Bacteroides* (Yoshida *et al.*, 2021) e *Akkermansia* (Depommier *et al.*, 2019) vêm sendo estudadas e tidas como importantes microrganismos probióticos no tratamento de desordens metabólicas associadas à obesidade, como as doenças cardiovasculares e diabetes *mellitus* tipo 2. Contudo, as divergências entre as formulações probióticas quanto a combinação de cepas, concentração de bactérias, condições de manipulação e armazenamento, por exemplo, comprometem sua padronização e indicação para condições clínicas específicas (Grujović *et al.*, 2022).

Os prebióticos, por sua vez, atuam como substrato metabólico para as bactérias intestinais, sendo as principais fontes o frutoligossacarídeo, o galactoligossacarídeo e o amido resistente (Green; Arora; Prakash, 2020). O consumo de alimentos ricos em fibras, juntamente com a suplementação prebiótica de origem natural, oferece uma via dietética única para modular a composição e o metabolismo microbiano intestinal, com efeitos benéficos sobre o controle do ganho de peso, triglicérides séricos e atenuação da endotoxemia metabólica (Beisner *et al.*, 2021). Em adição, o consumo de fibras

Tabela 12.3 Repercussões das dietas mediterrânea e *plant-based* sobre a composição da microbiota intestinal.

Padrão dietético	Componentes da microbiota intestinal
Dieta do Mediterrâneo	↑ Bacteroidetes, *Clostridium*, *Bifidobacterium* spp., *Lactobacillus* spp., *Akkermansia muciniphila*
	↑ AGCCs e diversidade bacteriana
	↓ Proteobacteria e *Bacillaceae*
Dieta *plant-based*	↑ Bacteroidetes, *Prevotella* spp., *Xylanibacter*, *Bifidobacterium* spp., *Lactobacillus* spp., *Ruminococcus* spp., *Eubacterium rectale*, *Roseburia* spp., *Akkermansia muciniphila*
	↑ AGCCs
	↓ Firmicutes e *Erysipelotrichaceae*

↑: aumenta; ↓: diminui. (Adaptada de Melo *et al.*, 2023.)

prebióticas está associado à modulação da saciedade por meio da regulação do GLP-1 e do PYY e à diminuição da secreção de grelina, impactando na redução da ingestão energética e perda ponderal (Amabebe et al., 2020).

Em outra vertente, tem-se a utilização conjunta de probióticos e prebióticos (simbióticos), o que vem sendo considerado uma eficaz terapia adjuvante por combinar em uma única formulação os efeitos benéficos esperados de ambos os produtos. Kobyliak et al. (2018) demonstraram que a junção do gérmen de trigo com 14 cepas probióticas foi mais eficaz no tratamento da esteatose hepática que a oferta de probiótico isoladamente. Da mesma maneira, a suplementação oral da combinação entre *Bacillus licheniformis* e xiloligossacarídeos favoreceu uma efetiva perda de peso e regulação do metabolismo lipídico em ratos obesos com abundância reduzida da família *Ruminococcaceae* (Li et al., 2020), o que ressalta a eficácia da suplementação com simbiótico nessas desordens.

Recentemente, a prescrição de pós-bióticos vem emergindo e demonstrando maior potencial de ação quando comparado aos probióticos, graças à segurança de seu uso relacionada com boa tolerância, menor risco à saúde quando utilizado por uma população vulnerável e menor risco de resistência a antibióticos (Cabello-Olmo et al., 2021). Em adição, os pós-bióticos apresentam vantagens industriais potenciais relacionadas com sua estabilidade química e vida útil prolongada, além de funcionarem como potencial agente terapêutico metabólico (Hernández-Granados et al., 2020), ao exercerem efeito protetor contra a obesidade por meio de múltiplos mecanismos, incluindo aumento do gasto energético, redução da adipogênese e diferenciação adipocitária, supressão da ingestão de alimentos, inibição da absorção lipídica, regulação do metabolismo lipídico e regulação do desequilíbrio bacteriano intestinal (Park; Sharma; Lee, 2023).

Considerações finais

A MI constitui uma importante e independente vertente relacionada com processo de síntese, diferenciação e maturação dos adipócitos, ganho ponderal e instalação da obesidade e distúrbios metabólicos, a qual parece ser regulada pela ação dos AGCCs. Estes exercem inúmeras funções que são moldadas pela condição intestinal de eubiose ou disbiose, caracterizando uma via bidirecional, o que vai repercutir em seus efeitos anti ou pró-inflamatórios ao longo da vida, impactando na saúde metabólica do seu hospedeiro.

A utilização de probióticos, prebióticos, simbióticos ou pós-bióticos se mostra promissora na atenuação de desordens metabólicas induzidas pela obesidade e pela inflamação sistêmica. No entanto, sua utilização deve ser embasada cientificamente, específica para cada condição clínica, e de modo complementar à mudança dietética, a qual é a base para a modulação efetiva e sustentada da MI, repercutindo sobre o controle inflamatório e da adipogênese.

Referências bibliográficas

AGRAWAL, S. et al. Inherited basis of visceral, abdominal subcutaneous and gluteofemoral fat depots. **Nature Communications**, v. 13, n. 1, p. 3771, 2022.

AGUILAR, E. C. et al. Sodium butyrate modulates adipocyte expansion, adipogenesis, and insulin receptor signaling by upregulation of PPAR-γ in obese Apo E knockout mice. **Nutrition**, v. 47, p. 75-82, 2018.

AGUS, A.; CLÉMENT, K.; Sokol, H. Gut microbiota-derived metabolites as central regulators in metabolic disorders. **Gut**, n. 70, p. 1174-1182, 2021.

AL MAHRI, S. et al. Free fatty acid receptors (FFARs) in adipose: physiological role and therapeutic outlook. **Cells**, v. 11, n. 4, p. 750, 2022.

AMABEBE, E. et al. Microbial dysbiosis-induced obesity: role of gut microbiota in homoeostasis of energy metabolism. **Brazil Journal of Nutrition**, v. 123, n. 10, p. 1127-1137, 2020.

AMMAZZALORSO, A. et al. Multitarget PPARγ agonists as innovative modulators of the metabolic syndrome. **European Journal of Medicinal Chemistry**, v. 173, p. 261-273, 2019.

ARMET, A. M. et al. Rethinking healthy eating in light of the gut microbiome. **Cell Host & Microbe**, v. 30, n. 6, p. 764-785, 2022.

ASADI, A. et al. Obesity and gut-microbiota-brain axis: a narrative review. **Journal of Clinical Laboratory Analysis**, v. 36, n. 5, p. e24420, 2022.

BAJINKA, O. et al. Extrinsic factors influencing gut microbes, the immediate consequences and restoring eubiosis. **AMB Express**, v. 10, p. 1-11, 2020.

BECKER, M.; LEVINGS, M. K.; DANIEL, C. Adipose-tissue regulatory T cells: critical players in adipose-immune crosstalk. **European Journal of Immunology**, v. 47, n. 11, p. 1867-1874, 2017.

BEISNER, J. et al. Prebiotic inulin and sodium butyrate attenuate obesity-induced intestinal barrier dysfunction by induction of antimicrobial peptides. **Frontiers in Immunology**. 12, p. 678360, 2021.

BLAAK, E. E. et al. Short chain fatty acids in human gut and metabolic health. **Beneficial Microbes**, v. 11, n. 5, p. 411-455, 2020.

BLANCO-MÍGUEZ, A. et al. Resources and tools for the high-throughput, multi-omic study of intestinal microbiota. **Briefings in Bioinformatics**, v. 20, n. 3, p. 1032-1056, 2019.

BRAHE, L. K.; ASTRUP, A.; LARSEN, L. H. Is butyrate the link between diet, intestinal microbiota and obesity-related metabolic diseases? **Obesity Reviews**, v. 14, n. 12, p. 950-959, 2013.

BRANDÃO, L. R. et al. Live and ultrasound-inactivated Lacticaseibacillus casei modulate the intestinal microbiota and improve biochemical and cardiovascular parameters in male rats fed a high-fat diet. **Food & Functiom**, v. 12, n. 12, p. 5287-5300, 2021.

BRASIL. Sistema de Vigilância Alimentar e Nutricional (SISVAN). **Relatórios de acesso público**. Disponível em: https://sisaps.saude.gov.br/sisvan/relatoriopublico/estadonutricional. Acesso em: 13 fev. 2024.

BURKI, T. European Commission classifies obesity as a chronic disease. **The Lancet & Diabetes Endocrinology**, v. 9, n. 7, p. 418, 2021.

CABELLO-OLMO, M. et al. Role of postbiotics in diabetes mellitus: current knowledge and future perspectives. **Foods**, v. 10, n. 7, p. 1590, 2021.

CANI, P. D. et al. Microbial regulation of organismal energy homeostasis. **Nature Metabolism**, v. 1, n. 1, p. 34-46, 2019.

CARPENTIER, A. C. et al. Brown adipose tissue-a translational perspective. **Endocrinology Reviews**, v. 44, n. 2, p. 143-192, 2023.

CARVALHO, B. M.; SAAD, M. J. Influence of gut microbiota on subclinical inflammation and insulin resistance. **Mediators of Inflammatory**, v. 2013, n. 1, p. 986734, 2013.

CATOI, A. F. et al. Gut microbiota, obesity and bariatric surgery: current knowledge and future perspectives. **Current Pharmacy Design**, v. 25, n. 18, p. 2038-2050, 2019.

CHENG, W. L. et al. Sugar fructose triggers gut dysbiosis and metabolic inflammation with cardiac arrhythmogenesis. **Biomedicines**, v. 9, n. 7, p. 728, 2021.

CHENG, Z. et al. The critical role of gut microbiota in obesity. **Frontiers in Endocrinol (Lausanne)**, v. 13, p. 1025706, 2022.

CORRALES, P.; VIDAL-PUIG, A.; MEDINA-GÓMEZ, G. PPARs and metabolic disorders associated with challenged adipose tissue plasticity. **International Journal of Molecular Sciences**, v. 19, n. 7, p. 2124, 2018.

CUEVAS-SIERRA, A. et al. Diet, gut microbiota, and obesity: links with host genetics and epigenetics and potential applications. **Advances in Nutrition**, v. 10, p. S17-S30, 2019.

DEPOMMIER, C. et al. Supplementation with Akkermansia muciniphila in overweight and obese human volunteers: a proof-of-concept exploratory study. **Nature Medicine**, v. 25, n. 7, p. 1096-1103, 2019.

DRAMÉ, M.; GODAERT, L. The obesity paradox and mortality in older adults: a systematic review. **Nutrients**, v. 15, n. 7, p. 1780, 2023.

DUPRAZ, L. et al. Gut microbiota-derived short-chain fatty acids regulate IL-17 production by mouse and human intestinal γδ T cells. **Cell Reports**, v. 36, n. 1, 2021.

ENDALIFER, M. L.; DIRESS, G. Epidemiology, predisposing factors, biomarkers, and prevention mechanism of obesity: a systematic review. **Journal of Obesity**, v. 2020, n. 1, p. 6134362, 2020.

FERREIRA, G. A. H. et al. Potentially probiotic limosilactobacillus fermentum fruit-derived strains alleviate cardiometabolic disorders and gut microbiota impairment in male rats fed a high-fat diet. **Probiotics and Antimicrobial Proteins**, v. 14, n. 2, p. 349-359, 2022.

FISCHER, K. et al. Alternatively activated macrophages do not synthesize catecholamines or contribute to adipose tissue adaptive thermogenesis. **Nature Medicine**, v. 23, n. 5, p. 623-630, 2017.

FUJISAKA, S. The role of adipose tissue M1/M2 macrophages in type 2 diabetes mellitus. **Diabetology International**, v. 12, p. 74-79, 2021.

GALIC, S.; OAKHILL, J. S.; STEINBERG, G. R. Adipose tissue as an endocrine organ. **Molecular and Cellular Endocrinology**, v. 89, n. 6, p. 2548-2556, 2004.

GARCÍA-MONTERO, C. et al. Nutritional components in Western diet versus Mediterranean diet at the gut microbiota-immune system interplay: implications for health and disease. **Nutrients**, v. 13, n. 2, p. 699, 2021.

GOMES, A. C.; HOFFMANN, C.; MOTA, J. F. The human gut microbiota: Metabolism and perspective in obesity. **Gut Microbes**, v. 9, n. 4, p. 308-325, 2018.

GREEN, M.; ARORA, K.; PRAKASH, S. Microbial medicine: prebiotic and probiotic functional foods to target obesity and metabolic syndrome. **International Journal of Molecular Science**, v. 21, n. 8, p. 2890, 2020.

GRUJOVIĆ, M. Ž. et al. Advantages and disadvantages of non-starter lactic acid bacteria from traditional fermented foods: Potential use as starters or probiotics. **Comprehensive Reviews in Food Science and Food Safety**, v. 21, n. 2, p. 1537-1567, 2022.

HALL, K. D. *et al*. The energy balance model of obesity: beyond calories in, calories out. **The American Journal of Clinical Nutrition**, v. 115, n. 5, p. 1243-1254, 2022.

HASES, L. *et al*. High-fat diet and estrogen modulate the gut microbiota in a sex-dependent manner in mice. **Communications Biology**, v. 6, n. 1, p. 20, 2023.

HEINDEL, J. J. *et al*. Obesity II: establishing causal links between chemical exposures and obesity. **Biochemestry Pharmacology**, v. 199, p. 115015, 2022.

HEISS, C. N.; OLOFSSON, L. E. Gut microbiota-dependent modulation of energy metabolism. **Journal of Innate Immunity**, v. 10, n. 3, p. 163-171, 2018.

HERNÁNDEZ-GRANADOS, M. J.; FRANCO-ROBLES, E. Postbiotics in human health: possible new functional ingredients? **Food Research International**, v. 137, p. 109660, 2020.

HOLMES, C. J.; RACETTE, S. B. The utility of body composition assessment in nutrition and clinical practice: an overview of current methodology. **Nutrients**, v. 13, n. 8, p. 2493, 2021.

HONG, Y. H. *et al*. Acetate and propionate short chain fatty acids stimulate adipogenesis via GPCR43. **Endocrinology**, v. 146, n. 12, p. 5092-5099, 2005.

HUO, Y. *et al*. Bifidobacterium animallis subsp. lactis A6 enhances fatty acid β-oxidation of adipose tissue to ameliorate the development of obesity in mice. **Nutrients**, v. 14, n. 3, p. 598, 2022.

HUTCHINGS, G. *et al*. The proliferation and differentiation of adipose-derived stem cells in neovascularization and angiogenesis. **International Journal of Molecular Science**, v. 21, n. 11, p. 3790, 2020.

KAWAI, T.; AUTIERI, M. V.; SCALIA, R. Adipose tissue inflammation and metabolic dysfunction in obesity. **American Journal of Physiology-Cell Physiology**, v. 320, n. 3, p. C375-C391, 2021.

KHANNA, S. *et al*. Administration of indigenous probiotics modulate high-fat diet-induced metabolic syndrome in Sprague Dawley rats. **Antonie Van Leeuwenhoek**, v. 113, p. 1345-1359, 2020.

KOBYLIAK, N. *et al*. Probiotics and nutraceuticals as a new frontier in obesity prevention and management. **Diabetes Research Clinical Practice**, v. 141, p. 190-199, 2018.

KONG, B. *et al*. Gut microbiota dysbiosis induced by a high-fat diet increases susceptibility to atrial fibrillation. **Canadian Journal of Cardiology**, v. 38, n. 12, p. 1962-1975, 2022.

KUREK, M. *et al*. Antioxidants and bioactive compounds in food: critical review of issues and prospects. **Antioxidants**, v. 11, n. 4, p. 742, 2022.

KURYŁOWICZ, A. E. Adipose tissue as a cause of endocrine dysfunction. **Endokrynologia Polska**, v. 74, n. 5, p. 468-479, 2023.

LI, B. *et al*. Microbiota depletion impairs thermogenesis of brown adipose tissue and browning of white adipose tissue. **Cell Reports**, v. 26, n. 10, p. 2720-2737. e5, 2019.

LI, H. Y. *et al*. Effects and mechanisms of probiotics, prebiotics, synbiotics, and postbiotics on metabolic diseases targeting gut microbiota: a narrative review. **Nutrients**, v. 13, n. 9, p. 3211, 2021.

LI, Y. *et al*. Oral supplements of combined Bacillus licheniformis Zhengchangsheng® and xylooligosaccharides improve high-fat diet-induced obesity and modulate the gut microbiota in rats. **Biomed Reserach International**, v. 2020, n. 1, p. 9067821, 2020.

LIU, B. N. *et al*. Gut microbiota in obesity. **World Journal of Gastroenterology**, v. 27, n. 25, p. 3837, 2021.

LIU, W. *et al*. Modulation of adipose tissue metabolism by microbial-derived metabolites. **Frontiers in Microbiology**, v. 13, p. 1031498, 2022.

MACHADO, S. A. *et al*. Browning of the white adipose tissue regulation: new insights into nutritional and metabolic relevance in health and diseases. **Nutrition & Metabolism (Lond)**, v. 19, n. 1, p. 61, 2022.

MAHMOUD, R.; KIMONIS, V.; BUTLER, M. G. Genetics of obesity in humans: a clinical review. **International Journal of Molecular Sciences**, v. 23, n. 19, p. 11005, 2022.

MAKKI, K. *et al*. The impact of dietary fiber on gut microbiota in host health and disease. **Cell Host Microbe**, v. 23, n. 6, p. 705-715, 2018.

MALESZA, I. J. *et al*. High-fat, western-style diet, systemic inflammation, and gut microbiota: a narrative review. **Cells**, v. 10, n. 11, p. 3164, 2021.

MARCELIN, G.; GAUTIER, E. L.; CLÉMENT, K. Adipose tissue fibrosis in obesity: etiology and challenges. **Annual Reviews Physiology**, v. 84, n. 1, p. 135-155, 2022.

MARTEL, J. *et al*. Gut barrier disruption and chronic disease. **Trends in Endocrinology Metabolism**, v. 33, n. 4, p. 247-265, 2022.

MARTIN-GALLAUSIAUX, C. *et al*. Butyrate produced by gut commensal bacteria activates TGF-beta1 expression through the transcription factor SP1 in human intestinal epithelial cells. **Scientific Reports**, v. 8, n. 1, p. 9742, 2018.

MELO, N. C. O. *et al*. Fecal microbiota composition as a metagenomic biomarker of dietary intake. **International Journal of Molecular Sciences**, v. 24, n. 5, p. 4918, 2023.

MILANO, W. *et al*. Obesity and its multiple clinical implications between inflammatory states and gut microbiota alterations. **Diseases**, v. 11, n. 1, p. 7, 2022.

MONTENEGRO, J. *et al*. Exploring the influence of gut microbiome on energy metabolism in humans. **Advances in Nutrition**, v. 14, n. 4, p. 840-857, 2023.

MOSCA, A. et al. The clinical evidence for postbiotics as microbial therapeutics. **Gut Microbes**, v. 14, n. 1, p. 2117508, 2022.

O'ROURKE, R. W. et al. Adipose tissue NK cells manifest an activated phenotype in human obesity. **Metabolism**, v. 62, n. 11, p. 1557-1561, 2013.

PAGE, M. J..; KELL, D. B.; PRETORIUS, E. The role of lipopolysaccharide-induced cell signalling in chronic inflammation. **Chronic Stress**, v. 6, p. 24705470221076390, 2022.

PARK, S. J.; SHARMA, A.; LEE, H. J. Postbiotics against obesity: perception and overview based on pre-clinical and clinical studies. **International Journal of Molecular Sciences**, v. 24, n. 7, p. 6414, 2023.

PARKINSON, M. D.; STOUT, R.; DYSINGER, W. lifestyle medicine: prevention, treatment, and reversal of disease. **Medical Clinics of North America**, n.107, p. 1109-1120, 2023.

PILKINGTON, A. C.; PAZ, H. A.; WANKHADE, U. D. Beige adipose tissue identification and marker specificity-overview. **Frontiers in Endocrinology (Lausanne)**, v. 12, p. 599134, 2021.

RAHAYU, E. S. et al. Effect of probiotic Lactobacillus plantarum Dad-13 powder consumption on the gut microbiota and intestinal health of overweight adults. **World J Gastroenterol**, v. 27, n. 1, p. 107, 2021.

RAJAMOORTHI, A.; LEDUC, C. A.; THAKER, V. V. The metabolic conditioning of obesity: A review of the pathogenesis of obesity and the epigenetic pathways that "program" obesity from conception. **Frontiers in Endocrinology (Lausanne)**, v. 13, p. 1032491, 2022.

RAKHRA, V. et al. Obesity and the Western Diet: how we got here. **Missouri Medicine**, v. 117, n. 6, p. 536, 2020.

RAMOS-MOLINA, B. et al. Gut microbiota composition is associated with the global dna methylation pattern in obesity. **Frontiers in Genetics**, v. 10, p. 613, 2019.

ROCHA, H. R. et al. Carotenoids diet: digestion, gut microbiota modulation, and inflammatory diseases. **Nutrients**, v. 15, n. 10, p. 2265, 2023.

ROSENDO-SILVA, D. et al. Are gut dysbiosis, barrier disruption, and endotoxemia related to adipose tissue dysfunction in metabolic disorders? **Overview of the mechanisms involved. Internal and Emergency Medicine**, v. 18, n. 5, p. 1287-1302, 2023.

SAFAEI, M. et al. A systematic literature review on obesity: Understanding the causes & consequences of obesity and reviewing various machine learning approaches used to predict obesity. **Computers in Biology and Medicine**, v. 136, p. 104754, 2021.

SAITOH, S.; VAN WIJK, K.; NAKAJIMA, O. Crosstalk between metabolic disorders and immune cells. **International Journal of Molecular Sciences**, v. 22, n. 18, p. 10017, 2021.

SAKERS, A. et al. Adipose-tissue plasticity in health and disease. **Cell**, v. 185, n. 3, p. 419-446, 2022.

SELMIN, O. I. et al. n-6 High fat diet induces gut microbiome dysbiosis and colonic inflammation. **International Journal of Molecular Sciences**, v. 22, n. 13, p. 6919, 2021.

SERRA-MAJEM, L. et al. Benefits of the Mediterranean diet: epidemiological and molecular aspects. **Molecular Aspects of Medicine**, v. 67, p. 1-55, 2019.

SHI, H. et al. A fiber-deprived diet causes cognitive impairment and hippocampal microglia-mediated synaptic loss through the gut microbiota and metabolites. **Microbiome**, v. 9, p. 1-20, 2021.

SONG, G. et al. Fructose stimulated colonic arginine and proline metabolism dysbiosis, altered microbiota and aggravated intestinal barrier dysfunction in dss-induced colitis rats. **Nutrients**, v. 15, n. 3, p. 782, 2023.

STAUDACHER, H. M. et al. Gut microbiota associations with diet in irritable bowel syndrome and the effect of low FODMAP diet and probiotics. **Clinical Nutrition**, v. 40, n. 4, p. 1861-1870, 2021.

SUN, S. et al. High sucrose diet-induced dysbiosis of gut microbiota promotes fatty liver and hyperlipidemia in rats. **Journal of Nutrition Biochemistry**, v. 93, p. 108621, 2021.

SZABÓ, Z. et al. A növényi alapú étrendről. **Orvosi Hetilap**, v. 157, n. 47, p. 1859-1865, 2016.

TANG, Y. et al. Skeletal muscles and gut microbiota-derived metabolites: novel modulators of adipocyte thermogenesis. **Frontiers in Endocrinology**, v. 14, p. 1265175, 2023.

THOMPSON, A. L. Evaluating the pathways linking complementary feeding practices to obesity in early life. **Nutrition Reviews**, v. 78, n. 2, p. 13-24, 2020.

TOMOVA, A. et al. The effects of vegetarian and vegan diets on gut microbiota. **Frontiers in Nutrition**, v. 6, p. 447652, 2019.

TRAYHURN, P. Adipokines: inflammation and the pleiotropic role of white adipose tissue. **British Journal of Nutrition**, v. 127, n. 2, p. 161-164, 2022.

TURNBAUGH, P. J. et al. An obesity-associated gut microbiome with increased capacity for energy harvest. **Nature**, v. 444, n. 7122, p. 1027-1031, 2006.

UUSITUPA, H. M. et al. Bifidobacterium animalis subsp. lactis 420 for Metabolic Health: Review of the Research. **Nutrients**, v. 12, n. 4, p. 892, 2020.

VINELLI, V. et al. Effects of dietary fibers on short-chain fatty acids and gut microbiota composition in healthy adults: a systematic review. **Nutrients**, v. 14, n. 13, p. 2559, 2022.

VIRTUE, A. T. et al. The gut microbiota regulates white adipose tissue inflammation and obesity via a family of microRNAs. **Sciencie Translation Medicine**, v. 11, n. 496, p. eaav1892, 2019.

WANG, C. *et al.* Gut microbiota and adipose tissue microenvironment interactions in obesity. **Metabolites**, v. 13, n. 7, p. 821, 2023.

WESTBURY, S. *et al.* Obesity stigma: causes, consequences, and potential solutions. **Current Obesity Reports**, v. 12, n. 1, p. 10-23, 2023.

WORLD OBESITY FEDERATION. World Obesity Atlas 2023. Disponível em: https://data.worldobesity.org/publications/?cat=19. Acesso em: 15 jan. 2023.

YADAV, M. K. *et al.* Probiotics, prebiotics and synbiotics: Safe options for next-generation therapeutics. **Applie Microbiology and Biotechnology**, v. 106, n. 2, p. 505-521, 2022.

YANG, W. *et al.* Intestinal microbiota-derived short-chain fatty acids regulation of immune cell IL-22 production and gut immunity. **Nature Communications**, v. 11, n. 1, p. 4457, 2020.

YIN, X. Q. *et al.* The association between fecal short-chain fatty acids, gut microbiota, and visceral fat in monozygotic twin pairs. **Diabetes, Metabolic Syndrome and Obesity**, p. 359-368, 2022.

YOSHIDA, N. *et al.* Bacteroides spp. promotes branched-chain amino acid catabolism in brown fat and inhibits obesity. **iScience**, v. 24, n. 11, 2021.

ZHANG, Q.; WU, Y.; FEI, X. Effect of probiotics on body weight and body-mass index: a systematic review and meta-analysis of randomized, controlled trials. **International Journal of Food Sciences and Nutrition**, v. 67, n. 5, p. 571-580, 2016.

ZOU, J. *et al.* Maternal fiber deprivation alters microbiota in offspring, resulting in low-grade inflammation and predisposition to obesity. **Cell Host & Microbe**, v. 31, n. 1, p. 45-57. e7, 2023.

13 Eixo Microbiota Intestinal e Cérebro

Marcus Vinicius Lucio dos Santos Quaresma ■ Roseli Espíndola Balchiunas ■ Sandra Maria Lima Ribeiro (*in memoriam*)

Objetivo

- Discutir os mecanismos de interação entre a microbiota intestinal, o intestino e o cérebro em modelos pré-clínicos e clínicos.

Destaques

- A microbiota intestinal (MI) desempenha um papel fundamental no comportamento do hospedeiro, especialmente por meio da comunicação química com o sistema nervoso
- Tendo em vista a amplitude de vias nas quais o aminoácido triptofano participa, acredita-se que ele seja o aminoácido mais importante nas desordens cerebrais associadas à MI
- O nervo vago também exerce um papel fundamental na regulação do eixo intestino-cérebro. As fibras do nervo vago percorrem as camadas musculares e mucosas do trato gastrointestinal (TGI), onde detectam sinais sensoriais
- Os impactos das bactérias estão condicionados, em grande medida, à comunicação neuronal com o cérebro
- A MI desempenha um papel essencial no desenvolvimento, na maturação e na ativação das células imunológicas inatas do cérebro, conhecidas como micróglia, cuja desregulação mediada pela MI favorece a neuroinflamação e, potencialmente, doenças cerebrais
- Componentes específicos da dieta ocidental, como a gordura, o açúcar e o sal dietético, têm sido associados à promoção de processos inflamatórios em estudos conduzidos em modelos animais e em seres humanos. Em suma, esses processos levariam à ativação da micróglia, neuroinflamação e desordens cerebrais
- A inflamação mediada pela MI afeta a permeabilidade intestinal, disfunção que é afetada a partir de diversos fatores, como alimentação, sono, atividade física, entre outros comportamentos não saudáveis (p. ex., tabagismo e etilismo). O aumento da permeabilidade intestinal está relacionado com acúmulo antecipado da proteína α-sinucleína, o que sugere, ao menos em parte, que as desregulações da MI, sobretudo o desequilíbrio bacteriano intestinal, participem da fisiopatogênese da doença de Parkinson
- Estudos sugerem uma ligação entre a composição da MI e os níveis de amiloide no cérebro, potencial processo relacionado com a doença de Alzheimer.

Introdução

O estudo da MI e das neurociências aumentou vertiginosamente nos últimos anos. A tentativa de elucidar os mecanismos centrais e periféricos que impactam as funções cerebrais, indubitavelmente, fascina muitos pesquisadores, seja na perspectiva de otimizar a função cognitiva/memória, de reduzir o risco de desenvolvimento de doenças neurodegenerativas (p. ex., Alzheimer e Parkinson) ou neuropsiquiátricas (p. ex., transtorno do espectro autista e esquizofrenia).

A expressão "eixo intestino-microbiota-cérebro" refere-se à complexa rede de interações entre diversos sistemas biológicos, possibilitando a comunicação bidirecional entre as bactérias intestinais, o intestino *per se* e o cérebro (Morais; Schreiber; Mazmanian, 2021). Essa rede desempenha um papel crucial na manutenção da homeostase nos sistemas gastrointestinal, nervoso central e microbiano (Morais; Schreiber; Mazmanian, 2021). A comunicação ocorre por meio de sinais diretos e indiretos, utilizando transmissores químicos, vias neuronais e o sistema imunológico. Devido à complexidade que envolve diversos sistemas biológicos, é provável que múltiplos mecanismos e vias atuem em conjunto para regular diferentes aspectos da patogênese de determinadas doenças cerebrais (Morais; Schreiber; Mazmanian, 2021). A Figura 13.1 ilustra a relação bidirecional entre a MI, o intestino e o cérebro.

Contudo, apesar da massiva produção científica na última década, que levou à compreensão dessa complexa interação, para decifrar plenamente os mecanismos envolvidos são necessárias mais pesquisas científicas de elevada qualidade metodológica.

Sinais químicos entre o intestino e o cérebro

A MI desempenha um papel fundamental na regulação e na estabilidade interna e do comportamento do seu hospedeiro, especialmente, por meio da comunicação química com o sistema nervoso. Essa comunicação envolve tanto sinalização "direta" quanto "indireta". Um exemplo de sinalização direta se dá pelos ácidos graxos de cadeia curta (AGCCs), derivados da metabolização dos carboidratos acessíveis à MI (MACs, do inglês *microbiota-acessible carbohydrates*) (Schroeder *et al.*, 2007).

Em estudos pré-clínicos, foi evidenciado que os AGCCs podem influenciar o sistema nervoso central (SNC), controlando a neuroplasticidade, a expressão genética e epigenética, bem como o sistema imunológico do cérebro. Por exemplo, o butirato foi capaz de afetar a expressão gênica do fator neurotrófico derivado do cérebro (BDNF, do inglês *brain-derived neurotrophic factor*), fundamental para a neuroplasticidade (Schroeder *et al.*, 2007). Nesse estudo, ainda, os autores verificaram que o butirato reduziu sintomas relacionados com a depressão (Schroeder *et al.*, 2007).

Figura 13.1 A comunicação bidirecional entre a microbiota intestinal (MI) e o sistema nervoso central (SNC) ocorre por meio de diversas e indiretas vias do eixo intestino-cérebro. A maior parte das informações sobre as interações hospedeiro-MI é derivada de estudos em modelos animais, nos quais os pesquisadores podem controlar efetivamente o ambiente. As rotas de comunicação envolvem o sistema nervoso autônomo, incluindo o sistema nervoso entérico (SNE) e o nervo vago, o sistema neuroendócrino, o eixo hipotálamo-hipófise-adrenal (HPA), o sistema imunológico e as vias metabólicas. A MI tem a capacidade de produzir compostos neuroativos, como neurotransmissores (p. ex., ácido γ-aminobutírico [GABA], noradrenalina, dopamina e serotonina [5-hidroxitriptamina {5-HT}]), aminoácidos [p. ex., tiramina e triptofano] e metabólitos microbianos [p. ex., ácidos graxos de cadeia curta {AGCCs} e 4-etilfenilsulfato]). Esses metabólitos podem percorrer pela circulação portal, interagindo com o sistema imunológico do hospedeiro, influenciando o metabolismo e afetando as células neuronais locais do SNE e as vias aferentes do nervo vago, de modo a transmitir esses sinais diretamente para o cérebro. Ademais, a MI influencia a integridade da barreira intestinal, que controla a passagem de moléculas de sinalização do lúmen intestinal para a lâmina própria, contendo células imunológicas e extremidades terminais de neurônios do SNE, ou para a circulação portal. A interrupção da integridade da barreira intestinal (aumento da permeabilidade intestinal) pode ocorrer em condições neuropsiquiátricas, como ansiedade, transtorno do espectro do autismo e depressão. Por outro lado, no SNC, o estresse pode ativar o eixo HPA, uma resposta que envolve neurônios do hipotálamo secretando hormônios como o hormônio liberador de corticotrofina (CRH) no cérebro ou na circulação portal. Isso desencadeia a liberação do hormônio adrenocorticotrófico (ACTH), iniciando a síntese e liberação de cortisol, no córtex da adrenal. O cortisol regula as respostas de sinalização neuroimunológicas, o que, por sua vez, afetam a integridade da barreira intestinal. Hormônios do estresse, imunomediadores e neurotransmissores do SNC podem ativar as células neuronais do SNE e as vias aferentes do nervo vago, alterando o ambiente intestinal e modificando a composição da MI. (Adaptada de Morais *et al.*, 2021.)

Capítulo 13 • Eixo Microbiota Intestinal e Cérebro 205

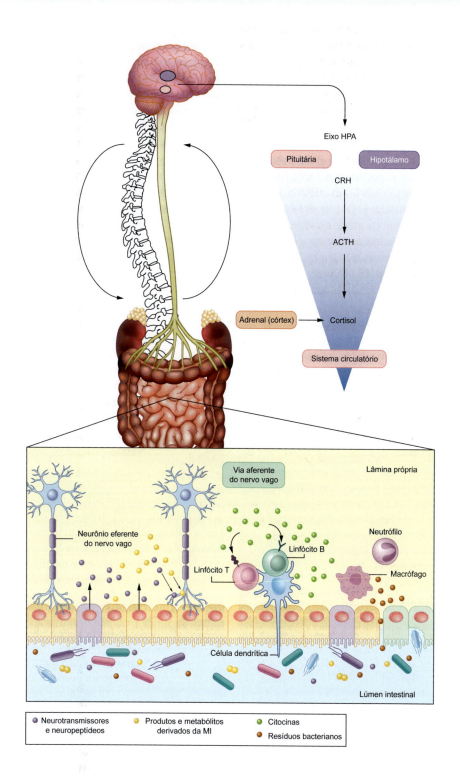

Ainda, estudos em modelo animal identificaram que metabólitos derivados da MI são capazes de regular local e perifericamente hormônios que regulam a fome e a saciedade. A saber, a MI é capaz de modular, via células enteroendócrinas (CEE) do epitélio intestinal, a produção do *glucagon-like peptide 1* (GLP1) (Buckley *et al.*, 2020). Animais livres de microrganismos (*germ-free*) ou tratados com antibióticos produzem menos GLP1, que, por sua vez, é liberado pelas CEE, sobretudo a célula L, em resposta ao metabólito bacteriano indol. O GLP1 é capaz de regular a sensação de fome via aferência vagal (Buckley *et al.*, 2020). Esses mecanismos sugerem que a MI desempenha um papel crucial na homeostase energética, participando dos processos de regulação da fome e da saciedade e, por consequência, da composição corporal. O Capítulo 12, *Eixo Microbiota Intestinal-Tecido Adiposo e Doenças Associadas*, trata do tema.

Além disso, a MI exerce influência sobre as concentrações de neurotransmissores em modelos biológicos, indicando que os microrganismos desempenham o papel de mediadores em moléculas sinalizadoras clássicas utilizadas pelo sistema nervoso. Os microrganismos intestinais têm a capacidade não apenas de sintetizar seus próprios neurotransmissores, mas também de induzir a produção dessas moléculas pelos seus hospedeiros. Por exemplo, diversos microrganismos, incluindo os gêneros *Bacteroides*, *Bifidobacterium*, *Parabacteroides* e *Escherichia* spp., são reconhecidos por sua capacidade de produzir o neurotransmissor GABA (Barrett *et al.*, 2012; Strandwitz *et al.*, 2019).

Essas bactérias, por exemplo, favorecem a produção do neurotransmissor serotonina (5-hidroxitriptamina [5-HT]) (Yano *et al.*, 2015). A produção – a partir do triptofano (trp) e da disponibilidade da vitamina B_6 – e a liberação de 5-HT pelas células enterocromafinas são influenciadas por metabólitos derivados da MI, como indol, AGCCs, ácidos biliares secundários, alfa-tocoferol, p-aminobenzoato e tiramina (O'Mahony *et al.*, 2015). Certamente, a MI exerce um importante papel na gênese da 5-HT. Essa observação foi reforçada quando estudos que utilizaram camundongos *germ-free* ou tratados com antibióticos verificaram que tais animais produzem menos 5-HT. Para reforçar o papel da MI na produção da 5-HT, a menor disponibilidade desse neurotransmissor foi revertida após a inoculação com bactérias formadoras de esporos, as quais estimulam o metabolismo do trp nas células enterocromafinas (Yano *et al.*, 2015).

Interessantemente, apesar de a 5-HT apresentar atuações cerebrais relacionadas com diversos desfechos em saúde (p. ex., ansiedade e depressão), a produção da 5-HT derivada da MI não atinge o cérebro. Isso se deve à incapacidade de a 5-HT atravessar a barreira hematoencefálica (BHE) (Yano *et al.*, 2015). Contudo, independentemente de a 5-HT derivada da MI não atuar de maneira direta no cérebro, evidências sugerem outros caminhos para essa interação. Por exemplo, ratos *germ-free* apresentaram redução nas concentrações de 5-HT e trp no hipocampo, sugerindo a possível influência da MI na regulação das vias de sinalização da 5-HT no SNC (Muller *et al.*, 2020). O papel da 5-HT se amplia pela sua capacidade de estimular linfócitos e monócitos a liberarem citocinas, bem como de enviar sinais ao SNC via sinais aferentes do nervo vago (Muller *et al.*, 2009).

É possível que esses mecanismos subjacentes expliquem, mesmo que parcialmente, o papel da 5-HT derivada da MI sobre o SNC. Entretanto, ainda falta estabelecer de maneira peremptória uma ligação mecanicista entre a MI e a produção de 5-HT no cérebro. De fato, é desafiador determinar em que medida o metabolismo da MI afeta diretamente a atividade do SNC, em parte devido à falta de uma compreensão clara sobre a taxa geral de transporte de muitos metabólitos microbianos para o cérebro (Gao et al., 2020).

Como citado anteriormente, além da 5-HT, seu precursor, o trp, ganha destaque na relação entre a MI e o SNC. O trp é um aminoácido essencial cuja metabolização ocorre de acordo com alterações na MI. Além da 5-HT, outros produtos do metabolismo do trp ganharam notoriedade nos últimos anos como, por exemplo, a quinurenina, a triptamina e os compostos indólicos (Gao et al., 2020). Notadamente, o trp deriva das proteínas alimentares, que, quando digeridas, disponibilizam aminoácidos os quais são absorvidos no intestino delgado e atingem a corrente sanguínea (Gao et al., 2020). O trp plasmático está ligado, especialmente, à albumina, uma proteína de transporte produzida pelo fígado. Logo, apenas de 10 a 20% do trp está na sua forma livre. Além disso, fatores como (i) insulinemia; (ii) magnitude da quebra de triglicérides em ácidos graxos livres; (iii) concentração de outros aminoácidos no sangue, principalmente os de cadeia ramificada, impactam o metabolismo do trp.

O tradicional metabolismo do trp no cérebro consiste na produção da 5-HT e, por consequência, da melatonina, pela glândula pineal. Além disso, após a ingestão proteica, uma parcela de trp fica no intestino e sofre metabolização a partir da MI. Por exemplo, a triptamina, uma monoamina estruturalmente semelhante à serotonina, pode ser gerada a partir da descarboxilação do trp pelas descarboxilases de triptofano (TrpDs) de bactérias comensais (Williams et al., 2014). Em 10% da população humana, existe a presença de pelo menos uma bactéria que apresenta o gene TrpD. Especificamente, algumas bactérias pertencentes aos gêneros *Clostridium*, *Ruminococcus*, *Blautia* e *Lactobacillus* foram identificadas como capazes de transformar o trp em triptamina, sendo esse processo dependente do gene TrpD (Williams et al., 2014).

Ademais, a MI tem a capacidade de metabolizar o trp, transformando-o em indol e seus derivados, como indol-3-aldeído (IAld), ácido indol-3-acético (IAA) e ácido indol-3-propiônico (IPA) (Aragozzini et al., 1979; Cervantes-Barragan et al., 2017; Lee; Lee, 2010; Roager; Licht, 2018; Smith; MacFarlane, 1996). Essa transformação é realizada por diversas espécies bacterianas, tanto gram-negativas quanto gram-positivas, incluindo *Escherichia coli*, *Clostridium* spp. e *Bacteroides* spp. O IAA é gerado a partir de indol-acetamida, que, por sua vez, é derivada do trp por meio da ação da trp mono-oxigenase de bactérias como *Clostridium*, *Bacteroides* e *Bifidobacterium* (Aragozzini et al., 1979; Cervantes-Barragan et al., 2017; Lee; Lee, 2010; Roager; Licht, 2018; Smith; MacFarlane, 1996).

O trp também pode ser convertido no intermediário ácido indol-3-láctico (ILA) por bactérias pertencentes aos gêneros *Lactobacillus* e *Bifidobacterium*, a partir da via dependente da aminotransferase de aminoácido aromático e do ácido indol-láctico desidrogenase. Além disso, algumas bactérias do gênero *Clostridium* e *Peptostreptococcus* têm a capacidade de converter ILA em IPA na presença do agrupamento de genes fenilactatodesidratase (fldAIBC) (Aragozzini et al., 1979; Cervantes-Barragan et al., 2017; Lee; Lee, 2010; Roager; Licht, 2018; Smith; MacFarlane, 1996).

Finalmente, mais de 90% do trp total passa por oxidação na via da quinurenina. Essa via desempenha um papel crucial ao influenciar a disponibilidade de trp. A indução da enzima limitante de taxa, indoleamina-2,3-dioxigenase (IDO), ou da triptofano 2,3-dioxigenase (TDO), principalmente no fígado, inicia o metabolismo do trp ao longo da via da quinurenina (Cervenka; Agudelo; Ruas, 2017; O'Farrell et al., 2017). Embora a IDO esteja presente em diversos órgãos, como cérebro, TGI e fígado, a TDO é expressa quase exclusivamente no fígado. A IDO pode ser ativada em resposta a estímulos imunológicos, com o interferon-gama (IFN-γ) sendo o indutor mais importante (Cervenka; Agudelo; Ruas, 2017; O'Farrell; Harkin, 2017; Wolf et al., 2004). Em condições inflamatórias, a maior expressão da IDO é observada na mucosa do cólon de pacientes com doença inflamatória intestinal. No entanto, a atividade da TDO é regulada pela disponibilidade de trp, permanecendo relativamente estável, enquanto as alterações induzidas pelo estresse na expressão da TDO no fígado são principalmente influenciadas pela ativação do eixo hipotálamo-hipófise-adrenal, mediada pelos glicocorticoides (Cervenka; Agudelo; Ruas, 2017; O'Farrell; Harkin, 2017; Wolf et al., 2004).

A quinurenina é subsequentemente metabolizada por duas vias distintas: a via do ácido quinurênico (KYNA) e a via do ácido quinolínico (QUIN) (Cervenka; Agudelo; Ruas, 2017; O'Farrell; Harkin, 2017; Pierozan et al., 2016;

Savitz et al., 2015; Wolf et al., 2004). Esses metabólitos, conhecidos como "quinureninas", não são apenas mediadores inflamatórios, mas também podem atravessar a BHE para atingir o SNC. Portanto, são considerados neuromoduladores em diversos processos fisiológicos e patológicos relacionados com distúrbios cerebrais e funcionais gastrointestinais (Cervenka; Agudelo; Ruas, 2017; O'Farrell; Harkin, 2017; Pierozan et al., 2016; Savitz et al., 2015; Wolf et al., 2004). Em particular, o KYNA é reconhecido como um antagonista neuroprotetor do receptor N-metil D-aspartato (NMDA), enquanto o QUIN é considerado um agonista neurotóxico do mesmo receptor (Cervenka; Agudelo; Ruas, 2017; O'Farrell; Harkin, 2017; Wolf et al., 2004). O desequilíbrio entre as propriedades neurotóxicas e neuroprotetoras das quinureninas, especialmente a proporção entre KYNA e QUIN, ganha destaque em pacientes com distúrbios cerebrais funcionais, como a depressão (Cervenka; Agudelo; Ruas, 2017; O'Farrell; Harkin, 2017; Pierozan et al., 2016; Savitz et al., 2015; Wolf et al., 2004). As diferentes metabolizações do trp estão ilustradas na Figura 13.2.

Tendo em vista a amplitude de vias de que o trp participa, acredita-se que o trp seja o aminoácido mais importante nas desordens cerebrais associadas à MI, conforme descrito na Figura 13.3.

Vias neuronais e a interação entre o intestino e o cérebro

Os caminhos neurais estabelecem uma ligação física direta entre o intestino e o cérebro. O nervo vago é essencial nessa relação, que se estende do tronco cerebral para inervar tanto o intestino quanto o sistema nervoso entérico (SNE) (Yoo; Mazmanian, 2017).

O papel da MI nessa via ainda é nebuloso. Contudo, observa-se que a inervação do epitélio do cólon é reduzida em camundongos *germ-free* e pode ser restabelecida por meio da recolonização

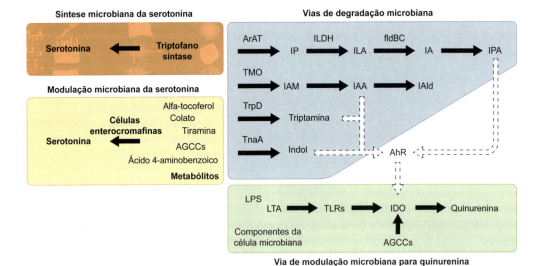

Figura 13.2 Regulação do metabolismo do triptofano pela microbiota intestinal (MI). As principais vias envolvidas relacionadas com metabolismo do triptofano pelas bactérias intestinais estão apresentadas. AGCCs: ácidos graxos de cadeia curta; ArAT: transaminase de aminoácidos aromáticos; IA: ácido indoleacrílico; IAA: ácido indol-3-acético; IAld: indol-3-aldeído; IAM: indol-3-acetamida; IDO: indoleamina 2,3-dioxigenase; ILA: ácido indol-3-láctico; ILDH: ácido indol-láctico desidrogenase; IP: indol-3-piruvato; IPA: ácido indólico-3-propiônico; LPS: lipopolissacarídeos; LTA: ácido lipoteicoico; TLR: receptor do tipo *Toll*; TMO: triptofano-2-monooxigenase; TnaA: triptofanase; TrpD: triptofano decarboxilase. (Adaptada de Gao et al., 2020.)

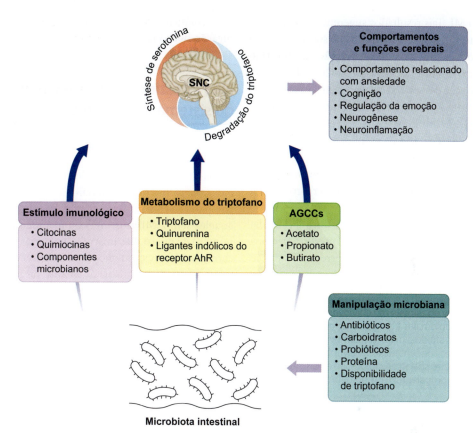

Figura 13.3 Possível impacto do metabolismo do triptofano na relação entre a microbiota intestinal (MI) e o cérebro. Modificações na composição da MI, realizadas por meio de diferentes abordagens, como o uso de antibióticos e probióticos, contribuem para alterações no metabolismo central do triptofano. Essas mudanças podem afetar tanto a síntese de serotonina quanto as vias de degradação do triptofano, exercendo influência sobre a função cerebral e comportamentos. AGCCs: ácidos graxos de cadeia curta; AhR: receptor de aril-hidro-carboneto; SNC: sistema nervoso central. (Adaptada de Gao et al., 2020.)

da MI (Yoo; Mazmanian, 2017). Ainda, a MI exerce controle sobre o desenvolvimento das células gliais entéricas em camundongos, as quais desempenham um papel crucial na regulação da homeostase intestinal e na manutenção das redes neuronais (Kabouridis et al., 2015). A função dos neurônios entéricos pode ser afetada pela MI por meio de sinalização química, conforme evidenciado por pesquisas recentes que indicam que a ativação de receptores de aril-hidrocarbonetos em ratos adultos pode regular a motilidade intestinal pelo SNE (Obata et al., 2020).

Nesse contexto, os AGCCs, componentes da parede celular, entre outros metabólitos, também influenciam o SNE (Morais et al., 2021). Os efeitos dos produtos derivados da MI sobre os neurônios podem se estender até mesmo ao cérebro por meio de vias neuronais (Morais et al., 2021).

Muller et al. (2020) utilizaram técnicas de rastreamento neuronal, as quais revelaram que os camundongos *germ-free* apresentaram uma maior ativação de neurônios extrínsecos do intestino, conectando o sistema sensorial do tronco cerebral aos núcleos e neurônios simpáticos intestinais, comparativamente com os camundongos com MI. Tais resultados sugerem, ao menos em parte, que a MI exerce um efeito supressor sobre determinadas vias de sinalização do intestino para o cérebro (Muller *et al.*, 2020). Além disso, a ativação dessa via neuronal, essencial para modificar a motilidade intestinal, pode ser suprimida pela administração de AGCCs, reforçando o papel da MI na regulação da motilidade intestinal. Esses achados ressaltam que as bactérias intestinais podem, por meio dos seus metabólitos, modular as vias neurais do eixo intestino-cérebro (Muller *et al.*, 2020).

O nervo vago também exerce um papel fundamental na regulação do eixo intestino-cérebro. As fibras do nervo vago percorrem as camadas musculares e mucosas do TGI, onde detectam sinais sensoriais. Posteriormente, retransmitem esses sinais para o SNC. A transmissão de sinais das extremidades periféricas do nervo vago para o SNC ocorre por meio da ativação de mecanorreceptores – que podem identificar o volume luminal – ou quimiorreceptores – desencadeados por estímulos químicos, como hormônios, neurotransmissores e metabólitos produzidos pelas CEE. A MI pode influenciar esses sinais, uma vez que as CEE são afetadas por ela.

Essa relação entre o intestino e o cérebro se amplia a potenciais modificações de humor e comportamento. O estudo publicado por Bravo *et al.* (2011) avaliou o efeito da administração de *Lactobacillus rhamnosus* JB-1 sobre a expressão dos receptores GABA em áreas cerebrais relacionadas com o processamento do medo e das emoções, como a amígdala e o hipocampo. Em suma, os autores observaram que a administração de *L. rhamnosus* JB-1 reduziu a corticosterona induzida pelo estresse e o comportamento relacionado com ansiedade e depressão. Vale ressaltar que a maioria dos efeitos observados no que tange ao comportamento e às alterações na expressão dos receptores GABA provocados pelo *L. rhamnosus* JB-1 é anulada em camundongos submetidos a vagotomia, procedimento cirúrgico que envolve o corte do nervo vago (Bravo *et al.*, 2011). Logo, esses resultados sugerem que os impactos das bactérias estão condicionados, em grande medida, à comunicação neuronal com o cérebro.

Eixo intestino-cérebro e o papel do sistema imunológico

A MI desempenha um papel essencial no desenvolvimento, na maturação e na ativação das células imunológicas inatas do cérebro, conhecidas como micróglia (Abdel-Haq, 2019). Em comparação com ratos experimentais saudáveis, aqueles sem a MI mostraram um aumento no número de micróglias imaturas em várias áreas cerebrais. Interessantemente, essa observação foi confirmada por meio da análise da forma celular e da expressão de genes que indicam a maturidade das células da micróglia, e resultados semelhantes foram encontrados em estudos com ratos tratados com antibióticos (Abdel-Haq *et al.*, 2019).

A programação do sistema imunológico da micróglia parece depender de sinais provenientes do metabolismo da MI (Abdel-Haq *et al.*, 2019). A saber, quando os camundongos sem MI foram tratados com AGCCs, a morfologia e a função da micróglia foram restauradas. Ainda, sugere-se que a presença de uma MI complexa e/ou de táxons bacterianos específicos possa ser crucial para o adequado funcionamento e desenvolvimento da micróglia.

Por outro lado, metabólitos da MI como o lipopolissacarídeo (LPS), podem atuar negativamente sobre a micróglia (Zhao *et al.*, 2019). O LPS, derivado de bactérias gram-negativas, é reconhecido pelo receptor do tipo *Toll* 4 (TLR-4, do inglês *Toll-like receptor*), presente em diversas células, incluindo na micróglia (Zhao *et al.*, 2019). A imunoativação da micróglia maximiza a produção de mediadores inflamatórios, como citocinas inflamatórias (p. ex., TNF-α, IL-6 etc.), que favorecem a desregulação do SNC e parece induzir a gênese de diversas alterações negativas (Zhao *et al.*, 2019).

Essa reação imunológica desencadeada pelo LPS no SNC também incorre na perda de células neuronais (Zhao *et al.*, 2019). Portanto, esses eventos são determinantes para potenciais déficits cognitivos e, ainda, apresentam relação com sintomas de ansiedade e depressão (Zhao et al., 2019). Esses mecanismos de imunoativação da micróglia fazem parte do mecanismo fisiopatológico de diferentes doenças cerebrais, apesar de evidências clínicas serem escassas.

Paradoxalmente, o polissacarídeo A, outro produto da MI, que é liberado por *Bacteroides fragilis*, é reconhecido pelos receptores TLR-2, os quais provocam uma resposta anti-inflamatória possivelmente protetora do SNC (Wang et al., 2014).

Recentemente, Marques et al. (2021) propuseram diversos mecanismos de interatuação que favorecem a inflamação sistêmica de baixo grau e, por consequência, a neuroinflamação, como o sono, a inatividade física e a alimentação. Esses mecanismos, por exemplo, são imprescindíveis para a gênese da obesidade e das desordens associadas (Marques et al., 2021). Esse mecanismo está ilustrado na Figura 13.4.

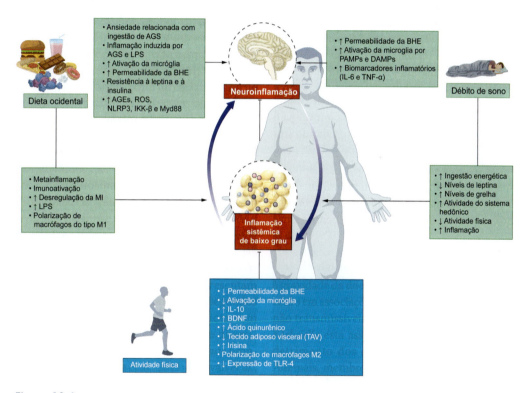

Figura 13.4 Consequências da dieta ocidental, da falta de sono e do exercício físico na inflamação e na obesidade. ↑: alto/aumento; ↓: baixo/diminuição; AGES: produtos de glicação avançada; AGS: ácidos graxos saturados; BDNF: fator neurotrófico derivado do cérebro; BHE: barreira hematoencefálica; DAMPs: padrões moleculares associados a danos; IKKβ: inibidor da subunidade beta do fator nuclear kappa B; IL-6: interleucina-6; IL-10: interleucina-10; inflamassoma NLRP3: proteína 3 contendo domínios NACHT, LRR e PYD; KYNA: ácido quinurênico; LRR: repetição rica em leucina; LPS: lipopolissacarídeo; MyD88: resposta primária de diferenciação mieloide 88; PAMPs: padrões moleculares associados a patógenos; ROS: espécies reativas de oxigênio; TAV: tecido adiposo visceral; TDEE: gasto energético total diário; TLR-4: receptor do tipo *Toll* 4; TNF-α: fator de necrose tumoral alfa. (Adaptada de Marques et al., 2021.)

Papel da dieta na neuroinflamação associada à microbiota intestinal

A dieta ocidental (DO) contribui para o ganho de massa corporal por meio de dois principais mecanismos: (i) exposição crônica a padrões alimentares prejudiciais e (ii) presença de nutrientes que funcionam como antígenos, desencadeando uma resposta imunológica (Marques et al., 2021). O alto teor de açúcar (p. ex., sacarose e glicose) e ácidos graxos saturados (AGS; mirístico 14:0 e palmítico 16:0) na DO resulta em expressivo aumento na ingestão calórica, o que leva ao acúmulo de gordura corporal em situações de balanço energético positivo crônico (Christ; Lauterbach; Latz, 2019; Montalvany-Antonucci et al., 2018; Van Dijk et al., 2009). Além disso, a composição específica da DO aumenta o risco de desenvolvimento de distúrbios metabólicos, como resistência à insulina e desequilíbrios no perfil lipídico, criando um ambiente metabólico desregulado que propicia distúrbios relacionados com o tecido adiposo (Christ; Lauterbach; Latz, 2019; Montalvany-Antonucci et al., 2018; Van Dijk et al., 2009). Componentes específicos da DO, como AGS, açúcar e sal dietético, têm sido associados à promoção de processos inflamatórios em estudos conduzidos em modelos animais e em seres humanos (Kolehmainen et al., 2015; Nobs; Zmora; Elinav, 2020).

Por exemplo, a elevada ingestão de monossacarídeos, como glicose e frutose, contribui para a hiperglicemia crônica e a formação de produtos de glicação avançada (AGEs, do inglês *advanced glycation end-products*), que ativam a via do NF-kB, quinases e espécies reativas de oxigênio (EROs) (Kolehmainen et al., 2015; Nobs; Zmora; Elinav, 2020). Os AGEs estimulam os receptores TLR-2 e TLR-4, desencadeando a produção de citocinas inflamatórias. Outros mecanismos, como a biossíntese de ceramida e a ativação do inflamassoma NLRP3, também são propostos como explicação para o aumento do processo inflamatório (Kolehmainen et al., 2015; Nobs; Zmora; Elinav, 2020). Embora estudos recentes indiquem que os AGS não interagem fisicamente com o TLR-4, acredita-se que essas gorduras possam influenciar a estabilidade desse receptor, contribuindo para o aumento do processo inflamatório (Lancaster et al., 2018).

O impacto inflamatório da DO não se restringe apenas ao açúcar e aos AGS (Hintze, 2018). Essa dieta é carente em fibras alimentares, micronutrientes e compostos bioativos. Além disso, é comum observar um alto consumo de sal, bebidas alcoólicas e alimentos ultraprocessados. Essa combinação intensifica o processo inflamatório por meio de várias vias. A falta de componentes anti-inflamatórios na dieta pode prejudicar a composição e a atividade da MI, aumentando a permeabilidade intestinal. Ademais, a dieta deficiente em componentes anti-inflamatórios também reduz a produção de muco, diminuindo a barreira física intestinal contra antígenos oportunistas (Hintze, 2018). Finalmente, um intestino mais permeável resulta no aumento de fragmentos bacterianos, como o LPS, na corrente sanguínea. Como citado anteriormente, o LPS, por meio de receptores específicos, interage com várias células, incluindo as do sistema imunológico, estimulando a produção de citocinas inflamatórias na lâmina própria, no sangue e no cérebro (Camilleri, 2019).

Os impactos adversos da DO sobre a MI, a permeabilidade do intestino, a ativação imunológica mediada pelo LPS e a inflamação sistêmica são considerados caminhos cruciais para a ativação da micróglia e a indução da neuroinflamação (Abdel-Haq et al., 2019; Orihuela; Mcpherson; Harry, 2016). A micróglia, que atua liberando citocinas no cérebro de maneira semelhante aos macrófagos, responde ao LPS, expressando receptores para padrões moleculares associados a patógenos (PAMPs), ampliando o fenótipo M1 e gerando citocinas inflamatórias (Abdel-Haq et al., 2019; Laffer et al., 2019; Orihuela; Mcpherson; Harry, 2016). Recentemente, observou-se um aumento dos estudos observacionais que relacionam padrões alimentares e resultados cerebrais (Phillips et al., 2018; Vicente et al., 2020).

Os padrões alimentares ricos em nutrientes provenientes de fontes animais, como proteína animal, cobalamina, colesterol e ômega 6, estão associados ao aumento de biomarcadores inflamatórios circulantes. Por outro lado, padrões alimentares com base em plantas (*plant-based dietary pattern*) têm sido relacionados à redução dos marcadores inflamatórios, especialmente em indivíduos com estilo de vida menos saudável e distúrbios do sono (Phillips *et al.*, 2018). Esses achados apontam para o papel central da DO no desencadeamento da inflamação, especialmente em pessoas mais suscetíveis à inflamação sistêmica, geralmente com um estilo de vida sedentário e qualidade de sono comprometida (Marques *et al.*, 2021; Vicente *et al.*, 2020).

Microbiota intestinal e doenças cerebrais comuns no envelhecimento

As doenças neurodegenerativas são mais prevalentes nas pessoas idosas. Entre elas, as mais frequentes são as doenças de Parkinson (DP) e de Alzheimer (DA) (Ben-Shlomo *et al.*, 2024; Jaisa-Aad; Munoz-Castro; Serrano-Pozo, 2024).

Na DP, por exemplo, a degeneração de neurônios dopaminérgicos, a agregação de formas da proteína neuronal alfa-sinucleína (αSyn), a disfunção mitocondrial, a excessiva produção de EROs e o aumento da ativação da micróglia (neuroinflamação) contemplam as principais alterações cerebrais (Morais; Schreiber; Mazmanian, 2021). A inflamação mediada pela MI impacta a permeabilidade intestinal, disfunção que é afetada por diversos fatores, como alimentação, sono, atividade física, entre outros comportamentos não saudáveis (p. ex., tabagismo e etilismo). O aumento da permeabilidade intestinal está relacionado com o acúmulo antecipado da αSyn, o que sugere, ao menos em parte, que as desregulações da MI, sobretudo o desequilíbrio bacteriano intestinal, participem da fisiopatogênese da DP (Forsyth *et al.*, 2011).

Na análise da MI de pessoas vivendo com DP em comparação com as pessoas sem a doença, verificou-se aumento dos níveis da família *Enterobacteriaceae* acompanhado da redução de microrganismos intestinais responsáveis pela liberação de mediadores anti-inflamatórios, especialmente os AGCCs (Barichella *et al.*, 2019). No entanto, a MI desregulada também interfere negativamente no efeito dos fármacos comumente prescritos para a DP, sobretudo por afetar a absorção do fármaco (Morais; Schreiber; Mazmanian, 2021; Van Kessel *et al.*, 2019). Além disso, em modelo animal, Sampson *et al.* (2020) verificaram que cepas patogênicas de *E. coli* são capazes de produzir a proteína amiloide, levando ao acúmulo de αSyn no intestino e no cérebro. Assim, reconhece-se que MI participa por meio de diferentes mecanismos na gênese da DP (Sampson *et al.*, 2020). Ademais, mais recentemente, em uma revisão sistemática, verificou-se que o aumento da participação dos gêneros *Akkermansia* e *Bifidobacterium* e a diminuição da participação dos gêneros *Roseburia* e *Faecalibacterium* foram mais característicos da MI associada à DP. Quantidades diminuídas de AGCCs podem propiciar a ocorrência de processos inflamatórios e a diminuição da integridade do epitélio intestinal. Adicionalmente, a diminuição nos níveis de *Faecalibacterium* está relacionada com o aumento na permeabilidade intestinal, o que reforça a relação com a DP (Cirstea *et al.*, 2020).

A *Akkermansia* também pode desempenhar um papel na degradação da camada de muco quando há falta de fibras na alimentação. Uma vez que a camada de muco representa a primeira linha de defesa do epitélio intestinal, sua degradação contribui para aumentar ainda mais a permeabilidade intestinal (Desai *et al.*, 2016). As análises detalhadas dos subgrupos indicaram uma associação significativamente negativa entre o IMC e a presença de *Akkermansia*, o que sustenta a ideia de que a *Akkermansia* pode ser mais abundante em indivíduos com baixo peso. Pacientes com DP apresentam um maior risco de desnutrição, com a probabilidade de os riscos aumentarem à medida que a doença progride, o que pode explicar o aumento da *Akkermansia* (Sheard *et al.*, 2011).

Mecanismos semelhantes, especialmente relacionados com neuroinflamação, explicam a fisiopatogênese da DA. Esta é uma condição neurodegenerativa progressiva caracterizada pela formação precoce de placas difusas e neuríticas fora das células, compostas por peptídeos beta-amiloide, seguida pela criação de emaranhados neurofibrilares dentro das células, formados pela proteína tau hiperfosforilada no cérebro (Seo; Holtzman, 2024). Embora essas agregações representem as principais características patológicas da DA, a doença também envolve diversos outros processos fisiopatológicos, como neuroinflamação, disfunção sináptica e desregulação metabólica. Apesar dos esforços consideráveis na pesquisa para compreender a origem da doença, as relações de causa e efeito dos complexos processos biológicos envolvidos na DA não são completamente compreendidas. A falta de clareza apresenta desafios significativos no desenvolvimento de tratamentos eficazes, destacando a necessidade de uma abordagem abrangente e multidimensional para lidar com essa condição (Seo; Holtzman, 2024).

No que tange à MI, estudos revelaram associações entre determinados microrganismos e os níveis de biomarcadores no líquido cefalorraquidiano (LCR) relacionados com a DA (Cattaneo et al., 2017). Por exemplo, foram observadas correlações entre menores níveis de biomarcadores no LCR, como a razão Aβ42/Aβ40, tau fosforilada (p-tau) e a razão p-tau/Aβ42, com a presença de *Clostridiaceae* (SMB53) e *Erysipelotrichaceae* (cc115) (Cattaneo et al., 2017). Em contraste, *Blautia* e *Bacteroides* spp. foram associados a níveis mais elevados de biomarcadores no LCR. Verhaar et al. (2021) identificaram que *Lachnospiraceae* spp. e *Blautia faecis* como as principais bactérias preditoras para a presença de tau. Esse estudo também ressalta uma ligação entre a composição da MI e os níveis de amiloide no cérebro (Verhaar et al., 2021). Por outro lado, pesquisas identificaram níveis mais elevados de *Alistipes* spp. e *Odoribacter splanchnicus* associados ao aumento de amiloide no LCR e à diminuição de p-tau no LCR (Vogt et al., 2017). Li et al. (2019) encontraram uma correlação negativa entre a carga amiloide e a abundância de *Lactobacillus*, enquanto uma correlação positiva foi observada entre *Akkermansia muciniphila* e a atrofia do lobo temporal medial.

Finalmente, foram identificadas em pessoas que vivem com a DA mudanças na diversidade bacteriana intestinal, em particular, com redução do filo Firmicutes e da bactéria *Bifidobacterium* spp. e aumento do filo Bacteroidetes e dos gêneros *Escherichia* e *Shigella*. Essa mudança, por sua vez, foi associada ao aumento do estado inflamatório e ao acúmulo de proteínas amiloides (Cattaneo et al., 2017).

Referências bibliográficas

ABDEL-HAQ, R. et al. Microbiome-microglia connections via the gut-brain axis. **Journal of Experimental Medicine**, v. 216, n. 1, p. 41-59, 2019.

ARAGOZZINI, F. et al. Indole-3-lactic acid as a tryptophan metabolite produced by Bifidobacterium spp. **Applied and Environmental Microbiology**, v. 38, n. 3, p. 544-546, 1979.

BARICHELLA, M. et al. Unraveling gut microbiota in Parkinson's disease and atypical parkinsonism. **Movement Disorders**, v. 34, n. 3, p. 396-405, 2019.

BARRETT, E. et al. gamma-Aminobutyric acid production by culturable bacteria from the human intestine. **Journal of Applied Microbiology**, v. 113, n. 2, p. 411-417, 2012.

BEN-SHLOMO, Y. et al. The epidemiology of Parkinson's disease. **Lancet**, v. 403, n. 10423, p. 283-292, 2024.

BRAVO, J. A. et al. Ingestion of Lactobacillus strain regulates emotional behavior and central GABA receptor expression in a mouse via the vagus nerve. **Proceedings of the National Academy of Sciences of the United States of America**, v. 108, n. 38, p. 16050-16055, 2011.

BUCKLEY, M. M. et al. Glucagon-Like Peptide-1 Secreting L-Cells Coupled to Sensory Nerves Translate Microbial Signals to the Host Rat Nervous System. **Frontiers in Cellular Neuroscience**, v. 14, p. 95, 2020.

CAMILLERI, M. Leaky gut: mechanisms, measurement and clinical implications in humans. **Gut**, v. 68, n. 8, p. 1516-1526, 2019.

CATTANEO, A. et al. Association of brain amyloidosis with pro-inflammatory gut bacterial taxa and peripheral inflammation markers in cognitively impaired elderly. **Neurobiology of Aging**, v. 49, p. 60-68, 2017.

CERVANTES-BARRAGAN, L. et al. Lactobacillus reuteri induces gut intraepithelial CD4(+)CD8αα(+) T cells. **Science**, v. 357, n. 6353, p. 806-810, 2017.

CERVENKA, I.; AGUDELO, L. Z.; RUAS, J. L. Kynurenines: Tryptophan's metabolites in exercise, inflammation, and mental health. **Science**, v. 357, n. 6349, 2017.

CHRIST, A.; LAUTERBACH, M.; LATZ, E. Western diet and the immune system: an inflammatory connection. **Immunity**, v. 51, n. 5, p. 794-811, 2019.

CIRSTEA, M. S. et al. Microbiota composition and metabolism are associated with gut function in parkinson's disease. **Movements Disorders Journal**, v. 35, n. 7, p. 1208-1217, 2020.

DESAI, M. S. et al. A dietary fiber-deprived gut microbiota degrades the colonic mucus barrier and enhances pathogen susceptibility. **Cell**, v. 167, n. 5, p. 1339-1353 e1321, 2016.

FORSYTH, C. B. et al. Increased intestinal permeability correlates with sigmoid mucosa alpha-synuclein staining and endotoxin exposure markers in early Parkinson's disease. **PLOS ONE**, v. 6, n. 12, p. e28032, 2011.

GAO, K. et al. Tryptophan metabolism: a link between the gut microbiota and brain. **Advances in Nutrition**, v. 11, n. 3, p. 709-723, 2020.

HINTZE, K. J. et al. Modeling the Western diet for preclinical investigations. **Advances in Nutrition**, v. 9, n. 3, p. 263-271, 2018.

JAISA-AAD, M.; MUÑOZ-CASTRO, C.; SERRANO-POZO, A. Update on modifiable risk factors for Alzheimer's disease and related dementias. **Current Opinion in Neurology**, v. 37, n. 2, p. 166-181, 2024.

KABOURIDIS, P. S. et al. Microbiota controls the homeostasis of glial cells in the gut lamina propria. **Neuron**, v, 85, n. 2, p. 289-295, 2015.

KOLEHMAINEN, M. et al. Healthy Nordic diet downregulates the expression of genes involved in inflammation in subcutaneous adipose tissue in individuals with features of the metabolic syndrome. **The American Journal of Clinical Nutrition**, v. 101, n. 1, p. 228-239, 2015.

LAFFER, B. et al. Loss of IL-10 promotes differentiation of microglia to a M1 phenotype. **Frontiers in Cellular Neuroscience**, v. 13, p. 430, 2019.

LANCASTER, et al. Evidence that TLR4 is not a receptor for saturated fatty acids but mediates lipid-induced inflammation by reprogramming macrophage metabolism. **Cell Metabolism**, v. 27, n. 5, p. 1096-1110 e1095, 2018.

LEE, J. H.; LEE, J. Indole as an intercellular signal in microbial communities. **FEMS Microbiology Reviews**, v. 34, n. 4, p. 426-444, 2010.

LI, B. et al. Mild cognitive impairment has similar alterations as Alzheimer's disease in gut microbiota. **Alzheimers Dement**, v. 15, n. 10, p. 1357-1366, 2019.

MARQUES, C. G. et al. Does modern lifestyle favor neuroimmunometabolic changes? A path to obesity. **Frontiers of Nutriton**, v. 8, p. 705545, 2021.

MONTALVANY-ANTONUCCI, C. C. et al. High-fat diet disrupts bone remodeling by inducing local and systemic alterations. **Journal of Nutrition Biochemestry**, v. 59, p. 93-103, 2018.

MORAIS, L. H.; SCHREIBER, H. L. T.; MAZMANIAN, S. K. The gut microbiota-brain axis in behavior and brain disorders. **Natural Reviews Microbiology**, v. 19, n. 4, p. 241-255, 2021.

MULLER, P. A. et al. Microbiota modulate sympathetic neurons via a gut-brain circuit. **Nature**, v. 583, n. 7816, p. 441-446, 2020.

MULLER, T. et al. 5-hydroxytryptamine modulates migration, cytokine and chemokine release and T-cell priming capacity of dendritic cells in vitro and in vivo. **PLOS ONE**, v. 4, n. 7, p. e6453, 2009.

NOBS, S. P.; ZMORA, N.; ELINAV, E. Nutrition regulates innate immunity in health and disease. **Annual Review of Nutritional**, v. 40, p. 189-219, 2020.

O'FARRELL, K.; HARKIN, A. Stress-related regulation of the kynurenine pathway: Relevance to neuropsychiatric and degenerative disorders. **Neuropharmacology**, v. 112, p. 307-323, 2017.

O'MAHONY, S. M. et al. Serotonin, tryptophan metabolism and the brain-gut-microbiome axis. **Behavioural Brain Research**, v. 277, p. 32-48, 2015.

OBATA, Y. et al. Neuronal programming by microbiota regulates intestinal physiology. **Nature**, v. 578, n. 7794, p. 284-289, 2020.

ORIHUELA, R.; MCPHERSON, C. A.; HARRY, G. J. Microglial M1/M2 polarization and metabolic states. **Brazil Journal of Pharmacology**, v. 173, n. 4, p. 649-665, 2016.

PHILLIPS, C. M. et al. Dietary inflammatory index and mental health: A cross-sectional analysis of the relationship with depressive symptoms, anxiety and well-being in adults. **Clinical Nutrition**, v. 37, n. 5, p. 1485-1491, 2018.

PIEROZAN, P. et al. Quinolinic acid neurotoxicity: Differential roles of astrocytes and microglia via FGF-2-mediated signaling in redox-linked cytoskeletal changes. **Biochimica et Biophysica Acta**, v. 1863, n. 12, p. 3001-3014, 2016.

ROAGER, H. M.; LICHT, T. R. Microbial tryptophan catabolites in health and disease. **Nature Communications**, v. 9, n. 1, p. 3294, 2018.

SAMPSON, T. R. et al. A gut bacterial amyloid promotes alpha-synuclein aggregation and motor impairment in mice. **Elife**, v. 9, 2020.

SAVITZ, J. et al. Reduction of kynurenic acid to quinolinic acid ratio in both the depressed and remitted phases of major depressive disorder. **Brain Behavioural of Immunology**, v. 46, p. 55-59, 2015.

SCHROEDER, F. A. *et al*. Antidepressant-like effects of the histone deacetylase inhibitor, sodium butyrate, in the mouse. **Biological Psychiatry**, v. 62, n. 1, p. 55-64, 2007.

SEO, D. O.; HOLTZMAN, D. M. Current understanding of the Alzheimer's disease-associated microbiome and therapeutic strategies. **Experimental & Molecular Medicine**, v. 56, n. 1, p. 86-94, 2024.

SHEARD, J. M. *et al*. Prevalence of malnutrition in Parkinson's disease: a systematic review. **Nutrition Reviews**, v. 69, n. 9, p. 520-532, 2011.

SMITH, E. A.; MACFARLANE, G. T. Enumeration of human colonic bacteria producing phenolic and indolic compounds: effects of pH, carbohydrate availability and retention time on dissimilatory aromatic amino acid metabolism. **Journal of Applied Bacteriology**, v. 81, n. 3, p. 288-302, 1996.

STRANDWITZ, P. *et al*. GABA-modulating bacteria of the human gut microbiota. **Nature Microbiology**, v. 4, n. 3, p. 396-403, 2019.

VAN DIJK, S. J. *et al*. A saturated fatty acid-rich diet induces an obesity-linked proinflammatory gene expression profile in adipose tissue of subjects at risk of metabolic syndrome. **The American Journal of Clinical Nutrition**, v. 90, n. 6, p. 1656-1664, 2009.

VAN KESSEL, S. P. *et al*. Gut bacterial tyrosine decarboxylases restrict levels of levodopa in the treatment of Parkinson's disease. **Nature Communications**, v. 10, n. 1, p. 310, 2019.

VERHAAR, B. J. H. *et al*. Gut microbiota composition is related to AD pathology. **Frontiers in Immunology**, v. 12, p. 794519, 2021.

VICENTE, B. M. *et al*. The dietary inflammatory index (DII[R]) and its association with cognition, frailty, and risk of disabilities in older adults: A systematic review. **Clinical Nutrition ESPEN**, v. 40, p. 7-16, 2020.

VOGT, N. M. *et al*. Gut microbiome alterations in Alzheimer's disease. **Science Reports**, v. 7, n. 1, p. 13537, 2017.

WANG, Y. *et al*. An intestinal commensal symbiosis factor controls neuroinflammation via TLR2-mediated CD39 signalling. **Nature Communications**, v. 5, p. 4432, 2014.

WILLIAMS, B. B. *et al*. Discovery and characterization of gut microbiota decarboxylases that can produce the neurotransmitter tryptamine. **Cell Host & Microbe**, v. 16, n. 4, p. 495-503, 2014.

WOLF, A. M. *et al*. Overexpression of indoleamine 2,3-dioxygenase in human inflammatory bowel disease. **Clinical Immunology**, v. 113, n. 1, p. 47-55, 2004.

YANO, J. M. *et al*. Indigenous bacteria from the gut microbiota regulate host serotonin biosynthesis. **Cell**, v. 161, n. 2, p. 264-276, 2015.

YOO, B. B.; MAZMANIAN, S. K. The enteric network: interactions between the immune and nervous systems of the gut. **Immunity**, v. 46, n. 6, p. 910-926, 2017.

ZHAO, J. *et al*. Neuroinflammation induced by lipopolysaccharide causes cognitive impairment in mice. **Scientifics Reports**, v. 9, n. 1, p. 5790, 2019.

14 Eixo Microbiota Intestinal e Pâncreas

Mariana de Moura e Dias ▪ Sandra Aparecida dos Reis Louzano ▪ Ana Claudia Pelissari Kravchychyn ▪ Helen Hermana M. Hermsdorff

Objetivo

- Discutir a relação entre a microbiota intestinal e o pâncreas, bem como a influência da microbiota na associação e no desenvolvimento de determinadas doenças pancreáticas.

Destaques

- A relação entre o pâncreas e a microbiota intestinal (MI) é bidirecional; desse modo, o funcionamento de um influencia diretamente no outro
- O perfil de peptídeos antimicrobianos presentes na secreção exócrina pancreática é modulado pela composição da MI
- Pacientes com diabetes *mellitus* (DM) apresentam menos bactérias produtoras de ácidos graxos de cadeia curta (AGCCs), os quais favorecem o desenvolvimento da resistência à insulina
- O tratamento da pancreatite aguda (PA) inclui o uso de probióticos, AGCCs e transplante de microbiota fecal (TMF), associados a intervenções nutricionais que impactam o estado nutricional e a qualidade da alimentação habitual
- A modulação da MI se destaca como estratégia promissora para o tratamento do DM e da PA.

Introdução

Com prevalência de 15,7 milhões de adultos no Brasil e de 537 milhões de adultos em todo o mundo, o DM se destaca como um relevante problema de saúde pública, dadas as consequências provocadas quando não é tratado, dentre as quais se incluem cegueira, amputações, doenças cardiovasculares, doenças neurológicas e doenças renais (IDF, 2021). Somada a essas consequências está a PA, que é associada a considerável morbidade e mortalidade, sendo a principal causa de admissões hospitalares por condições gastrointestinais (Mayerle *et al.*, 2019).

Logo, considerando a prevalência e o impacto social e econômico, o estudo da relação entre a MI e as doenças pancreáticas se faz necessário, tanto para maior entendimento do desenvolvimento e fisiopatologia de tais doenças como também para descobertas de novos tratamentos. Isso permite a elaboração e adoção de novas estratégias e políticas de intervenção, o que ajuda a evitar o aumento do número de pessoas acometidas.

Pâncreas

O pâncreas é uma glândula com função endócrina e exócrina, que pertence aos sistemas digestivo e endócrino. Esse órgão se encontra na região abdominal, atrás do estômago, entre o duodeno e o baço (Dolenšek; Rupnik; Stožer, 2015).

Anatomicamente, o pâncreas pode ser dividido em cabeça, corpo e cauda, apesar de não existir um limite claro. Ademais, esse órgão tem seu parênquima fracionado em lóbulos, sendo essa divisão decorrente de septos de tecido conjuntivo provenientes da cápsula fibrosa que envolve toda a glândula. Histologicamente, os lóbulos pancreáticos são formados pelos ácinos e pelas ilhotas de Langerhans (Dolenšek; Rupnik; Stožer, 2015).

Função exócrina do pâncreas

A porção exócrina do pâncreas compõe a maior parte da glândula (96 a 99%), sendo formada por unidades secretoras arranjadas na forma de ácinos, que desembocam em um sistema de ductos. Essa porção é responsável por sintetizar, armazenar e secretar mais de 20 tipos de enzimas digestivas, além de uma solução rica em íons e água, que, coletivamente, formam o suco pancreático (Walkowska et al., 2022).

Os ácinos pancreáticos são do tipo seroso, e o produto de sua secreção é majoritariamente composto por proteínas. Nesse sentido, as células acinares contêm uma grande quantidade de retículo endoplasmático rugoso e de ribossomos. Ainda, o núcleo celular apresenta-se deslocado para a porção basal e a região apical concentra a maior parte do complexo de Golgi, sendo esse responsável por produzir os grânulos de secreção (grânulos de zimogênio), que são levados ao meio externo por meio da exocitose (Petersen et al., 2021).

A síntese das enzimas ocorre de maneira semelhante a qualquer outra proteína, mediante a transcrição do DNA em mRNA e a tradução desse em proteína. Contudo, a fim de preservar a integridade da célula acinar, as enzimas pancreáticas são produzidas na forma inativa (proenzimas ou zimogênios). Logo, para que essas sejam ativadas, o pH do lúmen intestinal deve encontrar-se ligeiramente alcalino (Konturek et al., 2003).

Nessa perspectiva, as células centroacinares e as ductais são responsáveis por secretar o íon bicarbonato (HCO_3^-) e água. Com isso, ao chegar no duodeno, o suco pancreático promove a alcalinização do lúmen intestinal, o que permite que as enzimas pancreáticas sejam ativadas (Konturek et al., 2003).

A secreção do suco pancreático é modulada tanto hormonal quanto neuralmente. Sob esse aspecto, os hormônios intestinais colecistocinina (CCK), secretina e peptídeo intestinal vasoativo (VIP, do inglês *vasoactive intestinal peptide*) estimulam a atividade exócrina pancreática. Além disso, o nervo vago, o neurotransmissor acetilcolina e o neuropeptídeo liberador de gastrina (GRP, do inglês *gastrin-releasing peptide*) também atuam estimulando essa ação (Konturek et al., 2003).

Desse modo, após estímulo, o produto dos ácinos pancreáticos é secretado diretamente nos ductos intercalares que drenam a secreção para ductos cada vez maiores que convergem no ducto pancreático principal (ducto de Wirsung). Esse estende-se horizontalmente em todo o pâncreas e desemboca no duodeno, na ampola de Vater, após se unir ao ducto colédoco (ducto biliar comum). Além do ducto pancreático principal, alguns indivíduos são dotados de um ducto acessório (ducto de Santorini), que é responsável por drenar a porção anterossuperior da cabeça do pâncreas. Esse ducto acessório também desemboca no duodeno, localizando-se próximo ao ducto pancreático principal (Dolenšek; Rupnik; Stožer, 2015).

Função endócrina do pâncreas

As ilhotas de Langerhans apresentam formato circular e são responsáveis por 1 a 4% do volume total do pâncreas. Essas são formadas por milhares de células endócrinas que secretam seus hormônios peptídicos diretamente na corrente sanguínea (Dolenšek; Rupnik; Stožer, 2015). Em função disso, as unidades endócrinas do pâncreas recebem 10 vezes mais irrigação sanguínea do que a porção exócrina (Walkowska et al., 2022).

As células endócrinas que formam as ilhotas podem ser de cinco tipos (Dolenšek; Rupnik; Stožer, 2015):

- Células α (alfa): compõem de 20 a 40% das células endócrinas, sendo responsáveis por secretar os hormônios glucagon, glicentina e os peptídeos tipo glucagon 1 e 2 (GLP-1 e 2, do inglês *glucagon-like peptide*). Essas células

localizam-se na periferia das ilhotas (Walkowska et al., 2022; Dolenšek; Rupnik; Stožer, 2015)
- Células β (beta): compreendem 50 a 70% das células endócrinas que formam as ilhotas. Essas células produzem amilina (peptídeo ilhota amiloide), peptídeo C e insulina, sendo encontradas no centro (medula) da ilhota (Walkowska et al., 2022; Dolenšek, Rupnik, Stožer, 2015)
- Células δ (delta): constituem menos de 10% das células das ilhotas e são responsáveis por secretar somatostatina, um eficiente supressor da secreção de insulina, glucagon e hormônio de crescimento. As células delta localizam-se na periferia das ilhotas (Walkowska et al., 2022; Dolenšek, Rupnik, Stožer, 2015)
- Células γ (gama): localizadas na periferia das ilhotas, essas compõem menos de 10% das células endócrinas e produzem o polipeptídeo pancreático (Walkowska et al., 2022; Dolenšek, Rupnik, Stožer, 2015)
- Células ε (epsilon): compreendem menos de 1% das células das ilhotas e produzem grelina, um hormônio relacionado com a regulação do metabolismo energético (Walkowska et al., 2022; Dolenšek, Rupnik, Stožer, 2015).

Por meio da ação equilibrada desses hormônios, particularmente o glucagon e a insulina, o pâncreas controla a homeostase da glicose. Nesse sentido, quando a glicemia se encontra reduzida, as células alfa secretam o hormônio glucagon. Esse atuará de modo a elevar a concentração sérica da glicose, ao estimular a glicogenólise hepática e muscular, a gliconeogênese hepática e renal, a cetogênese e a lipólise no tecido adiposo. Em contraste, a secreção de insulina pelas células beta é estimulada quando a glicemia se encontra elevada, assim o glucagon e a insulina mantêm os níveis de glicose entre 72 e 108 mg/dℓ (4 a 6 mmol/ℓ). A insulina reduz as concentrações séricas de glicose ao estimular a sua captação pelas células musculares e adiposas ao interagir com receptores específicos. Além disso, esse hormônio promove a glicogênese, a lipogênese e a síntese proteica, ao mesmo tempo que inibe a lipólise e a proteólise (Röder et al., 2016). Logo, a insulina é um hormônio anabólico, enquanto o glucagon atua estimulando a atividade catabólica.

Relação bidirecional entre o pâncreas e a microbiota intestinal

Em função da proximidade e da conexão anatômica existente entre o pâncreas e a porção tubular do trato gastrointestinal (TGI), a capacidade da MI influenciar a fisiologia dessa glândula tem sido investigada (Thomas; Jobin, 2020).

Nesse sentido, a MI é capaz de estimular e modular a produção pancreática de peptídeos antimicrobianos, por intermédio dos AGCCs (Sun et al., 2015; Ahuja et al., 2017). Essa modulação ocorre por meio de uma via bidirecional, ou seja, tanto os peptídeos antimicrobianos são influenciados pela MI, quanto a produção desses peptídeos altera a MI e, consequentemente, o sistema imunológico intestinal. Por fim, destaca-se que essa modulação resulta em modificação fenotípica dos macrófagos intrapancreáticos. Na presença de peptídeos antimicrobianos, o fenótipo dos macrófagos passa a não ser inflamatório, já que ocorre diminuição na produção do fator de necrose tumoral alfa (TNF-α) (Thomas; Jobin, 2020).

Desse modo, as células acinares realizam a síntese e secreção desses peptídeos, que representam 10% das proteínas presentes no suco pancreático (Thomas; Jobin, 2020). Um exemplo de peptídeo é o *regenerating islet-derived protein 3 gamma* (RegIIIγ), que, quando presente no lúmen intestinal, liga-se à parede celular bacteriana e provoca a formação de poros, o que leva a célula à apoptose. Além disso, esse peptídeo também é capaz de restringir a interação das bactérias com o epitélio intestinal, o que dificulta a colonização do TGI por esses microrganismos (Vaishnava et al., 2011). Ademais, a glicoproteína 2 (GP2), também presente no suco pancreático, atua impedindo a adesão e a invasão das bactérias comensais intestinais (Zhang et al., 2022). As enzimas pancreáticas também são capazes de modular a composição da MI. Para tanto, a enzima tripsina é essencial para a ativação dos peptídeos antibacterianos RegIIIγ e alfa-defensina. Ainda, a enzima fosfolipase A2 (PLA2) é capaz de degradar o glicerol dos fosfolipídios encontrado em grande quantidade nas membranas bacterianas, provocando a morte desses microrganismos (Zhang et al., 2022).

Assim, a relação entre o pâncreas e a MI se mostra bidirecional, uma vez que os produtos da secreção exócrina dessa glândula modulam significativamente a composição da MI e, consequentemente, interferindo na sua atividade (Frost et al., 2019). Um estudo conduzido em um modelo experimental, com células beta pancreáticas incapazes de secretar o peptídeo antimicrobiano relacionado com a catelicidina (CRAMP, do inglês *Cathelicidin-related antimicrobial peptide*), mostrou que essa deficiência foi capaz de causar um desequilíbrio bacteriano intestinal, alterar a resposta imune inata intestinal, aumentar a permeabilidade intestinal e contribuir para o desenvolvimento de doença inflamatória intestinal (Ahuja et al., 2017).

Além de modular a composição do suco pancreático, a MI parece ter a habilidade de intervir na resposta imunológica pancreática. Para tanto, em função da sua composição, a MI altera o perfil de citocinas produzidas, o que modifica o fenótipo dos macrófagos intrapancreáticos de inflamatório para regulatório (Sun et al., 2015). Nessa perspectiva, o GP2 presente no suco pancreático é capaz de inibir a secreção de citocinas pró-inflamatórias (CXCL8, do inglês *motif chemokine ligand* 8, interleucina [IL]-17, TNF-α) e reduzir a ativação e proliferação de células T inflamatórias (Werner et al., 2012). Em conjunto, essas vias metabólicas indicam a bidirecionalidade da relação entre o pâncreas e a MI.

Ademais, a MI é essencial para que a microbiota pancreática se desenvolva, já que, por sua proximidade anatômica, deve ocorrer a translocação de microrganismos para a glândula. É provável que o sistema imunológico também contribua para essa colonização, uma vez que os microrganismos do lúmen intestinal podem ser capturados pelos fagócitos mononucleares e levados até os linfonodos. Desse modo, acredita-se que a presença de bactérias no pâncreas não é um processo fisiológico normal, mas sim decorrente de falhas imunológicas, que permitiriam a migração desses microrganismos até o pâncreas (Thomas; Jobin, 2020).

Atualmente, essa inter-relação entre pâncreas e MI, com consequente impacto fisiológico, despertou o interesse sobre a microbiota pancreática e seu impacto em situações de doenças nesse órgão.

Relação intestino-diabetes

Caracterizada por uma condição de hiperglicemia, o DM é uma doença crônica multifatorial e metabólica que ocorre devido à deficiência na produção ou ação da insulina (Rodacki et al., 2022). O DM pode ser classificado em tipo 1 (DM1), tipo 2 (DM2), gestacional e outros tipos de diabetes (p. ex., MODY, diabetes mitocondrial, diabetes secundário a drogas). Essa classificação é importante, pois permite a realização de um tratamento adequado, com definição de estratégias de rastreamento e complicações crônicas (Rodacki et al., 2022). Nesse sentido, o DM1 é uma doença autoimune caracterizada pela ausência de produção de insulina em decorrência da destruição das células beta pancreáticas. O DM1 é mais comum em crianças e adolescentes, com apresentação clínica abrupta, propensão a cetose e cetoacidose e necessidade de insulinoterapia desde seu diagnóstico (Bluestone et al., 2010; Rodacki et al., 2022).

Já o DM2 é o mais prevalente, intimamente associado à obesidade e ao envelhecimento, representando aproximadamente 90% dos casos (IDF, 2021; Rodacki et al., 2022). Ele ocorre em virtude de um quadro de resistência à insulina, principalmente, no tecido musculoesquelético. Apesar de haver produção inicial de insulina, a longo prazo ocorre falência das células beta pancreáticas, haja vista que o organismo não reconhece a produção desse hormônio (Kahn et al., 2014; Rodacki et al., 2022).

Segundo dados da Federação Internacional de Diabetes (2021), estima-se que 537 milhões de pessoas conviviam com essa doença em 2021.

Esse dado é extremamente preocupante, já que a manutenção de um estado de hiperglicemia, a longo prazo, resulta em uma série de danos corporais, como doenças cardiovasculares, oculares, neuropatias e nefropatias. Contudo, o tratamento adequado do DM pode prevenir todas essas complicações (IDF, 2021).

Relação entre diabetes *mellitus* tipo 1 e a microbiota intestinal

Em particular, as pessoas com DM1 apresentam uma composição da MI diferente, especialmente quando comparada com a de pessoas que não vivem com diabetes. Por exemplo, inicialmente, Giongo *et al.* (2011) observaram um aumento dos filos Firmicutes/Bacteroidetes. Em seguida, De Goffau *et al.* (2014) verificaram maior abundância de Bacteroidetes e de *Streptococcus mitis* nas crianças com diabetes, ao contrário das saudáveis, que apresentaram maior abundância de bactérias produtoras de butirato, como *Lactobacillus plantarum* e o *cluster Clostridium* XIVa. De modo similar, Méjia-León *et al.* (2015) encontraram dominância de Bacteroidetes em indivíduos com DM1, com reversão desse quadro após 2 anos de tratamento e consequente similaridade entre grupo DM1 e grupo controle.

A formação de uma MI diversa e saudável parece acontecer quando o nascimento é por parto vaginal e a alimentação inicial por leite humano, quando não há uso de antibióticos, ou quando este é baixo, quando a introdução alimentar é realizada de maneira correta, quando há contato adequado com animais e, por conseguinte, uma exposição aos microrganismos do ambiente. A exposição a esses fatores parece favorecer a proteção e prevenir o DM1 (Milani *et al.*, 2017). Acredita-se que tais exposições permitam a formação de uma barreira intestinal íntegra, o que impede a translocação bacteriana e a apresentação de autoantígenos, que contribuem para o desenvolvimento desse tipo de DM (Pellegrini *et al.*, 2017).

Pessoas que vivem com diabetes apresentam permeabilidade intestinal alterada, com presença de bactérias degradadoras de mucina em sua MI, particularmente dos gêneros *Bifidobacterium*, *Bacteroides e Ruminococcus* (Hooper *et al.*, 2002). Logo, esses indivíduos apresentam inflamação intestinal, provavelmente, pela redução da produção dos AGCCs, o que contribui para a ocorrência da doença.

Em contrapartida, ao se avaliar a MI de crianças saudáveis observa-se um aumento de bactérias do ácido lático, associadas à produção de AGCCs e de fermentação (Vatanen *et al.*, 2018). Essas bactérias são produtoras de lactato e butirato e estão mais presentes em indivíduos que não têm autoanticorpos para as células beta pancreáticas. Ou seja, a presença de bactérias produtoras de AGCCs pode ser considerada um fator de proteção para o desenvolvimento do DM1 (Thomas; Jobin, 2020) (Figura 14.1).

Relação entre diabetes *mellitus* tipo 2 e microbiota intestinal

Assim como no DM1, o DM2 é acompanhado por um estado de inflamação crônica de baixo grau (ISBG) (Gregor *et al.* 2011; Gala *et al.*, 2018; Cani *et al.*, 2012), bem como um decréscimo na produção de butirato, o que modula negativamente o sistema imunológico, prejudicando a manutenção da integridade intestinal e, consequentemente, a proteção contra patógenos invasores (Allin *et al.*, 2015; Macfarlane *et al.*, 2011).

Os AGCCs de modo geral também participam de várias vias metabólicas que controlam o metabolismo da glicose e da sensibilidade à insulina, como secreção de hormônios que inibem o apetite, promovendo a secreção de insulina e a redução do glucagon (Kaji *et al.*, 2014; Tolhurst *et al.*, 2012); fornecimento de energia no cólon (Koh *et al.*, 2016); e aumento da gliconeogênese intestinal, que regula tanto a glicose sanguínea quanto o metabolismo lipídico (Vadder *et al.*, 2014).

Pessoas com DM2 possuem um aumento no catabolismo de aminoácidos de cadeia ramificada (leucina, isoleucina e valina), ou seja, em caso de resistência à insulina há um aumento desses aminoácidos no plasma, o que é um fator de risco para o desenvolvimento do DM2 (Pedersen *et al.*, 2016; Bielka *et al.*, 2022; Asghari *et al.*, 2018).

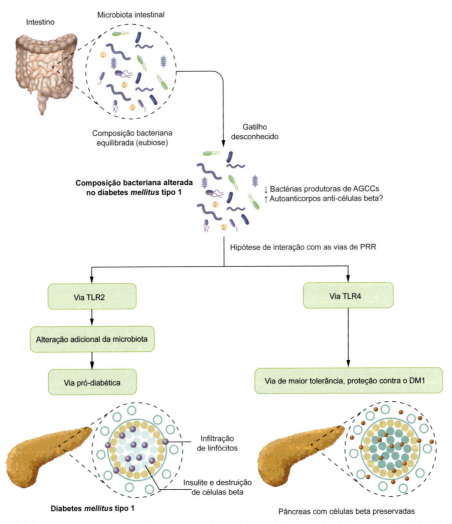

Figura 14.1 Relação entre a microbiota intestinal e o desenvolvimento de diabetes *mellitus* tipo 1 (DM1). AGCCs: ácidos graxos de cadeia curta; PRR: receptores de reconhecimento padrão; TLR: receptores do tipo *Toll*. (Adaptada de Thomas e Jobin, 2020.)

Outros mecanismos também ajudam a entender como a MI contribui para o desenvolvimento do DM2, conforme ilustrado na Figura 14.2.

Tratamento do diabetes *mellitus* por meio da modulação intestinal

Como discutido anteriormente, a MI participa do desenvolvimento do diabetes, o que permite melhor compreender essa doença. Logo, o tratamento com base em alterações na composição da MI se destaca, abrindo novas possibilidades para o combate dessa importante doença metabólica (Figura 14.3).

Atividades reconhecidamente relacionadas com alterações na composição da MI, como dieta, prática regular de exercício físico e realização de cirurgia bariátrica, também contribuem para a reversão dos sintomas do diabetes (Zhou *et al.*, 2022). Contudo, existem outras estratégias de modificação da MI, dentre as quais se destacam as descritas a seguir.

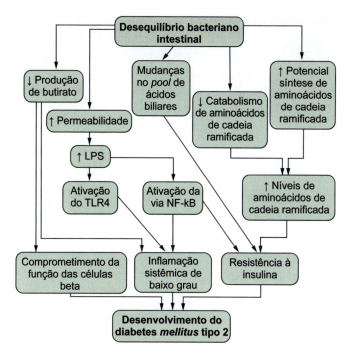

Figura 14.2 Relação entre o desequilíbrio microbiano intestinal e o desenvolvimento de diabetes *mellitus* tipo 2. LPS: lipopolissacarídeo; NF-κB: fator nuclear kappa B; TLR: receptores do tipo *Toll*. (Adaptada de Bielka *et al.*, 2022.)

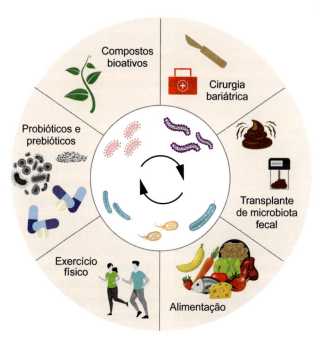

Figura 14.3 Intervenções antidiabéticas com foco na modulação intestinal. (Adaptada de Zhou *et al.*, 2022.)

Transplante de microbiota fecal

Apesar de ser um tratamento tradicionalmente utilizado para as doenças gastrointestinais (Antushevich, 2020), o TMF também apresenta resultados promissores para o tratamento do DM. Reforçando o papel da composição da microbiota no desenvolvimento do DM, um estudo com animais *germ-free* que receberam MI de camundongos db/db, ou seja, camundongos com diabetes, observou aumento da massa corporal e da glicemia de jejum, bem como mudanças na composição da MI (Yu *et al.*, 2019). Também, em estudo com pessoas com síndrome metabólica, após 6 semanas do TMF, observou-se melhora da sensibilidade à insulina e aumento no número de bactérias produtoras de butirato (Vrieze, 2012).

Consumo de fibras

O consumo de fibras é recomendado para o tratamento do DM, dado seu benefício no controle da saciedade e na redução da absorção de glicose, o que leva à redução da velocidade da resposta glicêmica (IFD, 2021). Além disso, o consumo de dietas ricas em alimentos fonte de fibras também deve aumentar a diversidade da MI com enriquecimento de bactérias produtoras de AGCCs e de muco, especialmente dos gêneros *Faecalibacterium*, *Akkermansia*, *Lachnospira*, *Bacteroides* e *Roseburia*, bem como inibir bactérias com efeito pró-inflamatório, como *Collinsella* e *Streptococcus* (Candela *et al.*, 2016; Fallucca *et al.*, 2014). Em conjunto, esses mecanismos, dependentes ou não da modificação da MI, sugerem que as fibras alimentares atuam de maneira positiva no manejo do paciente vivendo com DM.

Probióticos

O uso de probióticos no tratamento do diabetes apresenta controvérsia, devido ao consumo de diferentes cepas, doses e tempos de intervenção. Contudo, uma metanálise mostrou que o uso de probióticos pode reduzir efetivamente a insulina de jejum e a hemoglobina glicada, bem como melhorar o índice HOMA-IR, um importante marcador de resistência à insulina (Tao *et al.*, 2020).

Outro estudo sugere que os marcadores de estresse oxidativo reduziram após o consumo de probióticos (Ardeshirlarijani *et al.*, 2019), o que também indica uma possível via de tratamento do DM que perpassa pela modificação da MI. Por fim, a suplementação de *Akkermansia muciniphila* em camundongos resultou em aumento da secreção de GLP-1 em células do cólon, com consequente melhora da tolerância à glicose e redução da ISBG, mediante restauração da barreira intestinal (Hansen *et al.*, 2012; Zhao *et al.*, 2017; Everard *et al.*, 2013). Apesar dessas evidências interessantes, ainda é antecipada a prescrição de probióticos para tratar pacientes que vivem com DM.

No futuro, novos e mais bem delineados ensaios clínicos serão necessários para verificar a relevância clínica da adição dos probióticos em um planejamento alimentar organizado para regulação glicêmica.

Eixo intestino-pancreatite aguda

Fisiopatologia da pancreatite aguda

A PA é um distúrbio gastrointestinal gerado por uma resposta inflamatória local, de duração inferior a 6 meses, causada pela ativação anormal de enzimas pancreáticas que, a partir de seu grau de evolução, pode provocar edema, hemorragia e necrose pancreática (Van Dijk, 2017; Pinheiro *et al.*, 2022).

Segundo o *Atlanta classification of acute pancreatitis consensus* (Banks, 2013), a PA pode ser classificada em PA leve (PAL), PA moderadamente grave (PAMG) e, em 15 a 20% dos casos, PA grave (PAG) (Banks *et al.*, 2013; Portelli; Jones, 2017; Paul, 2020). No ano de 2016, foi relatada a incidência global de PA de 33,74 casos e 1,6 óbito por 100 mil pessoas/ano (Xiao *et al.*, 2016). Na sua forma leve, a inflamação se limita ao pâncreas e regiões adjacentes, com ausência de falência de órgãos ou complicações sistêmicas e locais, além de rara taxa de mortalidade. Em seu formato moderadamente grave, surgem as complicações locais e/ou sistêmicas, podendo gerar insuficiência transitória do órgão (com perspectiva de resolução em 48 horas). Por fim, a forma grave se manifesta causando insuficiência persistente, que se estende para mais de 48 horas, em um ou em múltiplos órgãos, carreando uma taxa de mortalidade superior a 30% (Van Dijk *et al.*, 2017).

Apesar da etiologia variada, os principais causadores da PA são o consumo de álcool e os cálculos biliares, que representam cerca de 60 a 80% de todos os casos de pancreatite (Paul, 2020). Causas menos frequentes como hipercalcemia, uso de fármacos e drogas, hipertrigliceridemia, traumatismos, infecções, doenças autoimunes e parasitoses também são incluídas na etiologia da doença (Pinheiro *et al.*, 2022). De maneira menos prevalente, várias mutações genéticas podem predispor à PA, por exemplo, a mutação autossômica dominante do gene do tripsinogênio catiônico (Reid *et al.*, 2017).

Normalmente, a PA acontece em decorrência da interrupção do fluxo pancreático por meio dos fatores etiológicos citados. Assim, o mecanismo fisiopatológico da PA é explicado por autodigestão tecidual, necrose e apoptose das células pancreáticas, em que enzimas digestivas, que deveriam ser liberadas no TGI e ativadas por meio de um mecanismo de proteólise limitada no duodeno, não conseguem acessar seu sítio de ação e danificam o próprio pâncreas e outros órgãos adjacentes. Em condições normais/não infecciosas, o tripsinogênio chega ao duodeno e é convertido em tripsina pela enteroquinase existente na "borda em escova" do epitélio intestinal. A tripsina, por sua vez, é capaz de ativar outros zimogênios secretados no duodeno, como quimotripsinogênio, proelastase, procarboxipeptidase A, procarboxipeptidase B, procolipase e profosfolipase A2, que formam, respectivamente, quimotripsina, elastase, carboxipeptidase A, carboxipeptidase B, colipase e fosfolipase A2 (Habtezion, 2015; Ferreira *et al.*, 2017).

O processo inflamatório se inicia pela lesão das células acinares, que liberam enzimas pancreáticas ativas para o interstício. A "teoria da colocalização lisossomal" sugere que essas lesões acinares provoquem a fusão dos grânulos contendo zimogênio com as vesículas lisossomais, capaz de converter o tripsinogênio em tripsina dentro da célula lesada, ativando, assim, todas as outras proenzimas. As vesículas de fusão, em vez de migrarem para o lúmen da célula, migram para a borda intersticial, sendo liberadas em seu estado ativo no interstício pancreático (Habtezion, 2015; Ferreira *et al.*, 2017).

A autodigestão tecidual provoca lesões no endotélio vascular e dano tecidual, o que gera uma cascata de agravamento da PA e progressão da inflamação, geralmente associada a áreas de necrose gordurosa, edemas e hemorragias, tanto ao longo do parênquima do órgão quanto nos tecidos peripancreáticos e retroperitoneais. Esse processo desencadeia o recrutamento de neutrófilos e macrófagos em resposta à inflamação, produzindo novos mediadores inflamatórios, como o fator ativador plaquetário e citocinas, estimulando o sistema complemento. Além disso, as alterações microcirculatórias produzem um aumento na permeabilidade capilar e edema da glândula, o que pode levar à insuficiência microcirculatória (Habtezion, 2015; Ferreira *et al.*, 2017).

No processo inflamatório, a tripsina ainda desempenha o papel de ativação da calicraína, estimulando o sistema de cininas e o fator XIIa, ativando o sistema de coagulação e formando microtrombos nos vasos pancreáticos, fator que contribui para a necrose tecidual. A interligação entre os sistemas de cininas e complemento torna-se um círculo vicioso em torno da inflamação e de seus efeitos deletérios ao pâncreas, contribuindo para repercussões sistêmicas da doença (Ferreira *et al.*, 2015; Portelli; Jones, 2017; Pinheiro *et al.*, 2022).

Relação entre pancreatite aguda e microbiota intestinal

Nos últimos anos, a partir do desenvolvimento da metagenômica, possibilitou-se verificar associações entre a colonização intestinal e aspectos importantes da saúde, incluindo doenças gastrointestinais agudas e crônicas, como a PA (Zhu *et al.*, 2021; Van den Berg *et al.*, 2021). Entretanto, muitas lacunas ainda precisam ser esclarecidas em relação ao binômio MI e pancreatite, a fim de se entender o papel do desequilíbrio de bactérias do intestino na patogênese e complicações infecciosas na PA ou como uma consequência da fisiopatologia da doença. Algumas hipóteses foram propostas na perspectiva de se explorar as duas vertentes, que serão discutidas a seguir.

Três mecanismos podem estar associados ao desequilíbrio de bactérias intestinais gerado pela fisiopatologia da PA: (i) a diminuição da motilidade intestinal e o aumento do estresse oxidativo, que favorecem o supercrescimento de bactérias gram-negativas e anaeróbias no duodeno, além de inibirem o crescimento de bactérias potencialmente benéficas; (ii) a lesão de isquemia-reperfusão, originada em pacientes com PA, que pode desencadear danos à microcirculação intestinal por meio da destruição do glicocálix, o que também contribui para o supercrescimento de bactérias patobiontes; e, em alguns casos, (iii) a disfunção imunológica, que está relacionada com eliminação prejudicada de bactérias patogênicas proliferativas (Zhu *et al.*, 2021).

No sentido inverso, as evidências apontam que o desequilíbrio de bactérias no intestino colabora para patogênese e o prognóstico da PA (Yu *et al.*, 2020; Zhu *et al.*, 2021) (Figura 14.4). Para discutir melhor essa influência, é importante considerar a ocorrência da translocação bacteriana e de toxinas patológicas do intestino para o pâncreas. A quebra da homeostase intestinal na PA intensifica a permeabilidade e enfraquece a barreira protetora do intestino, o que aumenta a suscetibilidade do hospedeiro a agentes patógenos endógenos e exógenos, o recrutamento e a expansão de células inflamatórias intestinais e o aumento da liberação de citocinas pró-inflamatórias com possíveis implicações locais que tendem a se estender para sistêmicas (Yu *et al.*, 2020; Van den Berg *et al.*, 2021).

As possíveis vias da translocação bacteriana na pancreatite podem estar relacionadas com a disseminação hematogênica e transperitoneal, ascite e refluxo para o ducto pancreático (Pagliari *et al.*, 2018; Wang; Li; Ren, 2019; Liu *et al.*, 2019). A migração das bactérias intestinais pode ser verificada em amostras de sangue, escarro e tecido pancreático que sejam positivas para bactérias que normalmente residem em baixa abundância no TGI e está relacionada com a incidência de infecções e síndrome de disfunção de múltiplos órgãos, que são consideradas as principais causas de mortalidade no contexto da doença, além de outras complicações, como fibrose, distúrbios digestivos e de absorção, DM e câncer (Pagliari *et al.*, 2018; Liu *et al.*, 2019).

A colonização bacteriana intestinal está envolvida no prognóstico da PA, sendo observado o

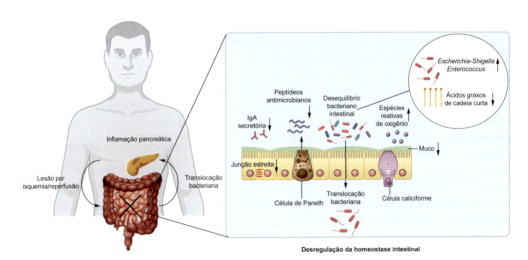

Figura 14.4 Desequilíbrio bacteriano intestinal e desenvolvimento da pancreatite aguda. (Adaptada de Zhu *et al.*, 2021.)

aumento da abundância relativa dos gêneros *Streptococcus*, *Acinetobacter*, *Stenotrophomonas* e *Geobacillus* e a diminuição de *Bacteroides*, *Alloprevotella*, *Blautia* e *Gemella* em pacientes com PAG quando comparados àqueles com PAL e PAMG (Zhu et al., 2021; Van den Berg et al., 2021). Esses achados podem direcionar evidências de que alterações na colonização bacteriana intestinal são de fato uma questão a ser cada vez mais considerada na gravidade e no tratamento da PA (Liu et al., 2019).

As mudanças na composição da MI levam a alterações de metabólitos, que também influenciam na patogênese da PA (Yu et al., 2020; Byndloss et al., 2017). Esse contexto envolve os AGCCs, com maior destaque para o acetato, o propionato e o butirato, conhecidos como metabólitos resultantes da fermentação bacteriana de carboidratos não digeríveis e tidos como mediadores importantes na manutenção da homeostase intestinal, incluindo funcionamento da barreira de proteção, regulação imunológica intestinal e modulação da colonização de bactérias. Na PA ocorre uma redução na produção dos AGCCs derivada da diminuição das cepas que os produzem, como as famílias *Lachnospiraceae* e *Ruminococcaceae* e a ordem Clostridiales (Van den Berg et al., 2021; Zhu et al., 2021).

Dentre os AGCCs, o butirato até o momento tem sido o mais estudado no contexto da PA. Estudos recentes associaram o aumento do estresse oxidativo na PA com a inibição do crescimento de bactérias anaeróbias produtoras de butirato. Além disso, a diminuição na produção desses AGCCs influencia as propriedades anti-inflamatórias e de proteção da MI e leva à redução na sinalização intracelular de butirato/PPARγ, o que favorece o crescimento da família *Enterobacteriaceae* (Byndloss et al., 2017; Yu et al., 2020; Van den Berg et al., 2021; Zhu et al., 2021).

Portanto, é importante destacar que a literatura científica vem se tornando robusta em discutir o desbalanço microbiano intestinal na gravidade e patogênese da PA. Nesse contexto, explorar o papel preciso do microbioma intestinal pode oferecer novas estratégias para melhorar os resultados clínicos da doença.

Tratamento da pancreatite aguda por meio da modulação da microbiota intestinal

É provável que o microbioma intestinal seja um alvo potencial para o tratamento da PA, pois ele é afetado durante a patogênese da doença e sua composição pode influenciar o seu prognóstico (Wan et al., 2021).

Algumas situações de agravo na PA podem ser relacionadas também ao desequilíbrio bacteriano intestinal, contribuindo negativamente para a evolução da doença. Dentre essas situações estão o estado nutricional e a alimentação habitual. A desnutrição e a obesidade impactam diretamente o curso da doença e o perfil de bactérias colonizadoras do intestino, aumentando a incidência de sepse, má cicatrização e falência múltipla de órgãos, com consequente aumento nas taxas de mortalidade (Cruz-Monserrate et al., 2016; Lakananurak; Gramlich, 2020). Por sua vez, a alimentação habitual pobre em fibras e rica em gorduras saturadas é uma condição alimentar frequentemente encontrada em pacientes com sobrepeso e obesidade e tem sido associada ao binômio MI/prognóstico da PA. Em estudos experimentais, o modelo de dieta está relacionado com a piora dos casos de PA necrosante, com aumento da translocação bacteriana e depleção de AGCCs, com consequente alteração no perfil metabólico intestinal (Den Berg et al., 2021).

É importante considerar o estado nutricional e a alimentação quando houver evolução da doença para as formas moderada e grave, visando à prevenção do catabolismo muscular, ISBG e supercolonização de bactérias intestinais gram-negativas. É relevante destacar que na PAL os pacientes geralmente são capazes de iniciar dieta oral sólida e não requerem cuidados nutricionais especializados, como nutrição enteral ou parenteral. Em contraste, as intervenções nutricionais são imprescindíveis na PAMG e na PAG, e impactam diretamente as alterações na MI almejada (Lakananurak; Gramlich, 2020).

O tratamento com base na modificação da MI se concentra, principalmente, no aumento de bactérias potencialmente anti-inflamatórias e seus metabólitos e na diminuição das bactérias patobiontes. Para isso, algumas estratégias podem favorecer a manutenção da barreira do intestino e modular indiretamente sua microbiota e metabólitos, impactando a translocação bacteriana e na inflamação durante a PA. É importante destacar que até o momento não existem evidências concretas sobre o uso profilático de antibióticos em pacientes com PA, sendo essa prática não recomendada por diretrizes de órgãos importantes na área, como a American Gastroenterological Association (Crockett et al., 2018). As intervenções focadas na modificação das bactérias intestinais, incluindo o uso de probióticos, AGCCs e TMF foram estudadas nos últimos anos e serão discutidas a seguir.

Probióticos

As bactérias probióticas amplamente utilizadas em ensaios clínicos *in vivo* são dos gêneros *Lactobacillus* e *Bifidobacterium*, pela facilidade de isolamento nas fezes humanas ou da mucosa intestinal. Em particular, cepas específicas desses gêneros bacterianos podem atuar tanto na fisiologia de um organismo sem focos infecciosos quanto em processos fisiopatológicos que envolvem o desequilíbrio bacteriano intestinal, como a PA (Tian et al., 2018; Zhu et al., 2021).

Em teoria, a suplementação de probióticos no contexto da PA desempenha a função de modular a barreira microbiana que inibe diretamente o crescimento de bactérias patobiontes, aumentam a produção de muco e peptídeos antimicrobianos, melhoram as junções celulares e atenuam a apoptose das células epiteliais. Os probióticos ainda têm a função de modular o sistema imunológico local e sistêmico e, por meio do estímulo à produção de AGCCs e da interação com o sistema nervoso entérico, de aumentar a motilidade intestinal (Wan et al., 2021; Zhu et al., 2021). Embora os probióticos possam gerar vários dos benefícios mencionados, os resultados até o momento ainda são controversos em pacientes com PA e precisam ser analisados com cautela.

Vários estudos indicam efeito positivo dos probióticos na PA. Em modelos animais com PA induzida, probióticos aumentaram a biossíntese de glutationa e reduziram o estresse oxidativo no pâncreas e no íleo, preservando a barreira epitelial intestinal e reduzindo a taxa de translocação bacteriana, com menor incidência de complicações infecciosas. O tratamento profilático com probióticos de multicepas reduziu a disfunção da barreira intestinal no período tardio da PA e aumentou a abundância relativa de novas cepas gram-positivas. É importante destacar que a maioria dos estudos utilizam probióticos que incluem *Lactobacillus acidophilus*, *L. casei*, *L. salivarius* e *L. lactis* e *Bifidobacterium bifidum* e *B. lactis* (Tian et al., 2018; Wan et al., 2021).

Ensaios clínicos com humanos são mais escassos e até o momento mostraram redução no tempo de internação de pacientes com PAG tanto com a suplementação enteral quanto com a administração de probióticos via oral. Por outro lado, alguns estudos mostraram resultados opostos apontando que a suplementação de probióticos, em geral de multicepas, não diminuiu a incidência de complicações infecciosas, não alterou a permeabilidade intestinal, a endotoxemia e a taxa de mortalidade (Sun et al., 2009; Van Dijk et al., 2017; Tian et al., 2018). Em particular, os resultados do estudo de Besselink et al. (2008) chamam a atenção para o cuidado que se deve ter com a suplementação probiótica em pacientes com PAG. A combinação de seis diferentes espécies probióticas (*L. acidophilus*, *L. casei*, *L. salivarius*, *L. lactis*, *B. bifidum* e *B. lactis*) administradas em uma dose diária de 10^{10} UFC por via enteral durante 28 dias foi associada a um risco aumentado de mortalidade nos pacientes com PAG.

Alguns fatores devem ser levados em consideração para explicar os efeitos terapêuticos opostos dos probióticos na PA, incluindo o momento do início do tratamento, a estratégia terapêutica adotada, a espécie e a dose dos probióticos administrados, bem como diferenças individuais da MI. Portanto, os probióticos como terapia de rotina na PA ainda precisam ser melhor investigados antes de serem recomendados (Tian et al., 2018; Van den Berg et al., 2021; Zhu et al., 2021).

Suplementação de ácidos graxos de cadeia curta

O butirato é um AGCC que promove aumento da barreira intestinal, evitando assim a disseminação bacteriana e a permeação de endotoxinas. Em doenças como colite ulcerativa e doença de Crohn, a suplementação de butirato foi benéfica para melhora da função da barreira intestinal e modulação da função imunológica do intestino. Em modelos experimentais, a suplementação oral de butirato aumentou os mecanismos de depuração imunológica a nível sistêmico via fator regulador de interferon 3 (IRF3), atenuou a gravidade da doença de PA e suas lesões sistêmicas, bem como melhorou a disfunção da barreira intestinal induzida por PAG (Zheng *et al*., 2020; Van den Berg *et al*., 2021). Em humanos, segundo nosso conhecimento, estudos ainda não foram realizados.

Transplante de microbiota fecal

O TMF consiste na transferência de conteúdo fecal de um doador saudável para o intestino de um paciente com doenças prejudiciais à composição microbiana do órgão, fato que pode impactar a gravidade da doença. As situações mais bem estabelecidas na literatura que apresentaram êxito do TMF são casos de infecção recorrente e refratária por *Clostridium difficile*. Apesar dos benefícios terapêuticos promissores do TMF, os mecanismos exatos pelos quais os receptores fecais se beneficiam dessa intervenção ainda não são bem-compreendidos. As hipóteses levam em consideração que recolonizar o intestino ajudaria a restaurar metabólitos essenciais usados para o metabolismo de bactérias hospedeiras, como AGCCs, peptídeos antimicrobianos e ácidos biliares, aspectos que auxiliam no desbalanço microbiano intestinal relacionado com a PA (Adame, 2020; Liu *et al*., 2023).

Os estudos que buscaram compreender o papel da TMF na PA ainda são iniciais, escassos e com modelos experimentais, e demonstram a necessidade de mais pesquisas para elucidar os reais efeitos dessa prática para o contexto da doença. Até o momento, as pesquisas verificaram que o TMF levou a danos pancreáticos mais significativos e com evolução negativa na gravidade da PA e ao aumento da translocação bacteriana e da mortalidade em ratos e camundongos submetidos aos experimentos (Zhu *et al*., 2019; Van den Berg *et al*., 2021).

Considerações finais

O desenvolvimento de doenças pancreáticas, como o DM e a PA, pode ser modulado pela MI, de modo que um quadro de desequilíbrio bacteriano intestinal decorrente dessas doenças resulta em ISBG, permeabilidade intestinal aumentada e menor produção de AGCCs.

Por sua vez, a modificação da MI para o estabelecimento de um quadro de eubiose, por meio de boa alimentação, uso de probióticos, TMF, entre outros, pode favorecer o tratamento dessas condições clínicas. Assim, apesar de mais estudos serem necessários para se estabelecerem recomendações para a prática clínica, o uso de tais estratégias é promissor.

Referências bibliográficas

ADEME, M. Benefits of fecal microbiota transplantation: a comprehensive review. **The Journal of Infection in Developing Countries**, v. 14, n. 10, p. 1074-1080, 2020.

AHUJA, M. *et al*. Orai1-mediated antimicrobial secretion from pancreatic acini shapes the gut microbiome and regulates gut innate immunity. **Cell Metabolism**, v. 25, n. 3, p. 635-646, 2017.

ALLIN, K. H.; NIELSEN, T.; PEDERSEN, O. Mechanisms in endocrinology: Gut microbiota in patients with type 2 diabetes mellitus. **European Journal of Endocrinology**, 172, R167-R177, 2015.

ANTUSHEVICH, H. Fecal microbiota transplantation in disease therapy. **Clinica Chimica Acta**, v. 503, p. 90-98, 2020.

ARDESHIRLARIJANI, E. *et al*. Effect of probiotics supplementation on glucose and oxidative stress in type 2 diabetes mellitus: a meta-analysis of randomized trials. **DARU - Journal of Pharmaceutical Sciences**, v. 27, n. 2, p. 827-837, 2019.

ASGHARI, H. G. High dietary intake of branched-chain amino acids is associated with an increased risk of insulin resistance in adults. **Journal of Diabetes**, v. 10, n. 5, p. 357-364, 2018.

BANKS, P. A. *et al.* Classification of acute pancreatitis 2012: Revision of the Atlanta classification and definitions by international consensus. **Gut**, 62, p. 102-111, 2013.

BESSELINK, M. G. H. *et al.* Probiotic prophylaxis in predicted severe acute pancreatitis: a randomised, double-blind, placebo-controlled trial. **The Lancet**, v. 371, n. 9613, p. 651-659, 2008.

BLUESTONE, J. A.; HEROLD, K.; EISENBARTH, G. Genetics, pathogenesis and clinical interventions in type 1 diabetes. **Nature Cell Biology**, 464, p. 1293-1300, 2010.

BYNDLOSS, M. X. *et al.* Microbiota-activated PPAR-γ signaling inhibits dysbiotic Enterobacteriaceae expansion. **Science**, v. 357, n. 6351, p. 570-575, 2017.

CANDELA, M. *et al.* Modulation of gut microbiota dysbioses in type 2 diabetic patients by macrobiotic Ma-Pi 2 diet. **The British Journal of Nutrition**, v. 116, n. 1, p. 80-93, 2016.

CANI, P. D. *et al.* Involvement of gut microbiota in the development of low-grade inflammation and type 2 diabetes associated with obesity. **Gut Microbes**, v. 3, n. 4, p. 279-288, 2012.

CROCKETT, S. D. *et al.* American Gastroenterological Association Institute guideline on initial management of acute pancreatitis. **Gastroenterology**, v. 154, n. 4, p. 1096-1101, 2018.

CRUZ-MONSERRATE, Z.; CONWELL, D. L.; KRISHNA, S. G. The impact of obesity on gallstone disease, acute pancreatitis, and pancreatic cancer. **Gastroenterology Clinics of North America**, v. 45, n. 4, p. 625-637, 2016.

DE GOFFAU, M. *et al.* Aberrant gut microbiota composition at the onset of type 1 diabetes in young children. **Diabetologia**, 57, p. 1569-1577, 2014.

DOLENŠEK, J.; RUPNIK, M. S.; STOŽER, A. Structural similarities and differences between the human and the mouse pancreas. **Islets**, 7, n. 1, 2015.

EVERARD, A. C. *et al.* Cross-talk between Akkermansia muciniphila and intestinal epithelium controls diet-induced obesity. **Proceedings of the National Academy of Sciences of the United States of America**, v. 110, n. 22, p. 9066-9071, 2013.

FALLUCCA, F. Influence of diet on gut microbiota, inflammation and type 2 diabetes mellitus. First experience with macrobiotic Ma-Pi 2 diet. **Diabetes/Metabolism Research and Reviews**, v. 3, Suppl. 1, p. 48-54, 2014.

FERREIRA, A. F. *et al.* Acute pancreatitis gravity predictive factors: which and when to use them? **Arquivos Brasileiros de Cirurgia Digestiva**, v. 28, n. 3, p. 207-211, 2015.

FROST, F. *et al.* Impaired exocrine pancreatic function associates with changes in intestinal microbiota composition and diversity. **Gastroenterology**, v. 156, n. 4, p. 1010-1015, 2019.

GALA, T. H. *et al.* Association of changes in inflammation with variation in glycaemia, insulin resistance and secretion based on the KORA study. **Diabetes/Metabolism Research and Reviews**, v. 34, n. 8, p. e3063, 2018.

GERASIMENKO J. V. *et al.* The roles of calcium and ATP in the physiology and pathology of the exocrine pancreas. **Physiology Reviews**, n. 101, p. 1691-1744, 2021.

GIONGO, A. *et al.* Toward defining the autoimmune microbiome for type 1 diabetes. **ISME Journal**, 5, p. 82-91, 2011.

GREGOR, M. F.; HOTAMISLIGIL, G. S. Inflammatory mechanisms in obesity. **Annual Review of Immunology**, 29, p. 415-445, 2011.

HABTEZION, A. Inflammation in acute and chronic pancreatitis. **Current Opinion in Gastroenterolgy**, v. 31, n. 5, p. 395-399, 2015.

HANSEN, C. H. *et al.* Early life treatment with vancomycin propagates Akkermansia muciniphila and reduces diabetes incidence in the NOD mouse. **Diabetologia**, v. 55, n. 8, p. 2285-2294, 2012.

HOOPER, L. V.; MIDTVEDT, T.; GORDON, J. I. How host-microbial interactions shape the nutrient environment of the mammalian intestine. **Annual Review of Nutrition**, n. 22, p. 283-307, 2002.

IATCU, C. O.; STEEN, A.; COVASA, M. Gut microbiota and complications of type-2 diabetes. **Nutrients**, v. 14, n. 1, p. 166, 2021.

INTERNATIONAL DIABETES FEDERATION. **IDF Diabetes Atlas**. 10. ed. 2021. Disponível em: https://diabetesatlas.org/atlas/tenth-edition/.

KAHN, S. E.; COOPER, M. E.; DEL PRATO, S. Pathophysiology and treatment of type 2 diabetes: Perspectives on the past, present, and future. **Lancet**, 383, p. 1068-1083, 2014.

KAJI, I.; KARAKI, S.; KUWAHARA, A. Short-chain fatty acid receptor and its contribution to glucagon-like peptide-1 release. **Digestion**, v. 89, n. 1, p. 31-36, 2014.

KOH, A. *et al.* From dietary fiber to host physiology: short-chain fatty acids as key bacterial metabolites. **Cell**, v. 165, n. 6, p. 1332-1345, 2016.

KONTUREK, S. J. *et al.* Neuroendocrinology of the pancreas; role of brain-gut axis in pancreatic secretion. **European Journal of Pharmacology**, v. 481, n. 1, p. 1-14, 2003.

LAKANANURAK, N.; GRAMLICH, L. Nutrition management in acute pancreatitis: Clinical practice consideration. **World Journal of Clinical Cases**, v. 8, n. 9, p. 1561-1573, 2020.

LIU, J. *et al.* Bacterial translocation in acute pancreatitis. **Critical Reviews in Microbiology**, v. 45, n. 5-6, p. 539-547, 2019.

LIU, L. et al. Gut microbiota affects pancreatic fibrotic progression through immune modulation in chronic pancreatitis. **Microbial Pathogens**, v. 177, p. 106035, 2023.

MACFARLANE, G. T.; MACFARLANE, S. Fermentation in the human large intestine: its physiologic consequences and the potential contribution of prebiotics. **Journal of Clinical Gastroenterology**, v. 45, p. S120-S127, 2011.

MAYERLE, J. et al. Genetics, cell biology, and pathophysiology of pancreatitis. **Gastroenterology**, v. 156, n. 7, p. 1951-1968, 2019.

MEJÍA-LEÓN, M. E. et al. Fecal microbiota imbalance in Mexican children with type 1 diabetes. **Science Reports**, v. 4, p. 3814, 2015.

MILANI, C. de. et al. The first microbial colonizers of the human gut: composition, activities, and health implications of the infant gut microbiota. **Microbiology and Molecular Biology Reviews**, v. 81, n. 4, 2017.

PAGLIARI, D. et al. Gut microbiota-immune system crosstalk and pancreatic disorders. **Mediators of Inflammation**, v. 2018, n. 1, p. 7946431, 2018.

PAUL, J. Recent advances in diagnosis and severity assessment of acute pancreatitis. **Prague Medical Report**, v. 121, n. 2, p. 65-86, 2020.

PEDERSEN, H. K. et al. Human gut microbes impact host serum metabolome and insulin sensitivity. **Nature**, v. 535, n. 7612, p. 376-381, 2016.

PELLEGRINI, S. et al. Duodenal mucosa of patients with type 1 diabetes shows distinctive inflammatory profile and microbiota. **The Journal of Clinical Endocrinology and Metabolism**, v. 102, n. 5, p. 1468-1477, 2017.

PETERSEN, O. H.; THOMAS, R. M.; JOBIN, C. Microbiota in pancreatic health and disease: the next frontier in microbiome research. **Nature Reviews Gastroenterology & Hepatology**, v. 17, n. 1, p. 53-64, 2020.

PINHEIRO, F. E. et al. Acute pancreatitis: pathophysiology, imaging findings, clinical manifestations and diagnosis. **Research, Society and Development**, v. 11, n. 12, p. e427111234811, 2022.

PORTELLI, M.; JONES, C. D. Severe acute pancreatitis: pathogenesis, diagnosis and surgical management. **International Journal of Hepatobiliary and Pancreatic Disease**, v. 16, n. 2, p. 155-159, 2017.

REID, G. P. et al. Acute pancreatitis: a 7 year retrospective cohort study of the epidemiology, aetiology and outcome from a tertiary hospital in Jamaica. **Annals of Medicine and Surgery**, v. 20, p. 103-108, 2017.

RODACKI, M. et al. Classificação do diabetes. **Diretriz Oficial da Sociedade Brasileira de Diabetes**, 2022.

RÖDER, P. et al. Pancreatic regulation of glucose homeostasis. **Experimental & Molecular Medicine**, v. 48, n. 3, p. e219-e219, 2016.

SUN, J. et al. Pancreatic β-cells limit autoimmune diabetes via an immunoregulatory antimicrobial peptide expressed under the influence of the gut microbiota. **Immunity**, n. 43, n. 2, p. 304-317, 2015.

SUN, S. et al. Probiotics in patients with severe acute pancreatitis: a meta-analysis. **Langenbeck's Archieves of Surgery**, v. 394, n. 1, p. 171-177, 2009.

TAO, Y. W. et al. Effects of probiotics on type II diabetes mellitus: a meta-analysis. **Journal of Translational Medicine**, v. 18, n. 1, p. 30, 2020.

TIAN, X. et al. Supplemented use of pre-, pro-, and synbiotics in severe acute pancreatitis: an updated systematic review and meta-analysis of 13 randomized controlled trials. **Frontiers in Pharmacology**, v. 9, p. 690, 2018.

TOLHURST, G. et al. Short-chain fatty acids stimulate glucagon-like peptide-1 secretion via the Gproteincoupled receptor FFAR2. **Diabetes**, v. 61, n. 2, p. 364-371, 2012.

VADDER, P. F. et al. Microbiota-generated metabolites promote metabolic benefits via gut-brain neural circuits. **Cell**, v. 156, n. 1-2, p. 84-96, 2014.

VAISHNAVA, S. et al. The antibacterial lectin RegIII-gamma promotes the spatial segregation of microbiota and host in the intestine. **Science**, v. 334, n. 6053, p. 255-258, 2011.

VAN DEN BERG, F. F. et al. Western-type diet influences mortality from necrotising pancreatitis and demonstrates a central role for butyrate. **Gut**, v. 70, n. 5, p. 915-927, 2021.

VAN DIJK, S. M. et al. Acute pancreatitis: recent advances through randomised trials. **Gut**, v. 66, n. 11, p. 2024-2032, 2017.

VRIEZE, A. et al. Transfer of intestinal microbiota from lean donors increases insulin sensitivity in individuals with metabolic syndrome. **Gastroenterology**, v. 143, n. 4, p. 913-916.e7, 2012.

WALKOWSKA, J. et al. The pancreas and known factors of acute pancreatitis. **Journal of Clinical Medicine**, v. 11, n. 19, p. 5565, 2022.

WAN, Y. D. et al. Effect of probiotics on length of hospitalization in mild acute pancreatitis: a randomized, double-blind, placebo-controlled trial. **World Journal of Gastroenterology**, v. 27, n. 2, p. 224, 2021.

WANG, C.; LI, Q.; REN, J. Microbiota-immune interaction in the pathogenesis of gut-derived infection. **Frontiers in Immunology**, 10, p. 1873, 2019.

WERNER, L. et al. Identification of pancreatic glycoprotein 2 as an endogenous immunomodulator of innate and adaptive immune responses. **Journal of Immunology**, v. 189, n. 6, p. 2774-83, 2012.

WILLIAMS J. A. Regulation of pancreatic acinar cell function by intracellular calcium. **American Journal of Physiology**, v. 238, n. 4, p. G269-G279, 1980.

XIAO, A. Y. et al. Global incidence and mortality of pancreatic diseases: a systematic review, meta-analysis, and meta-regression of population-based cohort studies.

Lancet Gastroenterology & Hepatology, v. 1, n. 1, p. 45-55, 2016.

YU, F. *et al.* Abnormal gut microbiota composition contributes to the development of type 2 diabetes mellitus in db/db mice. **Aging (Albany N.Y.)**, v. 11, n. 22, p. 10454-10467, 2019.

YU, S. *et al.* Identification of dysfunctional gut microbiota through rectal swab in patients with different severity of acute pancreatitis. **Digestive Diseases and Sciences**, v. 65, n. 11, p. 3223-3237, 2020.

ZHAO, S. *et al.* Akkermansia muciniphila improves metabolic profiles by reducing inflammation in chow diet-fed mice. **Journal of Molecular Endocrinology**, v. 58, n. 1, p. 1-14, 2017.

ZHANG, Z. *et al.* Intestinal homeostasis and inflammation: Gut microbiota at the crossroads of pancreas-intestinal barrier axis. **European Journal of Immunology**, v. 52, n. 7, p. 1035-1046, 2022.

ZHENG, L. *et al.* Microbial-derived butyrate promotes epithelial barrier function through il-10 receptor-dependent repression of claudin-2. **Journal of Immunology**, v. 199, n. 8, p. 2976-2984, 2017.

ZHOU, Z. Gut microbiota: An important player in type 2 diabetes mellitus. **Frontiers in Cellular and Infection Microbiology**, v. 12, p. 834485, 2022

ZHU, Y. *et al.* Alteration of gut microbiota in acute pancreatitis and associated therapeutic strategies. **Biomedicine & Pharmacotherapy**, v. 141, p. 111850, 2021.

ZHU, Y. *et al.* Gut microbiota dysbiosis worsens the severity of acute pancreatitis in patients and mice. **Biomedicine & Pharmacotherapy**, v. 54, n. 4, p. 347-358, 2019.

15 Eixo Microbiota Intestinal e Fígado

José Tadeu Stefano ▪ Sebastião Mauro Bezerra Duarte

Objetivo
- Discutir a composição da microbiota intestinal em diversas doenças hepáticas, e as causas e consequências do desequilíbrio bacteriano intestinal para esses indivíduos.

Destaques
- Evidências mostram que a microbiota intestinal (MI) se relaciona com diversas doenças hepáticas, com maior influência na doença hepática alcoólica (DHA), doença hepática gordurosa não alcoólica (DHGNA), hepatites virais B (HVB) e C (HVC), hepatite autoimune (HAI), colangite esclerosante primária (CEP) e colangite biliar primária (CBP)
- Estudos que avaliaram a DHA mostraram que a ingestão de álcool pode afetar as múltiplas camadas de defesa da barreira intestinal, incluindo componentes físicos, humorais e imunológicos. O consumo de álcool está associado ao aumento relativo de bactérias produtoras de endotoxinas e à redução de bactérias que produzem ácidos graxos de cadeia curta (AGCCs)
- Muitos estudos sugerem que a modulação farmacológica com base na MI visando o eixo intestino-fígado pode ser um método terapêutico promissor e útil para o tratamento da DHGNA, bem como uma ferramenta não invasiva e confiável para o seu diagnóstico precoce
- Na HAI, o aumento de lipopolissacarídeos (LPS) no plasma induzido pelo desequilíbrio bacteriano intestinal está correlacionado com estágios mais avançados da doença
- Recentemente, vem sendo descrito o papel de outra característica distintiva da cirrose, a invasão do intestino por bactérias da cavidade oral. A ligação entre microbiota oral e fígado parece ser impulsionada, em grau substancial, por lesão hepática induzida por infecção oral.

Introdução

O eixo intestino-fígado refere-se à relação bidirecional entre o intestino, o fígado e a MI, resultante da integração de sinais gerados por fatores dietéticos, genéticos e ambientais. Essa interação é estabelecida pela veia porta, que permite o transporte de produtos derivados do intestino diretamente para o fígado, e a rota de retroalimentação hepática da bile e secreção de anticorpos para o intestino (Albillos; De Gottardi; Rescigno, 2020).

O desequilíbrio entre o eixo intestino-fígado leva a modificações na MI, as quais podem contribuir para o desenvolvimento e a progressão de várias doenças hepáticas. Essas mudanças podem implicar alterações na barreira intestinal causadas por metabólitos bacterianos, resultando no surgimento de translocação e endotoxemia, alterações hormonais e no metabolismo de ácidos biliares e produção de citocinas pró-inflamatórias (Figura 15.1) (Tripathi et al., 2018). A MI contribui significativamente para o *pool* de metabólitos presentes na circulação sistêmica humana (até 10%), apresentando um efeito bioativo sistêmico com funções inflamatórias e metabólicas (Sun et al., 2010).

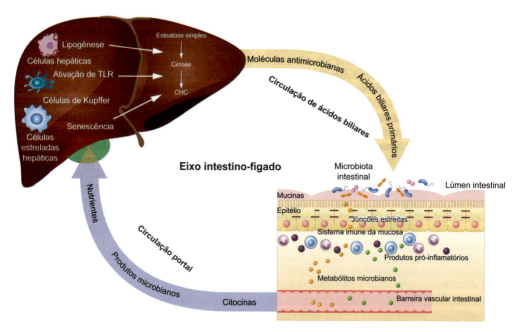

Figura 15.1 Representação esquemática do eixo intestino-fígado. A barreira intestinal é a comunicação entre o intestino e o fígado, que é composta por camada de muco, epitélio intestinal, mucosa do sistema imunológico e barreira vascular intestinal. A microbiota intestinal e seus metabólitos, bem como alguns produtos pró-inflamatórios, podem atravessar a barreira intestinal e entrar no fígado pela circulação portal. No fígado, eles podem promover ou inibir a progressão das doenças hepáticas. Enquanto isso, o fígado também pode regular a função intestinal e o equilíbrio da microbiota intestinal por meio da circulação de ácidos biliares. CHC: carcinoma hepatocelular; TLR: receptores do tipo *Toll*. (Adaptada de Song e Zhang, 2022.)

Devido às características anatômicas do eixo intestino-fígado, o fígado é continuamente estimulado pelo estresse metabólico induzido por bactérias e seus metabólitos. A MI está envolvida no metabolismo dos lipídios da dieta e pode convertê-los em metabólitos tóxicos que contribuem para o desenvolvimento da inflamação hepática. Adicionalmente, a MI também pode contribuir para o acúmulo de gordura no fígado por meio de efeitos indiretos, incluindo regulação do apetite, extração de calorias da dieta, gasto de energia e estoque de lipídios (Bauer *et al.*, 2022). Dentre os outros mecanismos envolvidos na progressão das doenças hepáticas, destacamos a produção de ácidos biliares secundários a partir de ácidos biliares primários, que são tóxicos para o fígado e podem levar à inflamação e ao estresse oxidativo, e a alteração da secreção de hormônios intestinais, incluindo hormônios incretínicos, como o peptídeo-1 semelhante ao glucagon (GLP-1, do inglês *glucagon-like peptide-1*), que desempenha um papel na regulação do metabolismo da glicose e dos lipídios (Bauer *et al.*, 2022). A secreção alterada desses hormônios contribui para o desenvolvimento de resistência à insulina (RI). Tal alteração pode ser consequência do desequilíbrio bacteriano intestinal e do aumento da permeabilidade intestinal, o que leva ao aumento da translocação de produtos bacterianos, incluindo o LPS, ao fígado. O LPS é um componente da membrana externa de bactérias gram-negativas e pode desencadear inflamação de baixo grau, além de estimular a produção de citocinas pró-inflamatórias, como o fator de necrose tumoral alfa (TNF-α, do inglês *tumor necrosis factor-alpha*) e a interleucina-1 beta (IL-1β), que podem contribuir para a progressão da inflamação e o estresse oxidativo no fígado (Gil-Gómez, 2021).

Microbiota intestinal nas doenças hepáticas

A MI é um ecossistema dinâmico e complexo, que auxilia na proliferação, no crescimento e na diferenciação de células epiteliais para combater infecções e melhorar a imunidade. Apesar de seu papel importante na síntese de vitamina K, de folato, de AGCCs e de peróxidos, a MI pode atuar como um fator etiológico tanto para o desenvolvimento como para a progressão de muitas doenças hepáticas (O'Hara; Shanahan, 2007). Dentre as doenças hepáticas, a MI tem maior influência na DHA, na DHGNA, em HVB e HVC, na HAI, na CEP e na CBP (Mohamadkhani, 2018).

Vários patógenos, incluindo vírus e microrganismos intestinais, utilizam as membranas mucosas como porta de entrada (Karst, 2016). Os vírus causadores das hepatites também favorecem o desequilíbrio da MI, levando a alterações na permeabilidade intestinal, o que resulta em desequilíbrio bacteriano intestinal. Essas alterações desencadeiam estímulos na produção e passagem de citocinas pró-inflamatórias que são fundamentais para o desenvolvimento de cirrose hepática e carcinoma hepatocelular (CHC) (Rigo-Adrover et al., 2018). Na maioria das doenças hepáticas, especialmente cirrose, o desequilíbrio bacteriano intestinal aumenta bactérias patogênicas do filo Proteobacteria e das famílias *Enterobacteriaceae* e *Veillonellaceae*, e diminui bactérias comensais que melhoram a integridade da barreira intestinal, em particular do filo Bacteroidetes e da família *Lachnospiraceae* (Sanduzzi Zamparelli et al., 2017).

Doença hepática alcoólica

A DHA abrange um espectro de doenças que varia de esteatose hepática assintomática ao desenvolvimento de fibrose, hepatite alcoólica, cirrose e CHC (Mathurin; Bataller, 2015). O álcool causa danos a vários órgãos, principalmente fígado, intestino e cérebro. No entanto, o desenvolvimento de doenças relacionadas com o álcool é muito individualizado e, muitas vezes, imprevisível (Mathurin; Bataller, 2015). O risco de progressão de esteatose hepática assintomática para DHA mais avançada é modulado pela extensão e duração do consumo excessivo de álcool e por fatores hereditários e ambientais (Bajaj, 2019; Zakhari; Li, 2007).

A ingestão de álcool pode afetar as múltiplas camadas de defesa da barreira intestinal, incluindo componentes físicos, humorais e imunológicos (Jung, 2022; Wiest et al., 2017). Estudos com animais associaram o álcool a alterações na MI e na permeabilidade intestinal por meio de redução específica na atividade e expressão do fator induzido por hipoxia-1 alfa (HIF-1α, do inglês *hypoxia-inducible factor 1 alpha*) (Nath et al., 2011). Por outro lado, a administração de *Akkermansia muciniphila* e *Lactobacillus rhamnosus* GG demonstrou melhora da fibrose hepática induzida pelo álcool, melhora da permeabilidade intestinal e redução da inflamação sistêmica em modelos animais (Bull-Otterson et al., 2013; Grander et al., 2018). O álcool também está associado ao aumento relativo de *Enterobacteriaceae*, que são bactérias produtoras de endotoxinas, e à redução de bactérias que produzem AGCCs, em particular pertencentes às famílias *Lachnospiraceae* e *Ruminococcaceae* (Bajaj et al., 2017). Adicionalmente, o álcool está associado a uma diminuição do filo Firmicutes e do gênero *Lactobacillus* spp. em camundongos que receberam álcool injetado no trato gastrointestinal (TGI) (Yan et al., 2011).

Corroborando esses achados, um estudo recente mostra que o consumo de álcool induz a diminuição de bactérias simbióticas, como as pertencentes ao gênero e espécie *Lactobacillus* spp., e ao aumento da família *Enterobacteriaceae* (Chen et al., 2022). Estudo realizado em humanos, por Nath et al. (2011), mostrou diminuição do filo Bacteroidetes e aumento do Proteobacteria em consumidores de álcool com e sem DHA em comparação a controles saudáveis (Nath et al., 2011). Os autores descrevem também diminuição das famílias de bactérias *Lachnospiraceae*, *Ruminococcaceae* e da ordem de bactérias Clostridiales, enquanto bactérias da família *Enterobacteriaceae*, incluindo sua proeminente espécie *Escherichia coli*, apresentaram maior abundância em pacientes com cirrose relacionada com o consumo de álcool (Bajaj *et al.*, 2017; Kakiyama; *et al.*, 2014). No entanto, mesmo que as alterações da MI causadas pelo álcool sejam recuperadas com a abstinência alcoólica, ela não melhora a permeabilidade intestinal (Bajaj, 2019; Leclercq *et al.*, 2014). Ver Capítulo 33, *Relação entre Etilismo, Tabagismo e Microbiota Intestinal Humana*, para discussão completa.

Bajaj *et al.* (2014) propuseram um índice quantitativo estabelecendo a relação entre a cirrose e o desequilíbrio bacteriano intestinal (RDC, do inglês *cirrhosis dysbiosis ratio*), com o intuito de descrever as alterações da MI que acompanham a progressão da cirrose (Bajaj *et al.*, 2014). A RDC é a razão entre as quantidades das bactérias autóctones *Lachnospiraceae*, *Ruminococcaceae* e Clostridiales Incertae Sedis XIV, conhecidas por desempenharem papel positivo no hospedeiro, e as quantidades de *Enterobacteriaceae* e *Bacteroidaceae*, conhecidas como espécies potencialmente patogênicas. Embora todos esses estudos tenham mostrado que as mudanças na composição da MI desempenham um papel fundamental no processo metabólico do hospedeiro, ainda são necessários mais estudos para esclarecer o papel da MI na melhora e na piora da DHA.

Doença hepática gordurosa não alcoólica

A DHGNA é caracterizada pelo acúmulo de lipídios em mais de 5% dos hepatócitos (Blond *et al.*, 2017) e abrange um espectro de alterações hepáticas que variam desde um simples depósito de gordura no interior do hepatócito, sem inflamação ou fibrose (esteatose simples), até casos de esteatohepatite não alcoólica (EHNA), cirrose e CHC, em pacientes sem história de etilismo (Farrell; Larter, 2006). Nos últimos anos, a terminologia DHGNA vem sendo atualizada. Em 2020, passou a ser denominada "doença hepática gordurosa associada à disfunção metabólica" (MAFLD, do inglês *metabolic-associated fatty liver disease*) e, mais recentemente, em 2023, doença hepática esteatótica associada à disfunção metabólica (MASLD, do inglês *metabolic dysfunction-associated steatotic liver disease*) (Eslam *et al.*, 2020; Rinella *et al.*, 2023). A DHGNA está associada a componentes da síndrome metabólica (SM), como diabetes *mellitus* tipo 2 (DM2), RI, hipertensão arterial sistêmica e, principalmente, obesidade abdominal (visceral), dislipidemia (hipertrigliceridemia, níveis baixos de lipoproteína de alta densidade [HDL] e níveis elevados de lipoproteínas de baixa densidade [LDL]) (Angelico *et al.*, 2005; Youssef; McCullough, 2002). O estilo de vida sedentário, a alta ingestão de alimentos ultraprocessados contendo gordura saturada e frutose, bem como obesidade, distúrbios metabólicos, estado hormonal e antecedentes genéticos, também foram descritos como responsáveis pelo desenvolvimento da DHGNA (Murphy *et al.*, 2013).

Os microrganismos intestinais influenciam na obtenção de energia, na homeostase energética e, potencialmente, no desenvolvimento da obesidade e dos distúrbios metabólicos (Ley, 2010). Tem sido demonstrado que a MI promove a absorção intestinal e a transferência de monossacarídeos para a circulação portal pelo aumento da expressão do transportador de glicose-1 (GLUT-1, do inglês *glucose transporter-1*) no intestino delgado. Esse aumento do fluxo de carboidratos estimula a lipogênese no fígado e no tecido adiposo (Musso; Gambino; Cassader, 2011).

Evidências mostram que a composição da MI pode estar relacionada com diferentes estágios da DHGNA. Estudo realizado por Boursier *et al.* (2016) mostrou que a quantidade reduzida de *Bacteroides* foi associada de maneira independente à EHNA, e a prevalência de *Ruminococcus* foi associada a estágio de fibrose moderada. Um dos mecanismos pelo qual a MI contribui para o desenvolvimento da EHNA pode ser pelo aumento do número de bactérias produtoras de etanol (p. ex., *E. coli*) (Cotrim *et al.*, 2011). O etanol produzido por essas bactérias contribui para alterações fisiológicas e morfológicas na barreira intestinal associada com o supercrescimento bacteriano no intestino delgado (SIBO, do inglês *small intestinal bacterial overgrowth*), diminuindo a permeabilidade intestinal e, portanto, aumentando a passagem de endotoxinas a partir do lúmen do intestino para o sangue portal, o que leva a um aumento na produção de espécies reativas de oxigênio (EROs), o que, consequentemente, estimula a inflamação hepática (Bäckhed *et al.* 2007). Zhu *et al.* (2016) examinaram a composição da MI e os níveis de etanol no sangue de pacientes com obesidade e eutróficos com EHNA. Foram observadas algumas diferenças na composição MI de pacientes com EHNA em comparação com pessoas que vivem com obesidade sem doença hepática, e evidenciado aumento entre filos, famílias e gêneros como Proteobacteria, *Enterobacteriaceae* e *E. coli*, respectivamente.

Considerando que a MI está envolvida na fisiopatologia do desenvolvimento da DHGNA, o desequilíbrio bacteriano intestinal pode servir como uma ferramenta não invasiva e confiável para o diagnóstico precoce da DHGNA. Na Europa, os pacientes com DHGNA têm maior abundância de *Bradyrhizobium, Anaerococcus, Peptoniphilus, Propionibacterium acnes, Dorea* e *Ruminococcus*, a maioria delas gram-positivas e associadas a processos inflamatórios, e baixa abundância de *Rikenellaceae* em comparação com indivíduos saudáveis (Del Chierico *et al.*, 2017). Recentemente, maiores quantidades de bactérias *Rikenellaceae* foram associadas a menor quantidade de gordura visceral (Tavella *et al.*, 2021). Um estudo de coorte com a população chinesa demonstrou menor abundância de bactérias simbióticas dos gêneros *Lactobacillus* e *Ruminiclostridium* em pacientes com obesidade e com DHGNA. Os autores observaram também que a bactéria comensal *Faecalibacterium prausnitzii*, associada a efeitos anti-inflamatórios, foi a única espécie que apresentou uma abundância diferente entre aqueles com e sem DHGNA (Zhao *et al.*, 2019). Outro estudo de coorte com mulheres mostrou que a abundância de diferentes gêneros está associada à homeostase energética. Esse estudo demonstrou que os gêneros *Subdoligranulum, Coprococcus* e *Coprobacter* foram negativamente correlacionadas à esteatose hepática (Soderborg *et al.*, 2018).

Estudos têm demonstrado que pacientes portadores de EHNA têm uma MI distinta em comparação com aqueles que têm apenas esteatose hepática (Soderborg *et al.*, 2018). Um estudo transversal demonstrou que pacientes com EHNA apresentavam maior abundância de bactérias do gênero *Clostridium* que têm algumas espécies patogênicas em sua taxonomia e menor porcentagem do filo Bacteroidetes que apresentam características fermentativas e que modulam o sistema imunológico intestinal de maneira benéfica em comparação com aqueles com esteatose (Mouzaki *et al.*, 2013).

Alguns autores compararam a MI de pacientes com DHGNA sem fibrose e com fibrose. Nesses estudos, os autores encontraram aumento do gênero *Bacteroides* e diminuição de diferentes gêneros, incluindo *Prevotella*, que está associada a homeostase do metabolismo e saúde humana (Boursier *et al.*, 2016; Loomba *et al.*, 2017). Dessa maneira, Loomba *et al.* (2017) publicaram evidências preliminares de uma assinatura universal derivada do microbioma intestinal para diagnosticar cirrose na DHGNA. Recentemente, Demir *et al.* (2022) demonstraram que pacientes não obesos com EHNA e fibrose entre os estágios F2 e F4 apresentam alterações na MI caracterizadas por uma razão logarítmica aumentada de fungos intestinais *Saccharomyces cerevisiae* e *Candida albicans* em comparação com aqueles com doença leve (Demir *et al.*, 2022; Sun; Cai; Gonzalez, 2021).

Corroborando esses achados, Song e Zhang (2022) concluíram que o desequilíbrio bacteriano intestinal pode alterar a permeabilidade intestinal, aumentar o nível de metabólitos tóxicos portais, promover inflamação hepática e, assim, levar ao desenvolvimento da DHGNA. Muitos estudos sugerem que a modulação farmacológica com base na MI visando ao eixo intestino-fígado pode ser um método terapêutico promissor e útil para o tratamento da DHGNA (Duarte *et al.*, 2022; Hadi, 2019; Song; Zhang, 2022).

Hepatites virais

As hepatites virais crônicas representam um grande problema de saúde pública, especialmente nos países em desenvolvimento. De acordo com a Organização Mundial da Saúde (OMS), a infecção pelos vírus da hepatite B (VHB) e C (VHC) levam doenças crônicas a centenas de milhões de pessoas, e juntos são as causas mais comuns de mortes relacionadas com a hepatite viral. Estima-se que 354 milhões de pessoas em todo o mundo vivam com VHB ou VHC e, para a maioria, os testes e o tratamento permanecem fora de alcance (World Health Organization, 2022).

Nas hepatites virais crônicas, algumas bactérias nocivas, em particular as pertencentes à família *Enterobacteriaceae* e às espécies *E. coli*, *Enterococcus faecalis* e *F. prausnitzii*, alteram diretamente o perfil da MI saudável, composta em grande parte por espécies produtoras de ácido láctico intestinal, em especial dos gêneros *Lactobacillus*, *Pediococcus*, *Weissella* e *Leuconostoc* (Bajaj *et al.*, 2014; Chen *et al.*, 2016). Estudos têm demonstrado que as principais bactérias intestinais encontradas frequentemente nas HVB e HVC são os gêneros *Neisseria* e *Gemella* e a família *Enterobacteriaceae*: *E. coli*, *E. faecalis*, *F. prausnitzii* (Chen; Huang; Pan, 2022; Chen *et al.*, 2016; Mohamadkhani, 2018).

Utilizando um modelo animal, Zhu *et al.* (2019) relataram que a infecção por VHB diminui a diversidade da MI e a contagem total de *Bifidobacterium* e *Lactobacillus*. Outro estudo semelhante também relatou mudanças significativas nos gêneros, mostrando aumento na quantidade de bactérias pró-inflamatórias, como *Butyricicoccus* e diminuição de *Clostridium* (Li *et al.*, 2020).

A infecção crônica pelo VHC é causa importante de insuficiência hepática, cirrose, CHC e, em alguns casos, de morte. A maioria dos pacientes com VHC apresenta maior abundância de *Prevotella*, *Enterobacteriaceae* e Bacteroidetes e redução de Firmicutes. Esse desequilíbrio na MI resulta em elevação acentuada de LPS, o que é sugestivo de translocação microbiana e inflamação durante a progressão da doença (Marascio *et al.*, 2022).

Algumas bactérias patogênicas, como *Enterobacteriaceae*, *Staphylococcus* e *Enterococcus*, têm sido associadas à diminuição de ácido biliar em pacientes cirróticos infectados pelo VHC, os quais se normalizam após tratamento antiviral de ação direta. Pérez-Matute *et al.* (2019) consideraram que os antivirais orais de ação direta (DAAs, do inglês *direct-acting antivirals*) são úteis para restabelecer o equilíbrio da MI nesse grupo de pacientes, especialmente no que diz respeito aos gêneros *Lachnospira* e *Dorea*, além de restaurar os níveis do fator de necrose tumoral alfa (TNF-α, do inglês *tumor necrosis factor-alpha*) (Pérez-Matute *et al.*, 2019). Adicionalmente, a infecção pelo VHC induz um microambiente intestinal desfavorável, levando à redução de *Ruminococcaceae* e *Lachnospiraceae*, bactérias que produzem AGCCs importantes para manter a homeostase metabólica, a integridade da barreira intestinal e a diferenciação das células T reguladoras (Treg) que são moduladoras essenciais na resposta imunológica a patógenos (El-Mowafy *et al.*, 2021; Inoue *et al.*, 2018).

Hepatite autoimune

A HAI é uma doença hepática crônica progressiva imunomediada. É predominantemente caracterizada pela presença de autoanticorpos antinucleares (FAN), anticorpos contra músculo liso (AML) e anticorpos contra microssomos do fígado (A-LKM, do inglês *anti–liver-kidney microsomal antibody*), níveis elevados de aminotransferases e imunoglobulina (Ig) G e hepatite de interface na biopsia hepática. A HAI pode afetar pessoas em todas as faixas etárias em todo o mundo (Manns *et al.*, 2010).

Estudos têm mostrado que a MI em desequilíbrio bacteriano intestinal contribui para o desenvolvimento e para a progressão da HAI (Cheng; Yang; Chu, 2022; Liwinski *et al.*, 2020). Estudos em humanos e em animais demonstram que a MI é significativamente diferente na HAI em comparação com o grupo saudável (Elsherbiny *et al.*, 2020; Yuksel *et al.*, 2015). No geral, a biodiversidade microbiana é notadamente menor, e a abundância relativa de bactérias aeróbias ou anaeróbias facultativas é maior na HAI (Lin *et al.*, 2015; Wei *et al.*, 2020). Na análise taxonômica da MI de pacientes com HAI, a abundância do filo Verrucomicrobia é maior, enquanto a abundância de Synergistetes e Lentisphaerae é menor em pacientes quando comparados aos controles saudáveis. No entanto, essas bactérias foram recentemente descritas e ainda não há evidências de sua influência na saúde humana (Lou *et al.*, 2020). Alterações dos filos mais importantes – Bacteroidetes, Firmicutes e Proteobacteria – foram controversas em diferentes estudos. Quando avaliados os gêneros de bactérias, *Veillonella*, *Streptococcus*, *Klebsiella*, *Akkermansia*, *Blautia*, *Eubacterium*, *Butyricicoccus* e *Haemophilus* apresentaram maiores quantidades, ao passo que *Bifidobacterium*, *Ruminococcus*, *Clostridiales*, *Rikenellaceae*, *Oscillospira*, *Sutterella*, *Parabacteroides* e *Coprococcus* se mostraram menos abundantes em pacientes com HAI (Elsherbiny *et al.*, 2020; Liwinski *et al.*, 2020).

Um estudo usando modelo animal para HAI que virtualmente mimetizava a condição de pacientes com a doença sugeriram que, no nível taxonômico de filo, em comparação com os controles, a abundância de Proteobacteria e de Bacteroidetes foi maior, correlacionando esses resultados com maior inflamação e disfunção epitelial do hospedeiro (Litvak *et al.*, 2017). Adicionalmente, foram encontradas alterações na MI de pacientes com HAI mostrando aumento significativo de bactérias patogênicas, como *Enterococcus gallinarum* (Manfredo Vieira *et al.*, 2018). Algumas bactérias específicas foram correlacionadas com a gravidade da HAI, como o gênero da bactéria gram-negativa *Veillonella*. Quantidades maiores de *Veillonella* mostraram uma correlação positiva com o nível de aspartato aminotransferase (AST) sérica, bem como com os graus de inflamação hepática (Lin *et al.*, 2015; Wei *et al.*, 2020). Quantidades menores de *Bifidobacterium* também estão relacionadas com maior progressão da doença (Liwinski *et al.*, 2020). Além disso, o aumento de LPS no plasma induzido pelo desequilíbrio bacteriano intestinal na HAI está correlacionado com estágios mais avançados da doença (Lin *et al.*, 2015). Esses biomarcadores podem ser usados como marcadores não invasivos para auxiliar no diagnóstico de HAI, bem como na avaliação da gravidade da doença, que necessita de rigorosa avaliação e investigação adicional (Cheng; Yang; Chu, 2022).

Colangite esclerosante primária

A CEP é uma doença hepática colestática crônica, caracterizada por estenoses inflamatórias do trato biliar. A patogênese ainda não está totalmente elucidada, mas tem sido descrito que os pacientes com CEP apresentam alterações na MI (Lemoinne; Sabino; Sokol, 2019).

Pacientes com CEP apresentam maior produção de citocinas pró-inflamatórias, como IL-1β e IL-6, quando expostos a LPS produzido excessivamente no desequilíbrio bacteriano intestinal (Mao *et al.*, 2005). Adicionalmente, a liberação de LPS aumenta a expressão de receptor do tipo *Toll* 4 (TLR4, do inglês *Toll-like receptor 4*) e do gene de resposta primária de diferenciação mieloide 88 (MyD88, do inglês *myeloid differentiation primary response 88*) em monócitos de pacientes com CEP (Honda *et al.*, 2007). Geralmente, os pacientes com CEP apresentam desequilíbrio bacteriano intestinal caracterizado por aumento na diversidade de *Klebsiella pneumoniae*, *Proteus mirabilis* e *E. gallinarum*. Essas bactérias podem comprometer as membranas das células epiteliais, com consequente aumento da permeabilidade intestinal e indução de inflamação hepática caracterizada por uma proporção aumentada de células T auxiliares 17 (Th17) (Nakamoto *et al.*, 2019).

Vieira-Silva *et al.* (2019) encontraram associações entre MI e manifestações específicas de pacientes com CEP. Após a avaliação de material fecal para identificar a diversidade bacteriana, foi possível observar maior predomínio da família *Ruminococcaceae*, dos gêneros *Prevotella* e *Bacteroides* e menor diversidade relativa de bactérias do gênero *Faecalibacterium*, que está associado a melhor integridade da barreira intestinal (Xu *et al.*, 2020). Além disso, as análises quantitativas permitiram diferenciar os táxons associados à inflamação, e o gênero *Enterococcus* foi especificamente relacionado com maior gravidade da obstrução biliar. O perfil quantitativo do microbioma demonstrou maior predomínio dos gêneros *Veillonella* e *Fusobacterium* em pacientes com maior carga inflamatória (Vieira-Silva *et al.*, 2019).

Cirrose

A cirrose é uma manifestação grave das lesões hepáticas crônicas caracterizada pela perda de células hepáticas, cicatriz fibrosa espessa e nódulos de regeneração. A cronicidade de diversas doenças hepáticas, como DHGNA, DHA, hepatites virais, HAI e CEP, pode levar à evolução para cirrose (Bhat *et al.*, 2016).

A relação entre as alterações na MI, fibrose, cirrose e suas complicações vem sendo amplamente estudada. Embora diversos trabalhos evidenciem que a MI do paciente cirrótico é diferente da MI daqueles com doenças hepáticas crônicas que antecedem esse estágio, ainda não estão claras as reais alterações dessa composição microbiana de acordo com a etiologia da doença (Bhat *et al.*, 2016; Trebicka *et al.*, 2021). As alterações na composição da MI na cirrose surgem da interrupção da maioria dos fatores envolvidos no controle do microbioma: redução da motilidade do intestino delgado e tempo de trânsito, principalmente no estágio ascítico, como um dos principais contribuintes para o desequilíbrio bacteriano intestinal e a imunidade intestinal prejudicada (Acharya; Bajaj, 2019; Kakiyama *et al.*, 2014).

Estudos demonstram que a barreira intestinal tem várias camadas de defesa, consistindo na camada de muco, proteínas *tight junctions* (TJ) e a integridade física e imunológica. A fragilidade da barreira intestinal causada pela inflamação no cólon leva a maior permeabilidade intestinal em pacientes cirróticos (Brignardello *et al.*, 2010; Pendyala *et al.*, 2011). Na cirrose compensada, as características da disfunção da barreira intestinal dificilmente diferem das etiologias da doença hepática crônica. Em contraste, a ruptura da barreira intestinal na cirrose descompensada decorre da inflamação que causa danos em várias camadas da barreira intestinal, independentemente da etiologia, e está associada à insuficiência hepática e ao fluxo biliar reduzido (Figura 15.2). A MI e a disfunção da barreira intestinal estão diretamente envolvidos na patogênese da cirrose compensada, enquanto ambos estão relacionados com frequência e gravidade das complicações na cirrose descompensada, ou seja, a infecções bacterianas e encefalopatia (Albillos; De Gottardi; Rescigno, 2020; Trebicka *et al.*, 2021).

Durante décadas, o desequilíbrio bacteriano intestinal e o supercrescimento bacteriano foram reconhecidos em modelos humanos e experimentais de cirrose (Shah *et al.*, 2017). Estudos utilizando técnicas metagenômicas para avaliar a MI na cirrose mostram uma diversidade bacteriana reduzida, aumento do supercrescimento relativo de táxons potencialmente patogênicos como *Enterococcaceae*, *Staphylococcaceae* e, especialmente, *Enterobacteriaceae* e diminuição da abundância relativa de táxons autóctones (residentes) potencialmente benéficos, como *Lachnospiraceae*, *Akkermansia* e *Ruminococcaceae* (Albillos; De Gottardi; Rescigno, 2020; Aron-Wisnewsky *et al.*, 2020; Bajaj *et al.*, 2014). Esse perfil da MI na cirrose acompanha o agravamento da doença e torna-se mais intenso no cenário de descompensação, além de estar associado a um prognóstico pior da doença, independentemente da etiologia dela (Bajaj *et al.*, 2018). Gómez-Hurtado *et al.* (2014) descreveram algumas alterações na MI de pacientes cirróticos como a mudança quantitativa da razão *Bacteriodes*/Firmicutes, com predomínio de bactérias de famílias potencialmente patogênicas, como *Enterobacteriaceae* e *Alcaligenaceae*, bem como a redução de bactérias comensais, como a família *Lachnospiraceae*. Outro estudo demonstrou que pacientes com cirrose secundária a EHNA, CBP e DHA apresentam maior abundância de bactérias patogênicas da família *Enterobacteriaceae* que promovem aumento da produção de LPS, com consequente aumento da inflamação (Woodhouse *et al.*, 2018).

Recentemente, vem sendo descrito o papel de outra característica distintiva da cirrose: a invasão do intestino por bactérias da cavidade oral. A ligação entre microbiota oral e fígado parece não ser simplesmente uma consequência de fatores de risco comuns e compartilhados, mas sim um fato impulsionado, em grau substancial, por lesão hepática induzida por infecção oral. O enriquecimento de bactérias potencialmente nocivas da família *Lactobacillaceae* de origem bucal parece estar relacionado a mudanças na microbiota salivar, inibidores da bomba de prótons e níveis

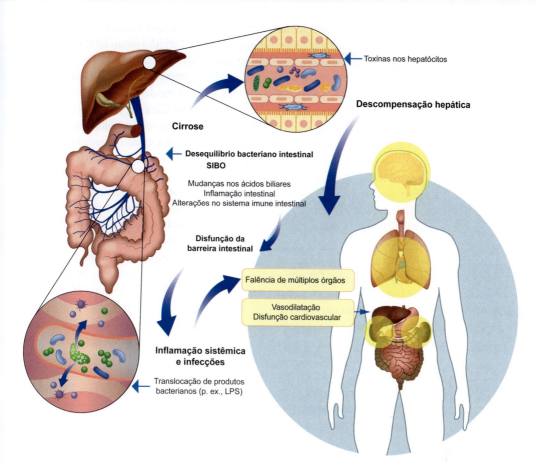

Figura 15.2 Microbiota intestinal e descompensação hepática. O agravamento da doença hepática inicia uma cascata de eventos, como o SIBO e o desequilíbrio bacteriano intestinal como eventos centrais. O desequilíbrio bacteriano intestinal contribui para a disfunção da barreira intestinal por meio de vários mecanismos, como mudanças no metabolismo de ácidos biliares, ativação de citocinas inflamatórias e alteração no sistema imunológico. O aumento da translocação bacteriana leva a inflamação e infecções sistêmicas, vasodilatação e contribui para a descompensação hepática e falência de múltiplos órgãos. As toxinas produzidas pela microbiota podem causar diretamente a morte dos hepatócitos e a piora da função hepática. LPS: lipopolissacarídeos; SIBO: supercrescimento bacteriano no intestino delgado. (Adaptada de Trebicka *et al.*, 2021.)

relativamente baixos de ácido gástrico. Considerando que a cirrose hepática está associada a um comprometimento imunológico multidimensional com uma alteração imunológica global da mucosa, é possível que a cirrose e a periodontite possam se agravar em um círculo vicioso (Åberg; Helenius-Hietala, 2022).

Na cirrose alcoólica, lesões duodenais e jejunais foram documentadas juntamente com aumento do espaço intercelular das TJs no duodeno distal (Bajaj *et al.*, 2018). Outros comprometimentos dos mecanismos de defesa intestinais, como a redução da IgA secretora e a redução generalizada da imunidade (Tritto *et al.*, 2011), podem fragilizar ainda mais a barreira intestinal, resultando na translocação de bactérias e de produtos bacterianos como endotoxinas, peptidoglicanos e DNA microbiano, conhecidos como padrões moleculares associados a patógenos (PAMPs, do inglês *pathogen-associated molecular pattern*). Os PAMPs interagem com sensores inatos – incluindo TLRs na superfície das células intestinais –, desencadeando assim uma resposta inflamatória caracterizada pelo aumento da geração de citocinas, como IL-1, IL-6, IL-8 e TNF-α. Além disso, bactérias e seus produtos alcançam o fígado pela veia porta e interagem com os TLRs dos hepatócitos e das células de Kupffer, resultando em maior produção de mediadores inflamatórios (Albhaisi; Bajaj; Sanyal, 2020; Albillos; De Gottardi; Rescigno, 2020; Seki; Schnabl, 2012).

A encefalopatia hepática (EH) é uma das complicações da cirrose hepática por diferentes etiologias e representa uma alteração do eixo intestino-fígado-cérebro, que afeta vários tipos de células cerebrais, incluindo astrócitos, micróglia e neurônios (Kang *et al.*, 2016). Foi observado que a MI de pacientes cirróticos com EH por VHC, DHA e EHNA apresenta menor quantidade de bactérias autóctones e um número significativamente maior de táxons bacterianos gram-negativos. Na EH, há a hipótese de que a produção bacteriana intestinal de amônia e citocinas inflamatórias afetem diferentes partes do cérebro. A ressonância magnética mostrou que o comprometimento astrocitário está associado a níveis séricos elevados de amônia, enquanto as alterações da substância branca estão associadas à inflamação (Ahluwalia *et al.*, 2016; Acharya; Sahingur; Bajaj, 2017; Margolis; Cryan; Mayer, 2021).

Carcinoma hepatocelular

O CHC é uma doença complexa com múltiplos fatores de risco etiológicos que são responsáveis pela patogênese e pela progressão da doença. Infecção crônica por VHB e VHC, abuso de álcool, DHGNA e EHNA, obesidade, DM2 e tabagismo são os principais fatores de risco para o desenvolvimento do CHC (Ghouri; Mian; Rowe, 2017; Janevska; Chaloska-Ivanova; Janevski, 2015). De acordo com as estatísticas globais de câncer, foram registrados 905.677 novos casos de CHC e 830.180 mortes em todo o mundo em 2020, e mais de 50% de novos casos e mortalidade de pacientes com CHC ocorreram na China (Forner; Reig; Bruix, 2018; Sung *et al.*, 2021).

Como mencionamos anteriormente, o fígado está diretamente ligado ao intestino pela circulação portal hepática; com isso a patogênese do CHC pode estar associada também a alterações negativas na MI, favorecendo a passagem de endotoxinas, PAMPs e LPS para o fígado (Gupta *et al.*, 2019). Por outro lado, em condições fisiológicas normais, com a excreção de ácidos biliares do fígado e de outros componentes biologicamente ativos pelo ducto biliar para o intestino, a MI e seus metabólitos podem reduzir a resposta inflamatória, promovendo a integridade epitelial intestinal por meio da expressão de proteínas TJ (Markowiak-Kopeć; Śliżewska, 2020; Wan; El-Nezami, 2018). Os AGCCs são conhecidos por modularem as respostas anti-inflamatórias e regularem a diferenciação e a proliferação celular (Tajiri; Shimizu, 2017). Além disso, as bactérias probióticas podem proteger a função epitelial intestinal e prevenir a endotoxemia bacteriana, restringindo a translocação de bactérias intestinais e seus produtos metabólicos para o fígado (Thilakarathna; Rupasinghe; Ridgway, 2021).

Um estudo publicado por Ni *et al.* (2019) demonstrou que, em pacientes com CHC primário, é possível se quantificar o grau do desequilíbrio bacteriano intestinal, por meio da comparação da razão da diversidade de Firmicutes e de Bacteroidetes ou por meio da razão de diversidade do gênero *Bifidobacterium* e da família *Enterobacteriaceae*. No entanto, as características da MI associada ao CHC também podem ser determinadas pela sua etiologia e por fatores fisiológicos do hospedeiro. A riqueza de espécies da MI dos pacientes com CHC relacionado ao VHB é significativamente maior em comparação com a de pacientes com CHC por outras etiologias e controles saudáveis. De uma forma geral, no CHC não relacionado a vírus, bactérias pró-inflamatórias (*Escherichia*, *Shigella* e *Enterococcus*) apresentam maior abundância, enquanto as bactérias produtoras de AGCCs e consideradas anti-inflamatórias (*Faecalibacterium*, *Ruminococcus* e *Ruminoclostridium*) estão em quantidades reduzidas (Liu et al., 2019; Song; Zhang, 2022). Grat et al. (2016) relataram que pacientes com CHC têm uma MI rica em bactérias gram-negativas, como a espécie E. coli que estão associadas a níveis séricos aumentados de LPS. Por outro lado, a MI de pacientes com CHC apresenta quantidades reduzidas de espécies simbióticas, como *Lactobacillus* spp., *Bifidobacterium* spp. e *Enterococcus* spp. (Zhang et al., 2012).

Considerando o efeito da MI no CHC, o estudo clínico de Ponziani et al. (2019) mostrou alterações importantes na composição microbiana que favorecem a liberação de citocinas inflamatórias, como a IL-8. Foi encontrada maior abundância de *Bacteroides* e diminuição da abundância de *Bifidobacterium* em pacientes com CHC por DHGNA, em comparação com pacientes cirróticos que não progrediram para CHC (Ponziani et al., 2019).

Considerações finais

O conhecimento do eixo intestino-fígado teve grande avanço na última década. Já está confirmado que o desequilíbrio bacteriano intestinal pode alterar a permeabilidade intestinal, aumentar o nível de metabólitos tóxicos portais, promover inflamação hepática e, assim, desempenhar um papel significativo na patogênese das doenças hepáticas crônicas. No entanto, ainda são necessárias mais investigações para esclarecer diferenças significativas de quantidades e taxonomias bacterianas de acordo com a etiologia das doenças hepáticas.

Referências bibliográficas

ÅBERG, F.; HELENIUS-HIETALA, J. Oral health and liver disease: bidirectional associations-a narrative review. **Dentistry Journal (Basel)**, v. 10, n. 2, 2022.

ACHARYA, C.; BAJAJ, J. S. altered microbiome in patients with cirrhosis and complications. **Clinical Gastroenterology and Hepatology**, v. 17, n. 2, p. 307-321, 2019.

ACHARYA, C.; SAHINGUR, S. E.; BAJAJ, J. S. Microbiota, cirrhosis, and the emerging oral-gut-liver axis. **JCI Insight**, v. 2, n. 19, 2017.

AHLUWALIA, V. et al. Impaired gut-liver-brain axis in patients with cirrhosis. **Science Reports**, v. 6, p. 26800, 2016.

ALBHAISI, S. A. M.; BAJAJ, J. S.; SANYAL, A. J. Role of gut microbiota in liver disease. **American Journal Physiol Gastrointest Liver Physiol**, 318, n. 1, p. G84-G98, 2020.

ALBILLOS, A.; DE GOTTARDI, A.; RESCIGNO, M. The gut-liver axis in liver disease: Pathophysiological basis for therapy. **Journal of Hepatology**, v. 72, n. 3, p. 558-577, 2020.

ANGELICO, F. S. et al. Insulin resistance, the metabolic syndrome, and nonalcoholic fatty liver disease. **Journal of Clinical Endocrinology & Metabolism**, v. 90, n. 3, p. 1578-1582, 2005.

ARON-WISNEWSKY, J. et al. Gut microbiota and human NAFLD: disentangling microbial signatures from metabolic disorders. **Nature Reviews Gastroenterology & Hepatology**, v. 17, n. 5, p. 279-297, 2020.

BÄCKHED, F. et al. Mechanisms underlying the resistance to diet-induced obesity in germ-free mice. **Proceedings of the National Academy of Sciences of the United States of America**, v. 104, n. 3, p. 979-984, 2007.

BAJAJ, J. S. Alcohol, liver disease and the gut microbiota. **Nature Reviews Gastroenterology & Hepatology**, v. 16, n. 4, p. 235-246, 2019.

BAJAJ, J. S. et al. Altered profile of human gut microbiome is associated with cirrhosis and its complications. **Journal of Hepatology**, v. 60, n. 5, p. 940-947, 2014.

BAJAJ, J. S. et al. Continued alcohol misuse in human cirrhosis is associated with an impaired gut-liver axis. **Alcoholism: Clinical and Experimental Research**, v. 41, n. 11, p. 1857-1865, 2017.

BAJAJ, J. S. et al. Diet affects gut microbiota and modulates hospitalization risk differentially in an international cirrhosis cohort. **Hepatology**, v. 68, n. 1, p. 234-247, 2018.

BAUER, K. C. et al. Nonalcoholic fatty liver disease and the gut-liver axis: exploring an undernutrition perspective. **Gastroenterology**, v. 162, n. 7, p. 1858-1875.e1852, 2022.

BHAT, M. et al. Implication of the intestinal microbiome in complications of cirrhosis. **World Journal of Hepatology**, v. 8, n. 27, p. 1128-1136, 2016.

BLOND, E. et al. EASL-EASD-EASO clinical practice guidelines for the management of non-alcoholic fatty liver disease in severely obese people: do they lead to over-referral? **Diabetologia**, v. 60, n. 7, p. 1218-1222, 2017.

BOURSIER, J. et al. The severity of nonalcoholic fatty liver disease is associated with gut dysbiosis and shift in the metabolic function of the gut microbiota. **Hepatology**, v. 63, n. 3, p. 764-775, 2016.

BRIGNARDELLO, J. et al. Pilot study: alterations of intestinal microbiota in obese humans are not associated with colonic inflammation or disturbances of barrier function. **Alimentary Pharmacology & Therapeutics**, v. 32, n. 11-12, p. 1307-1314, 2010.

BULL-OTTERSON, L. et al. Metagenomic analyses of alcohol induced pathogenic alterations in the intestinal microbiome and the effect of Lactobacillus rhamnosus GG treatment. **PLOS ONE**, v. 8, n. 1, p. e53028, 2013.

CHEN, B.; HUANG, H.; PAN, C. Q. The role of gut microbiota in hepatitis B disease progression and treatment. **Journal of Viral Hepatitis**, v. 29, n. 2, p. 94-106, 2022.

CHEN, L. et al. The role of gut bacteria and fungi in alcohol-associated liver disease. **Frontiers in Medicine (Lausanne)**, 9, p. 840752, 2022.

CHEN, Y. et al. Dysbiosis of small intestinal microbiota in liver cirrhosis and its association with etiology. **Science Reports**, v. 6, p. 34055, 2016.

CHENG, Z.; YANG, L.; CHU, H. The gut microbiota: a novel player in autoimmune hepatitis. **Frontiers in Cellular and Infection Microbiology**, v. 12, p. 947382, 2022.

COTRIM, H. P. et al. Nonalcoholic fatty liver disease in Brazil. Clinical and histological profile. **Annals of Hepatology**, v. 10, n. 1, p. 33-37, 2011.

DEL CHIERICO, F. et al. Gut microbiota profiling of pediatric nonalcoholic fatty liver disease and obese patients unveiled by an integrated meta-omics-based approach. **Hepatology**, v. 65, n. 2, p. 451-464, 2017.

DEMIR, M. et al. The fecal mycobiome in non-alcoholic fatty liver disease. **Journal of Hepatology**, v. 76, n. 4, p. 788-799, 2022.

DUARTE, S. M. B. et al. Synbiotic supplementation modulates gut microbiota, regulates β-catenin expression and prevents weight gain in ob/ob mice: preliminary findings. **International Journal of Molecular Sciences**, 23, n. 18, 2022.

EL-MOWAFY, M. et al. Changes of gut-microbiota-liver axis in hepatitis C virus infection. **Biology (Basel)**, v. 10, n. 1, 2021.

ELSHERBINY, N. M. et al. Autoimmune hepatitis: shifts in gut microbiota and metabolic pathways among egyptian patients. **Microorganisms**, v. 8, n. 7, 2020.

ESLAM, M. et al. A new definition for metabolic dysfunction-associated fatty liver disease: An international expert consensus statement. **Journal of Hepatology**, v. 73, n. 1, p. 202-209, 2020.

FARRELL, G. C.; LARTER, C. Z. Nonalcoholic fatty liver disease: from steatosis to cirrhosis. **Hepatology**, v. 43, n. 2 Suppl 1, p. S99-S112, 2006.

FORNER, A.; REIG, M.; BRUIX, J. Hepatocellular carcinoma. **Lancet**, v. 391, n. 10127, p. 1301-1314, 2018.

GHOURI, Y. A.; MIAN, I.; ROWE, J. H. Review of hepatocellular carcinoma: Epidemiology, etiology, and carcinogenesis. **Journal of Carcinogenesis**, v. 16, p. 1, 2017.

GIL-GÓMEZ, A. et al. Gut-liver axis in nonalcoholic fatty liver disease: the impact of the metagenome, end products, and the epithelial and vascular barriers. **Seminars in Liver Disease**, v. 41, n. 2, p. 191-205, 2021.

GRANDER, C. et al. Recovery of ethanol-induced. **Gut**, v. 67, n. 5, p. 891-901, 2018.

GRĄT, M. et al. Profile of gut microbiota associated with the presence of hepatocellular cancer in patients with liver cirrhosis. **Transplantation Proceedings**, v. 48, n. 5, p. 1687-1691, 2016.

GÓMEZ-HURTADO, I. et al. Gut microbiota-related complications in cirrhosis. **World Journal of Gastroenterology**, v. 20, n. 42, p. 15624-15631, 2014.

GUPTA, H. et al. Role of gut microbiota in hepatocarcinogenesis. **Microorganisms**, v. 7, n. 5, 2019.

HADI, A. et al. Efficacy of synbiotic supplementation in patients with nonalcoholic fatty liver disease: a systematic review and meta-analysis of clinical trials: synbiotic supplementation and NAFLD. **Critical Reviews in Food Science and Nutrition**, v. 59, n. 15, p. 2494-2505, 2019.

HONDA, Y. et al. Altered expression of TLR homolog RP105 on monocytes hypersensitive to LPS in patients with primary biliary cirrhosis. **Journal of Hepatology**, v. 47, n. 3, p. 404-411, 2007.

INOUE, T. et al. Gut dysbiosis associated with hepatitis C virus infection. **Clinical Infectious Disease**, v. 67, n. 6, p. 869-877, 2018.

JANEVSKA, D.; CHALOSKA-IVANOVA, V.; JANEVSKI, V. Hepatocellular carcinoma: risk factors, diagnosis and treatment. **Open Access Macedonian Journal of Medical Sciences**, v. 3, n. 4, p. 732-736, 2015.

JUNG, J. H. et al. Gut microbiota-modulating agents in alcoholic liver disease: Links between host metabolism and gut microbiota. **Frontiers in Medicine (Lausanne)**, v. 9, p. 913842, 2022.

KAKIYAMA, G. et al. Colonic inflammation and secondary bile acids in alcoholic cirrhosis. **The American Journal of Physiology-Gastrointestinal and Liver Physiology**, v. 306, n. 11, p. G929-G937, 2014.

KANG, D. J. et al. Gut microbiota drive the development of neuroinflammatory response in cirrhosis in mice. **Hepatology**, v. 64, n. 4, p. 1232-1248, 2016.

KARST, S. M. The influence of commensal bacteria on infection with enteric viruses. **Nature Reviews of Microbiology**, v. 14, n. 4, p. 197-204, 2016.

LECLERCQ, S. et al. Intestinal permeability, gut-bacterial dysbiosis, and behavioral markers of alcohol-dependence severity. **Proceedings of the National Academy of Sciences of the United States of America**, v. 111, n. 42, p. E4485-4493, 2014.

LEMOINNE, S.; SABINO, J.; SOKOL, H. Gut microbiota in PSC: from association to possible causality. Commentary to "Gut pathobionts underlie intestinal barrier dysfunction and liver T helper 17 cell immune response in primary sclerosing cholangitis" by Nakamoto et al., Nature Microbiology, January 2019. **Clinics and Research in Hepatology and Gastroenterology**, v. 44, n. 2, p. 123-125, 2020.

LEY, R. E. Obesity and the human microbiome. **Current Opinion in Gastroenterology**, v. 26, n. 1, p. 5-11, 2010.

LI, X. et al. Entecavir therapy reverses gut microbiota dysbiosis induced by hepatitis B virus infection in a mouse model. **International Journal of Antimicrobial Agents**, v. 56, n. 1, p. 106000, 2020.

LIN, R. et al. Abnormal intestinal permeability and microbiota in patients with autoimmune hepatitis. **International Journal of Clinical and Experimental Pathology**, v. 8, n. 5, p. 5153-5160, 2015.

LITVAK, Y. et al. Dysbiotic Proteobacteria expansion: a microbial signature of epithelial dysfunction. **Currrent Opinion in Microbiology**, v. 39, p. 1-6, 2017.

LIU, Q. et al. Alteration in gut microbiota associated with hepatitis B and non-hepatitis virus related hepatocellular carcinoma. **Gut Pathology**, v. 11, p. 1, 2019.

LIWINSKI, T. et al. A disease-specific decline of the relative abundance of Bifidobacterium in patients with autoimmune hepatitis. **Alimentary Pharmacology & Therapeutics**, v. 51, n. 12, p. 1417-1428, 2020.

LOOMBA, R. et al. Gut microbiome-based metagenomic signature for non-invasive detection of advanced fibrosis in human nonalcoholic fatty liver disease. **Cell Metabolism**, v. 25, n. 5, p. 1054-1062.e1055, 2017.

LOU, J. et al. Fecal microbiomes distinguish patients with autoimmune hepatitis from healthy individuals. **Frontiers in Cellular and Infection Microbiology**, v. 10, p. 342, 2020.

MANFREDO VIEIRA, S. et al. Translocation of a gut pathobiont drives autoimmunity in mice and humans. **Science**, v. 359, n. 6380, p. 1156-1161, 2018.

MANNS, M. P. et al. Diagnosis and management of autoimmune hepatitis. **Hepatology**, v. 51, n. 6, p. 2193-2213, 2010.

MAO, T. K. et al. Altered monocyte responses to defined TLR ligands in patients with primary biliary cirrhosis. **Hepatology**, v. 42, n. 4, p. 802-808, 2005.

MARASCIO, N. et al. The role of the microbiota gut-liver axis during hcv chronic infection: a schematic overview. **Journal of Clinical Medicine**, v. 11, n. 19, 2022.

MARGOLIS, K. G.; CRYAN, J. F.; MAYER, E. A. The microbiota-gut-brain axis: from motility to mood. **Gastroenterology**, v. 160, n. 5, p. 1486-1501, 2021.

MARKOWIAK-KOPEĆ, P.; ŚLIŻEWSKA, K. The effect of probiotics on the production of short-chain fatty acids by human intestinal microbiome. **Nutrients**, v. 12, n. 4, 2020.

MATHURIN, P.; BATALLER, R. Trends in the management and burden of alcoholic liver disease. **Journal of Hepatology**, v. 62, n. 1, p. S38-S46, 2015.

MOHAMADKHANI, A. On the potential role of intestinal microbial community in hepatocarcinogenesis in chronic hepatitis B. **Cancer Medicine**, v. 7, n. 7, p. 3095-3100, 2018.

MOUZAKI, M. et al. Intestinal microbiota in patients with nonalcoholic fatty liver disease. **Hepatology**, v. 58, n. 1, p. 120-127, 2013.

MURPHY, E. F. et al. Divergent metabolic outcomes arising from targeted manipulation of the gut microbiota in diet-induced obesity. **Gut**, v. 62, n. 2, p. 220-226, 2013.

MUSSO, G.; GAMBINO, R.; CASSADER, M. Interactions between gut microbiota and host metabolism predisposing to obesity and diabetes. **Annual Review of Medicine**, v. 62, p. 361-380, 2011.

NAKAMOTO, N. et al. Gut pathobionts underlie intestinal barrier dysfunction and liver T helper 17 cell immune response in primary sclerosing cholangitis. **Nature Microbiology**, v. 4, n. 3, p. 492-503, 2019.

NATH, B. et al. Hepatocyte-specific hypoxia-inducible factor-1α is a determinant of lipid accumulation and liver injury in alcohol-induced steatosis in mice. **Hepatology**, v. 53, n. 5, p. 1526-1537, 2011.

NI, J. et al. Analysis of the relationship between the degree of dysbiosis in gut microbiota and prognosis at different stages of primary hepatocellular carcinoma. **Frontiers in Microbiology**, v. 10, p. 1458, 2019.

O'HARA, A. M.; SHANAHAN, F. Gut microbiota: mining for therapeutic potential. **Clinical Gastroenterology and Hepatology**, v. 5, n. 3, p. 274-284, 2007.

PENDYALA, S. et al. Diet-induced weight loss reduces colorectal inflammation: implications for colorectal carcinogenesis. **The American Journal of Clinical Nutrition**, v. 93, n. 2, p. 234-242, 2011.

PÉREZ-MATUTE, P. et al. Short-term effects of direct-acting antiviral agents on inflammation and gut microbiota in hepatitis C-infected patients. **European Journal of Internal Medicine**, v. 67, p. 47-58, 2019.

PONZIANI, F. R. et al. Hepatocellular carcinoma is associated with gut microbiota profile and inflammation in nonalcoholic fatty liver disease. **Hepatology**, v. 69, n. 1, p. 107-120, 2019.

RIGO-ADROVER, M. D. M. et al. Preventive effect of a synbiotic combination of galacto- and fructooligosaccharides mixture with. **Frontiers in Immunology**, v. 9, p. 1318, 2018.

RINELLA, M. E. et al. A multi-society Delphi consensus statement on new fatty liver disease nomenclature. **Annals of Hepatology**, p. 101133, 2023.

SANDUZZI ZAMPARELLI, M. et al. The gut microbiota: a new potential driving force in liver cirrhosis and hepatocellular carcinoma. **United European Gastroenterology Journal**, v. 5, n. 7, p. 944-953, 2017.

SEKI, E.; SCHNABL, B. Role of innate immunity and the microbiota in liver fibrosis: crosstalk between the liver and gut. **Journal of Physiology**, v. 590, n. 3, p. 447-458, 2012.

SHAH, A. et al. Systematic review and meta-analysis: prevalence of small intestinal bacterial overgrowth in chronic liver disease. **Seminars in Liver Disease**, v. 37, n. 4, p. 388-400, 2017.

SODERBORG, T. K. et al. The gut microbiota in infants of obese mothers increases inflammation and susceptibility to NAFLD. **Nature Communications**, v. 9, n. 1, p. 4462, 2018.

SONG, Q.; ZHANG, X. The role of gut-liver axis in gut microbiome dysbiosis associated NAFLD and NAFLD-HCC. **Biomedicines**, v. 10, n. 3, 2022.

SUN, L.; CAI, J.; GONZALEZ, F. J. The role of farnesoid X receptor in metabolic diseases, and gastrointestinal and liver cancer. **Nature Reviews Gastroenterology & Hepatology**, v. 18, n. 5, p. 335-347, 2021.

SUN, et al. A marker of endotoxemia is associated with obesity and related metabolic disorders in apparently healthy Chinese. **Diabetes Care**, v. 33, n. 9, p. 1925-1932, 2010.

SUNG, H. et al. Global Cancer Statistics 2020: globocan estimates of incidence and mortality worldwide for 36 cancers in 185 countries. **CA: A Cancer Journal for Clinicians**, v. 71, n. 3, p. 209-249, 2021.

TAJIRI, K.; SHIMIZU, Y. Gut bacteria may control development of hepatocellular carcinoma. **Hepatobiliary Surgery Nutrition**, v. 6, n. 6, p. 417-419, 2017.

TAVELLA, T. et al. Elevated gut microbiome abundance of. **Gut Microbes**, v. 13, n. 1, p. 1-19, 2021.

THILAKARATHNA, W. P. D. W.; RUPASINGHE, H. P. V.; RIDGWAY, N. D. Mechanisms by which probiotic bacteria attenuate the risk of hepatocellular carcinoma. **International Journal of Molecular Sciences**, v. 22, n. 5, 2021.

TREBICKA, J. et al. The microbiota in cirrhosis and its role in hepatic decompensation. **Journal of Hepatology**, v. 75, p. S67-S81, 2021.

TRIPATHI, A. et al. The gut-liver axis and the intersection with the microbiome. **Nature Reviews Gastroenterology & Hepatology**, v. 15, n. 7, p. 397-411, 2018.

TRITTO, G. et al. Evidence of neutrophil functional defect despite inflammation in stable cirrhosis. **Journal of Hepatology**, v. 55, n. 3, p. 574-581, 2011.

VIEIRA-SILVA, S. et al. Quantitative microbiome profiling disentangles inflammation- and bile duct obstruction-associated microbiota alterations across PSC/IBD diagnoses. **Nature Microbiology**, 2019.

WAN, M. L. Y.; EL-NEZAMI, H. Targeting gut microbiota in hepatocellular carcinoma: probiotics as a novel therapy. **Hepatobiliary Surgery Nutrition**, v. 7, n. 1, p. 11-20, 2018.

WEI, Y. et al. Alterations of gut microbiome in autoimmune hepatitis. **Gut**, v. 69, n. 3, p. 569-577, 2020.

WIEST, R. et al. Targeting the gut-liver axis in liver disease. **Journal of Hepatology**, v. 67, n. 5, p. 1084-1103, 2017.

WOODHOUSE, C. A. et al. Review article: the gut microbiome as a therapeutic target in the pathogenesis and treatment of chronic liver disease. **Alimentary Pharmacology & Therapeutics**, v. 47, n. 2, p. 192-202, 2018.

WORLD HEALTH ORGANIZATION. **Hepatitis**. WHO – Global Hepatitis Programme, 2022. Disponível em: https://www.who.int/health-topics/hepatitis#tab=tab_3. Acesso em: 27 ago. 2024.

XU, J. et al. Faecalibacterium prausnitzii-derived microbial anti-inflammatory molecule regulates intestinal integrity in diabetes mellitus mice via modulating tight junction protein expression. **Journal of Diabetes**, v. 12, n. 3, p. 224-236, 2020.

YAN, A. W. et al. Enteric dysbiosis associated with a mouse model of alcoholic liver disease. **Hepatology**, v. 53, n. 1, p. 96-105, 2011.

YOUSSEF, W. I.; MCCULLOUGH, A. J. Steatohepatitis in obese individuals. **Best Practice & Research Clinical Gastroenterology**, v. 16, n. 5, p. 733-747, 2002.

YUKSEL, M. et al. A novel "humanized mouse" model for autoimmune hepatitis and the association of gut microbiota with liver inflammation. **Hepatology**, v. 62, n. 5, p. 1536-1550, 2015.

ZAKHARI, S.; LI, T. K. Determinants of alcohol use and abuse: Impact of quantity and frequency patterns on liver disease. **Hepatology**, v. 46, n. 6, p. 2032-2039, 2007.

ZHANG, H. L. et al. Profound impact of gut homeostasis on chemically-induced pro-tumorigenic inflammation and hepatocarcinogenesis in rats. **Journal of Hepatology**, v. 57, n. 4, p. 803-812, 2012.

ZHAO, Y. et al. Metagenome of gut microbiota of children with nonalcoholic fatty liver disease. **Frontiers in Pediatrics**, v. 7, p. 518, 2019.

ZHU, L. et al. Gut microbiota produce alcohol and contribute to NAFLD. **Gut**, v. 65, n. 7, p. 1232, 2016.

ZHU, Q. et al. Hepatitis B virus infection alters gut microbiota composition in mice. **Frontiers in Cellular and Infection Microbiology**, v. 9, p. 377, 2019.

16 Eixo Microbiota Intestinal e Rins

Denise Mafra ■ Julie Ann Kemp ■ Ludmila F. M. F. Cardozo

Objetivos

- Abordar de maneira sucinta estudos relacionados com composição da microbiota intestinal em pacientes com doença renal crônica, em especial, o efeito do desequilíbrio bacteriano intestinal, bem como as causas e consequências dessa condição para tais pacientes
- Discutir as possíveis estratégias nutricionais que vêm sendo utilizadas para mitigar o desequilíbrio bacteriano intestinal.

Destaques

- O desequilíbrio bacteriano intestinal em pacientes com doença renal crônica (DRC) tem implicações clínicas
- A inflamação e o estresse oxidativo provocados pelo desequilíbrio bacteriano intestinal nos pacientes com DRC levam à progressão da falência renal e a doenças cardiovasculares (DCVs)
- O conceito *"food as medicine"* pode ser usado para mitigar o desequilíbrio bacteriano intestinal na DRC
- Apesar de serem populares, estudos com pré, pró ou simbióticos não são conclusivos no que diz respeito à melhora do perfil bacteriano nos pacientes com DRC
- Compostos bioativos encontrados nos alimentos podem modular a microbiota intestinal (MI) em pacientes com DRC.

Introdução

O desequilíbrio bacteriano intestinal está associado ao desenvolvimento e à progressão de várias doenças crônicas não transmissíveis, incluindo a DRC. Assim, na última década houve aumento expressivo do número de pesquisas sobre a MI em pacientes com DRC. O desequilíbrio bacteriano intestinal está relacionado com a inflamação sistêmica de baixo grau (ISBG) e ao estresse oxidativo, contribuindo para o desenvolvimento e a progressão da DRC, bem como aumentando o risco de DCVs (Mafra; Kalantar-Zadeh; Moore, 2021).

Na década de 1970, já havia relatos de que pacientes com DRC apresentavam um perfil alterado da MI (Simenhoff et al., 1978). Desde então, o desequilíbrio da MI na DRC tem sido estudado; em particular, observa-se um maior número de estudos publicados nos últimos 10 anos. Algumas causas do desequilíbrio da MI na DRC são bem características desses pacientes, como a uremia, a redução do trânsito no cólon intestinal, a constipação intestinal, e o uso de vários medicamentos, como quelantes de fósforo, ferro oral, antibióticos, inibidores de bomba de prótons, dentre outros. Além disso, como a dieta é considerada um potente modulador da MI, deve-se lembrar que muitos pacientes com DRC são rotineiramente aconselhados a seguir dietas com baixo teor de fibras fermentáveis, devido ao fato de esses alimentos, especialmente, os vegetais, também serem fontes de potássio, o que tem sido muito discutido nos últimos anos (Mafra et al., 2019). A capacidade dos rins excretarem potássio é inversamente proporcional à taxa de filtração glomerular, assim, os valores do potássio devem ser monitorados a fim de evitar o desenvolvimento de hipercalemia (Naber; Purohit, 2021).

As consequências do desequilíbrio bacteriano intestinal para os pacientes com DRC são inúmeras. Dentre elas, destaca-se o aumento da produção de toxinas urêmicas que se acumulam nesses pacientes e a ruptura das *tight junctions* (junções estreitas), permitindo a translocação de lipopolissacarídeos (LPS) e das toxinas urêmicas. Tais fatores estão associados com inflamação e ao estresse oxidativo, ao desenvolvimento e à progressão da DRC e das DCVs (Mafra *et al.*, 2019).

Estudos têm mostrado que algumas estratégias não farmacológicas, principalmente ligadas ao conceito "*food as medicine*" – como uso de prebióticos, probióticos, simbióticos e compostos bioativos – podem modular positivamente a MI em pacientes com DRC e mitigar as potenciais complicações geradas pelo desequilíbrio bacteriano intestinal (Mafra *et al.*, 2020).

Este capítulo abordará os estudos que discutem o desequilíbrio bacteriano intestinal em pacientes com DRC, bem como as causas e as consequências para eles. Também serão discutidas as possíveis estratégias alimentares e nutricionais que vêm sendo utilizadas para moderar o desequilíbrio bacteriano intestinal estabelecido na DRC.

Causas e consequências do desequilíbrio bacteriano intestinal na doença renal crônica

O paciente com DRC pode apresentar diversos fatores que interferem no estado de equilíbrio da MI. Dentre esses fatores estão uremia, dieta restritiva, redução da motilidade intestinal e medicamentos (Kim; Song, 2020).

A uremia é causada pela função renal significativamente reduzida ocasionada pela DRC, que faz com que compostos que deveriam ser eliminados via urina fiquem retidos no organismo (Rosner *et al.*, 2021). O aumento dos níveis de ureia nos fluidos intracelular e extracelular gera seu influxo para o intestino grosso, onde é hidrolisada por bactérias que expressam a enzima urease, transformando-a em amônia. A amônia e seus subprodutos produzidos aumentam o pH local, causando irritação da mucosa intestinal, aumento da permeabilidade intestinal e endotoxemia, bem como o impacto negativo no crescimento de bactérias comensais, favorecendo o desequilíbrio bacteriano (Kim; Song, 2020). Além do influxo de ureia para o intestino grosso, ocorre também a excreção de ácido úrico e oxalato no intestino grosso, modificando o meio e favorecendo o crescimento de bactérias que expressam uricase, que são capazes de usar ácido úrico e oxalato como substrato para a geração de marcadores inflamatórios. Além disso, na DRC torna-se dominante a abundância de famílias de bactérias formadoras de indol e p-cresol (Rysz *et al.*, 2021).

Outro fator importante que atua na causa do desequilíbrio bacteriano intestinal na DRC é a alimentação. Os peptídeos e aminoácidos da alimentação, como tirosina, triptofano e fenilalanina que alcançam o intestino grosso, sofrem ação dessas famílias de bactérias formadoras de indol e p-cresol, produzindo alguns metabólitos como compostos fenólicos, indólicos, trimetilamina (TMA) e sulfeto de hidrogênio (Zhao *et al.*, 2018). Dentre os compostos fenólicos e indólicos, o p-cresol e o indol são os mais estudados, pois, após a absorção, são metabolizados no fígado por meio de reações de sulfotransferase, hidroxilação e sulfatação (Black *et al.*, 2018), formando as toxinas urêmicas indoxil sulfato (IS) e p-cresil sulfato (p-CS) (Ramezani *et al.*, 2016).

A recomendação de restringir o consumo de frutas, verduras e legumes da alimentação por serem fontes de potássio leva à redução da ingestão de alimentos fontes de fibra, o que pode ocasionar alteração da composição da MI, aumentando o crescimento de bactérias proteolíticas produtoras de toxinas urêmicas (IS, p-CS e TMA).

A redução da ingestão de fibras também impacta de maneira importante o trânsito intestinal, e estudos já demonstraram que pacientes com DRC com constipação intestinal crônica apresentam a MI com perfil de bactérias potencialmente patogênicas, como a família *Enterobacteriaceae* e redução de bactérias anaeróbias obrigatórias, especialmente, dos gêneros *Lactobacillus* e *Bifidobacterium*. Essa mudança na composição da MI diminui a produção de ácidos graxos de cadeia curta (AGCCs), importantes por estimularem a contratilidade do músculo liso do íleo e do cólon, piorando o quadro da constipação. Além disso, é sugerido que a composição alterada da MI do paciente com DRC com constipação intestinal também influencie sobre a motilidade intestinal, especialmente, por liberar substâncias ou produtos finais de fermentação, fatores neuroendócrinos intestinais e mediadores liberados pela resposta imunológica intestinal (Sumida; Yamagata; Kovesdy, 2020).

Os pacientes com DRC usam diversos medicamentos, dentre eles antibióticos, inibidores da bomba de prótons, quelantes de fósforo e sulfato ferroso (Meijers; Evenepoel; Anders, 2019). O uso de antibiótico reduz a diversidade microbiana total, afetando tanto bactérias comensais, simbiontes, quanto as patobiontes (Ramirez *et al.*, 2020). Wu *et al.* (2020) observaram que a administração do quelante de fósforo (carbonato de cálcio) gerou alteração na MI dos pacientes com DRC em hemodiálise, aumentando as bactérias do gênero *Streptococcus*, que estão associadas às DCVs (Wu *et al.*, 2020).

Como consequência, o desequilíbrio bacteriano intestinal leva à formação de toxinas urêmicas, que são associadas ao processo inflamatório, aumentando o risco para DCVs e progressão da DRC (Cao *et al.*, 2022). Além disso, reduz bactérias sacarolíticas, que utilizam as fibras alimentares como substrato para produzir AGCCs (Borges *et al.*, 2016). Os AGCCs são responsáveis por diversos efeitos benéficos, como atividade anti-inflamatória, manutenção da integridade da barreira intestinal, regulação do sistema imunológico entre outros (Esgalhado *et al.*, 2017). Portanto, é nítido que a DRC pode levar ao desequilíbrio bacteriano intestinal e, como consequência, contribuir para o aumento da inflamação sistêmica, do estresse oxidativo, do risco cardiovascular e da progressão da DRC (Figura 16.1).

Nutrição para tratar o desequilíbrio bacteriano intestinal na doença renal crônica

Considerando as consequências do desequilíbrio bacteriano intestinal para os pacientes com DRC, pesquisadores têm buscado possíveis tratamentos para modificar a composição da MI e, assim, mitigar as complicações associadas (Mafra *et al.*, 2019). Dentre essas alternativas estão os pré, os pró e os simbióticos, alimentos fermentados e o uso dos compostos bioativos presentes nos alimentos.

Probióticos

De acordo com relatório de 2002 divulgado em conjunto pela Organização Mundial da Saúde (OMS) e pela Organização das Nações Unidas para Agricultura e Alimentação (FAO), probióticos são "microrganismos vivos que quando administrados em quantidades adequadas conferem benefício à saúde do hospedeiro".

A legislação brasileira vigente exige nos produtos probióticos contagem mínima viável de bactérias na faixa de 10^8 a 10^9 unidades formadoras de colônia (UFC)/100 g do produto (Brasil, 2008). Os microrganismos pertencem principalmente aos seguintes gêneros: *Lactobacillus*, *Bifidobacterium*, *Lactococcus*, *Streptococcus* e *Enterococcus*. Além disso, estirpes de bactérias gram-positivas pertencentes ao gênero *Bacillus* e algumas cepas de leveduras pertencentes ao gênero *Saccharomyces* são comumente usadas em produtos probióticos (Markowiak; Ślizewska, 2017).

Os probióticos têm inúmeras funções, incluindo o efeito sobre o desenvolvimento da MI, garantindo equilíbrio adequado entre os agentes patogênicos e salutares do intestino. Além disso, são considerados imunomoduladores e anti-inflamatórios, promovendo a saúde do trato gastrointestinal (TGI) (Zendeboodi *et al.*, 2020).

No entanto, apesar de alguns estudos pré-clínicos identificarem potenciais benefícios da ingestão de probióticos, muitas questões ainda

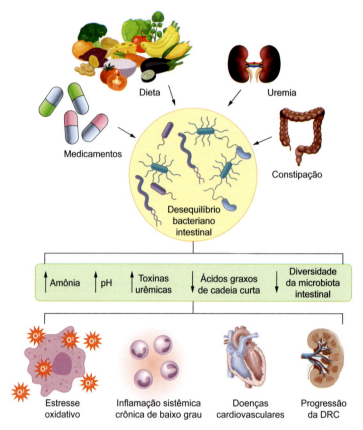

Figura 16.1 Causas e consequências do desequilíbrio bacteriano intestinal na doença renal crônica (DRC).

permanecem sem respostas no que diz respeito a segurança e eficácia, principalmente, com relação a efeitos colaterais como infecções sistêmicas; atividades metabólicas deletérias; estimulação imunológica excessiva em indivíduos suscetíveis, como crianças prematuras e pessoas imunocomprometidas (Yelin *et al.*, 2019).

A efetividade do uso de probióticos para pacientes com DRC ainda é questionada, e a literatura apresenta alguns resultados contraditórios. A Tabela 16.1 resume alguns estudos clínicos com probióticos e seus efeitos na DRC.

Paraprobióticos e pós-bióticos

Paraprobióticos são probióticos inativados, por exemplo, pelo uso de calor, e os pós-bióticos são produtos derivados dos microrganismos, que estão sendo usados como outra estratégia para modular a microbiota. No entanto, ainda se questiona a segurança do seu uso (Salminen *et al.*, 2021) e não há estudos em pacientes com DRC.

Prebióticos

Prebiótico é definido como "um substrato que é seletivamente utilizado por microrganismos hospedeiros, conferindo um benefício à saúde" (Gibson *et al.*, 2017). Antigamente, os prebióticos eram associados à fibra alimentar; atualmente, existem diversos tipos de prebióticos não oriundos de carboidratos, como os polifenóis, por exemplo. Entretanto, dentre os prebióticos, a maioria é do tipo oligossacarídeos não digeríveis (Davani-Davari *et al.*, 2019).

Os prebióticos apresentam diversas funções no organismo do hospedeiro, como a capacidade de modificar a MI, inibir a carciogênese e atuar

Tabela 16.1 Estudos clínicos randomizados, duplo-cego, cruzado, controlado com placebo com probióticos e seus efeitos na doença renal crônica.

Autor	Tipo de estudo	Resultados
Pacientes com doença renal crônica estágios 3 a 4		
Ranganathan et al. (2009)	13 pacientes – *Lactobacillus acidophilus* KB31, *Streptococcus thermophilus* KB27, *Bifidobacterium longum* KB35, por 6 meses	↓ Balanço nitrogenado ↓ Ácido úrico Melhora na qualidade de vida
Ranganathan et al. (2010)	46 pacientes – *L. acidophilus* KB31, *S. thermophilus* KB27, *B. longum* KB35, por 6 meses	↓ Balanço nitrogenado Melhora na qualidade de vida
Miranda Alatriste et al. (2014)	30 pacientes – *Lactobacillus casei* Shirota por 8 semanas	↓Ureia
Simeoni et al. (2019)	28 pacientes – *Bifidobacterium* e *Lactobacillus*	↓PCR e beta-2-microglobulina
Pacientes em hemodiálise (HD) ou diálise peritoneal (DP)		
Natarajan et al. (2014)	22 pacientes em HD – *L. acidophilus* KB31, *S. thermophilus* KB27, *B. longum* KB35, por 2 meses	↔ Toxinas urêmicas, PCR e qualidade de vida
Wang et al. (2015)	39 pacientes em DP – *Bifidobacterium bifidum* A218, *Bifidobacterium catenulatum* A302, *B. longum* A101, *Lactobacillus plantarum* A87, por 6 meses	↓ TNF-α, IL-5, IL-6 e endotoxina ↑ IL-10 Preservação da função renal residual
Eidi et al. (2018)	42 pacientes em HD – *Lactobacillus rhamnosus*, por 1 mês	↓ Toxinas urêmicas
Borges et al. (2018); Borges et al. (2019)	23 pacientes em HD – *S. thermophilus* KB19, *L. acidophilus* KB27, *B. longum* KB31, por 3 meses	↑ Ureia, potássio e indoxil sulfato ↔ Toxinas urêmicas
Liu et al. (2020)	50 pacientes em HD – *B. longum* NQ1501, *L. acidophilus* YIT2004 e *E. faecalis* YIT0072, por 6 meses	Modulação da microbiota ↓ Toxinas urêmicas

IL: interleucina; PCR: proteína C reativa.

em vias de imunomodulação. Estão presentes em frutas, vegetais, cereais e leite humano, na forma de frutoligossacarídeos (FOS), oligofrutose, inulina, amido resistente (AR) e lactulose (Markowiak; Ślizewska, 2017).

O FOS é um dos prebióticos mais estudados na literatura científica, por ser reconhecido como excelente promotor da saúde intestinal, aumentando o crescimento de bactérias do gênero *Bifidobacterium*, que tem importante papel em reduzir a permeabilidade intestinal e produzir metabólitos, como vitaminas e AGCCs (Dou et al., 2022).

Há ainda certa escassez de estudos sobre prebióticos para pacientes com DRC. Alguns estudos avaliaram o efeito de FOS, inulina e beta-glucana na DRC e observaram que esses prebióticos reduziram os níveis plasmáticos de toxinas urêmicas e IL-6 (Armani et al., 2022; Ebrahim et al., 2022; Golzarand et al., 2022; Melekoglu et al., 2021). No entanto, um dos prebióticos com mais estudos na DRC é o AR que é resistente a diferentes hidrólises no TGI, chegando intacto ou parcialmente intacto no intestino grosso para ser fermentado pelas bactérias intestinais e produzir principalmente AGCCs. Além disso, o AR é classificado de acordo com sua origem e com as características estruturais em quatro tipos diferentes: tipo 1 – fisicamente inacessível, tipo 2 – grânulos resistentes, tipo 3 – amido retrogradado, tipo 4 – amido quimicamente modificado (Sharma; Yadav, 2008).

Estudos com modelos animais com DRC mostraram que a suplementação com AR do tipo 2 (AR2) modificou a composição da MI, reduziu parâmetros inflamatórios e o estresse oxidativo, bem como os níveis de algumas toxinas urêmicas. Esses resultados se devem ao fato de o AR2 ter sido capaz de preservar as junções epiteliais e alterar a razão Firmicutes/Bacteroidetes (Kieffer et al., 2016; Vaziri et al., 2013; Zybailov et al., 2019). Os estudos em pacientes com DRC corroboram os resultados em animais (Azevedo et al., 2020; De Paiva et al., 2020; Esgalhado et al., 2018; Khosroshahi et al., 2018; 2019). Além disso, o AR foi capaz de aumentar a expressão da proteína nuclear eritroide 2 do mRNA (Nrf2, do inglês *nuclear factor erythroid 2-related factor 2*) e NAD(P)H – quinona oxidorredutase-1 (NQO1), que estão relacionadas com mecanismos anti-inflamatórios (Esgalhado et al., 2020). Com relação ao efeito do AR2 sobre a MI, verificou-se aumento de gêneros bacterianos importantes para a produção de AGCCs (Kemp et al., 2021; Laffin et al., 2019).

Detalhes dos estudos que avaliaram os efeitos do AR2 na DRC, em estudos pré-clínicos e com humanos, estão apresentados na Tabela 16.2.

Tabela 16.2 Estudos em modelo animal e em humanos com AR2 e seus efeitos na doença renal crônica (DRC).

Autor	Tipo de estudo	Resultados
Modelo animal		
Vaziri et al. (2014)	3 grupos de ratos *Sprague-Dawley* machos: • DRC (baixo em fibra, 462 g/kg de amilopectina) • DRC + AR2 (rico em fibra, 590 g/kg de AR2) • Controle (dieta comercial) por 3 semanas	AR2: ↓ fibrose intersticial, ↓ inflamação, ↓ dano tubular, ↓ ativação de NF-κB, ↓ moléculas pró-inflamatórias, pró-oxidantes e pró-fibróticas; melhora da atividade Nrf2, ↑ enzimas antioxidantes e ↑ junção epitelial do cólon
Kieffer et al. (2016)	2 grupos de ratos *Sprague-Dawley* machos: • Dietas com baixo teor de fibra • Dieta suplementada com AR2 por 3 semanas	AR2: ↓ pH fecal, ↓ diversidade da microbiota, ↑ razão Bacteroidetes/Firmicute, ↓ 65,7% do IS na urina e 36% no soro, ↓ 47% do p-CS na urina
Zybailov et al. (2019)	2 grupos de ratos *Sprague-Dawley* machos: • Dietas com baixo teor de fibra • Dieta suplementada com AR2 por 3 semanas	Proteínas abundantes com suplementação de AR2 – mudança de degradadores de mucina para produtores de butirato
Modelo humano		
Sirich et al. (2014)	56 pacientes em HD: AR2 (n = 28) e placebo (n = 28) Suplementação diária de 1 sachê (15 g AR2) durante 1 semana, e 2 sachês por mais 5 semanas	AR2: ↓ nível de IS e p-CS livres

(continua)

Tabela 16.2 Estudos em modelo animal e em humanos com AR2 e seus efeitos na doença renal crônica (DRC). (*Continuação*)

Autor	Tipo de estudo	Resultados
Khosroshahi et al. (2018)	46 pacientes em HD: AR2 (n = 22) e placebo (n = 22) Suplementação diária de biscoitos (20 g/dia) durante 4 semanas e depois (25 g/dia) por mais 4 semanas de AR2 ou placebo (farinha de trigo)	AR2: ↓ IL-6, TNF-α e MDA ↓ ureia e creatinina séricas
Esgalhado et al. (2018)	31 pacientes em HD: AR2 (16 g/dia) (n = 15) e placebo (n = 16) Biscoitos (3 vezes/sem) e sachê (4 vezes/sem) por 4 semanas	AR2: ↓ IL-6, TBRAS e IS
Khosroshahi et al. (2019)	50 pacientes em HD: AR2 (n = 25) e placebo (n = 25) Biscoitos com 20 g de AR2 por 4 semanas e nas outras 4 semanas biscoitos com 25 g de AR2	AR2: ↓ p-Cs
Laffin et al. (2019)	20 pacientes em HD: AR2 (n = 9) e placebo (n = 11) Durante 4 semanas, diariamente biscoitos com 20 g de AR2, e nas outras 4 semanas, biscoitos com 25 g de AR2	AR2: ↓ ureia, IL-6, TNF-α e MDA ↑ abundância relativa de *Faecalibacterium*
De Paiva et al. (2020)	16 pacientes em HD: AR2 (16 g/dia) (n = 8) e placebo (n = 8) Biscoitos (3 vezes/sem) e sachê (4 vezes/sem) por 4 semanas	AR2: ↓ citocinas pró-inflamatórias (IP-10, RANTES e PDGF-BB)
Esgalhado et al. (2020)	26 pacientes em HD (estudo *crossover*): AR2 (16 g/dia) e placebo Biscoitos (3 vezes/sem) e sachê (4 vezes/sem) por 4 semanas	AR2: ↑ expressão média de mRNA Nrf2 e expressão da proteína NQO1 ↓ IS sérico
Azevedo et al. (2020)	42 pacientes em HD: AR2 (16 g/dia) (n = 22) e placebo (n = 20) Biscoitos (3 vezes/sem) e sachê (4 vezes/sem) por 4 semanas	Não foram vistas alterações nos níveis de IAA, na expressão de AhR mRNA e NF-κB mRNA, em ambos os grupos
De Andrade et al. (2021)	43 pacientes em PD (estudo *crossover*): FBV e placebo Durante 3 dias consecutivos receberam sachês com 5 g de AR e nos outros dias, até completar 4 semanas, sachês com 10 g de AR	↔ IS, p-CS e IAA no grupo FBV e placebo
Kemp et al. (2021)	20 pacientes em HD: AR2 (16 g/dia) (n = 10) e placebo (n = 10) Biscoitos (3 vezes/sem) e sachê (4 vezes/sem) por 4 semanas	AR2: ↑ *Roseburia* e *Ruminococcus gauvreauii* ↓ *Dialister*

↑: aumento; ↓: redução; AhR: receptor de hidrocarboneto de aril; AR: amido resistente; AR2: amido resistente tipo 2; EO: estresse oxidativo; FVB: farinha de banana-verde; HD: hemodiálise; IAA: ácido indol-3 acético; IL-6: interleucina 6; IP-10: proteína induzida por IFN-10; IS: indoxil sulfato; mRNA: ácido ribonucleico mensageiro; MDA: malondialdeído; NQO1: NAD(P)H – quinona oxidoredutase 1; NF-kB: fator nuclear kappa beta; NrF2: fator nuclear eritroide 2 relacionado com o fator 2; PD: diálise peritoneal; PDGF-BB: fator de crescimento derivado de plaquetas, duas subunidades B; p-CS: p-cresil sulfato; RANTES: regulado na ativação, células T normais expressas e secretadas; TBARS: ácido tiobarbitúrico; TNF-α: fator de necrose tumoral alfa.

Simbióticos

Simbióticos são formados pela combinação de prebióticos e probióticos. Em 1995, foram definidos por Gibson e Roberfroid (1995) como uma combinação de probióticos e prebióticos que promove benefícios ao hospedeiro, melhorando a sobrevivência e a implantação de suplementos dietéticos microbianos vivos no TGI, estimulando seletivamente o crescimento e/ou ativando o metabolismo de um número limitado de bactérias promotoras da saúde e, assim, melhorando o bem-estar do hospedeiro. Os prebióticos parecem agir como meio seletivo para o crescimento de determinada cepa probiótica, fermentação e passagem intestinal. A literatura aponta que, devido ao uso de prebióticos, os microrganismos probióticos apresentam maior tolerância às condições ambientais do intestino, e o efeito sinérgico promove maior saúde gastrointestinal (Markowiak; Śliżewska, 2017).

Um dos pontos importantes a ser levado em consideração na composição da formulação simbiótica é a seleção adequada do probiótico e prebiótico, para que exerçam efeitos positivos na saúde do hospedeiro. O simbiótico deve promover o desenvolvimento de uma microbiota caracteristicamente benéfica e a inibição de potenciais patógenos presentes no TGI. Além disso, seu uso deve levar a maior produção de AGCCs, cetonas, dissulfetos de carbono e acetatos de metila, resultando em efeito positivo na saúde do hospedeiro. Uma combinação frequentemente usada é composta por bactérias dos gêneros *Bifidobacterium* e *Lactobacillus* e os FOS (Markowiak; Śliżewska, 2017).

Alguns estudos clínicos que avaliaram a utilização de simbióticos pelos pacientes com DRC demonstraram efeitos benéficos, como redução de toxinas urêmicas e ureia e melhora da constipação intestinal. Porém, outros estudos mostraram resultados negativos, como aumento das toxinas urêmicas, da albuminúria e da creatinina.

Dessa maneira, não existe ainda consenso sobre os benefícios e a segurança do uso de simbióticos para pacientes com DRC, já que a literatura aponta resultados contraditórios. A Tabela 16.3 resume alguns estudos clínicos com simbióticos e seus efeitos na DRC.

Alimentos fermentados

A fermentação natural de alimentos era popular entre as civilizações clássicas como forma de preservação de alimentos e vem sendo usada desde a era neolítica (Huang, 2017). Trata-se de um processo anaeróbio no qual nutrientes, como carboidratos, são transformados pelo metabolismo microbiano em produtos finais, como alcoóis, gases e ácidos. A fermentação melhora o valor nutricional dos alimentos devido ao aumento da produção de ácidos fenólicos, flavonoides, AGCCs, vitaminas e pequenos peptídeos, que são associados a efeitos benéficos para a saúde (Mafra et al., 2022). O processo de fermentação mais comum ocorre por meio de bactérias ácido-láticas, mas outros também são utilizados, como a fermentação alcalina, com ácido acético, e a alcoólica. Os alimentos fermentados incluem *kefir* (de leite de cabra, ovelha ou vaca), queijo (leite), *kimchi* (repolho e rabanete), picles (vegetais), *kombucha* (chá preto e verde), *natto* (soja), vinho (uva), entre outros (Şanlier; Gökcen; Sezgin, 2019).

Além das propriedades organolépticas, a fermentação confere benefícios à saúde, como diminuição da inflamação e estresse oxidativo, favorece o crescimento de bactérias salutogênicas e melhora a proteção da mucosa intestinal. A fermentação de alimentos produz polissacarídeos e polifenóis com ação prebiótica, bem como compostos bioativos capazes de ativar vias mediadas por Nrf2, podendo ser boa estratégia não farmacológica para diversas doenças crônicas não transmissíveis, incluindo a DRC (Mafra et al., 2022).

As bactérias ácido-láticas são encontradas com mais frequência em alimentos lácteos fermentados que, durante a fermentação, produzem moléculas bioativas chamadas "exopolissacarídeos" (Mathur; Beresford; Cotter, 2020). Dentre os benefícios atribuídos aos exopolissacarídeos, alguns são: papel antagonista contra patógenos bacterianos, produção de AGCCs, formação de biofilme no intestino que facilita a colonização e permanência de bactérias probióticas (Castro-Bravo et al., 2018; Welman; Maddox, 2003).

Tabela 16.3 Estudos clínicos randomizados controlados por placebo usando simbióticos para pacientes com doença renal crônica.

Autor	Tipo de estudo	Resultados
Pacientes com doença renal crônica estágios 3 e 4		
Guida et al. (2014)	18 pacientes – *L. plantarum, L. casei* subsp. *rhamnosus, Lactobacillus gasseri, Bifidobacterium infantis, B. longum, L. acidophilus, Lactobacillus salivarius, Lactobacillus sporogenes, S. thermophilus*, inulina prebiótica e amido resistente por 4 semanas	↓ p-cresol sulfato
Dehghani et al. (2014)	31 pacientes – *L. casei, L. acidophilus, Lactobacillus bulgarigus, L. rhamnosus, Bifidobacterium breve, B. longum, Streptococcus thermophilus* e FOS por 6 semanas	↓ ureia
Rossi et al. (2016)	31 pacientes – *Lactobacillus, Bifidobacteria* e *Streptococcus* mais inulina, FOS, galactoligossacarídeos (GOS), 6 semanas	↓ p-cresil sulfato ↑ albuminúria ↑ *Bifidobacterium* ↓ *Ruminococcaceae*
McFarlane et al., (2021)	28 pacientes – *Bifidobacteria, Lactobacillus* e *Streptococcus* associado ao amido resistente por 12 meses	↓ taxa de filtração glomerular ↑ creatinina
Cosola et al. (2021)	23 pacientes – *L. casei* LC4 P1, *Bifidobacterium animalis* BLC1, FOS e inulina e antioxidantes naturais (quercetina, resveratrol e proantocianidinas) por 2 meses	↓ indoxil sulfato ↓ permeabilidade intestinal ↓ dor abdominal e constipação intestinal
Pacientes em hemodiálise (HD)		
Cruz-Mora et al. (2014)	*L. acidophilus, B. bifidum*, inulina, ômega 3 e vitaminas (complexo B, ácido fólico, ácido ascórbico e vitamina E) por 2 meses	↑ contagens de bifidobactérias
Lopes et al. (2019)	Leite pasteurizado contendo *Bifidobacterium longum* BL G301 mais flocos de sorgo extrusado por 7 semanas	↓ toxinas urêmicas p-cresil e indoxil sulfato ↓ ureia ↑ ácido butírico fecal
Haghighat et al. (2019)	*L. acidophilus* cepa T16, *B. bifidum* cepa BIA-6, *Bifidobacterium lactis* cepa BIA-6 e *B. longum* cepa LAF-5 mais FOS, GOS, inulina, por 12 semanas	↓ ICAM-1
Mirzaeian et al. (2020)	*L. casei, L. acidophilus, L. rhamnosus, L. bulgaricus, B. breve, B. longum* e *Streptococcus thermophilus* mais FOS por 2 meses	↑ indoxil sulfato e paratormônio
Lydia et al. (2022)	*L. acidophilus* e *B. longum* mais FOS por 2 meses	↔ indoxil sulfato Melhora na constipação intestinal

↑: aumento; ↓: redução; FOS: frutoligossacarídeos; ICAM-1: molécula de adesão intercelular-1.

Não existem estudos publicados de avaliação do efeito dos alimentos fermentados em pacientes com DRC. Porém, os resultados com outras populações são promissores. A suplementação com alimentos fermentados em adultos saudáveis por 10 semanas promoveu aumento da diversidade do microbioma e reduziu marcadores inflamatórios (Wastyk *et al.*, 2021). O uso de iogurte fermentado por 2 semanas por indivíduos adultos saudáveis promoveu menores valores de N-óxido de trimetilamina (TMAO) urinário e plasmático (Burton *et al.*, 2020). Indivíduos com síndrome metabólica que usaram *kefir* por 12 semanas tiveram aumento na abundância de Actinobacteria (Bellikci-Koyu *et al.*, 2019). Outro estudo também mostrou benefícios do *kefir* utilizado por 1 mês para pacientes com doença inflamatória intestinal, aumentando o número de *Lactobacillus* fecal (Yilmaz; Enver Dolar; Özpinar, 2019).

Compostos bioativos

Alimentos ricos em compostos bioativos, como polifenóis, apresentam potente atividade antioxidante e anti-inflamatória e podem ser utilizados em doenças crônicas que têm como características a presença de estresse oxidativo e inflamação (Mafra *et al.*, 2019). Além disso, estudos têm sugerido o uso desses compostos como estratégia terapêutica adicional para modular a MI.

De modo geral, os polifenóis da dieta que apresentam baixa biodisponibilidade são absorvidos pelo cólon, exercendo, assim, efeitos prebióticos e gerando compostos potencialmente bioativos, os quais podem modificar a comunidade microbiana local. Desse modo, os polifenóis podem ser benéficos para a composição e a função da MI (Ozdal *et al.*, 2016).

Estudos *in vitro*, animais e humanos, demonstram que os compostos bioativos presentes em alimentos, como mostrados na Figura 16.2, parecem ser capazes de modificar a composição da MI em diversas doenças crônicas (Alvarenga *et al.*, 2018; 2021; Bao *et al.*, 2020; Batista *et al.*, 2022; Cardozo *et al.*, 2021; Fanton *et al.*, 2021; Moreira *et al.*, 2022; 2023; Ribeiro *et al.*, 2021; 2024).

O extrato de alho envelhecido parece modificar a composição da MI por meio da modificação na relação Firmicutes/Bacteroidetes, que está associada à melhora da saúde (Ried; Travica; Sali, 2018). Uma metanálise avaliou o uso de extrato de alho envelhecido em pacientes hipertensos e demonstrou efeitos benéficos na MI, com aumento da diversidade bacteriana de espécies do gênero *Lactobacillus* e da classe Clostridia (Ried, 2019).

Determinadas espécies do gênero *Lactobacillus* parecem ser capazes de processar diversos alimentos gerando agonistas do Nrf2 (O'Toole; Shiels, 2020), o que poderia mitigar a inflamação por meio da produção de enzimas antioxidantes. Ademais, também são associados ao aumento da síntese de AGCCs, como butirato e acetato.

A ingestão de vegetais crucíferos é capaz de alterar a MI e promover o crescimento de bactérias que aumentam a produção de sulforafano, já que a MI consegue metabolizar a glucorafanina, o precursor inativo do sulforafano no alimento (Cardozo *et al.*, 2020). Em modelo animal, a ingestão de brócolis levou ao aumento dos filos Bacteroidetes e Firmicutes e diminuiu o filo Proteobacteria (Wu *et al.*, 2019), sendo este último associado a doenças que cursam com inflamação sistêmica. Além disso, em um modelo de injúria renal, a administração de sulforafano reduziu os níveis de indoxil sulfato, toxina urêmica produzida pela MI (Saito *et al.*, 2014).

A curcumina, em virtude de sua baixa biodisponibilidade, pode ser metabolizada pela MI, desempenhando papel crucial no seu metabolismo e na biotransformação por meio da origem a diversos metabólitos ativos, como tetra-hidrocurcumina, di-hidrocurcumina e ácido ferúlico (Pluta; Januszewski; Ułamek-Kozioł, 2020). A curcumina apresenta capacidade de aumentar a atividade catalítica da fosfatase alcalina intestinal, reduzindo a permeabilidade intestinal, melhorando a barreira intestinal, bloqueando a produção e circulação de LPS, reduzindo a produção de citocinas pró-inflamatórias e alterando beneficamente a MI (Mafra *et al.*, 2019). Dois estudos em humanos parecem confirmar esses benefícios promissores da cúrcuma para pacientes com DRC.

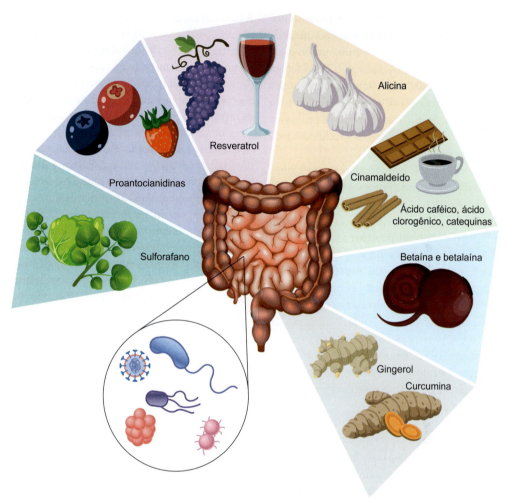

Figura 16.2 Compostos bioativos de alimentos promovem efeitos benéficos para microbiota intestinal.

No primeiro, a suplementação com suco contendo cúrcuma por 3 meses em pacientes em hemodiálise promoveu redução na toxina urêmica p-cresil sulfato (Salarolli *et al.*, 2021). Posteriormente, outro estudo avaliou a suplementação de cúrcuma em pacientes com DRC em tratamento não dialítico por 6 meses. Foi encontrada redução na *Escherichia/Shigella*, enquanto *Lachnoclostridium* foi significativamente maior. Além disso, houve aumento de *Lactobacillaceae* spp. nos últimos 3 meses de suplementação (Pivari *et al.*, 2022).

Uma das bebidas mais apreciadas no mundo, o café parece também promover aumento da expressão das proteínas ocludina e ZO-1 (do inglês, *zonula occludens*-1) nas células intestinais, melhorando a permeabilidade e a função de barreira intestinal (Yan *et al.*, 2020). Algumas bactérias intestinais, incluindo *Escherichia coli*, *B. lactis* e *L. gasseri*, facilitam a degradação do café (especialmente dos ácidos clorogênicos) no intestino devido à atividade da esterase, enzima que atua clivando a ligação éster e liberando os compostos bioativos (Ludwig *et al.*, 2013). Além disso, as melanoidinas, formadas durante a torra, apresentam propriedade prebiótica, que parece ser mediada pela produção bacteriana de ácido p-hidroxifenilacético e pirogalol (Pérez-Burillo *et al.*, 2020).

O resveratrol parece promover redução dos níveis de TMAO em camundongos por meio da modulação da MI, devido ao aumento do crescimento dos gêneros *Lactobacillus* e *Bifidobacterium* (Chen *et al.*, 2016). Porém, em pacientes em estágios anteriores à diálise, a suplementação com trans-resveratrol não foi capaz de promover alterações nas toxinas urêmicas produzidas pela MI (Alvarenga *et al.*, 2022).

As proantocianidinas também são metabolizadas no cólon, gerando produtos bioativos, como ácidos fenólicos e valerolactonas (Choy; Waterhouse, 2014). Pesquisadores observaram que o uso de *cranberry* promoveu a recuperação da barreira intestinal em ratos com nutrição enteral, pela melhora da morfologia e da produção de muco do intestino, estimulando o aumento do tamanho e do número de células caliciformes (Pierre *et al.*, 2013). Porém, estudo recente em pacientes com DRC em estágios anteriores à diálise demonstrou que a suplementação com extrato de *cranberry* não alterou as concentrações de toxinas urêmicas plasmáticas (Teixeira *et al.*, 2022).

Apesar de poucos estudos, outros alimentos mostram resultados interessantes no que diz respeito aos efeitos na MI. A ingestão de beterraba cozida em idosos saudáveis promoveu redução do filo Bacteroidetes, aumento do gênero *Alistipes* e elevação das concentrações de AGCCs (Capper *et al.*, 2020). Com relação ao cacau, o uso diário de uma bebida com alto teor de flavonoides proveniente do cacau aumentou as populações de *Bifidobacterium* e *Lactobacillus*, e diminuiu a contagem de *Clostridium* (Tzounis *et al.*, 2011). Após o uso de suco de gengibre fresco, indivíduos saudáveis apresentaram aumento no número de espécies na MI. Foi encontrada menor abundância relativa da razão *Prevotella/Bacteroides* e tendência ao aumento da razão Firmicutes/Bacteroidetes, Proteobacteria e *Faecalibacterium* (Wang *et al.*, 2021).

O extrato de canela utilizado por indivíduos com diarreia resultou em aumento do conteúdo fecal de ácido isobutírico, maior alfa-diversidade, mudanças significativas em cepas como *B. longum* ATCC 55813, além de melhora nos sintomas da diarreia (Park *et al.*, 2023).

Estudos pré-clínicos demonstram que a própolis parece aumentar a expressão de proteínas de junção celular como claudinas e ocludinas no íleo, reparar danos à mucosa intestinal e aumentar os níveis de AGCCs nas fezes (Xue *et al.*, 2019), além de modular a MI (Roquetto *et al.*, 2015). Apesar disso, a própolis, quando suplementada por 2 meses em pacientes com DRC em hemodiálise, não foi capaz de alterar a produção de toxinas urêmicas (Fonseca *et al.*, 2023 submetido).

Tendo em vista o que foi apresentado até aqui, estudos que avaliam os efeitos da suplementação com compostos bioativos em pacientes com DRC ainda são muito escassos. Portanto, são necessários mais estudos clínicos e com alto rigor metodológico, antes de se utilizarem os compostos bioativos na prática clínica em pacientes com DCR.

Considerações finais

Pacientes com DRC apresentam uma MI alterada devido a vários fatores, tanto relacionados com doença como a seu tratamento. Além disso, é importante salientar que a dieta é o principal modulador da MI e que pode estar modulando negativamente o perfil bacteriano desses pacientes. O número de estudos na área tem aumentado, mas, e apesar disso, ainda não podemos concluir que o uso de probióticos é benéfico ou maléfico para esses pacientes. Com relação ao uso de prebióticos e simbióticos, parece haver uma tendência de que seu uso possa mitigar o desequilíbrio microbiano intestinal, mas ainda é muito precoce afirmar que podemos prescrevê-los para as pessoas com DRC, pois não há por ora estudos suficientes que mostrem qual a dose e o tempo necessários para melhora dos pacientes. O mesmo acontece quando falamos sobre compostos bioativos, com estudos que apontam para efeitos salutares na MI.

No entanto, é certo que uma dieta saudável, rica em frutas e vegetais, favorece um perfil microbiano mais saudável. Assim, uma alimentação saudável para os pacientes com DRC deve ser prescrita, enquanto o uso de compostos para modular a MI fica à espera de mais embasamentos científicos.

Referências bibliográficas

ALVARENGA, L. et al. Can resveratrol supplementation reduce uremic toxin plasma levels from the gut microbiota in nondialyzed patients with chronic kidney disease? **Journal of Renal Nutrition**, v. 32, n. 6, 2022.

ALVARENGA, L. et al. Curcumin – a promising nutritional strategy for chronic kidney disease patients. **Journal of Functional Foods**, v. 40, p. 715-721, 2018.

ALVARENGA, L. et al. To bee or not to bee? The bee extract propolis as a bioactive compound in the burden of lifestyle diseases. **Nutrition**, v. 83, p. 111094, 2021.

ARMANI, R. G. et al. Effect of fructooligosaccharide on endothelial function in CKD patients: a randomized controlled trial. **Nephrology Dialysis Transplantation**, v. 37, n. 1, p. 85-91, 2022.

AZEVEDO, R. et al. Resistant starch supplementation effects on plasma indole 3-acetic acid and aryl hydrocarbon receptor mRNA expression in hemodialysis patients: randomized, double blind and controlled clinical trial. **Jornal Brasileiro de Nefrologia**, v. 42, n. 3, p. 273-279, 2020.

BAO, N.; CHEN F.; DAI, D. The regulation of host intestinal microbiota by polyphenols in the development and prevention of chronic kidney disease. **Frontiers in Immunology**, v. 10, p. 2981, 2020.

BELLIKCI-KOYU, E. et al. Effects of regular kefir consumption on gut microbiota in patients with metabolic syndrome: a parallel-group, randomized, controlled study. **Nutrients**, v. 11, n. 9, 2019.

BLACK, A. P. et al. Does low-protein diet influence the uremic toxin serum levels from the gut microbiota in nondialysis chronic kidney disease patients? **Journal of Renal Nutrition**, v. 28, n. 3, p. 208-214, 2018.

BORGES, N. A. et al. Effects of probiotic supplementation on trimethylamine-n-oxide plasma levels in hemodialysis patients: a pilot study. **Probiotics and Antimicrobial Proteins**, v. 11, n. 2, p. 648-654, 2019.

BORGES, N. A. et al. Probiotic supplementation in chronic kidney disease: a double-blind, randomized, placebo-controlled trial. **Journal of Renal Nutrition**, v. 28, n. 1, 2018.

BORGES, N. A. et al. Protein-bound uremic toxins from gut microbiota and inflammatory markers in chronic kidney disease. **Journal of Renal Nutrition**, v. 26, n. 6, p. 396-400, 2016.

BRASIL. Agência Nacional de Vigilância Sanitária (ANVISA). **Lista de alegações de propriedade funcional aprovadas para alimentos com alegações de propriedades funcionais e/ou de saúde, novos alimentos/ingredientes, substâncias bioativas e probióticos**. Brasília, 2008.

BURTON, K. J. et al. Trimethylamine-N-oxide postprandial response in plasma and urine is lower after fermented compared to non-fermented dairy consumption in healthy adults. **Nutrients**, v. 12, n. 1, 2020.

CAO, C. et al. Gut dysbiosis and kidney diseases. **Frontiers in Medicine**, v. 9, p. 512, 2022.

CAPPER, T. et al. Whole beetroot consumption reduces systolic blood pressure and modulates diversity and composition of the gut microbiota in older participants. **NFS Journal**, v. 21, p. 28-37, 2020.

CARDOZO, L. F. M. F. et al. Cruciferous vegetables: rationale for exploring potential salutary effects of sulforaphane-rich foods in patients with chronic kidney disease. **Nutrition Reviews**, v. 79, n. 11, p. 1204-1224, 2021.

CASTRO-BRAVO, N. et al. Interactions of surface exopolysaccharides from bifidobacteriumand lactobacilluswithin the intestinal environment. **Frontiers in Microbiology**, v. 9, p. 1-15, 2018.

CHEN, M. L. et al. Resveratrol attenuates trimethylamine-N-oxide (TMAO)-induced atherosclerosis by regulating TMAO synthesis and bile acid metabolism via remodeling of the gut microbiota. **mBio**, v. 7, n. 2, p. e02210-15, 2016.

CHOY, Y. Y.; WATERHOUSE, A. L. Proanthocyanidin metabolism, a mini review. **Nutrition and Aging**, v. 2, n. 2-3, p. 111-116, 2014.

COSOLA, C. et al. An innovative synbiotic formulation decreases free serum indoxyl sulfate, small intestine permeability and ameliorates gastrointestinal symptoms in a randomized pilot trial in stage IIIb-IV CKD patients. **Toxins**, v. 13, n. 5, 2021.

CRUZ-MORA, J. et al. Effects of a symbiotic on gut microbiota in Mexican patients with end-stage renal disease. **Journal of Renal Nutrition**, v. 24, n. 5, 2014.

DAVANI-DAVARI, D. et al. Prebiotics: definition, types, sources, mechanisms, and clinical applications. **Foods**, v. 8, n. 3, 2019.

DE ANDRADE, L. S. et al. Effect of unripe banana flour on gut-derived uremic toxins in individuals undergoing peritoneal dialysis: a randomized, double-blind, placebo-controlled, crossover trial. **Nutrients**, v. 13, n. 2, p. 1-15, 2021.

DE PAIVA, B. R. et al. Resistant starch supplementation attenuates inflammation in hemodialysis patients: a pilot study. **International Urology and Nephrology**, v. 52, n. 3, 2020.

DEHGHANI, H. et al. Synbiotic supplementations for Azotemia in patients with chronic kidney disease: a randomized controlled trial. **Iranian Journal of Kidney Diseases**, v. 10, n. 6, 2016.

DOU, Y. et al. Effect of fructooligosaccharides supplementation on the gut microbiota in human: a systematic review and meta-analysis. **Nutrients**, v. 14, n. 16, 2022.

EBRAHIM, Z. et al. The effect of β-glucan prebiotic on kidney function, uremic toxins and gut microbiome in stage 3 to 5 chronic kidney disease (CKD) predialysis participants: a randomized controlled trial. **Nutrients**, v. 14, n. 4, 2022.

EIDI, F. et al. Effect of Lactobacillus rhamnosus on serum uremic toxins (phenol and P-cresol) in hemodialysis patients: a double blind randomized clinical trial. **Clinical Nutrition ESPEN**, v. 28, 2018.

ESGALHADO, M. et al. Could resistant starch supplementation improve inflammatory and oxidative stress biomarkers and uremic toxins levels in hemodialysis patients? A pilot randomized controlled trial. **Food and Function**, v. 9, n. 12, p. 6508-6516, 2018.

ESGALHADO, M. et al. Resistant starch type-2 enriched cookies modulate uremic toxins and inflammation in hemodialysis patients: A randomized, double-blind, crossover and placebo-controlled trial. **Food and Function**, v. 11, n. 3, 2020.

ESGALHADO, M. et al. Short-chain fatty acids: a link between prebiotics and microbiota in chronic kidney disease. **Future Microbiology**, v. 12, n. 15, p. 1413-1425, 2017.

GIBSON, G. R. et al. Expert consensus document: the International Scientific Association for Probiotics and Prebiotics (ISAPP) consensus statement on the definition and scope of prebiotics. **Nature Reviews. Gastroenterology & Hepatology**, v. 14, n. 8, p. 491-502, 2017.

GIBSON, G. R.; ROBERFROID, M. B. Dietary modulation of the human colonic microbiota: Introducing the concept of prebiotics. **Journal of Nutrition**, v. 125, n. 6, p. 1401-1412, 1995.

GOLZARAND, M. et al. Inulin intake and the incidence of cardiometabolic diseases: a prospective cohort study. **Food & Function**, v. 13, n. 20, 2022.

GUIDA, B. et al. Effect of short-term synbiotic treatment on plasma p-cresol levels in patients with chronic renal failure: A randomized clinical trial. **Nutrition, Metabolism and Cardiovascular Diseases**, v. 24, n. 9, 2014.

HAGHIGHAT, N. et al. Effect of synbiotic and probiotic supplementation on serum levels of endothelial cell adhesion molecules in hemodialysis patients: a randomized control study. **Probiotics and Antimicrobial Proteins**, v. 11, n. 4, 2019.

HUANG, Y. Fermented food and ancient civilization. **DEStech Transactions on Social Science, Education and Human Science**, n. ICSS, p. 1307-1309, 2017.

KEMP, J. A. et al. The impact of enriched resistant starch type-2 cookies on the gut microbiome in hemodialysis patients: a randomized controlled trial. **Molecular Nutrition & Food Research**, v. 65, n. 19, 2021.

KHOSROSHAHI, H. T. et al. Effect of high amylose resistant starch (HAM-RS2) supplementation on biomarkers of inflammation and oxidative stress in hemodialysis patients: a randomized clinical trial. **Hemodialysis International**, v. 22, n. 4, p. 492-500, 2018.

KHOSROSHAHI, H. T. et al. Effects of fermentable high fiber diet supplementation on gut derived and conventional nitrogenous product in patients on maintenance hemodialysis: a randomized controlled trial. **Nutrition and Metabolism**, v. 16, n. 1, p. 1-8, 2019.

KIEFFER, D. A. et al. Resistant starch alters gut microbiome and metabolomic profiles concurrent with amelioration of chronic kidney disease in rats. **American Journal of Physiology – Renal Physiology**, v. 310, n. 9, p. F857-F871, 2016.

KIM, S. M.; SONG, I. H. The clinical impact of gut microbiota in chronic kidney disease. **The Korean Journal of Internal Medicine**, v. 35, n. 6, p. 1305, 2020.

LAFFIN, M. R. et al. Amylose resistant starch (HAM-RS2) supplementation increases the proportion of Faecalibacterium bacteria in end-stage renal disease patients: microbial analysis from a randomized placebo-controlled trial. **Hemodialysis International**, v. 23, n. 3, p. 343-347, 2019.

LIU, S. et al. Effect of probiotics on the intestinal microbiota of hemodialysis patients: a randomized trial. **European Journal of Nutrition**, v. 59, n. 8, 2020.

LOPES, R. C. S. O. et al. Synbiotic meal decreases uremic toxins in hemodialysis individuals: a placebo-controlled trial. **Food Research International**, v. 116, p. 241-248, 2019.

LUDWIG, I. A. et al. Catabolism of coffee chlorogenic acids by human colonic microbiota. **BioFactors**, v. 39, n. 6, p. 623-632, 2013.

LYDIA, A. et al. The effects of synbiotics on indoxyl sulphate level, constipation, and quality of life associated with constipation in chronic haemodialysis patients: a randomized controlled trial. **BMC Nephrology**, v. 23, n. 1, p. 1-9, 2022.

MAFRA, D. et al. Dietary components that may influence the disturbed gut microbiota in chronic kidney disease. **Nutrients**, v. 11, n. 3, p. 1-23, 2019.

MAFRA, D. et al. Food as medicine: targeting the uraemic phenotype in chronic kidney disease. **Nature Reviews Nephrology** v. 17, n. 3, p. 153-171, 2020.

MAFRA, D. et al. New tricks for old friends: treating gut microbiota of patients with CKD. **Journal of Renal Nutrition: The Official Journal of the Council on Renal Nutrition of the National Kidney Foundation**, v. 31, n. 5, p. 433-437, 2021.

MARKOWIAK, P.; ŚLIZEWSKA, K. Effects of probiotics, prebiotics, and synbiotics on human health. **Nutrients**, v. 9, n. 9, p. 1021, 2017.

MATHUR, H.; BERESFORD, T. P.; COTTER, P. D. Health benefits of lactic acid bacteria (Lab) fermentates. **Nutrients**, v. 12, n. 6, p. 1-16, 2020.

MCFARLANE, C. et al. Synbiotics easing renal failure by improving gut microbiology II (SYNERGY II): a feasibility randomized controlled trial. **Nutrients**, v. 13, n. 12, 2021.

MEIJERS, B.; EVENEPOEL, P.; ANDERS, H. J. Intestinal microbiome and fitness in kidney disease. **Nature Reviews Nephrology**, v. 15, n. 9, p. 531-545, 2019.

MELEKOGLU, E.; CETINKAYA, M. A.; KEPEKCI-TEKKELI, S. E. et al. Effects of prebiotic oligofructose-enriched inulin on gut-derived uremic toxins and disease progression in rats with adenine-induced chronic kidney disease. **PLOS ONE**, v. 16, n. 10, 2021.

MIRANDA ALATRISTE, P. V. et al. Effect of probiotics on human blood urea levels in patients with chronic renal failure. **Nutrición Hospitalaria**, v. 29, n. 3, 2014.

MIRZAEIAN, S. et al. Effects of synbiotic supplementation on microbiota-derived protein-bound uremic toxins, systemic inflammation, and biochemical parameters in patients on hemodialysis: a double-blind, placebo-controlled, randomized clinical trial. **Nutrition**, v. 73, 2020.

MOREIRA, L. S. G. et al. Cinnamon: an aromatic condiment applicable to chronic kidney disease. **Kidney Research and Clinical Practice**, v. 42, n. 1, p. 4-26, 2023.

MOREIRA, L. S. G. et al. Pink pressure: beetroot (Beta vulgaris rubra) as a possible novel medical therapy for chronic kidney disease. **Nutrition Reviews**, v. 80, n. 5, p. 1041-1061, 2022.

NABER, T.; PUROHIT, S. Chronic kidney disease: Role of diet for a reduction in the severity of the disease. **Nutrients**, v. 13, n. 9, p. 3277, 2021.

NATARAJAN, R. et al. Randomized controlled trial of strain-specific probiotic formulation (Renadyl) in dialysis patients. **BioMed Research International**, v. 2014, 2014.

O'TOOLE, P. W.; SHIELS, P. G. The role of the microbiota in sedentary lifestyle disorders and ageing: lessons from the animal kingdom. **Journal of Internal Medicine**, v. 287, n. 3, p. 271-282, 2020.

OZDAL, T. et al. The reciprocal interactions between polyphenols and gut microbiota and effects on bioaccessibility. **Nutrients**, v. 8, n. 2, 2016.

PARK, S. Y. et al. Cinnamon (Cinnamomum cassia) water extract improves diarrhea symptoms by changing the gut environment: a randomized controlled trial. **Food and Function**, v. 14, n. 3, p. 1520-1529, 2023.

PÉREZ-BURILLO, S. et al. Bioactivity of food melanoidins is mediated by gut microbiota. **Food Chemistry**, v. 316, p. 126309, 2020.

PIERRE, J. F. et al. Cranberry proanthocyanidins improve the gut mucous layer morphology and function in mice receiving elemental enteral nutrition. **Journal of Parenteral and Enteral Nutrition**, v. 37, n. 3, p. 401-409, 2013.

PIVARI, F. et al. Curcumin supplementation (Meriva®) modulates inflammation, lipid peroxidation and gut microbiota composition in chronic kidney disease. **Nutrients**, v. 14, n. 1, 2022.

PLUTA, R.; JANUSZEWSKI, S.; UŁAMEK-KOZIOŁ, M. Mutual two-way interactions of curcumin and gut microbiota. **International Journal of Molecular Sciences**, v. 21, n. 3, 2020.

RAMEZANI, A. et al. Role of the gut microbiome in uremia: a potential therapeutic target. **American Journal of Kidney Diseases**, v. 67, n. 3, p. 483-498, 2016.

RAMIREZ, J. et al. Antibiotics as major disruptors of gut microbiota. **Frontiers in Cellular and Infection Microbiology**, v. 10, 2020.

RANGANATHAN, N. et al. Pilot study of probiotic dietary supplementation for promoting healthy kidney function in patients with chronic kidney disease. **Advances in Therapy**, v. 27, n. 9, 2010.

RANGANATHAN, N. et al. Probiotic dietary supplementation in patients with stage 3 and 4 chronic kidney disease: a 6-month pilot scale trial in Canada. **Current Medical Research and Opinion**, v. 25, n. 8, p. 1919-1930, 2009.

RIBEIRO, M. et al. From the distinctive smell to therapeutic effects: garlic for cardiovascular, hepatic, gut, diabetes and chronic kidney disease. **Clinical Nutrition**, v. 40, n. 7, 2021.

RIBEIRO, M. et al. The magical smell and taste: can coffee be good to patients with cardiometabolic disease? **Critical Reviews in Food Science and Nutrition**, v. 64, n. 2, p. 562-583, 2024.

RIED, K. Garlic lowers blood pressure in hypertensive subjects, improves arterial stiffness and gut microbiota: A review and meta-analysis. **Experimental and Therapeutic Medicine**, 2019.

RIED, K.; TRAVICA, N.; SALI, A. The effect of kyolic aged garlic extract on gut microbiota, inflammation, and cardiovascular markers in hypertensives: the GarGIC trial. **Frontiers in Nutrition**, v. 5, 2018.

ROQUETTO, A. R.; MONTEIRO, N. E. S.; MOURA, C. S. et al. Green propolis modulates gut microbiota, reduces endotoxemia and expression of TLR4 pathway in mice fed a high-fat diet. **Food Research International**, v. 76, p. 796-803, 2015.

ROSNER, M. H. et al. Classification of uremic toxins and their role in kidney failure. **Clinical Journal of the American Society of Nephrology**, v. 16, n. 12, p. 1918-1928, 2021.

ROSSI, M. et al. Synbiotics easing renal failure by improving gut microbiology (SYNERGY): a randomized trial. **Clinical Journal of the American Society of Nephrology**, v. 11, n. 2, 2016.

RYSZ, J. et al. The impact of CKD on uremic toxins and gut microbiota. **Toxins**, 2021, v. 13, n. 4, p. 252, 2021.

SAITO, H. et al. Hepatic sulfotransferase as a nephropreventing target by suppression of the uremic toxin indoxyl sulfate accumulation in ischemic acute kidney injury. **Toxicological Sciences**, v. 141, n. 1, p. 206-217, 2014.

SALAROLLI, R. T. et al. Can curcumin supplementation reduce plasma levels of gut-derived uremic toxins in hemodialysis patients? A pilot randomized, double-blind, controlled study. **International Urology and Nephrology**, v. 53, n. 6, 2021.

SALMINEN, S. et al. The International Scientific Association of Probiotics and Prebiotics (ISAPP) consensus statement on the definition and scope of postbiotics. **Nature Reviews Gastroenterology & Hepatology**, v. 18, n. 9, 2021.

ŞANLIER, N.; GÖKCEN, B. B.; SEZGIN, A. C. Health benefits of fermented foods. **Critical Reviews in Food Science and Nutrition**, v. 59, n. 3, p. 506-527, 2019.

SHARMA, A.; YADAV, B. S. Resistant starch: physiological roles and food applications. **Food Reviews International**, v. 24, n. 2, p. 193-234, 2008.

SIMENHOFF, M. L. et al. Bacterial populations of the small intestine in uremia. **Nephron**, v. 22, n. 1-3, p. 63-68, 1978.

SIMEONI, M. et al. An open-label, randomized, placebo-controlled study on the effectiveness of a novel probiotics administration protocol (ProbiotiCKD) in patients with mild renal insufficiency (stage 3a of CKD). **European Journal of Nutrition**, v. 58, n. 5, 2019.

SIRICH, T. L. et al. Effect of increasing dietary fiber on plasma levels of colon-derived solutes in hemodialysis patients. **Clinical Journal of the American Society of Nephrology**, v. 9, n. 9, p. 1603-1610, 2014.

SUMIDA, K.; YAMAGATA, K.; KOVESDY, C. P. Constipation in CKD. **Kidney International Reports**, v. 5, n. 2, p. 121-134, 2020.

TEIXEIRA, K. T. R. et al. Effect of cranberry supplementation on toxins produced by the gut microbiota in chronic kidney disease patients: a pilot randomized placebo-controlled trial. **Clinical Nutrition ESPEN**, v. 47, p. 63-69, 2022.

TZOUNIS, X. et al. Prebiotic evaluation of cocoa-derived flavanols in healthy humans by using a randomized, controlled, double-blind, crossover intervention study. **American Journal of Clinical Nutrition**, v. 93, n. 1, p. 62-72, 2011.

VAZIRI, N. D. et al. Chronic kidney disease alters intestinal microbial flora. **Kidney International**, v. 83, n. 2, p. 308-315, 2013.

WANG, I. K. et al. The effect of probiotics on serum levels of cytokine and endotoxin in peritoneal dialysis patients: a randomised, double-blind, placebo-controlled trial. **Beneficial Microbes**, v. 6, n. 4, 2015.

WANG, X. et al. Gut microbiota variation with short-term intake of ginger juice on human health. **Frontiers in Microbiology**, v. 11, p. 576061, 2021.

WASTYK, H. C. et al. Gut-microbiota-targeted diets modulate human immune status. **Cell**, v. 184, n. 16, p. 4137-4153.e14, 2021.

WELMAN, A. D.; MADDOX, I. S. Exopolysaccharides from lactic acid bacteria: Perspectives and challenges. **Trends in Biotechnology**, v. 21, n. 6, p. 269-274, 2003.

WU, P. H. et al. Comparative gut microbiome differences between ferric citrate and calcium carbonate phosphate binders in patients with end-stage kidney disease. **Microorganisms**, v. 8, n. 12, p. 2040, 2020.

WU, Y. et al. Broccoli ingestion increases the glucosinolate hydrolysis activity of microbiota in the mouse gut. **International Journal of Food Sciences and Nutrition**, v. 70, n. 5, p. 585-594, 2019.

XUE, M. et al. Propolis modulates the gut microbiota and improves the intestinal mucosal barrier function in diabetic rats. **Biomedicine & Pharmacotherapy**, v. 118, p. 109393, 2019.

YAN, Y. et al. Chlorogenic acid protects against indomethacin-induced inflammation and mucosa damage by decreasing bacteroides-derived LPS. **Frontiers in Immunology**, v. 11, p. 1-10, 2020.

YELIN, I. et al. Genomic and epidemiological evidence of bacterial transmission from probiotic capsule to blood in ICU patients. **Nature Medicine**, v. 25, n. 11, 2019.

YILMAZ, İ.; ENVER DOLAR, M.; ÖZPINAR, H. Effect of administering kefir on the changes in fecal microbiota and symptoms of inflammatory bowel disease: a randomized controlled trial. **Turkish Journal of Gastroenterology**, v. 30, n. 3, p. 242-253, 2019.

ZENDEBOODI, F. et al. Probiotic: conceptualization from a new approach. **Current Opinion in Food Science**, v. 32, p. 103-123, 2020.

ZHAO, J. et al. Dietary protein and gut microbiota composition and function. **Current Protein & Peptide Science**, v. 20, n. 2, p. 145-154, 2018.

ZYBAILOV, B. L. et al. Metaproteomics reveals potential mechanisms by which dietary resistant starch supplementation attenuates chronic kidney disease progression in rats. **PLOS ONE**, v. 14, n. 1, 2019.

17 Microbiota Intestinal e o Músculo Esquelético

Marcus Vinicius Lucio dos Santos Quaresma ■
Sandra Maria Lima Ribeiro (*in memoriam*)

Objetivo
- Discutir a relação entre a microbiota intestinal e o músculo esquelético.

Destaques
- O músculo esquelético (ME) é fundamental à saúde humana, especialmente, pelas suas funções relacionadas com locomoção, estrutura corporal, disponibilidade de substratos energéticos e, mais recentemente descoberto, a liberação de miocinas, moléculas que atuam de maneira autócrina, parácrina e endócrina
- A microbiota intestinal (MI) parece produzir metabólitos capazes de agir sobre o músculo esquelético, principalmente os ácidos graxos de cadeia curta (AGCCs), que podem entrar no ME ou atuar como sinalizadores de receptores de membrana e, assim, mediar as diversas vias intracelulares que regulam (i) a captação de glicose e a sensibilidade à insulina e (ii) a oxidação de ácidos graxos
- O ME também produz metabólitos, como o lactato, que é encaminhado para o intestino e metabolizado pelas bactérias intestinais. Algumas bactérias que regulam essa função são mais abundantes em pessoas fisicamente ativas, sobretudo atletas de alto rendimento, o que sugere uma relação trimodal entre o ME, a MI e o exercício físico.

Introdução

As microbiotas parecem desempenhar um importante papel no organismo humano, mas, indubitavelmente, a MI tem sido a mais estudada nos últimos anos (Hayes; Sahu, 2020; Townsend *et al.*, 2021). Nesse contexto, é notório o interesse de pesquisadores e clínicos para a identificação de "pontes" que permitam a conexão entre a MI e os diferentes órgãos e tecidos corporais, incluindo o ME, cuja importância para a saúde humana é, sem sombra de dúvidas, inquestionável (Damigou; Kouvari; Panagiotakos, 2023; Islam; Gillen, 2023; Mukund; Subramaniam, 2020).

A importância do ME à saúde humana chama muita atenção, sobretudo porque, desde a última década, tem sido considerado um órgão endócrino, capaz de produzir e liberar diversas substâncias chamadas "miocinas" (Pedersen, 2013; Pedersen; Febbraio, 2008).

O ME é fundamental para produção de movimentos, sustentação do corpo, manutenção da temperatura corporal, reserva energética e estabilização dos ligamentos (McCuller; Jessu; Callahan, 2023). Ele compreende 40% da massa corporal total e contém de 50 a 75% de todas as proteínas corporais (McCuller; Jessu; Callahan, 2023).

O ME é amplamente organizado, composto pelas fibras musculares que contêm as miofibrilas, as quais, por sua vez, apresentam a actina e a miosina (McCuller; Jessu; Callahan, 2023; Smith *et al.*, 2023). Além disso, o ME apresenta organelas, como a mitocôndria, e moléculas como o glicogênio (um polímero de glicose) e os triglicérides intramusculares, compostos por três ácidos graxos e um glicerol (Smith *et al.*, 2023). Todo esse aparato permite que o ME seja amplamente responsável por múltiplas reações bioquímicas e moleculares, favorecendo um elevado gasto de energia. A Figura 17.1 apresenta suas características.

No que tange à funcionalidade do ME, sua atribuição primária consiste em converter energia química em mecânica para geração de força e potência. Dessa maneira, o ME apresenta uma diversidade de proteínas e enzimas que permitem a oxidação de glicose, ácidos graxos e aminoácidos para formação de adenosina trifosfato (ATP) (Hargreaves; Spriet, 2020).

Existem quatro tipos de fibras musculares, mas duas ganharam amplo destaque: as fibras lentas (tipo I) e as fibras rápidas (tipo II). No que se refere às do tipo II, estas se subcategorizam em IIA, IIB e IIX. As fibras musculares do tipo I apresentam elevada densidade mitocondrial, o que confere a esse tipo de fibra uma maior capacidade de oxidar ácidos graxos para produzir ATP. Por outro lado, as fibras do tipo II apresentam elevado maquinário enzimático para produção de ATP a partir da molécula de glicose (Mukund; Subramaniam, 2020).

O ME é controlado por uma série de fatores, endógenos e exógenos. Por exemplo, proteínas intramusculares, como a proteína quinase ativada por adenosina monofosfato (AMPK, do inglês *AMP-activated protein kinases*), bem como o complexo proteico mecanismo alvo da rapamicina (mTORC1, do inglês *mechanistic target of rapamycin complex 1*), atuam como reguladores da degradação e da síntese proteica muscular, respectivamente. A AMPK é ativada, especialmente, pela falta de energia, enquanto o complexo mTORC1 é ativado pelo treinamento de força, pelo consumo proteico e por hormônios (p. ex., insulina e o fator de crescimento semelhante à insulina [IGF-1, do inglês *insulin-like growth factor I*]) (Mukund; Subramaniam, 2020).

A Figura 17.2 ilustra as vias intracelulares que regulam a atrofia e a hipertrofia muscular esquelética.

O entendimento dessas vias é fundamental para a compreensão do papel da MI no ME, haja vista que as moléculas provenientes da MI parecem entrar no ME e servir como substrato energético para produção de ATP. Além disso, tais moléculas podem ativar ou inibir proteínas

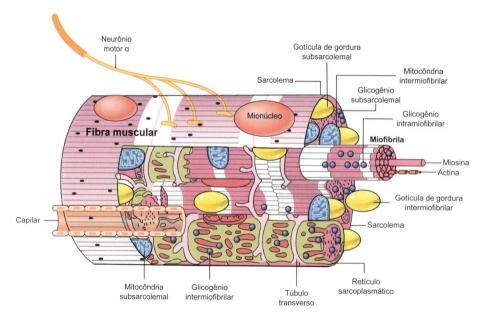

Figura 17.1 Composição do músculo esquelético. (Adaptada de Smith *et al.*, 2023.)

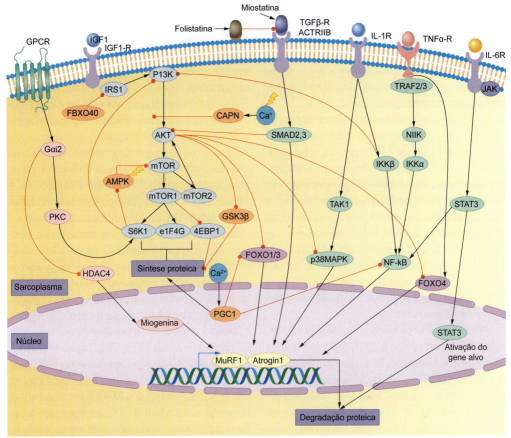

Figura 17.2 Vias intramusculares que regulam a atrofia e a hipertrofia muscular. ACTRIIB: receptor de ativina Tipo IIB; AKT: proteína quinase B; CAPN: calpaína; e1F4G: fator de iniciação eucariótico 4G; FOXO4: *forkhead box O 4*; Gαi2: proteína G inibitória subunidade alfa-2; GPCR: receptor acoplado à proteína G; GSK3β: glicogênio sintase quinase-3 (GSK-3); HDAC4: histona desacetilase 4; IGF1: fator de crescimento semelhante à insulina tipo 1; IGF1-R: receptor fator de crescimento semelhante à insulina tipo 1; IKK: IκB quinase; IL: interleucina; MAPK: proteína quinase ativada por mitógenos; mTOR: mecanismo alvo da rapamicina; NIIK: *nicotinamide-3-(2,3-dihydroxypropyl)adenine dinucleotide kinase*; PI3K: fosfatidilinositol-3-quinase; PKC: proteína quinase C; RS1: substrato do receptor da insulina 1; S6K1: proteína ribossomal S6 quinase beta-1; STAT3: transdutor de sinal e ativador da transcrição 3; TAK1: quinase 1 ativada por TGF-β; TGF-βR: receptor fator de crescimento transformador beta; TNFα-R: receptor do fator de necrose tumoral alfa.

que regularão adaptações musculares em resposta aos mais diversos estímulos e, portanto, atuarão como fatores moderadores (Li; Jin; Fan, 2022).

Interação entre microbiota intestinal e músculo esquelético

Neste livro, os conceitos sobre a MI e a permeabilidade intestinal foram detalhados em outros capítulos. Portanto, neste capítulo, vamos discutir as "pontes" que conectam a MI e o ME.

Estudos iniciais, em modelo animal, verificaram que camundongos livres de microrganismos (GF, do inglês *germ-free*) apresentavam uma menor quantidade de massa muscular (MM) quando comparados a camundongos não GF (Lahiri *et al.*, 2019). Além disso, em camundongos GF foi observada uma redução da expressão da enzima succinato desidrogenase (SDH), que está presente na membrana interna da mitocôndria e é responsável por converter o succinato em fumarato, etapa fundamental para o metabolismo oxidativo. Portanto, inicialmente especulou-se que camundongos GF poderiam apresentar menor capacidade oxidativa comparativamente aos seus pares convencionais (Lahiri *et al.*, 2019).

Estudos com humanos, embora escassos, sugerem que condições patológicas que levam a menor quantidade de MM parecem estar associadas à piora da diversidade bacteriana intestinal. Recentemente, foi observado que pessoas com menor quantidade de MM apresentaram menor razão Firmicutes/Bacteroidetes e alfa-diversidade (avaliada pelo índice de Chao 1) em comparação com as pessoas com quantidades adequadas de MM (Yamamoto *et al.*, 2022). A relação entre a MI e o ME em condições de doenças musculares serão tratadas no Capítulo 19, *Microbiota Intestinal e Envelhecimento*.

Ademais, foi observado que a MM era restabelecida em camundongos GF, quando tratados com AGCCs. O mesmo foi observado quando o transplante de MI foi realizado de camundongos convencionais com relação aos GF (Lahiri *et al.*, 2019). O estudo de Qi *et al.* (2021), também realizado com camundongos, verificou resultados similares, reforçando a interação entre a MI e o ME.

O estudo de Bongers *et al.* (2022), com antibióticos, corrobora esses achados. Os autores verificaram que a MI é moderadora da integridade da MM em resposta a antibióticos. Os camundongos C57BL/6 foram tratados por 8 dias com diferentes tipos de antibióticos: o grupo 1 foi tratado com água (grupo controle); o grupo 2 com cefoperazona (0,5 g/ℓ); o grupo 3 com enrofloxacina (0,27 g/ℓ) e ampicilina (1 g/ℓ); e o grupo 4 com neomicina (1 g/ℓ), ampicilina (1 g/ℓ), metronizadol (1 g/ℓ) e vancomicina (0,5 g/ℓ). A composição corporal foi avaliada por ressonância magnética. A MM dos camundongos tratados com antibiótico reduziu comparativamente ao grupo controle. Por outro lado, quando os autores avaliaram o efeito do mesmo tratamento em camundongos GF, não foi verificada alteração na MM.

Desse modo, tem sido estabelecido que, em condições de ausência de MI (camundongos GF ou sob efeito de antibióticos), as proteínas responsáveis pelo catabolismo proteico são mais expressas no ME. Por exemplo, esses estudos mostraram que os níveis circulantes de IGF-1 diminuem o que, por si só, reduz a atividade das cascatas intracelulares responsáveis pelo anabolismo proteico muscular; igualmente, foi verificado um aumento da expressão da *forkhead box* O3 (FoxO3) e das ligases de ubiquitina, como atrogina-1 e *muscle RING finger 1* (MuRF-1). A MuRF-1, por sua vez, está envolvida no catabolismo das proteínas musculares, como actina e miosina de cadeia pesada, ao passo que a atrogina-1 regula a síntese proteica muscular (Lahiri *et al.*, 2019). Isso posto, embora os mecanismos não sejam claros, é possível que os metabólitos da MI sejam utilizados pelo ME para produção de ATP e, na ausência dessa fonte de energia, o ME entra em um cenário catabólico.

Dentre os metabólitos da MI mais estudados estão os AGCCs, que podem atuar no ME como fonte de energia (Frampton *et al.*, 2020), e, no que se refere ao papel dos AGCCs como substrato energético, o acetato (C 2:0) parece se destacar. Em resposta ao tratamento com antibióticos, os níveis de AGCCs diminuem no sangue, com consequente redução da capacidade *endurance* (Okamoto *et al.*, 2019). Todavia, os camundongos suplementados com acetato recuperaram a sua capacidade *endurance* mesmo em antibioticoterapia. Ademais, o uso de dexametasona resultou em um aumento da expressão da atrogina-1 em miotubos C2C12, uma proteína relacionada com a atrofia muscular (Okamoto *et al.*, 2019). Interessantemente, ao tratar os camundongos com AGCCs, os níveis de atrogina-1 reduziram, e os níveis de MyoD, uma proteína envolvida no anabolismo proteico muscular, aumentaram (Lahiri *et al.*, 2019).

Recentemente, Frampton *et al.* (2020) teorizaram mecanismos interessantes dos AGCCs sobre o ME, especialmente a partir de estudos conduzidos em modelo animal. Os autores sugerem que os efeitos dos AGCCs sobre o ME se estendem à melhora da sensibilidade à insulina.

É possível que os AGCCs aumentem a fosforilação da AMPK, que estimula o transportador de glicose do tipo 4 (GLUT-4) e, por isso, a captação de glicose. Esse mecanismo se deve à capacidade de os AGCCs aumentarem o conteúdo intramuscular de adenosina monofosfato (AMP) e a razão AMP/ATP (Gao et al., 2009; Hong et al., 2016).

O estudo de Gao et al. (2009) teve como objetivo verificar o efeito do butirato sobre a sensibilidade à insulina e o gasto energético de camundongos da linhagem C57BL/6J após 1 semana de dieta rica em gordura. Os autores observaram menores níveis de glicose e insulina e, por consequência, um menor índice HOMA-IR (do inglês *homeostasis model assessment of insulin resistance*) nos camundongos que foram suplementados com butirato. A fosforilação do substrato do receptor de insulina (IRS-1) e da proteína quinase B (Akt) foi maior nos camundongos submetidos a suplementação de butirato. Igualmente, o conteúdo intramuscular de PGC1α e UCP-1 no tecido adiposo marrom (TAM) foi maior nos camundongos submetidos a suplementação de butirato, sugerindo um potencial desdobramento do ME sobre outros tecidos, como o TAM.

Hong et al. (2016) avaliaram o efeito do butirato sobre o ME de camundongos da linhagem C57BL/6J submetidos a dieta rica em gordura. Os autores observaram que butirato atenuou a intolerância à glicose e reduziu a insulina. O butirato também ativou a via mediada pela adiponectina, com maior expressão e conteúdo proteico dos receptores 1 e 2 da adiponectina, bem como de seus sucessores PPARα e AMPK. O efeito dos AGCCs sobre a AMPK não se limita ao butirato, uma vez que Maruta et al. (2016) observaram maior ativação dessa proteína em resposta ao acetato.

Ademais, o butirato otimizou a eficiência mitocondrial. No estudo de Hong, foi verificado o aumento da lipase hormônio sensível (LHS) e da lipase lipoproteica (LPL), enzimas responsáveis por diferentes etapas da quebra dos triglicérides. Ainda, as proteínas desacopladoras 2 (UCP2) e 3 (UCP3), bem como a enzima carnitina palmitoil transferase e a PGC1α, aumentaram em resposta ao butirato. Esses mecanismos sugerem que o butirato é capaz de maximizar a beta-oxidação dos ácidos graxos no ME. Nesse sentido, essa observação propõe que o butirato leva à redução dos triglicérides intramusculares e, por consequência, evita o acúmulo de lipídios, como diacilglicerol e ceramidas, que fosforilam o receptor de insulina em treonina ou serina e pioram a captação de glicose (Sokolowska; Blachnio-Zabielska, 2019). A Figura 17.3 ilustra os mecanismos mediados pelos AGCCs no ME relacionados com a eficiência metabólica e ao aumento da sensibilidade à insulina.

Propriedades anti-inflamatórias também foram atribuídas aos AGCCs, com potencial interação no ME. Por exemplo, a ativação dos receptores acoplados à proteína G (GPR41 e GPR43), bem como a inibição das histonas desacetilases (HDAC), poderiam explicar, ao menos em parte, a redução de citocinas inflamatórias circulantes. Além disso, a manutenção da barreira intestinal evita a translocação do lipopolissacarídeo (LPS), um fragmento de bactéria gram-negativa, capaz de gatilhar, via receptor do tipo *Toll* 4 (TLR-4), a síntese de mediadores inflamatórios (Frost; Nystrom; Lang, 2002; 2003). O LPS ativa as proteínas MuRF-1 e atrogina-1, mediando um ambiente catabólico (Doyle et al., 2011), conforme observado na Figura 17.4.

Esses achados reforçam o papel direto dos AGCCs sobre o ME. Contudo, é fundamental destacar que são achados incipientes e, ainda, em modelo animal.

Papel dos ácidos biliares no eixo microbiota-intestino-músculo

Recentemente, Qiu et al. (2021) verificaram o efeito de antibióticos sobre a MI de camundongos C57BL/6 por 4 semanas. O peso dos ME quadríceps, gastrocnêmio e tibial anterior diminuiu em resposta aos antibióticos, embora os pesos do extensor longo dos dedos e do sóleo não se alteraram. Igualmente, a força muscular dos camundongos tratados com antibióticos reduziu.

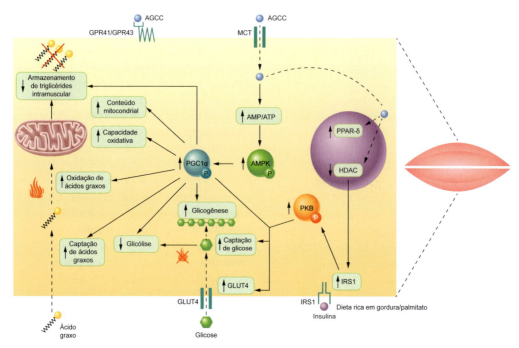

Figura 17.3 Mecanismos dos ácidos graxos de cadeia curta (AGCCs) sobre o músculo esquelético (ME) relacionados com a captação de glicose e a eficiência mitocondrial. AMP: adenosina monofosfato; AMPK: proteína quinase ativada por AMP; ATP: adenosina trifosfato; GLUT4: transportador de glicose 4; GPR: receptor acoplado a proteína G; HDAC: histonas desacetilases; IRS1: substrato do receptor da insulina 1; MCT: transportadores de monocarboxilatos; P: fosfato; PGC1α: coativador 1α de receptores ativados por proliferadores de peroxissomos; PKB: proteína quinase B; PPAR: receptor ativado por proliferadores de peroxissoma. (Adaptada de Frampton et al., 2020.)

A Figura 17.5 ilustra o efeito dos antibióticos sobre o ME e a força muscular dos camundongos tratados com antibióticos.

Nesse estudo, os autores verificaram que a alfa-diversidade foi reduzida no grupo tratado com antibióticos (índice de Shannon). Ademais, a abundância relativa dos gêneros *Bacteroides*, *Blautia*, *Parabacteroides*, *Lactobacillus* e *Bifidobacterium* diminuiu em resposta aos antibióticos. Com base nos resultados encontrados, houve uma expansão dos olhares para as vias afetadas pelos antibióticos que poderiam se desdobrar em efeitos no ME. Os autores avaliaram os ácidos biliares primários conjugados (ABP), os quais são metabolizados pela enzima hidrolase de sais biliares (HSB) presentes em bactérias que formam os ácidos biliares secundários (ABS). As famílias de bactérias (p. ex., *Lachnospiraceae*, *Ruminococcaceae*, *Lactobacillaceae* e *Bifidobacteriaceae*) que apresentaram elevada expressão de HSB e, portanto, são eficientes em metabolizar os ácidos biliares estavam mais abundantes nos camundongos tratados com veículo (uma espécie de placebo em estudos com animais); por outro lado, a abundância dessas bactérias foi menor nos camundongos tratados com antibióticos. Além disso, verificou-se que a ordem Enterobacterales e as famílias de bactérias *Enterobacteriaceae*, *Morganellaceae*, *Pseudomonadaceae* e *Alcaligenaceae* foram dominantes nos animais tratados com antibióticos. Finalmente, os principais gêneros de bactérias metabolizadoras de ácidos biliares – *Lactobacillus* e *Bifidobacterium* – diminuíram em camundongos tratados com antibióticos (Liu et al., 2020; Ridlon; Kang; Hylemon, 2006; Tannock; Dashkevicz; Feighner, 1989).

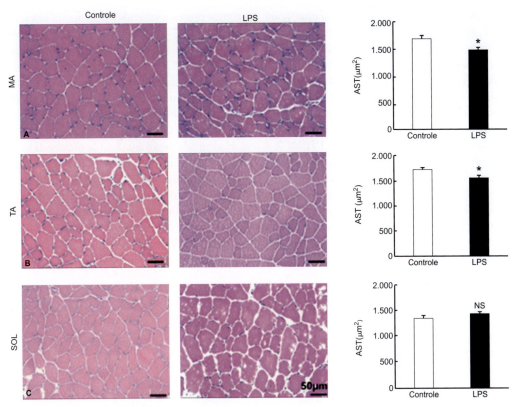

Figura 17.4 Efeito do lipopolissacarídeo (LPS) sobre a área de secção transversa dos músculos esqueléticos masseter (MA), tibial anterior (TA) e sóleo (SOL) de camundongos da linhagem C57BL/6. (Adaptada de Kawamura *et al.*, 2019.)

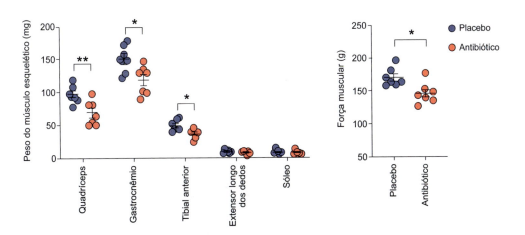

Figura 17.5 Efeito dos antibióticos sobre o músculo esquelético e a força muscular de camundongos. (Adaptada de Qiu *et al.*, 2021.)

Esse efeito parece ser similar em humanos (Song et al., 2019).

Essas evidências sugerem que uma MI alterada por antibióticos apresenta uma elevada razão ABP/ABS no ceco e no íleo. Dentre os ácidos biliares, o ácido taurodesoxicólico (TβMCA; sal biliar formado no fígado pela conjugação do deoxicolato com a taurina, geralmente como um sal de sódio) apresenta-se elevado. O TβMCA é reconhecido e atua como um antagonista dos receptores de ácidos biliares, como o farsenoide X (FXR), e dos seus alvos, o gene FGF15/19. Considerando os níveis elevados de ABP em função de uma MI desequilibrada, espera-se que a via do FXR-FGF15/19 seja regulada negativamente. A menor atividade da via FGF15/19 atenua a síntese proteica muscular, pela menor ativação da via da ERK (quinases reguladas por sinais extracelulares). Por outro lado, com níveis reduzidos de TβMCA devido à maior presença de bactérias capazes de converter ABP em ABS, verifica-se uma maior ativação da via do FGF15/19, permitindo que a via intramuscular da ERK seja ativada, o que favorece um ambiente muscular mais adequado para o aumento da massa e da força musculares (Mancin; Wu; Paoli, 2023; Qiu et al., 2021). A Figura 17.6 permite identificar com clareza o papel dos ácidos biliares sobre a ME. Em condições de uma MI não saudável, os níveis de TβMCA aumentam e, por consequência, a via do FGF15/19 é inibida, o que regula positivamente as proteínas MuRF-1 e atrogina-1.

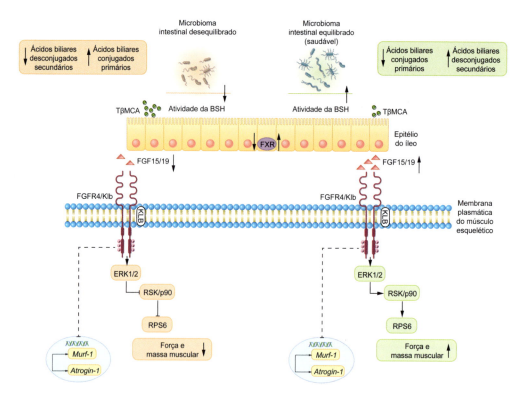

Figura 17.6 Via dos ácidos biliares que interagem com o tecido muscular. BSH: hidrolases de sais biliares; ERK 1/2: quinases reguladas por sinal extracelular 1/2; FGF: fator de crescimento de fibroblasto; FXR: receptor farnesóide X; KLB: β-Klotho; MuRF-1: muscle RING finger 1; RPS6: proteína ribossomal S6; RSK/p90: p90 proteína ribossomal S6 quinase; TβMCA: ácido tauro-beta-muricólico. (Adaptada de Mancin, Wu e Paoli, 2023.)

Lactato como agente crucial no eixo microbiota-intestino-músculo

Como todo eixo, há um diálogo; portanto, não é só a MI que envia mensagens ao ME. Logo, acredita-se que o ME também envie mediadores ao intestino, os quais interagem com a MI. Por exemplo, em resposta ao exercício físico, verifica-se aumento da produção de lactato via glicólise lática. O lactato, cuja função é crucial para manutenção do exercício físico de alta intensidade, também é reciclado pelas bactérias intestinais, que o transformam em AGCCs. Estes são enviados ao tecido muscular e são, possivelmente, utilizados como fonte de energia. Tal efeito deve colaborar para menor dependência de glicogênio muscular, sobretudo no exercício físico de longa duração. A Figura 17.7 explica a interação entre o ME, o fígado e a MI. O lactato proveniente do ME pode ser encaminhado ao intestino e, pelas bactérias, ser convertido em piruvato. O piruvato, por sua vez, é convertido em acetil-CoA e, em seguida, em acetato, ou o piruvato pode ser convertido em oxaloacetato e, então, convertido em succinato. O succinato é transformado em metilmalonil-CoA, proprionil-CoA e, finalmente, em propionato. A via do metilmalonil-CoA é mediada por espécies bacterianas do gênero *Veillonella* (*V. parvula*, *V. dispar* e *V. atypica*), que metabolizam o lactato em acetato ou propionato. Isso se deve à presença da enzima lactato desidrogenase, que é abundante em espécies do gênero *Veillonella* e regula a primeira reação com o lactato, convertendo-o em piruvato (Ng; Hamilton, 1973;

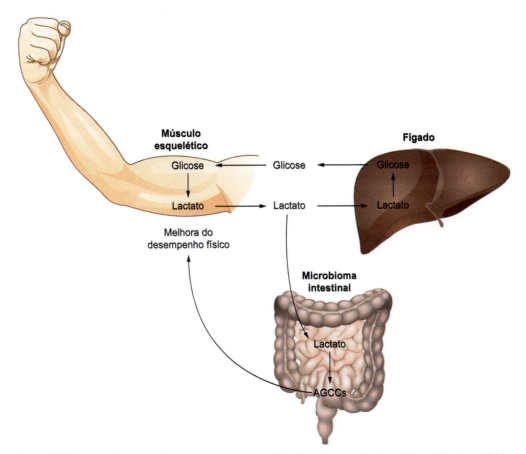

Figura 17.7 Integração metabólica entre músculo esquelético, fígado e intestino, mediada pelo lactato. AGCCs: ácidos graxos de cadeia curta. (Adaptada de Scheiman *et al.*, 2019.)

Scheiman et al., 2019). Assim, as concentrações de lactato no intestino são baixas (5 < mM) devido às bactérias que o convertem em AGCCs (Duncan; Louis; Flint, 2004; Estaki et al., 2016).

Esse tópico será aprofundado no Capítulo 30, *Papel do Exercício Físico na Microbiota Intestinal Humana*. É fundamental destacar que essa via tem sido amplamente estabelecida com intuito de se criar um potencial racional entre a MI, o ME e o exercício físico, sugerindo que o lactato, outrora considerado "lixo metabólico" ou "gerador da fadiga" é, na verdade, um importante agente metabólico, flexível e apto em ser convertido em diversas moléculas energéticas (Brooks et al., 2022).

Interpretações e extrapolações

Com base nas informações disponíveis até o momento, é possível compreender que a MI e o ME interagem de maneira significativa. Contudo, em sua maioria, os dados disponíveis sobre essa relação foram obtidos em modelo animal. Outros dados, que constroem essa influência mútua entre os tecidos, serão apresentados no Capítulo 19, *Microbiota Intestinal e Envelhecimento*, e no Capítulo 30, *Papel do Exercício Físico na Microbiota Intestinal Humana*, que discutem a relação entre a MI e o envelhecimento e a MI e o exercício físico, respectivamente. Logo, até o presente momento, é incipiente assumir pontes mais robustas entre o ME e a MI.

Referências bibliográficas

BONGERS, K. S. et al. Antibiotics cause metabolic changes in mice primarily through microbiome modulation rather than behavioral changes. **PLOS ONE**, v. 17, n. 3, p. e0265023, 2022.

BROOKS, G. A. et al. Lactate in contemporary biology: a phoenix risen. **Journal of Physiology**, v. 600, n. 5, p. 1229-1251, 2022.

DAMIGOU, E.; KOUVARI, M.; PANAGIOTAKOS, D. The role of skeletal muscle mass on cardiovascular disease risk: an emerging role on modulating lipid profile. **Current Opinion in Cardiology**, v. 38, n. 4, p. 352-357, 2023.

DOYLE, A. et al. Toll-like receptor 4 mediates lipopolysaccharide-induced muscle catabolism via coordinate activation of ubiquitin-proteasome and autophagy-lysosome pathways. **The FASEB Journal**, v. 25, n. 1, p. 99-110, 2011.

DUNCAN, S. H.; LOUIS, P.; FLINT, H. J. Lactate-utilizing bacteria, isolated from human feces, that produce butyrate as a major fermentation product. **Applied and Environmental Microbiology**, v. 70, n. 10, p. 5810-5817, 2004.

ESTAKI, M. et al. Cardiorespiratory fitness as a predictor of intestinal microbial diversity and distinct metagenomic functions. **Microbiome**, v. 4, n. 1, p. 42, 2016.

FRAMPTON, J. et al. Short-chain fatty acids as potential regulators of skeletal muscle metabolism and function. **Nature Metabolism**, v. 2, n. 9, p. 840-848, 2020.

FROST, R. A.; NYSTROM, G. J.; LANG, C. H. Lipopolysaccharide regulates proinflammatory cytokine expression in mouse myoblasts and skeletal muscle. **The American Journal of Physiology-Regulatory, Integrative and Comparative Physiology**, v. 283, n. 3, p. R698-709, 2002.

FROST, R. A.; NYSTROM, G. J.; LANG, C. H. Lipopolysaccharide and proinflammatory cytokines stimulate interleukin-6 expression in C2C12 myoblasts: role of the Jun NH2-terminal kinase. **The American Journal of Physiology-Regulatory, Integrative and Comparative Physiology**, v. 285, n. 5, p. R1153-1164, 2003.

GAO, Z. et al. Butyrate improves insulin sensitivity and increases energy expenditure in mice. **Diabetes**, v. 58, n. 7, p. 1509-1517, 2009.

HARGREAVES, M.; SPRIET, L. L. Skeletal muscle energy metabolism during exercise. **Nature Metabolism**, v. 2, n. 9, p. 817-828, 2020.

HAYES, W.; SAHU, S. The human microbiome: history and future. **Journal of Pharmacy and Pharmaceutical Science**, v. 23, p. 404-411, 2020.

HONG, J. et al. Butyrate alleviates high fat diet-induced obesity through activation of adiponectin-mediated pathway and stimulation of mitochondrial function in the skeletal muscle of mice. **Oncotarget**, v. 7, n. 35, p. 56071-56082, 2016.

ISLAM, H.; GILLEN, J. B. Skeletal muscle mechanisms contributing to improved glycemic control following intense interval exercise and training. **Sports Medicine and Health Science**, v. 5, n. 1, p. 20-28, 2023.

KAWAMURA, N. et al. Effects of chronic Porphyromonas gingivalis lipopolysaccharide infusion on skeletal muscles in mice. **The Journal of Physiological Sciences**, v. 69, p. 503-511, 2019.

LAHIRI, S. et al. The gut microbiota influences skeletal muscle mass and function in mice. **Science Translational Medicine**, v. 11, n. 502, 2019.

LI, G.; JIN, B.; FAN, Z. Mechanisms involved in gut microbiota regulation of skeletal muscle. **Oxid Med Cell Longev**, 2022, p. 2151191, 2022.

LIU, Y. *et al*. Probiotic Lactobacillus rhamnosus GG prevents liver fibrosis through inhibiting hepatic bile acid synthesis and enhancing bile acid excretion in mice. **Hepatology**, v. 71, n. 6, p. 2050-2066, 2020.

MANCIN, L.; WU, G. D.; PAOLI, A. Gut microbiota-bile acid-skeletal muscle axis: (Trends in Microbiology, corrected proof). **Trends in Microbiology**, v. 31, n. 3, p. 322, 2023.

MARUTA, H. *et al*. Activation of AMP-activated protein kinase and stimulation of energy metabolism by acetic acid in l6 myotube cells. **PLOS ONE**, v. 11, n. 6, p. e0158055, 2016.

MCCULLER, C.; JESSU, R.; CALLAHAN, A. L. Physiology, skeletal muscle. In: **StatPearls**. Treasure Island (FL), 2023.

MUKUND, K.; SUBRAMANIAM, S. Skeletal muscle: a review of molecular structure and function, in health and disease. **Wiley Interdisciplinary Reviews: System Biology and Medicine**, v. 12, n. 1, p. e1462, 2020.

NG, S. K.; HAMILTON, I. R. Carbon dioxide fixation by Veillonella parvula M 4 and its relation to propionic acid formation. **Canadian Journal of Microbiology**, v. 19, n. 6, p. 715-723, 1973.

OKAMOTO, T. *et al*. Microbiome potentiates endurance exercise through intestinal acetate production. **The American Journal of Physiology-Endocrinology Metabolism**, v. 316, n. 5, p. E956-E966, 2019.

PEDERSEN, B. K.; FEBBRAIO, M. A. Muscle as an endocrine organ: focus on muscle-derived interleukin-6. **Physiological Reviews**, v. 88, n. 4, p. 1379-1406, 2008.

PEDERSEN, B. K. Muscle as a secretory organ. **Comprehensive Physiology**, v. 3, n. 3, p. 1337-1362, 2013.

QI, R. *et al*. The intestinal microbiota contributes to the growth and physiological state of muscle tissue in piglets. **Science Reports**, v. 11, n. 1, p. 11237, 2021.

QIU, Y. *et al*. Depletion of gut microbiota induces skeletal muscle atrophy by FXR-FGF15/19 signalling. **Annals of Medicine**, v. 53, n. 1, p. 508-522, 2021.

RIDLON, J. M.; KANG, D. J.; HYLEMON, P. B. Bile salt biotransformations by human intestinal bacteria. **Journal of Lipid Research**, v. 47, n. 2, p. 241-259, 2006.

SCHEIMAN, J. *et al*. Meta-omics analysis of elite athletes identifies a performance-enhancing microbe that functions via lactate metabolism. **Nature Medicine**, v. 25, n. 7, p. 1104-1109, 2019.

SMITH, J. A. B. Exercise metabolism and adaptation in skeletal muscle. **Nature Reviews Molecular Cell Biology**, v. 24, n. 9, p. 607-632, 2023.

SOKOLOWSKA, E.; BLACHNIO-ZABIELSKA, A. The role of ceramides in insulin resistance. **Frontiers in Endocrinol (Lausanne)**, v. 10, p. 577, 2019.

SONG, Z. *et al*. Taxonomic profiling and populational patterns of bacterial bile salt hydrolase (BSH) genes based on worldwide human gut microbiome. **Microbiome**, v. 7, n. 1, p. 9, 2019.

TANNOCK, G. W.; DASHKEVICZ, M. P.; FEIGHNER, S. D. Lactobacilli and bile salt hydrolase in the murine intestinal tract. **Applied and Environmental Microbiology**, v. 55, n. 7, p. 1848-1851, 1989.

TOWNSEND, E. M. *et al*. The human gut phageome: origins and roles in the human gut microbiome. **Frontiers in Cellular and Infection Microbiology**, v. 11, p. 643214, 2021.

YAMAMOTO, K. *et al*. Patients with low muscle mass have characteristic microbiome with low potential for amino acid synthesis in chronic liver disease. **Scientific Reports**, v. 12, n. 1, p. 3674, 2022.

18 Eixo Microbiota-Intestino-Osso: Atualidades e Perspectivas

Gabriela Lima Mendes ▪ Marcus Vinicius Lucio dos Santos Quaresma

Objetivo

- Discutir a interação entre a microbiota intestinal e a massa óssea, perpassando pelo sistema imunológico.

Destaques

- A microbiota intestinal (MI) de pessoas com baixa densidade mineral óssea é diferente da de pessoas com densidade mineral óssea (DMO) adequada para a idade
- A MI interage com a massa óssea especialmente pela modificação do sistema imunológico
- As bactérias intestinais regulam o estrogênio, que, por sua vez, age sobre diferentes vias capazes de otimizar a massa óssea
- O paratormônio (PTH) sofre influências da MI na regulação da massa óssea
- Estudos de intervenção, principalmente com suplementos probióticos, são escassos e ainda necessários para quaisquer prescrições de probióticos para esse desfecho clínico.

Introdução

O osso é considerado um indispensável componente da massa magra e determinante à saúde humana, sobretudo na velhice. Na vida adulta, 206 ossos compõem o esqueleto humano. O osso é definido como um tecido conjuntivo metabolicamente ativo que fornece suporte estrutural, facilita o movimento e protege órgãos vitais. Além disso, desempenha papel imprescindível na regulação da homeostase do equilíbrio mineral e ácido-básico. Também fornece o ambiente para a hematopoiese (produção de células sanguíneas) na medula óssea. Finalmente, o osso é composto por uma matriz extracelular e células ósseas (osteócitos). Portanto, a massa óssea é indubitavelmente fundamental à vida humana (Clarke, 2008).

Na Tabela 18.1 estão descritas as células ósseas e suas funções.

Como descrito anteriormente, a integridade da massa óssea se dá, sobretudo, pelo metabolismo do cálcio, que é regulado por hormônios, calcitonina, vitamina D e PTH (Aarden; Burger; Nijweide, 1994; Boyce; Yao; Xing, 2009; Caetano-Lopes; Canhao; Fonseca, 2007; Corradetti et al., 2015).

A matriz extracelular do osso é subdivida em inorgânica e orgânica. No que se refere à matriz inorgânica, esta é composta por cálcio (99% dos estoques corporais), fósforo (85% dos estoques corporais), magnésio e sódio (de 40 a 60% dos estoques corporais), formado especialmente pela hidroxiapatita [$Ca_{10}(PO_4)_6(OH)_2$]. A matriz orgânica é formada pelos osteoblastos e, predominantemente, formada por colágeno do tipo 1. Além disso, contém glicoproteínas, fatores de crescimento e proteoglicanos (Feng, 2009).

Tabela 18.1 Principais células ósseas e as suas funções.

Célula	Função
Células osteoprogenitoras	As células osteoprogenitoras têm a capacidade de se diferenciarem em osteoblastos. Elas residem nos canais ósseos, no endósteo, no periósteo e na medula, e podem regular o influxo e o efluxo de íons minerais para dentro e para fora da matriz extracelular óssea. Elas também são responsáveis pela formação de compartimentos de remodelação óssea (Corradetti et al., 2015)
Osteoblastos	São células formadoras de osso que estão firmemente compactadas na superfície do osso. Os osteoblatos sintetizam e secretam matriz óssea (osteoide) e também regulam a mineralização óssea, secretando fosfatase alcalina (um marcador da formação óssea), um conjunto de proteínas conhecidas como proteína da matriz dentinária (DMP-1, do inglês *dentin matrix protein*) e sialoproteína óssea, que atuam como nucleadores da mineralização. A osteocalcina e a osteonectina são proteínas de ligação de cálcio e fosfato, secretadas pelos osteoblastos, que controlam a deposição de minerais regulando o número de cristais de hidroxiapatita. Em última análise, os osteoblastos podem ter dois destinos: (i) permanecem como osteoblastos quiescentes que revestem as células ou (ii) tornam-se osteócitos. Os osteoblastos regulam a osteoclastogênese (formação de osteoclastos) e a formação de osteócitos. A vitamina D e o paratormônio (PTH) estimulam os osteoblastos (Caetano-Lopes; Canhao; Fonseca, 2007)
Osteócitos	Representam 90% de todas as células ósseas e são derivados dos osteoblastos. Normalmente, não expressam fosfatase alcalina, mas expressam osteocalcina e outras proteínas da matriz óssea. Os osteócitos mantêm uma conexão entre si e com as superfícies ósseas por meio de seus processos citoplasmáticos; além disso, atuam como orquestradores da remodelação óssea e, por isso, também são considerados células endócrinas. Essas células secretam o fator de crescimento fibroblástico (FGF, do inglês *fibroblast growth factor*)23 para regular os níveis séricos de fosfato. O FGF23 diminui a expressão renal e intestinal do cotransportador de sódio e fosfato e, subsequentemente, aumenta a excreção renal de fosfato (Aarden; Burger; Nijweide, 1994)
Osteoclastos	São células multinucleadas originadas de células mononucleares (monócitos, macrófagos). A reabsorção óssea depende da secreção de íons hidrogênio pelos osteoclastos, fosfatase ácida resistente ao tartarato (TRAcP, do inglês *tartrate-resistant acid phosphatase*) e enzimas catepsina K. Os íons hidrogênio acidificam o compartimento de reabsorção abaixo dos osteoclastos para dissolverem o componente mineral da matriz óssea, enquanto a catepsina K e a TRAcP digerem a matriz proteica, que é composta principalmente de colágeno do tipo I. O PTH estimula a atividade dos osteoclastos, enquanto a calcitonina a inibe (Boyce; Yao; Xing, 2009).

Adaptada de Aarden *et al.*, 1994.

A DMO é estabelecida desde o nascimento até a vida adulta, e segue uma trajetória específica de acordo com a idade e com o sexo do indivíduo. Com o início da puberdade, a DMO aumenta para próximo de seu nível máximo, associada ao pico de ganho de estatura que ocorre na adolescência. Assim, 95% da massa óssea adulta é normalmente alcançada aos 17 anos pelas mulheres e aos 21 anos nos homens. Em seguida, o pico de massa óssea é normalmente alcançado na terceira década de vida (cerca de 30 anos). Contudo, em função de diversos fatores, a incapacidade de atingir o pico de massa óssea na idade adulta resulta em condições precoces de diminuição da massa óssea (p. ex., osteopenia ou osteoporose) e aumento do risco de fraturas por fragilidade, mesmo na adolescência e na idade adulta. Após os 30 anos, ocorre uma redução gradual e natural da massa óssea, que, por sua vez, acentua-se nas décadas seguintes na vida adulta (Varacallo et al., 2024).

A osteoporose, que pode ser primária ou secundária, é a principal e mais frequente doença da massa óssea, definida pela redução da DMO. A osteoporose primária é classificada em tipo I e tipo II. A tipo I é derivada da queda do estrogênio associada à menopausa, que acarreta o aumento da atividade dos osteoclastos. Em contrapartida, a tipo II é relacionada com a idade (p. ex., aumento do estresse oxidativo, da inflamação sistêmica de baixo grau e do PTH com simultânea queda do IGF-1). Por sua vez, a osteoporose secundária é derivada do uso de glicocorticoides, que inibem a diferenciação das células osteoprogenitoras em osteoblastos, as quais se diferenciam em células de gordura; além disso, os glicocorticoides favorecem a apoptose dos osteoblastos (Feng; McDonald, 2011; Henriksen et al., 2011).

A osteoporose, independentemente do tipo, aumenta o risco de fraturas associadas à queda, de incapacidades e mortalidade (Christensen et al., 2023). Estudos epidemiológicos sugerem que a osteoporose afete cerca de 18,3% (de 16,2 a 20,7%) de indivíduos no mundo. A prevalência em mulheres é de 23,1% (19,8 a 26,9%) e em homens é de 11,7% (9,6 a 14,1%) (Salari et al., 2021). Acredita-se, ainda, que até 2050 a incidência de osteoporose aumentará em 3,1 e 2,4 vezes, entre homens e mulheres, respectivamente. Ademais, o custo com o tratamento cresceu vertiginosamente. Em 2010, os valores estimados giraram em torno de 10 bilhões de dólares, com projeções para 17 bilhões de dólares para 2030.

Assim, tendo em vista que a manutenção da DMO é fundamental para a qualidade de vida e sobrevida, compreender os fatores associados a seu declínio favorece maiores possibilidades de intervenção.

Microbiota intestinal e massa óssea

Nos últimos anos, o avanço na compreensão da MI e dos seus metabólitos permitiu o estabelecimento do eixo microbiota intestinal-osso, que apresenta características interessantes e, atualmente, já é considerado um alvo de intervenção para mitigar o risco de desenvolvimento de doenças ósseas ou, ainda, de reverter desordens ósseas já estabelecidas.

Um estudo experimental conduzido com ratos mostrou que a classe Erysipelotrichia, a ordem Actinomycetales, a família *Enterobacteriales* e o gênero *Ruminococcus* foram significativamente associados aos biomarcadores relacionados com o metabolismo ósseo, como glicoproteína óssea sérica (BGP, do inglês *bone gla protein*), osteoprotegerina (OPG) e fosfatase ácida resistente ao tartarato (TRAcP), que têm efeitos benéficos na melhoria da microarquitetura óssea (Wang et al., 2022).

Estudos conduzidos com humanos observaram que as pessoas com menor DMO apresentavam modificações na composição da MI (Li et al., 2019; Wang et al., 2017). No estudo de Li et al., (2009) foi observada uma maior abundância do filo Bacteroidetes no grupo com baixa DMO em comparação ao grupo controle. Interessantemente, foi verificado que os filos Firmicutes e Actinobacteria foram positivamente associados à DMO. A nível de família e gênero, a abundância de *Lachnospiraceae* e *Roseburia* apresentava-se menor no grupo com baixa DMO, respectivamente. Em contrapartida, Wang et al. (2017) verificaram que no grupo com osteoporose a abundância relativa do filo Firmicutes era superior em comparação ao grupo controle, ao passo que a abundância do filo Bacteroidetes era menor. Ainda, foi observado que os gêneros *Blautia* e *Parabacteroides* e a família *Ruminococcaceae* diferiram significativamente entre os grupos osteoporose e controle.

No estudo publicado por He et al. (2020), os autores verificaram que a riqueza e a diversidade bacteriana intestinal das mulheres pós-menopausa com osteoporose eram inferiores comparativamente aos valores das do grupo com a DMO normal. Nesse estudo, os autores também avaliaram marcadores da homeostase óssea. Pode-se verificar que tanto o propeptídeo N sérico do procolágeno do tipo IN (P1NP) quanto o telopeptídeo C-terminal do colágeno do tipo I (CTX-1) correlacionaram-se positivamente com os gêneros *Allisonella*, *Klebsiella* e *Megasphaera*, cuja abundância relativa foi maior no grupo com osteopenia (He *et al.*, 2020).

As alterações na MI regulam o sistema imunológico conforme extensamente ilustrado na literatura (Wang *et al.*, 2019; Zheng *et al.*, 2020). O desequilíbrio da MI, associada à desregulação da integridade da barreira intestinal (p. ex., aumento da permeabilidade intestinal), aumenta a ativação das células imunológicas e, por consequência, a produção de citocinas inflamatórias (Wang *et al.*, 2019; Zheng *et al.*, 2020). Dado que essas citocinas apresentam receptores em uma ampla variedade de células, incluindo a massa óssea, acredita-se que a interação entre as citocinas e os seus respectivos receptores no tecido ósseo inicie diversas cascatas de eventos intracelulares que podem culminar na ativação de osteoclastos e inibição dos osteoblastos. De maneira similar, os ácidos graxos de cadeia curta (AGCCs), os ácidos biliares secundários e os derivados de indol modulam as vias que regulam a homeostase óssea, principalmente, pelo metabolismo do cálcio e do fósforo (Tu *et al.*, 2021). A Figura 18.1 ilustra os potenciais caminhos que ligam a MI com a massa óssea.

A respeito da associação entre a MI e a DMO, verificam-se variações entre o nível da classificação taxonômica e do osso avaliado. Por exemplo, o estudo publicado por Chen *et al.* (2023) revelou associações entre diversos filos, famílias e gêneros e a DMO dos ossos da coluna lombar, do antebraço e do colo femoral.

A saber, a classe Erysipelotrichia (β = 0,111, IC 95%: 0,002 a 0,225), a ordem Actinomycetales (β = 0,129, 95% CI: 0,032 a 0,225), a família *Actinomycetaceae* (β = 0,128, IC 95%: 0,032 a 0,225) e os gêneros *Barnesiella* (β = 0,083, IC 95%: 0,001 a 0,166), *Prevotella9* (β = 0,125, IC 95%: 0,050 a 0,200) e *Sellimonas* (β = 0,048, IC 95%: 0,001 a 0,094) foram positivamente associados à DMO do osso da coluna lombar.

Entretanto, a família *Peptococcaceae* (β = –0,111, IC 95%: –0,217 até –0,004), a espécie *Eubacterium ventriosum* (β = –0,113, IC 95%: –0,199 a –0,027) e o gênero *Ruminococcaceae* UCG-003 (β = –0,107, IC 95%: –0,198 a –0,017) foram negativamente associados à DMO do osso da coluna lombar.

Além disso, os autores verificaram que a família *Prevotellaceae* (β = 0,154, IC 95%: 0,020 a 0,288), o gênero *Lachnospiraceae* UCG-001 (β = 0,133, IC 95%: 0,002 a 0,265) e *Eubacterium brachy* (β = 0,108, IC 95%: 0,009 a 0,207) foram positivamente associados à DMO do osso do antebraço. Por outro lado, a família *Rikenellaceae*

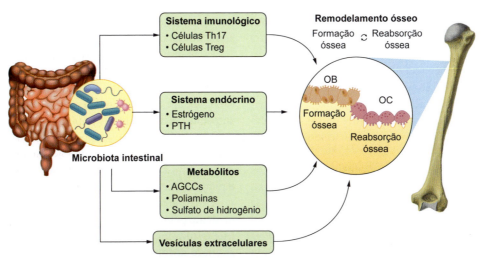

Figura 18.1 Eixo microbiota intestinal-osso. AGCCs: ácidos graxos de cadeia curta; OB: osteoblastos; OC: osteoclastos; PTH: paratormônio. (Adaptada de Lyu *et al.*, 2023.)

(β = −0,204, IC 95%: −0,335 a −0,072) e os gêneros *Coprococcus3* (β = −0,208, IC 95%: −0,395 a −0,021) e *Prevotella9* (β = −0,129, IC 95%: −0,007 a −0,251) foram negativamente associados à DMO do osso do antebraço (Chen *et al.*, 2023).

Ademais, a classe Lentisphaeria (β = 0,060, 95% CI: 0,002 a 0,117), a família *Prevotellaceae* (β = 0,080, IC 95%: 0,015 a 0,145), a ordem Victivallales (β = 0,060, IC 95%: 0,002 a 0,117) e o filo Lentisphaerae (β = 0,064, IC 95%: 0,010 a 0,118) foram associados positivamente à DMO do osso do colo femoral. Em contrapartida, a família *Acidaminococcaceae* (β = −0,124, IC 95%: −0,224 a 0,025), *Family_XIII* (β = −0,091, IC 95%: −0,182 a −0,001, P = 0,047), *Ruminococcus gauvreauii* (β = −0,109, IC 95%: −0,186 a −0,033) e *Olsenella* (β = −0,043, IC 95%: −0,086 a −0,000) foram negativamente associados à DMO do osso do colo femoral (Chen *et al.*, 2023).

Mecanismos que permitem a interação da microbiota intestinal com o sistema imunológico e a massa óssea

Apesar das evidências que demonstram a interação entre a MI e a massa óssea, os mecanismos que permitem essa interação ainda são complexos e requerem estudos mais aprofundados. Adiante, descrevem-se os mecanismos mais estudados.

Como citado anteriormente, a inflamação crônica de baixo grau, derivada da persistente imunoativação que tem como gênese a obesidade, as doenças intestinais, a alimentação, a inatividade física, o ambiente, entre outros, leva a um cenário desfavorável a diversos tecidos, incluindo a massa óssea.

Várias quimiocinas e citocinas inflamatórias no fêmur, incluindo fator estimulador de colônias de granulócitos (G-CSF, do inglês *granulocyte colony stimulating factor*), fator de necrose tumoral alfa (TNF-α), interleucina (IL)-12 p40, MCP-1/CCL-2 (do inglês *monocyte chemoattractant protein-1/C-C motif chemokine ligand 2*), RANTES (do inglês *regulated upon activation, normal T cell expressed and secreted*)/CCL-5 e quimiocina derivada de queratinócitos/CXCL1, aumentaram em vários modelos de colite, resultando na expansão de células precursoras de osteoclastos (Peek *et al.*, 2022).

As células Th17 despontam como importantes reguladoras do metabolismo ósseo. As células Th17 derivadas da medula óssea, por exemplo, promovem a diferenciação dos osteoclastos e estimulam a secreção de quimiocinas (MCP-1, MIP-1α [do inglês *macrophage inflammatory protein-1 alpha*] e o receptor do fator nuclear kappa B [NF-κB]), bem como recruta monócitos pró-inflamatórios pré-osteoclásticos à medula óssea, aumentando a reabsorção óssea (Figura 18.2) (Lyu *et al.*, 2023). Ao contrário das células Th17, as células T reguladoras (Treg), que são linfócitos TCD4+ com função imunossupressora, impactam positivamente a remodelação óssea. Assim, é possível que a MI regule a remodulação óssea pela modificação do balanço Th17 e Treg (Lyu *et al.*, 2023).

Além disso, os *Lactobacillus rhamnosus* GG, *Lactobacillus reuteri*, *Bifidobacterium breve* AH1205, *Bifidobacterium longum* AH1206 e o VSL#3 (probiótico com múltiplas cepas de *B. breve, B. longum, Bifidobacterium infantis, Lactobacillus acidophilus, Lactobacillus plantarum, Lactobacillus paracasei, Lactobacillus bulgaricus* e *Streptococcus thermophilus*) parecem impactar positivamente o remodelamento ósseo pelo aumento das células Treg (Lyu *et al.*, 2023).

As células Treg inibem as células osteoclasteogênicas e secretam citocinas anti-inflamatórias como IL-4, IL-10 e TGF-β. A IL-10, por exemplo, age inibindo o receptor do NF-κB e aumenta a secreção de OPG inibindo a diferenciação e a maturação dos osteoclastos (Lyu *et al.*, 2023). A Figura 18.2 ilustra os mecanismos que determinam a ação das células Th17 e Treg sobre o remodelamento ósseo.

A MI parece interagir com o mecanismo mediado pelo estrogênio na regulação da massa óssea. Inicialmente, o esterolbioma (termo que se refere ao conjunto de microrganismos intestinais que modificam as moléculas derivadas do colesterol) regula as enzimas metabolizadoras de estrogênio (p. ex., beta-glucuronidases, beta-glicosidases, hidrolases hidroxiesteroides e sulfatases). Essas enzimas desconjugam estrogênios para aumentar a recaptação intestinal. Essas enzimas e suas atividades estão bem-representadas na MI humana e são moduladas pela alimentação e pela diversidade bacteriana intestinal, induzindo alterações nos níveis locais e sistêmicos de estrogênio (Lyu *et al.*, 2023).

O estrogênio se liga ao receptor de estrogênio (ER-α). Interessantemente, a falta do ER-α resulta na redução do comprimento do fêmur em camundongos fêmeas. O estrogênio suprime o ligante do receptor ativador do NF-κB e aumenta a OPG nas células osteoblásticas (Figura 18.3). Ainda, o estrogênio inibe o TNF-α, cuja ação consiste em ativar os osteoclastos (Lyu *et al.*, 2023).

Além da regulação mediada pelo estrogênio, o PTH participa de maneira determinante na

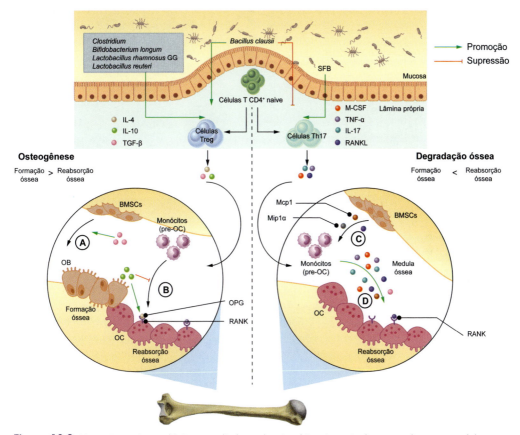

Figura 18.2 Mecanismos imunológicos mediados pela microbiota intestinal que regulam o remodelamento ósseo. **A.** O TGF-β promove a proliferação e a diferenciação precoce das células-tronco mesenquimais da medula óssea e a produção de matrizes ósseas. **B.** A IL-10 inibe a diferenciação e a maturação dos OC, regulando positivamente a secreção de OPG. **C.** As células Th17 e TNF-α estimulam as células-tronco mesenquimais da medula óssea para secretar quimiocinas, aumentando assim o recrutamento de monócitos para a medula óssea. **D.** Células precursoras de OC diferenciam-se em OC, resultando em reabsorção óssea mais significativa. BMSCs: células-tronco mesenquimais da medula óssea; IL: interleucina; MCP1: proteína quimiotática de monócitos-1; M-CSF: fator estimulador de colônias de macrófagos; MIP1α: proteína inflamatória de macrófagos 1α; OB: osteoblastos; OC: osteoclastos; OPG: osteoprotegerina; RANKL: ligante do receptor ativador do fator nuclear kappa B; SFB: bactéria filamentosa segmentada; TGF-β: fator de crescimento transformador beta; TNF-α: fator de necrose tumoral alfa. (Adaptada de Lyu *et al.*, 2023.)

homeostase da massa óssea. O PTH deriva das glândulas paratireoides; assim, o aumento da sua atividade maximiza a reabsorção óssea e, por isso, há aumento de cálcio no sangue (hipercalcemia). A liberação pulsátil ou intermitente do PTH é esperada em um cenário saudável, colaborando para a manutenção da massa óssea.

Entretanto, a liberação contínua do PTH desregula o sistema imunológico, ativando as células Th17 e a liberação do TNF-α. Assim, a liberação persistente do PTH, geralmente no hiperparatireoidismo, estimula as células imunológicas relacionadas com atividade osteoclástica. Essas células, por sua vez, são intimamente reguladas pelas bactérias intestinais, criando um eixo de vias que interatuam. A Figura 18.4 ilustra a interação entre o PTH, a MI, o sistema imunológico e a remodelação óssea.

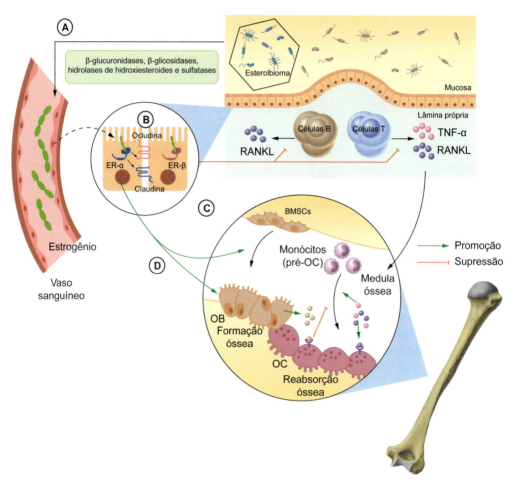

Figura 18.3 Mecanismos imunológicos mediados pela interação entre microbiota intestinal, estrogênio e sistema imunológico. **A.** O esterolbioma modifica os derivados do colesterol e moléculas pelas enzimas que metabolizam o estrogênio. **B.** O estrogênio pode reduzir as respostas imunológicas, aumentando a integridade da barreira intestinal. **C.** O estrogênio pode suprimir o RANKL localizado em células T e B. **D.** O ER-α medeia uma rede estimulada por estrogênio aumentando a osteogênese. BMSCs: células-tronco mesenquimais da medula óssea; ERα/β: receptores de estrogênio; OB: osteoblastos; OC: osteoclastos; RANKL: ligante do receptor ativador do fator nuclear kappa B. (Adaptada de Lyu *et al.*, 2023.)

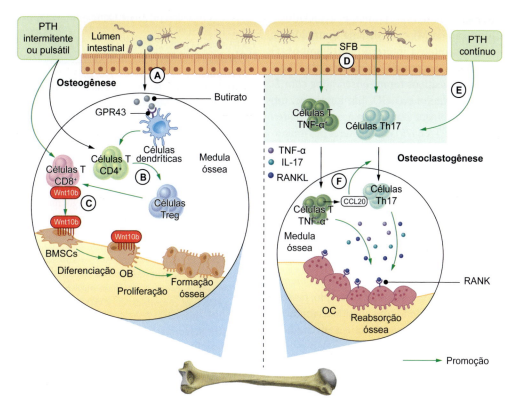

Figura 18.4 Papel do paratormônio (PTH) na regulação da massa óssea, influenciada pela microbiota intestinal e pelo sistema imunológico. **A.** O butirato é necessário para que o PTH induza o anabolismo ósseo pela sinalização GPR43 nas células dendríticas e pela sinalização independente do GPR43 nas células T. **B.** O butirato é necessário para que o PTH aumente o número de células Treg na medula óssea. **C.** As células Treg estimulam o Wnt10b pelas células T BM CD8+, resultando na formação óssea dependente de Wnt. **D.** As bactérias filamentosas segmentadas (SFB) permitem que o PTH aumente o número de células T TNF+ e de células Th17. **E.** O PTH aumenta o recrutamento de células T TNF+ e de células Th17 do intestino à medula óssea. **F.** As células T TNF+ direcionadas à medula óssea regulam positivamente o CCL20 para recrutar células Th17. BMSCs: células-tronco mesenquimais da medula óssea; CCL: ligante de quimiocina CC; GPR: receptor acoplado à proteína G; IL: interleucina; OB: osteoblastos; OC: osteoclastos; RANK: receptor ativador do fator nuclear kappa B; RANKL: ligante do receptor ativador do fator nuclear kappa B; TNF-α: fator de necrose tumoral alfa; Treg: células T reguladoras. (Adaptada de Lyu *et al.*, 2023.)

Suplementação probiótica e massa óssea

Acerca das intervenções para modular a massa óssea por meio da MI, destaca-se a suplementação probiótica. Contudo, os estudos publicados até o momento são majoritariamente conduzidos em modelo animal. Poucos estudos foram conduzidos com humanos, e os resultados encontrados são incipientes. Apesar disso, as evidências disponíveis até o momento são interessantes para que, no futuro, se possam estabelecer novas propostas terapêuticas para otimizar a MI (Amorim *et al.*, 2017; Campos *et al.*, 2013; Cavedon *et al.*, 2021; Papageorgiou *et al.*, 2018).

Os principais probióticos estudados até o momento são: (i) *Lactobacillus reuteri* (cepa ATCC PTA 6475); (ii) *L. rhamnosus* GG, (iii) *L. acidophilus* (cepa ATCC 4356) e (iv) *Akkermansia muciniphila*. Os mecanismos dos benefícios dos probióticos estão, especialmente, associados à modificação da MI e do sistema imunológico, haja vista a intensa interação entre ambos. O efeito principal esperado é o aumento da DMO. Resultados positivos foram observados com *L. reuteri* e *L. rhamnosus* GG. Em humanos, um estudo verificou que a suplementação de *L. reuteri* (cepa ATCC PTA 6475) em mulheres pós-menopausa com osteopenia atenuou a redução da DMO após 12 meses de intervenção (Nilsson *et al.*, 2018). Outro estudo com pessoas idosas avaliou o efeito do probiótico *Lactobacillus casei* Shirota por 6 meses após fratura óssea. Os autores sugerem efeitos positivos; entretanto, a magnitude de efeito/relevância clínica não é clara (Lei *et al.*, 2016).

Diversas populações apresentam problemas associados à massa óssea – por exemplo, pessoas idosas, pessoas vivendo com obesidade, mulheres pós-menopausa, mulheres e homens em condição de deficiência energética crônica –; por isso, otimizar a compreensão das intervenções capazes de modificar a MI e, consequentemente, a massa óssea será uma opção de tratamento (Amorim *et al.*, 2017; Campos *et al.*, 2013; Cavedon *et al.*, 2021; Papageorgiou, 2018).

Em conjunto, esses dados sugerem que novos e mais bem delineados estudos que se proponham a avaliar o efeito da suplementação probiótica sobre parâmetros da homeostase óssea (p. ex., sanguíneos) ou desfecho bruto (p. ex., DMO) são necessários. Por ora, não há evidência científica suficiente e força de recomendação para prescrever probióticos para reabilitar pessoas que apresentem menor DMO ou que sofreram alguma fratura óssea.

Referências bibliográficas

AARDEN, E. M.; BURGER, E. H.; NIJWEIDE, P. J. Function of osteocytes in bone. **Journal of Cellular Biochemistry**, v. 55, n. 3, p. 287-299, 1994.

AMORIM, T. *et al.* Bone mineral density in vocational and professional ballet dancers. **Osteoporosis International**, v. 28, n. 10, p. 2903-2912, 2017.

BOYCE, B. F.; YAO, Z.; XING, L. Osteoclasts have multiple roles in bone in addition to bone resorption. **Critical Reviews in Eukaryot Gene Expression**, v. 19, n. 3, p. 171-180, 2009.

CAETANO-LOPES, J.; CANHAO, H.; FONSECA, J. E. Osteoblasts and bone formation. **Acta Reumatológica Portuguesa**, v. 32, n. 2, p. 103-110, 2007.

CAMPOS, R. M. *et al.* Interaction of bone mineral density, adipokines and hormones in obese adolescents girls submitted in an interdisciplinary therapy. **Journal of Pediatric Endocrinology and Metabolism**, v. 26, n. 7-8, p. 663-668, 2013.

CAVEDON, V. *et al.* Body composition and bone mineral density in athletes with a physical impairment. **PeerJ**, v. 9, p. e11296, 2021.

CHEN, S. *et al.* Causal effects of specific gut microbiota on bone mineral density: a two-sample Mendelian randomization study. **Frontiers in Endocrinology (Lausanne)**, v. 14, p. 1178831, 2023.

CHRISTENSEN, E. R. *et al.* Excess mortality following a first and subsequent osteoporotic fracture: a Danish nationwide register-based cohort study on the mediating effects of comorbidities. **RMD Open**, v. 9, n. 4, 2023.

CLARKE, B. Normal bone anatomy and physiology. **Clinical Journal of the American Society of Nephrology**, v. 3, n. Suppl 3, p. S131-139, 2008.

CORRADETTI, B. *et al.* Osteoprogenitor cells from bone marrow and cortical bone: understanding how the environment affects their fate. **Stem Cells and Development**, v. 24, n. 9, p. 1112-1123, 2015.

FENG, X. Chemical and biochemical basis of cell-bone matrix interaction in health and disease. **Current Chemical Biology**, v. 3, n. 2, p. 189-196, 2009.

FENG, X.; MCDONALD, J. M. Disorders of bone remodeling. **Annual Review of Pathology**, v. 6, p. 121-145, 2011.

HE, J. *et al.* Gut microbiota and metabolite alterations associated with reduced bone mineral density or bone metabolic indexes in postmenopausal osteoporosis. **Aging (Albany NY)**, v. 12, n. 9, p. 8583-8604, 2020.

HENRIKSEN, K. *et al.* Osteoclast activity and subtypes as a function of physiology and pathology – implications for future treatments of osteoporosis. **Endocrine Reviews**, v. 32, n. 1, p. 31-63, 2011.

LEI, M. *et al.* The effect of probiotic treatment on elderly patients with distal radius fracture: a prospective double-blind, placebo-controlled randomised clinical trial. **Beneficial Microbes**, v. 7, n. 5, p. 631-637, 2016.

LI, C. Y. *et al.* Gut microbiota composition and bone mineral loss-epidemiologic evidence from individuals in Wuhan, China. **Osteoporosis International**, v. 30, n. 5, p. 1003-1013, 2019.

LYU, Z. *et al.* Modulation of bone remodeling by the gut microbiota: a new therapy for osteoporosis. **Bone Research**, v. 11, n. 1, p. 31, 2023.

NILSSON, A. G. *et al.* Lactobacillus reuteri reduces bone loss in older women with low bone mineral density: a randomized, placebo-controlled, double-blind, clinical trial. **Journal of Internal Medicine**, v. 284, n. 3, p. 307-317, 2018.

PAPAGEORGIOU, M. *et al.* Reduced energy availability: implications for bone health in physically active populations. **European Journal of Nutrition**, v. 57, n. 3, p. 847-859, 2018.

PEEK, C. T. *et al.* Intestinal inflammation promotes MDL-1(+) osteoclast precursor expansion to trigger osteoclastogenesis and bone loss. **Cellular and Molecular Gastroenterology and Hepatology**, v. 14, n. 4, p. 731-750, 2022.

SALARI, N. *et al.* The global prevalence of osteoporosis in the world: a comprehensive systematic review and meta-analysis. **Journal of Orthopaedic Surgery and Research**, v. 16, n. 1, p. 609, 2021.

TU, Y. *et al.* The microbiota-gut-bone axis and bone health. **Journal of Leukocyte Biology**, v. 110, n. 3, p. 525-537, 2021.

VARACALLO, M. *et al.* Osteopenia. In: **StatPearls**. Treasure Island (FL), 2024.

WANG, G. *et al.* Bridging intestinal immunity and gut microbiota by metabolites. **Cellular and Molecular Life Sciences**, v. 76, n. 20, p. 3917-3937, 2019.

WANG, J. *et al.* Diversity analysis of gut microbiota in osteoporosis and osteopenia patients. **PeerJ**, v. 5, p. e3450, 2017.

WANG, S. *et al.* Effects of icariin on modulating gut microbiota and regulating metabolite alterations to prevent bone loss in ovariectomized rat model. **Frontiers in Endocrinology (Lausanne)**, v. 13, p. 874849, 2022.

ZHENG, D.; LIWINSKI, T.; ELINAV, E. Interaction between microbiota and immunity in health and disease. **Cell Research**, v. 30, n. 6, p. 492-506, 2020.

19 Microbiota Intestinal e Envelhecimento

Marcus Vinicius Lucio dos Santos Quaresma ▪
Sandra Maria Lima Ribeiro (*in memoriam*)

Objetivos

- Compreender a relação entre a microbiota intestinal e o envelhecimento
- Avançar no entendimento da relação entre a microbiota intestinal e o músculo esquelético, uma vez que esta ponte, já discutida no Capítulo 17, *Microbiota Intestinal e o Músculo Esquelético*, é expandida neste contexto.

Destaques

- O envelhecimento é caracterizado por diversas alterações fisiológicas, bioquímicas e moleculares. Essas alterações possibilitam um quadro de envelhecimento chamado "senilidade", ou envelhecimento malsucedido, cujas alterações ocorrem de maneira desequilibrada, podendo originar ou agravar doenças, especialmente de caráter metabólico
- A inflamação sistêmica de baixo grau (ISBG), associada ao envelhecimento, parece desempenhar um importante papel nas alterações observadas nessa fase da vida; contudo, a gênese da ISBG é multifatorial
- A imunossenescência, a senescência celular, a microbiota intestinal (MI) e a composição corporal são elementos fundamentais para a gênese da ISBG
- A MI colabora para a instalação da ISBG. A imunoativação crônica, gerada pelas alterações na MI e nas células epiteliais intestinais, leva ao aumento de mediadores inflamatórios. Esses, por sua vez, podem agir em vários tecidos, incluindo o músculo esquelético (ME) e o tecido adiposo (TA)
- A principal mudança na MI das pessoas idosas é caracterizada pela redução das bactérias produtoras dos ácidos graxos de cadeia curta (AGCCs), as quais favorecem diversos efeitos positivos locais e periféricos
- Distintas intervenções com alimentos ou suplementos são testadas com o intuito de gerar modificações na MI e, por consequência, benefícios à saúde. Os resultados sugerem efeitos interessantes na MI, apesar de incipientes.

Alterações imunológicas no envelhecimento

O envelhecimento leva a diferentes alterações fisiológicas e metabólicas que, em diversas situações, alteram a atividade de células do sistema imunológico, de órgãos e de tecidos, contribuindo para a instalação da ISBG. Para pessoas idosas, a ISBG, também descrita como *inflammaging* (Franceschi *et al.*, 2000; Franceschi *et al.*, 2017), é atribuída, principalmente, a três importantes alterações: a imunossenescência, a senescência celular e a inflamação metabólica.

A imunossenescência é caracterizada por um estado funcional de declínio do sistema imunológico (de Lima *et al.*, 2022), na qual as respostas imunológicas humorais e celulares contra patógenos ficam menos eficientes. Esse declínio é atribuído a: (i) alterações em receptores,

(ii) mudanças nos subtipos de células imunológicas e (iii) sinalização celular mediada por células imunológicas ineficientes ou desreguladas (Crooke et al., 2019). Algumas alterações no sistema imunológico marcam a imunossenescência, como a involução do timo e o envelhecimento da medula óssea (de Lima et al., 2022).

Além da imunossenescência, a senescência celular também afeta o sistema imunológico de pessoas idosas. A senescência celular é considerada um processo dinâmico, complexo e multifatorial, podendo ser caracterizada por alterações que favorecem mudanças irreversíveis em células que ficam em um estado "estacionário", resistentes à apoptose e com elevada capacidade de estimular vias metabólicas (de Lima et al., 2022). Diferentemente das células quiescentes, as células senescentes não proliferam em resposta a sinais adequados e específicos, que são geralmente mediados por fatores de crescimento ou sinais mitogênicos (Kumari; Jat, 2021).

As células senescentes, que podem estar danificadas, são capazes de secretar proteínas, metabólitos e resíduos como os padrões moleculares associados ao dano (DAMPs, do inglês *damage-associated molecular patterns*). Os DAMPs, por sua vez, podem ser componentes da matriz extracelular e intracelular; no entanto, os DAMPs derivados de compartimentos intracelulares, como citosol, núcleo e mitocôndria são os mais frequentes, como a adenosina trifosfato (ATP), as histonas, o DNA, o DNA mitocondrial, entre outros. Os DAMPs são reconhecidos por diferentes tipos de receptores pertencentes ao sistema imunológico inato, como os receptores do tipo Toll (TLRs, do inglês *Toll-like receptors*), do tipo NOD (NLRs, do inglês *nucleotide oligomerization domain-like receptors*) e do tipo RIG (RLRs, do inglês *retinoic acid-inducible gene I-like receptors*). O DNA mitocondrial, por exemplo, é reconhecido pelo TLR-9, já as histonas são reconhecidas pelos NLRs. Um DAMP chamado *high-mobility group box 1* (HMGB1) derivado do núcleo celular é reconhecido por TLRs (TLR-2 e TLR-4). Logo, os diferentes DAMPs apresentam receptores específicos (Roh; Sohn, 2018).

Ainda no que se refere à inflamação metabólica, o papel do TA é amplamente estabelecido, principalmente porque, nas pessoas idosas, uma das principais alterações na composição corporal é a redistribuição de gordura, que consiste na redução de gordura em membros periféricos e aumento na região central (Beaufrere; Morio, 2000). A desregulação do TA leva ao aumento de ácidos graxos livres (AGL) circulantes, maior quimiotaxia de monócitos e diferenciação de macrófagos, em especial do subtipo M1. Além disso, a desregulação do TA favorece a resistência à insulina local e periférica e a ativação do inflamassoma NLRP3. O TA também apresenta em sua superfície os receptores TLR-4 e TLR-2, que se ativam em resposta ao lipopolissacarídeo (LPS) e aos AGL, respectivamente (Reilly; Saltiel, 2017). Ademais, no envelhecimento, o TA apresenta células senescentes que contribuem para a ativação de vias inflamatórias. As células senescentes no TA, por exemplo, aumentam a quimiotaxia de monócitos que se diferenciam em macrófagos (do subtipo M1) e estimulam vias inflamatórias (Ou et al., 2022). Ainda, uma importante desregulação do TA no envelhecimento é a menor adipogênese. No envelhecimento, as células progenitoras de adipócitos diminuem e isso se deve à redução dos genes pró-adipogênicos como C/EBPα e PPARγ. A menor adipogênese contribui para o aumento da hipertrofia dos adipócitos e, por conseguinte, o desencadeamento de vias inflamatórias locais e sistêmicas (Ou et al., 2022). Em conjunto, essas alterações levam à lipotoxicidade e ao acúmulo ectópico de gordura (Ou et al., 2022). A Figura 19.1 ilustra as diferentes alterações associadas ao envelhecimento.

Microbiota intestinal de pessoas idosas

O entendimento de que a MI seja influenciada pelo envelhecimento ganhou destaque, principalmente, pela identificação da menor abundância de determinados gêneros bacterianos, como os de bactérias produtoras de AGCCs (He et al., 2001; Claesson et al., 2012; O'Toole; Jeffery, 2015; Kong et al., 2016).

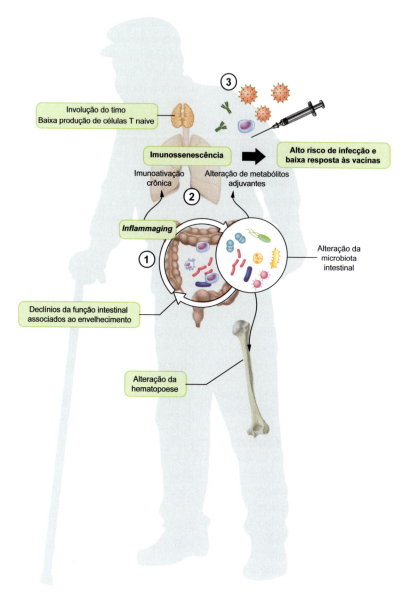

Figura 19.1 Alterações imunológicas relacionadas com o envelhecimento. (Adaptada de Bosco e Noti, 2021.)

No envelhecimento, a MI apresenta diferentes mudanças, em especial a redução da diversidade bacteriana, com menor abundância de determinados gêneros bacterianos, como *Prevotella*, *Faecalibacterium*, *Lachnospira*, *Coprococcus* e *Bifidobacterium*. Em particular, essas bactérias parecem ser substituídas por outras bactérias comensais de outros gêneros (p. ex., *Akkermansia*, *Butyricimonas*, *Odoribacter* e *Butyricicoccus*). Além disso, verifica-se redução das bactérias produtoras de butirato, em particular, dos gêneros *Faecalibacterium*, *Roseburia*, *Eubacterium*, *Dorea*, *Coprococcus* e *Blautia*; por outro lado, observa-se maior abundância de bactérias patobiontes (p. ex., do gênero *Eggerthella*, *Bilophila*, *Fusobacterium*, *Streptococcus* e da família *Enterobacteriaceae*). A Tabela 19.1 ilustra as principais mudanças na MI de pessoas idosas (Ghosh; Shanahan; O'Toole, 2022).

Tabela 19.1 Principais alterações na microbiota intestinal de pessoas idosas.

Estudo	País	Técnica molecular	Principais modificações na microbiota intestinal com o envelhecimento
Ruiz-Ruiz et al. (2020)	Espanha	Proteômica	**Redução:** triptofano e indol
Iwauchi et al. (2019)	Japão	16S	**Aumento:** patobiontes*, Akkermansia, Christensenellaceae, Butyricimonas
Odamaki et al. (2016); Xu, Zhu e Qiu (2019)	Japão	16S	**Aumento:** patobiontes*, Odoribacter, Butyricimonas, Christensenellaceae, Lactobacillus, Oscillospira, Oxalobacter, Butyrivibrio **Redução:** produtoras de AGCCs e Bifidobacterium
Biagi et al. (2016)	Itália	16S	**Aumento:** patobiontes*, Akkermansia, Odoribacter, Oscillospira, Butyricimonas, Christensenellaceae, Mogibacteriaceae **Redução:** produtoras de AGCCs
Wu et al. (2019)	Itália	16S	**Aumento:** patobiontes*, Methanobrevibacter smithii **Redução:** produtoras de AGCCs
Rampelli et al. (2020)	Itália	Shotgun	**Aumento:** patobiontes*, Methanobrevibacter smithii, Akkermansia muciniphila, degradação de xenobióticos, LPS, metabólitos fenólicos no sangue **Redução:** produtoras de AGCCs
Collino et al. (2013)	Itália	Metabolômica/HITChip	**Aumento:** sulfato p-Cresol e ácido fenilacético **Redução:** bactérias produtoras de butirato
Kong et al. (2016)	China	16S	**Aumento:** alfa-diversidade, Akkermansia e Christensenellaceae
Wang et al. (2018)	China	16S	**Aumento:** Akkermansia, Parabacteroides, Paraprevotella e patobiontes* **Redução:** produtoras de AGCCs
Wang et al. (2019)	China	16S	**Aumento:** Butyricimonas, Butyricicoccus, Odoribacter, Alistipes, Christensenella, Barnesiella e patobiontes* **Redução:** produtoras de AGCCs e Megamonas
Zhang et al. (2021)	China	Shotgun	**Aumento:** patobiontes*, Lactobacillus salivarius, Butyrivibrio crossotus, Subdoligranulum variabile, Roseburia hominis, Coprococcus catus, Clostridium sachharolyticum, A. muciniphila, Victivallis vadensis **Redução:** Bifidobacterium
Ke et al. (2018)	China	Metabolômica	**Aumento:** TMAO
Kim et al. (2019)	Coreia do Sul	16S	**Aumento:** patobiontes*, Akkermansia e Christensenellaceae **Redução:** produtoras de AGCCs e Prevotella
Park et al. (2015)	Coreia do Sul	16S	**Aumento:** Prevotella copri, patobiontes*, Roseburia inulinivorans **Redução:** produtoras de AGCCs, Megamonas, Alistipes, Bacteroides uniformis, B. vulgatus

(continua)

Tabela 19.1 Principais alterações na microbiota intestinal de pessoas idosas. (*Continuação*)

Estudo	País	Técnica molecular	Principais modificações na microbiota intestinal com o envelhecimento
Tuikhar et al. (2019)	Índia	16S	**Aumento:** *Akkermansia, Butyricimonas* e *Ruminococcaceae* **Redução:** *Prevotellaceae* e produtoras de AGCCs
La-Ongkham et al. (2020)	Tailândia	16S	**Aumento:** patobiontes*, *Eubacterium eligens, Bacteroides thetaiotaomicron, B. uniformis, B. caccae, B. ovatus* e *Parabacteroides distasonis* **Redução:** produtoras de AGCCs
Rahayu et al. (2019)	Indonésia	qPCR	**Aumento:** *Lactobacilli* **Redução:** patobiontes* e *Bifidobacterium*
Kashtanova et al. (2020)	Rússia	16S	**Aumento:** *Lactobacillus, Roseburia* e *Christensenella* **Redução:** *Dorea, Dialister, Ruminococcus*
Galkin et al. (2020)	Múltipla metanálise	Shotgun	**Aumento:** patobiontes* e *Bifidobacterium bifidum*
Wilmanski et al. (2021)	EUA	16S	**Aumento:** dissimilaridade bacteriana **Redução:** *Bacteroides*

*Patobiontes: Incluem um ou mais táxons pertencentes às seguintes linhagens: *Desulfovibrio, Bilophila, Eggerthella*, todas as *Enterobacteriaceae, Campylobacter, Fusobacterium, Streptococcus, Anaerotruncus, Bacteroides fragilis, Campylobacter, Actinomyces, Corynebacterium, Staphylococcus, Parvimonas, Porphyromonas, Flavonifractor, Ruminococcus torques, R. gnavus, Clostridium asparagiforme, C. hathewayi, C. bolteae, C. citroniae, C. clostridioforme, C. symbiosum, C. hylemonae, C. scindens* e *C. difficile*. Bactérias produtoras de AGCCs: *Faecalibacterium, Roseburia, Eubacterium, Dorea, Coprococcus* e *Blautia*. AGCCs: ácidos graxos de cadeia curta; LPS: lipopolissacarídeo; TMAO: N-óxido-trimetilamina. (Adaptada de Ghosh, Shanahan e O'Toole, 2022.)

As mudanças na MI também foram investigadas quando identificadas condições específicas, por exemplo, a fragilidade, que é uma condição comum em pessoas idosas (4 a 59%; especialmente em mulheres) (Rohrmann, 2020). Especificamente em pessoas idosas com diagnóstico de fragilidade, observaram-se aspectos similares, como o aumento de patobiontes acompanhado da redução de bactérias produtoras de AGCCs (Jackson et al., 2016; Maffei et al., 2017; Lim et al., 2021). Essas alterações parecem ser bem similares em pessoas idosas com doenças cerebrais, como Parkinson e Alzheimer (Haram et al., 2019; Heinzel et al., 2021). Interessantemente, em pessoas idosas com declínio cognitivo, foi verificada redução do gênero *Akkermansia* (Anderson et al., 2017; Manderino et al., 2017). Logo, é possível, embora ainda não esteja claro, que doenças diferentes cursem em mudanças específicas na MI, ou mudanças específicas na MI estariam associadas a doenças distintas. A Figura 19.2 ilustra as principais alterações na MI relacionadas com o envelhecimento saudável e não saudável.

Além das alterações na MI, outras mudanças em todo trato gastrointestinal (TGI) ocorrem no envelhecimento. Essas alterações, por diversos mecanismos, poderiam alterar a MI. A polifarmácia, a mudança na qualidade da dieta, o menor nível de atividade física, até mesmo o ambiente e as interações sociais, por exemplo, fazem parte da ampla e complexa rede de modificações no TGI e na MI. A Figura 19.3 ilustra a ampla rede de alterações que podem favorecer mudanças na MI de pessoas idosas.

Essas alterações no TGI e na MI de pessoas idosas parecem justificar, ao menos em parte, a menor disponibilidade dos AGCCs, produzidos a partir da fermentação dos carboidratos acessíveis à MI (Correa-Oliveira et al., 2016). A menor disponibilidade dos AGCCs reduz a oferta energética para bactérias comensais, células imunológicas e para os colonócitos, bem como reduz a camada de muco. Em conjunto, esses mecanismos

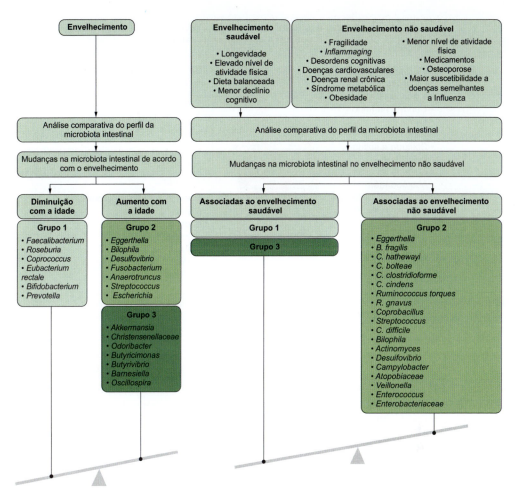

Figura 19.2 Alterações na microbiota intestinal no envelhecimento saudável e não saudável. (Adaptada de Ghosh, Shanahan e O'Toole, 2022.)

levam a alterações intestinais que maximizam o ambiente inflamatório (Ragonnaud; Biragyn, 2021). A menor camada de muco e o aumento da permeabilidade intestinal favorecem a translocação do LPS à corrente sanguínea, fenômeno conhecido como "*leak gut*".

Acredita-se, ainda, que a MI de pessoas idosas apresenta uma menor abundância de *Akkermansia muciniphila*, que é responsável pela produção de muco. A abundância relativa de bactérias comensais está reduzida no envelhecimento, haja vista que as bactérias produtoras de butirato (*Intestinimonas butyriciproducens, Faecalibacterium prausnitzii, Roseburia faecis,* e *Anaerostipes butyraticus*) estão reduzidas no intestino das pessoas idosas, o que, além de reduzir a função de barreira, leva à menor inibição do TLR-4 (principal receptor de LPS) mediada por butirato. Esses dois mecanismos aumentam a possibilidade da via LPS-TLR-4 estimular o processo inflamatório (Bachem *et al.*, 2019; Ragonnaud; Byragyn, 2021).

O TLR-4 é um dos principais receptores de membrana que reconhece as moléculas capazes de estimular a produção de citocinas inflamatórias (Lu; Yeh; Ohashi, 2008). Em situações de maior permeabilidade intestinal, como no envelhecimento, o LPS interage com as células (p. ex., macrófagos) e os tecidos (p. ex., TA e ME)

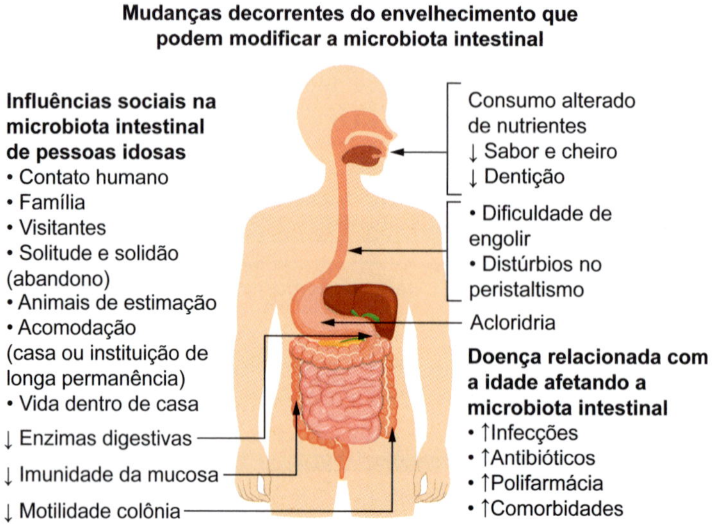

Figura 19.3 Fatores associados com as modificações na microbiota intestinal de pessoas idosas. (Adaptada de Ghosh, Shanahan e O'Toole, 2022.)

que expressam o TLR-4. Essa interação é dependente do *cluster* de diferenciação (CD)14 e da proteína transportadora de lipopolissacarídeo (LPB, do inglês *lipopolysaccharide binding protein*). A LPB, por sua vez, facilita a interação entre o LPS e o CD14, e este possibilita a transferência do LPS ao TLR-4. O LPS é composto de três partes: o lipídio A, uma estrutura de oligossacarídeo e a cadeia lateral O. O lipídio A do LPS é o principal responsável por estimular o TLR-4.

O TLR-4 apresenta proteínas que permitem a transdução do sinal para dentro da célula, o *Toll-interleukin-1 receptor* (TIR) é o responsável por ativar proteínas que continuarão a sinalização intracelular – nesse caso, a *myeloid differentiation primary response gene 88* (MyD88) (Lu; Yeh; Ohashi, 2008). A MyD88, por sua vez, ativa diferentes proteínas, como a *IL-1 receptor-associated kinase-4* (IRAK-4) e *TNF receptor-associated factor 6* (TRAF6). Essas proteínas convergem na ativação do *transforming growth factor-β-activated kinase* (TAK1), que, em seguida, ativa a IκB quinase. Especificamente, o complexo das IKKα, IKKβ e IKKγ fosforilam a IκB quinase, cuja função é impedir a continuidade da via. Contudo, a fosforilação da IκB quinase o inibe e o direciona para degradação, permitindo a translocação do NF-κB para o núcleo da célula. O NF-κB é responsável pelo aumento da expressão gênica e pela produção de citocinas inflamatórias (Lu; Yeh; Ohashi, 2008). Células mieloides, como eritrócitos, granulócitos e macrófagos, e linfoides, como linfócitos T e B e células dendríticas, expressam TLR-4. Além disso, o TA e o ME também expressam TLR-4 (McKernan *et al.*, 2020). Portanto, todas essas células e os tecidos podem produzir citocinas inflamatórias e, por isso, o intestino se destaca como um importante contribuidor da ISBG. A Figura 19.4 ilustra em detalhes a via inflamatória mediada pelo LPS, tendo em vista sua importante contribuição na imunoativação persistente e ISBG em pessoas idosas.

Os AGCCs também são fontes de energia para os linfócitos T, via β-oxidação, bem como atuam via receptores específicos de superfície (p. ex., GPR109A, GPR41, GPR43) que estão expressos na superfície de macrófagos, células dendríticas e neutrófilos. Especificamente, o butirato, ao estimular esses receptores nessas células, induz a produção de citocinas anti-inflamatórias (Bachem *et al.*, 2019). Portanto, a menor disponibilidade de AGCCs em pessoas idosas leva ao desequilíbrio da atividade das células imunológicas e à maior circulação de mediadores inflamatórios.

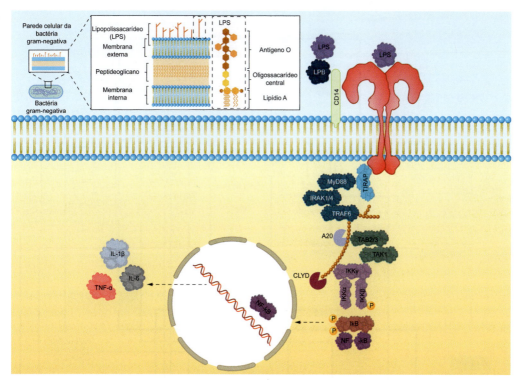

Figura 19.4 Inflamação mediada pelo lipopolissacarídeo (LPS). A20: proteína 3 induzida por TNF-α; CD14: *cluster* de diferenciação 14; CLYD: cilindromatose; IKK: IκB quinase; IL: interleucina; IRAK4: quinase-4 associada ao receptor de IL-1; LBP: proteína ligadora lipopolissacarídeo; MYD88: fator de diferenciação mieloide 88; NF-κB: fator nuclear kappa B; TAB: proteína de ligação ao TAK1; TAK1: quinase 1 ativada por TGF-β; TIRAP: proteína adaptadora contendo o domínio TIR; TRAF6: fator 6 associado ao receptor de TNF. (Adaptada de Lu *et al.*, 2008.)

Por fim, algumas espécies do gênero *Bifidobacterium* também parecem estar reduzidas em pessoas idosas. Essas bactérias contribuem para a produção de lactato e AGCCs, os quais reduzem a abundância de bactérias que colaboram para a instalação de um ambiente inflamatório (Sela *et al.*, 2008).

Considerando essas modificações da MI e o consequente aumento da permeabilidade intestinal, alguns marcadores sanguíneos são avaliados para tentar estabelecer biomarcadores sanguíneos para avaliação das alterações associadas à MI de pessoas idosas. A Figura 19.5 categorizou os grupos 1 e 3 como positivos ao envelhecimento e o grupo 2 como negativo. Na Tabela 19.2, a seguir, pode-se verificar os biomarcadores sanguíneos derivados das bactérias dos grupos 1, 2 e 3.

Potencial relação entre a microbiota intestinal e as doenças musculares

Como citado anteriormente, condições específicas em pessoas idosas (p. ex., fragilidade) poderiam ser atribuídas, mesmo que parcialmente, às mudanças na MI. A redução de bactérias produtoras de AGCCs ajuda a explicar essa relação. Aumentar a permeabilidade intestinal, por exemplo, poderia colaborar para o vazamento de mediadores inflamatórios, como o LPS, que pode agir sobre células que apresentam em sua superfície o TLR-4, como o ME (Jackson *et al.*, 2016; Maffei *et al.*, 2017; Lim *et al.*, 2021).

Uma vez ligado ao TLR-4, o LPS deflagra uma cascata intracelular que pode inibir o ambiente

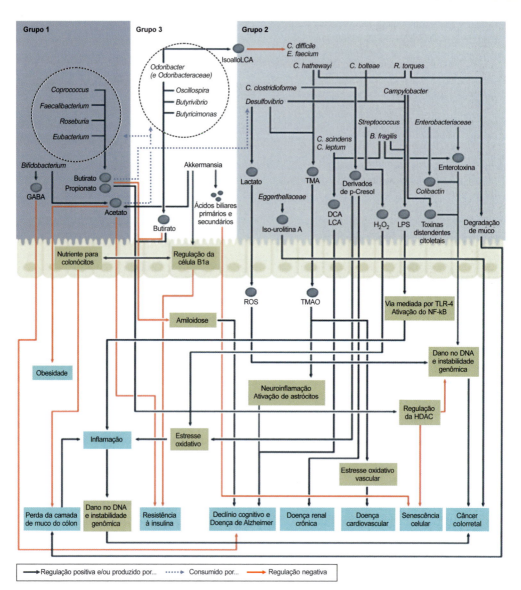

Figura 19.5 Caminhos que relacionam as mudanças na microbiota intestinal, metabólitos sanguíneos e desfechos associados ao envelhecimento. DCA: ácido desoxicólico; GABA: ácido γ-aminobutírico; H_2O_2: peróxido de hidrogênio; HDAC: histonas desacetilases; isoalloLCA: ácido isoalolitocólico; LCA: ácido litocólico; LPS: lipopolissacarídeo; NF-κB: fator nuclear kappa B; ROS: espécies reativas de oxigênio; TLR: receptores do tipo *Toll*; TMA: trimetilamina; TMAO: N-óxido de trimetilamina. (Adaptada de Ghosh *et al.*, 2022.)

anabólico muscular e colaborar para o conceito de resistência anabólica (Watson; Cross; Grosicki, 2021). Essas alterações fazem parte da matriz de fatores etiológicos relacionados com a sarcopenia, uma das mais importantes doenças musculares.

A sarcopenia pode ser primária ou secundária. A sarcopenia primária é causada exclusivamente pela idade, sem outras causas evidentes, ao passo que a secundária pode estar associada a outras condições, sobretudo à ISBG, principalmente

Tabela 19.2 Metabólitos sanguíneos derivados de bactérias associadas a desfechos de saúde.

Grupo de bactérias	Metabólito	Desordem associada	Associação
Grupo 2 (patobiontes associados ao envelhecimento não saudável)	Trimetilamina	Doenças cardiovasculares	Potencialmente causadora
		Desordens cognitivas	
		Inflamação e estresse oxidativo	
		Osteoporose	
		Câncer colorretal	
		Doença renal crônica	
	p-Cresol	Inflamação e estresse oxidativo	
		Desordens cognitivas	
		Doença renal crônica	
	Ácido desoxicólico e ácido litocólico	Desordens cognitivas	
		Doença renal crônica	
	Lipopolissacarídeo	Síndrome metabólica	
		Inflamação e estresse oxidativo	
	Toxinas de dano de DNA	Câncer colorretal	
Grupos 1 e 3 (bactérias comensais e produtoras de AGCCs)	Butirato	Desordens cognitivas	Prevenção
		Resistência à insulina	
		Obesidade	
		Piora da função de barreira	
	Acetato	Resistência à insulina	

AGCCs: ácidos graxos de cadeia curta. (Adaptada de Ghosh, Shanahan e O'Toole, 2022.)

porque o ME é amplamente responsivo aos mediadores inflamatórios (Cruz-Jentoft et al., 2010; Bano et al., 2017; Dalle; Rossmeislova; Koppo, 2017; Tuttle; Thang; Maier, 2020; Lynch et al., 2020).

O ME desempenha importantes funções no organismo humano, como manutenção da postura, locomoção, movimentação de objetos, independência física e regulação metabólica, haja vista sua participação na homeostase das principais biomoléculas energéticas (p. ex., glicose, ácidos graxos e aminoácidos) (Baskin; Winders; Olson, 2015). O ME também é responsável pela liberação de moléculas chamadas "miocinas", cujas ações podem acontecer no próprio ME, bem como em outros tecidos (Baskin; Winders; Olson, 2015). Ainda, o reconhecimento da importância do ME à saúde humana se deve, ao menos em parte, à compreensão de que a qualidade muscular – definida por aspectos morfológicos, fisiológicos, bioquímicos e mecânicos – é um importante preditor da qualidade de vida e da mortalidade (Wang et al., 2020; Lim; Frontera, 2022). O Capítulo 17, *Microbiota Intestinal e o Músculo Esquelético*, desta obra aborda detalhadamente a potencial relação entre a MI e o ME. Contudo, os dados para construção dessa ponte derivam, principalmente, de estudos com modelo animal.

A manutenção do ME se dá a partir de um equilíbrio dinâmico e complexo entre a síntese e a degradação de proteínas, frequentemente chamado "balanço proteico-muscular". A síntese proteica muscular (SPM) é regulada por diferentes fatores, como hormônios (p. ex., IGF-1 e insulina), nutrientes (p. ex., aminoácidos), estímulo mecânico (p. ex., exercício físico de força) e o estado inflamatório (p. ex., doenças) (Nair; Schwenk, 1994). Esses fatores são capazes de ativar ou inibir uma proteína chamada "mecanismo-alvo da rapamicina" (mTOR), que é ativada a partir da fosforilação da PI3-K e da proteína quinase B (Akt ou PKB); logo, a via PI3-3/AKT/mTOR é uma das vias mais estudadas e, possivelmente, uma das mais importantes e responsáveis pela SPM. Após a ativação da mTOR, os complexos proteicos mTORC1 e mTORC2 são acionados, no entanto, o complexo mTORC1 é o principal responsável pela SPM. Essa via é estimulada, principalmente, pela insulina e pelo IGF-1, assim como é influenciada por citocinas, nutrientes e pelo *status* energético celular. A ativação do complexo mTORC1 estimula positivamente a proteína ribossomal S6 (p70S6K1) e negativamente a 4E proteína de ligação 1 (4EBP1). Simultaneamente, a ativação do complexo mTORC1 inibe as proteínas que regulam as vias de degradação proteica, como: (i) autofagia lisossomal e (ii) ubiquitina proteassoma, que são cruciais no processo de atrofia muscular (Sartori; Romanello; Sandri, 2021). Por outro lado, o catabolismo proteico muscular (CPM) é mediado por fatores de transcrição que regulam a atrofia muscular, chamados "FoxOs-atrogenes". As proteínas FoxO regulam fatores de transcrição que inibem a via IGF-1/Insulina – PI3-K/AKT/mTOR e ativam mediadores que estimulam CPM (Sartori; Romanello; Sandri, 2021). A Figura 19.6 ilustra as vias de SPM e CPM.

Levando em consideração que a ISBG consiste em um importante pilar para as alterações musculares, as mudanças citadas anteriormente que levam à imunoativação e ao aumento de mediadores inflamatórios (p. ex., IL[interleucina]-6, TNF-α, LPS, NF-κB) estão potencialmente relacionadas com as alterações no estado muscular. Recentemente, uma revisão sistemática com metanálise que compilou os resultados de 168 estudos (149 estudos transversais e 19 longitudinais) contando com 89.194 participantes, por exemplo, revelou que elevados níveis de IL-6 e proteína C reativa (PCR) e TNF-α foram associados a menor força e massa muscular, componentes da sarcopenia (Tuttle; Thang; Maier, 2020).

A Figura 19.7 ilustra o papel desses diferentes mediadores inflamatórios nas alterações musculares. Essas alterações, que, em grande medida, são similares às que ocorrem no TA, afetam o ME, deflagrando vias inflamatórias (p. ex., NF-κB) capazes de promover a resistência à insulina e ativar proteínas das vias ubiquitina proteassoma e autofagia lisossomal, estimuladas pela FoxO (Sartori; Romanello; Sandri, 2021; Mukund; Subramaniam, 2020). Além disso, as próprias citocinas inflamatórias, ao estimularem os seus respectivos receptores encontrados no ME, são capazes de maximizar vias catabólicas. Ainda, o ME apresenta o TLR-4, que pode ser estimulado pelo LPS, derivado do intestino, e pelos AGL, advindos do TA, os quais, quando desregulados, ficam em elevadas concentrações na corrente sanguínea. Ambos, LPS e AGL, estimulam vias inflamatórias no ME capazes de deflagrar vias catabólicas (Haran; Rivas; Fielding, 2012). Ademais, os AGL oriundos do TA poderiam infiltrar no ME e gerar um quadro de lipotoxicidade, resistência à insulina e resistência anabólica.

Mecanismos mais recentes, também associados ao intestino e à MI, poderiam explicar, ao menos em parte, as alterações negativas no ME. O ME apresenta receptores (p. ex., GPR41 e GPR43) de AGCCs, por exemplo. Ao estimularem esses receptores, os AGCCs aumentam a eficiência oxidativa do ME e diminuem o acúmulo de lipídios intramusculares relacionados com a resistência à insulina, lipotoxicidade e resistência anabólica (Crakes; Jiang, 2019; Frampton *et al.*, 2020). Além disso, os AGCCs são cruciais para o controle da permeabilidade intestinal, evitando a translocação do LPS à corrente sanguínea (Crakes; Jiang, 2019).

Intervenções alimentares e suplementação probiótica para pessoas idosas

Os estudos de intervenção sobre a MI variam em relação à intervenção *per se*, duração, composição da MI antes da intervenção etc. As intervenções mais testadas até o momento são: prebióticos e probióticos, dietas ricas em polifenóis, dieta do Mediterrâneo e dietas à base de plantas (*plant based*).

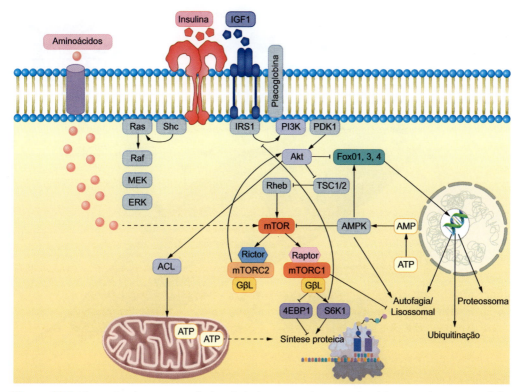

Figura 19.6 Vias moleculares responsáveis pelo balanço proteico muscular. A imagem ilustra o papel dos aminoácidos, da insulina e do IGF-1 sobre a síntese proteica muscular. Os três estímulos aumentam o ambiente anabólico por meio de diferentes vias de sinalização que convergem na ativação do complexo mTORC1. AKT: proteína quinase B; AMP: adenosina monofosfato; AMPK: proteína quinase ativada por AMP; ATP: adenosina trifosfato; FOX: Forkhead Box; GβL: subunidade beta da proteína G; IGF1: fator de crescimento semelhante à insulina; IRS1: substrato do receptor de insulina; MEK: proteína quinase ativada por mitógenos (também conhecida como MAPK ou ERK); mTOR: mecanismo alvo da rapamicina; mTORC: alvo mecanicista do complexo de rapamicina; PDK1: piruvato desidrogenase quinase 1; PI3K: fosfoinositol-3-quinase; RAF: fibrossarcoma rapidamente acelerado; Ras: *rat sarcoma virus*; Rheb: homóloga de Ras enriquecida no cérebro; Raptor: proteína regulatória associada de mTOR; Rictor: companheiro insensível à rapamicina do mTOR; S6K1: proteína ribossomal S6 quinase beta-1; Shc: contendo o domínio 2 de homologia a Src; TSC1/2: complexo da esclerose tuberosa 1 e 2, ou TSC1 (hamartina) e TSC2 (tuberina); 4EBP1: fator de iniciação eucariótico 4E ligante de proteína. (Adaptada de Sartori *et al.*, 2021.)

Dietas ricas em proteínas, pessoas idosas e microbiota intestinal

Pessoas idosas apresentam um quadro reconhecido como resistência anabólica, no qual a SPM é inferior em resposta à ingestão proteica em comparação ao adulto jovem (Paulussen *et al.*, 2021). Dados publicados sugerem que a digestão e absorção proteica são 10% menor em pessoas idosas comparativamente aos jovens (Gorissen *et al.*, 2020). A resistência anabólica é multifatorial e, para evitá-la, sugere-se que a ingestão proteica para pessoas idosas seja maior (Paulussen *et al.*, 2021). Dessa maneira, a necessidade proteica para uma pessoa idosa parece ser maior do que a *recommended dietary allowance* (RDA) de aproximadamente 0,8 g/kg/dia. Com base em diversos estudos publicados, especialmente, na última década, sugerem-se valores próximos a 1 a 1,2 g/kg/dia ou mais. Alguns estudos reforçam esses achados, ao observarem que o consumo de 1,25 g/kg/dia foi seguro,

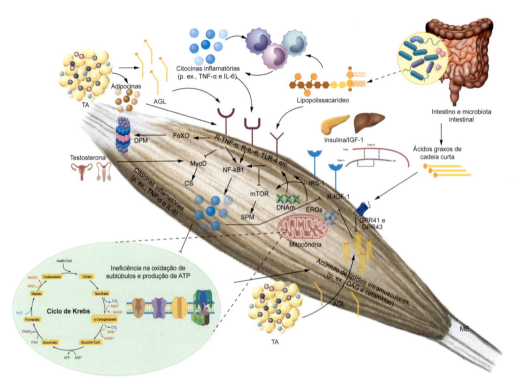

Figura 19.7 Mediadores inflamatórios que afetam o estado muscular. AGL: ácidos graxos livres; CS: células-satélites; DAG: diacilglicerol; DNAm: ácido desoxirribonucleico mitocondrial; DPM: degradação proteica muscular; EROs: espécies reativas ao oxigênio; FOXO: forkhead box O; GPR41: receptor acoplado à proteína G 41; GPR43: receptor acoplado à proteína G 43; IGF-1: fator de crescimento semelhante à insulina 1; IL-6: interleucina-6; IRS-1: substrato do receptor de insulina; ME: músculo esquelético; mTOR: mecanismo-alvo da rapamicina; MyOD: *myoblast determination protein 1*; NF-κB: fator nuclear kappa B; R-IGF-1: receptor de IGF-1; R-IL6: receptor de IL-6; R-TNF-α: receptor de TNF-α; SPM: síntese proteica muscular; TA: tecido adiposo; TLR-4: repector do tipo *Toll* 4; TNF-α: fator de necrose tumoral alfa. (Adaptada de Lynch *et al.*, 2020.)

tendo como indicador a oxidação de aminoácidos (Rafii *et al.*, 2015), bem como valores ≥ 1,2 g/kg/dia retiveram mais a massa magra ao longo de 3 anos em pessoas idosas (Houston *et al.*, 2008).

Todavia, os efeitos desse "adicional" proteico em pessoas idosas não é claro no que se refere à MI, uma vez que a digestibilidade é menor nessa população. A menor digestibilidade proteica é atribuída a vários fatores, incluindo menor liberação de ácido clorídrico (hipocloridria) (Holt; Rosenberg; Russel, 1989) e o maior sequestro de aminoácidos pelos órgãos esplâncnicos (Boirie; Gachon; Beuafrere, 1997).

Compreender o efeito das proteínas alimentares sobre a MI é complexo, especialmente porque as proteínas alimentares se apresentam em diferentes fontes (p. ex., animal e vegetal); outrossim, após a digestão, diferentes tipos de peptídeos e concentrações de aminoácidos podem ser verificados, conforme ilustrado na Figura 19.8.

Além disso, fatalmente, as proteínas alimentares serão submetidas aos mais diversos processos térmicos ou não térmicos, conforme descrito na Figura 19.9. Esses processos também podem modificar, por desnaturação, agregação, glicação e oxidação, a digestibilidade das proteínas e, por consequência, a capacidade absortiva e biodisponibilidade.

Os produtos dos aminoácidos são diversos, incluindo AGCCs, poliaminas, sulfato de

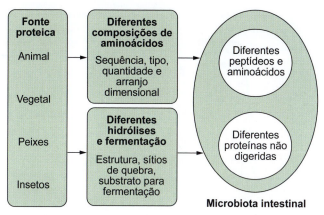

Figura 19.8 Diferentes fontes proteicas vão gerar diferentes composições de peptídeos e aminoácidos e, possivelmente, afetar de maneira diversificada a microbiota intestinal. (Adaptada de Wu *et al.*, 2022.)

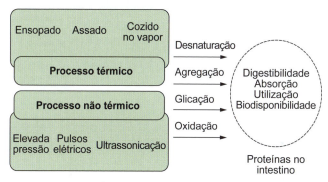

Figura 19.9 Processos térmicos e não térmicos que podem modificar a composição das proteínas alimentares, sua digestibilidade, absorção e biodisponibilidade. (Adaptada de Wu *et al.*, 2022.)

hidrogênio, fenol e indol. Esses metabólitos estão envolvidos em diversos desfechos, inclusive citados neste capítulo (Zhao *et al.*, 2019). A Figura 19.10 ilustra as vias para produção de metabólitos derivados da MI a partir da ingestão proteica.

Os estudos que avaliaram os efeitos de diferentes fontes proteicas sobre a MI são, majoritariamente, de origem animal, mas há indícios interessantes. Em modelo animal, por exemplo, dietas ricas em proteínas parecem diminuir a abundância de bactérias produtoras de propionato e butirato. Além disso, foi verificado que dietas ricas em proteínas aumentaram bactérias patobiontes, como *Escherichia/Shigella*, *Enterococcus* e *Streptococcus*, e diminuíram *Ruminococcus*, *Akkermansia* e *F. prausnitzii* (Mu *et al.*, 2017; Mu *et al.*, 2016). Ademais, dietas ricas em proteínas são frequentemente acompanhadas da restrição de carboidratos. Essa composição dietética pode afetar negativamente a MI. Foi observado que a redução da disponibilidade de carboidratos reduz a abundância das bactérias que os metabolizam e, por consequência, a produção de seus metabólitos. Em particular, verificou-se menor abundância da família *Lachnospiraceae* e *Ruminococcaceae*, do gênero *Akkermansia*, *Prevotella*, *Roseburia* e *Ruminococcus* e, em particular, das espécies *A. muciniphila*, *Bifidobacterium animalis*, *F. prausnitzii*, *Eubacterium rectale* e *Ruminococcus bromii* (Ma *et al.*, 2017; Amaretti *et al.*, 2019).

Um estudo com humanos teve como objetivo avaliar o efeito de diferentes quantidades proteicas sobre a massa magra e componentes da MI

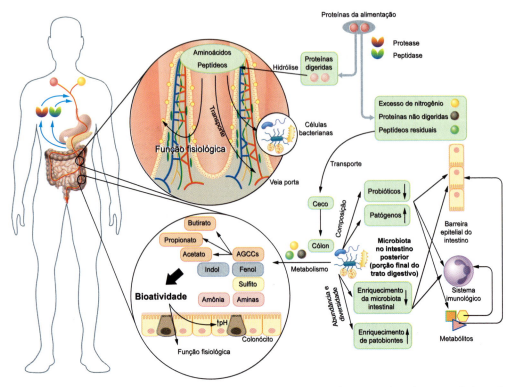

Figura 19.10 Metabolismo proteico e microbiota intestinal. AGCCs: ácidos graxos de cadeia curta. (Adaptada de Zhao *et al.*, 2019.)

(McKenna *et al.*, 2021). Cinquenta pessoas adultas (n = 22; dieta com menos proteína; n = 28; dieta com mais proteína), com idade média de 50 anos, foram avaliadas após 10 semanas de intervenção. O grupo "proteína moderada" ingeriu 1,16 g/kg/dia de proteína, enquanto o grupo dieta "rica em proteína" ingeriu 1,68 g/kg/dia. Após 10 semanas de intervenção, efeitos similares foram observados para a massa magra total e o índice de massa magra. Os parâmetros metabólicos avaliados também não diferiram entre os grupos (p. ex., pressão arterial, perfil lipídico, função renal e perfil glicêmico). A origem das proteínas alimentares foi avaliada e ilustrada na Figura 19.11.

A MI foi avaliada com amostra fecal antes e após a intervenção com a técnica 16S rRNA. Os autores avaliaram a alfa-diversidade pelos índices de Faith e Shannon e a beta-diversidade. As métricas beta-diversidade e alfa-diversidade não modificaram. O grupo dieta rica em proteína aumentou as abundâncias de *Eggerthellaceae*, *Veillonellaceae* e *Akkermansia*. No grupo consumo moderado de proteína, apenas a abundância da família *Veillonellaceae* aumentou. Interessantemente, no modelo de regressão misto, houve associação entre *Lactobacillaceae*, *Acidaminococcaceae* e *Veillonellaceae* com massa magra apendicular, velocidade de marcha e pressão arterial, respectivamente.

Michell *et al.* (2020) compararam o efeito de duas quantidades proteicas RDA (0,8 g/kg/dia) e 2× a RDA (1,6 g/kg/dia) sobre parâmetros da MI após 10 semanas de intervenção. A proteína foi fornecida a partir de uma combinação de fontes animais e vegetais, incluindo laticínios, ovos, aves, peixes, carne vermelha, legumes, grãos, nozes e sementes. Ambas as dietas continham uma quantidade semelhante de proteína vegetal, porém a dieta 2× RDA continha uma proporção maior de proteína de origem animal.

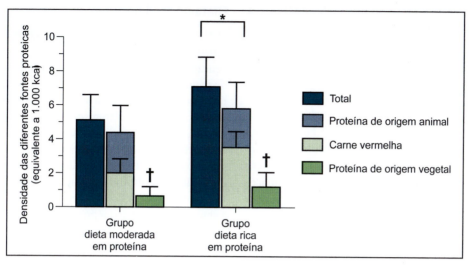

Figura 19.11 Origem da proteína dietética. (Adaptada de McKenna *et al.*, 2021.)

A alfa-diversidade avaliada pelos índices Simpson e Shannon não modificou em ambos os grupos. Similarmente, diferenças na beta-diversidade não foram verificadas. Os principais gêneros verificados após a intervenção foram os mesmos em ambos os grupos, sendo *Bacteroides, Faecalibacterium, Roseburia, Eubacterium, Clostridium* e *Ruminococcus*. Interessantemente, Michell *et al.*, (2020) não verificaram diferenças nos compostos derivados da fermentação bacteriana (p. ex., butirato e indol). O estudo, portanto, não apresenta diferenças na abundância relativa de bactérias ou nos seus metabólitos após 10 semanas de intervenção consumindo a quantidade proteica proposta pela RDA ou o dobro.

Chang *et al.* (2023) avaliaram o efeito de um suplemento proteico de soja fermentada sobre parâmetros relacionados com o envelhecimento. O estudo, apesar de ser aberto e sem grupo-controle, revelou que as pessoas idosas (> 65 anos) submetidas à suplementação de soja fermentada aumentaram a abundância da família *Ruminococcaceae* e da espécie *Lactobacillus murinus*, ao passo que a abundância do gênero *Akkermansia* reduziu. No metagenoma, os autores verificaram que houve aumento de *Prevotella, Bacillus, Porphyromonas, Gordonibacter* e *Algibacteria*.

Os estudos com humanos que testaram diferentes quantidades proteicas apresentam resultados contraditórios no que tange à modificação da MI.

Além da quantidade total, ficou claro que a composição aminoacídica da proteína também parece modificar a MI, o que fomenta a análise das diferentes origens alimentares das proteínas avaliadas. Estudo de Yang *et al.* (2019) revelou que camundongos que fizeram uma dieta restrita em metionina apresentaram um aumento de bactérias produtoras de AGCCs, em particular, dos gêneros *Bifidobacterium, Lactobacillus, Bacteroides, Roseburia, Coprococcus* e *Ruminococcus*. Ademais, bactérias potencialmente anti-inflamatórias também aumentaram, incluindo os gêneros *Oscillospira* e *Corynebacterium*. Por outro lado, o gênero *Desulfovibrio*, comumente associado à inflamação, reduziu (Yang *et al.*, 2019).

Outros estudos sugerem que as proteínas de origem animal comparativamente às proteínas de origem vegetal exercem efeito negativo sobre a MI. Há uma gama de estudos que advogam positivamente para a alimentação apresentar mais proteínas de origem vegetal em detrimento das proteínas de origem animal. Por outro lado, uma vez que as proteínas de origem animal apresentam melhor digestibilidade, o seu consumo poderia exercer efeitos mais positivos sobre a MI comparativamente às proteínas de origem vegetal (Higuchi et al., 2019; Ashaolu, 2020).

As proteínas de origem animal parecem diminuir a abundância de *Roseburia*, *Eubacterium rectale* e *Bifidobacterium*, que exercem efeito positivo, ao passo que as bactérias patobiontes (p. ex., Proteobacteria, *Streptococcaceae*, *Fusobacterium nucleatum*, *Alistipes* e *Bacteroides fragilis*) aumentam. As proteínas de origem vegetal exercem efeitos predominantemente benéficos, com aumento de bactérias produtoras de butirato ou anti-inflamatórias (*Prevotella*, *Roseburia*, *Anaerostipes*, *Eubacterium rectale* e *F. prausnitzii*). A Figura 19.12 ilustra os efeitos das diferentes fontes proteicas sobre a MI.

É fundamental destacar que a composição do alimento proteico de origem vegetal e de origem animal é completamente diferente. As proteínas de origem animal, por exemplo, apresentam maior quantidade de gordura, especialmente saturada, ao passo que as proteínas de origem vegetal apresentam maior quantidade de fibras alimentares. Logo, é complexo assumir o efeito apenas pela composição de aminoácidos ou aspectos digestivos, porque os diferentes alimentos apresentam matrizes alimentares distintas (Di Rosa et al., 2023).

Dieta do Mediterrâneo

O NU-AGE *Study*, publicado por Ghosh et al. (2020), um dos mais robustos estudos de intervenção de dieta para pessoas idosas, com 1 ano de seguimento, identificou que a dieta do Mediterrâneo proporcionou efeitos positivos sobre a MI. Os autores observaram aumento da diversidade da MI e das bactérias produtoras de butirato. Além disso, verificaram redução da abundância de bactérias patobiontes. Similarmente, Nagpal et al., (2019) verificaram que, após 6 semanas de intervenção, a dieta do Mediterrâneo aumentou a abundância de bactérias produtoras de AGCCs. Em conjunto, esses dados sugerem que potenciais efeitos positivos da dieta do Mediterrâneo perpassam por mudanças positivas na MI.

Prebióticos

Os estudos com suplementação de prebióticos apresentaram, majoritariamente, resultados positivos. Entretanto, nem todos os estudos avaliaram a composição da MI ou os metabólitos sanguíneos. Ademais, houve variação entre os prebióticos utilizados. Dois estudos avaliaram o efeito de dois prebióticos (inulina e frutoligossacarídeos) por 13 semanas em pessoas idosas vivendo com fragilidade. Os autores verificaram efeitos positivos em marcadores associados à fragilidade,

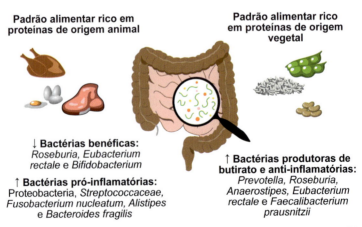

Figura 19.12 Efeitos das proteínas de origem animal e vegetal sobre a microbiota intestinal. (Adaptada de Di Rosa et al., 2023.)

como exaustão e força de preensão manual. Todavia, efeitos sobre a cognição ou o sono não foram observados. Além disso, os efeitos parecem ser mais pronunciados em pessoas idosas com maior grau de fragilidade (Buigues *et al.*, 2016; Theou *et al.*, 2019).

O estudo de Tran *et al.* (2019) verificou que a suplementação prebiótica por 26 semanas aumentou a abundância de bactérias comensais, bem como reduziu parâmetros inflamatórios. Alfa *et al.* (2018) verificaram que, após 12 semanas de suplementação com amilose e amilopectina, houve um aumento de *Bifidobacterium*, *Prevotella* e butirato. Nesse estudo, os autores verificaram redução do índice HOMA-IR (do inglês *Homeostatic Model Assessment for Insulin Resistance*), que indica resistência à insulina, sugerindo que os prebióticos são capazes de otimizar o metabolismo da glicose. Resultados similares foram identificados no estudo de Chung *et al.* (2020) no que tange à composição bacteriana intestinal ao suplementarem por 10 dias arabinoxilano, um oligossacarídeo. Ainda, os autores verificaram relação positiva entre os AGCCs e a abundância do gênero *Prevotella*.

Dois estudos testaram a suplementação de inulina por 5 a 6 semanas (Birkeland *et al.*, 2020; Watson *et al.*, 2019). Contudo, apenas Bikerland *et al.* (2020) verificaram aumento de bactérias comensais, com destaque para os gêneros *Bifidobacterium* e *Bacteroides*, bem como de AGCCs. Além disso, a abundância do gênero *Ruminococcus* reduziu. Isso posto, embora não sejam claros os desdobramentos clínicos do consumo de prebióticos, em conjunto, os estudos que testaram o efeito da suplementação observaram resultados entusiasmantes direcionados à composição de bactérias no intestino e metabólitos (p. ex., AGCCs). É incipiente, entretanto, a extrapolação desses achados para efeitos clínicos robustos, apesar dos resultados positivos observados com parâmetros de fragilidade e metabolismo da glicose.

Probióticos

Indubitavelmente, os probióticos são amplamente estudados no que diz respeito à tentativa de melhorar a composição de bactérias intestinais. Isso se deve, ao menos em parte, aos diversos estudos publicados nos últimos anos sugerindo efeitos positivos da suplementação probiótica em múltiplos desfechos de saúde. Contudo, independentemente do probiótico ou do desfecho de interesse, é fundamental estabelecer alguns aspectos importantes e cruciais para a tomada de decisão de prescrição de probióticos, como: (i) custo – os probióticos apresentam, ainda, elevado custo e, sobretudo no Brasil, o acesso ainda é limitado; (ii) o uso precisa ser a longo prazo – estudos que avaliaram o efeito da suplementação probiótica sugerem a necessidade de manter o uso prolongado, uma vez que, ao cessar a utilização, os potenciais efeitos positivos também cessam; (iii) variabilidade entre as cepas – existem diversas cepas probióticas que podem exercer efeitos completamente diferentes entre os indivíduos; (iv) conhecimento prévio da MI do indivíduo que consumirá o probiótico. A ideia de "modulação intestinal" soa como antecipada, uma vez que o custo, a precisão e a acurácia dos testes que avaliam a MI são consideravelmente discutíveis.

Isso posto, vamos aos estudos que testaram o uso de probióticos em pessoas idosas. Alguns estudos sugerem que o efeito dos probióticos em pessoas idosas possa ser devido à redução da ISBG. Foi observado aumento de *F. prausnitzii*, uma bactéria produtora de AGCCs, em resposta à suplementação probiótica (p. ex., *Bacillus coagulans* GBI-30, 6086, *Lactobacillus rhamnosus* GG, *Lactobacillus gasseri* KS-13, *Bifidobacterium bifidum* G9-1 e *Bifidobacterium longum* MM-2I), com consequente aumento de mediadores anti-inflamatórios como a IL-10 e a redução de marcadores pró-inflamatórios como a proteína C-reativa (Costabile *et al.*, 2017; Nyangale *et al.*, 2015; Fei *et al.*, 2023).

Probióticos e desfechos cerebrais

Kim *et al.* (2021) testaram o efeito, por 12 semanas, da suplementação com *Bifidobacterium* sobre desfechos cerebrais. Os autores verificaram aumento de Clostridiales e *Eubacterium* e aumento dos níveis do fator neurotrófico derivado do cérebro (BDNF), um marcador de função cerebral. Entretanto, nesse trabalho, foi observada correlação negativa entre essas bactérias e os níveis de BDNF.

O BDNF tem sido associado com o volume do hipocampo e memória (Erickson *et al.*, 2010). Sugere-se que a concentração sanguínea de BDNF seja positivamente correlacionada com esses parâmetros (Erickson *et al.*, 2010). Assim, o aumento de BDNF em resposta à suplementação probiótica poderia indicar uma melhora de parâmetros associados à cognição.

Um recente estudo publicado por Fei *et al.* (2023) comparou, após 12 semanas, o efeito da suplementação probiótica e placebo sobre desfechos relacionados com a cognição. O probiótico testado apresentava diferentes cepas: *Lactobacillus plantarum* BioF-228; *Lactococcus lactis* BioF-224; *Bifidobacterium lactis* CP-9, *L. rhamnosus* Bv-77, *Lactobacillus johnsonii* MH-68, *Lactobacillus paracasei* MP137, *Lactobacillus salivarius* AP-32, *Lactobacillus acidophilus* TYCA06, *Lactococcus lactis* LY-66, *Bifidobacterium lactis* HNO19, *L. rhamnosus* HNO01, *L. paracasei* GL-156, *Bifidobacterium animalis* BB-115, *Lactobacillus casei* CS-773, *Lactobacillus reuteri* TSR332, *Lactobacillus fermentum* TSF331, *Bifidobacterium infantis* BLI-02 e *L. plantarum* CN2018. A quantidade avaliada foi de 2×10^{10} UFC/g.

Os resultados do escore total do *Mini-Mental State Examination* (MMSE) melhoraram no grupo suplementação probiótica comparativamente ao grupo placebo. Contudo, não foi observado efeito positivo para memória, orientação e habilidade de linguagem. A Escala *Montreal Cognitive Assessment* (MoCA) também foi aplicada; o escore final foi melhor no grupo suplementação probiótica comparativamente ao grupo-controle. Todavia, os parâmetros nomeação, atenção, linguagem, abstração e orientação não foram modificados. Assim, os parâmetros derivados do MoCA melhorados foram visuoespacial e executivo e recuperação atrasada de palavras. Interessantemente, Fei *et al.* (2023) verificaram a melhora do sono, pelo escore de Pittsburgh. Além disso, o escore da *Gastrointestinal Symptom Rating Scale* (GSRS) também reduziu em resposta à suplementação probiótica (Fei *et al.*, 2023).

Probióticos e desfechos musculares

Tendo em vista o interesse de manter ou aumentar a massa e a força musculares, bem como os mecanismos que conectam a MI ao ME, o uso de probióticos foi testado em diversos estudos para verificar os seus efeitos sobre os parâmetros associados ao ME. Recentemente, uma revisão sistemática com metanálise teve como objetivo verificar o efeito da suplementação probiótica sobre parâmetros musculares (p. ex., massa magra e força muscular) de pessoas adultas e idosas (Prokopidis *et al.*, 2013). Apenas cinco estudos avaliaram o efeito da suplementação probiótica em pessoas com idade média > 60 anos. Contudo, os autores dessa revisão fizeram uma análise de subgrupo com pessoas com idade maior ou igual a 50 anos e observaram que os probióticos não exerceram efeito na massa magra (SMD: –0,03; IC 95%: –0,25 a 0,19). Por outro lado, um efeito significativo foi observado sobre a força muscular (SMD: 0,96; IC 95%: 0,52 a 1,40). Todavia, a análise foi feita com apenas três estudos e a heterogeneidade foi de 67%. Os principais probióticos testados foram: (i) *L. paracasei, Lactobacillus delbrueckii, Lactobacillus plantarum* e *L. reuteri*); (ii) *Bifidobacterium breve* e *B. longum*. A Figura 19.13 sumariza a análise das principais intervenções sobre a MI relacionadas com o envelhecimento e os seus potenciais caminhos que perpassam pela MI para modificar os desfechos de interesse.

Considerações finais

Em suma, neste capítulo, foi possível verificar que o processo de envelhecimento afeta a MI; entretanto, ainda não é claro como essas mudanças ocorrem ou se desdobram para os desfechos de saúde. Ademais, as intervenções que foram testadas em pessoas idosas apresentaram resultados incipientes que precisam ser reforçados por novos estudos para entender melhor o efeito das intervenções sobre a MI de pessoas idosas, bem como os seus reais efeitos na saúde dessa população.

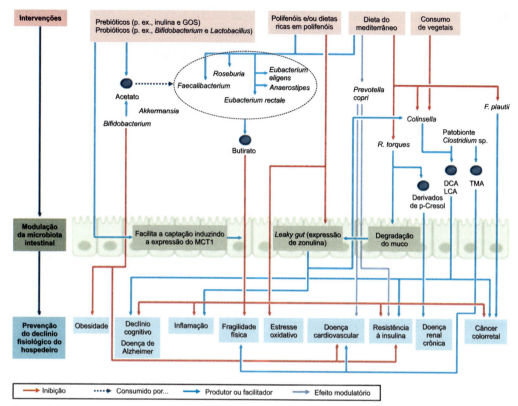

Figura 19.13 Principais intervenções sobre a microbiota intestinal relacionadas com o envelhecimento e os seus potenciais caminhos que perpassam pela microbiota intestinal para modificar os desfechos de interesse. DCA: ácido desoxicólico; GOS: galactoligossacarídeos; LCA: ácido litocólico; MCT: transportadores de monocarboxilatos; TMA: trimetilamina. (Adaptada de Ghosh *et al.*, 2022.)

Referências bibliográficas

ALFA, M. J. *et al.* A randomized trial to determine the impact of a digestion resistant starch composition on the gut microbiome in older and mid-age adults. **Clinical Nutrition**, v. 37, n. 3, p. 797-807, 2018.

AMARETTI, A. *et al.* Profiling of Protein Degraders in Cultures of Human Gut Microbiota. **Frontiers in Microbiology**, v. 10, p. 2614, 2019.

ANDERSON, J. R. *et al.* A preliminary examination of gut microbiota, sleep, and cognitive flexibility in healthy older adults. **Sleep Medicine**, v. 38, p. 104-107, 2017.

ASHAOLU, T. J. Soy bioactive peptides and the gut microbiota modulation. **Applied Microbiology and Biotechnology**, v. 104, n. 21, p. 9009-90017, 2020.

BACHEM, A. *et al.* Microbiota-Derived Short-Chain Fatty Acids Promote the Memory Potential of Antigen-Activated CD8(+) T Cells. **Immunity**, v. 51, n. 2, p. 285-297. e5, 2019.

BANO, G. *et al.* Inflammation and sarcopenia: A systematic review and meta-analysis. **Maturitas**, v. 96, p. 10-15, 2017.

BASKIN, K. K.; WINDERS, B. R.; OLSON, E. N. Muscle as a "mediator" of systemic metabolism. **Cell Metabolism**, v. 21, n. 2, p. 237-248, 2015.

BEAUFRERE, B.; MORIO, B. Fat and protein redistribution with aging: metabolic considerations. **European Journal of Clinical Nutrition**, v. 54, Suppl 3, p. S48-S53, 2000.

BIAGI, E. *et al.* Gut Microbiota and Extreme Longevity. **Current Biology**, v. 26, n. 11, p. 1480-1485, 2016.

BIRKELAND, E. *et al.* Prebiotic effect of inulin-type fructans on faecal microbiota and short-chain fatty acids in type 2 diabetes: a randomised controlled trial. **European Journal of Nutrition**, v. 59, n. 7, p. 3325-3338, 2020.

BOIRIE, Y.; GACHON, P.; BEAUFRERE, B. Splanchnic and whole-body leucine kinetics in young and elderly men. **The American Journal of Clinical Nutrition**, v. 65, n. 2, p. 489-495, 1997.

BOSCO, N.; NOTI, M. The aging gut microbiome and its impact on host immunity. **Genes & Immunity**, v. 22, n. 5-6, p. 289-303, 2021.

BUIGUES, C. et al. Effect of a Prebiotic Formulation on Frailty Syndrome: A Randomized, Double-Blind Clinical Trial. **International Journal of Molecular Sciences**, v. 17, n. 6, 2016.

CHANG, S. S. et al. Plant-based polyphenol rich protein supplementation attenuated skeletal muscle loss and lowered the LDL level via gut microbiota remodeling in Taiwan's community-dwelling elderly. **Food & Function Journal**, v. 14, n. 20, p. 9407-9418, 2023.

CHUNG, W. S. F. et al. Relative abundance of the Prevotella genus within the human gut microbiota of elderly volunteers determines the inter-individual responses to dietary supplementation with wheat bran arabinoxylan-oligosaccharides. **BMC Microbiology**, v. 20, n. 1, p. 283, 2020.

CLAESSON, M. J. et al. Gut microbiota composition correlates with diet and health in the elderly. **Nature**, v. 488, n. 7410, p. 178-184, 2012.

COLLINO, S. et al. Metabolic signatures of extreme longevity in northern Italian centenarians reveal a complex remodeling of lipids, amino acids, and gut microbiota metabolism. **PLOS ONE**, v. 8, n. 3, p. e56564, 2013.

CORREA-OLIVEIRA, R. et al. Regulation of immune cell function by short-chain fatty acids. **Clinical & Translational Immunology**, v. 5, n. 4, p. e73, 2016.

COSTABILE, A. et al. Effects of Soluble Corn Fiber Alone or in Synbiotic Combination with Lactobacillus rhamnosus GG and the Pilus-Deficient Derivative GG-PB12 on Fecal Microbiota, Metabolism, and Markers of Immune Function: A Randomized, Double-Blind, Placebo-Controlled, Crossover Study in Healthy Elderly (Saimes Study). **Frontiers in Immunology**, v. 8, p.1443, 2017.

CRAKES, K. R.; JIANG, G. Gut Microbiome Alterations During HIV/SIV Infection: Implications for HIV Cure. Frontiers in Microbiology, v. 10, p. 1104, 2019.

CROOKE, S. N. et al. Immunosenescence: A systems-level overview of immune cell biology and strategies for improving vaccine responses. **Experimental Gerontology**, v. 124, p. 110632, 2019.

CRUZ-JENTOFT, A. J. et al. Sarcopenia: European consensus on definition and diagnosis: Report of the European Working Group on Sarcopenia in Older People. **Age and Ageing**, v. 39, n. 4, p. 412-23, 2010.

DALLE, S.; ROSSMEISLOVA, L.; KOPPO, K. The Role of Inflammation in Age-Related Sarcopenia. **Frontiers in Physiology**, v. 8, p. 1045, 2017.

DE LIMA, A. P. et al. Interplay between Inflammaging, Frailty and Nutrition in Covid-19: Preventive and Adjuvant Treatment Perspectives. **The Journal of Nutrition, Health and Aging**, v. 26, n. 1, p. 67-76, 2022.

DI ROSA, C. et al. Effects of Animal and Vegetable Proteins on Gut Microbiota in Subjects with Overweight or Obesity. **Nutrients**, v. 15, n. 12, 2023.

ERICKSON, K. I. et al. Brain-derived neurotrophic factor is associated with age-related decline in hippocampal volume. **Journal of Neuroscience**, v. 30, n. 15, p. 5368-5375, 2010.

FEI, Y. et al. Probiotic intervention benefits multiple neural behaviors in older adults with mild cognitive impairment. **Geriatric Nursing Journal**, v. 51, p. 167-175, 2023.

FRAMPTON, J. et al. Short-chain fatty acids as potential regulators of skeletal muscle metabolism and function. **Nature Metabolism**, v. 2, n. 9, p. 840-848, 2020.

FRANCESCHI, C. et al. Immunobiography and the Heterogeneity of Immune Responses in the Elderly: A Focus on Inflammaging and Trained Immunity. **Frontiers in Immunology**, v. 8, p. 982, 2017.

FRANCESCHI, C. et al. Inflamm-aging. An evolutionary perspective on immunosenescence. **Annals of the New York Academy of Sciences**, v. 908, p. 244-254, 2000.

GALKIN, F. et al. Human Gut Microbiome Aging Clock Based on Taxonomic Profiling and Deep Learning. **iScience**, v. 23, n. 6, p. 101199, 2020.

GHOSH, T. S. et al. Mediterranean diet intervention alters the gut microbiome in older people reducing frailty and improving health status: the NU-AGE 1-year dietary intervention across five European countries. **Gut**, v. 69, n. 7, p. 1218-1228, 2020.

GHOSH, T. S.; SHANAHAN, F.; O'TOOLE, P. W. The gut microbiome as a modulator of healthy ageing. **Nature Reviews Gastroenterology & Hepatology**, v. 19, n. 9, p. 565-584, 2022.

GORISSEN, S. H. M. et al. Protein Type, Protein Dose, and Age Modulate Dietary Protein Digestion and Phenylalanine Absorption Kinetics and Plasma Phenylalanine Availability in Humans. **Journal of Nutrition**, v. 150, n. 8, p. 2041-2050, 2020.

HARAN, J. P. et al. Alzheimer's Disease Microbiome Is Associated with Dysregulation of the Anti-Inflammatory P-Glycoprotein Pathway. **mBio**, v. 10, n. 3, 2019.

HARAN, P. H.; RIVAS, D. A.; FIELDING, R. A. Role and potential mechanisms of anabolic resistance in sarcopenia. Journal of Cachexia, **Sarcopenia and Muscle**, v. 3, n. 3, p. 157-162, 2012.

HE, F. et al. Differences in composition and mucosal adhesion of bifidobacteria isolated from healthy adults and healthy seniors. **Current Microbiology**, v. 43, n. 5, p. 351-4, 2001.

HEINZEL, S. et al. Gut Microbiome Signatures of Risk and Prodromal Markers of Parkinson Disease. **Annals of Neurology**, v. 90, n. 3, p. E1-E12, 2021.

HIGUCHI, Y. et al. Rice Endosperm Protein Administration to Juvenile Mice Regulates Gut Microbiota and Suppresses the Development of High-Fat Diet-Induced

Obesity and Related Disorders in Adulthood. **Nutrients**, v. 11, n. 12, 2019.

HOLT, P. R.; ROSENBERG, I. H.; RUSSELL, R. M. Causes and consequences of hypochlorhydria in the elderly. **Digestive Diseases and Sciences**, v. 34, n. 6, p. 933-937, 1989.

HOUSTON, D. K. et al. Dietary protein intake is associated with lean mass change in older, community-dwelling adults: the Health, Aging, and Body Composition (Health ABC) Study. **The American Journal of Clinical Nutrition**, v. 87, n. 1, p. 150-155, 2008.

IWAUCHI, M. et al. Relationship between oral and gut microbiota in elderly people. **Immunity, Inflammation and Disease**, v. 7, n. 3, p. 229-236, 2019.

JACKSON, M. A. et al. Signatures of early frailty in the gut microbiota. **Genome Medicine**, v. 8, n. 1, p. 8, 2016.

KASHTANOVA, D. A. et al. A Cross-Sectional Study of the Gut Microbiota Composition in Moscow Long-Livers. **Microorganisms**, v. 8, n. 8, 2020.

KE, Y. et al. Gut flora-dependent metabolite Trimethylamine-N-oxide accelerates endothelial cell senescence and vascular aging through oxidative stress. **Free Radical Biology and Medicine**, v. 116, p. 88-100, 2018.

KIM, B. S. et al. Comparison of the Gut Microbiota of Centenarians in Longevity Villages of South Korea with Those of Other Age Groups. **Journal of Microbiology and Biotechnology**, v. 29, n. 3, p. 429-440, 2019.

KIM, C. S. et al. Probiotic supplementation improves cognitive function and mood with changes in gut microbiota in community-dwelling older adults: a randomized, double-blind, placebo-controlled, multicenter trial. **Journals of Gerontology Series A-Biological Sciences and Medical Sciences**, v. 76, n. 1, p. 32-40, 2021.

KONG, F. et al. Gut microbiota signatures of longevity. **Current Biology**, v. 26, n. 18, p. R832-R3, 2016.

KUMARI, R.; JAT, P. Mechanisms of Cellular Senescence: Cell Cycle Arrest and Senescence Associated Secretory Phenotype. **Frontiers in Cell and Developmental Biology**, v. 9, p. 645593, 2021.

LA-ONGKHAM, O. et al. Age-related changes in the gut microbiota and the core gut microbiome of healthy Thai humans. **3 Biotech**, v. 10, n. 6, p. 276, 2020.

LIM, J. Y.; FRONTERA, W. R. Single skeletal muscle fiber mechanical properties: a muscle quality biomarker of human aging. **European Journal of Applied Physiology**, 2022.

LIM, M. Y. et al. Association Between Gut Microbiome and Frailty in the Older Adult Population in Korea. **Journals of Gerontology Series A-Biological Sciences and Medical Sciences**, v. 76, n. 8, p. 1362-1368, 2021.

LU, Y. C.; YEH, W. C.; OHASHI, P. S. LPS/TLR4 signal transduction pathway. **Cytokine**, v. 42, n. 2, p. 145-151, 2008.

LYNCH, G. M. et al. Inflammation and metabolism: the role of adiposity in sarcopenic obesity. **Proceedings of the Nutrition Society**, p. 1-13, 2020.

MA, N. et al. Contributions of the Interaction Between Dietary Protein and Gut Microbiota to Intestinal Health. **Current Protein & Peptide Science**, v. 18, n. 8, p. 795-808, 2017.

MAFFEI, V. J. et al. Biological Aging and the Human Gut Microbiota. **Journals of Gerontology Series A-Biological Sciences and Medical Sciences**, v. 72, n. 11, p. 1474-1482, 2017.

MANDERINO, L. et al. Preliminary Evidence for an Association Between the Composition of the Gut Microbiome and Cognitive Function in Neurologically Healthy Older Adults. **Journal of the International Neuropsychological Society**, v. 23, n. 8, p. 700-705, 2017.

MCKENNA, C. F. et al. Higher protein intake during resistance training does not potentiate strength, but modulates gut microbiota, in middle-aged adults: a randomized control trial. **American Journal of Physiology-Endocrinology and Metabolism**, v. 320, n. 5, p. E900-E913, 2021.

MCKERNAN, K. et al. Role of TLR4 in the induction of inflammatory changes in adipocytes and macrophages. **Adipocyte**, v. 9, n. 1, p. 212-222, 2020.

MITCHELL, S. M. et al. A period of 10 weeks of increased protein consumption does not alter faecal microbiota or volatile metabolites in healthy older men: a randomised controlled trial. **Journal of Nutritional Science**, v. 9, p. e25, 2020.

MU, C. et al. Temporal microbiota changes of high-protein diet intake in a rat model. Anaerobe, v. 47, p. 218-225, 2017.

MU, C. et al. The Colonic Microbiome and Epithelial Transcriptome Are Altered in Rats Fed a High-Protein Diet Compared with a Normal-Protein Diet. **Journal of Nutrition**, v. 146, n. 3, p. 474-483, 2016.

MUKUND, K.; SUBRAMANIAM, S. Skeletal muscle: A review of molecular structure and function, in health and disease. **Wiley Interdisciplinary Reviews: Systems Biology and Medicine**, v. 12, n. 1, p. e1462, 2020.

NAGPAL, R. et al. Modified Mediterranean-ketogenic diet modulates gut microbiome and short-chain fatty acids in association with Alzheimer's disease markers in subjects with mild cognitive impairment. **EBioMedicine**, v. 47, p. 529-542, 2019.

NAIR, K. S.; SCHWENK, W. F. Factors controlling muscle protein synthesis and degradation. **Current Opinion in Neurology**, v. 7, n. 5, p. 471-474, 1994.

NYANGALE, E. P. et al. Bacillus coagulans GBI-30, 6086 Modulates Faecalibacterium prausnitzii in Older Men and Women. **Journal of Nutrition**, v. 145, n. 7, p. 1446-1452, 2015.

ODAMAKI, T. et al. Age-related changes in gut microbiota composition from newborn to centenarian: a cross-sectional study. **BMC Microbiology**, v. 16, p. 90, 2016.

O'TOOLE, P. W.; JEFFERY, I. B. Gut microbiota and aging. **Science**, v. 350, n. 6265, p. 1214-5, 2015.

OU, M. Y. et al. Adipose tissue aging: mechanisms and therapeutic implications. **Cell Death & Disease**, v. 13, n. 4, p. 300, 2022.

PARK, S. H. et al. Comparative analysis of gut microbiota in elderly people of urbanized towns and longevity villages. **BMC Microbiology**, v. 15, p. 49, 2015.

PAULUSSEN, K. J. M. et al. Anabolic Resistance of Muscle Protein Turnover Comes in Various Shapes and Sizes. **Frontiers in Nutrition**, v. 8, p. 615849, 2021.

PROKOPIDIS, K. et al. Impact of probiotics on muscle mass, muscle strength and lean mass: a systematic review and meta-analysis of randomized controlled trials. **Journal of Cachexia, Sarcopenia and Muscle**, v. 14, n. 1, p. 30-44, 2023.

RAFII, M. et al. Dietary Protein Requirement of Men > 65 Years Old Determined by the Indicator Amino Acid Oxidation Technique Is Higher than the Current Estimated Average Requirement. **Journal of Nutrition**, v.146, n. 4, p. 681-687, 2015.

RAGONNAUD, E.; BIRAGYN, A. Gut microbiota as the key controllers of "healthy" aging of elderly people. **Immunity & Ageing**, v. 18, n. 1, p. 2, 2021.

RAHAYU, E. S. et al. Gut microbiota profile in healthy Indonesians. **World Journal of Gastroenterology**, v. 25, n. 12, p. 1478-91, 2019.

RAMPELLI, S. et al. Shotgun Metagenomics of Gut Microbiota in Humans with up to Extreme Longevity and the Increasing Role of Xenobiotic Degradation. **mSystems Journal**, v. 5, n. 2, 2020.

REILLY, S. M.; SALTIEL, A. R. Adapting to obesity with adipose tissue inflammation. **Nature Reviews Endocrinology**, v. 13, n. 11, p. 633-643, 2017.

ROH, J. S.; SOHN, D. H. Damage-Associated Molecular Patterns in Inflammatory Diseases. **Immune Network**, v. 18, n. 4, p. e27, 2018.

ROHRMANN, S. Epidemiology of Frailty in Older People. **Advances in Experimental Medicine and Biology**, v. 1216, p. 21-27, 2020.

RUIZ-RUIZ, S. et al. Functional microbiome deficits associated with ageing: Chronological age threshold. **Aging Cell**, v. 19, n. 1, p. e13063, 2020.

SARTORI, R.; ROMANELLO, V.; SANDRI, M. Mechanisms of muscle atrophy and hypertrophy: implications in health and disease. **Nature Communications**, v. 12, n. 1, p. 330, 2021.

SELA, D. A. et al. The genome sequence of Bifidobacterium longum subsp. infantis reveals adaptations for milk utilization within the infant microbiome. **Proceedings of the National Academy of Sciences USA**, v. 105, n. 48, p. 18964-18969, 2008.

THEOU, O. et al. Can a Prebiotic Formulation Reduce Frailty Levels in Older People? **The Journal of Frailty & Aging**, v. 8, n. 1, p. 48-52, 2019.

TRAN, T. T. T. et al. Prebiotic supplementation in frail older people affects specific gut microbiota taxa but not global diversity. **Microbiome**, v. 7, n. 1, p. 39, 2019.

TUIKHAR, N. et al. Comparative analysis of the gut microbiota in centenarians and young adults shows a common signature across genotypically non-related populations. **Mechanisms of Ageing and Development**, v. 179, p. 23-35, 2019.

TUTTLE, C. S. L.; THANG, L. A. N.; MAIER, A. B. Markers of inflammation and their association with muscle strength and mass: A systematic review and meta-analysis. **Ageing Research Reviews**, v. 64, p. 101185, 2020.

WANG, D. X. M. et al. Muscle mass, strength, and physical performance predicting activities of daily living: a meta-analysis. **Journal of Cachexia, Sarcopenia and Muscle**, v. 11, n. 1, p. 3-25, 2020.

WANG, N. et al. Enriched taxa were found among the gut microbiota of centenarians in East China. **PLOS ONE**, v. 14, n. 10, p. e0222763, 2019.

WANG, W. et al. Cholecystectomy Damages Aging-Associated Intestinal Microbiota Construction. **Frontiers in Microbiology**, v. 9, p. 1402, 2018.

WATSON, A. W. et al. Changes in stool frequency following chicory inulin consumption, and effects on stool consistency, quality of life and composition of gut microbiota. **Food Hydrocolloids**, v. 96, p. 688-698, 2019.

WATSON, M. D.; CROSS, B. L.; GROSICKI, G. J. Evidence for the Contribution of Gut Microbiota to Age-Related Anabolic Resistance. **Nutrients**, v. 13, n. 2, 2021.

WILMANSKI, T. et al. Gut microbiome pattern reflects healthy ageing and predicts survival in humans. **Nature Metabolism**, v. 3, n. 2, p. 274-286, 2021.

WU, L. et al. A Cross-Sectional Study of Compositional and Functional Profiles of Gut Microbiota in Sardinian Centenarians. **mSystems Journal**, v. 4, n. 4, 2019.

WU, S. et al. Effect of Dietary Protein and Processing on Gut Microbiota-A Systematic Review. **Nutrients**, v. 14, n. 3, 2022.

XU, C.; ZHU, H.; QIU, P. Aging progression of human gut microbiota. **BMC Microbiology**, v. 19, n. 1, p. 236, 2019.

YANG, Y. et al. Dietary methionine restriction improves the gut microbiota and reduces intestinal permeability and inflammation in high-fat-fed mice. **Food & Function Journal**, v. 10, n. 9, p. 5952-5968, 2019.

ZHANG, X. et al. Sex- and age-related trajectories of the adult human gut microbiota shared across populations of different ethnicities. **Nature Aging**, v. 1, n. 1, p. 87-100, 2021.

ZHAO, J. et al. Dietary Protein and Gut Microbiota Composition and Function. **Current Protein & Peptide Science**, v. 20, n. 2, p. 145-154, 2019.

20 Microbiota Intestinal e Pessoas que Vivem com HIV

Marcus Vinicius Lucio dos Santos Quaresma ■ Beatriz Martins Vicente ■ Sandra Maria Lima Ribeiro (*in memoriam*)

Objetivo

- Discutir a relação entre a microbiota intestinal e o vírus da imunodeficiência humana e potenciais desordens associadas.

Destaques

- O vírus da imunodeficiência humana (HIV) favorece alterações críticas na microbiota intestinal (MI), nas células epiteliais intestinais (CEI) e no tecido linfoide associado ao intestino (GALT, do inglês *gut-associated lymphoid tissue*)
- Pessoas que vivem com HIV (PVHIV) apresentam menor diversidade bacteriana intestinal e uma composição bacteriana que favorece a imunoativação persistente e a inflamação sistêmica
- A terapia antirretroviral (TARV) modifica a composição bacteriana intestinal, porém, este efeito é dependente do tipo de TARV utilizada (p. ex., inibidores de protease, inibidores de integrase, inibidores da transcriptase reversa etc.)
- Doenças não síndrome da imunodeficiência adquirida (AIDS, do inglês *acquired immunodeficiency syndrome*) associadas ao HIV ocorrem, em grande medida, por modificações negativas da MI
- Tratamentos para PVHIV que perpassam pela MI ainda são incipientes e pouco estudados.

Introdução

As mortes por HIV/AIDS nas décadas de 1980 e 1990 afetaram, sem precedentes, o comportamento humano, a sociedade e as pesquisas científicas sobre o vírus e a patogenicidade da doença. Indubitavelmente, diversas discussões foram feitas pela comunidade científica, com muita mobilização social para o entendimento do quadro e enfrentamento do estigma. Contudo, para muitos, as PVHIV eram consideradas intocáveis, inamáveis e, para os mais radicais, merecedoras da morte. Todavia, ante o obscurantismo, a ciência se sobrepôs e uma luz regada de esperança iluminou as PVHIV.

Com o advento da TARV, foi possível controlar, ao menos em parte, a replicação viral, reduzindo o HIV para níveis indetectáveis e, por consequência, as PVHIV passaram a ser incapazes de transmitir o vírus. Apesar da necessidade de aperfeiçoar os medicamentos ao longo dos anos, a trajetória de vida das PVHIV modificou-se vertiginosamente, atingindo, atualmente, expectativas próximas às pessoas que vivem sem o vírus.

A TARV, entretanto, não é inofensiva e parece afetar negativamente, por diferentes caminhos, a saúde humana. Ademais, o HIV se mostrou sofisticadamente capaz de se adaptar e furtar-se das tentativas de detê-lo. Em conjunto, a manutenção do HIV e os efeitos adversos da TARV cursaram no surgimento de doenças não AIDS.

O entendimento das doenças não AIDS tem sido objeto de estudo de diversos cientistas no mundo inteiro. São diversos os fatores que colaboram para o surgimento dessas afecções, incluindo, as alterações na MI que, por sua vez, têm sido cada vez mais objeto de estudo ao redor do mundo.

Fato é que, com base nos estudos publicados até o momento, pode-se verificar que a MI das PVHIV apresenta características marcantes, como a menor abundância de bactérias comensais e produtoras de ácidos graxos de cadeia curta (AGCCs), derivados da metabolização de carboidratos acessíveis à MI. Ademais, verifica-se menor diversidade bacteriana intestinal e maior abundância de bactérias patobiontes. Essas alterações favorecem a imunoativação persistente e diversas desordens associadas à inflamação sistêmica crônica de baixo grau (ISBG). Em PVHIV, as vias bioquímicas responsáveis pela conversão dos AGCCs parecem estar comprometidas, o que explica, ao menos em parte, o motivo pelo qual os AGCCs estão reduzidos nessa população. Todas essas alterações suscitam o conceito de que as PVHIV apresentam um quadro de envelhecimento antecipado, possibilitando o surgimento de diversas doenças crônicas.

HIV e AIDS: dados epidemiológicos

O HIV é o causador da AIDS, uma das doenças mais letais das décadas de 1980 e 1990 (UNAIDS, 2021). A primeira descrição da AIDS ocorreu em 1981, e até hoje é uma das doenças mais temidas pela sociedade (CDC, 1981), o que justifica o fato de o HIV ser um dos vírus mais estudados nos últimos 40 anos, embora sua transmissão ocorra desde o início do século XX (Sharp et al., 2001; Faria et al., 2014).

Desde o começo da epidemia do HIV, na década de 1980, em média 79,3 (entre 55,9 e 110) milhões de pessoas foram infectadas e em média 36,3 (entre 27,2 e 47,8) milhões já morreram de causas associadas ao HIV/AIDS (UNAIDS, 2021). Com base nos dados epidemiológicos provenientes do Programa Conjunto das Nações Unidas sobre HIV/AIDS (UNAIDS) e publicados em 2021, estima-se que em média 37,7 (entre 30,2 e 45,1) milhões de pessoas vivem com HIV. Em 2020, em média 1,5 (entre 1 e 2) milhão de pessoas foram infectadas e 680 mil morreram por causas associadas à AIDS (UNAIDS, 2021). Globalmente, em 2020, 73% das PVHIV (27,4 milhões) tiveram acesso ao tratamento e 66% (24,8 milhões) tiveram suas cargas virais indetectáveis pela utilização da TARV (GBD 2017 HIV Collaborators, 2019).

Os principais comportamentos e as condições que possibilitam maior probabilidade de contrair o HIV incluem prática sexual desprotegida (com pessoas com a carga viral não controlada), transfusão sanguínea ou compartilhamento de agulhas, seringas e outros equipamentos de injeção (WHO, 2021). Além disso, é possível, embora seja raro, contrair o vírus por procedimentos médicos que envolvam cortes, além de soluções de drogas contaminadas ou sofrer ferimentos acidentais com agulhas, inclusive entre os profissionais da saúde (WHO, 2021).

As práticas sexuais desprotegidas, sobretudo por homens que fazem sexo com homens, destacam-se como a principal maneira de infecção pelo HIV. Ainda, trabalhadores do sexo e seus clientes, transgêneros e usuários de drogas injetáveis compreendem o grupo chamado "população-chave". Em 2020, esse grupo foi responsável por 65% das novas infecções pelo HIV no mundo (UNAIDS, 2021). Na América Latina, foram 2,1 milhões de PVHIV, e o número de novos infectados foi de aproximadamente 100 mil pessoas em 2020. Em 2021, no Brasil, o número de PVHIV foi 960 mil pessoas, incluindo crianças e adultos. A prevalência de HIV no Brasil é de 0,6%, sendo a razão de sexo masculino:feminino de 2,8. Em 2022, 51 mil pessoas foram infectadas com o HIV e 13 mil morreram de causas associadas à AIDS. Estima-se que 730 mil PVHIV no Brasil estejam utilizando TARV, o que corresponde a aproximadamente 74% dos infectados. Ainda, 695 mil PVHIV no Brasil (70%) estão com a carga viral indetectável. Segundo os dados disponíveis, a prevalência de HIV no Brasil é concentrada na população-chave (UNAIDS, 2021).

Apesar dessa prevalência de HIV, destaca-se que, globalmente, o número de novos casos reduziu em aproximadamente 52% desde o pico da epidemia no ano 1997; desde 2010, o declínio foi de 31% (UNAIDS, 2021).

Vírus da imunodeficiência humana

O HIV é categorizado em HIV-1 e HIV-2, mais e menos frequente e virulento, respectivamente (Nyamweya *et al.*, 2013). Tendo em vista que o HIV-1 é o mais discutido e disseminado, neste capítulo ele será denominado apenas "HIV". O HIV é um retrovírus que contém: duas fitas simples de ácido ribonucleico (RNA) viral; proteínas de superfície e transmembranares, como as glicoproteínas (GP)120 e GP41; enzimas, como protease, transcriptase reversa e integrase; proteínas acessórias, como *vif*, *vpr*, *vpu* e *nef*; e estruturas internas, como o capsídeo e o núcleo capsídeo (Figura 20.1). Essas características fazem do HIV um vírus com alta capacidade de replicação e possibilitam que mecanismos sofisticados de "refúgio" sejam ativados, dificultando a inibição do processo de replicação (Melikyan, 2014).

O HIV tem como alvo as células do sistema imunológico do hospedeiro que expressam em sua superfície o *cluster* de diferenciação (CD), ou grupo de diferenciação, o CD4, incluindo linfócitos T, macrófagos e células dendríticas (DC, do inglês *dendritic cell*) (Chung *et al.*, 1999; Sonza *et al.*, 2001; Smith *et al.*, 2001). Os linfócitos T são os principais alvos do HIV, e o intestino é considerado o mais importante reservatório de linfócitos T CD4$^+$. Essa maior afinidade do HIV pelos linfócitos T CD4$^+$ intestinais decorre de maior expressão do C-C receptor de quimiocina do tipo 5 (CCR5), um correceptor que desempenha um papel crítico na entrada do vírus nas células. O intestino, portanto, é considerado um local de rápida proliferação do HIV (Mudd; Brenchley, 2016; Brenchley *et al.*, 2004).

O processo de replicação do HIV é complexo (Gomez; Hope, 2005; Engelman; Cherepanov, 2012) e ocorre em ao menos nove etapas, conforme descrito na Figura 20.2. O HIV apresenta uma elevada capacidade de mutagenicidade e de ativar mecanismos que dificultam a ação do sistema imunológico do hospedeiro. Além disso,

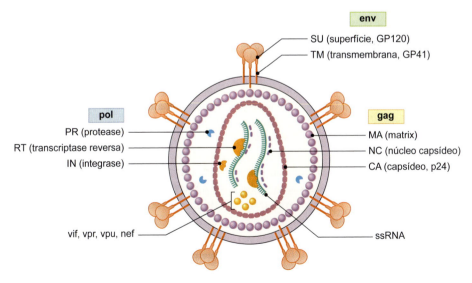

Figura 20.1 Vírus da Imunodeficiência Humana e os seus componentes. env: *envelop protein;* gag: *gag polyprotein;* nef: *negative fator;* pol: *pol polyprotein;* vif: *virion infectivity factor;* vpr: *viral protein R;* vpu: *viral protein U.* (Adaptada de Engelman e Cherepanov, 2012.)

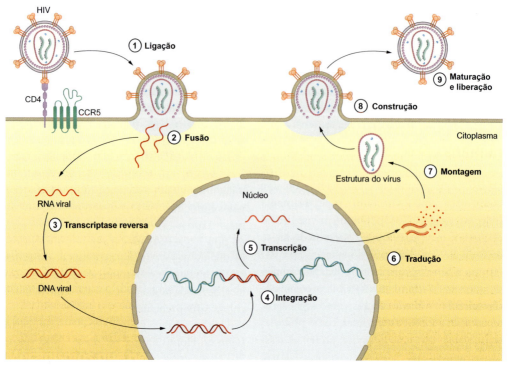

Figura 20.2 Ciclo de replicação do vírus da imunodeficiência humana. CCR5: C-C receptor de quimiocina tipo 5; CD4: *cluster* de diferenciação 4; DNA: ácido desoxirribonucleico; RNA: ácido ribonucleico. (Adaptada de Engelman e Cherepanov, 2012.)

os diversos reservatórios do HIV (p. ex., tecido adiposo, trato genital, células linfoides e cérebro) permitem a manutenção da replicação viral (Melikyan, 2014; Stein; Storcksciek; Streeck, 2016).

Até o presente momento, não há uma cura definitiva para o HIV; por isso, medicamentos capazes de reduzir a sua replicação foram desenvolvidos e utilizados nas últimas décadas. Os outrora conhecidos como "coquetéis" consistem na combinação de medicamentos conhecidos como antirretrovirais, capazes de inibir, em diferentes etapas, o processo de replicação viral. As TARVs, indiscutivelmente, modificaram a trajetória do HIV/AIDS e possibilitaram um novo cenário epidemiológico às PVHIV.

Terapias antirretrovirais

As TARVs modificaram de maneira decisiva o cenário de mortalidade das PVHIV. Alguns estudos de coorte demonstraram que as PVHIV apresentaram expectativas de vida próximas às pessoas não infectadas (Benzaken *et al.*, 2019; Antiretroviral Therapy Cohort, 2017). Todavia, fatores como nível socioeconômico, etnia, contagem de linfócitos T CD4+ no início do tratamento, estilo de vida (p. ex., alcoolismo e tabagismo), bem como pertencer ao grupo população-chave, interferem efetivamente na expectativa de vida dessa população (Benzaken *et al.*, 2019; Antiretroviral Therapy Cohort, 2017).

Apesar do avanço no tratamento do HIV/AIDS e do aumento da sobrevida das PVHIV no Brasil e no mundo, deve-se ressaltar que diversas discussões são feitas sobre o desenvolvimento de doenças não AIDS nessa população. Já no início dos anos 2000, surgiram as primeiras evidências sobre o aparecimento de desordens metabólicas e do entendimento de que as PVHIV apresentam um importante componente inflamatório que participa de maneira significativa no desenvolvimento de doenças crônicas não transmissíveis (Conti et al., 2002; Baker et al., 2008a; Baker et al., 2008b; Bedimo, 2008; Pacheco et al., 2008; Barber et al., 2009).

Os esquemas adequados de antirretrovirais são capazes de reduzir a viremia para níveis abaixo dos limites de detecção (< 40 a 50 cópias/mℓ); e, nessas condições, as concentrações de moléculas pró-inflamatórias (p. ex., IL[interleucina]-6, TNF-α, IL-1) e a imunoativação diminuem, efeito que varia entre as classes de antirretrovirais (Maritati et al., 2020). Contudo, apesar desse importante efeito, as PVHIV não alcançam níveis similares de mediadores pró-inflamatórios comparativamente às pessoas sem o vírus (Jong et al., 2010; Neuhaus et al., 2010; Lederman et al., 2011).

Em 2007, Peter Hunt (2007) publicou um importante estudo discutindo o papel da imunoativação na patogênese do HIV, tendo como base algumas observações prévias, as quais demonstraram que mesmo as células T não infectadas pelo HIV apresentavam maior expressão de proteínas relacionadas com imunoativação, promovendo apoptose e morte celular. Além disso, foi verificado que, comparativamente aos linfócitos T CD8$^+$, os linfócitos T CD4$^+$ foram considerados mais suscetíveis à imunoativação (Hunt, 2007). Alguns estudos publicados no início dos anos 2000 apontaram que em algumas PVHIV, mesmo com a carga viral controlada por meio de antirretrovirais, os linfócitos T CD4$^+$ do GALT não foram recuperados na mesma velocidade em relação aos presentes nos tecidos periféricos (Guadalupe et al., 2003).

Essa lentidão e dificuldade na recuperação dos linfócitos T CD4$^+$ intestinais se davam, especialmente, pelo atraso no início do tratamento (Guadalupe et al., 2003). Os achados de Mehandru et al. (2004), após a análise de células imunológicas periféricas do sangue e da mucosa intestinal de PVHIV e pessoas não infectadas, demonstraram que o percentual de linfócitos T CD4$^+$ na mucosa intestinal era de aproximadamente 15,7%, ao passo que das pessoas não infectadas era de 56,4%. A relação CD4:CD8 em PVHIV também era menor nas células da mucosa (0,2 células/mm^3) comparativamente às células sanguíneas (0,9 células/mm^3). Nas pessoas que não viviam com HIV, os valores da razão CD4:CD8 era de aproximadamente 1,3 células/mm^3 na mucosa intestinal e 1,7 células/mm^3 no sangue (Mehandru et al., 2004).

É fundamental destacar que, apesar das TARVs possibilitarem maior sobrevida às PVHIV, o desenvolvimento das doenças crônicas nessa população permanece. Isso se deve, ao menos em parte, à incapacidade de reconstituir e readequar a resposta imunológica. Embora sejam diversos os fatores que favoreçam esse quadro, este capítulo irá explorar os aspectos associados à MI. A Figura 20.3 ilustra os diferentes caminhos que justificam a incapacidade de reconstituição imunológica em PVHIV.

HIV e microbiota intestinal

O HIV invade diversas células e tecidos; além disso, o intestino, como citado anteriormente, é um local de ampla replicação do vírus. Diversos estudos mostraram que o HIV afeta diretamente a MI e as CEI (Mudd; Brenchley, 2016; Zhang et al., 2023; Torices et al., 2023; Dong et al., 2021; Hua et al., 2023; Sereti et al., 2023). É importante reforçar que, de maneira geral, os antirretrovirais não atuam eficientemente no intestino, o que possibilita maior replicação do vírus nesse local e, por consequência, modificações na MI e nas CEI.

Após a infecção pelo HIV, verifica-se rapidamente mudanças no perfil de células imunológicas do intestino, especialmente pela redução dos linfócitos T CD4$^+$ e desregulação dos linfócitos Th17, com consequente redução das IL-17 e IL-22, que exercem um importante papel na manutenção da integridade da barreira intestinal (Mudd; Brenchley, 2016;). Embora os linfócitos Th17 não sejam os únicos responsáveis por produzir IL-17 no intestino, outras células (p. ex., DC e células linfoides inatas) que desempenham essa função também estão alteradas nas PVHIV (Mudd; Brenchley, 2016).

Ademais, verifica-se redução da riqueza e da diversidade bacteriana intestinal, com consequente aumento das bactérias patobiontes, redução das

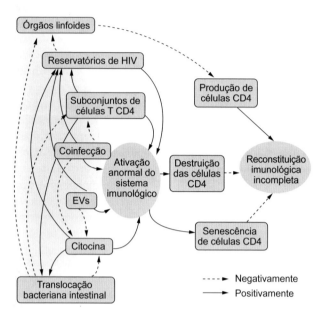

Figura 20.3 Diferentes caminhos que justificam a incompleta reconstituição imunológica. EV: vesícula extracelular; CD4: *cluster* de diferenciação 4. (Adaptada de Zhang e Ruan, 2023.)

bactérias comensais e comprometimento da função de barreira (Vujkovic-Cvijin; Somsouk, 2019), similar ao que acontece no envelhecimento. Além disso, verifica-se redução da abundância de bactérias produtoras dos AGCCs a partir da fermentação de carboidratos acessíveis à MI.

Comparadas às pessoas sem o HIV, as PVHIV apresentam aumento de *Prevotella* e redução de *Bacteroides*. Algumas espécies derivadas do gênero *Prevotella* aumentam a inflamação da mucosa intestinal mediada pela menor atividade dos linfócitos Th17, ao passo que algumas espécies do gênero *Bacteroides* estão associadas à redução do ambiente inflamatório intestinal, especialmente pelo aumento de células *natural killer* (NK) no GALT (Ling *et al.*, 2016; Gootenberg *et al.*, 2017; Koay; Siems; Persaud, 2018). Interessantemente, a espécie *Prevotella copri* em PVHIV perde a sua capacidade de regular a produção de citocinas inflamatórias e apresenta uma aberrante produção de IL-6 e IL-10, o que leva à imunoativação crônica e colabora para a ISBG e as suas desordens associadas (Zhang *et al.*, 2023). Ainda, a maior abundância de *Prevotella* pode favorecer maior disponibilidade da trimetilamina (TMA), que está associada a desordens metabólicas e cardiovasculares (Zilberman-Schapir *et al.*, 2016).

Alterações na composição bacteriana intestinal das PVHIV estão sendo cada vez mais descritas (Russo *et al.*, 2022). No estudo de Amador-Lara *et al.* (2022) com PVHIV, os autores observaram menor alfa-diversidade, maior abundância de *Enterobacteriaceae* e *Prevotella*, bem como menor abundância de *Akkermansia muciniphila* e *Lactobacillus* (Amador-Lara *et al.*, 2022).

Em 2023, uma importante publicação foi realizada por Sereti *et al.* (2023). Os autores verificaram diversos aspectos que envolvem a MI em uma coorte prospectiva, cujos dados foram coletados a cada 2 anos. Nesse estudo, os autores determinaram o índice de disbiose associada ao HIV (HADI), que foi positivamente associado a maiores níveis de mediadores inflamatórios e à incidência de doenças cardiovasculares. Além disso, embora não significativo, os autores verificaram que a menor alfa-diversidade bacteriana intestinal (índice Shannon) foi associada com eventos negativos (incidência de doenças ou morte).

Ainda, ao conduzirem uma metanálise com seis estudos independentes que avaliaram a MI com a técnica 16S rRNA, os autores verificaram que as famílias que mais diminuíram foram *Lachnospiraceae* e *Ruminococcaceae*. Essas duas famílias de bactérias compreendem as principais bactérias comensais produtoras de AGCCs. Interessantemente, as vias bioquímicas para produção de propionato e butirato estão suprimidas nas PVHIV. A Figura 20.4 ilustra as diferenças entre os AGCCs nas fezes e no sangue de PVHIV comparativamente às pessoas sem o HIV.

É possível verificar que as concentrações dos AGCCs são menores no sangue das PVHIV comparativamente às pessoas sem o vírus; entretanto, nas fezes, não há diferenças. Os autores sugerem que os níveis de AGCCs nas fezes não refletem a sua adequada biodisponibilidade. A menor abundância de bactérias produtoras de butirato – um dos mais importantes AGCCs e indispensável à função de barreira – foi correlacionada a maiores concentrações plasmáticas do sCD14 (do inglês, *soluble cluster of differentiation*) (Serrano-Villar *et al.*, 2017).

No estudo de Sereti *et al.* (2023), também foi verificado que os níveis séricos, mas não fecais, de propionato, correlacionaram-se inversamente a marcadores inflamatórios (p. ex., IL-6, sCD14)

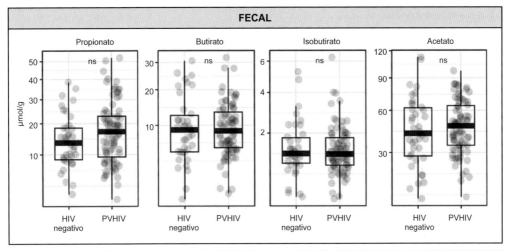

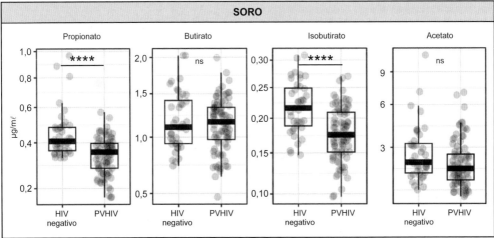

Figura 20.4 Perfil de ácidos graxos de cadeia curta entre pessoas que vivem com HIV (PVHIV) e pessoas sem HIV. (Adaptada de Sereti *et al.*, 2023.)

e a dano na barreira intestinal (p. ex., I-FABP). Outro achado importante desse estudo foi a menor conversão de lactato em propionato, elemento importante especialmente pela hipótese do eixo intestino-músculo, discutido neste livro no Capítulo 17, *Microbiota Intestinal e o Músculo Esquelético*. A conversão de lactato em propionato pelas bactérias intestinais é uma das vias mais importantes para sua produção. A maquinaria enzimática para essa conversão está depletada em PVHIV. Considerando essa menor taxa de conversão, foi verificado maiores níveis de lactato nas fezes. O que chamou mais atenção foi o aumento de lactato fecal nas PVHIV que morreram. Ademais, o lactato fecal foi negativamente associado à alfa-diversidade bacteriana intestinal (pelo índice Shannon) e positivamente associado ao HADI. Logo, é possível que o lactato, em breve, seja um importante marcador para o entendimento das alterações na MI causadas, ou não, pelo HIV.

A Figura 20.5 A ilustra a via de conversão de propionato a partir do lactato. A Figura 20.5 B ilustra a maior quantidade de lactato fecal em PVHIV, indicando menor conversão de lactato em propionato. A Figura 20.5 C indica o papel do propionato proveniente do lactato nos mediadores inflamatórios e na morbimortalidade.

Outra importante família de bactérias produtoras de propionato é a *Veillonellaceae*, cuja abundância é menor em PVHIV e parece estar inversamente associada à função cognitiva (Hua *et al.*, 2023).

As mudanças na composição bacteriana intestinal e o comprometimento da função barreira levam ao aumento da permeabilidade intestinal, permitindo que moléculas como o lipopolissacarídeo (LPS), um fragmento da parede celular de bactérias gram-negativas, alcance o GALT, a corrente sanguínea e, em última instância, suscite endotoxemia metabólica, reconhecida por elevadas concentrações de LPS (Mazgaeen; Gurung, 2020).

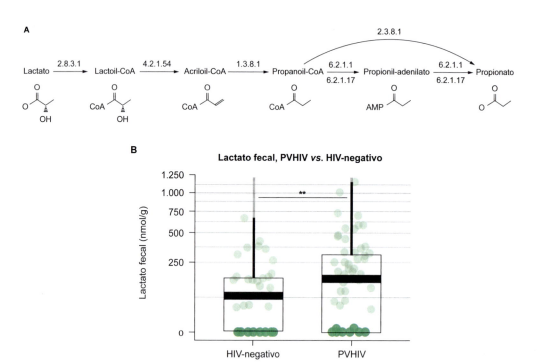

Figura 20.5 A. Conversão de lactato em propionato. **B.** Concentração de lactato nas fezes de pessoas vivendo com HIV (PVHV) e pessoas sem o HIV. (*continua*)

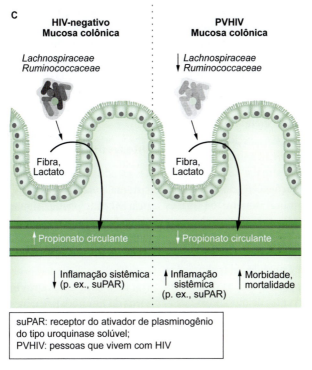

Figura 20.5 (*Continuação*) **C.** Papel do propionato proveniente do lactato nos mediadores inflamatórios e na morbimortalidade. suPAR: receptor do ativador de plasminogênio do tipo uroquinase solúvel. (Adaptada de Sereti *et al.*, 2023.)

Uma vez na circulação, o LPS se liga à proteína de ligação de lipopolissacarídeo (LPB, do inglês *lipopolysaccharide binding protein*), uma proteína plasmática tipicamente expressa que facilita a interação entre o LPS e os receptores do tipo *Toll* (TLRs, do inglês *Toll-like receptor*), especialmente o TLR-4. Os TLRs são expressos por células imunológicas, incluindo macrófagos, DC e células não imunológicas, como células endoteliais, adipócitos e miócitos (Mazgaeen; Gurung, 2020). Os TLRs são eficientes no reconhecimento de padrões moleculares associados aos patógenos (PAMPs, do inglês *pathogen-associated molecular pattern*) derivados de microrganismos, como o LPS, e deflagram uma resposta inflamatória por meio da ativação do NF-κB, culminando no aumento da transcrição e da tradução de citocinas pró-inflamatórias, como IL-6 e TNF-α (Mazgaeen; Gurung, 2020). A ativação excessiva e prolongada dos TLRs, particularmente do TLR-4, pode estimular respostas imunológicas desreguladas locais e sistêmicas, colaborando para a manutenção da ISBG. Em PVHIV, o LPS aumenta a imunoativação dos linfócitos T CD8+ (Brenchley *et al.*, 2006); logo, a menor razão CD4:CD8 pode ilustrar um quadro de manutenção da imunoativação e ISBG (Caby *et al.*, 2016).

É possível, ainda, que os efeitos deletérios das mudanças negativas da MI em PVHIV afetem outros tecidos, como o tecido adiposo. Produtos provenientes da MI podem alcançar o tecido adiposo, ativando vias inflamatórias. Logo, o eixo microbiota-intestino-tecido adiposo pode ser um importante componente da imunoativação persistente e ISBG em PVHIV (Lundgren; Thaiss, 2020). As alterações supracitadas explicam, ao menos em parte, o quadro de ISBG nas PVHIV (Desai; Landa, 2010; Wing, 2016; Hoenigl; Kessler; Gianella, 2019; Furman *et al.*, 2019).

A Figura 20.6 ilustra as alterações na MI que explicam mudanças fenotípicas e a constante ativação das células NK intestinais que, por consequência, contribuem para manutenção da ISBG mesmo com os linfócitos T CD4+ mantidos em PVHIV utilizando antirretrovirais.

Outro estudo publicado sugere uma importante relação entre a ativação do inflamassoma NLRP3 (do inglês, *NOD-, LRR- and pyrin domain-containing protein 3*), aumento do desequilíbrio bacteriano intestinal e da permeabilidade intestinal e as alterações cerebrais, incluindo o acidente vascular cerebral isquêmico (Torices *et al.*, 2023). As PVHIV apresentam diversas alterações cognitivas, cujos fatores etiológicos são diversos, incluindo a ISBG. A ISBG, como citado anteriormente, é nutrida pelas alterações na MI. Isso posto, é possível que as desordens cerebrais sejam decorrentes de mudanças negativas na MI de PVHIV. As PVHIV são acometidas por um quadro chamado de *HIV-Associated Neurocognitive Disorder* (HAND). É plausível que as mudanças negativas na MI de PVHIV favoreçam o surgimento da HAND (Dong *et al.*, 2021). A Figura 20.7 ilustra o papel do inflamassoma NLRP3 na gênese da neuroinflamação das PVHIV.

Intervenções

Os estudos de intervenções para reconstituir o sistema imunológico de PVHIV perpassando pela MI é incipiente. Alguns estudos em modelo animal e em humanos revelaram resultados questionadores que merecem ser mais bem aprofundados. Um recente estudo, por exemplo, avaliou o efeito da suplementação de butirato em macacos tratados com antirretroviral infectados com o vírus da imunodeficiência símia (SIV, do inglês, *simian immunodeficiency virus*), equivalente ao

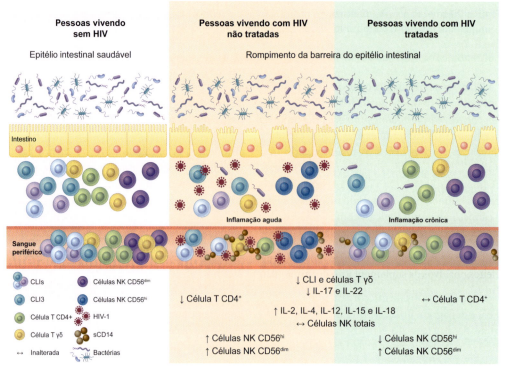

Figura 20.6 Alterações intestinais como mediadora da imunoativação persistente em pessoas que vivem com HIV. CLIs: células linfoides intestinais; IL: interleucina; NK: natural killer; sCD14: *cluster* de diferenciação 14 solúvel. (Adaptada de Mikulak *et al.*, 2020.)

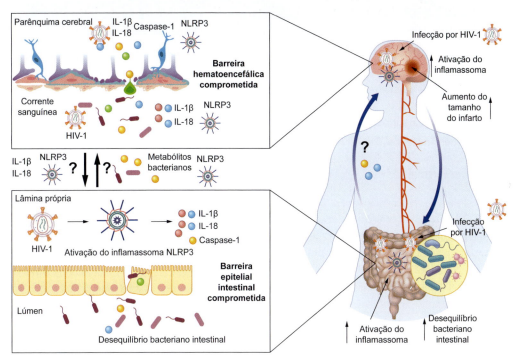

Figura 20.7 Papel do inflamassoma NLRP3 na gênese da neuroinflamação das pessoas que vivem com HIV (PVHIV). HIV-1: HIV tipo 1; IL: interleucina; NLRP3: família de receptores NOD-*like* contendo domínio de pirina 3. (Adaptada de Torices *et al.*, 2023.)

HIV em humanos. Os autores hipotetizaram que a suplementação com butirato poderia colaborar para mudanças intestinais e, por conseguinte, reduzir a imunoativação e a inflamação. Contudo, os resultados do estudo revelaram que essa suplementação não foi capaz de modificar os marcadores avaliados, como a contagem de linfócitos T CD4+, a funcionalidade das células T, a ativação imunológica e a translocação bacteriana (Ortiz *et al.*, 2022).

Um estudo conduzido com humanos verificou efeitos positivos da suplementação de propionato em PVHIV. Os autores observaram redução de citocinas inflamatórias, bem como menor quantidade de linfócitos T CD8+ após 12 semanas de intervenção.

Contudo, esse estudo não foi randomizado e não contou com um grupo controle, o que limita a extrapolação dos resultados (Brauckmann *et al.*, 2022). Ademais, Zhang *et al.* (2021) publicaram uma revisão sistemática cujo objetivo foi verificar o efeito da suplementação probiótica sobre os quadros de diarreia e contagem de células T CD4+. Os estudos primários foram publicados desde 2004 e avaliaram diferentes tipos de bactérias em diferentes dosagens. A Tabela 20.1 apresenta os estudos e os probióticos testados.

Acerca da qualidade dos estudos, todos apresentaram, majoritariamente, baixo risco de viés. O efeito da suplementação probiótica nos níveis de T CD4+ não foi significativo (diferença média: 21,24; IC 95%: –12,92 a 55,39).

Contudo, os trabalhos avaliaram outros desfechos interessantes. Arnbjerg *et al.* (2018), por exemplo, verificaram que a suplementação probiótica não modificou os marcadores solúveis de translocação bacteriana e de inflamação comparativamente ao grupo placebo; entretanto, a inflamação intestinal reduziu quando foi verificada por meio da ressonância magnética. Os achados

Tabela 20.1 Estudos e probióticos testados.

Estudo	Duração	Espécies suplementadas e dosagem
Salminen et al. (2004)	2 semanas	Lactobacillus rhamnosus GG, 1 a 5 × 10^{10} UFC/mℓ
Anukan et al. (2008)	15 dias	L. rhamnosus GR-1, Lactobacillus reuteri RC-14, 2,5 × 10^9 UFC/mℓ
Irvine et al. (2010)	70 dias	L. rhamnosus GR-1, 1 × 10^9 UFC/mℓ
Hummelen et al. (2011)	4 semanas	L. rhamnosus GR-1, 1,23 × 10^9 UFC/mℓ
Hemsworth, Hekmat e Reid (2012)	135 dias	L. rhamnosus CAN-1, 1 × 10^9 UFC/g
Gonzalez-Hernandez et al. (2012)	16 semanas	L. rhamnosus HN001, Bifidobacterium lactis Bi-07, 1 × 10^9 UFC/mℓ
Schunter et al. (2012)	4 semanas	Pediococcus pentosaceus 5-33:3, Leuconostoc mesenteroides 3-77:1, Lactobacillus paracasei subsp. paracasei 19, e Lactobacillus plantarum 2362
Yang et al. (2014)	12 semanas	Bacillus coagulans GBI-30, 1 × 10^9 UFC/mℓ
Gautam et al. (2014)	3 meses	Probióticos 2,5 × 10^9 UFC/5 g; 10 g para < 6 anos e 20 g para > 6 anos
Falasca et al. (2015)	12 semanas	Lactobacillus casei Shirota, 6,5 × 10^9 UFC/unidade
Stiksrud et al. (2015)	8 semanas	Lactobacillus rhamnosus GG (10^8 UFC/mℓ), Bifidobacterium animalis subsp. lactis B-12 (10^8 UFC/mℓ), e Lactobacillus acidophilus La-5 (10^7 UFC/mℓ)
d'Ettorre et al. (2015)	48 semanas	Streptococcus salivarius, Bifidobacterium breve, Bifidobacterium infantis e Bifidobacterium longum, Lactobacillus acidophilus, L. plantarum, L. casei, Lactobacillus delbrueckii spp. bulgaricus; 204 × 10^9 UFC/g
Santos et al. (2017)	6 meses	Frutoligossacarídeos, L. paracasei LPC-37, L. rhamnosus HN001, Lactobacillus acidophilus NCFM e B. lactis HN019, 1 × 10^6 – 10^9 UFC/cepa
Arnbjerg et al. (2018)	8 semanas	L. rhamnosus GG, 6 × 10^{10} UFC/cápsula

g: gramas; mℓ: mililitro; UFC: unidades formadoras de colônia. (Adaptada de Zhang et al., 2021.)

de d'Ettorre et al. (2015) vão ao encontro dos achados de Arnbjerg et al. (2018), uma vez que os autores não observaram efeito nos marcadores de translocação bacteriana e mediadores inflamatórios. Porém, os marcadores de imunoativação CD38 e HLA-DR reduziram no grupo suplementação probiótica comparativamente ao grupo controle. O estudo de Gonzalez-Hernandez et al. (2012) revelou que após 16 semanas de suplementação com simbióticos houve redução da carga bacteriana nas fezes, maior abundância de Bifidobacterium e menor abundância de Clostridium. Ainda, os níveis de T CD4[+] aumentaram, ao passo que os níveis de IL-6 diminuíram.

Blazquez-Bondia et al. (2022) avaliaram o efeito da combinação de três cepas L. plantarum (cepa CECT7484 e CECT7485) e Pediococcus acidilactici (cepa CECT7483) com prebióticos (p. ex., pectina, inulina, aveia, acácia, maltodextrina, goma guar) por 6 meses. Os autores verificaram um ligeiro aumento da razão CD4:CD8 e redução dos níveis de proteína

C-reativa e do sCD14. Os autores assumem que, com base nos resultados, não é possível estabelecer relevância clínica da intervenção.

Em suma, a MI de PVHIV sofre diversas alterações, similares às que acontecem em pessoas idosas, relação discutida no Capítulo 19, *Microbiota Intestinal e Envelhecimento*, como a redução de bactérias comensais e produtoras de AGCCs, bem como aumento de patobiontes. Essas alterações acarretam maior permeabilidade intestinal, o que pode favorecer um quadro de imunoativação persistente e que faz parte dos fatores etiológicos de diversas doenças crônicas. Os estudos com suplementação probiótica, entretanto, apresentam resultados contraditórios e, ainda, com efeitos difíceis de estabelecer relevância clínica. Logo, é necessário ter cautela sobre os estudos de intervenção com probiótico nessa população.

Referências bibliográficas

AMADOR-LARA, F. *et al*. Gut microbiota from Mexican patients with metabolic syndrome and HIV infection: An inflammatory profile. **Journal of Applied Microbiology**, v. 132, n. 5, p. 3839-3852, 2022.

ANTIRETROVIRAL THERAPY COHORT C. Survival of HIV-positive patients starting antiretroviral therapy between 1996 and 2013: a collaborative analysis of cohort studies. **The Lancet HIV**, v. 4, n. 8, p. e349-e356, 2017.

ANUKAM, K. C. *et al*. Yogurt containing probiotic Lactobacillus rhamnosus GR-1 and L. reuteri RC-14 helps resolve moderate diarrhea and increases CD4 count in HIV/AIDS patients. **Journal of Clinical Gastroenterology**, v. 42, n. 3, p. 239-243, 2008.

ARNBJERG, C. J. *et al*. Effect of Lactobacillus rhamnosus GG Supplementation on Intestinal Inflammation Assessed by PET/MRI Scans and Gut Microbiota Composition in HIV-Infected Individuals. **Journal of Acquired Immune Deficiency Syndromes**, v. 78, n. 4, p. 450-457, 2018.

BAKER, J. V. *et al*. CD4+ count and risk of non-AIDS diseases following initial treatment for HIV infection. **AIDS**, v. 22, n. 7, p. 841-848, 2008b.

BAKER, J. V. *et al*. Poor initial CD4+ recovery with antiretroviral therapy prolongs immune depletion and increases risk for AIDS and non-AIDS diseases. **Journal of Acquired Immune Deficiency Syndromes**, v. 48, n. 5, p. 541-546, 2008a.

BARBER, T. J. *et al*. How does HIV impact on non-AIDS events in the era of HAART? **International Journal of STD & AIDS**, v. 20, n. 1, p. 1-3, 2009.

BEDIMO, R. Non-AIDS-defining malignancies among HIV-infected patients in the highly active antiretroviral therapy era. **Current HIV/AIDS Reports**, v. 5, n. 3, p. 140-149, 2008.

BENZAKEN, A. S. *et al*. Antiretroviral treatment, government policy and economy of HIV/AIDS in Brazil: is it time for HIV cure in the country? **AIDS Research and Therapy**, v. 16, n. 1, p. 19, 2019.

BLÁZQUEZ-BONDIA, C. *et al*. Probiotic effects on immunity and microbiome in HIV-1 discordant patients. **Frontiers in Immunology**, v. 13, p. 1066036, 2022.

BRAUCKMANN, V. *et al*. Influence of dietary supplementation of short-chain fatty acid sodium propionate in people living with HIV (PLHIV). **Journal of the European Academy of Dermatology and Venereology**, v. 36, n. 6, p. 881-889, 2022.

BRENCHLEY, J. M. *et al*. CD4+ T cell depletion during all stages of HIV disease occurs predominantly in the gastrointestinal tract. **Journal of Experimental Medicine**, v. 200, n. 6, p. 749-759, 2004.

BRENCHLEY, J. M. *et al*. Microbial translocation is a cause of systemic immune activation in chronic HIV infection. **Nature Medicine**, v. 12, n. 12, p. 1365-1371, 2006.

CABY, F. *et al*. Determinants of a Low CD4/CD8 Ratio in HIV-1-Infected Individuals Despite Long-term Viral Suppression. **Clinical Infectious Diseases**, v. 62, n. 10, p. 1297-1303, 2016.

CENTERS FOR DISEASE C (CDC). Kaposi's sarcoma and Pneumocystis pneumonia among homosexual men--New York City and California. **Morbidity and Mortality Weekly Report**, v. 30, n. 2, p. 305-308, 1981.

CHUN, T. W. *et al*. Effect of interleukin-2 on the pool of latently infected, resting CD4+ T cells in HIV-1-infected patients receiving highly active anti-retroviral therapy. **Nature Medicine**, v. 5, n. 6, p. 651-655, 1999.

CONTI, S. *et al*. Excess mortality from liver disease and other non-AIDS-related diseases among HIV-infected individuals in Italy. **Journal of Acquired Immune Deficiency Syndromes**, v. 29, n. 1, p. 105-107, 2002.

DESAI, S.; LANDAY, A. Early immune senescence in HIV disease. **Current HIV/AIDS Reports**, v. 7, n. 1, p. 4-10, 2010.

D'ETTORRE, G. *et al*. Probiotics Reduce Inflammation in Antiretroviral Treated, HIV-Infected Individuals: Results of the "Probio-HIV" Clinical Trial. **PLOS ONE**, v. 10, n. 9, p. e0137200, 2015.

DONG, R. *et al*. Gut Microbiota and Fecal Metabolites Associated With Neurocognitive Impairment in HIV-Infected Population. **Frontiers in Cellular and Infection Microbiology**, v. 11, p. 723840, 2021.

ENGELMAN, A.; CHEREPANOV, P. The structural biology of HIV-1: mechanistic and therapeutic insights. **Nature Reviews Microbiology**, v. 10, n. 4, p. 279-290, 2012.

FALASCA, K. et al. Effect of Probiotic Supplement on Cytokine Levels in HIV-Infected Individuals: A Preliminary Study. **Nutrients**, v. 7, n. 10, p. 8335-8347, 2015.

FARIA, N. R. et al. HIV epidemiology. The early spread and epidemic ignition of HIV-1 in human populations. **Science**, v. 346, n. 6205, p. 56-61, 2014.

FURMAN, D. et al. Chronic inflammation in the etiology of disease across the life span. **Nature Medicine**, v. 25, n. 12, p. 1822-1832, 2019.

GAUTAM, N. et al. Role of multivitamins, micronutrients and probiotics supplementation in management of HIV infected children. **Indian Journal of Pediatrics**, v. 81, n. 12, p. 1315-1320, 2014.

GBD 2017 HIV COLLABORATORS. Global, regional, and national incidence, prevalence, and mortality of HIV, 1980-2017, and forecasts to 2030, for 195 countries and territories: a systematic analysis for the Global Burden of Diseases, Injuries, and Risk Factors Study 2017. **Lancet HIV**, v. 6, n. 12, p. e831-e859, 2019.

GOMEZ, C.; HOPE, T. J. The ins and outs of HIV replication. **Cellular Microbiology**, v. 7, n. 5, p. 621-626, 2005.

GONZALEZ-HERNANDEZ, L. A. et al. Synbiotic therapy decreases microbial translocation and inflammation and improves immunological status in HIV-infected patients: a double-blind randomized controlled pilot trial. **Journal of Nutrition**, v. 11, p. 90, 2012.

GOOTENBERG, D. B. et al. HIV-associated changes in the enteric microbial community: potential role in loss of homeostasis and development of systemic inflammation. **Current Opinion in Infectious Diseases**, v. 30, n. 1, p. 31-43, 2017.

GUADALUPE, M. et al. Severe CD4+ T-cell depletion in gut lymphoid tissue during primary human immunodeficiency virus type 1 infection and substantial delay in restoration following highly active antiretroviral therapy. **Journal of Virology**, v. 77, n. 21, p. 11708-11717, 2003.

HEMSWORTH, J. C.; HEKMAT, S.; REID, G. Micronutrient supplemented probiotic yogurt for HIV-infected adults taking HAART in London, Canada. **Gut Microbes**, v. 3, n. 5, p. 414-419, 2012.

HOENIGL, M.; KESSLER, H. H.; GIANELLA, S. Editorial: HIV-Associated Immune Activation and Persistent Inflammation. **Frontiers in Immunology**, v. 10, p. 2858, 2019.

HUA, S. et al. Gut Microbiota and Cognitive Function Among Women Living with HIV. **The Journal of Alzheimer's Disease**, v. 95, n. 3, p. 1147-1161, 2023.

HUMMELEN, R. et al. Effect of 25 weeks probiotic supplementation on immune function of HIV patients. **Gut Microbes**, v. 2, n. 2, p. 80-85, 2011.

HUNT, P. W. Role of immune activation in HIV pathogenesis. **Current HIV/AIDS Reports**, v. 4, n. 1, p. 42-47, 2007.

JONG, E. et al. The effect of initiating combined antiretroviral therapy on endothelial cell activation and coagulation markers in South African HIV-infected individuals. **Thrombosis and Haemostasis**, v. 104, n. 6, p. 1228-1234, 2010.

KOAY, W. L. A.; SIEMS, L. V.; PERSAUD, D. The microbiome and HIV persistence: implications for viral remission and cure. **Current Opinion in HIV and AIDS**, v. 13, n. 1, p. 61-68, 2018.

LEDERMAN, M. M. et al. Immunologic failure despite suppressive antiretroviral therapy is related to activation and turnover of memory CD4 cells. **The Journal of Infectious Diseases**, v. 204, n. 8, p. 1217-1226, 2011.

LING, Z. et al. Alterations in the Fecal Microbiota of Patients with HIV-1 Infection: An Observational Study in A Chinese Population. **Scientific Reports**, v. 6, p. 30673, 2016.

LUNDGREN, P.; THAISS, C. A. The microbiome-adipose tissue axis in systemic metabolism. **American Journal of Physiology-Gastrointestinal and Liver Physiology**, v. 318, n. 4, p. G717-G724, 2020.

MARITATI, M. et al. A comparison between different anti-retroviral therapy regimes on soluble inflammation markers: a pilot study. **AIDS Research and Therapy**, v. 17, n. 1, p. 61, 2020.

MAZGAEEN, L.; GURUNG, P. Recent Advances in Lipopolysaccharide Recognition Systems. **International Journal of Molecular Sciences**, v. 21, n. 2, 2020.

MEHANDRU, S. et al. Primary HIV-1 infection is associated with preferential depletion of CD4+ T lymphocytes from effector sites in the gastrointestinal tract. **Journal of Experimental Medicine**, v. 200, n. 6, p. 761-770, 2004.

MELIKYAN, G. B. HIV entry: a game of hide-and-fuse? **Current Opinion in Virology**, v. 4, p. 1-7, 2014.

MIKULAK, J.; DI VITO, C.; MAVILIO, D. HIV-1-induced inflammation shapes innate immunity and induces adaptive traits in NK cells. **Nature Immunology**, v. 21, n. 3, p. 245-247, 2020.

MUDD, J. C.; BRENCHLEY, J. M. Gut Mucosal Barrier Dysfunction, Microbial Dysbiosis, and Their Role in HIV-1 Disease Progression. **The Journal of Infectious Diseases**, v. 214, Suppl 2, p. S58-S66, 2016.

NEUHAUS, J. et al. Markers of inflammation, coagulation, and renal function are elevated in adults with HIV infection. **The Journal of Infectious Diseases**, v. 201, n. 12, p. 1788-1795, 2010.

NYAMWEYA, S. *et al.* Comparing HIV-1 and HIV-2 infection: Lessons for viral immunopathogenesis. **Reviews in Medical Virology**, v. 23, n. 4, p. 221-240, 2013.

ORTIZ, A. M. *et al.* Butyrate administration is not sufficient to improve immune reconstitution in antiretroviral-treated SIV-infected macaques. **Scientific Reports**, v. 12, n. 1, p. 7491, 2013.

PACHECO, A. G. *et al.* Increase in non-AIDS related conditions as causes of death among HIV-infected individuals in the HAART era in Brazil. **PLOS ONE**, v. 3, n. 1, p. e1531, 2008.

RUSSO, E. *et al.* Effects of viremia and CD4 recovery on gut "microbiome-immunity" axis in treatment-naive HIV-1-infected patients undergoing antiretroviral therapy. **World Journal of Gastroenterology**, v. 28, n. 6, p. 635-652, 2022.

SALMINEN, M. K. *et al.* The efficacy and safety of probiotic Lactobacillus rhamnosus GG on prolonged, noninfectious diarrhea in HIV Patients on antiretroviral therapy: a randomized, placebo-controlled, crossover study. **HIV and AIDS Clinical Trials**, v. 5, n. 4, p. 183-191, 2004.

SANTOS, A. *et al.* Effectiveness of nutritional treatment and synbiotic use on gastrointestinal symptoms reduction in HIV-infected patients: Randomized clinical trial. **Clinical Nutrition**, v. 36, n. 3, p. 680-685, 2017.

SCHUNTER, M. *et al.* Randomized pilot trial of a synbiotic dietary supplement in chronic HIV-1 infection. **BMC Complementary Medicine and Therapies**, v. 12, p. 84, 2012.

SERETI, I. *et al.* Impaired gut microbiota-mediated short-chain fatty acid production precedes morbidity and mortality in people with HIV. **Cell Reports**, p. 113336.4, 2023.

SERRANO-VILLAR, S. *et al.* The effects of prebiotics on microbial dysbiosis, butyrate production and immunity in HIV-infected subjects. **Mucosal Immunology**, v. 10, n. 5, p. 1279-1293, 2017.

SHARP, P. M. *et al.* The origins of acquired immune deficiency syndrome viruses: where and when? **Philosophical Transactions of the Royal Society of London**, v. 356, n. 1410, p. 867-876, 2001.

SMITH, B. A. *et al.* Persistence of infectious HIV on follicular dendritic cells. **The Journal of Immunology**, v. 166, n. 1, p. 690-696, 2001.

SONZA, S. *et al.* Monocytes harbour replication-competent, non-latent HIV-1 in patients on highly active antiretroviral therapy. **AIDS**, v. 15, n. 1, p. 17-22, 2001.

STEIN, J.; STORCKSDIECK, G. B. M.; STREECK, H. Barriers to HIV Cure. **HLA**, v. 88, n. 4, p. 155-163, 2016.

STIKSRUD, B. *et al.* Reduced Levels of D-dimer and Changes in Gut Microbiota Composition After Probiotic Intervention in HIV-Infected Individuals on Stable ART. **Journal of Acquired Immune Deficiency Syndromes**, v. 70, n. 4, p. 329-337, 2015.

TORICES, S. *et al.* The NLRP3 inflammasome and gut dysbiosis as a putative link between HIV-1 infection and ischemic stroke. **Trends in Neurosciences**, v. 46, n. 8, p. 682-693, 2023.

UNAIDS. **Global HIV & AIDS statistics — Fact sheet**. 2021:1-6. Disponível em: https://www.unaids.org/en/resources/fact-sheet. Acessoem: 26 jun. 2024.

VUJKOVIC-CVIJIN, I.; SOMSOUK, M. HIV and the Gut Microbiota: Composition, Consequences, and Avenues for Amelioration. **Current HIV/AIDS Reports**, v. 16, n. 3, p. 204-213, 2019.

WING, E. J. HIV and aging. **International Journal of Infectious Diseases**, v. 53, p. 61-68, 2016.

WORLD HEALTH ORGANIZATION (WHO). **HIV/AIDS Key facts**. 2021. Disponível em: https://www.paho.org/en/topics/hivaids. Acesso: em 26 jun. 2024.

YANG, O. O. *et al.* Immunomodulation of antiretroviral drug-suppressed chronic HIV-1 infection in an oral probiotic double-blind placebo-controlled trial. **AIDS Research and Human Retroviruses**, v. 30, n. 10, p. 988-995, 2014.

ZHANG, W.; RUAN, L. Recent advances in poor HIV immune reconstitution: what will the future look like? **Frontiers in Microbiology**, v. 14, p. 1236460, 2023.

ZHANG, Y. *et al.* Gut dysbiosis associates with cytokine production capacity in viral-suppressed people living with HIV. **Frontiers in Cellular and Infection Microbiology**, v. 13, p. 1202035, 2023.

ZHANG, X. L. *et al.* Effects of Probiotics on Diarrhea and CD4 Cell Count in People Living With HIV: A Systematic Review and Meta-Analysis. **Frontiers in Pharmacology**, v. 12, p. 570520, 2021.

ZILBERMAN-SCHAPIRA, G. *et al.* The gut microbiome in human immunodeficiency virus infection. **BMC Medicine**, v. 14, n. 1, p. 83, 2016.

21 Microbiota Intestinal, Covid-19 e Potenciais Intervenções

Larissa da Silva Souza ▪ Gislane Lelis Vilela de Oliveira

Objetivos

- Discutir a potencial importância do eixo intestino-pulmão
- Descrever os principais estudos sobre a microbiota intestinal na covid-19 em adultos
- Descrever as possíveis intervenções para modificação da microbiota intestinal na doença aguda e na covid longa.

Destaques

- Estudos têm mostrado o papel essencial exercido pela microbiota comensal nas respostas antivirais no pulmão, moderando o sistema imunológico em situação fisiológica e fisiopatológica, durante o curso da infecção
- O desequilíbrio bacteriano intestinal está associado ao aumento da mortalidade nas infecções respiratórias, provavelmente em decorrência de uma resposta imunológica desregulada, com aumento da secreção de mediadores inflamatórios (IFN-γ [interferon-gama], IL-6 [interleucina-6] e CCL2 [ligante de quimiocina CC]) e diminuição das células T reguladoras (Treg) no pulmão e no trato gastrointestinal (TGI)
- O desequilíbrio de microrganismos e o microambiente inflamatório promovem dano epitelial e induzem a expressão da enzima conversora de angiotensina 2 (ECA-2), favorecendo a invasão de células por coronavírus associado à síndrome respiratória aguda grave 2 (SARS-CoV-2, do inglês *severe acute respiratory syndrome coronavirus* 2) no TGI e a disseminação para outros locais
- Possíveis terapias com base na modificação da microbiota intestinal (MI) e no restabelecimento das condições de homeostase intestinal/imunológica podem representar importante ferramenta para restringir as manifestações clínicas da covid longa; melhorar a resposta imunológica em pacientes afetados por comorbidades; e, possivelmente, melhorar a imunidade contra o SARS-CoV-2 pós-vacinação
- A influência da MI no eixo intestino-pulmão por meio do uso de probióticos pode representar uma importante ferramenta adjuvante no controle da inflamação exacerbada que culmina no pior prognóstico e gravidade da covid-19.

Introdução

A covid-19 (do inglês *coronavirus disease 2019*) é uma doença infecciosa causada pelo SARS-CoV-2. A doença compreende um amplo espectro de manifestações clínicas, incluindo desde pacientes assintomáticos a pacientes críticos, com envolvimento não só do trato respiratório, mas também do TGI. A produção maciça de citocinas inflamatórias tem sido associada à evolução da covid-19 para casos graves e ao desenvolvimento da síndrome respiratória aguda grave, disfunção da coagulação e falência múltipla de órgãos. O *status* imunológico do paciente pode determinar a resposta imunológica frente ao vírus SARS-CoV-2; além disso, tanto esse *status* imunológico como a resposta clínica podem ser influenciados pela MI.

Segundo a Organização Mundial da Saúde (OMS) (2024), o vírus SARS-CoV-2 já infectou mais de 775 milhões de pessoas em todo o mundo, com mais de 7 milhões de óbitos (World Health Organization, 2024). No Brasil, até o momento, há mais de 38,8 milhões de casos confirmados e 712.537 óbitos (Brasil, 2024). Apesar do predomínio do acometimento do trato respiratório, o TGI também pode ser acometido, com sintomas como náusea, vômito, dor abdominal e diarreia (Lamers; Haagmans, 2022; Ramos-Casals; Brito-Zerón; Mariette, 2021). Além disso, vários pacientes têm apresentado sequelas e sintomas a longo prazo após a resolução da fase aguda (período pós-covid), o que vem sendo chamado "covid longa" ou "síndrome pós-covid" (Halpin; O'connor; Sivan, 2021; Montani *et al.*, 2022). A covid longa é uma doença frequentemente debilitante que acomete aproximadamente 10% dos indivíduos que foram infectados pelo SARS-CoV-2. Mais de 200 sintomas foram identificados com impactos em vários órgãos e sistemas. Estima-se que pelo menos 65 milhões de pessoas em todo o mundo tenham covid longa, com casos aumentando diariamente (Davis *et al.*, 2023).

A disseminação do vírus SARS-CoV-2 ocorre por meio de aerossóis e gotículas respiratórias propagadas pela fala, tosse, espirro e pelo contato com mucosas dos olhos, nariz e boca (Setti *et al.*, 2020; Zhang *et al.*, 2020a). O vírus infecta, principalmente, células epiteliais da nasofaringe, traqueia, pneumócitos do tipo II, células endoteliais, monócitos e macrófagos, utilizando a ECA-2 como receptor para entrar na célula hospedeira (Ahn *et al.*, 2021; Hou *et al.*, 2020; Khan *et al.*, 2021). A ECA-2 também está expressa em vários tecidos extrapulmonares, incluindo coração, rins, vasos sanguíneos e intestino. O vírus pode entrar na célula por endocitose após a ligação ao receptor ECA-2 ou pela fusão direta das membranas, com o auxílio da serina protease TMPRSS2 (do inglês *transmembrane protease serine* 2) (Hoffmann *et al.*, 2020; Mykytyn *et al.*, 2021). A proteína estrutural *spike* (S) apresenta duas subunidades: a S1 contém o domínio de ligação ao receptor ECA-2 (RBD-*Receptor-binding domain*), e a S2 está envolvida na fusão da membrana viral com a membrana do hospedeiro. Após a entrada na célula, o RNA viral é liberado no citoplasma, e este utiliza a maquinaria celular para replicação, formando novos vírions que serão liberados e irão infectar outras células (Jamilloux *et al.*, 2020; Lamers; Haagmans, 2022; Walls *et al.*, 2020).

O RNA do SARS-CoV-2 pode ser reconhecido por três classes principais de receptores de reconhecimento de padrões (PRR, do inglês *pattern recognition receivers*) citoplasmáticos: receptores do tipo *Toll* (TLRs), do tipo RIG (RIG-I/MDA5) e NOD (NLRs), que desencadeiam a expressão dos interferons do tipo I (IFN-I), com atividade antiviral e ativação de células *natural killer* (NK) e linfócitos T CD8+ citotóxicos (Kayesh; Kohara; Tsukiyama-Kohara, 2021; Khanmohammadi; Rezaei, 2021; Sampaio *et al.*, 2021; Sariol; Perlman, 2021; Yin *et al.*, 2021). No entanto, o SARS-CoV-2 apresenta estratégia de evasão do sistema imunológico, inibindo a translocação nuclear do fator de transcrição IRF3, o que retarda a secreção dos IFN-I e induz resposta inflamatória exacerbada, extravasamento vascular, recrutamento celular e dano pulmonar grave (Hadjadj *et al.*, 2020; Nelemans; Kikkert, 2019; Rokni; Ghasemi; Tavakoli, 2020). Além disso, a intensa replicação viral faz com que as células entrem em processo de piroptose, ativando a caspase-1 e o inflamassoma, o que, consequentemente, desencadeia a secreção de IL-1β e IL-18 (Merad; Martin, 2020; Vora; Lieberman; Wu, 2021).

A desregulação do sistema imunológico, com produção maciça de citocinas inflamatórias, tem sido associada à evolução da covid-19 para casos graves e ao desenvolvimento da síndrome respiratória aguda grave, disfunção da coagulação e falência múltipla de órgãos. A imunopatogênese da covid-19 envolve a resposta tardia dos IFN-I, além da ativação do inflamassoma, extrusão de redes extracelulares pelos neutrófilos infiltrados no tecido pulmonar e apoptose induzida por ação sinérgica do fator de necrose tumoral alfa (TNF-α, do inglês *tumor necrosis factor*) e IFN-γ (Diamond; Kanneganti, 2022; Karki *et al*., 2021). Os monócitos inflamatórios e macrófagos ativados secretam quantidades elevadas de IL-6 e outras citocinas inflamatórias, contribuindo para a tempestade de citocinas (Lamers; Haagmans, 2022; Tay *et al*., 2020; Yang *et al*., 2020).

Os linfócitos T CD4 Th1 envolvidos na resposta antiviral apresentam fenótipo de exaustão celular. Assim, muitos linfócitos T CD8 citotóxicos entram em apoptose, não eliminando os reservatórios virais (Chen; John Wherry, 2020; Sette; Crotty, 2021). Além disso, foi observada uma depleção de centros germinativos no baço e nos linfonodos pela morte celular dirigida pelo excesso de TNF e IFN-γ, favorecendo a linfopenia observada nos indivíduos e interferindo na resposta de anticorpos (maturação de afinidade, troca de isótipo e formação de células B de memória) (Diamond; Kanneganti, 2022; Kaneko *et al*., 2020; Lamers; Haagmans, 2022). Estudos recentes mostraram que pacientes com covid-19 grave/crítica apresentam níveis séricos elevados de IL-6, IL-1β, IL-18 e autoanticorpos dirigidos contra os IFN-I (Bastard *et al*., 2021; Laing *et al*., 2020; Lopez *et al*., 2021; Qin *et al*., 2020).

O *status* imunológico do paciente pode determinar a resposta imunológica frente ao SARS-CoV-2 e, conforme visto, tanto esse *status* imunológico como a resposta clínica e a vacinação podem ser influenciados pela MI (De Oliveira *et al*., 2021; De; Dutta, 2022; Lynn *et al*., 2021). Há um eixo microbiota-sistema imunológico de mucosas e um eixo intestino-pulmão que conectam todas as interações nesses órgãos e sistemas (Budden *et al*., 2017; Dang; Marsland, 2019). No próximo tópico, será explicada a importância do eixo-intestino pulmão em doenças respiratórias e na covid-19.

Eixo intestino-pulmão

Com a covid-19, o eixo intestino-pulmão ficou ainda mais em evidência (Allali *et al*., 2021; Mahmoodpoor; Shamekh; Sanaie, 2022), e as interações bidirecionais entre a mucosa respiratória e gastrointestinal estão envolvidas nas respostas imunológicas, sejam elas saudáveis ou patológicas ao SARS-CoV-2 (Farsi *et al*., 2022; Liu *et al*., 2022).

O impacto da MI na imunidade sistêmica e o efeito nas infecções respiratórias foram recentemente explorados em trabalhos experimentais com camundongos e em estudos observacionais nos seres humanos (Abt *et al*., 2012; Brown; Kenny; Xavier, 2019; Ganal *et al*., 2012; Haak *et al*., 2018; Ichinohe *et al*., 2011; Niu *et al*., 2023; Wang *et al*., 2023; Yildiz *et al*., 2018; Zhang *et al*., 2020b). Estudos têm mostrado o papel essencial da MI comensal nas respostas antivirais no pulmão, modulando as respostas imunológicas na condição homeostática, bem como durante o curso da infecção viral (Abt *et al*., 2012; Bradley *et al*., 2019; De Oliveira *et al*., 2021; Ichinohe *et al*., 2011; Niu *et al*., 2023; Wang *et al*., 2023). Pesquisadores relataram um papel fundamental da MI na imunidade inata antiviral no trato respiratório, o que se deve a sua influência nas células epiteliais, macrófagos alveolares e células dendríticas, modificando também as respostas da imunidade adaptativa, mediada por células e anticorpos (Bradley *et al*., 2019; Neyt; Lambrecht, 2013; Stefan *et al*., 2020).

Estudos experimentais mostraram que os sinais fornecidos pela MI atuam em múltiplos níveis na mucosa respiratória, estimulando um estado antiviral em células da imunidade inata no pulmão, permitindo o controle da replicação viral no início da infecção (Abt *et al*., 2012; Villena; Kitazawa, 2020). Quanto mais equilibrada essa resposta imune inata, mais eficiente será a resposta adaptativa celular e humoral no curso tardio da infecção (Bradley *et al*., 2019; Rastogi *et al*., 2022). A redução da diversidade e da função da MI foi associada ao aumento da mortalidade por infecções respiratórias e à resposta imunológica desregulada, com aumento da secreção de IFN-γ, IL-6, CCL2 e diminuição de células Treg no pulmão e no TGI (Nagata *et al*., 2023; Villena; Kitazawa, 2020; Zhang *et al*., 2023).

A MI afeta a expressão dos receptores dos IFN-I nas células epiteliais respiratórias, que respondem prontamente a infecções virais por meio da secreção de interferon-alfa (IFN-α) e interferon-beta (IFN-β), restringindo a replicação viral (Bradley *et al.*, 2019). Macrófagos e células dendríticas de camundongos *germ-free* ou livres de microbiota não produziram citocinas pró-inflamatórias (IFN-α, IFN-β, IL-6, TNF, IL-12 e IL-18) em resposta a estímulos bacterianos ou virais, além de apresentarem deficiências na ativação de células NK e na sinalização das citocinas antivirais (IFN-α e IFN-β) (Bradley *et al.*, 2019; Ganal *et al.*, 2012; Steed *et al.*, 2017). Ademais, utilizando camundongos tratados com antibióticos, cientistas mostraram que a MI comensal regula a resposta local e a sistêmica dos IFN-I por meio da secreção de IFN-β pelas células imunológicas presentes no cólon. Mais especificamente, o polissacarídeo capsular A derivado de *Bacteroides fragilis* induz IFN-β *in vitro* e em células dendríticas da lâmina própria do cólon em camundongos, sugerindo que a MI pode aumentar a resistência a infecções virais (Stefan *et al.*, 2020). Além disso, Ichinohe *et al.* (2011) mostraram que o tratamento com antibióticos e a morte de bactérias intestinais gram-positivas prejudicam a distribuição ou a ativação de células dendríticas do trato respiratório e induzem diminuição na migração de células dendríticas do pulmão para os linfonodos drenantes. Além disso, a MI está envolvida na ativação de linfócitos T CD4+ e T CD8+ específicos, na expressão estável da pró-IL-1β, pró-IL-18 e NLRP3 (do inglês *NOD-like receptor family, pyrin domain containing* 3), já a ativação do inflamassoma favorece a maturação e a migração de células dendríticas dos pulmões para os linfonodos drenantes, após desafio viral (ichinohe *et al.*, 2011). Abt *et al.* (2012) relataram expressão diminuída de receptores para o interferon-gama (IFN-γRI), de complexo principal de histocompatibilidade (MHC, do inglês *major histocompatibility complex*) de classe I, CD40 e CD86 em macrófagos peritoneais de camundongos tratados com antibióticos durante resposta inicial à infecção viral, sugerindo que os sinais derivados da MI modulam a imunidade inata antes mesmo do estabelecimento da infecção (Abt *et al.*, 2012). Em experimentos com modelos animais para estudo do MERS-CoV (síndrome respiratória do Oriente Médio [MERS]), os pesquisadores mostraram a capacidade do vírus em promover a redução da expressão de MHC de classes I e II em macrófagos e células dendríticas, prejudicando a apresentação antigênica e levando à ativação defeituosa de células T (Shokri *et al.*, 2019).

Alguns estudos também mostraram que sinais da microbiota comensal exercem diferentes efeitos na mucosa pulmonar, potencializando o estado antiviral em células epiteliais ou imunes inatas e controlando a replicação viral no curso inicial da infecção. A melhora dessa imunidade inata favorece a eficiência das respostas adaptativas celulares e humorais no curso tardio da infecção (Abt *et al.*, 2012; Ashique *et al.*, 2022; Bradley *et al.*, 2019; Ichinohe *et al.*, 2011; Niu *et al.*, 2023; Rastogi *et al.*, 2022; Wang *et al.*, 2023; Zhang *et al.*, 2023). Assim, é possível assumir que os microrganismos comensais benéficos podem influenciar positivamente o sistema imunológico na mucosa e promover uma resposta eficiente contra os vírus respiratórios (Kitazawa; Villena, 2014; Villena; Kitazawa, 2020; Zelaya *et al.*, 2016). O desequilíbrio bacteriano intestinal está associado ao aumento da mortalidade nas infecções respiratórias, provavelmente em razão de uma resposta imunológica desregulada, com aumento da secreção de mediadores inflamatórios (IFN-γ, IL-6 e CCL2) e diminuição das células Treg no pulmão e no TGI (Grayson *et al.*, 2018; Nagata *et al.*, 2023; Rastogi *et al.*, 2022).

Quatro mecanismos foram propostos para explicar o impacto da MI na imunidade da mucosa respiratória:

1. A hipótese de que todos os tecidos mucosos estão interligados, ou seja, a ativação de células imunológicas em uma mucosa pode influenciar e alcançar outros sítios mucosos distantes. Assim, a migração de células imunológicas do TGI para a mucosa do trato respiratório pode estar relacionada com os impactos benéficos

exercidos pela MI nas infecções virais respiratórias (Kitazawa; Villena, 2014; Rastogi *et al.*, 2022; Villena; Kitazawa, 2020; Zelaya *et al.*, 2016).

2. Citocinas e fatores de crescimento secretados na mucosa do TGI, em resposta à MI comensal, poderiam atingir a circulação sistêmica e atuar em outros tecidos mucosos (Ichinohe *et al.*, 2011; Kitazawa; Villena, 2014; Rastogi *et al.*, 2022).

3. Os padrões moleculares associados aos microrganismos (MAMPs, do inglês *microbe-associated molecular pattern*) poderiam ser absorvidos e conduzidos para tecidos extraintestinais, onde ativariam PRRs em células imunológicas e influenciariam as respostas imunes inatas (Budden *et al.*, 2017; Chunxi *et al.*, 2020; Clarke *et al.*, 2010).

4. Os metabólitos da microbiota absorvidos na mucosa intestinal têm sido relacionados com a modulação da imunidade de mucosa, efeito conhecido como "reprogramação metabólica". Esses metabólitos, especialmente os ácidos graxos de cadeia curta (AGCCs), ligam-se a receptores nas células imunológicas do trato respiratório e aumentam a resposta antiviral no pulmão (Ashique *et al.*, 2022; Nagata *et al.*, 2023; Niu *et al.*, 2023; Steed *et al.*, 2017; Villena; Kitazawa, 2020).

A Figura 21.1 mostra essas interações bidirecionais entre o intestino e o pulmão, e no próximo tópico serão sintetizados os principais trabalhos sobre a MI e o desequilíbrio bacteriano (disbiose) na covid-19 e na covid longa em adultos.

Microbiota intestinal na covid-19

Em relação à covid-19, sabe-se que a infecção de células epiteliais intestinais pelo SARS-CoV-2 pode induzir o desequilíbrio bacteriano, o aumento da permeabilidade e a inflamação

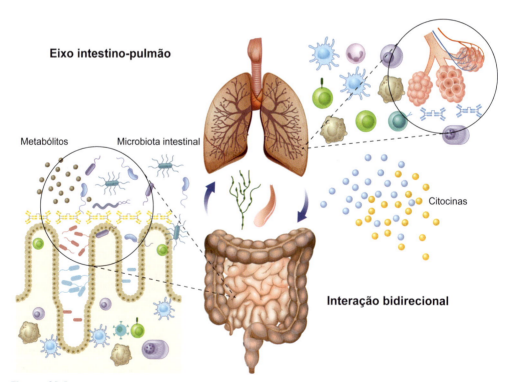

Figura 21.1 Eixo intestino-pulmão mostrando as interações bidirecionais que ocorrem por meio da conexão por vasos sanguíneos e linfáticos, com migração de células do sistema imunológico e moléculas solúveis, incluindo metabólitos da microbiota intestinal e citocinas.

intestinal, com acentuação de sintomas gastrointestinais (Wang et al., 2020; Xiao et al., 2020). Além disso, o desequilíbrio bacteriano intestinal observado em pacientes vivendo com diabetes *mellitus* tipo 2 (DM2), obesidade, hipertensão arterial sistêmica e outras comorbidades associadas à idade avançada está envolvido na desregulação da resposta inflamatória na covid-19, favorecendo a disseminação e o aumento da carga viral, bem como a progressão da doença para formas mais graves (Viana; Nunes; Reis, 2020). A resposta imunológica desequilibrada do hospedeiro e a secreção maciça de citocinas inflamatórias, conhecida como "tempestade de citocinas", estão associadas à gravidade da doença e ao pior prognóstico em pacientes com covid-19 (Lucas et al., 2020; Xiong et al., 2020). Além disso, o desequilíbrio da MI e o microambiente inflamatório promovem dano epitelial e induzem a expressão de ECA-2, favorecendo a invasão de células por SARS-CoV-2 no TGI e a disseminação para outros locais (Ferreira; Viana; Reis, 2020; Viana; Nunes; Reis, 2020). Isso é consistente com os sintomas gastrointestinais e a detecção de SARS-CoV-2 em *swabs* anais e amostras fecais de pacientes com covid-19, mesmo naqueles indivíduos negativos para detecção viral em *swabs* da orofaringe e após a resolução dos sintomas respiratórios (Gupta et al., 2020a; Mesoraca et al., 2020; Xiao et al., 2020).

Como já mencionado, vários pacientes com covid-19 apresentaram sintomas gastrointestinais, um achado que pode sugerir comprometimento das interações saudáveis entre a MI e o sistema imunológico de mucosa, com consequências na resposta imunológica contra a infecção pulmonar (Gupta et al., 2020b). Além disso, as manifestações prolongadas no TGI, principalmente a diarreia, foram inversamente correlacionadas à riqueza e à diversidade da MI, e diretamente associadas à desregulação imunológica e ao retardo na eliminação do SARS-CoV-2 (Gu et al., 2020; Villapol, 2020). Estudos realizados com pacientes com covid-19 mostram que, além do desequilíbrio bacteriano intestinal, os pacientes podem apresentar alterações da microbiota oral, nasofaríngea e pulmonar, reforçando a hipótese de que as superfícies mucosas podem estar todas interligadas; logo, tudo que acontece na mucosa do TGI pode ter consequências sobre outros tecidos mucosos (Budding et al., 2020; Fan et al., 2020; Gu et al., 2020; Zuo et al., 2020a; 2020b; 2020c).

Alguns trabalhos relataram alterações significativas da MI (bacterioma/micobioma) em pacientes com covid-19 aguda, incluindo diminuição da riqueza e da diversidade de microrganismos e predominância de agentes oportunistas (Gu et al., 2020; Vodnar et al., 2020; Yeoh et al., 2021; Zuo et al., 2020a; 2020b; 2020c). O desequilíbrio bacteriano intestinal persiste mesmo após a negativação da PCR (do inglês *polymerase chain reaction*) para SARS-CoV-2 e a resolução dos sintomas respiratórios. Além disso, a abundância de microrganismos benéficos encontra-se reduzida, incluindo a de *Faecalibacterium prausnitzii* (produtora de AGCCs), que favorece um microambiente anti-inflamatório no intestino e correlacionou de maneira inversa à gravidade da doença (Gu et al., 2020; Zuo et al., 2020a).

Em um dos primeiros estudos transversais realizados na pandemia da covid-19, na China, Gu et al. (2020) avaliaram 30 pacientes com covid-19 aguda, 24 pacientes com H1N1 e 30 indivíduos controles pareados. As amostras fecais foram coletadas na admissão ao hospital, e o bacterioma fecal foi determinado pelo sequenciamento das regiões V3 e V4 do rRNA 16S bacteriano. Pacientes infectados pelo SARS-CoV-2 apresentaram diminuição da diversidade das bactérias intestinais quando comparados aos controles, com predominância de gêneros oportunistas, como *Actinomyces, Rothia, Streptococcus* e *Veillonella*, e redução na abundância relativa de microrganismos benéficos, incluindo do gênero *Bifidobacterium* e as espécies das famílias *Ruminococcaceae* e *Lachnospiraceae*. Cinco biomarcadores mostraram alta precisão para distinguir pacientes com covid-19 aguda dos controles, com uma área sob a curva (ASC) de até 0,89. Sete biomarcadores foram selecionados para distinguir pacientes com covid-19 dos com H1N1 (ASC = 0,94).

Da mesma maneira, na China, Zuo *et al.* (2020a) realizaram um estudo-piloto com 15 pacientes hospitalizados com covid-19 aguda (22 a 71 anos), 6 pacientes internados com pneumonia adquirida na comunidade e 15 indivíduos controles. As amostras fecais foram coletadas de 2 a 3 vezes/semana até a alta hospitalar, e a MI foi avaliada utilizando o sequenciamento *shotgun*. Os pesquisadores relataram alterações significativas durante a internação, com prevalência de microrganismos oportunistas e redução dos benéficos em pacientes com covid-19. Outrossim, mesmo após o *clearance* do SARS-CoV-2 e a resolução dos sintomas respiratórios, o desequilíbrio bacteriano intestinal ainda foi detectado. A abundância relativa de *Coprobacillus, Clostridium ramosum* e *Clostridium hathewayi* na admissão correlacionou positivamente (*Rho* = 0,90) com a gravidade da doença. Durante a internação, a abundância relativa de *Bacteroides dorei, Bacteroides massiliensis, Bacteroides ovatus* e *Bacteroides thetaiotaomicron*, que regulam negativamente a expressão de ECA-2 no intestino de camundongos, correlacionou (de maneira fraca) negativamente (*Rho* = −0,2) à carga viral de SARS-CoV-2 nas fezes dos pacientes. Além disso, como citado anteriormente, a abundância de *F. prausnitzii*, que favorece um microambiente intestinal anti-inflamatório, correlacionou inversamente (*Rho* = -0,87) com a gravidade da covid-19 (Zuo *et al.*, 2020a).

Em outro estudo prospectivo do mesmo grupo, Zuo *et al.* (2020b) avaliaram o micobioma fecal em pacientes com covid-19 aguda (n = 30) e controles (n = 30). Os pesquisadores avaliaram amostras fecais de pacientes com covid-19 durante e após a hospitalização utilizando o sequenciamento *shotgun*. Os pacientes infectados por SARS-CoV-2 apresentaram aumento de fungos oportunistas, incluindo *Candida albicans, Candida auris, Aspergillus flavus* e *Aspergillus niger*. Esses dois últimos patógenos respiratórios foram detectados em amostras fecais mesmo após a negativação do SARS-CoV-2 e a resolução dos sintomas respiratórios, sugerindo um micobioma intestinal instável e um desequilíbrio persistente em alguns pacientes com covid-19, quando comparados aos controles (Zuo *et al.*, 2020b).

Os primeiros estudos sobre MI na covid-19 aguda apresentavam número reduzido de pacientes, variando entre 15 e 30 participantes (Gu *et al.*, 2020; Zuo *et al.*, 2020a, 2020c). Já o estudo de Tao *et al.* (2020), na China, avaliou amostras de fezes de 62 pacientes com covid-19 aguda, 33 pacientes com *influenza* e 40 controles. As amostras fecais foram coletadas na primeira visita ao hospital e a microbiota foi avaliada pelo sequenciamento da região V4 do rRNA 16S bacteriano. Em comparação aos controles ou pacientes com gripe sazonal, a diversidade da MI estava significativamente reduzida em pacientes com covid-19 (índice de diversidade Chao1). Além disso, as concentrações de IL-18 estavam maiores nas amostras fecais com detecção do vírus SARS-CoV-2 (Tao *et al.*, 2020).

Em 2021, o estudo observacional de Zuo *et al.* (2020c) investigou as alterações longitudinais do microbioma em 15 pacientes hospitalizados com covid-19 aguda e sua correlação com o perfil transcricional do SARS-CoV-2. Em 46,7% dos indivíduos, o RNA viral foi detectado nas fezes, mesmo na ausência de manifestações gastrointestinais e após resolução da infecção respiratória, sugerindo uma infecção quiescente por SARS-CoV-2 no intestino e a possibilidade da transmissão fecal-oral. Pacientes com infectividade elevada apresentaram aumento relativo de *Collinsella aerofaciens, Collinsella tanakaei, Morganella morganii* e *Streptococcus infantis*, além do aumento no metabolismo de carboidratos. Pacientes com baixa infectividade apresentaram maior prevalência de *Alistipes onderdonkii, Bacteroides stercoris*, e *Parabacteroides merdae* (LefSE [*linear discriminant analysis {LDA} effect size*] >2, p-FDR <0,05) sugerindo papel benéfico da MI comensal contra o vírus SARS-CoV-2 no intestino (Zuo *et al.*, 2020c).

No trabalho de coorte de Yeoh *et al.* (2021), foram avaliadas amostras de sangue e fezes em 100 pacientes com covid-19 aguda (36,4 ± 18,7 anos) e 78 indivíduos controles pré-pandemia (45,5 ± 13,3 anos). As amostras fecais foram coletadas de forma seriada até 30 dias após a eliminação de SARS-CoV-2, e a MI foi avaliada por *shotgun*. Os pesquisadores demonstraram que a composição da MI foi significativamente diferente em pacientes com covid-19 em comparação aos controles, independentemente do tratamento. Os microrganismos com potencial efeito imunomodulador, como *F. prausnitzii*, *Eubacterium rectale* e *Bifidobacterium* spp., estavam sub-representados na covid-19 e permaneceram assim após a resolução da doença. Além disso, *F. prausnitzii* e *Bifidobacterium bifidum* correlacionaram-se negativamente com a gravidade da doença, após ajustes para o uso de antibióticos e a idade dos pacientes, o que reforça os achados anteriores, destacando a importância dessas bactérias no ambiente inflamatório intestinal e, notadamente, na patogenicidade da doença. O desequilíbrio bacteriano pode ser visto com a estratificação com base na gravidade da doença, e esses dados foram concordantes com o aumento das concentrações de citocinas pró-inflamatórias, assim como de proteína C reativa, lactato desidrogenase, aspartato aminotransferase e gama glutamiltransferase (Yeoh *et al.*, 2021).

No estudo transversal multicêntrico de Moreira-Rosário *et al.* (2021), em Portugal, foram incluídos 115 pacientes com covid-19, categorizados em leves (16,5%), moderados (32,2%) ou graves (51,3%) e de acordo com o local de recuperação, sendo ambulatorial/domiciliar (12,2%), enfermaria (34,8%) ou unidade de terapia intensiva (53%). Em comparação aos pacientes leves, a MI de pacientes moderados e graves apresentou redução da proporção Firmicutes/Bacteroidetes (atuais Bacillota/Bacteroidota), aumento de espécies do filo Proteobacteria (Pseudomonadota), diminuição de bactérias produtoras de butirato, como *Roseburia* e *Lachnospira*. As análises de regressão multivariada mostraram que o índice de diversidade de *Shannon* menor que 2,25 (*odds ratio* [OR] = 2,85; IC 95%: 1,09 a 7,41) e a proteína C reativa ≥ 96,8 mg/L (OR = 3,45; IC 95%: 1,33 a 8,91) representam fatores de risco para a covid-19 grave (Moreira-Rosário *et al.*, 2021).

Sintetizando os trabalhos realizados em 2020 e 2021, a revisão sistemática de Yamamoto *et al.* (2021) filtrou 543 artigos relacionando microbioma e covid-19, dos quais 16 estudos observacionais elegíveis para revisão qualitativa: oito utilizando fezes, quatro utilizando *swab* nasofaríngeo, três provenientes de lavado broncoalveolar e um usando tecido pulmonar. O desequilíbrio bacteriano intestinal e a prevalência de patógenos oportunistas foram relatados em pacientes com covid-19 aguda, em relação aos controles (Yamamoto *et al.*, 2021). A maioria dos trabalhos foi realizada na China (14/16 estudos), e todos os estudos avaliaram adultos hospitalizados (Gu *et al.*, 2020; Tao *et al.*, 2020; Xu *et al.*, 2020; Yu *et al.*, 2020; Zuo *et al.*, 2020a; 2020b; 2020c).

Vários estudos sobre microbioma e covid-19 aguda, realizados em 2022, foram sintetizados na revisão de Zhang *et al.* (2023). Um dos estudos mais interessantes foi realizado em Bangladesh, em que Islam *et al.* (2022) avaliaram 74 amostras da microbiota fecal e oral (intestino $n = 44$ e oral $n = 30$) de 22 pacientes com covid-19 aguda hospitalizados e 15 indivíduos controles. As análises de beta-diversidade, com base nas distâncias filogenéticas, mostraram diferenças na estrutura das comunidades microbianas entre pacientes com covid-19 e controles, indicando que ambos os grupos diferem em qualidade (presença/ausência) e abundância de filotipos. As amostras fecais de pacientes incluíam 46 gêneros bacterianos oportunistas. Os gêneros *Escherichia*, *Shigella* e *Bacteroides* foram predominantes em pacientes com diarreia, ao passo que havia abundância de *Streptococcus* na microbiota oral em pacientes com dificuldades respiratórias e dor de garganta (Islam *et al.*, 2022).

No Japão, Mizutani *et al.* (2022) avaliaram amostras fecais de 22 pacientes com covid-19 aguda e 40 indivíduos controles. Imediatamente após a admissão, foram observadas diferenças na MI entre os dois grupos, principalmente incluindo enriquecimento das classes Bacilli e Coriobacteriia e diminuição na abundância da classe Clostridia. O perfil bacteriano continuou a mudar durante a internação, com diminuição de bactérias produtoras de AGCCs, incluindo *Faecalibacterium*, e aumento de bactérias anaeróbias facultativas *Escherichia-Shigella* (Mizutani *et al.*, 2022).

Na Alemanha, Schult *et al.* (2022) analisaram amostras fecais e de saliva de pacientes com covid-19 aguda, 22 pós-covid, 20 com pneumonia e 26 controles assintomáticos. Os autores observaram que a MI e a mucosa oral sofreram alterações dependendo do número e do tipo de complicações associadas à gravidade da covid-19. A ocorrência de complicações individuais correlaciona-se a bactérias de baixo risco (p. ex., *Faecalibacterium prausnitzii*) e de alto risco (*Parabacteroides* spp.). Ademais, um microbioma intestinal estável foi associado a uma progressão favorável da doença, permitindo a identificação de assinaturas microbianas e um modelo para estimar a gravidade e a mortalidade na covid-19 (Schult et al., 2022).

Incluindo a micobiota (fúngica), Maeda et al. (2022), no Japão, analisaram o bacterioma e a MI por sequenciamento rRNA 16S bacteriano e ITS1 fúngico de 40 pacientes com covid-19 grave, 38 leves e 30 indivíduos controles, dos quais 10 pacientes com covid-19 grave foram acompanhados durante aproximadamente 6 meses após alta hospitalar. A micobiota dos pacientes com covid-19 apresentou menor diversidade em comparação aos controles e com dominância de *Candida albicans*. O bacterioma dos pacientes graves caracterizou-se por aumento de *Enterococcus* e *Lactobacillus* e diminuição de *Faecalibacterium* e *Bacteroides*. A abundância de *Candida* em pacientes com covid-19 correlacionou positivamente à de *Enterococcus*, *Alistipes onderdonkii*, *Ruminococcus* e *Eggerthella lenta*, e negativamente ao *Aspergillus* e *F. prausnitzii*. A alfa e a beta-diversidade da micobiota no grupo recuperado atingiram níveis similares aos controles; no entanto, o aumento da abundância de espécies de *Candida* permaneceu mesmo após a recuperação (Maeda et al., 2022).

Em uma revisão sistemática publicada por Seyedalinaghi et al. (2023) que incluiu 63 artigos após uma rígida triagem por trabalhos que avaliassem a relação entre a composição da MI e a gravidade da covid-19 e o impacto do SARS-CoV-2 no desequilíbrio bacteriano intestinal. Para minimizar o risco de viés, os pesquisadores utilizaram a ferramenta *Newcastle-Ottawa Scale*, composta de três itens de seleção, comparabilidade e exposição/resultado. Os estudos incluídos foram realizados majoritariamente em 2020 (9,52%) e em 2021 (88,8%), e um deles em 2022. Os trabalhos são provenientes da China (25 artigos), EUA (11 artigos), Itália (6 artigos), Rússia (3 artigos) e outros países. Na maioria dos artigos, as amostras coletadas foram as fezes, mas alguns também examinaram amostras da orofaringe, nasofaringe, trato respiratório, escarro, bem como da saliva e do sangue. A maioria dos artigos sugere que a infecção por SARS-CoV-2 ocasiona desequilíbrio bacteriano do ecossistema do TGI (Seyedalinaghi et al., 2023). Além disso, a gravidade da doença e a carga viral provavelmente seriam influenciadas pela composição da MI (Anwar et al., 2021; Dereschuk et al., 2021; Ma et al., 2021; Merenstein et al., 2021; Moreira-Rosário et al., 2021). Estudos também relataram que as alterações na MI de pacientes com covid-19 aguda podem perdurar por muito tempo após a resolução da fase aguda (Chen et al., 2022; Zuo et al., 2020c).

Nesse contexto da covid longa, em um estudo realizado pelo grupo de pesquisa dos autores deste capítulo, observaram-se diferenças significativas na composição da MI em pacientes que tiveram a doença ($n = 149$), em relação a pacientes controles da era pré-covid ($n = 71$). Além disso, pacientes que fizeram uso de antibióticos na fase aguda da doença apresentaram menor riqueza da comunidade de microrganismos, com redução de gêneros considerados benéficos, como *Akkermansia* e *Bifidobacterium*. Nesse estudo, foram identificados alguns microrganismos que podem estar relacionados com o desequilíbrio bacteriano persistente observado meses após a resolução da covid-19. Diante disso, foi levantada a hipótese de que essa alteração da MI, associada ao uso indiscriminado de antibióticos, possa ter relação com as manifestações clínicas observadas nas síndromes pós-covid (Ferreira-Junior et al., 2022). Assim, intervenções voltadas para a modulação da MI podem ter efeitos benéficos, especialmente na melhora das manifestações clínicas em pacientes com covid longa.

De maneira resumida, quatro trabalhos realizados na China com pacientes pós-covid mostraram que a MI não retornou às condições de normobiose (equilíbrio), mesmo após meses ou 1 ano da resolução da fase aguda, com predominância de microrganismos com caráter pró-inflamatório (*Ruminococcus gnavus* e *Bacteroides vulgatus*) e redução de *F. prausnitzii* e *Bifidobacterium adolescentis* (Chen *et al.*, 2022; Cui *et al.*, 2022; Liu *et al.*, 2022; Su *et al.*, 2023).

Assim, a identificação de biomarcadores associados ao desequilíbrio bacteriano intestinal e desregulação imunológica pode auxiliar na predição de casos graves/críticos da covid-19, auxiliando na formulação de protocolos para rápida intervenção e redução de danos (Farsi *et al.*, 2022; Lamers; Haagmans, 2022; Wong; Perlman, 2022). Tendo em vista que mais de 775 milhões de indivíduos foram infectados pelo vírus e podem apresentar sequelas pós-covid, é plausível propor que terapias com base na modulação da MI e no restabelecimento das condições de homeostase intestinal/imunológica possam representar importante ferramenta para restringir as manifestações clínicas da covid longa (Davis *et al.*, 2023; Gharajeh *et al.*, 2022; Zhao *et al.*, 2022). Essas intervenções terapêuticas também podem melhorar a resposta imunológica em pacientes afetados por comorbidades e possivelmente melhorar a imunidade contra o SARS-CoV-2 pós-vacinação (Chen *et al.*, 2021a; He *et al.*, 2020; Lynn *et al.*, 2021).

A Figura 21.2 sintetiza as principais hipóteses e os trabalhos relacionados com o desequilíbrio bacteriano intestinal na covid-19. No próximo tópico, serão abordados os principais meios de modulação da MI como ferramenta capaz de influenciar na resposta imunológica frente à defesa ao SARS-CoV-2, nas síndromes pós-covid e na acentuação da resposta imunológica à vacinação. As intervenções capazes de modular a MI incluem desde alimentos fermentados e dietas ricas em fibras, bem como o uso de probióticos, prebióticos, simbióticos e pós-bióticos. Neste capítulo, o foco será no uso de probióticos imunomoduladores.

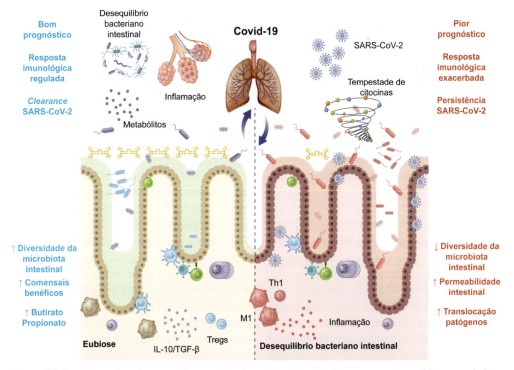

Figura 21.2 Relação da eubiose ou desequilíbrio bacteriano intestinal na resposta imunológica regulada ou exacerbada frente ao SARS-CoV-2 na covid-19 aguda. IL: interleucina; M1: macrófagos tipo 1; TGF-β: fator de crescimento transformador beta.

Modulação da microbiota intestinal na covid-19

As interações bidirecionais entre a mucosa respiratória e a MI estão envolvidas nas respostas imunológicas saudáveis ou patológicas ao SARS-CoV-2 e nas síndromes pós-covid (Donati Zeppa *et al.*, 2020; Vignesh *et al.*, 2020; Chattopadhyay; Shankar, 2021). Assim, é plausível propor que terapias adjuvantes com base na modulação da MI e no restabelecimento das condições de eubiose possam ser uma importante ferramenta para restringir as sequelas da covid-19 aguda (Bottari; Castellone; Neviani, 2021; Conte; Toraldo, 2020; Sundararaman *et al.*, 2020).

Há um número crescente de estudos avaliando o efeito da administração de probióticos na redução da incidência, duração e gravidade das infecções respiratórias virais em humanos. O potencial para o uso de probióticos é apoiado por estudos experimentais, metanálises e ensaios clínicos sobre o vírus *influenza*, rinovírus e vírus sincicial respiratório (Baud *et al.*, 2020; Luoto *et al.*, 2014; Namba *et al.*, 2010; Turner *et al.*, 2017; Waki *et al.*, 2014). Os conhecimentos sobre o eixo intestino-pulmão apontam para vantagens do uso de probióticos para a saúde pulmonar, por meio da liberação de metabólitos da fermentação para o pulmão, via corrente sanguínea (Dumas *et al.*, 2018). O uso de probióticos pode ser uma solução valiosa contra a covid-19 pela produção de metabólitos benéficos e anti-inflamatórios que podem suprimir a disseminação do vírus e a resposta inflamatória exacerbada, modulando positivamente o sistema imunológico (De Oliveira *et al.*, 2021; Ferreira; Viana; Reis, 2020). Embora os mecanismos exatos não tenham sido determinados na infecção por SARS-CoV-2, algumas cepas probióticas apresentam propriedades antivirais em outros coronavírus (Chai *et al.*, 2013; Kumar *et al.*, 2010; Liu *et al.*, 2020; Wang *et al.*, 2019).

Segundo a International Scientific Association for Probiotics and Prebiotics (ISAAP), os probióticos são definidos como "microrganismos vivos que, quando administrados em quantidades adequadas, conferem benefício à saúde do hospedeiro" (p. 2). Os probióticos podem ser encontrados em alimentos fermentados e em diversos suplementos, mas somente cepas bem definidas, com benefícios cientificamente comprovados (Hill *et al.*, 2014). O termo "prebiótico" foi cunhado em 1995 por Gibson e Roberfroid, e a definição atual é "um substrato que é seletivamente utilizado por microrganismos do hospedeiro, conferindo benefício à saúde" (p. 3), ou seja, a fibra dietética prebiótica precisa funcionar como substrato para microrganismos promotores da saúde no intestino (Gibson *et al.*, 2017). Os simbióticos são definidos como "mistura de microrganismos vivos e substratos seletivamente utilizados por microrganismos do hospedeiro e que conferem benefício à sua saúde" (Swanson *et al.*, 2020, p. 2).

Vale destacar que alimentos fermentados podem conter um número substancial de células microbianas não viáveis, particularmente após armazenamento prolongado ou após processamento, como pasteurização ou panificação. A fermentação de alimentos tem grande influência nas propriedades físicas e nos efeitos potenciais à saúde, especialmente no leite e em alimentos à base de plantas (Marco *et al.*, 2021). Muitas fermentações são mediadas por bactérias ácido láticas, que podem produzir uma variedade de estruturas celulares e metabólitos associados à saúde humana, incluindo componentes celulares, ácido lático, AGCCs e peptídeos bioativos, entre outros metabólitos. A possibilidade de que microrganismos não viáveis, seus componentes e seus metabólitos desempenhem papéis significativos para a saúde justificou o surgimento da terminologia pós-bióticos (Marco *et al.*, 2017; 2021; Wegh *et al.*, 2019; Żółkiewicz *et al.*, 2020)

O pós-biótico é definido como uma "preparação de microrganismos inanimados e/ou seus componentes que conferem benefício à saúde do hospedeiro" (Salminen *et al.*, 2021, p. 1). Podem ser células microbianas inativadas com ou sem metabólitos ou componentes celulares que contribuem para benefícios à saúde. Um pós-biótico não precisa ser derivado de um probiótico para que a versão inativada seja aceita como um pós-biótico. Vale ressaltar que metabólitos microbianos purificados não são considerados pós-bióticos (Salminen *et al.*, 2021).

Muitos estudos têm mostrado que a suplementação com probióticos desempenha importância crucial para restaurar o balanço da MI e o equilíbrio do sistema imunológico (Azad et al., 2018; La Fata; Weber; Mohajeri, 2018; Liu; Cao; Zhang, 2015; Maldonado Galdeano et al., 2019; Sánchez et al., 2017). Os probióticos podem ter dois impactos imunomoduladores diferentes no hospedeiro e podem induzir respostas imunológicas pró ou anti-inflamatórias (Azad; Sarker; Wan, 2018; Zhang; Wang; Chen, 2019). Em uma resposta imunoestimuladora, há aumento da atividade fagocítica dos macrófagos, células dendríticas e neutrófilos, além do aumento da atividade de células NK, liberação de citocinas inflamatórias e polarização Th1/Th17 na mucosa intestinal (Chiba et al., 2010; Christensen; Frøkiaer; Pestka, 2002; Jeong et al., 2019; Lee et al., 2017). Em uma resposta anti-inflamatória, algumas cepas probióticas podem induzir células Treg, via modulação de células dendríticas na mucosa intestinal, aumentando a secreção de IL-10, fator de transformação do crescimento beta (TGF-β, do inglês *transforming growth factor-beta*), imunoglobulina A (IgA) e a função de barreira (Arpaia et al., 2013; Kanmani; Kim, 2019; Zheng et al., 2014). Portanto, o conhecimento da cepa probiótica e estudos experimentais são essenciais para determinar a cepa mais adequada para atingir o objetivo terapêutico. A maioria dos microrganismos probióticos usados em alimentos ou suplementos pertence ao grupo das bactérias ácido láticas. Espécies de *Bifidobacterium*, *Lactobacillus*, *Enterococcus* e *Saccharomyces* são as mais estudadas para restaurar o equilíbrio da MI (Sánchez et al., 2017).

Os principais efeitos benéficos dos probióticos associados à saúde incluem: ação antagonista aos patógenos, inibição da adesão bacteriana e de sua capacidade de invasão no epitélio intestinal, aumento da absorção de nutrientes, acentuação da função de barreira e da secreção de muco, modulação do sistema imunológico por meio de ação anti-inflamatória, redução na hiperpermeabilidade e de doenças intestinais, além de regulação do metabolismo e do sistema nervoso central por meio de metabólitos (Fontana et al., 2013; Stavropoulou; Bezirtzoglou, 2020; Yan; Polk, 2020). Assim, uma vez que os probióticos podem modificar o equilíbrio dinâmico entre os mecanismos inflamatórios e reguladores e impactar a eliminação viral, a resposta imunológica e os danos pulmonares, seu uso pode ser crucial para amenizar/modular a síndrome do desconforto respiratório agudo e prevenir complicações graves da infecção por SARS-CoV-2 (Baud et al., 2020; Sundararaman et al., 2020).

Em modelos experimentais, algumas cepas probióticas de *Lactobacillus* estimulam a secreção de IFN-γ, IL-6, IL-4 e IL-10 nos pulmões de camundongos e acarretam a diminuição de *Streptococcus pneumoniae* e sua disseminação para a corrente sanguínea (Salva; Villena; Alvarez, 2010). Além disso, *Lactobacillus casei* aumenta os processos fagocíticos e de morte em macrófagos alveolares, expressão de IFN-γ e TNF-α, auxiliando no combate ao vírus da *influenza* (Hori et al., 2001). Em humanos, um ensaio clínico randomizado usando *Lactobacillus plantarum* DR7 mostrou redução das concentrações plasmáticas de citocinas inflamatórias, como IFN-γ e TNF-α, e aumento de IL-4 e IL-10 em adultos jovens com infecções respiratórias do trato superior (Chong et al., 2019). Dada a tempestade de citocinas observada na covid-19, essa abordagem terapêutica poderia beneficiar os pacientes por meio do restabelecimento da barreira intestinal pelo aumento da expressão de *tight junctions* (TJ, junções estreitas), bem como pelo aumento da produção de AGCCs, incluindo o butirato, que têm efeito anti-inflamatório e poderia, teoricamente, controlar a invasão do vírus SARS-CoV-2 nos colonócitos (Baud et al., 2020).

Existem vários estudos que mostram o impacto da suplementação de probióticos na prevenção de infecções do trato respiratório superior e inferior em humanos. Em uma metanálise incluindo 12 ensaios clínicos randomizados e 3.720 indivíduos, a administração de probióticos reduziu o número e a duração dos episódios de infecção do trato respiratório superior agudo, a duração do uso de antibióticos e a gravidade da doença (Hao; Dong; Wu, 2015). Os probióticos também têm sido utilizados para prevenir infecções bacterianas do trato respiratório inferior em pacientes com pneumonias graves. Duas metanálises, incluindo quase 2 mil participantes, mostraram que a suplementação com probióticos diminuiu a incidência de pneumonia associada à necessidade de ventilação mecânica (Bo *et al.*, 2014; Su *et al.*, 2020).

A senescência imunológica e a diminuição da diversidade da MI aumentam a incidência de infecções em pessoas idosas, incluindo pneumonias graves e covid-19, e podem diminuir a resposta efetiva à vacinação (Amsterdam; Ostrov, 2018; Chen *et al.*, 2021b; Pera *et al.*, 2015). Assim, a ingestão diária de alimentos fermentados, contendo probióticos, poderia melhorar o desempenho do sistema imunológico por meio da interação com a microbiota da mucosa do TGI. Em um ensaio clínico duplo-cego controlado, Guillemard *et al.* (2010) avaliaram o efeito de um produto lácteo contendo *L. casei* em 1.072 indivíduos, com idade média de 76 anos, durante 3 meses, e mostraram que os probióticos diminuíram significativamente a incidência e os episódios de infecções respiratórias superiores (Guillemard *et al.*, 2010).

Além de prevenir infecções respiratórias superiores e inferiores, os probióticos podem auxiliar no tratamento da diarreia associada à própria infecção por SARS-CoV-2 ou causada pelos antibióticos usados para tratar infecções pulmonares secundárias (Lai *et al.*, 2019; Szajewska *et al.*, 2016). Um dos fatores de risco associado à infecção por SARS-CoV-2 é a pneumonia bacteriana secundária. Em trabalhos recentes sobre covid-19, as infecções secundárias foram significativamente correlacionadas a pior prognóstico e a óbitos (Fan *et al.*, 2020). Uma metanálise realizada por Szajewska *et al.* (2019) incluiu 18 ensaios clínicos randomizados controlados, com 4.208 participantes, e mostrou que a administração oral de probióticos *Lactobacillus rhamnosus* GG foi associada à diminuição da duração de diarreia e redução no número de dias de internação (Szajewska *et al.*, 2019). Os antibióticos induzem alterações significativas no equilíbrio da MI, o que pode resultar em diarreia associada ao uso desses. Os probióticos podem prevenir essa condição por meio do reforço da barreira epitelial e restauração da eubiose. De fato, uma metanálise incluindo 33 ensaios clínicos randomizados e controlados, com 6.352 participantes, mostrou que a suplementação probiótica confere um impacto protetor na diarreia associada ao uso de antibióticos, reduzindo sua duração (Guo *et al.*, 2019).

A melhora da microecologia intestinal e do processo de eubiose com a ingestão de probióticos pode promover um sistema imunológico mais equilibrado, prevenindo respostas inflamatórias exacerbadas ou infecções secundárias (Descamps *et al.*, 2019; Hanada *et al.*, 2018; He *et al.*, 2020; Levy; Thaiss; Elinav, 2016). Além disso, algumas cepas de *Bifidobacterium*, *Lactobacillus paracasei* e *L. rhamnosus* reduzem a ocorrência de infecções respiratórias, como H1N1, H3N2 e H5N1, aumentando as respostas imunológicas à vacina (Lei *et al.*, 2010; Samuelson; Welsh; Shellito, 2015; Zelaya *et al.*, 2016). Essa melhora das interações MI-sistema imunológico de mucosa mediada por intervenções nutricionais e probióticos também pode beneficiar as respostas imunológicas à vacinação contra o vírus SARS-CoV-2 (Chen *et al.*, 2021a; Leung, 2022; Ng; Leung; Cheung, 2023; Ng *et al.*, 2022; Oh; Seo, 2023).

Diante do conhecimento atual, modificar a composição bacteriana intestinal está sendo investigada como uma possível terapia adjuvante para a covid-19 e outras doenças que acometem o trato respiratório. D'Ettorre *et al.* (2020) avaliaram o impacto dos probióticos na redução da progressão da doença em 28 indivíduos. Os sujeitos incluídos apresentaram febre, comprometimento pulmonar e necessitaram de suporte de oxigênio não invasivo. Os pacientes receberam antibióticos, tocilizumabe e hidroxicloroquina, isoladamente ou combinados, e administração de probióticos multicepas (2.400 bilhões de bactérias/dia). A formulação probiótica continha *Lactobacillus acidophilus*, *Lactobacillus helveticus*, *L. paracasei*, *L. plantarum*, *Lactobacillus brevis*, *Bifidobacterium lactis* e *Streptococcus thermophilus*. Após três dias de suplementação, todos os participantes do grupo tratado apresentaram remissão da diarreia e resolução de outros sintomas, quando comparados aos 42 controles. Após 7 dias, o grupo probiótico mostrou diminuição significativa no risco estimado de insuficiência respiratória, internações em UTI e mortalidade, apontando para a importância da regulação do eixo intestino-pulmão no controle da infecção por SARS-CoV-2 (D'ettorre et al., 2020).

Em uma metanálise, pesquisadores demonstraram que os probióticos podem representar uma alternativa para modificar o sistema imunológico e melhorar a resposta à infecção pelo SARS-CoV-2. As análises de enriquecimento e módulos funcionais mostraram que os probióticos podem exercer efeitos preventivos em relação à entrada do vírus nas células, mediada pela enzima ECA-2, além de efeitos terapêuticos, com ativação da resposta imunológica sistêmica, imunomodulação via inflamassoma, redução da migração de células imunes e infiltrado inflamatório que promovem danos pulmonares/cardiovasculares e alterações metabólicas e dos processos de coagulação (Patra et al., 2021; Nguyen et al., 2022).

No recente estudo randomizado, duplo-cego, placebo controlado de Gutiérrez-Castrellón et al. (2022), no México (NCT04517422), pacientes com covid-19 aguda sintomáticos foram alocados para utilização da fórmula probiótica (2×10^9 unidades formadoras de côloniaa [UFC]) ou placebo por 30 dias. Os probióticos continham cepas de *Lactiplantibacillus plantarum* KABP022, KABP023 e KAPB033 e *Pediococcus acidilactici* KABP021. Nenhuma hospitalização e/ou óbito ocorreu durante o ensaio clínico. A suplementação com probióticos foi bem tolerada e reduziu a carga viral na nasofaringe, os infiltrados inflamatórios no pulmão e a duração dos sintomas digestivos e não digestivos, em comparação ao grupo placebo. Não foram detectadas alterações significativas na composição da microbiota fecal entre os dois grupos, no entanto a suplementação aumentou significativamente anticorpos IgM e IgG específicos contra o SARS-CoV-2 (Gutiérrez-Castrellón et al., 2022), sugerindo que os probióticos auxiliaram na acentuação da resposta imunológica contra o patógeno.

Um ensaio clínico prospectivo randomizado foi conduzido em 162 pacientes hospitalizados com covid-19 grave recrutados ao longo de 8 meses, na Espanha. Desses pacientes, 67 receberam suplemento alimentar contendo probióticos (*Bifidobacterium* e *Lactobacillus*), prebióticos, vitamina D, zinco e selênio. O grupo tratado apresentou menor duração dos sintomas digestivos em comparação ao controle, além de menor tempo de internação (NCT04666116) (Reino-Gelardo et al., 2023).

Nesse sentido, o uso de probióticos em alimentos ou suplementos para modular positivamente a MI do hospedeiro é uma maneira atrativa para ajudar no tratamento clínico e na reversão do processo de desequilíbrio bacteriano intestinal. No entanto, outras estratégias destinadas a modular a MI na covid-19 precisam de mais investigações, especialmente em ensaios clínicos randomizados, duplos-cegos e controlados, incluindo coortes maiores em diferentes idades e cursos da doença (Villena; Kitazawa, 2020). Ademais, não são todos os probióticos que devem ser usados para conter infecções respiratórias, e as variações dos estudos incluem diferenças em cepas específicas, duração da suplementação, formas de administração, doses e tempos de acompanhamento (Baud et al., 2020; Villena; Kitazawa, 2020). Finalmente, como a covid-19 é essencialmente uma doença inflamatória imunomediada, a influência da MI no eixo intestino-pulmão por meio do uso de probióticos pode representar importante ferramenta adjuvante no controle da inflamação exacerbada que culmina na gravidade da doença e no pior prognóstico. A Tabela 21.1 resume os principais ensaios clínicos em andamento visando a modulação da MI em pacientes com covid-19 aguda e nas síndromes pós-covid.

Considerações finais

As superfícies mucosas, como nos pulmões e no intestino, desempenham papel essencial na modulação das respostas imunológicas, combatendo microrganismos patogênicos e evitando inflamações excessivas ou danos aos tecidos. Esse ajuste fino da imunidade local também depende do equilíbrio da microbiota local; dessa maneira,

Tabela 21.1 Ensaios clínicos em andamento avaliando a eficácia de moduladores da microbiota intestinal em pacientes com covid-19 aguda e na covid longa (ClinicalTrials.gov).

Registro	Desenho	Objetivo	Casuística	Intervenção	Duração	Nº de participantes
NCT05911022 (Egito)	Randomizado, duplo-cego, placebo-controlado	Avaliar a duração dos sintomas e a progressão da doença	Pacientes com covid-19 aguda leve a moderada (18 a 64 anos)	Lactobacillus acidophilus	Oral 1 sachê, 1 vez/dia por 2 semanas	150
NCT05080244 (Canadá)	Randomizado, duplo-cego, placebo-controlado	Avaliar o efeito do uso durante fase aguda para prevenção da covid longa	Pacientes com covid-19 aguda (≥ 18 anos)	2 cepas probióticas (1×10^9 UFC)	Oral 2 cápsulas, 1 vez/dia por 10 dias 1 cápsula, 1 vez/dia por + 15 dias	618
NCT04621071 (Canadá)	Randomizado, duplo-cego, placebo-controlado	Avaliar o efeito na duração dos sintomas em pacientes em isolamento domiciliar	Pacientes com covid-19 aguda (≥ 18 anos)	2 cepas probióticas (1×10^9 UFC)	Oral 1 cápsula, 1 vez/dia por 25 dias	17
NCT05474144 (Tchéquia)	Randomizado, duplo-cego, placebo-controlado	Avaliar o efeito do uso em pacientes com evolução para casos graves	Pacientes com covid-19 aguda (18 a 85 anos)	SmartProbio C 19 cepas probióticas de Lactobacillus Bifidobacterium Streptococcus thermophilus + inulina	Oral 1 cápsula (25bi UFC), 2 vezes/dia por 2 semanas	83
NCT04877704 (Reino Unido)	Randomizado, duplo-cego, placebo-controlado	Avaliar o efeito de múltiplas cepas em pacientes hospitalizados	Pacientes com covid-19 internados (18 a 85 anos)	Symprove Probióticos múltiplas cepas	Oral 1 vez/dia por 3 meses	60
NCT04907877 (Ucrânia)	Randomizado, duplo-cego, placebo-controlado	Avaliar o efeito na recuperação e na resposta imunológica ao SARS-CoV-2	Pacientes com covid-19 aguda (18 a 65 anos)	NordBiotic ImmunoVir Bifidobacterium Lactobacillus	Oral 1 cápsula, 1 vez/dia por 28 dias	70
NCT04937556 (Espanha)	Randomizado, duplo-cego, placebo-controlado	Avaliar o efeito na resposta imunológica em pacientes com covid-19	Pacientes com covid-19 (18 a 65 anos)	Lactobacillus salivarius (1×10^9 UFC) + vitamina D + Zinco	Oral 1 cápsula, 1 vez/dia por 28 dias	41

NCT04734886 (Suécia)	Randomizado, duplo-cego, placebo-controlado	Avaliar o efeito da suplementação na resposta de anticorpos específicos contra SARS-CoV-2	Pacientes com covid-19 (18 a 60 anos)	*Lactobacillus reuteri* DSM 17938 (1 × 10⁸ UFC) + vitamina D₃	Oral 2 cápsulas, 1 vez/dia por 6 meses	161
NCT04941703 (EUA)	Randomizado, duplo-cego, placebo-controlado	Avaliar o efeito em pacientes hospitalizados com covid-19	Pacientes com covid-19 internados (18 a 99 anos)	Probióticos + 296 mℓ citrato de magnésio	Oral 2 cápsulas, 2 vezes/dia por 6 dias até alta hospitalar	23
NCT05043376 (Paquistão)	Randomizado, *open-label*, controlado	Avaliar o efeito em pacientes hospitalizados com covid-19 (exclusão UTI)	Pacientes com covid-19 internados, casos leves a moderados (≥ 18 anos)	BLIS K12 *Streptococcus salivarius* K12	Oral 2 tabletes, 1 vez/dia por 14 dias	50
NCT05175833 (Brasil)	Randomizado, duplo-cego, placebo-controlado	Avaliar o efeito na prevenção de pneumonias bacterianas secundárias à covid-19	Pacientes com covid-19 internados, casos graves (≥ 18 anos)	*Streptococcus salivarius* K12 (2 × 10⁹ UFC) *Lactobacillus brevis* CD2 (4 × 10⁹ UFC)	Oral Gel a cada 8 h por 7 dias	70
NCT04756466 (Espanha)	Randomizado, duplo-cego, placebo-controlado, multicêntrico	Avaliar o efeito na incidência e na gravidade da covid-19 em idosos em casas de repouso	Pacientes com covid-19 (≥ 60 anos)	Probióticos Cepas de *Lactobacillus* (3 × 10⁹ UFC)	Oral 1 cápsula, 1 vez/dia por 3 meses	201
NCT04458519 (Canadá)	Estudo prospectivo randomizado, simples-cego	Avaliar o efeito na gravidade dos sintomas de pacientes não hospitalizados	Pacientes com covid-19, casos leves a moderados (18 a 59 anos)	*Lactococcus lactis* W136, (2,4 × 10⁹ UFC)	Intranasal 2 vezes/dia por 14 dias	40

(continua)

Tabela 21.1 Ensaios clínicos em andamento avaliando a eficácia de moduladores da microbiota intestinal em pacientes com covid-19 aguda e na covid longa (ClinicalTrials.gov). *(Continuação)*

Registro	Desenho	Objetivo	Casuística	Intervenção	Duração	Nº de participantes
NCT05781945 (Itália)	Randomizado, duplo-cego, placebo-controlado	Avaliar a eficácia na redução de calprotectina fecal, proteína c reativa, suporte de oxigênio na pneumonia por covid-19	Pacientes com covid-19 (≥ 18 anos)	Lactibiane – 3 cepas *Bifidobacterium* LA 304 *Lactobacillus* LA 302/LA 201	Oral 10 dias	80
NCT04950803 (Hong Kong)	Randomizado, duplo-cego, placebo-controlado	Avaliar o efeito na microbiota, na resposta imunológica e na redução de complicações a longo prazo da covid-19	Pacientes pós-covid (≥ 18 anos)	Fórmula SIM01 3 cepas de *Bifidobacterium* (10×10^9 UFC)	Oral 1 sachê, 1 vez/dia por 3 meses	280
NCT04847349 (EUA)	Estudo-piloto, randomizado, duplo-cego, placebo-controlado	Avaliar o efeito na estimulação da resposta imunológica em pacientes previamente infectados pelo SARS-CoV-2	Pacientes pós-covid sem vacina (18 a 60 anos)	Combinação de cepas probióticas OL-1 dose padrão e altas doses	Oral 1 cápsula, 1 vez/dia por 21 dias	20
NCT04813718 (Austria)	Randomizado, duplo-cego, placebo-controlado	Avaliar o efeito nas manifestações clínicas e nos marcadores inflamatórios	Pacientes pós-covid ≥ 18 anos	Synbiotic Omni-Biotic Pro Vi 5 cepas probióticas	Oral 1 sachê, 1 vez/dia por 6 meses	80
NCT05227170 (EUA)	Randomizado, duplo-cego, placebo-controlado	Avaliar o efeito nas funções vasculares e na melhora após 30 a 180 dias após resolução da covid-19 aguda	Pacientes com sequelas pós-covid (PASC) (18 a 89 anos)	Lp299v *Lactobacillus plantarum* 299v (20×10^9 UFC)	Oral 2 cápsulas, 1 vez/dia por 8 semanas	80
NCT04922918 (Espanha)	Randomizado, open-label controlado	Avaliar o efeito nas funções cognitivas, no status nutricional e nos marcadores inflamatórios na covid-19	Pacientes com covid-19 em casas de repouso (74 a 98 anos)	Leite fermentado contendo *Ligilactobacillus salivarius* MP101 (> 1×10^9 UFC)	Oral 1 vez/dia por 4 meses	25

Capítulo 21 • Microbiota Intestinal, Covid-19 e Potenciais Intervenções

NCT05813899 (China)	Randomizado, duplo-cego, placebo-controlado	Avaliar o efeito nos sintomas, no cortisol e nos marcadores inflamatórios em pacientes com covid longa	Pacientes pós-covid (20 a 65 anos)	*Lactobacillus paracasei* PS23 tratados termicamente	Oral 2 cápsulas, 1 vez/dia por 6 semanas	120
NCT04390477 (Espanha)	Estudo prospectivo, caso-controle, randomizado, *open-label*	Avaliar o efeito nos sintomas, tempo de internação e *clearance* do SARS-CoV-2	Pacientes com covid-19, casos moderados a graves (≥ 18 anos)	Cepa probiótica não informada (1×10^9 UFC)	Oral 1 cápsula, 1 vez/dia por 30 dias	40
NCT04420676 (Áustria)	Randomizado, duplo-cego, placebo-controlado	Avaliar o efeito simbiótico na inflamação intestinal, diarreia, nos sintomas gastrointestinais e na gravidade da covid-19	Pacientes com covid-19 (≥ 18 anos)	Omnibiotic AAD *Bifidobacterium* W23/W51 *Enterococcus faecium* W54 *Lactobacillus* W37/W24 W55/W20/W1 W62/W71 Inulina + FOS	Oral 1 cápsula, 2 vezes/dia por 30 dias	30
NCT04793997 (Bélgica)	Randomizado, duplo-cego, placebo-controlado	Avaliar o efeito na redução de sintomas nas formas leve e moderada e na transmissão do vírus na família	Pacientes com covid-19 (18 a 65 anos)	Probióticos 3 cepas de *Lactobacillus*	*Spray* oral 1 vez/dia por 2 semanas	150
NCT04366089 (Itália)	Estudo prospectivo, randomizado, simples-cego	Avaliar o efeito na progressão da doença e na hospitalização em UTI	Pacientes com covid-19 (≥ 18 anos)	Múltiplas cepas *B. lactis* DSM 32246/32247, *Lactobacillus* DSM 32241/DSM 3242/DSM 3243/DSM 3244/DSM 27961 (2×10^9 UFC)	Oral 6 sachês, 2 vezes/dia por 7 dias	152

(continua)

Tabela 21.1 Ensaios clínicos em andamento avaliando a eficácia de moduladores da microbiota intestinal em pacientes com covid-19 aguda e na covid longa (ClinicalTrials.gov). *(Continuação)*

Registro	Desenho	Objetivo	Casuística	Intervenção	Duração	Nº de participantes
NCT04462627 (Bélgica)	Estudo não randomizado, open-label	Avaliar o efeito na transmissão de covid-19 entre os profissionais da linha de frente	Pacientes com covid-19 e controles (≥ 18 anos)	*Lactobacillus acidophilus* NCFM + *B. lactis* Bi-07 (12,5 × 10⁹ UFC)	Oral 4 dias	500
NCT05629975 (China)	Randomizado, duplo-cego, placebo-controlado	Avaliar o efeito em parâmetros bioquímicos em pacientes idosos	Pacientes com covid-19, casos leves a moderados (60 a 90 anos)	Probióticos *Clostridium butyricum Bifidobacterium* + vitaminas + minerais + fibras dietéticas + polifenois + ômega 3 e aminoácidos	Oral 1 sachê, 1 vez/dia por 14 dias	150
NCT04507867 (México)	Randomizado, placebo-controlado, simples-cego	Avaliar o efeito na redução de complicações na covid-19 e em comorbidades	Pacientes com covid-19 internados (30 a 75 anos)	Probióticos *Saccharomyces boulardii* CNCM I-745 + vitaminas + minerais	Oral 1 cápsula, 2 vezes/dia por 6 dias	80

uma quebra na tolerância da mucosa, associada a uma condição de desequilíbrio bacteriano intestinal, pode favorecer o estabelecimento e a progressão de infecções, como a causada pelo vírus SARS-CoV-2. Além disso, como na covid-19 as mucosas respiratória e gastrointestinal são afetadas, com alterações relevantes na microbiota local e na inflamação, é plausível supor que terapias adjuvantes com base na modulação do eixo intestino-pulmão e restabelecimento da eubiose possam ser uma importante abordagem terapêutica para conter as consequências nocivas da covid-19 aguda. No entanto, ainda são necessários mais estudos para desvendar a eficácia dessas intervenções para modulação da MI, especialmente em casos graves de covid-19 e, agora, nas síndromes pós covid-19.

Referências bibliográficas

ABT, M. C. et al. Commensal bacteria calibrate the activation threshold of innate antiviral immunity. **Immunity**, v. 37, n. 1, p. 58-170, 2012.

AHN, J. H. et al. Nasal ciliated cells are primary targets for SARS-CoV-2 replication in the early stage of covid-19. **The Journal of Clinical Investigation**, v. 131, n. 13, p. 148517, 2021.

ALLALI, I. et al. Gut-Lung Axis in Covid-19. **Interdisciplinary Perspectives on Infectious Diseases**, v. 2021, p. 6655380, 2021.

AMSTERDAM, D.; OSTROV, B. E. The Impact of the Microbiome on Immunosenescence. **Immunological Investigations**, v. 47, n. 8, p. 801-811, 2018.

ANWAR, F. et al. Antiviral effects of probiotic metabolites on covid-19. **Journal of Biomolecular Structure & Dynamics**, v. 39, n. 11, p. 4175-4184, 2021.

ARPAIA, N. et al. Metabolites produced by commensal bacteria promote peripheral regulatory T-cell generation. **Nature**, v. 504, n. 7480, p. 451-455, 2013.

ASHIQUE, S. et al. Short Chain Fatty Acids: Fundamental mediators of the gut-lung axis and their involvement in pulmonary diseases. **Chemico-Biological Interactions**, v. 368, p. 110231, 2022.

AZAD, M. A. K.; SARKER, M.; WAN, D. Immunomodulatory effects of probiotics on cytokine profiles. **BioMed Research International**, v. 2018, n. 1, p. 8063647, 2018.

BASTARD, P. et al. Autoantibodies neutralizing type I IFNs are present in ~4% of uninfected individuals over 70 years old and account for ~20% of covid-19 deaths. **Science Immunology**, v. 6, n. 62, p. eabl4340, 2021.

BAUD, D. et al. Using Probiotics to Flatten the Curve of Coronavirus Disease Covid-2019 Pandemic. **Frontiers in Public Health**, v. 8, p. 186, 2020.

BO, L. et al. Probiotics for preventing ventilator-associated pneumonia. **The Cochrane Database of Systematic Reviews**, n. 10, p. CD009066, 2014.

BOTTARI, B.; CASTELLONE, V.; NEVIANI, E. Probiotics and COVID-19. **International Journal of Food Sciences and Nutrition**, v. 72, n. 3, p. 293-299, 2021.

BRADLEY, K. C. et al. Microbiota-Driven Tonic Interferon Signals in Lung Stromal Cells Protect from Influenza Virus Infection. **Cell Reports**, v. 28, n. 1, p. 245-256. e4, 2019.

BRASIL. Ministério da Saúde. **Coronavírus Brasil**. Disponível em: https://covid.saude.gov.br/. Acesso em: 12 jul. 2024.

BRODIN, P. Immune determinants of covid-19 disease presentation and severity. **Nature Medicine**, v. 27, n. 1, p. 28-33, 2021.

BROWN, E. M.; KENNY, D. J.; XAVIER, R. J. Gut Microbiota Regulation of T Cells During Inflammation and Autoimmunity. **Annual Review of Immunology**, v. 37, p. 599-624, 2019.

BUDDEN, K. F. et al. Emerging pathogenic links between microbiota and the gut-lung axis. **Nature Reviews Microbiology**, v. 15, n. 1, p. 55-63, 2017.

BUDDING, A. et al. **An Age Dependent Pharyngeal Microbiota Signature Associated with SARS-CoV-2 Infection**. Rochester, NY: Social Science Research Network, 2020. Disponível em: https://papers.ssrn.com/abstract=3582780. Acesso em: 11 set. 2020.

CHAI, W. et al. Antiviral effects of a probiotic Enterococcus faecium strain against transmissible gastroenteritis coronavirus. **Archives of Virology**, v. 158, n. 4, p. 799-807, 2013.

CHATTOPADHYAY, I.; SHANKAR, E. M. SARS-CoV-2-indigenous microbiota nexus: does gut microbiota contribute to inflammation and disease severity in COVID-19? **Frontiers in Cellular and Infection Microbiology**, v. 11, p. 590874, 2021.

CHEN, J. et al. The intestinal microbiota and improving the efficacy of covid-19 vaccinations. **Journal of Functional Foods**, v. 87, p. 104850, 2021a.

CHEN, Y. et al. Aging in Covid-19: Vulnerability, immunity and intervention. **Ageing Research Reviews**, v. 65, p. 101205, 2021b.

CHEN, Y. et al. Six-month follow-up of gut microbiota richness in patients with covid-19. **Gut**, v. 71, n. 1, p. 222-225, 2022.

CHEN, Z.; JOHN WHERRY, E. T cell responses in patients with covid-19. **Nature Reviews Immunology**, v. 20, n. 9, p. 529-536, 2020.

CHIBA, Y. et al. Well-controlled proinflammatory cytokine responses of Peyer's patch cells to probiotic Lactobacillus casei. **Immunology**, v. 130, n. 3, p. 352-362, 2010.

CHONG, H.-X. et al. Lactobacillus plantarum DR7 improved upper respiratory tract infections via enhancing immune and inflammatory parameters: A randomized, double-blind, placebo-controlled study. **Journal of Dairy Science**, v. 102, n. 6, p. 4783-4797, 2019.

CHRISTENSEN, H. R.; FRØKIAER, H.; PESTKA, J. J. Lactobacilli differentially modulate expression of cytokines and maturation surface markers in murine dendritic cells. **Journal of Immunology (Baltimore, Md.: 1950)**, v. 168, n. 1, p. 171-178, 2002.

CHUNXI, L. et al. The Gut Microbiota and Respiratory Diseases: New Evidence. **Journal of Immunology Research**, v. 2020, p. 2340670, 2020.

CLARKE, T. B. et al. Recognition of peptidoglycan from the microbiota by Nod1 enhances systemic innate immunity. **Nature Medicine**, v. 16, n. 2, p. 228-231, 2010.

CONTE, L.; TORALDO, D. M. Targeting the gut–lung microbiota axis by means of a high-fibre diet and probiotics may have anti-inflammatory effects in COVID-19 infection. **Therapeutic Advances in Respiratory Disease**, v. 14, p. 1753466620937170, 2020.

CUI, G.-Y. et al. Characterization of oral and gut microbiome and plasma metabolomics in covid-19 patients after 1-year follow-up. **Military Medical Research**, v. 9, n. 1, p. 32, 2022.

DANG, A. T.; MARSLAND, B. J. Microbes, metabolites, and the gut-lung axis. **Mucosal Immunology**, v. 12, n. 4, p. 843-850, 2019.

DAVIS, H. E. et al. Long Covid: major findings, mechanisms and recommendations. **Nature Reviews Microbiology**, v. 21, n. 3, p. 133-146, 2023.

DE OLIVEIRA, G. L. V. et al. Microbiota Modulation of the Gut-Lung Axis in Covid-19. **Frontiers in Immunology**, v. 12, p. 635471, 2021.

DE, R.; DUTTA, S. Role of the Microbiome in the Pathogenesis of covid-19. **Frontiers in Cellular and Infection Microbiology**, v. 12, p. 736397, 2022.

DERESCHUK, K. et al. Identification of Lung and Blood Microbiota Implicated in Covid-19 Prognosis. **Cells**, v. 10, n. 6, p. 1452, 2021.

DESCAMPS, H. C. et al. The path toward using microbial metabolites as therapies. **EBioMedicine**, v. 44, p. 747-754, 2019.

D'ETTORRE, G. et al. Challenges in the Management of SARS-CoV2 Infection: The Role of Oral Bacteriotherapy as Complementary Therapeutic Strategy to Avoid the Progression of Covid-19. **Frontiers in Medicine**, v. 7, p. 389, 2020.

DIAMOND, M. S.; KANNEGANTI, T.-D. Innate immunity: the first line of defense against SARS-CoV-2. **Nature Immunology**, v. 23, n. 2, p. 165-176, 2022.

DONATI ZEPPA, S. et al. Gut microbiota status in COVID-19: an unrecognized player?. **Frontiers in Cellular and Infection Microbiology**, v. 10, p. 576551, 2020.

DUMAS, A. et al. The role of the lung microbiota and the gut–lung axis in respiratory infectious diseases. **Cellular Microbiology**, v. 20, n. 12, p. e12966, 2018.

FAN, J. et al. The lung tissue microbiota features of 20 deceased patients with covid-19. **The Journal of Infection**, v. 81, n. 3, p. e64–e67, 2020.

FARSI, Y. et al. Diagnostic, Prognostic, and Therapeutic Roles of Gut Microbiota in Covid-19: A Comprehensive Systematic Review. **Frontiers in Cellular and Infection Microbiology**, v. 12, p. 804644, 2022.

FERREIRA, C.; VIANA, S. D.; REIS, F. Gut Microbiota Dysbiosis-Immune Hyperresponse-Inflammation Triad in Coronavirus Disease 2019 (covid-19): Impact of Pharmacological and Nutraceutical Approaches. **Microorganisms**, v. 8, n. 10, p. E1514, 2020.

FERREIRA-JUNIOR, A. S. et al. Detection of intestinal dysbiosis in post-COVID-19 patients one to eight months after acute disease resolution. **International Journal of Environmental Research and Public Health**, v. 19, n. 16, p. 10189, 2022.

FONTANA, L. et al. Sources, isolation, characterisation and evaluation of probiotics. **British Journal of Nutrition**, v. 109, n. S2, p. S35-S50, 2013.

GANAL, S. C. et al. Priming of natural killer cells by nonmucosal mononuclear phagocytes requires instructive signals from commensal microbiota. **Immunity**, v. 37, n. 1, p. 171-186, 2012.

GHARAJEH, N. H. et al. Gut Microbiota might act as a potential therapeutic pathway in covid-19. **Current Pharmaceutical Biotechnology**, 2022.

GIBSON, G. R. et al. Expert consensus document: The International Scientific Association for Probiotics and Prebiotics (ISAPP) consensus statement on the definition and scope of prebiotics. **Nature Reviews Gastroenterology & Hepatology**, v. 14, n. 8, p. 491-502, 2017.

GIBSON, G. R.; ROBERFROID, M. B. Dietary modulation of the human colonic microbiota: introducing the concept of prebiotics. **The Journal of Nutrition**, v. 125, n. 6, p. 1401-1412, 1995.

GRAYSON, M. H. et al. Intestinal Microbiota Disruption Reduces Regulatory T Cells and Increases Respiratory Viral Infection Mortality Through Increased IFNγ Production. **Frontiers in Immunology**, v. 9, p. 1587, 2018.

GU, S. et al. Alterations of the Gut Microbiota in Patients with Covid-19 or H1N1 Influenza. **Clinical Infectious**

Diseases: An Official Publication of the Infectious Diseases Society of America, 2020.

GUILLEMARD, E. et al. Consumption of a fermented dairy product containing the probiotic Lactobacillus casei DN-114001 reduces the duration of respiratory infections in the elderly in a randomised controlled trial. **The British Journal of Nutrition**, v. 103, n. 1, p. 58-68, 2010.

GUO, Q. et al. Probiotics for the prevention of pediatric antibiotic-associated diarrhea. **Cochrane Database of Systematic Reviews**, n. 4, 2019.

GUPTA, A. et al. Extrapulmonary manifestations of COVID-19. **Nature Medicine**, v. 26, n. 7, p. 1017-1032, 2020b.

GUPTA, S. et al. Persistent viral shedding of SARS-CoV-2 in faeces – a rapid review. **Colorectal Disease: The Official Journal of the Association of Coloproctology of Great Britain and Ireland**, v. 22, n. 6, p. 611-620, 2020a.

GUTIÉRREZ-CASTRELLÓN, P. et al. Probiotic improves symptomatic and viral clearance in Covid19 outpatients: a randomized, quadruple-blinded, placebo-controlled trial. **Gut Microbes**, v. 14, n. 1, p. 2018899, 2022.

HAAK, B. W. et al. Impact of gut colonization with butyrate-producing microbiota on respiratory viral infection following allo-HCT. **Blood**, v. 131, n. 26, p. 2978-2986, 2018.

HADJADJ, J. et al. Impaired type I interferon activity and exacerbated inflammatory responses in severe Covid-19 patients. **medRxiv**, p. 2020.04.19.20068015, 2020.

HALPIN, S.; O'CONNOR, R.; SIVAN, M. Long Covid and chronic Covid syndromes. **Journal of Medical Virology**, v. 93, n. 3, p. 1242-1243, 2021.

HANADA, S. et al. Respiratory Viral Infection-Induced Microbiome Alterations and Secondary Bacterial Pneumonia. **Frontiers in Immunology**, v. 9, p. 2640, 2018.

HAO, Q.; DONG, B. R.; WU, T. Probiotics for preventing acute upper respiratory tract infections. **The Cochrane Database of Systematic Reviews**, n. 2, p. CD006895, 2015.

HE, L.-H. et al. Intestinal Flora as a Potential Strategy to Fight SARS-CoV-2 Infection. **Frontiers in Microbiology**, v. 11, p. 1388, 2020.

HILL, C. et al. Activity of cecropin P1 and FA-LL-37 against urogenital microflora. **Nature Reviews Gastroenterology and Hepatology**, v. 11, n. 8, p. 506, 2014.

HILL, C. et al. Expert consensus document. The International Scientific Association for Probiotics and Prebiotics consensus statement on the scope and appropriate use of the term probiotic. **Nature Reviews Gastroenterology & Hepatology**, v. 11, n. 8, p. 506-514, 2014.

HOFFMANN, M. et al. SARS-CoV-2 Cell Entry Depends on ACE2 and TMPRSS2 and Is Blocked by a Clinically Proven Protease Inhibitor. **Cell**, v. 181, n. 2, p. 271-280.e8, 2020.

HORI, T. et al. Effect of intranasal administration of Lactobacillus casei Shirota on influenza virus infection of upper respiratory tract in mice. **Clinical and Diagnostic Laboratory Immunology**, v. 8, n. 3, p. 593-597, 2001.

HOU, Y. J. et al. SARS-CoV-2 Reverse Genetics Reveals a Variable Infection Gradient in the Respiratory Tract. **Cell**, v. 182, n. 2, p. 42946.e14, 2020.

ICHINOHE, T. et al. Microbiota regulates immune defense against respiratory tract influenza A virus infection. **Proceedings of the National Academy of Sciences of the United States of America**, v. 108, n. 13, p. 5354-5359, 2011.

JAMILLOUX, Y. et al. Should we stimulate or suppress immune responses in covid-19? Cytokine and anti-cytokine interventions. **Autoimmunity Reviews**, v. 19, n. 7, p. 102567, 2020.

JEONG, M. et al. Heat-Killed Lactobacillus plantarum KCTC 13314BP Enhances Phagocytic Activity and Immunomodulatory Effects Via Activation of MAPK and STAT3 Pathways. **Journal of Microbiology and Biotechnology**, v. 29, n. 8, p. 1248-1254, 2019.

KANEKO, N. et al. Loss of Bcl-6-Expressing T Follicular Helper Cells and Germinal Centers in covid-19. **Cell**, v. 183, n. 1, p. 143-157.e13, 2020.

KANMANI, P.; KIM, H. Functional capabilities of probiotic strains on attenuation of intestinal epithelial cell inflammatory response induced by TLR4 stimuli. **BioFactors (Oxford, England)**, v. 45, n. 2, p. 223-235, 2019.

KARKI, R. et al. Synergism of TNF-α and IFN-γ Triggers Inflammatory Cell Death, Tissue Damage, and Mortality in SARS-CoV-2 Infection and Cytokine Shock Syndromes. **Cell**, v. 184, n. 1, p. 149-168.e17, 2021.

KAYESH, M. E. H.; KOHARA, M.; TSUKIYAMA-KOHARA, K. An Overview of Recent Insights into the Response of TLR to SARS-CoV-2 Infection and the Potential of TLR Agonists as SARS-CoV-2 Vaccine Adjuvants. **Viruses**, v. 13, n. 11, p. 2302, 2021.

KHAN, M. et al. Visualizing in deceased covid-19 patients how SARS-CoV-2 attacks the respiratory and olfactory mucosae but spares the olfactory bulb. **Cell**, v. 184, n. 24, p. 5932-5949.e15, 2021.

KHANMOHAMMADI, S.; REZAEI, N. Role of Toll-like receptors in the pathogenesis of COVID-19. **Journal of Medical Virology**, v. 93, n. 5, p. 2735-2739, 2021.

KITAZAWA, H.; VILLENA, J. Modulation of Respiratory TLR3-Anti-Viral Response by Probiotic Microorganisms: Lessons Learned from Lactobacillus rhamnosus CRL1505. **Frontiers in Immunology**, v. 5, p. 201, 2014.

KUMAR, R. V. J. et al. Putative probiotic Lactobacillus spp. from porcine gastrointestinal tract inhibit transmissible gastroenteritis coronavirus and enteric bacterial pathogens. **Tropical Animal Health and Production**, v. 42, n. 8, p. 1855-1860, 2010.

LA FATA, G.; WEBER, P.; MOHAJERI, M. H. Probiotics and the gut immune system: indirect regulation. **Probiotics and Antimicrobial Proteins**, v. 10, p. 11-21, 2018.

LAI, H.-H. *et al*. Probiotic Lactobacillus casei: Effective for Managing Childhood Diarrhea by Altering Gut Microbiota and Attenuating Fecal Inflammatory Markers. **Nutrients**, v. 11, n. 5, 2019.

LAING, A. G. *et al*. A dynamic covid-19 immune signature includes associations with poor prognosis. **Nature Medicine**, v. 26, n. 10, p. 1623-1635, 2020.

LAMERS, M. M.; HAAGMANS, B. L. SARS-CoV-2 pathogenesis. **Nature Reviews Microbiology**, v. 20, n. 5, p. 270-284, 2022.

LEE, A. *et al*. Consumption of Dairy Yogurt Containing Lactobacillus paracasei ssp. paracasei, Bifidobacterium animalis ssp. lactis and Heat-Treated Lactobacillus plantarum Improves Immune Function Including Natural Killer Cell Activity. **Nutrients**, v. 9, n. 6, 2017.

LEI, H. *et al*. Immunoprotection against influenza H5N1 virus by oral administration of enteric-coated recombinant Lactococcus lactis mini-capsules. **Virology**, v. 407, n. 2, p. 319-324, 2010.

LEUNG, J. S. M. Interaction between gut microbiota and covid-19 and its vaccines. **World Journal of Gastroenterology**, v. 28, n. 40, p. 5801-5806, 2022.

LEVY, M.; THAISS, C. A.; ELINAV, E. Metabolites: messengers between the microbiota and the immune system. **Genes & Development**, v. 30, n. 14, p. 1589-1597, 2016.

LIU, Q. *et al*. Gut microbiota dynamics in a prospective cohort of patients with post-acute covid-19 syndrome. **Gut**, v. 71, n. 3, p. 544-552, 2022.

LIU, Y.-S. *et al*. Surface-Displayed Porcine IFN-λ3 in Lactobacillus plantarum Inhibits Porcine Enteric Coronavirus Infection of Porcine Intestinal Epithelial Cells. **Journal of Microbiology and Biotechnology**, v. 30, n. 4, p. 515-525, 2020.

LIU, X.; CAO, S.; ZHANG, X. Modulation of gut microbiota–brain axis by probiotics, prebiotics, and diet. **Journal of Agricultural and Food Chemistry**, v. 63, n. 36, p. 7885-7895, 2015.

LOPEZ, J. *et al*. Early nasal type I IFN immunity against SARS-CoV-2 is compromised in patients with autoantibodies against type I IFNs. **The Journal of Experimental Medicine**, v. 218, n. 10, p. e20211211, 2021.

LUCAS, C. *et al*. Longitudinal analyses reveal immunological misfiring in severe covid-19. **Nature**, v. 584, n. 7821, p. 463-469, 2020.

LUOTO, R. *et al*. Prebiotic and probiotic supplementation prevents rhinovirus infections in preterm infants: a randomized, placebo-controlled trial. **The Journal of Allergy and Clinical Immunology**, v. 133, n. 2, p. 405-413, 2014.

LYNN, D. J. *et al*. Modulation of immune responses to vaccination by the microbiota: implications and potential mechanisms. **Nature Reviews Immunology**, 2021.

MA, S. *et al*. Metagenomic analysis reveals oropharyngeal microbiota alterations in patients with covid-19. **Signal Transduction and Targeted Therapy**, v. 6, n. 1, p. 191, 2021.

MAEDA, Y. *et al*. Longitudinal alterations of the gut mycobiota and microbiota on covid-19 severity. **BMC infectious diseases**, v. 22, n. 1, p. 572, 2022.

MAHMOODPOOR, A.; SHAMEKH, A.; SANAIE, S. Gut microbial signature and gut-lung axis: A possible role in the therapy of covid-19. **BioImpacts: BI**, v. 12, n. 2, p. 175-177, 2022.

MALDONADO GALDEANO, C. *et al*. Beneficial effects of probiotic consumption on the immune system. **Annals of Nutrition and Metabolism**, v. 74, n. 2, p. 115-124, 2019.

MARCO, M. L. *et al*. Health benefits of fermented foods: microbiota and beyond. **Current Opinion in Biotechnology**, v. 44, p. 94-102, 2017.

MARCO, M. L. *et al*. The International Scientific Association for Probiotics and Prebiotics (ISAPP) consensus statement on fermented foods. **Nature Reviews Gastroenterology & Hepatology**, v. 18, n. 3, p. 196-208, 2021.

MERAD, M.; MARTIN, J. C. Pathological inflammation in patients with Covid-19: a key role for monocytes and macrophages. **Nature Reviews Immunology**, v. 20, n. 6, p. 355-362, 2020.

MERENSTEIN, C. *et al*. Signatures of Covid-19 Severity and Immune Response in the Respiratory Tract Microbiome. **mBio**, v. 12, n. 4, p. e0177721, 2021.

MESORACA, A. *et al*. Evaluation of SARS-CoV-2 viral RNA in fecal samples. **Virology Journal**, v. 17, n. 1, p. 86, 2020.

MIZUTANI, T. *et al*. Correlation Analysis between Gut Microbiota Alterations and the Cytokine Response in Patients with Coronavirus Disease during Hospitalization. **Microbiology Spectrum**, v. 10, n. 2, p. e0168921, 2022.

MONTANI, D. *et al*. Post-acute Covid-19 syndrome. **European Respiratory Review: An Official Journal of the European Respiratory Society**, v. 31, n. 163, p. 210185, 2022.

MOREIRA-ROSÁRIO, A. *et al*. Gut Microbiota Diversity and C-Reactive Protein Are Predictors of Disease Severity in Covid-19 Patients. **Frontiers in Microbiology**, v. 12, p. 705020, 2021.

MYKYTYN, A. Z. *et al*. SARS-CoV-2 entry into human airway organoids is serine protease-mediated and facilitated by the multibasic cleavage site. **eLife**, v. 10, p. e64508, 2021.

NAGATA, N. *et al*. Human Gut Microbiota and Its Metabolites Impact Immune Responses in Covid-19 and Its Complications. **Gastroenterology**, v. 164, n. 2, p. 272-288, 2023.

NAMBA, K. *et al*. Effects of Bifidobacterium longum BB536 administration on influenza infection, influenza vaccine antibody titer, and cell-mediated immunity in the elderly. **Bioscience, Biotechnology, and Biochemistry**, v. 74, n. 5, p. 939-945, 2010.

NELEMANS, T.; KIKKERT, M. Viral Innate Immune Evasion and the Pathogenesis of Emerging RNA Virus Infections. **Viruses**, v. 11, n. 10, 2019.

NEYT, K.; LAMBRECHT, B. N. The role of lung dendritic cell subsets in immunity to respiratory viruses. **Immunological Reviews**, v. 255, n. 1, p. 57-67, 2013.

NG, H. Y.; LEUNG, W. K.; CHEUNG, K. S. Association between Gut Microbiota and SARS-CoV-2 Infection and Vaccine Immunogenicity. **Microorganisms**, v. 11, n. 2, p. 452, 2023.

NG, S. C. *et al*. Gut microbiota composition is associated with SARS-CoV-2 vaccine immunogenicity and adverse events. **Gut**, v. 71, n. 6, p. 1106-1116, 2022.

NGUYEN, Q. V. *et al*. Role of probiotics in the management of COVID-19: A computational perspective. **Nutrients**, v. 14, n. 2, p. 274, 2022.

NIU, J. *et al*. Microbiota-derived acetate enhances host antiviral response via NLRP3. **Nature Communications**, v. 14, n. 1, p. 642, 2023.

OH, S.; SEO, H. Dietary intervention with functional foods modulating gut microbiota for improving the efficacy of covid-19 vaccines. **Heliyon**, v. 9, n. 5, p. e15668, 2023.

PATRA, S. et al. Systematic network and meta-analysis on the antiviral mechanisms of probiotics: a preventive and treatment strategy to mitigate SARS-CoV-2 infection. Probiotics and Antimicrobial Proteins, p. 1-19, 2021.

PERA, A. *et al*. Immunosenescence: Implications for response to infection and vaccination in older people. **Maturitas**, v. 82, n. 1, p. 50-55, 2015.

QIN, C. *et al*. Dysregulation of immune response in patients with covid-19 in Wuhan, China. **Clinical Infectious Diseases: An Official Publication of the Infectious Diseases Society of America**, 2020.

RAFIQUL ISLAM, S. M. *et al*. Dysbiosis of Oral and Gut Microbiomes in SARS-CoV-2 Infected Patients in Bangladesh: Elucidating the Role of Opportunistic Gut Microbes. **Frontiers in Medicine**, v. 9, p. 821777, 2022.

RAMOS-CASALS, M.; BRITO-ZERÓN, P.; MARIETTE, X. Systemic and organ-specific immune-related manifestations of covid-19. **Nature Reviews Rheumatology**, v. 17, n. 6, p. 315-332, 2021.

RASTOGI, S. *et al*. Possible role of gut microbes and host's immune response in gut-lung homeostasis. **Frontiers in Immunology**, v. 13, p. 954339, 2022.

REINO-GELARDO, S. *et al*. Effect of an Immune-Boosting, Antioxidant and Anti-Inflammatory Food Supplement in Hospitalized Covid-19 Patients: A Prospective Randomized Pilot Study. **Nutrients**, v. 15, n. 7, p. 1736, 2023.

RODRÍGUEZ-BLANQUE, R. *et al*. Evaluation of Lactobacillus Coryniformis K8 Consumption by Health Care Workers Exposed to covid-19 (LactoCor2 Project): Protocol for a Randomized Controlled Trial. **JMIR research protocols**, v. 12, p. e37857, 2023.

ROKNI, M.; GHASEMI, V.; TAVAKOLI, Z. Immune responses and pathogenesis of SARS-CoV-2 during an outbreak in Iran: Comparison with SARS and MERS. **Reviews in Medical Virology**, v. 30, n. 3, p. e2107, 2020.

SALMINEN, S. *et al*. The International Scientific Association of Probiotics and Prebiotics (ISAPP) consensus statement on the definition and scope of postbiotics. **Nature Reviews Gastroenterology & Hepatology**, v. 18, n. 9, p. 649-667, 2021.

SALVA, S.; VILLENA, J.; ALVAREZ, S. Immunomodulatory activity of Lactobacillus rhamnosus strains isolated from goat milk: impact on intestinal and respiratory infections. **International Journal of Food Microbiology**, v. 141, n. 1-2, p. 82-89, 2010.

SAMPAIO, N. G. *et al*. The RNA sensor MDA5 detects SARS-CoV-2 infection. **Scientific Reports**, v. 11, n. 1, p. 13638, 2021.

SAMUELSON, D. R.; WELSH, D. A.; SHELLITO, J. E. Regulation of lung immunity and host defense by the intestinal microbiota. **Frontiers in Microbiology**, v. 6, p. 1085, 2015.

SÁNCHEZ, B. *et al*. Probiotics, gut microbiota, and their influence on host health and disease. **Molecular Nutrition & Food Research**, v. 61, n. 1, p. 1600240, 2017.

SARIOL, A.; PERLMAN, S. SARS-CoV-2 takes its Toll. **Nature Immunology**, v. 22, n. 7, p. 801-802, 2021.

SCHULT, D. *et al*. Gut bacterial dysbiosis and instability is associated with the onset of complications and mortality in covid-19. **Gut Microbes**, v. 14, n. 1, p. 2031840, 2022.

STAVROPOULOU, E.; BEZIRTZOGLOU, E. Probiotics in medicine: a long debate. **Frontiers in Immunology**, v. 11, p. 2192, 2020.

SETTE, A.; CROTTY, S. Adaptive immunity to SARS-CoV-2 and covid-19. **Cell**, v. 184, n. 4, p. 861-880, 2021.

SETTI, L. *et al*. Airborne Transmission Route of covid-19: Why 2 Meters/6 Feet of Inter-Personal Distance Could Not Be Enough. **International Journal of Environmental Research and Public Health, v. 17, n. 8, 2020.

SEYEDALINAGHI, S. et al. Gut microbiota and Covid-19: A systematic review. **Health Science Reports**, v. 6, n. 2, p. e1080, 2023.

SHOKRI, S. et al. Modulation of the immune response by Middle East respiratory syndrome coronavirus. **Journal of Cellular Physiology**, v. 234, n. 3, p. 2143-2151, 2019.

STEED, A. L. et al. The microbial metabolite desaminotyrosine protects from influenza through type I interferon. **Science (New York, N.Y.)**, v. 357, n. 6350, p. 498-502, 2017.

STEFAN, K. L. et al. Commensal Microbiota Modulation of Natural Resistance to Virus Infection. **Cell**, 2020.

SU, M. et al. Probiotics for the Prevention of Ventilator-Associated Pneumonia: A Meta-Analysis of Randomized Controlled Trials. **Respiratory Care**, v. 65, n. 5, p. 673-685, 2020.

SU, Q. et al. Post-acute covid-19 syndrome and gut dysbiosis linger beyond 1 year after SARS-CoV-2 clearance. **Gut**, v. 72, n. 6, p. 1230-1232, 2023.

SUNDARARAMAN, A. et al. Role of probiotics to combat viral infections with emphasis on covid-19. **Applied Microbiology and Biotechnology**, v. 104, n. 19, p. 8089-8104, 2020.

SWANSON, K. S. et al. The International Scientific Association for Probiotics and Prebiotics (ISAPP) consensus statement on the definition and scope of synbiotics. **Nature Reviews Gastroenterology & Hepatology**, 2020.

SZAJEWSKA, H. et al. Probiotics for the Prevention of Antibiotic-Associated Diarrhea in Children. **Journal of Pediatric Gastroenterology and Nutrition**, v. 62, n. 3, p. 495-506, 2016.

SZAJEWSKA, H. et al. Systematic review with meta-analysis: Lactobacillus rhamnosus GG for treating acute gastroenteritis in children – a 2019 update. **Alimentary Pharmacology & Therapeutics**, v. 49, n. 11, p. 1376-1384, 2019.

TANG, H. et al. Randomised, double-blind, placebo-controlled trial of Probiotics To Eliminate covid-19 Transmission in Exposed Household Contacts (PROTECT-EHC): a clinical trial protocol. **BMJ Open**, v. 11, n. 5, p. e047069, 2021.

TAO, W. et al. Analysis of the intestinal microbiota in covid-19 patients and its correlation with the inflammatory factor IL-18. **Medicine in Microecology**, v. 5, p. 100023, 2020.

TAY, M. Z. et al. The trinity of covid-19: immunity, inflammation and intervention. **Nature Reviews Immunology**, v. 20, n. 6, p. 363-374, 2020.

TURNER, R. B. et al. Effect of probiotic on innate inflammatory response and viral shedding in experimental rhinovirus infection – a randomised controlled trial. **Beneficial Microbes**, v. 8, n. 2, p. 207-215, 2017.

VIANA, S. D.; NUNES, S.; REIS, F. ACE2 imbalance as a key player for the poor outcomes in covid-19 patients with age-related comorbidities – Role of gut microbiota dysbiosis. **Ageing Research Reviews**, v. 62, p. 101123, 2020.

VIGNESH, R. et al. Could perturbation of gut microbiota possibly exacerbate the severity of COVID-19 via cytokine storm? **Frontiers in Immunology**, v. 11, p. 607734, 2021.

VILLAPOL, S. Gastrointestinal symptoms associated with covid-19: impact on the gut microbiome. **Translational Research**, v. 226, p. 57-69, 2020.

VILLENA, J.; KITAZAWA, H. The Modulation of Mucosal Antiviral Immunity by Immunobiotics: Could They Offer Any Benefit in the SARS-CoV-2 Pandemic? **Frontiers in Physiology**, v. 11, 2020.

VODNAR, D.-C. et al. Coronavirus Disease (covid-19) Caused by (SARS-CoV-2) Infections: A Real Challenge for Human Gut Microbiota. **Frontiers in Cellular and Infection Microbiology**, v. 10, p. 575559, 2020.

VORA, S. M.; LIEBERMAN, J.; WU, H. Inflammasome activation at the crux of severe covid-19. **Nature Reviews Immunology**, v. 21, n. 11, p. 694-703, 2021.

WAKI, N. et al. Effects of probiotic Lactobacillus brevis KB290 on incidence of influenza infection among schoolchildren: an open-label pilot study. **Letters in Applied Microbiology**, v. 59, n. 6, p. 565-571, 2014.

WALLS, A. C. et al. Structure, Function, and Antigenicity of the SARS-CoV-2 Spike Glycoprotein. **Cell**, v. 181, n. 2, p. 281-292.e6, 2020.

WANG, J. et al. ACE2 expression by colonic epithelial cells is associated with viral infection, immunity and energy metabolism. **medRxiv**, p. 2020.02.05.20020545, 2020.

WANG, K. et al. Anti-TGEV Miller Strain Infection Effect of Lactobacillus plantarum Supernatant Based on the JAK-STAT1 Signaling Pathway. **Frontiers in Microbiology**, v. 10, 2019.

WANG, Y.-H. et al. Gut microbiota-derived succinate aggravates acute lung injury after intestinal ischaemia/reperfusion in mice. **The European Respiratory Journal**, v. 61, n. 2, p. 2200840, 2023.

WEGH, C. A. M. et al. Postbiotics and Their Potential Applications in Early Life Nutrition and Beyond. **International Journal of Molecular Sciences**, v. 20, n. 19, 2019.

WONG, L.-Y. R.; PERLMAN, S. Immune dysregulation and immunopathology induced by SARS-CoV-2 and related coronaviruses – are we our own worst enemy? **Nature Reviews Immunology**, v. 22, n. 1, p. 47-56, 2022.

WORLD HEALTH ORGANIZATION. **COVID-19 epidemiological update** – 17 May 2024. Disponível em: https://www.who.int/publications/m/item/covid-19-epidemiological-update-edition-167. Acesso em: 12 jul. 2024.

XIAO, F. *et al.* Evidence for Gastrointestinal Infection of SARS-CoV-2. **Gastroenterology**, v. 158, n. 6, p. 1831-1833.e3, 2020.

XIONG, Y. *et al.* Transcriptomic characteristics of bronchoalveolar lavage fluid and peripheral blood mononuclear cells in covid-19 patients. **Emerging Microbes & Infections**, v. 9, n. 1, p. 761-770, 2020.

XU, K. *et al.* Management of COVID-19: the Zhejiang experience. **Zhejiang da xue xue bao. Yi xue ban = Journal of Zhejiang University. Medical Sciences**, v. 49, n. 2, p. 147-157, 2020.

YAMAMOTO, S. *et al.* The human microbiome and covid-19: A systematic review. **PLOS ONE**, v. 16, n. 6, p. e0253293, 2021.

YAN, F.; POLK, D. B. Probiotics and probiotic-derived functional factors—Mechanistic insights into applications for intestinal homeostasis. Frontiers in Immunology, v. 11, p. 1428, 2020.

YANG, L. *et al.* Covid-19: immunopathogenesis and Immunotherapeutics. **Signal Transduction and Targeted Therapy**, v. 5, n. 1, p. 128, 2020.

YEOH, Y. K. *et al.* Gut microbiota composition reflects disease severity and dysfunctional immune responses in patients with covid-19. **Gut**, v. 70, n. 4, p. 698-706, 2021.

YILDIZ, S. *et al.* Influenza A virus infection impacts systemic microbiota dynamics and causes quantitative enteric dysbiosis. **Microbiome**, v. 6, n. 1, p. 9, 2018.

YIN, X. *et al.* MDA5 Governs the Innate Immune Response to SARS-CoV-2 in Lung Epithelial Cells. **Cell Reports**, v. 34, n. 2, p. 108628, 2021.

YU, L. *et al.* Immunodepletion with Hypoxemia: A Potential High Risk Subtype of Coronavirus Disease 2019. **medRxiv,** mar. 2020. Disponível em: https://www.medrxiv.org/content/10.1101/2020.03.03.20030650v1. Acesso em: 30 jun. 2023.

ZELAYA, H. *et al.* Respiratory Antiviral Immunity and Immunobiotics: Beneficial Effects on Inflammation-Coagulation Interaction during Influenza Virus Infection. **Frontiers in Immunology**, v. 7, p. 633, 2016.

ZHANG, C.-X.; WANG, H.-Y.; CHEN, T.-X. Interactions between Intestinal Microflora/Probiotics and the Immune System. **BioMed Research International**, v. 2019, p. 6764919, 2019.

ZHANG, F. *et al.* Gut microbiota in COVID-19: key microbial changes, potential mechanisms and clinical applications. **Nature Reviews Gastroenterology & Hepatology**, v. 20, n. 5, p. 323-337, 2023.

ZHANG, R. *et al.* Identifying airborne transmission as the dominant route for the spread of COVID-19. **Proceedings of the National Academy of Sciences of the United States of America**, 2020a.

ZHANG, D. *et al.* The Cross-Talk Between Gut Microbiota and Lungs in Common Lung Diseases. **Frontiers in Microbiology**, v. 11, p. 301, 2020b.

ZHAO, S. *et al.* Modulated Gut Microbiota for Potential Covid-19 Prevention and Treatment. **Frontiers in Medicine**, v. 9, p. 811176, 2022.

ZHENG, B. *et al.* Bifidobacterium breve attenuates murine dextran sodium sulfate-induced colitis and increases regulatory T cell responses. **PLOS ONE**, v. 9, n. 5, p. e95441, 2014.

ŻÓŁKIEWICZ, J. *et al.* Postbiotics-A Step Beyond Pre- and Probiotics. **Nutrients**, v. 12, n. 8, 2020.

ZUO, T. *et al.* Alterations in Fecal Fungal Microbiome of Patients With Covid-19 During Time of Hospitalization until Discharge. **Gastroenterology**, 2020b.

ZUO, T. *et al.* Alterations in Gut Microbiota of Patients With Covid-19 During Time of Hospitalization. **Gastroenterology**, 2020a.

ZUO, T. *et al.* Depicting SARS-CoV-2 faecal viral activity in association with gut microbiota composition in patients with Covid-19. **Gut**, 2020c.

22 Microbiota Intestinal e Cirurgia Bariátrica

Priscila Sala Kobal ▪ Natasha Mendonça Machado

Objetivo
- Discutir os principais aspectos relacionados com alterações da microbiota intestinal após as diferentes técnicas de cirurgia bariátrica.

Destaques
- O indivíduo que vive com obesidade apresenta um perfil da microbiota intestinal (MI) que favorece a inflamação sistêmica crônica de baixo grau (ISBG) e maior extração energética
- Mudanças na composição da MI após a cirurgia bariátrica estão associadas com benefícios metabólicos ao longo do tempo
- As técnicas de cirurgia bariátrica promovem diferentes mudanças no perfil da MI no pós-operatório
- Cirurgias bariátricas que promovem desvio intestinal mostraram resultados mais promissores na mudança da MI
- Mudanças significativas observadas na MI de indivíduos submetidos a cirurgias bariátricas podem ser reflexo do impacto causado pelo procedimento cirúrgico e as consequentes mudanças nos hábitos alimentares.

Introdução

A obesidade é caracterizada como um importante problema de saúde pública tendo em vista o aumento exponencial da incidência e prevalência de pessoas vivendo com obesidade em todo o mundo. A obesidade é uma doença multifatorial e está associada a um risco aumentado de desenvolvimento de várias condições clínicas e doenças, como resistência à insulina (RI), hipertensão arterial sistêmica (HAS), dislipidemias, doença hepática gordurosa não alcoólica (DHGNA), doenças cardiovasculares (DCVs) e, até mesmo, alguns tipos de câncer (Latteri et al., 2023). No Brasil, de acordo com a Pesquisa de Vigilância de Fatores de Risco e Proteção para Doenças Crônicas por Inquérito Telefônico (Vigitel), em 2023, a obesidade atingiu em média 24,3% da população adulta; e o excesso de peso, 61,4%. (Brasil, 2023).

Nos últimos anos, foram desenvolvidos vários métodos para a diminuição da massa corporal, como o tratamento cirúrgico, reconhecido como um método eficaz e seguro para tratar a obesidade grave (Wang et al., 2023), especialmente para promover e manter a perda de massa corporal a longo prazo (Pereira et al., 2023).

A cirurgia bariátrica promove uma perda de massa corporal significativa e sustentável e melhora das comorbidades associadas (Latteri et al., 2023). As alterações na MI promovidas após os vários tipos de cirurgia bariátrica podem ser um fator contribuinte para o sucesso metabólico alcançado pela cirurgia (Davies et al., 2019). No Brasil, segundo dados publicados pela Sociedade Brasileira de Cirurgia Bariátrica e

Metabólica (SBCBM), em 2022, o número de cirurgias bariátricas aumentou em 22,9% quando comparado a 2019, principalmente as realizadas por planos de saúde. Em relação às cirurgias realizadas pelo Sistema Único de Saúde (SUS), apesar dos benefícios comprovados, dados mostram que apenas 1,5% da população elegível realizou o procedimento (Sociedade Brasileira de Cirurgia Bariátrica e Metabólica, 2022).

Atualmente, as cirurgias bariátricas podem ser realizadas em pacientes com: índice de massa corporal (IMC) entre 30,0 a 34,9 kg/m^2; diabetes *mellitus* tipo 2 (DM2) sem controle há mais de 2 anos; ou IMC entre 35,0 e 39,9 kg/m^2 – desde que tenham outras doenças associadas ao excesso de massa corporal, como HAS, apneia obstrutiva do sono, DHGNA ou outras doenças que não tenham tido sucesso no tratamento clínico. Já para pacientes sem outras comorbidades, é preciso ter o IMC acima de 40,0 kg/m^2. Em 2022, a American Society for Metabolic and Bariatric Surgery (ASMBS) e a International Federation for the Surgery of Obesity and Metabolic Disorders (IFSO) publicaram um documento conjunto com novos critérios de elegibilidade para a cirurgia bariátrica. Seguindo na mesma direção, as regras de indicação da cirurgia deverão mudar no Brasil. As novas diretrizes – já em discussão no Conselho Federal de Medicina (CFM) – irão ampliar os critérios de indicação do procedimento para pacientes com IMC a partir de 35,0 kg/m^2, sem a presença de qualquer comorbidade (Sociedade Brasileira de Cirurgia Bariátrica e Metabólica, 2022).

Atualmente, as técnicas de cirurgia bariátrica têm sido realizadas como forma de tratar o indivíduo que vive com obesidade, tendo em vista que resulta em alterações positivas no metabolismo da glicose, metabólicas e hormonais. Interessantemente, estudos mostraram que a melhora de doenças como DM e HAS ocorre de forma independente da diminuição da massa corporal após a cirurgia bariátrica (Luijten *et al.*, 2019). Os procedimentos bariátricos convencionais incluem quatro técnicas principais: (i) *bypass* gástrico em Y de Roux (BGYR); (ii) gastrectomia vertical (GV); (iii) duodenal *switch* (DS); e (iv) banda gástrica ajustável (BGA) e, possivelmente, os efeitos na MI são diversos (Pereira *et al.*, 2023).

A interação entre a cirurgia bariátrica e a MI é complexa, uma vez que a cirurgia implica em alterações anatômicas e fisiológicas no intestino. Essa é uma relação multifacetada, pois, além das alterações decorrentes da cirurgia, o consumo alimentar é alterado e a diminuição da massa corporal ocorre rapidamente após o procedimento, fatores que também impactam diretamente a MI. Assim, é possível que os efeitos não sejam derivados apenas da cirurgia, uma vez que há outros fatores associados que também modificam a MI, especialmente a dieta. Incontáveis estudos mostraram que, além da comunidade bacteriana intestinal, os metabólitos derivados da MI também desempenham papel importante nas alterações fisiológicas, imunológicas e metabólicas e, por consequência, na saúde. Metabólitos, como os ácidos graxos de cadeia curta (AGCCs), ácidos biliares secundários, betaína e colina, podem atuar sinergica e beneficamente no metabolismo humano e na redução do IMC após a cirurgia bariátrica (Coimbra *et al.*, 2022).

O entendimento das mudanças na composição da MI ocasionadas pela cirurgia bariátrica pode fornecer uma explicação alternativa sobre os efeitos benéficos da cirurgia. Essas mudanças foram associadas à melhora da RI e da ISBG observada em pessoas que vivem com obesidade e/ou DM2 (Luijten *et al.*, 2019).

Microbiota intestinal em pessoas vivendo com obesidade

A MI desempenha um papel complexo na manutenção da saúde. Em particular, a MI regula a extração de energia, o controle homeostático da fome e da saciedade, bem como o metabolismo da glicose (Davies *et al.*, 2019), fatores que podem contribuir para o aumento da adiposidade corporal e complicações associadas (Latteri *et al.*, 2023).

Ainda, o aumento de tecido adiposo na obesidade favorece a ISBG, que consiste, especialmente, na imunoativação persistente que leva ao aumento de citocinas inflamatórias. A ISBG participa diretamente do desenvolvimento de complicações metabólicas, pois as citocinas inflamatórias levam a diversas desregulações em células e tecidos periféricos. O aumento da ISBG pode afetar negativamente as proteínas intestinais que regulam a permeabilidade intestinal, permitindo a translocação de antígenos oportunistas à lâmina própria, local repleto de células do sistema imunológico que apresentam receptores de membrana capazes de reconhecer fragmentos e metabólitos derivados da MI. Esse local é denominado "tecido linfoide associado ao intestino" (GALT, do inglês *gut-associated lymphoid tissue*) (Cuevas-Sierra *et al.*, 2019; Debédat *et al.*, 2019).

O desequilíbrio bacteriano intestinal é comumente observado em pessoas que vivem com obesidade, bem como em outros distúrbios metabólicos relacionados, como em pessoas que vivem com DM2 (Gentile *et al.*, 2022).

A MI adulta é dominada por dois filos, Firmicutes e Bacteroidetes, que constituem cerca de 90% de todas as espécies bacterianas no intestino. Em particular, estudos realizados em animais e em humanos mostraram que há uma diminuição relativa de Bacteroidetes e um aumento relativo de Firmicutes na MI dos que apresentam obesidade (Latteri *et al.*, 2023). Contudo, outros estudos já demonstraram que essa razão, apenas, não é suficiente para determinar a complexidade do ecossistema microbiano intestinal, modificado em função do aumento da adiposidade corporal e das alterações metabólicas. Ademais, em pessoas que vivem com obesidade também se observa menor riqueza e diversidade bacteriana intestinal (Kikuchi *et al.*, 2018; Medina *et al.*, 2017; Gentile *et al.*, 2022).

Como citado, o aumento da permeabilidade intestinal em pessoas que vivem com obesidade está associado a imunoativação persistente, ISBG e diversas alterações periféricas. Por exemplo, o aumento da permeabilidade intestinal facilita a translocação de componentes/fragmentos bacterianos (p. ex., lipopolissacarídeos [LPS]), presentes no lúmen, para a corrente sanguínea. Esse processo, especialmente quando as concentrações de LPS ficam elevadas, é denominado "endotoxemia metabólica" e é associado ao desequilíbrio bacteriano intestinal com alterações nas células epiteliais intestinais (Gentile *et al.*, 2022; Latteri *et al.*, 2023).

Estudos também mostraram que níveis aumentados de LPS, associados a maior expressão do receptor intestinal do tipo *Toll* 4 (TLR4), são fatores de risco para obesidade, RI e DCVs (Song *et al.*, 2006; Michelsen *et al.*, 2004; Magouliotis *et al.*, 2017).

Uma questão ainda difícil de elucidar é se as alterações na MI precedem o desenvolvimento da obesidade ou apenas refletem o fenótipo associado à obesidade (Latteri *et al.*, 2023).

Abenavoli *et al.* (2019) realizaram um estudo com camundongos em que foram demonstrados dois mecanismos pelos quais a MI pode contribuir para obesidade: (i) regulação de energia e capacidade de processar polissacarídeos dietéticos não digeríveis, levando ao aumento da absorção intestinal de AGCCs; e (ii) via regulação gênica, promovendo maior armazenamento de gordura no tecido adiposo (Abenavoli *et al.*, 2019). Sugere-se que a MI de pessoas vivendo com obesidade, comparativamente à MI de pessoas em eutrofia, apresenta maior capacidade de extrair energia dos alimentos (Gentile *et al.*, 2022). De fato, os Firmicutes, que são os principais produtores de AGCCs, estão aumentados na microbiota fecal de pessoas vivendo com obesidade. O aumento da disponibilidade de AGCCs pode aumentar a produção de glicose e ácidos graxos, os quais são armazenados na forma de triglicérides no tecido adiposo. É possível, portanto, que os AGCCs, especialmente em excesso, também favoreçam o aumento da adiposidade corporal (Latteri *et al.*, 2023; Ley *et al.*, 2006).

Os AGCCs fornecem energia para as células do intestino, especialmente do grosso, e fígado, afetam a lipogênese e a glicogenólise hepática e atuam na motilidade intestinal e na sua barreira imunológica (Mukorako *et al.*, 2019).

Alterações na microbiota intestinal após *bypass* gástrico em Y de Roux

No Brasil, a cirurgia BGYR é a modalidade mais indicada para pacientes que vivem com obesidade associada a outras comorbidades metabólicas, como DM2, esteatose hepática, dislipidemia e HAS (Silva *et al.*, 2023).

A BGYR é uma cirurgia com procedimento misto (restritiva e disabsortiva), ou seja, diminui a ingestão alimentar induzindo a saciedade antecipada e diminui a absorção de nutrientes no intestino (Gentile *et al.*, 2022). Assim, a BGYR modifica diversos fatores ligados ao consumo, metabolismo e à assimilação de nutrientes. Alterações significativas abrangem a anatomia do trato gastrointestinal, a dinâmica da digestão e absorção de nutrientes, o volume de alimentos consumidos e a percepção de saciedade. A redução do volume gástrico e a conexão direta com o jejuno resultam na formação de um microambiente que favorece determinados tipos de bactérias, particularmente em razão das mudanças de pH e disponibilidade de nutrientes (Sanchez-carrillo *et al.*, 2021).

É bem documentado que esse tipo de cirurgia altera drasticamente a MI e pode produzir impacto superior a outras intervenções cirúrgicas (Deledda *et al.*, 2021; Gentile *et al.*, 2022). Estudos sobre a composição da MI após a BGYR em humanos e modelo animal mostraram que as mudanças foram duradouras, mais da metade das espécies bacterianas alteradas foram mantidas em abundância relativa no acompanhamento a longo prazo, indicando que esse tipo de cirurgia pode acarretar em mudanças rápidas e sustentadas na MI do indivíduo (Paganelli *et al.*, 2019).

O aumento do pH, proporcionado pela BGYR, pode favorecer o aumento da abundância dos gêneros *Fusobacterium*, *Veillonella* e *Granulicatella*. Estudos sugerem que o encurtamento do comprimento intestinal na BGYR acarreta alterações nas concentrações de oxigênio, aumentando o influxo de ar para o intestino delgado e cólon, que pode levar ao crescimento de microrganismos aeróbios e anaeróbios facultativos, em particular, do filo Proteobacteria e classe Gammaproteobacteria (p. ex., *Escherichia*), e a família *Enterobacteriaceae* (Gentile *et al.*, 2022). Além disso, as proporções do filo Bacteroidetes também aumentam após BGYR (Ciobârcă *et al.*, 2020). Essas alterações da composição da MI aumentam a razão *Bacteroides*/Firmicutes que estão positivamente associadas à perda de massa corporal pós-cirurgia bariátrica (Luijten *et al.*, 2019).

Em camundongos submetidos a BGYR foi observado um aumento de *Akkermansia* spp. e *Escherichia* spp. independentes da restrição calórica e da redução de peso, a transferência da MI desses animais para camundongos *germ-free* (GF) levou à diminuição da massa e gordura corporal (Sinclair; Brennan; Roux, 2018). Algumas espécies podem se correlacionar com a resolução de comorbidades pós-cirurgia bariátrica, como a *Faecalibacterium prausnitzii*, que apresenta relação inversa com a ISBG em pessoas vivendo com obesidade e DM2. Além disso, foi observada uma relação inversa entre os níveis de glicose no sangue e a abundância do gênero *Lactobacillus*, que permanecem significativos mesmo após a correção da ingestão calórica. A maior abundância da classe Gammaproteobacteria foi associada à perda de massa corporal após a BGYR, e o gênero *Roseburia* parece influenciar o metabolismo do hospedeiro em razão de sua capacidade fermentativa para uma grande variedade de carboidratos (Luijten *et al.*, 2019).

Ademais, em função da cirurgia, pode haver aumento na riqueza da MI, principalmente devido ao aumento do filo Proteobacteria (Gentile *et al.*, 2022). Foi demonstrado que até 37% do aumento de bactérias após a BGYR pertencem a este filo (Hamamah; Hajnal; Cosava, 2024). Luijten *et al.* observaram em 15 estudos que o aumento significativo da riqueza microbiana ocorreu 3 meses após a BGYR, persistindo por até 1 a 2 anos após a cirurgia. No entanto, ao comparar a riqueza microbiana entre os 3 e 12 meses, nenhuma diferença significativa foi encontrada (Luijten *et al.*, 2019). As espécies das famílias *Fusobacteriaceae*, *Clostridiaceae* e *Enterobacteriaceae* aumentam significativamente, ao passo que *Bifidobacteriaceae* e *Peptostreptococcaceae* diminuem após a BGYR (Gentile *et al.*, 2022).

Diversas pesquisas têm proporcionado uma visão mais ampla sobre os mecanismos envolvidos. Um estudo caracterizou a estrutura e a função de comunidades microbianas no lúmen intestinal e nas superfícies mucosas de indivíduos com obesidade grave submetidos a BGYR e identificou que a cirurgia promoveu um amplo espectro de alterações: em particular os gêneros *Granulicatella, Lactococcus, Streptococcus, Blautia, Dorea* e *Akkermansia* se mostraram enriquecidos. A atividade da MI também foi avaliada pela produção de substâncias (metabólitos), e as mudanças identificadas espelharam alterações na estrutura do microbioma fecal e da mucosa, sugerindo que alterações do padrão metabólico microbiano acompanharam alterações fisiológicas, ambientais e nutricionais induzidas pela BGYR (Ilhan *et al.*, 2020).

Microbiota intestinal após outras técnicas de cirurgias bariátricas

Evidências mostraram que a cirurgia bariátrica altera tanto a diversidade quanto a proporção de bactérias intestinais, incluindo diminuição da abundância de Firmicutes, Clostridiales, *Clostridiaceae, Blautia* e *Dorea* e um aumento de Bacteroidetes, Fusobacteria, Verrucomicrobia e Proteobacteria (Coimbra *et al.*, 2022; Ciobarcă *et al.*, 2020; Latteri *et al.*, 2023).

Em um estudo, o aumento nas espécies do filo Bacteroidetes foi negativamente correlacionado à quantidade de gordura corporal (r = −0,32) e com a concentração do hormônio leptina (r = −0,43) (Furet *et al.*, 2010).

A maioria das mudanças observadas na composição microbiana após a cirurgia bariátrica ocorre em até 3 meses e são mantidas até 1 ano. Isso indica que a remodelação da comunidade microbiana ocorreu, principalmente, nos primeiros 3 meses após a cirurgia (Tremaroli *et al.*, 2015).

Gastrectomia vertical

A GV, conhecida como *sleeve* gástrico, é uma técnica cirúrgica considerada restritiva e metabólica. Na GV, a grande curvatura gástrica é ressecada em até 85% e, assim, o estômago é reduzido a um tubo estreito com capacidade de 80 a 100 mℓ, sem alterar o intestino delgado. A remoção da grande curvatura induz perda de massa corporal, mas também alterações hormonais, como a redução dos níveis séricos de grelina, o que ajuda a promover a saciedade precoce e prolongada (Sociedade Brasileira de Cirurgia Bariátrica e Metabólica, 2017; Latteri *et al.*, 2023). Apesar das diferenças anatômicas entre BGYR e GV, ambas as cirurgias promovem perda de massa corporal de aproximadamente 70% e remissão do DM2 de 70 a 85% dos pacientes (Davies *et al.*, 2019).

A revisão sistemática de Davies *et al.* (2019) mostrou uma mudança na composição do filo, bem como de gêneros e espécies da MI após a cirurgia bariátrica. A alteração mais proeminente na MI, observada após GV, é a diminuição geral na abundância relativa de Firmicutes e um aumento correspondente do filo Bacteroidetes (Figura 22.1) (Davies *et al.*, 2019).

As modificações da MI são diferentes entre os procedimentos bariátricos. Um bom exemplo é a bactéria *Bacteroides vulgatus*, que está aumentada em pacientes com obesidade e positivamente correlacionada ao estado glicêmico, mas é significativamente reduzida após GV, ao passo que não é significativamente alterada por BGA ou pós-BGYR (Aron-Wisnewsky; Doré; Clement, 2012).

Estudo conduzido por Guo *et al.* (2022) mostrou indício de melhora do metabolismo e aumento do número de bactérias produtoras de AGCCs em camundongos diabéticos obesos após GV (Guo *et al.*, 2022; Wang *et al.*, 2023). Em humanos, sob a mesma condição de obesidade e DM2, observou-se um aumento de *F. prausnitzii* (produtora de butirato) após GV e BGYR (Latteri *et al.*, 2023; Furet *et al.*, 2010). Evidências sugerem que a abundância de *F. prausnitzii* está associada a níveis reduzidos de glicose plasmática e aumento da sensibilidade à insulina e possível efeito anti-inflamatório (Coimbra *et al.*, 2022).

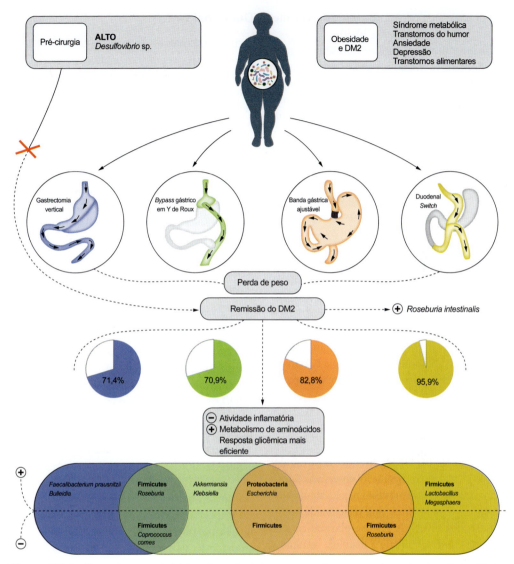

Figura 22.1 Alterações na microbiota intestinal decorrentes dos quatro tipos de cirurgia bariátrica. DM2: diabetes *mellitus* tipo 2. (Adaptada de Davies *et al.*, 2019.)

Os resultados de uma revisão sistemática, que avaliou as diferenças metodológicas de estudos com cirurgia bariátrica, mostraram que pacientes submetidos a GV aumentaram significativamente a ordem Lactobacillales e a espécie *Bacteroides uniformis*, ao passo que houve uma diminuição significativa no filo Firmicutes, em particular, das espécies *Coprococcus comes, Dorea longicatena* e *Eubacterium rectale* (Morales-Marroquin *et al.*, 2020).

A revisão sistemática conduzida por Luijten *et al.* (2019) incluiu nove estudos que utilizaram a técnica de GV; a maioria encontrou uma diminuição de Firmicutes e aumento de Proteobacteria, Bacteroidetes e da proporção Bacteroidetes/Firmicutes após a cirurgia. Além disso, os autores avaliaram as alterações do microbioma intestinal após a GV com parâmetros clínicos e observaram que *Bacteroides thetaiotaomicron* foi associado a uma diminuição do IMC e dos níveis circulantes de glutamato (Luijten *et al.*, 2019).

Em um estudo longitudinal com adultos gravemente obesos submetidos a BGYR ou GV, foram observadas mudanças significativas na composição da MI e de metabólitos microbianos entre os períodos pré e pós-operatório (Shen *et al.*, 2019).

O aumento da abundância de Proteobacteria, observado após 6 meses de GV, pode ser decorrente de maior exposição transitória ao oxigênio e de alterações do pH intestinal decorrentes da cirurgia bariátrica (Campisciano *et al.*, 2018). Em camundongos submetidos a cirurgia bariátrica, maior abundância de Proteobacteria foi associada à melhora da sensibilidade à insulina, sugerindo um papel benéfico desse filo no metabolismo da glicose (Carvalho *et al.*, 2012; Lee *et al.*, 2019).

A revisão sistemática de Coimbra *et al.* (2022) avaliou estudos clínicos visando identificar as características da MI adquirida por indivíduos com obesidade submetidos a cirurgia bariátrica. A *Akkermansia muciniphila*, do filo Verrucomicrobia, frequentemente está inversamente relacionada com a obesidade e remissão do DM2. Em particular, o aumento da abundância relativa dessa espécie bacteriana foi observado em quatro dos 17 estudos com BGYR e em três dos nove estudos com GV. Um dado intrigante foi observado: apesar de diversas evidências mostrarem que a abundância da espécie *F. prausnitzii* está relacionada com a redução dos níveis de glicose plasmática e ao aumento da sensibilidade à insulina, resultados contrastantes foram encontrados nessa revisão sistemática após as técnicas de BGYR e GV (Coimbra *et al.*, 2022). Interessantemente, o estudo randomizado de Davies *et al.* (2020) mostrou que a família *Lachnospiraceae* e o gênero *Roseburia* têm sua abundância relativa aumentada em indivíduos que alcançaram a remissão do DM2 após cirurgia de BGYR e GV (Davies *et al.*, 2020). No entanto, em pacientes com DM2 persistente 1 ano após o procedimento cirúrgico, foi observado um aumento significativo do gênero *Streptococcus*, sugerindo uma associação positiva entre a expansão desse gênero bacteriano e o risco dessa doença crônica (Murphy *et al.*, 2017).

Duodenal *switch*

A cirurgia DS, também conhecida como derivação biliopancreática com duodenal *switch* (BPD/DS), é uma técnica mista que associa a GV e o desvio intestinal. Nessa cirurgia, 60% do estômago é retirado do trânsito alimentar, o que reduz a ingestão alimentar, e é feito um desvio intestinal, o que reduz a absorção dos nutrientes, levando ao emagrecimento. Estima-se que esse procedimento resulte em perda de excesso de peso de 64 a 84%, concomitantemente à remissão do DM2 observada em mais de 95% dos pacientes (Sociedade Brasileira de Cirurgia Bariátrica e Metabólica, 2017; Davies *et al.*, 2019). No entanto, a complexidade cirúrgica e o risco de complicações a longo prazo limitam a popularidade desse procedimento; assim, a técnica corresponde atualmente a apenas 5% dos procedimentos (Latteri *et al.*, 2023).

Estudo realizado por Anhê *et al.* (2023) mostrou que a tolerância à glicose foi melhorada em camundongos GF colonizados por via oral por 7 semanas com microbiota humana após BPD/DS, com maior abundância do gênero *Parabacteroides* e menor abundância do gênero *Blautia*. (Anhê *et al.*, 2023).

Mukorako *et al.* (2019) estudaram em ratos os efeitos da BPD/DS e dos seus dois componentes, a GV e a derivação DS. Os resultados mostraram um aumento de 60% da ordem Bifidobacteriales nas técnicas de BPD/DS e DS, e redução da ordem de Clostridiales (50 e 90%, respectivamente) nas amostras fecais e intestinais. O aumento de Bifidobacteriales foi observado pelo aumento da abundância de espécies do gênero *Bifidobacterium*. Em contrapartida, a redução de Clostridiales foi atribuída à diminuição das famílias *Peptostreptococcaceae* e *Clostridiaceae* no intestino delgado. Esses efeitos não foram observados em ratos após GV. As técnicas de BPD/DS e DS aumentaram a perda de energia fecal causada pela má-absorção. Os autores sugerem que os benefícios metabólicos após BPD/DS são aparentemente devidos ao componente DS da técnica, porém mais estudos devem ser feitos para elucidar como o seu impacto na composição MI contribui para os resultados metabólicos positivos (Mukorako *et al.*, 2019).

Banda gástrica ajustável

A BGA é uma técnica restritiva que envolve a colocação de uma banda de silicone ajustável ao redor da parte superior do estômago, formando assim um pequeno espaço gástrico sobre a banda gástrica. O tamanho do espaço entre a parte superior e posterior do estômago pode ser ajustado preenchendo-o com solução salina estéril injetada por meio da parede abdominal. O ajuste da banda pode ser feito gradualmente ao longo do tempo durante o acompanhamento pós-operatório (Ulker; Yildiran; 2019). A BGA pode contribuir para redução de 50 a 60% do excesso de peso inicial; entretanto, essa técnica representa hoje menos de 1% dos procedimentos realizados, visto que o anel é uma prótese que pode desencadear complicações decorrentes de sua presença na cavidade abdominal (Sociedade Brasileira de Cirurgia Bariátrica e Metabólica, 2017).

Considerando que a técnica é puramente restritiva, ela pode causar menos alterações na MI (Cook et al., 2020). As alterações do microbioma foram mais profundas em pacientes submetidos ao BGYR em comparação a pacientes com BGA (Ilhan et al., 2017; Luijten et al., 2019).

Luijten et al. (2019) mostraram que, em comparação a outros tipos de cirurgia bariátrica, a BGA aumentou a riqueza microbiana 3 meses após a cirurgia e alcançou significância estatística aos 12 meses (Luijten et al., 2019). No entanto, alterações da MI dos pacientes com BGA não foram tão profundas quando comparadas a mudanças observadas após BGYR (Ilhan et al., 2017; Luijten et al., 2019; Aron-Wisnewsky et al., 2019).

Estudo realizado por Lee et al. (2019) mostrou que, especificamente, a abundância relativa de Proteobacteria aumentou após BGYR e BGA; entretanto, a diversidade e a riqueza bacteriana intestinal foram menores após BGA em comparação com BGYR (Lee et al., 2019).

Ilham et al. (2017) compararam BGYR e BGA, e os resultados mostraram maior alteração da MI e de metabólitos associados à perda de peso após o BGYR, mas não após a BGA (Ilhan et al., 2017).

Dieta e modulação da microbiota intestinal após cirurgia bariátrica

Cirurgias bariátricas estimulam mudanças importantes na dieta. Um mecanismo importante pelo qual esses procedimentos reduzem a massa corporal é a diminuição da ingestão alimentar. A ingestão energética de pacientes bariátricos é 40 a 50% menor nos primeiros 6 meses pós-operatório, com diminuição média de 1.800 kcal/dia em comparação ao consumo anterior a cirurgia (Grosse; Cope, 2019; Ciobârcă et al., 2020).

Estudos identificaram que após a cirurgia bariátrica pode haver ingestão alimentar abaixo do ideal, caracterizada por quantidades insuficientes de carboidratos e aumento do consumo de gorduras. O consumo limitado de fibras também é frequentemente observado, independentemente da modalidade cirúrgica. Intolerâncias alimentares relacionadas com o consumo de pães, cereais, arroz, massas, frutas e vegetais podem ser um fator contribuinte para a redução do consumo de carboidratos e alimentos ricos em fibras (Grosse; Cope, 2019). A redução na ingestão de fibras durante o primeiro ano é esperada por ser um período de adaptações mecânicas e dietéticas que se associam à redução da ingestão alimentar total (Grosse; Cope, 2019; Zarshenas et al., 2020).

A tendência de consumo de alimentos mais saudáveis e uma tolerância alimentar melhor ao longo do tempo foi demonstrada em pacientes após GV. Outros estudos mostraram o contrário e indicam que alguns pacientes continuam a ter problemas com a tolerância a alimentos básicos decorrente de sintomas gastrointestinais, enquanto outros podem retornar aos hábitos alimentares do pré-operatório (Zarshenas et al., 2020).

Estudos que caracterizam conjuntamente alterações de dieta e MI antes ou após a cirurgia bariátrica são escassos, mas um estudo conduzido no Brasil identificou que o perfil da MI pode ser influenciado pela ingestão dietética pré e pós-operatória e se relacionar com a remissão do DM2 (Al Assal et al., 2020). Em contrapartida, Golzarand et al. (2023) avaliaram as mudanças da MI após cirurgia BGYR e GV com a ingestão alimentar pós-operatória em mulheres, e não encontrou nenhuma relação estatisticamente significativa (Golzarand *et al.*, 2023).

Nesse sentido, ao considerar conjuntamente os achados da literatura, pode-se considerar que mudanças significativas observadas na população bacteriana de indivíduos no pós-operatório de cirurgias bariátricas podem refletir o duplo impacto da alteração intestinal causada pelo procedimento cirúrgico e as consequentes mudanças nos hábitos alimentares.

Considerações finais

Apesar das novas intervenções farmacológicas e não cirúrgicas, a cirurgia bariátrica continua sendo o método mais eficaz para alcançar a perda de massa corporal sustentada na presença de obesidade grave. Evidências emergentes sugerem que a cirurgia bariátrica induz mudanças na MI que podem contribuir para os efeitos metabólicos benéficos da cirurgia.

Referências bibliográficas

ABENAVOLI, L. *et al.* Gut Microbiota and obesity: A role for probiotics. **Nutrients**, v. 11, n. 11, p. 2690, 2019.

AL ASSAL, K. *et al.* Gut Microbiota Profile of Obese Diabetic Women Submitted to Roux-en-Y Gastric Bypass and Its Association with Food Intake and Postoperative Diabetes Remission. **Nutrients**, v. 12, n. 2, p. 278, 2020.

ANHÊ, F. F. *et al.* Human gut microbiota after bariatric surgery alters intestinal morphology and glucose absorption in mice independently of obesity. **Gut**, v. 72, n. 3, p. 460-471, 2023.

ARON-WISNEWSKY, J.; DORÉ, J.; CLEMENT, K. The importance of the gut microbiota after bariatric surgery. **Nature Reviews. Gastroenterology & Hepatology**, v. 9, n. 10, p. 590-598, 2012.

ARON-WISNEWSKY, J. *et al.* Major microbiota dysbiosis in severe obesity: fate after bariatric surgery. **Gut**, v. 68, n. 1, p. 70-82, 2019.

BRASIL. Ministério da Saúde. **Vigilância de Fatores de Risco para Doenças Crônicas por Inquérito Telefônico**. [s.l: s.n.]. Disponível em: https://www.gov.br/saude/pt-br/centrais-de-conteudo/publicacoes/svsa/vigitel/vigitel-brasil-2023-vigilancia-de-fatores-de-risco-e-protecao-para-doencas-cronicas-por-inquerito-telefonico/view. Acesso em: 21 Jun. 2024.

CAMPISCIANO, G. *et al.* Gut microbiota characterisation in obese patients before and after bariatric surgery. **Beneficial Microbes**, v. 9, n. 3, p. 367-373, 2018.

CARVALHO, B. M. *et al.* Modulation of gut microbiota by antibiotics improves insulin signalling in high-fat fed mice. **Diabetologia**, v. 55, n. 10, p. 2823-2834, 2012.

CIOBÂRCĂ, D. *et al.* Bariatric surgery in obesity: Effects on gut Microbiota and micronutrient status. **Nutrients**, v. 12, n. 1, p. 235, 2020.

COIMBRA, V. O. R. *et al.* Gut Microbiota profile in adults undergoing bariatric surgery: A systematic review. **Nutrients**, v. 14, n. 23, p. 4979, 2022.

COOK, J. *et al.* Gut Microbiota, probiotics and psychological states and behaviors after bariatric surgery–A systematic review of their interrelation. **Nutrients**, v. 12, n. 8, p. 2396, 2020.

CUEVAS-SIERRA, A. *et al.* Diet, gut Microbiota, and obesity: Links with host genetics and epigenetics and potential applications. **Advances in Nutrition (Bethesda, Md.)**, v. 10, n. suppl_1, p. S17–S30, 2019.

DAVIES, N. K. *et al.* Altered gut microbiome after bariatric surgery and its association with metabolic benefits: A systematic review. **Surgery for Obesity and Related Diseases: Official Journal of the American Society for Bariatric Surgery**, v. 15, n. 4, p. 656-665, 2019.

DAVIES, N. K. *et al.* Gut microbial predictors of type 2 diabetes remission following bariatric surgery. **Obesity Surgery**, v. 30, p. 3536-3548, 2020.

DEBÉDAT, J. *et al.* Impact of bariatric surgery on type 2 diabetes: contribution of inflammation and gut microbiome? **Seminars in Immunopathology**, v. 41, n. 4, p. 461-475, 2019.

DELEDDA, A. *et al.* Nutritional Management in Bariatric Surgery Patients. **International Journal of Environmental Research and Public Health**, v. 18, n. 22, p. 12049, 2021.

FURET, J. P. *et al.* Differential adaptation of human gut Microbiota to bariatric surgery–induced weight loss. **Diabetes**, v. 59, n. 12, p. 3049-3057, 2010.

GENTILE, J. K. A. *et al.* The intestinal microbiome in patients undergoing bariatric surgery: A systematic review. **Arquivos Brasileiros de Cirurgia Digestiva [Brazilian archives of digestive surgery]**, v. 35, p. e1707, 2022.

GOLZARAND, M. *et al.* Changes in the gut microbiota composition and their relation to dietary intake after bariatric surgery. **Obesity Surgery**, v. 33, n. 9, p. 2866-2873, 2023.

GROSSE, C. S.; COPE, V. C. Dietary Fibre Intake and Bowel Habits After Bariatric Surgery: a Structured Literature Review. **Obesity Surgery**, v. 29, n. 7, p. 2247-2254, 2019.

GUO, Y. *et al.* Changes in gut microbiota, metabolite SCFAs, and GPR43 expression in obese diabetic mice after sleeve gastrectomy. **Journal of Applied Microbiology**, v. 133, n. 2, p. 555-568, 2022.

HAMAMAH, S.; HAJNAL, A.; COVASA, M. Influence of Bariatric Surgery on Gut Microbiota Composition and Its Implication on Brain and Peripheral Targets. **Nutrients**, v. 16, n. 7, p. 1071, 2024.

ILHAN, Z. E. *et al.* Distinctive microbiomes and metabolites linked with weight loss after gastric bypass, but not gastric banding. **The ISME journal**, v. 11, n. 9, p. 2047-2058, 2017.

ILHAN, Z. E. *et al.* Temporospatial shifts in the human gut microbiome and metabolome after gastric bypass surgery. **npj Biofilms and Microbiomes**, v. 6, n. 1, p. 12, 2020.

KIKUCHI, R. *et al.* The impact of laparoscopic sleeve gastrectomy with duodenojejunal bypass on intestinal Microbiota differs from that of laparoscopic sleeve gastrectomy in Japanese patients with obesity. **Clinical Drug Investigation**, v. 38, n. 6, p. 545-552, 2018.

LATTERI, S. *et al.* Mechanisms linking bariatric surgery to adipose tissue, glucose metabolism, fatty liver disease and gut microbiota. **Langenbeck s Archives of Surgery**, v. 408, n. 1, p. 101, 2023.

LEE, C. J. *et al.* Changes in gut microbiome after bariatric surgery *versus* medical weight loss in a pilot randomized trial. **Obesity surgery**, v. 29, n. 10, p. 3239-3245, 2019.

LEY, R. E. *et al.* Microbial ecology: human gut microbes associated with obesity. **Nature**, v. 444, n. 7122, p. 1022-1023, 2006.

LUIJTEN, J. C. H. B. M. *et al.* The importance of the microbiome in bariatric surgery: A systematic review. **Obesity Surgery**, v. 29, n. 7, p. 2338-2349, 2019.

MAGOULIOTIS, D. E. *et al.* Impact of bariatric surgery on metabolic and gut Microbiota profile: A systematic review and meta-analysis. **Obesity Surgery**, v. 27, n. 5, p. 1345-1357, 2017.

MEDINA, D. A. *et al.* Distinct patterns in the gut microbiota after surgical or medical therapy in obese patients. **PeerJ**, v. 5, n. e3443, p. e3443, 2017.

MICHELSEN, K. S. *et al.* Lack of toll-like receptor 4 or myeloid diferentiation factor 88 reduces atherosclerosis and alters plaque phenotype in mice defcient in apolipoprotein E. **Proceedings of the National Academy of Sciences of the United States of America**, v. 101, p. 10679-10684, 2004.

MORALES-MARROQUIN, E. *et al.* Comparison of methodological approaches to human gut microbiota changes in response to metabolic and bariatric surgery: A systematic review. **Obesity Reviews: an Official Journal of the International Association for the Study of Obesity**, v. 21, n. 8, 2020.

MUKORAKO, P. *et al.* Alterations of gut Microbiota after biliopancreatic diversion with duodenal switch in Wistar rats. **Obesity Surgery**, v. 29, n. 9, p. 2831-2842, 2019.

MURPHY, R. *et al.* Differential changes in gut Microbiota after gastric bypass and sleeve gastrectomy bariatric surgery vary according to diabetes remission. **Obesity Surgery**, v. 27, n. 4, p. 917-925, 2017.

PAGANELLI, F. L. *et al.* Roux-Y gastric bypass and sleeve gastrectomy directly change gut microbiota composition independent of surgery type. **Scientific Reports**, v. 9, n. 1, p. 10979, 2019.

PEREIRA, S. E. *et al.* Brazilian guide to nutrition in bariatric and metabolic surgery. **Langenbeck s Archives of Surgery**, v. 408, n. 1, p. 143, 2023.

SÁNCHEZ-ALCOHOLADO, L. *et al.* Gut microbiota adaptation after weight loss by Roux-en-Y gastric bypass or sleeve gastrectomy bariatric surgeries. **Surgery for Obesity and Related Diseases: Official Journal of the American Society for Bariatric Surgery**, v. 15, n. 11, p. 1888-1895, 2019.

SANCHEZ-CARRILLO, S. *et al.* A body weight loss- and health-promoting gut microbiota is established after bariatric surgery in individuals with severe obesity. **Journal of Pharmaceutical and Biomedical Analysis**, v. 193, p. 113747, 2021.

SHEN, N. *et al.* Longitudinal changes of microbiome composition and microbial metabolomics after surgical weight loss in individuals with obesity. **Surgery for Obesity and Related Diseases: Official Journal of the American Society for Bariatric Surgery**, v. 15, n. 8, p. 1367-1373, 2019.

SILVA, L. B. *et al.* Brazilian national bariatric registry – pilot study. **Revista do Colégio Brasileiro de Cirurgiões**, v. 50, p. e20233382, 2023.

SINCLAIR, P.; BRENNAN, D. J.; LE ROUX, C. W. Adaptação intestinal após cirurgia metabólica e suas influências no cérebro, fígado e câncer. **Nature Reviews Gastroenterology & Hepatology**, v. 15, p. 606-624, 2018.

SOCIEDADE BRASILEIRA DE CIRURGIA BARIÁTRICA E METABÓLICA. **Brasil discute novas regras para cirurgia bariátrica**. 2022. Disponível em: https://www.sbcbm.org.br/brasil-discute-novas-regras-para-cirurgia-bariatrica/. Acesso em: 15 mai. 2024.

SOCIEDADE BRASILEIRA DE CIRURGIA BARIÁTRICA E METABÓLICA. **Brasil registra aumento no número de cirurgias bariátricas por planos de saúde Brasil e queda pelo SUS**. Disponível em: https://www.sbcbm.org.br/brasil-registra-aumento-no-numero-de-cirurgias-bariatricas-por-planos-de-saude-brasil-e-queda-pelo-sus/. Acesso em: 9 jul. 2025.

SOCIEDADE BRASILEIRA DE CIRURGIA BARIÁTRICA E METABÓLICA. **Técnicas Cirúrgicas Bariátricas**. 2017. Disponível em: https://www.sbcbm.org.

br/tecnicas-cirurgicas-bariatrica/. Acesso em: 15 mai. 2024.

SONG, M. J. et al. Activation of Toll-like receptor 4 is associated with insulin resistance in adipocytes. **Biochemical and Biophysical Research Communications**, v. 346, n. 3, p. 739-745, 2006.

TREMAROLI, V. et al. Roux-en-Y gastric bypass and vertical banded gastroplasty induce long-term changes on the human gut microbiome contributing to fat mass regulation. **Cell Metabolism**, v. 22, n. 2, p. 228-238, 2015.

ULKER, İ.; YILDIRAN, H. The effects of bariatric surgery on gut microbiota in patients with obesity: a review of the literature. **Bioscience of Microbiota, Food and Health**, v. 38, n. 1, p. 3-9, 2019.

WANG, M. et al. The impact of microbially modified metabolites associated with obesity and bariatric surgery on antitumor immunity. **Frontiers in Immunology**, v. 14, p. 1156471, 2023.

ZARSHENAS, N. et al. The Relationship Between Bariatric Surgery and Diet Quality: a Systematic Review. **Obesity Surgery**, v. 30, n. 5, p. 1768-1792, 2020.

ZHENG, Z. et al. Role of gut microbiota-derived signals in the regulation of gastrointestinal motility. **Frontiers in Medicine**, v. 9, 2022.

23 Microbiota Intestinal e Supercrescimento Bacteriano no Intestino Delgado

Nayara Massunaga Okazaki

Objetivo

- Descrever as características fisiopatológicas do supercrescimento bacteriano no intestino delgado, bem como as relações com outras condições clínicas, hábitos alimentares e estratégias nutricionais destacadas na literatura científica.

Destaques

- O supercrescimento bacteriano intestinal (SIBO, do inglês *small intestinal bacterial overgrowth*) é uma doença intestinal que está associada ao desequilíbrio bacteriano intestinal
- O SIBO pode estar associado a outras doenças intestinais e a outras condições fisiopatológicas
- O diagnóstico do SIBO pode ser menos invasivo com o teste de ar expirado que envolve a mensuração de hidrogênio ou metano, após administração de carboidrato fermentativo; contudo, há limitações para o diagnóstico
- Os antibióticos são indicados para o tratamento; contudo, não há evidências científicas suficientes para o uso de probióticos no tratamento do SIBO
- Dietas pobres em carboidratos com elevado potencial de fermentação encontram baixo respaldo científico para aplicação em pessoas vivendo com o SIBO.

Introdução

O conceito de supercrescimento bacteriano no intestino delgado, comumente denominado "SIBO", emergiu no contexto da má digestão e da má-absorção em pacientes que apresentavam fatores de risco favoráveis à colonização do intestino delgado por bactérias potencialmente prejudiciais (Bushyhead; Quigley, 2021; Bushyhead; Quigley, 2022; Roszkowska et al., 2024). Inicialmente, o SIBO foi nomeado como *"the blind loop syndrome"* (traduzido para o português como "síndrome de alça cega"); uma das primeiras descrições ocorreu em 1939, por Barker e Hummel, a partir da observação da presença da anemia macrocítica e esteatorreia em indivíduos com anatomia alterada do trato gastrointestinal (TGI) pós-cirúrgico (Bushyhead; Quigley, 2022; Roszkowska et al., 2024).

O conceito de SIBO passou por mudanças ao longo do tempo, especialmente pelo avanço das tecnologias do sequenciamento genético e pelo desenvolvimento da bioinformática, que permitiram maior compreensão dos microrganismos, em particular das bactérias que habitam os intestinos grosso e delgado do ser humano (Bushyhead; Quigley, 2022; Roszkowska et al., 2024). Nos últimos anos, o SIBO vem sendo definido como "presença de uma quantidade anormal de bactérias no intestino delgado, em conjunto com uma constelação de sintomas gastrointestinais" (Rao; Bhagatwala, 2019) ou como "um distúrbio clínico em que sintomas, sinais clínicos e/ou anomalias laboratoriais são atribuídos a alterações no número de bactérias ou na composição bacteriana no intestino delgado" (Quigley; Murray; Pimentel, 2020) ou, ainda, como "uma doença na qual o intestino delgado é anormalmente colonizado por um número aumentado e tipos anormais de microrganismos" (Bushyhead; Quigley, 2022; Roszkowska et al., 2024).

Apesar das definições de SIBO apresentadas na literatura nos últimos anos, em 2022, Bushyhead e Quigley sugeriram que qualquer discussão sobre SIBO deveria ser pautada em uma definição com base em parâmetros mensuráveis e objetivos. Contudo, segundo eles, perguntas como "Qual é a composição normal do microbioma do intestino delgado?" e "Qual é o limite superior da normalidade para o número de bactérias em qualquer parte do intestino delgado?" ainda precisam ser respondidas para que haja uma definição mais objetiva de SIBO na literatura científica e, por conseguinte, discussões mais amplas e com maior embasamento científico (Bushyhead; Quigley, 2022; Roszkowska et al., 2024).

Características do supercrescimento bacteriano intestinal e etiologia

SIBO é uma manifestação relacionada com as alterações da microbiota intestinal (MI). Caracteriza-se pela elevada presença de bactérias no intestino delgado (> 1.000 organismos/mℓ). A secreção de ácido gástrico e a motilidade intestinal limitam o crescimento excessivo de bactérias no intestino delgado. Todavia, quando esses mecanismos de proteção contra o crescimento bacteriano excessivo falham, o supercrescimento bacteriano do intestino delgado pode se manifestar (Bushyhead; Quigley, 2022; Roszkowska et al., 2024).

A etiologia do SIBO é complexa e multifatorial, composta por diversos elementos que interagem entre si (Bushyhead; Quigley, 2022). Por exemplo, pode ser proveniente de alterações na motilidade intestinal, hipocloridria anatômica, imunológica, gástrica e distúrbios metabólicos. Ademais, importantes mecanismos de defesa do hospedeiro contra o SIBO são: (i) o ácido gástrico, (ii) a bile, (iii) o peristaltismo, (iv) as enzimas digestivas proteolíticas, (v) a válvula ileocecal intacta e, finalmente, (vi) a imunoglobulina A (IgA) secretora (Bushyhead; Quigley, 2022). Quando essas barreiras protetoras falham, o risco para o SIBO aumenta. No que tange aos mecanismos, os ácidos gástricos e a bile impedem que as bactérias passem pelo intestino após a ingestão de alimentos. Nesse contexto, a hipocloridria pode ser desencadeada por procedimentos cirúrgicos e, ainda, pelo uso crônico de inibidores da bomba de prótons. Embora alguns estudos sugiram que o uso de inibidores de bombas de prótons favoreça efeitos controversos sobre as bactérias intestinais (Lombardo et al., 2010; Lo; Chan et al., 2013; Ratuapli et al., 2012).

Além disso, as enzimas proteolíticas desempenham o papel de decompor e degradar as bactérias presentes nos intestinos. Consequentemente, a deficiência pancreática crônica de enzimas proteolíticas está ligada ao SIBO (Bushyhead; Quigley, 2022). Os complexos motores migratórios assumem a responsabilidade pelo peristaltismo do intestino delgado, impedindo a movimentação retrógrada das bactérias. O SIBO está relacionado com anormalidades na motilidade gastrointestinal, como a síndrome do intestino irritável (SII), o uso de narcóticos, a enteropatia pós-radiação (uma inflamação do intestino causada pela exposição à radiação ionizante), o hipotireoidismo, o diabetes *mellitus* e a esclerodermia (Bushyhead; Quigley, 2022). A preservação da válvula ileocecal íntegra e a motilidade anterógrada do íleo são essenciais para evitar a migração retrógrada de bactérias provenientes do cólon (Bushyhead; Quigley, 2022; Roszkowska et al., 2024). Anomalias anatômicas resultam em estagnação intestinal, aumentando a suscetibilidade ao SIBO. Tais irregularidades incluem diverticulose no intestino delgado, estenoses intestinais, aderências pós-operatórias, desvios gástricos com alças intestinais cegas e ressecção ileocecal (Bushyhead; Quigley, 2022; Roszkowska *et al.*, 2024). Finalmente, a produção abundante de IgA no TGI impede a proliferação bacteriana e sustenta a imunidade intestinal. Distúrbios de imunodeficiência, como a síndrome da imunodeficiência adquirida (AIDS), a imunodeficiência variável combinada e a deficiência de IgA, aumentam o risco de desenvolvimento do SIBO (Bushyhead; Quigley, 2022; Roszkowska *et al.*, 2024). A Figura 23.1 ilustra os fatores predisponentes ao SIBO.

específicas de bactérias. Essas cepas podem secretar enzimas ou liberar endotoxinas que danificam a camada de células epiteliais intestinais, resultando no aparecimento de sintomas. As espécies mais frequentemente identificadas no SIBO incluem a *Escherichia coli* e espécies dos gêneros *Aeromonas*, *Proteus* e *Klebsiella* (Banaszak et *al.*, 2023).

Os sintomas do SIBO são inespecíficos, normalmente, mais de dois terços dos pacientes relatam: dor abdominal, distensão abdominal, diarreia, flatulência e má digestão que se sobrepõem e variam em frequência, duração e gravidade (Rao; Bhagatwala, 2019). A Tabela 23.1 resume a fisiopatologia, bem como os sintomas e achados clínicos do SIBO.

Fisiopatologia

No SIBO, observa-se uma quantidade anormalmente elevada de bactérias. Todavia, a presença excessiva de bactérias no intestino delgado nem sempre está diretamente relacionada com a atividade da doença. Assim, as manifestações clínicas do SIBO tornam-se evidentes, especialmente, quando há inflamação provocada por cepas

Critérios diagnósticos

Segundo Bushyhead e Quigley (2022), o foco para diagnosticar o SIBO se concentra na necessidade de validar um teste (ou testes) que identifique uma MI com perfil "patológico" capaz de indicar o SIBO com precisão em um contexto clínico coerente, bem como seja suficiente para prever

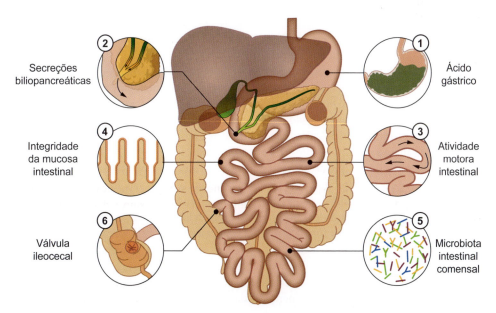

Figura 23.1 Fatores predisponentes ao SIBO. (Adaptada de Bushyhead e Quigley. 2022.)

Tabela 23.1 Processos fisiopatológicos, mecanismos de ação e consequências clínicas do supercrescimento bacteriano no intestino delgado.

Processos	Mecanismos de ação	Consequências clínicas
Lesão da mucosa induzida por bactérias e/ou suas toxinas ou produtos	1. Perda de enzimas da borda em escova 2. Lesão da barreira epitelial levando ao aumento da permeabilidade intestinal 3. Resposta inflamatória gerando citocinas inflamatórias	1. Má digestão de carboidratos 2. Enteropatia perdedora de proteínas; translocação bacteriana e endotoxemia portal e sistêmica 3. Lesão e inflamação hepática, respostas inflamatórias sistêmicas
Competição luminal com o hospedeiro por nutrientes	1. Consumo de proteína dietética 2. Consumo de vitamina B_{12} 3. Consumo de tiamina 4. Consumo de nicotinamida	1. Hipoaminoacidemia, edema 2. Deficiência de vitamina B_{12}, anemia megaloblástica, sintomas neurológicos 3. Deficiência de tiamina 4. Deficiência de nicotinamida
Metabolismo bacteriano	1. Fermentação de carboidratos não absorvidos 2. Desconjugação de ácidos biliares primários 3. Síntese de vitamina K 4. Síntese de folato 5. Síntese de ácido D-láctico 6. Síntese de álcool 7. Síntese de acetaldeído	1. Inchaço, distensão, flatulência 2. Diarreia decorrente de efeitos dos ácidos biliares desconjugados no cólon; esgotamento do *pool* de ácidos biliares, o que prejudica a absorção de gorduras e vitaminas lipossolúveis 3. Interferência na dosagem de anticoagulantes 4. Níveis elevados de folato sérico 5. Acidose D-láctica 6. Lesão hepática

Adaptada de Bushyhead e Quigley, 2022.

a resposta à intervenção. Todavia, os autores assumem que ainda há a necessidade de mais estudos científicos e metodologicamente bem delineados para conseguir atingir esse objetivo.

Acredita-se que um indivíduo saudável tenha uma carga bacteriana no intestino delgado inferior a 10^3 unidades formadoras de colônia por mℓ (UFC/mℓ). A análise de culturas proximais ao intestino delgado mostra que as bactérias encontradas nessa região são tipicamente gram-negativas aeróbias ou anaeróbias facultativas, como, por exemplo, os gêneros *Enterococcus* e *Streptococcus*. Valores superiores a 10^5 UFC/mℓ, mensurados por cultura do aspirado jejunal, são considerados o padrão-ouro para diagnóstico do SIBO, porém alguns autores sugerem que níveis > 10^3 UFC/mℓ possam ser indicativos da doença. A aspiração é realizada por endoscopia, e o conteúdo é devidamente armazenado para evitar contaminações (Losurdo *et al.*, 2020; Bushyhead; Quigley, 2021).

Embora seja a maneira mais recomendada, sabe-se que esse método é invasivo e apresenta alto custo. Assim, sugere-se o teste de ar expirado como uma alternativa aceita para o diagnóstico do SIBO, sendo uma opção segura e pouco invasiva (Razaie *et al.*, 2017). Durante o teste, o paciente ingere carboidratos, como lactulose e glicose, que serão metabolizados pela MI, predispondo à produção de hidrogênio e metano que são absorvidos e exalados pelos pulmões, o que favorece a sua quantificação por meio do aparelho que os detecta. As células humanas não são capazes de produzir esses gases, por isso, a sua medição permite fazer inferências sobre o estado da MI. Recomenda-se o uso de 75 g de glicose ou 10 g de lactulose, diluídos em água, após mensuração dos gases em jejum. Em seguida, é feita uma mensuração periódica nos primeiros 90 minutos para avaliação de hidrogênio e 120 minutos para avaliação de metano. Um aumento nas concentrações de hidrogênio acima ou igual a 20 partes por milhão (ppm) em comparação ao momento em jejum, durante os primeiros 90 minutos, é considerado como diagnóstico para SIBO. O aumento nas concentrações de metano acima ou igual a 10 ppm nas primeiras 2 horas é indicativo de supercrescimento metanogênico. Todavia, o supercrescimento metanogênico e os sintomas gastrointestinais (p. ex., constipação intestinal e diarreia) são conflitantes (Rao; Bhagatwala, 2019; Bushyhead; Quigley, 2021). A Tabela 23.2 descreve os testes de diagnóstico para o SIBO e as suas características.

Em 2017, o Consenso Norte Americano realizou atualizações e recomendações para a adequada condução do teste. Assim, recomenda-se que o paciente não esteja em uso de antibióticos por, pelo menos, 4 semanas antes do teste acontecer, além do uso de medicamentos que aumentem a motilidade intestinal e efeito laxativo por, pelo menos, 1 semana antes do teste. Além dessas recomendações, os pacientes devem estar em jejum por 8 a 12 horas antes do teste, além de evitar o uso de cigarros 1 dia antes e minimizar atividades durante a condução do teste (Razaie et al., 2017; Rao; Bhagatwala, 2019). Apesar do Consenso Norte Americano, as diretrizes europeias observam que não existem critérios diagnósticos uniformemente aceitos para testes respiratórios no diagnóstico de SIBO (HAMMER et al., 2022). Logo, acredita-se que, até o momento, não há um "padrão-ouro" para o diagnóstico do SIBO, dadas as limitações das técnicas de diagnóstico atualmente disponíveis. A Figura 23.2 apresenta a cinética do hidrogênio e do metano para sugerir supercrescimento, bem como um teste com ausência de supercrescimento.

Associações com outras doenças

O SIBO pode estar associado a outras doenças que envolvem o TGI, como a SII. Uma revisão sistemática com metanálise que envolveu 25 estudos de casos-controle (baixo nível de evidência) com pacientes com SII mostrou maior chance de SIBO em pacientes vivendo com SII (OR: 3,7; IC 95%: 2,3 a 6,0). Em pacientes com SII, a prevalência de SIBO, avaliada pelos testes respiratórios, foi de 35,5% (IC 95%: 33,6 a 37,4%) vs. 29,7% (IC 95%: 27,6 a 31,8%) nos controles.

Tabela 23.2 Testes diagnósticos para o supercrescimento bacteriano no intestino delgado, padrão de referência, sensibilidade, especificidade e limitações.

Teste diagnóstico para SIBO	Padrão de referência	Sensibilidade/ especificidade	Limitações
Cultura do intestino delgado	Não estabelecida	Não estabelecida	• Contaminação da amostra pela microbiota orofaríngea • Invasivo • Custo • Falso-negativo da distribuição irregular de SIBO • Falta de metodologia padronizada
Teste respiratório de hidrogênio a partir da glicose	Cultura do intestino delgado	20 a 93%/30 a 86%	• Necessidade de modificação rigorosa da dieta • Falso-positivo por má-absorção de glicose
Teste respiratório de hidrogênio a partir da lactulose	Cultura do intestino delgado	31 a 68%/30 a 86%	• Necessidade de modificação rigorosa da dieta • Falso-positivo devido ao tempo de trânsito orocecal acelerado

Adaptada de Bushyhead e Quigley, 2022.

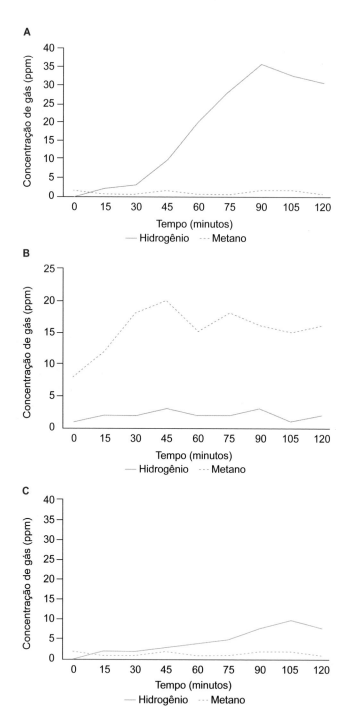

Figura 23.2 Exemplo de testes respiratórios. **A.** Teste respiratório positivo para hidrogênio sugestivo de supercrescimento bacteriano no intestino delgado. **B.** Teste respiratório para metano sugestivo de supercrescimento metanogênico. **C.** Teste respiratório normal. ppm: partes por milhão. (Adaptada de Pimentel *et al.*, 2020.)

Todavia, estudos que avaliaram o SIBO por cultura identificaram prevalência de 13,9% (IC 95%: 11,5 a 16,4%) em pacientes com SII e 5% (IC 95%: 3,9 a 6,2%) em pacientes saudáveis. O método de diagnóstico, portanto, determina a prevalência de SIBO em pacientes com SII, sendo um indicativo de que a síndrome pode aumentar a prevalência de SIBO (Shah *et al.*, 2020). Não obstante, os autores apontam que os estudos apresentam limitações; por isso, os dados apresentados têm baixa evidência científica, principalmente pela "heterogeneidade clínica" substancial resultante da falta de critérios de seleção uniformes para casos e controles e em razão da sensibilidade e especificidade limitadas dos testes diagnósticos disponíveis.

Além da SII, também é possível encontrar correlações entre o SIBO e a doença celíaca. Para essa associação, estudos investigam a atuação do hormônio colecistocinina (CCK), responsável por estimular o peristaltismo intestinal, visto que se apresenta em níveis mais baixos em celíacos. Ainda, pacientes que vivem com a doença celíaca apresentam altos níveis de neurotensina, hormônio que inibe a motilidade gastrointestinal (Losurdo *et al.*, 2020).

Em outras condições metabólicas, para além do intestino, o SIBO parece ser mais frequente. Pacientes que vivem com a síndrome metabólica, por exemplo, parecem ser mais suscetíveis ao SIBO. Em um estudo publicado em 2018, os autores verificaram que o SIBO foi mais frequente entre as pessoas vivendo com obesidade (cerca de 47,06%) comparativamente às eutróficas (7,69%). Todavia, a amostra do estudo foi composta por apenas 29 pessoas, sendo 17 vivendo com obesidade e 12 eutróficas. Logo, os achados precisam ser interpretados com cautela (Roland *et al.*, 2018). Nesse estudo, os autores não verificaram associação entre o SIBO e os sintomas gastrointestinais, como gases, dor abdominal, diarreia, constipação intestinal, náuseas e distensão abdominal.

Assim, os achados sobre a presença do SIBO ainda são muito heterogêneos e requerem estudos com amostras maiores para caracterizar e identificar adequadamente as doenças associadas. A Tabela 23.3 apresenta as principais doenças e condições associadas ao SIBO.

Tratamento

Uso de antibióticos

Notadamente, é complexo tratar uma condição cujo diagnóstico é incerto. O tratamento mais proposto para o SIBO é o uso de antibióticos. Entretanto, alguns pacientes ainda podem

Tabela 23.3 Desordens associadas ao supercrescimento bacteriano no intestino delgado.

Motilidade intestinal anormal
Neuropatia autonômica diabética
Esclerose sistêmica/esclerodermia
Amiloidose
Hipotireoidismo
Pseudo-obstrução intestinal idiopática
Acromegalia
Gastroparesia
Distrofia muscular miotônica
Uso crônico de opiáceos
Uso prolongado de medicamentos supressores da motilidade

Anormalidades anatômicas
Diverticulose do intestino delgado
Alterações na anatomia induzidas cirurgicamente (Billroth II, gastrectomia, anastomose terminolateral)
Estrias (doença de Crohn, radiação, cirurgia)
Loops cegos
Fístula gastrocólica ou jejunocólica
Ressecção da válvula ileocecal
Hipocloridria causada por pós-cirúrgico ou por supressão ácida a longo prazo

Deficiência imunológica
Deficiências imunológicas herdadas
Deficiência imunológica adquirida (p. ex., AIDS, desnutrição grave)

Multifatorial
Pancreatite crônica
Doença celíaca
Espru tropical
Doença de Crohn
Fibrose cística
Insuficiência intestinal
Enteropatia por radiação
Doença hepática
Doença renal em estágio final

Adaptada de Bushyhead e Quigley, 2022.

permanecer com os sintomas após o tratamento ou apresentar alterações na motilidade do intestino, levando ao uso de outros medicamentos que podem levar à maior resistência das bactérias por antibióticos (Rao; Bhagatwala, 2019).

Ainda, é importante ressaltar que aproximadamente 40% dos pacientes que estiveram em terapia com antibióticos podem não ter o SIBO completamente resolvido, tendo a recorrência da situação em meses após o tratamento (Rao; Bhagatwala, 2019). Em uma revisão sistemática com metanálise publicada em 2017, Gatta e Scarpignato (2017) verificaram que o uso de rifaximina foi capaz de erradicar bactérias na ordem de 70,8% (IC 95%: 61,4 a 78,2; I^2: 89,4%) na análise por intenção de tratar e 72,9% (IC 95%: 65,5 a 78,8; I^2: 87,5%) na análise por protocolo. Contudo, os autores apontam para a baixa qualidade metodológica dos estudos. É possível verificar pelo I^2 a elevada heterogeneidade observada e, por isso, novos e mais bem delineados estudos são necessários. Mais recentemente, Wang, Zhang e Hou (2021) verificaram que a rifaximina foi capaz de erradicar bactérias causadoras do SIBO na ordem de 59% (IC 95%: 50 a 69%; I^2: 90,69%). Todavia, a heterogeneidade permanece elevada. Isso posto, é possível que os antibióticos diminuam o SIBO, no entanto, os efeitos ainda são heterogêneos.

Condutas nutricionais

Uso de probióticos

Probióticos são amplamente estudados para situações que envolvem o desequilíbrio bacteriano intestinal e são apontados como uma alternativa para a redução dos sintomas do SIBO (Rao; Bhagatwala, 2019).

Um estudo realizado com pacientes que apresentavam sintomas intestinais e o diagnóstico de SIBO, após a cirurgia bariátrica, mostrou que o uso das cepas probióticas *Lactobacillus acidophilus* NCFM e *Bifidobacterium lactis* Bi-07, com 5 bilhões de UFC por cepa, por 90 dias, não afetou o SIBO. Além disso, os sintomas avaliados subjetivamente pela *Gastrointestinal Symptom Rating Scale* (GRSR) não modificaram ao longo do tempo. Entretanto, é importante ressaltar que, após 30 dias, os indivíduos que fizeram o uso dos probióticos reportaram mais dores abdominais (Wagner *et al.*, 2021).

Uma revisão sistemática com metanálise publicada em 2017, que compilou os resultados de 14 estudos e 8 resumos, revelou que os probióticos não exerceram efeito positivo sobre o risco relativo (incidência) do SIBO (RR: 0,54; IC 95%: 0,19 a 1,52). Além disso, probióticos reduziram a dor abdominal (WMD: −1,17; IC 95%: −2,30 a −0,04), mas sem efeitos sobre a frequência das fezes (WMD: −0,09; IC 95%: −0,47 a 0,29). A concentração de hidrogênio foi menor no grupo suplementado com probióticos (WMD: −36,35 ppm; IC 95%: −44,23 a −28,47 ppm) (Zhong *et al.*, 2017). Entretanto, os achados da revisão não foram avaliados quanto à heterogeneidade. Além disso, estudos não randomizados e retrospectivos foram considerados na análise, o que pode maximizar o risco de viés. Os autores apontam para a baixa qualidade metodológica para a maioria dos estudos inseridos. Portanto, o baixo nível de evidência reflete em uma fraca força de recomendação dos probióticos para o tratamento de SIBO.

Ademais, um estudo realizado com pacientes que apresentaram SII e SIBO e fizeram uso das cepas *Saccharomyces boulardii*, *B. lactis*, *L. acidophilus* e *Lactobacillus plantarum*, por 30 dias, mostrou que houve redução do sistema de pontuação de gravidade da SII. Entretanto, apenas 5 participantes com SIBO foram avaliados e 21 participantes sem SIBO. A discrepância amostral entre os grupos pode levar a inferências equivocadas; assim, os achados devem ser interpretados com cautela. Os próprios autores apresentam no estudo o cálculo do tamanho amostral necessário (30 para cada grupo). Logo, com o número de participantes avaliados, quaisquer conclusões são precipitadas. (Leventogiannis *et al.*, 2019).

As diretrizes da American College of Gastroenterology estabelece que tratar o SIBO com probióticos é totalmente contraintuitivo, além disso, os estudos apresentam baixa qualidade metodológica (Pimentel *et al.*, 2020).

Alimentação e supercrescimento bacteriano intestinal

A importância da alimentação na gênese ou na manutenção do SIBO aumentou nos últimos anos, sobretudo, pelo maior entendimento de que componentes alimentares são capazes de modificar a composição e a atividade da MI. Assim, discussões são propostas tendo como questionamento central se a alimentação pode ser uma maneira de gerenciar os sintomas relacionados com o SIBO ou, ainda, ser capaz de erradicar essa condição clínica. Reduzir a exposição a carboidratos mais fermentativos e seus produtos pode diminuir o crescimento bacteriano e a produção de gases, que estão associados aos sintomas (Banaszak et al., 2023). As diretrizes, porém, sugere que não há evidência para o uso de dietas pobres em carboidratos fermentativos (p. ex., FODMAPS, do inglês *fermentable oligosaccharide, disaccharide, monosaccharide and polyol*) ou outros nutrientes (p. ex., glúten), apesar de ser intuitivo reduzir o consumo de quaisquer alimentos que apresentem maior potencial de fermentação. Os estudos publicados até o momento apresentaram resultados modestos para os parâmetros avaliados e relacionados com o SIBO.

Finalmente, embora esse tipo de dieta possa ser sugerido para atenuar sintomas (apesar da baixa evidência), é importante ressaltar as dificuldades da execução, em especial, por um longo período, que pode ser explicada, pelo menos em parte, pela monotonia alimentar que pode ocorrer, especialmente quando não orientada por um profissional capacitado. Também vale reforçar que dietas mais restritivas podem levar a deficiências nutricionais, que devem ser consideradas no momento de sua prescrição.

Referências bibliográficas

ADIKE, A.; DIBAISE, J. K. Small intestinal bacterial overgrowth: nutritional implications, diagnosis, and management. **Gastroenterology Clinics of North America**, v. 47, n. 1, p. 193-208, 2018.

BANASZAK, M. *et al.* Association between Gut Dysbiosis and the Occurrence of SIBO, LIBO, SIFO and IMO. **Microorganisms**, v. 11, n. 3, p. 573, 2023.

BUSHYHEAD, D.; QUIGLEY, E. M. Small intestinal bacterial overgrowth. **Gastroenterology Clinics**, v. 50, n. 2, p. 463-474, 2021.

BUSHYHEAD, D.; QUIGLEY, E. M. Small intestinal bacterial overgrowth—pathophysiology and its implications for definition and management. **Gastroenterology**, v. 163, n. 3, p. 593-607, 2022.

GATTA, L.; SCARPIGNATO, C. Systematic review with meta-analysis: rifaximin is effective and safe for the treatment of small intestine bacterial overgrowth. **Alimentary Pharmacology & Therapeutics**, v. 45, n. 5, p. 604-616.

HAMMER, H. F. *et al.* European guideline on indications, performance, and clinical impact of hydrogen and methane breath tests in adult and pediatric patients: European Association for Gastroenterology, Endoscopy and Nutrition, European Society of Neurogastroenterology and Motility, and European Society for Paediatric Gastroenterology Hepatology and Nutrition consensus. **United European Gastroenterology Journal**, v. 10, p. 15-40, 2022.

LEVENTOGIANNIS, K. *et al.* Effect of a preparation of four probiotics on symptoms of patients with irritable bowel syndrome: association with intestinal bacterial overgrowth. **Probiotics and Antimicrobial Proteins**, v. 11, n. 12, p. 627-634, 2019.

LO, W. K.; CHAN, W. W. Proton pump inhibitor use and the risk of small intestinal bacterial overgrowth: a meta-analysis. **Clinical Gastroenterology and Hepatology**, v. 11, p. 483-490, 2013.

LOMBARDO, L. *et al.* Increased incidence of small intestinal bacterial overgrowth during proton pump inhibitor therapy. **Clinical Gastroenterology and Hepatology**, v. 8, p. 504-508, 2010.

LOSURDO, G. *et al.* The influence of small intestinal Bacterial overgrowth in digestive and extra intestinal disorders. **International Journal of Molecular Sciences**, v. 21, n. 10, p. 3531, 2020.

PIMENTEL, M. *et al.* ACG Clinical Guideline: Small Intestinal Bacterial Overgrowth. **American Journal of Gastroenterology**, v. 115, n. 2, p. 165-178, 2020.

QUIGLEY, E. M. M.; MURRAY, J. A.; PIMENTEL, M. AGA clinical practice update on small intestinal bacterial overgrowth: expert review. **Gastroenterology**, v. 159, p. 1526-1532, 2020.

RAO, S. S. C.; BHAGATWALA, J. Small Intestinal bacterial overgrowth: clinical features and therapeutic management. **Clinical and Translational Gastroenterology**, v. 10, n. 10, p.e00078, 2019.

RATUAPLI, S. K. *et al.* Proton pump inhibitor therapy use does not predispose to small intestinal bacterial overgrowth. **American Journal of Gastroenterology**, v. 107, p. 730-735, 2012.

RAZAIE, A. *et al.* Hydrogen and Matane – based breath testing in gastrointestinal disorders: The North American Consensus. **The American Journal of Gastroenterology**, v. 112, n. 5, p. 775-784, 2017.

ROLAND, B. C. *et al.* Obesity increases the risk os small intestinal bacterial overgrowth (SIBO). **Neurogastroenterology & Motility**, v. 30, n. 3, 2018.

ROSZKOWSKA, P. *et al.* Small Intestinal Bacterial Overgrowth (SIBO) and Twelve Groups of Related Diseases— Current State of Knowledge. **Biomedicines**, v. 12, n. 5, p. 1030, 2024.

SHAH, A. *et al.* Small intestinal bacterial overgroth in irritable bowel syndrome: a systematic review and meta-analysis of case-control studies. **The American Journal of Gastroenterology**, v. 115, n. 2, p. 190-201, 2020.

WAGNER, N. R. F. *et al.* Effects of probiotics supplementation on gastrointestinal symptoms and SIBO after ROUX-em-Y-Gastric Bypass: a prospective, randomized, double-blind, placedo-controlled trial. **Obesity Surgery Journal**, v. 31, n. 1, p. 143-150, 2021.

WANG, J.; ZHANG, L.; HOU, X. Efficacy of rifaximin in treating with small intestine bacterial overgrowth: a systematic review and meta-analysis. **Expert Review of Gastroenterology & Hepatology**, v. 15, n. 12, p. 1385-1399, 2021.

ZHONG, C. *et al.* Probiotics for preventing and treating small intestinal bacterial overgrowth: a meta-analysis ans systematic review of current evidence. **Journal of Clinical Gastroenterology**, v. 51, n. 4, p. 300-311, 2017.

24 Interface entre Nutrição, Microbiota Oral e Microbiota Intestinal

Flávia Furlaneto ▪ Michel Messora ▪ Talita Gomes Baêta Lourenço ▪ Marcella Costa Ribeiro ▪ Ana Paula Colombo

Objetivos

- Descrever primeiramente o perfil das principais comunidades microbianas do trato gastrointestinal, ou seja, as microbiotas oral e intestinal, em condições de saúde e doença
- Apresentar evidências atuais sobre o impacto de determinados nutrientes provenientes da dieta sobre as microbiotas oral e intestinal, potenciais mecanismos de ação de alguns nutrientes sobre o metabolismo microbiano e os efeitos na homeostase do organismo
- Compreender o papel de dietas específicas sobre a composição e a função do microbioma do trato gastrointestinal para o desenvolvimento de estratégias personalizadas de prevenção e tratamento de diversas doenças crônicas que acometem esse sistema do organismo humano.

Destaques

- Os microbiomas oral e intestinal são segregados em decorrência da distância física e de obstáculos químicos. Ainda assim, em determinadas condições, pode haver a translocação de microrganismos entre ambos os órgãos
- Os macronutrientes e os micronutrientes parecem ter papel importante na composição da microbiota oral (MO) e, consequentemente, na saúde bucal. Porém, com exceção da documentada influência do consumo de carboidratos no risco de cárie dentária, as evidências disponíveis para compreender o impacto de diferentes nutrientes na modulação do microbioma oral ainda são limitadas
- A dieta é responsável por parte da variabilidade microbiana intestinal, o que mostra o potencial de determinadas estratégias dietéticas na prevenção e no tratamento de diversas condições clínicas, por meio de mudanças quali-quantitativas na microbiota intestinal (MI)
- São necessários mais estudos, bem controlados e de natureza multidisciplinar, para melhor entendimento acerca dos efeitos de dietas e nutrientes específicos sobre o microbioma do trato gastrointestinal (TGI) e a resposta imunológica do hospedeiro
- Considerando as variações na resposta individual aos nutrientes, é provável que estratégias personalizadas de prevenção e tratamento de diversas doenças crônicas devam ser elaboradas para aplicação clínica.

Introdução

A importância da dieta na saúde humana já era reconhecida nos séculos XIX e XX, quando estudiosos da época empregaram pela primeira vez expressões como "*Dis-moi ce que tu manges, je te dirai ce que tu és*", "*Der Mensch ist, was er ißt*", ou "*You are what you eat*". Em outras palavras, esses pioneiros deram origem ao hoje tão popular ditado "Você é o que você come" (Lindlahr, 1940).

Na última década, evidências robustas provenientes de estudos que investigaram o impacto do microbioma humano na fisiologia e na biologia reforçaram a relevância da dieta, particularmente a dos primeiros anos de vida, no estabelecimento e na manutenção de uma microbiota simbiótica no TGI (Moles; Otaegui, 2020), bem como seus efeitos deletérios (Von Schwartzenberg *et al.* 2021), normalmente relacionados com quadros de doença (Turnbaugh; Ley; Hamady, 2007). Entretanto, as flutuações transitórias ou de longa duração na composição e na função da microbiota do TGI em resposta às intervenções podem ser sutis e difíceis de serem detectadas sem o conhecimento prévio do perfil microbiano do TGI humano. Por isso, o Projeto Microbioma Humano, lançado no início do século XXI, surgiu com o intuito de realizar uma análise profunda e minuciosa do microbioma que habita os vários sítios do organismo humano em estado de saúde e homeostasia (The Human Microbiome Project Consortium, 2012). Com o nosso genoma, esses microrganismos e seus genes compõem o reconhecido pluricelular ser humano: holobionte ou superorganismo humano. Após o entendimento da função e da composição consideradas "normal" dessas comunidades microbianas nos diferentes nichos do organismo humano, os pesquisadores passaram a investigar as alterações significativas que ocorrem antes, durante e após o estabelecimento de quadros de doenças ou desequilíbrios bacterianos (IHMP, 2019). Consequentemente, pesquisas voltadas para o desenvolvimento e a avaliação de estratégias focadas na modificação e na restauração de comunidades microbianas desequilibradas vêm recebendo grande atenção da comunidade científica. Dentre essas estratégias, o impacto da dieta como um potente modulador do microbioma intestinal passou a ter um destaque especial. Ao longo das últimas décadas, grandes investimentos no setor alimentício, desde a produção dos alimentos até o seu adequado processamento, têm sido feitos com o objetivo de buscar componentes específicos da dieta para se estudar os mecanismos pelos quais estes impactam os microrganismos que residem no TGI. Assim, indubitavelmente, busca-se compreender, por meio de evidências científicas, o verdadeiro significado do "Você é o que você come".

Eixo oral-intestinal

O TGI é bem revestido pela membrana mucosa, começando na boca e terminando no intestino, mais precisamente no ânus. Assim, a cavidade oral e o intestino são regiões anatomicamente contínuas, conectadas pelos vários compartimentos do TGI. Ambos os locais também são quimicamente conectados, uma vez que a saliva e o alimento digerido passam por todo o trajeto do TGI (Schmidt *et al.*, 2019). Os microbiomas oral e intestinal são altamente diversos e, concomitantemente, apresentam assinaturas únicas e distintas de cada *habitat* (The Human Microbiome Project Consortium, 2012). A cavidade oral, porta de entrada do trato digestivo, está diretamente exposta ao ambiente externo, em constante contato com microrganismos, nutrientes e outros xenobióticos exógenos. Também apresenta diversos nichos ecológicos, com variações de pH, oxigênio, tecidos e nutrientes, fornecendo ambientes adequados para o desenvolvimento de diferentes espécies microbianas. Apesar da grande dificuldade de identificar as mais de 700 espécies microbianas encontradas na cavidade oral, estudos iniciais do microbioma humano encontraram diversos gêneros com grande representação nas condições de saúde oral (Figura 24.1), como *Streptococcus, Actinomyces, Veillonella, Neisseria, Haemophilus, Eubacteria, Lactobacterium, Capnocytophaga, Staphylococcus* e *Propionibacterium* (Aas *et al.*, 2005; Jenkinson; Lamont, 2005; Wilson, 2005), corroborando estudos mais antigos que correlacionaram espécies do filo Actinobacteria e o gênero *Streptococcus* à saúde periodontal (Socransky *et al.*, 1998; Socransky; Haffajee, 2002; Feng; Weiberg, 2006). Em contraste, espécies de bactérias gram-negativas e anaeróbias são mais comumente associadas às doenças periodontais e às infecções endodônticas (Moore; Moore, 1994; Roberts; Darveau, 2002; Munson *et al.*, 2002).

Capítulo 24 • Interface entre Nutrição, Microbiota Oral e Microbiota Intestinal

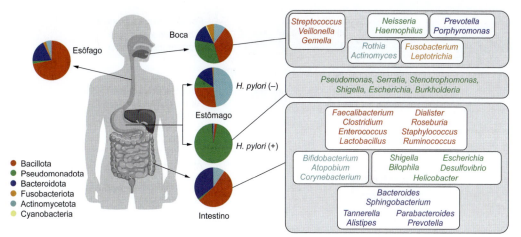

Figura 24.1 Perfis microbianos dos principais *habitats* do trato gastrointestinal (TGI) em humanos sistemicamente saudáveis. Os gráficos de pizza indicam as proporções relativas dos principais filos bacterianos detectados na boca, esôfago, estômago e intestino. Apesar de muitos desses filos serem compartilhados ao longo do TGI, diferenças significativas podem ser observadas na abundância desses microrganismos em cada sítio anatômico. No estômago colonizado por *Helicobacter pylori*, pode-se observar uma menor diversidade microbiana. Dentro dos círculos estão listados os gêneros bacterianos mais abundantes nesses ecossistemas em condições de homeostasia. (Adaptada de Cho e Blaser, 2012.)

As doenças periodontais, em particular, estão entre as doenças crônicas mais prevalentes na população mundial, sendo classificadas em gengivites e periodontites. Enquanto a gengivite se apresenta como uma doença inflamatória reversível que acomete apenas a gengiva, a periodontite é a forma mais grave e destrutiva da doença, que se caracteriza pela inflamação com perda de inserção periodontal e reabsorção do osso alveolar (Caton *et al.*, 2018). Esse processo de longa duração é resultante de um desequilíbrio do biofilme periodontal, o qual apresenta um aumento significativo de determinados grupos de microrganismos patogênicos reconhecidos como patobiontes, que induzem uma resposta imunológica desregulada em um hospedeiro suscetível, sob influência de diversos fatores genéticos e epigenéticos (Hajishengallis; Lamont, 2012). Dentre os principais patobiontes periodontais identificados, podem-se destacar as espécies *Porphyromonas gingivalis*, *Treponema denticola* e *Tannerella forsythia* (Socransky *et al.*, 1998).

No intestino de adultos em condições de saúde, os filos Bacteroidetes (Bacteroidota) e Firmicutes (Bacillota) são comumente dominantes na microbiota (ver Figura 24.1), ao passo que Actinobacteria (Actinomycetota), Proteobacteria (Pseudomonadota) e Verrucomicrobia (Verrucomicrobiota) são encontrados, geralmente em quantidades menores (Eckburg *et al.*, 2005). Ao longo do intestino, variações da composição de bactérias oriundas de diferentes determinantes ecológicos também podem ser observadas. Por exemplo, a microbiota do duodeno se assemelha à do estômago devido ao baixo pH e, à medida que o pH fica menos ácido, aumenta o número de bactérias, com predominância de bactérias anaeróbias fusiformes no cólon (Yatsunenko *et al.*, 2012).

Embora façam parte do mesmo sistema, os microbiomas oral e intestinal são bem segregados, devido à presença da barreira oral-intestinal (Figura 24.2), ou seja, a distância física e os obstáculos químicos, como o ácido gástrico do estômago e a bile (Segata *et al.*, 2012; Ridlon *et al.*, 2014; Tennant *et al.*, 2008). No entanto, o comprometimento dessa barreira pode permitir a translocação e a comunicação entre órgãos, comum em neonatos e pessoas idosas que apresentam barreiras imaturas ou menos funcionais

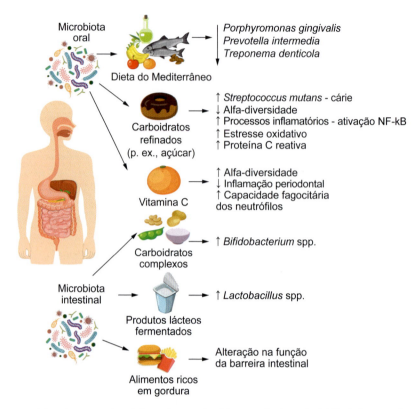

Figura 24.2 Fatores nutricionais que podem influenciar as microbiotas oral e intestinal. NF-κB: fator nuclear kappa B.

(Nagpal *et al.*, 2011; Sovran *et al.*, 2019). Pessoas idosas, por exemplo, apresentam maior prevalência de bactérias orais no intestino em comparação a adultos saudáveis, incluindo os gêneros *Porphyromonas*, *Fusobacterium* e *Pseudoramibacter* (Iwauchi *et al.*, 2019; Odamaki *et al.*, 2016). Além disso, a baixa acidez gástrica (hipocloridria) estabelecida entre as pessoas idosas explica, mesmo que parcialmente, a maior sobrevivência de bactérias orais durante o trânsito gastrointestinal, indicando ser possível a translocação da MO para o intestino em determinadas condições (Imhann *et al.*, 2016).

Li *et al.* (2019) demonstraram *in vivo* que a MO pode invadir o intestino e remodelar a comunidade microbiana intestinal em camundongos *germ-free* (GF) inoculados com a microbiota salivar de humanos. Porém, quando a mesma microbiota salivar foi introduzida em camundongos convencionais (com uma MI própria), praticamente não houve alterações na MI. Os autores sugerem que, em condições de homeostase, a barreira intestinal e a sua microbiota são capazes de impedir a colonização de microrganismos externos (Li *et al.*, 2019). O contrário também é plausível, visto que desde os primórdios da microbiologia médica é sabido que microrganismos entéricos podem ser transmitidos por via fecal-oral por meio de contato direto ou exposição indireta de fluidos e alimentos contaminados (De Graaf *et al.*, 2017). Observou-se que o perfil da microbiota da mão humana é muito similar ao perfil da MO e MI, sugerindo que a mão humana é um importante veículo de transmissão microbiana fecal-oral (Shaffer; Lozupone, 2018). Essa rota fecal-oral de transmissão de microrganismos tem sido frequentemente relatada em países em desenvolvimento, geralmente associada a más condições de higiene, falta de saneamento básico e acesso limitado a um adequado sistema público de saúde (Ayele *et al.*, 2019; Reid *et al.*, 2018). Além disso, indivíduos imunocomprometidos são mais suscetíveis à transmissão fecal-oral. No caso de pacientes com câncer de cabeça e pescoço, por exemplo, a radioterapia está fortemente associada à colonização oral de bacilos entéricos gram-negativos, a qual pode ser ainda mais exacerbada por más condições de higiene oral (Gaetti-Jardim *et al.*, 2018; Schuurhuis *et al.*, 2016). Outros autores reportam um aumento significativo de enterobactérias no biofilme subgengival de indivíduos com doença periodontal, o que indica uma possível contaminação fecal-oral aumentada ou, ainda, o estabelecimento do biofilme periodontal desequilibrado como reservatório para patógenos intestinais (Colombo *et al.* 2016; Espíndola *et al.*, 2021).

De fato, a deglutição e a aspiração de microrganismos orais, apesar de serem processos conhecidos e recorrentes, vêm ganhando mais atenção como possíveis vias de associação entre a cavidade oral, outros sistemas corporais e doenças crônicas não transmissíveis (DCNT) na última década. Nesse contexto, a cavidade oral pode funcionar como uma fonte de bactérias com potencial patogênico, bem como de citocinas pró-inflamatórias que podem se disseminar por via hematogênica para outras partes do organismo, levando ao estabelecimento de processos inflamatórios sistêmicos ou à exacerbação de processos preexistentes. Sob essa perspectiva, quanto mais extensa e grave a condição de desequilíbrio microbiano oral, maior será a quantidade de microrganismos, seus produtos e mediadores inflamatórios contribuindo para a carga sistêmica total (Hajishengallis; Chavakis, 2021). Por outro lado, estudos recentes vêm mostrando que algumas espécies patobiontes orais são capazes de se translocar e até de colonizar eficazmente o intestino de indivíduos saudáveis, provocando aumento na permeabilidade da barreira mucosa intestinal (Arimatsu *et al.*, 2014; Schmidt *et al.*, 2019), inflamação local, secreção de citocinas pró-inflamatórias e ativação de uma resposta inflamatória intestinal (Kitamoto *et al.*, 2020; Segal *et al.*, 2016). O estudo pioneiro de Lourenço *et al.* (2018) avaliou o potencial impacto da microbiota associada às doenças periodontais na MI, demonstrando que espécies orais são encontradas em frequência e abundância relativamente altas na MI. Esses achados reforçam a hipótese de que determinadas espécies orais podem colonizar a MI e, nesse *habitat*, atuar como patógenos oportunistas em condições de desequilíbrio. Outros estudos indicam que há um enriquecimento da MI humana com espécies exclusivamente orais com o aumento da idade, bem como na presença de DCNT, como cirrose hepática, artrite reumatoide e câncer colorretal (Schmidt *et al.*, 2019). Notavelmente, espécies típicas residentes na cavidade oral foram detectadas em condições patológicas no intestino (Huh; Roh, 2020; Strauss *et al.*, 2011; Del Castillo *et al.*, 2019). Pacientes com doença inflamatória intestinal, por exemplo, apresentaram abundâncias significativamente elevadas de espécies comensais orais dos gêneros *Haemophilus* e *Veillonella* na mucosa intestinal (Gevers *et al.*, 2014). Em pacientes com câncer de cólon, a MI continha vários táxons orais, em particular patógenos periodontais do gênero *Fusobacterium* (Nakatsu *et al.*, 2015). Em outro estudo, Flemer *et al.* (2018) demonstraram que a detecção de espécies orais e fecais em amostras de biópsias intestinais aumentava a acurácia do diagnóstico de câncer colorretal, sugerindo que a identificação de perfis oro-fecais poderia ser empregada na triagem de pacientes com suspeita de câncer.

Utilizando um modelo de periodontite induzida por ligadura em camundongos, pesquisadores observaram que a MO disbiótica da lesão periodontal levou à colonização do intestino por patobiontes periodontais, resultando no agravamento da colite com migração de células inflamatórias para o intestino, especialmente células Th17. A colite também foi exacerbada em camundongos GF colonizados pela MO proveniente de animais com periodontite, em comparação à MO obtida de animais saudáveis (Kitamoto *et al.*, 2020). Já outro estudo em modelo animal mostrou que a inoculação oral do patógeno periodontal *Aggregatibacter actinomycetemcomitans* foi capaz de acarretar aumento da síntese de ácidos graxos e redução na degradação desses. Ainda, levou a uma tendência ao desenvolvimento de síndrome metabólica, bem como a alterações hepáticas e no metabolismo da glicose decorrentes de modificações na MI (Komazaki *et al.*, 2017). Logo, além da ação direta de patógenos periodontais na microbiota e na mucosa intestinal, bactérias periodontopatogênicas desencadeiam a produção de altos níveis de citocinas pró-inflamatórias no sítio periodontal. Essas citocinas promovem o aumento da permeabilidade e, consequentemente, a ruptura da barreira epitelial gengival, facilitando a translocação de citocinas, bactérias e seus metabólitos/componentes (p. ex., os lipopolissacarídeos [LPS]) pela corrente sanguínea, contribuindo para o processo inflamatório em outros tecidos e órgãos, assim como para o aumento da resistência à insulina (Hasturk; Kantarci, 2015). Em síntese, essas evidências indicam que os microrganismos orais podem superar as barreiras físicas e/ou químicas e translocar pelo TGI sob certas circunstâncias, corroborando a plausibilidade de uma relação bidirecional entre a inflamação local oral e a inflamação sistêmica. Essa interação pode moldar e/ou remodelar mutuamente o ecossistema microbiano de ambos os *habitats*, assim como os processos fisiológicos e patológicos no sistema gastrointestinal. No entanto, mais investigações são necessárias para elucidar os mecanismos envolvidos na interação entre os microbiomas orais e intestinais por meio da rota oral-intestinal.

Nutrição no eixo oral-intestinal

Microbiota oral e nutrição

O equilíbrio entre o hospedeiro e as espécies de sua MO é crucial para a saúde bucal em todas as fases da vida. No entanto, manter esse equilíbrio tem se mostrado extremamente desafiador (Santonocito *et al.*, 2022). Muitos trabalhos foram iniciados para caracterizar o microbioma humano em relação a diferentes fatores que podem afetá-lo, como idade, estilo de vida e hábitos alimentares (Aumeistere *et al.*, 2022). Quando um estado de desequilíbrio bacteriano intestinal, resultante do metabolismo microbiano e/ou da resposta imunológica do hospedeiro alterada, é instalado na comunidade microbiana, favorece o crescimento excessivo de microrganismos associados às doenças. Essa condição, uma vez estabelecida, pode levar a doenças bucais crônicas, como as doenças periodontais e cárie dentária (Lamont; Koo; Hajishengallis, 2018).

É geralmente aceito que a dieta humana tem influência sobre a composição da MO, considerando que a boca é a porta de entrada dos alimentos para o organismo (Wade, 2021). Porém, a MO não é altamente dependente da dieta como fonte de energia, pois as bactérias orais estão adaptadas para digerirem as glicoproteínas encontradas na saliva e no fluido crevicular gengival do próprio hospedeiro (Wade, 2021). De fato, um estudo com 161 indivíduos identificou uma MO comum em mais de 98% dos participantes, independentemente de sua dieta (onívora, ovolactovegetariana ou vegana) (De Filippis *et al.*, 2014). Por outro lado, foram notadas discrepâncias nos perfis metabólicos identificados na saliva dos três grupos dietéticos (De Filippis *et al.*, 2014), o que aponta para a hipótese da presença de metabólitos derivados do intestino grosso que podem ser detectados no fluxo salivar (Wade, 2021). Ainda, um período de adesão de 8 semanas a uma alimentação saudável, especificamente a dieta Mediterrânea (Laiola *et al.*, 2020), a qual prioriza o consumo de frutas, vegetais, azeite de oliva e peixes (Medori *et al.*, 2022), resultou em uma diminuição significativa de espécies periodontopatogênicas, como *P. gingivalis*, *Prevotella intermedia* e *T. denticola*, na saliva de pacientes com sobrepeso e obesos, em comparação ao grupo controle (Laiola *et al.*, 2020).

Carboidratos que geralmente promovem lenta resposta glicêmica, *in natura* ou minimamente processados e ricos em fibras, como frutas, grãos integrais, vegetais e legumes, são amplamente reconhecidos como componentes saudáveis da dieta. Por outro lado, os carboidratos fermentáveis de alto índice glicêmico, processados e com baixo teor de fibras, como açúcar refinado, farinha de trigo branca e bebidas adoçadas com açúcar, apresentam potencial para desencadear inflamação crônica (Woelber *et al.*, 2019). De fato, em um estudo que avaliou dados de 175 países, observou-se uma correlação significativa e dose-dependente entre a duração do consumo e o nível de exposição ao açúcar e a prevalência de diabetes, enquanto a diminuição da exposição ao açúcar correlacionou-se a um significativo declínio na prevalência do diabetes, independentemente de mudanças em outros fatores, como dieta, obesidade e os socioeconômicos (Basu et al., 2013). O consumo de refeições com alimentos processados contendo açúcar e amido está associado a maior experiência de cárie (Hancock; Zinn; Schofield, 2020). Em mulheres na pós-menopausa, o consumo de carboidratos totais, de sacarose e a carga glicêmica de alimentos foram associados positivamente à bactéria cariogênica *Streptococcus mutans,* e inversamente associados à alfa-diversidade do microbioma subgengival (Millen et al., 2022). Ainda, o consumo de carboidratos totais, de determinados subtipos de carboidratos (fibras, sacarose e galactose) e a carga glicêmica dos alimentos impactaram a beta-diversidade do microbioma subgengival dessa população (Millen et al., 2022). De fato, sabe-se que a ingestão de carboidratos está associada à etiopatogenia da cárie, a qual envolve o processo de fermentação desses componentes no biofilme dental, resultando na subsequente produção de ácidos (Chen et al., 2020).

Já a associação entre o consumo de carboidratos e as doenças periodontais é bem menos estudada e evidente do que a relação entre esses nutrientes e a cárie dentária (Hamasaki et al., 2017; Lula et al., 2014; Nielsen et al., 2016; Schwartz et al., 2012; Sidi; Ashley, 1984). Alguns estudos sugerem que uma dieta com alto teor de carboidratos aumenta o risco de inflamação e, consequentemente, o sangramento gengival (Hujoel, 2009; Woelber et al., 2017). Um dos mecanismos biológicos possíveis para a ingestão de carboidratos refinados levar a alterações negativas no periodonto envolve a glicose e os produtos da glicação, os quais desencadeiam um estado hiperinflamatório nos leucócitos (Van Der Velden; Kuzmanova; Chapple, 2011). Carboidratos com alto índice glicêmico têm sido associados a níveis elevados de proteína C reativa (Liu et al., 2002) e podem estimular diretamente processos inflamatórios, por meio da ativação do fator nuclear kappa B (NF-kB, do inglês *nuclear factor kappa B*) e do estresse oxidativo (Dickinson et al., 2008; Hu; Deitrich; Von Wartburg, 2006). O NF-kB é um regulador-chave da resposta inflamatória, que desempenha papel na ativação de genes relacionados com a inflamação. Quando esse fator de transcrição é ativado, pode levar a uma resposta inflamatória exacerbada no periodonto, contribuindo para a degradação dos tecidos periodontais (Nichols et al., 2001). Ainda, o estresse oxidativo pode danificar as células do periodonto e causar a liberação de mediadores inflamatórios adicionais, agravando ainda mais a inflamação local (Rowinska et al., 2021). O estabelecimento de uma MI desequilibrada pode promover um estado de hiperinflamação sistêmica, o qual, por sua vez, poderá contribuir para um desequilíbrio bacteriano do microbioma oral, pressuposto que está embasado no conceito de controle da inflamação para controle da infecção ou hipótese da placa ecológica (Bartold; Van Dyke, 2017; Marsh, 2003; Marsh; Moter; Devine, 2011). Em contrapartida, a ingestão de uma dieta com elevado teor de fibras tem sido associada a uma menor incidência de gengivite e periodontite em alguns estudos (Jenzsch et al., 2009; Merchant et al., 2006; Woelber et al., 2017).

A influência das proteínas na inflamação sistêmica ainda é objeto de investigação e, embora vários estudos sugiram um papel neutro dessas macromoléculas nesse processo, seu valor biológico e potencial inflamatório parecem depender de sua origem (Woelber et al., 2019). Proteínas animais podem aumentar o fator de crescimento semelhante à insulina 1 (IGF-1, do inglês *insulin-like growth factor 1*), que desempenha um papel importante na carcinogênese (Kasprzak et al., 2017), já as proteínas de origem vegetal parecem reduzir o risco de doenças cardiovasculares (DCV), diabetes *mellitus* tipo 2 (DM2) e doença renal (Chen et al., 2017; Richter et al., 2015; Moorthi; Vorland; Gallant, 2017). Poucos estudos foram conduzidos para investigar diretamente o papel das proteínas na patogênese da periodontite. Na década de 1950, estudos em ratos mostraram que a privação de proteínas resultava em danos nos ligamentos periodontais, degeneração dos tecidos gengivais e reabsorção do osso alveolar (Chawla; Glickman, 1951; Stahl; Sandler; Cahn, 1955). Mais recentemente, foi sugerida uma possível relação inversa entre uma alta ingestão de proteínas do soro do leite e a ocorrência de periodontite (Adegboye et al., 2016). Por outro lado, uma análise dietética a partir de recordatórios alimentares de 5 dias de pacientes com doença periodontal indicou que eles tinham uma dieta rica em proteínas (Osborn; Hornbuckle; Stumbo, 1977). Outro estudo comparou o estado periodontal de indivíduos vegetarianos (ovolactovegetarianos e veganos) e não vegetarianos. O grupo vegetariano apresentou menor média de profundidade de bolsa periodontal e menos ocorrência de sangramento à sondagem, indicando uma possível associação entre a dieta vegetariana e um melhor estado de saúde periodontal (Staufenbiel et al., 2013). Entretanto, mais estudos são necessários para que o real papel dos diferentes tipos de proteínas na patogênese das doenças periodontais possa ser esclarecido (Woelber et al., 2019).

Várias evidências indicam que a maioria das gorduras, especialmente as gorduras saturadas, gorduras trans e ácidos graxos ômega 6, têm o potencial de favorecer processos inflamatórios no organismo (van Woudenbergh et al., 2013). Em indivíduos japoneses, observou-se uma associação significativa e positiva entre a ingestão de ácidos graxos saturados e a progressão de doença periodontal (Iwasaki et al., 2011). Em um estudo com indivíduos com câncer colorretal e saudáveis, amostras orais de 182 participantes foram sequenciadas e correlacionadas com as ingestões dietéticas dos pacientes, a partir de um questionário de frequência alimentar (Kato et al., 2017). Altas ingestões de ácidos graxos saturados e vitamina C foram consistentemente relacionadas com índices mais elevados de alfa-diversidade microbiana (Kato et al., 2017). De modo geral, os dados sobre a influência de diferentes tipos de lipídios da dieta na MO ainda permanecem pouco esclarecidos (Santonocito et al., 2022).

É importante também o entendimento acerca do impacto dos micronutrientes, como as vitaminas, na homeostase bucal. Estudos transversais em populações da Coreia e da Indonésia indicaram que a presença de periodontite está significativamente associada a uma menor ingestão de vitamina C (Amaliya et al., 2007; Lee et al., 2017). Ademais, o aumento da ingestão de frutas contendo alto teor dessa vitamina pode diminuir a inflamação periodontal em pacientes com doenças periodontais (Staudte; Sigusch; Glockmann, 2005; Woelber et al., 2017). De fato, a vitamina C tem efeitos anti-inflamatórios nos tecidos periodontais, inibindo o estresse oxidativo e mediadores pró-inflamatórios, além disso, melhora a capacidade fagocitária dos neutrófilos, evitando infecções bacterianas, e atua na regeneração tecidual por meio da síntese de colágeno e fortalecimento dos vasos sanguíneos (Ustianowski et al., 2023). Também já foi observada uma associação entre a infecção por *P. gingivalis* e baixas concentrações de vitamina C no plasma (Pussinen et al., 2003). *In vitro*, a vitamina C reduz os efeitos citotóxicos e apoptóticos de *P. gingivalis* em fibroblastos gengivais humanos (Staudte et al., 2010).

É amplamente reconhecido que disponibilidades adequadas de vitamina D e cálcio são essenciais para a promoção e manutenção da densidade mineral óssea e da massa óssea. A vitamina D, por exemplo, desempenha papel crucial na absorção e na utilização do cálcio no organismo, o que regula os níveis de cálcio e fosfato (Van Der Velden; Kuzmanova; Chapple, 2011). A vitamina D também é importante na regulação da resposta imunológica inata contra doenças infecciosas (Adams; Hewison, 2008). Em células do ligamento periodontal e do epitélio gengival humanos, a vitamina D foi capaz de inibir o crescimento e a adesão de patógenos orais, incluindo *P. gingivalis*, por meio do aumento da expressão de beta-defensina 3 e da diminuição das citocinas: fator de necrose tumoral alfa (TNF-α, do inglês *tumor necrosis factor alpha*), interleucina (IL)-8 e IL-12 (De Filippis et al., 2014). Embora haja controvérsias nas evidências científicas sobre a relação entre a ingestão e os níveis séricos de vitamina D e a saúde periodontal (Van Der Velden; Kuzmanova; Chapple, 2011), a suplementação conjunta de vitamina D e cálcio resultou em redução da perda dentária em pessoas idosas (Krall *et al.*, 2001) e melhora de diversos parâmetros clínicos associados à periodontite (Miley *et al.*, 2009).

Em resumo, a interação entre a dieta e a MO é complexa e pode influenciar o desenvolvimento de cáries, doenças periodontais e outras condições bucais. Embora a MO não dependa significativamente da dieta como fonte de energia, os macronutrientes e micronutrientes podem ter papel importante na composição da MO e, consequentemente, na saúde bucal. Porém, as evidências disponíveis para compreender plenamente o impacto de diferentes nutrientes na modulação do microbioma oral ainda são limitadas, destacando a necessidade de realização de mais estudos nessa área.

Microbiota intestinal e nutrição

Existem centenas de espécies bacterianas em um grama de amostra fecal de humanos, o que é uma ou duas vezes mais do que o encontrado em uma amostra de solo ou sedimento (Roesch *et al.*, 2007; Lagier *et al.*, 2012). De modo geral, o microbioma intestinal tem papel benéfico fundamental na homeostasia dos seres humanos, pois protege contra enteropatógenos, extrai nutrientes da dieta, produz vitaminas, auxilia no metabolismo de sais biliares e gordura, bem como contribui para o funcionamento normal do sistema imunológico (Sonnenburg *et al.*, 2005; Yatsunenko *et al.*, 2012; Olszak *et al.*, 2012). Assim, alterações em comunidades microbianas intestinais específicas estão relacionadas com diferentes doenças, incluindo obesidade, câncer, doenças gastrointestinais inflamatórias, DCV, autismo, psoríase, dentre outras (Parsonnet *et al.*, 1991; Peek; Blaser, 2002; Seksik *et al.*, 2003; De La Cochetiere *et al.*, 2004; Lecuit *et al.*, 2004; Ott *et al.*, 2004; Fell, 2005; Ley *et al.*, 2005; Gao *et al.*, 2008; Garret, 2010; Sekirov *et al.*, 2010; Tana, 2010; Holmes *et al.*, 2011; Wang, 2011; Kostic, 2012). Em particular, um estudo de metagenômica em modelo animal mostrou a relação do fenótipo de obesidade com um metabolismo característico do microbioma intestinal (Turnbaugh; Ley; Hamady, 2007). Em comparação a animais com massa corporal adequada (+/+ ou *ob*/+), a MI de animais obesos (*ob*/*ob*) apresentava um enriquecimento de genes envolvidos no metabolismo de polissacarídeos não digeríveis em ácidos graxos, que, por sua vez, podem ser absorvidos pelo hospedeiro e estocados sob a forma de lipídios complexos no tecido adiposo. Além disso, animais GF inoculados com a MI de animais obesos apresentaram um aumento significativo de adiposidade em relação aos animais que obtiveram uma microbiota de animais não obesos.

Fatores culturais, como dieta e estilo de vida, são cruciais para alterar a composição microbiana, e essas diferenças entre os indivíduos ajudam a explicar as variações no processo metabólico intestinal, incluindo o metabolismo de fármacos e nutrientes. Dentre esses fatores, os hábitos alimentares desempenham papel fundamental na composição da MI (Alasmar *et al.*, 2019). Efetivamente, a principal função dos alimentos é satisfazer as necessidades energéticas de cada pessoa; por outro lado, os alimentos também são essenciais para sustentar o crescimento, a reprodução e a saúde humana. Portanto, a ingestão de nutrientes é importante para a sobrevivência e o bem-estar, mas também é crucial para modular as comunidades microbianas simbióticas que vivem no intestino (Singh *et al.*, 2017).

Segundo Leeming *et al.* (2019), a dieta é responsável por pelo menos 50% de variabilidade microbiana em camundongos e 20% em humanos, enfatizando assim a importância de algumas estratégias dietéticas para combater doenças por meio de mudanças quali-quantitativas na MI. A ingestão de carboidratos acessíveis à MI, por exemplo, está associada a níveis aumentados de *Bifidobacterium* spp., mas a ingestão de ácidos graxos mono e poli-insaturados, como o ômega 6, apresenta uma associação inversa (Bibbò *et al.*, 2016). O consumo regular de carne vermelha aumenta a abundância do gênero *Bacteroides*, ao passo que uma maior ingestão total de carotenoides (p. ex., vegetais, frutas, bagas) está associada a uma maior diversidade geral do microbioma intestinal. Ainda, os produtos lácteos fermentados podem modificar o microbioma intestinal, aumentando a abundância do gênero *Lactobacillus* (Stiemsma *et al.*, 2020; Lisko; Johnston; Johnston, 2017).

A composição da MI é também de fundamental importância para o processamento de nutrientes essenciais, como a fermentação de uma variedade de polissacarídeos dietéticos não digeríveis, que produzem ácidos graxos de cadeia curta (AGCCs), como butirato, propionato e acetato. O butirato, por sua vez, é a principal fonte de energia para as células epiteliais da mucosa intestinal. Além disso, esses AGCCs favorecem o crescimento de grupos bacterianos associados à saúde (Stiemsma et al., 2020; Cheng; Ning, 2019; Bibbò et al., 2016). O microbioma intestinal também é produtor de vitamina K e vitaminas do complexo B, contribuindo assim para a suficiência de micronutrientes (Pham et al., 2021).

A importância de alguns constituintes dietéticos foi claramente relatada por Yatsunenko et al. (2012), os quais documentaram variações na MI entre indivíduos estadunidenses e africanos. A população dos EUA tem principalmente uma dieta pobre em fibras, enquanto africanos e sul-americanos consomem maiores quantidades de polissacarídeos à base de plantas. Ao comparar o microbioma intestinal dessas populações, os autores observaram que a MI dos estadunidenses era muito menos diversa do que a dos africanos e sul-americanos. Assim, evidenciou-se que, de acordo com os alimentos fornecidos ao organismo, diferentes tipos de microrganismos têm seu crescimento favorecido. Isso levou à identificação de três perfis de MI (ou enterotipos), os quais apresentavam diferentes espécies predominantes. O enterotipo 1, que tem o gênero *Bacteroides* como mais abundante, é típico dos países industrializados, onde a dieta é rica em gorduras saturadas e deficiente em fibras, com alimentos refinados e/ou industrializados, carnes vermelhas e laticínios consumidos em grandes quantidades. O enterotipo 2, com *Prevotella* como um dos gêneros mais abundantes, é típico de países menos industrializados, onde a dieta é geralmente centrada no consumo de fibras em vez de carnes e laticínios. Finalmente, o enterotipo 3, com *Ruminococcus* (uma bactéria que degrada a mucina) como constituinte mais importante, é o menos comum desses perfis (Wu et al., 2011). A prevalência de um enterotipo específico depende de hábitos alimentares a longo prazo, assim, uma dieta rica em gordura saturada e proteína favorece os enterotipos 1 e 3, enquanto uma dieta rica em carboidratos acessíveis à microbiota intestinal favorece o aumento do enterotipo 2. Por outro lado, David et al. (2014) relataram que a MI também pode ser modificada por mudanças dietéticas a curto prazo, mas essas mudanças persistem apenas por alguns dias. De fato, a MI tende a resistir a algumas influências externas, incluindo extensas mudanças na dieta, mantendo assim sua própria composição original (Leeming et al., 2019).

A MI pode responder aos alimentos de maneira direta ou indireta. Os nutrientes podem interagir diretamente com os microrganismos para promover ou inibir seu crescimento, e a capacidade de extrair energia de constituintes dietéticos específicos confere uma vantagem competitiva direta a membros selecionados da comunidade microbiana intestinal, tornando-os mais capazes de proliferar às custas de espécies menos adeptas. Esse aspecto é refletido pela observação de que a dieta afeta não apenas a abundância relativa e absoluta de bactérias intestinais, mas também a sua cinética de crescimento (Korem et al., 2015). Os principais nutrientes envolvidos nesse mecanismo são carboidratos não digeríveis denominados "glicanos", que são derivados principalmente de fontes vegetais, mas também de fontes animais, fungos e algas da dieta (Cantarel; Lombard; Henrissat, 2012). Bactérias que podem degradar glicanos são denominadas "degradadoras primárias", incluindo membros dos gêneros *Bacteroides*, *Bifidobacterium* e *Ruminococcus*. Essa degradação primária de glicanos libera glicose e, com a fermentação por degradadores secundários, resulta na formação de acetato, propionato, formato, butirato, lactato e succinato e inicia uma complexa rede metabólica de alimentação cruzada. A fermentação geralmente resulta, por exemplo, na produção de gás hidrogênio, que é consumido no intestino humano por bactérias redutoras de sulfato, metanogênicas e acetogênicas (Fischbach; Sonnenburg, 2011).

Além da interação direta que promove o crescimento de bactérias adeptas, os nutrientes também podem inibir o crescimento bacteriano. Nutrientes vegetais como quinonas, flavonoides, terpenoides e alcaloides apresentam atividade antimicrobiana *in vitro* (Cowan, 1999). Outros, como a planta antimicrobiana berberina, estão associados à eliminação *in vivo* de certos táxons bacterianos e à redução da diversidade da MI (Zhang *et al.*, 2012). No entanto, é difícil atribuir inibição direta no último cenário, uma vez que a redução da diversidade microbiana pode ser devida a demais fatores confundidores.

Indiretamente, os alimentos podem modular a MI por meio dos antígenos e compostos derivados da dieta, afetando o metabolismo do hospedeiro e seu sistema imunológico. A vitamina D, por exemplo, é necessária para a defesa imunológica da mucosa intestinal contra patógenos e para a manutenção dos comensais. Camundongos deficientes em vitamina D exibem expressão diminuída de genes codificadores de defensinas das células de Paneth, proteínas formadoras das zonas de oclusão epitelial, e mucina (Su *et al.*, 2016), bem como redução da proporção de células dendríticas tolerogênicas e aumento da expressão de receptores de células T (TCR) na lâmina própria (Ooi *et al.*, 2013). Em indivíduos saudáveis, a ingestão de vitamina D foi associada à diminuição dos níveis de LPS circulatório, diminuição da abundância de *Coprococcus* e *Bifidobacterium*, bem como aumento de *Prevotella intestinal* (Luthold *et al.*, 2017). Nesse estudo, verificou-se que o papel da vitamina D na manutenção da homeostase imunológica ocorre, em parte, por meio da interação com a MI. Outros autores mostraram que camundongos com uma proporção balanceada de ácidos graxos poli-insaturados ômega 6:ômega 3 apresentaram produção e secreção aumentadas de fosfatase alcalina intestinal, a qual suprime os membros produtores de LPS do microbioma, como Proteobacteria (Kaliannan *et al.*, 2015).

Os constituintes dietéticos também podem interromper as funções protetoras da barreira intestinal de maneira a afetar a interface hospedeiro-microbioma e causar desequilíbrio bacteriano, contribuindo para processos inflamatórios e conferindo implicações a jusante no hospedeiro.

O uso de emulsificantes selecionados em alimentos processados, por exemplo, pode corroer a camada mucosa epitelial protetora do hospedeiro e levar à inflamação de baixo grau mediada por um desequilíbrio bacteriano e à promoção de síndrome metabólica em modelos experimentais (Chassaing *et al.*, 2015). Além disso, dietas ricas em gordura (Kim *et al.*, 2012), dietas de estilo ocidental e dietas com baixo teor de fibras (Desai *et al.*, 2016; Schroeder *et al.*, 2018) também parecem interromper a função de barreira intestinal em camundongos, o que pode ser melhorado pela suplementação de fibras (Zou *et al.*, 2018). Rist *et al.* (2013) sugeriram que a fermentação de proteínas resulta na produção de vários produtos potencialmente tóxicos, como aminas e amônia, que podem favorecer o crescimento de espécies mais patogênicas. Em contraste, camundongos alimentados com proteína de soro de leite tiveram benefícios contra os efeitos negativos de uma dieta rica em gordura (Rist *et al.*, 2013; Mcallana *et al.*, 2014; Tranberg *et al.*, 2013).

Não há dúvidas de que a qualidade e a quantidade de nutrientes oriundos da dieta impactam direta e indiretamente a estrutura do microbioma do TGI e, consequentemente, o seu papel na fisiologia e na biologia do organismo humano. Dada a complexidade dos mecanismos envolvidos nessa interação entre nutrientes, microrganismos e células do hospedeiro, estudos amplos, bem controlados e de natureza multidisciplinar são críticos para o melhor entendimento da influência da dieta na refinada modelagem do ecossistema do TGI. Esse conhecimento poderá proporcionar o desenvolvimento de novas estratégias preventivas e terapêuticas, com um foco mais ecológico e restaurador de comunidades microbianas benéficas de modo personalizado.

Estratégias para modulação dos microbiomas oral e intestinal: probióticos, prebióticos e simbióticos

A interação entre o microbioma oral e o intestinal por meio de transmissões microbianas desempenha papel crucial na moldagem e na remodelação do ecossistema microbiano nesses dois *habitats* (Park *et al.*, 2021). Essas interações podem desequilibrar a composição microbiana em ambos os ambientes, contribuindo para o desenvolvimento de processos patológicos. Assim, a manutenção da homeostase microbiana é fundamental para promover a saúde e o bem-estar do hospedeiro (Skelly et al., 2019). Assim, diversos estudos têm tido o objetivo de desvendar as funções do microbioma humano e suas complexas interações com outras comunidades microbianas presentes no corpo humano (Di Stefano et al., 2023; Gilbert; Lynch, 2019; Kamada; Núñez, 2014; Shetty; Smidt; De Vos, 2019; Soto-Martin et al., 2020). A partir dessas investigações, busca-se o desenvolvimento de novas abordagens terapêuticas e preventivas capazes de modular favoravelmente os microbiomas e a resposta imunoinflamatória do hospedeiro, criando estratégias clínicas capazes de beneficiar a saúde humana e prevenir doenças relacionadas com disfunções nesses sistemas microbianos e imunológicos.

A composição e/ou função do microbioma pode ser rapidamente alterada pela exposição a antibióticos. Embora eles apresentem eficácia no combate a infecções, essas alterações podem ter implicações imediatas na saúde, como o surgimento de patógenos resistentes, bem como podem afetar a saúde a longo prazo, interferindo nos processos fisiológicos e nas regulações imunológica e metabólica do hospedeiro (Francino, 2016). Com o objetivo de modular favoravelmente os microbiomas e de restaurar o equilíbrio entre microrganismos e hospedeiro, além de prevenir o desequilíbrio bacteriano e não promover resistência bacteriana, os probióticos têm sido considerados uma terapia ecológica promissora (Dassi et al., 2018). Os probióticos consistem em microrganismos vivos que, quando administrados em quantidades adequadas, proporcionam benefícios à saúde do hospedeiro (FAO/WHO, 2002). Para exercer seus efeitos, os probióticos podem competir com patógenos por nutrientes e sítios de adesão, causar a morte ou inibir o crescimento de patógenos por meio da produção de bacteriocinas e outros compostos, melhorar a integridade da barreira intestinal e aumentar a produção de mucina (Zhang et al., 2018). Por meio desses mecanismos, demonstrou-se que os probióticos são capazes de prevenir diversas doenças do TGI, como enterocolite necrotizante e diarreia associada a antibióticos (Beghetti et al., 2021; Blaabjerg; Artzi; Aabenhus, 2017).

Quando administrados por via oral, os probióticos podem gerar benefícios sistemicamente, por meio da modulação do microbioma intestinal e da resposta imunológica, mas também localmente, ao passarem pela cavidade bucal (Eslami et al., 2020; Foureaux et al., 2014; Kassaian et al., 2020). Esses microrganismos podem apresentar benefícios no tratamento de condições dentárias causadas por infecções e desequilíbrios da microbiota, como cárie dentária e doenças periodontais (Bustamante et al., 2020; Gruner; Paris; Schwendicke, 2016; Myneni; Brocavich; Wang, 2020; Scannapieco; Gershovich, 2020; Shi et al., 2022; Zaura; Twetman, 2019). Estudos clínicos randomizados mostraram que a suplementação probiótica foi capaz de reduzir de maneira significativa o número de *S. mutans* na saliva, mostrando-se eficaz na prevenção da cárie dentária (Ghasemi; Mazaheri; Tahmourespour, 2017; Zare Javid et al., 2020). No contexto das doenças periodontais, o uso de probióticos mostrou-se promissor na atenuação dos efeitos negativos da periodontite induzida em animais, tanto no contexto bucal como em relação ao intestino (Gatej et al., 2020; Messora et al., 2013). Em pacientes com periodontite generalizada, a administração de pastilhas contendo a cepa probiótica *Bifidobacterium animalis* subsp. *lactis* HN019 levou a benefícios clínicos, microbiológicos e imunológicos adicionais em relação ao tratamento periodontal convencional isolado (raspagem e alisamento radicular) (Invernici et al., 2018). O uso dessa mesma pastilha, como terapia adjuvante, também proporcionou melhoras mais significativas no tratamento da gengivite generalizada do que a profilaxia profissional (Levi et al., 2022). Em pacientes com mucosite peri-implantar, a administração tópica e sistêmica de probióticos multiespécies, como terapia complementar ao desbridamento mecânico, levou a um número maior de pacientes com saúde peri-implantar restaurada, com diminuição de sangramento à sondagem e de citocinas pró-inflamatórias no fluido crevicular peri-implantar (Santana et al., 2022). Diversos outros estudos clínicos controlados e realizados em pacientes com doenças periodontais demonstraram benefícios adicionais da terapia probiótica (Kuru et al., 2017; Montero et al., 2017; Morales et al., 2016; Schlagenhauf et al., 2016; Slawik et al., 2011; Tekce et al., 2015; Teughels et al., 2013), ao passo que outros não demonstraram tais efeitos (Hallström et al., 2013; Shimauchi et al., 2008; Twetman et al., 2009). É importante enfatizar que os efeitos da suplementação probiótica variam de acordo com a cepa ou associação das cepas usadas, dosagem, frequência, duração da suplementação, modo de administração (Invernici et al., 2018), qualidade do produto (Mazzantini et al., 2021) e, ainda, o microbioma basal de cada indivíduo (Suez et al., 2019).

Pela evidência atualmente disponível, parece que os probióticos tendem a permanecer no organismo por apenas um curto período após a interrupção da sua administração (Alander et al., 1999; Yli-Knuuttila et al., 2006). Em pacientes com periodontite, demonstrou-se a permanência da cepa probiótica no biofilme dental por aproximadamente 60 dias após a interrupção do seu consumo (Invernici et al., 2018; Tekce et al., 2015). Analisando amostras fecais e biópsias colônicas, um estudo mostrou que a cepa probiótica *Lactobacillus rhamnosus* GG aderiu à mucosa intestinal humana de maneira transitória, persistindo apenas por até 2 semanas após a interrupção da administração (Alander et al., 1999). Por outro lado, a adição de um prebiótico à suplementação probiótica resultou no aumento da capacidade de colonização e no estabelecimento de probióticos no intestino (Liu et al., 2020). A ingestão do prebiótico polidextrose em diferentes doses resultou na diminuição de espécies do gênero *Bacteroides* e no aumento dos gêneros *Lactobacillus* e *Bifidobacterium* na MI de adultos chineses (Jie et al., 2000). Portanto, uma potencial abordagem para promoção da saúde é o estímulo nutricional de bactérias benéficas, por meio da utilização de prebióticos (Slomka et al., 2017). Prebióticos são substratos seletivamente utilizados por microrganismos do hospedeiro, que levam a um benefício à saúde. Esses substratos são utilizados como nutrientes por microrganismos benéficos presentes no hospedeiro, incluindo bactérias benéficas do próprio hospedeiro e as cepas probióticas administradas, que são estimulados a se multiplicarem e/ou são ativados metabolicamente, alterando favoravelmente a composição da MI e/ou de outros órgãos (Gibson et al., 2017; Martinez; Bedani; Saad, 2015; Slomka et al., 2017). Os prebióticos podem ser administrados como suplementos (produzidos sinteticamente) e estão presentes em alimentos, como tomate, alcachofra, banana, aspargo, frutas vermelhas, alho, cebola, chicória, hortaliças, leguminosas, além de aveia, linhaça, cevada e trigo (Thilagavathi, 2020).

Diversos benefícios à saúde têm sido atribuídos aos prebióticos, como aumento da resistência às infecções bacterianas, melhora da resposta imunológica, além de redução do risco de doenças intestinais, DCV, DM2 e, ainda, atua sobre vias relacionadas com obesidade e ao emagrecimento (Ford et al., 2018; Gibson; Mccartney; Rastall, 2005; Megur et al., 2022; Shokryzdan et al., 2017; Wu; Chiou, 2021; Sousa; Santos; Sgarbieri, 2011). Ainda, tem sido demonstrado que os prebióticos podem ser úteis na prevenção de aterosclerose, osteopenia, osteoporose e outras alterações esqueléticas (Locantore et al., 2020; Tiihonen et al., 2008). Uma revisão sistemática, com a maioria dos ensaios controlados, randomizados e com baixo risco de viés, avaliou os efeitos de prebióticos no microbioma gastrointestinal de pacientes com diferentes processos inflamatórios. De maneira geral, a terapia prebiótica mostrou efeitos benéficos nas condições inflamatórias analisadas. Um dos efeitos mais frequentemente observados na composição intestinal foi o aumento do gênero *Bifidobacterium* (Ribeiro et al., 2023). A ação seletiva de prebióticos, favorecendo microrganismos benéficos, evita mudanças na composição microbiana associada a doença, suprimindo o crescimento de espécies patogênicas (Marsh; Moter; Devine, 2011; Slomka et al., 2017). Além disso, os prebióticos podem oferecer proteção por meio de interações diretas contra patógenos (Monteagudo et al., 2019). Alguns prebióticos oligossacarídeos assemelham-se estruturalmente a sacarídeos presentes em glicoproteínas (às quais os diversos patógenos aderem) em células intestinais do hospedeiro (Kunz et al., 2000). Assim, os patógenos aderem ao oligossacarídeo prebiótico e não às células do hospedeiro, inibindo colonização e posterior infecção (Licht; Ebersbach; Frøkiær, 2012).

A fermentação de prebióticos no intestino grosso leva à produção dos AGCCs (Weaver, 2015). Essas moléculas aumentam a absorção intestinal de cálcio, reduzindo o pH do intestino, e promovem o desenvolvimento das vilosidades intestinais, levando a modificações na MI (Locantore et al., 2020). Ainda, existem evidências de que alguns prebióticos exercem efeitos diretos no hospedeiro, independentemente de seus efeitos nas populações bacterianas residentes, podendo modular o sistema imunológico (Devine; Marsh, 2009; Langlands et al., 2004). Esses efeitos incluem: estímulo à expressão de IL-10 e interferon-γ; aumento da secreção de IgA; modulação de respostas inflamatórias a patógenos; e estabilização da barreira mucosa intestinal (Devine; Marsh, 2009).

A capacidade de certos prebióticos de aumentar o crescimento de bactérias intestinais comensais residentes, particularmente *Bifidobacterium* e *Lactobacillus*, está bem documentada (Devine; Marsh, 2009; Gibson; Mccartney; Rastall, 2005). Considerando a definição mais recente de prebióticos, espera-se que estes possam provocar alterações em qualquer ecossistema microbiano do hospedeiro (Monteagudo-Mera et al., 2019), mas apenas recentemente a cavidade oral foi sugerida como um alvo relevante para essa abordagem (Slomka et al., 2018). Potenciais prebióticos que estimulam bactérias benéficas e inibem o crescimento de espécies patogênicas foram identificados in vitro (Slomka et al., 2017; Slomka et al., 2018). Compostos prebióticos foram capazes de transformar as comunidades de biofilme de duas espécies (Slomka et al., 2017) e multiespécies (Slomka et al., 2018) em um biofilme com predominância de microrganismos benéficos (Slomka et al., 2017; Slomka et al., 2018). Em animais com periodontite induzida, a terapia prebiótica levou à redução da destruição periodontal e dos níveis de TNF-α, além de melhora na morfologia intestinal, deixando-a mais semelhante à dos animais sem a doença. Esses achados indicam um potencial papel protetor dos prebióticos no ambiente intestinal em condições de desequilíbrio bacteriano bucal (Levi et al., 2018; Silva et al., 2017). Quando os resultados desses estudos são comparados a outros estudos pré-clínicos com probióticos, os efeitos benéficos são semelhantes e, portanto, os prebióticos podem ser considerados uma abordagem complementar em potencial na prevenção e no tratamento das doenças periodontais (Levi et al., 2018).

Oligossacarídeos atuando como prebióticos aumentaram a capacidade de adesão de cepas probióticas a células HT29, sugerindo que o desenvolvimento de novos produtos simbióticos poderia ser uma ferramenta para aumentar o tempo de permanência de bactérias probióticas no intestino, reduzindo, assim, o período de administração da terapia (Celebioglu et al., 2017). Simbióticos representam uma mistura de microrganismos vivos com substrato(s) seletivamente utilizado(s) por microrganismos comensais, o que confere um benefício à saúde do hospedeiro (Swanson et al., 2020). Os simbióticos podem ser classificados em dois tipos: complementares e sinérgicos. Os simbióticos complementares são compostos de um probiótico e um prebiótico, que juntos proporcionam um ou mais benefícios à saúde, sem a necessidade de funções codependentes. Já os simbióticos sinérgicos incluem um substrato que é seletivamente utilizado pelo(s) microrganismo(s) que está/estão sendo coadministrado(s) (Swanson et al., 2020).

Os simbióticos têm como objetivo não apenas melhorar a sobrevivência de microrganismos benéficos adicionados a alimentos, mas também estimular a proliferação de cepas bacterianas comensais específicas já presentes no TGI (Gourbeyre; Denery; Bodinier, 2011). A suplementação com simbiótico foi capaz de aumentar a abundância de espécies do gênero *Bifidobacterium* nas fezes de pacientes (Rubin et al., 2022; Sergeev et al., 2020). Em ratos, os simbióticos não apenas aumentaram a quantidade de bactérias probióticas, como as dos gêneros *Bifidobacterium* e

Lactobacillus nas amostras fecais, mas também reduziram a presença de coliformes. Além disso, os simbióticos também aumentaram os níveis de enzimas digestivas, como lactase, lipase, sacarase e isomaltase (Yang *et al.*, 2005).

Diversos ensaios clínicos randomizados com o objetivo de investigar os possíveis benefícios dos simbióticos para a saúde foram realizados, abrangendo diversas populações, desde indivíduos saudáveis até aqueles com doenças agudas e crônicas. Foram relatadas melhorias em diferentes quadros, incluindo doenças metabólicas como sobrepeso e obesidade (Hadi *et al.*, 2020; Krumbeck *et al.*, 2018), DM2 (Mahboobi; Rahimi; Jafarnejad, 2018; Nikbakht *et al.*, 2018), doença hepática gordurosa não alcoólica (Hadi *et al.*, 2019; Sharpton *et al.*, 2019) e infecções cirúrgicas (Kasatpibal *et al.*, 2017; Skonieczna-Zydecka *et al.*, 2018). O uso de simbióticos foi associado também a uma redução significativa de fatores de risco cardiovasculares, da prevalência da síndrome metabólica e de marcadores de resistência à insulina em pacientes idosos (Cicero *et al.*, 2021).

A administração de simbióticos pode ter um potencial também para a preservação do equilíbrio do microbioma oral. Ao promover a sobrevivência de bactérias benéficas na cavidade oral, essa abordagem ajuda a prevenir a colonização por patógenos orais, como *S. mutans* (Tester; Al-Ghazzewi, 2011). Crianças que consumiram um simbiótico, composto de uma coalhada probiótica (*Lactobacillus acidophilus* e *Lactobacillus casei*) associada à aveia, e também somente a coalhada probiótica, durante 15 dias, apresentaram uma redução significativa nas contagens salivares de *S. mutans* (Duraisamy *et al.*, 2021). Em pacientes com câncer oral recebendo radioterapia, o uso de um enxaguatório bucal simbiótico (um probiótico multiespécie associado ao frutoligossacarídeo) reduziu significativamente a intensidade da mucosite oral (Manifar *et al.*, 2022). A suplementação simbiótica também foi investigada em pacientes portadores de DM2 e periodontite. Os resultados indicaram melhorias nos índices periodontais e redução do estresse oxidativo, sugerindo que os simbióticos podem ser uma terapia complementar promissora (Bazyar *et al.*, 2020).

De modo geral, há uma evidência mais robusta para o uso de probióticos do que para o uso de prebióticos e simbióticos no manejo de diversas condições médicas e odontológicas. De qualquer maneira, são necessários mais estudos bem-delineados com essas abordagens potencialmente moduladoras dos microbiomas e da resposta imunoinflamatória do hospedeiro para que o potencial destas seja mais bem explorado.

Considerações finais

Diante do exposto, destaca-se que determinados macronutrientes e micronutrientes da dieta são agentes potencialmente anti-inflamatórios e moduladores da composição e da atividade dos microbiomas humanos. Há evidências de que esses efeitos podem favorecer o estado de homeostase de diversos ecossistemas do organismo humano, incluindo o oral e o intestinal, gerando benefícios em diferentes condições clínicas. Embora o número de publicações investigando o papel de nutrientes na saúde do microbioma oral e intestinal esteja crescendo, as evidências atuais ainda são limitadas para recomendações clínicas assertivas. São necessários dados científicos validados acerca do papel de dietas e nutrientes específicos sobre a composição e a função do microbioma do TGI e a resposta imuno metabólica. Pelo conhecimento atualmente disponível, pode-se aventar que os efeitos dos nutrientes são diferentes dependendo de fatores como a genética, epigenética e microbiomas basais de cada indivíduo, levando a recomendações que deverão ser individualizadas. Assim, estratégias personalizadas de prevenção e tratamento de diversas doenças crônicas que acometem o TGI poderão ser desenvolvidas e aplicadas na prática clínica.

A dieta é um dos principais fatores moduladores extrínsecos do microbioma intestinal humano, o qual, de modo associado a fatores genéticos, metabólicos e imunológicos do hospedeiro, pode determinar o estado fisiológico do organismo. Os mecanismos responsáveis pelo impacto direto e indireto dos alimentos nos microrganismos da microbiota do TGI são bastante complexos e não totalmente compreendidos. Neste capítulo, buscou-se descrever primeiramente o perfil das principais comunidades microbianas do TGI, ou seja, as microbiotas oral e intestinal, em condições de saúde e doença. Em seguida, foram apresentadas evidências atuais sobre o impacto de determinados nutrientes provenientes da dieta sobre essas microbiotas. Finalmente, potenciais mecanismos de ação desses nutrientes sobre o metabolismo microbiano e seu efeito na homeostase do organismo são discutidos. Uma melhor compreensão sobre o papel de dietas específicas sobre a composição e a função do microbioma do TGI é essencial para o desenvolvimento de estratégias personalizadas de prevenção e tratamento de diversas doenças crônicas que acometem esse sistema do organismo humano.

Referências bibliográficas

AAS, J. A. *et al.* Defining the normal bacteria flora of the oral cavity. **Journal of Clinical Microbiology**, v. 43, n. 11, p. 5721-5732, 2005.

ADAMS, J. S.; HEWISON, M. Unexpected actions of vitamin D: new perspectives on the regulation of innate and adaptive immunity. **Nature Reviews Endocrinology**, v. 4, n. 2, p. 80-90, 2008.

ADEGBOYE, A. R. *et al.* Calcium, vitamin D, casein and whey protein intakes and periodontitis among Danish adults. **Public Health Nutrition**, v. 19, n. 3, p. 503-510, 2016.

ALANDER, M. *et al.* Persistence of colonization of human colonic mucosa by a probiotic strain, Lactobacillus rhamnosus GG, after oral consumption. **Applied and Environmental Microbiology**, v. 65, n. 1, p. 351-354, 1999.

ALASMAR, R. M. *et al.* Gut microbiota and health: Understanding the role of diet. **Food Science & Nutrition**, v. 10, n. 11, p. 1344-1373, 2019.

AMALIYA, T. M. F. *et al.* Java project on periodontal diseases: the relationship between vitamin C and the severity of periodontitis. **Journal of Clinical Periodontology**, v. 34, n. 4, p. 299-304, 2007.

ARIMATSU, K. *et al.* Oral pathobiont induces systemic inflammation and metabolic changes associated with alteration of gut microbiota. **Scientific Reports**, v. 6, n. 4, p. 4828, 2014.

AUMEISTERE, L. *et al.* The Gut Microbiome among Postmenopausal Latvian Women in Relation to Dietary Habits. **Nutrients**, v. 14, n. 17, p. 3568, 2022.

AYELE, B. H. *et al.* Prevalence of feco-oral transmitted protozoan infections and associated factors among university students in Ethiopia: A cross-sectional study. **BMC Infectious Diseases**, v. 19, n. 1, p. 499, 2019.

BARTOLD, P. M.; VAN DYKE, T. E. Host modulation: controlling the inflammation to control the infection. **Periodontology 2000**, v. 75, n. 1, p. 317-329, 2017.

BASU, S. *et al.* The Relationship of Sugar to Population-Level Diabetes Prevalence: An Econometric Analysis of Repeated Cross-Sectional Data. **PLOS ONE**, v. 8, n. 2, p. e57873, 2013.

BAZYAR, H. *et al.* The Impacts of Synbiotic Supplementation on Periodontal Indices and Biomarkers of Oxidative Stress in Type 2 Diabetes Mellitus Patients with Chronic Periodontitis Under Non-Surgical Periodontal Therapy. A Double-Blind, Placebo-Controlled Trial. **Diabetes, Metabolic Syndrome and Obesity**, v. 13, p. 19-29, 2020.

BEGHETTI, I. *et al.* Probiotics for Preventing Necrotizing Enterocolitis in Preterm Infants: A Network Meta-Analysis. **Nutrients**, v. 13, n. 1, p. 192, 2021.

BIBBÒ, S. *et al.* The role of diet on gut microbiota composition. **European Review for Medical and Pharmacological Sciences**, v. 20, n. 22, p. 4742-4749, 2016.

BLAABJERG, S.; ARTZI, D.; AABENHUS, R. Probiotics for the Prevention of Antibiotic-Associated Diarrhea in Outpatients–A Systematic Review and Meta-Analysis. **Antibiotics**, v. 6, n. 4, p. 21, 2017.

BRAHE, L. K. *et al.* Specific gut microbiota features and metabolic markers in postmenopausal women with obesity. **Nutrition & Diabetes**, v. 5, n. 6, e159, 2015.

BURNE, R. A. Getting to Know "The Known Unknowns": Heterogeneity in the Oral Microbiome. **Advances in Dental Research**, v. 29, n. 1, p. 66-70, 2018.

BUSTAMANTE, M. *et al.* Probiotics as an Adjunct Therapy for the Treatment of Halitosis, Dental Caries and Periodontitis. **Probiotics and Antimicrobial Proteins**, v. 12, n. 2, p. 325-334, 2020.

CAMPANIELLO, D. *et al.* How Diet and Physical Activity Modulate Gut Microbiota: Evidence, and Perspectives. **Nutrients**, v. 14, n. 12, p. 2456, 2022.

CANTAREL, B. L.; LOMBARD, V.; HENRISSAT, B. Complex carbohydrate utilization by the healthy human microbiome. **PLOS ONE**, v. 7, n. 5, p. e28742, 2012.

CATON, J. G. *et al.* A new classification scheme for periodontal and peri-implant diseases and conditions – Introduction and key changes from the 1999 classification. **Journal of Clinical Periodontology**, v. 89, p. S1-S8, 2018.

CELEBIOGLU, H. U. *et al.* Mucin- and carbohydrate-stimulated adhesion and subproteome changes of the probiotic bacterium Lactobacillus acidophilus NCFM. **Journal of Proteomics**, v. 163, p. 102-110, 2017.

CHASSAING, B. *et al.* Dietary emulsifiers impact the mouse gut microbiota promoting colitis and metabolic syndrome. **Nature**, v. 519, n. 7541, p. 92-96, 2015.

CHAWLA, T. N.; GLICKMAN, I. Protein deprivation and the periodontal structures of the albino rat. **Oral Surgery, Oral Medicine, Oral Pathology**, v. 4, n. 5, p. 578-602, 1951.

CHEN, G. C. *et al.* Nonlinear relation between animal protein intake and risk of type 2 diabetes: a dose-response meta-analysis of prospective studies. **The American Journal of Clinical Nutrition**, v. 105, n. 4, p. 1014-1016, 2017.

CHEN, X. *et al.* Microbial Etiology and Prevention of Dental Caries: Exploiting Natural Products to Inhibit Cariogenic Biofilms. **Pathogens**, v. 9, n. 7, p. 569, 2020.

CHENG, M.; NING, K. Stereotypes About Enterotype: The Old and New Ideas. Genom. **Proteom Bioinform**, v. 17, n. 1, p. 4-12, 2019.

CHO, I.; BLASER, M. J. The human microbiome: at the interface of health and disease. **Nature Reviews Genetics**, v. 13, n. 4, p. 260-270, 2012.

CICERO, A. F. G. *et al.* Impact of a short-term synbiotic supplementation on metabolic syndrome and systemic inflammation in elderly patients: a randomized placebo-controlled clinical trial. **European Journal of Nutrition**, v. 60, n. 2, p. 655-663, 2021.

COLOMBO, A. P. *et al.* Periodontal-disease-associated biofilm: A reservoir for pathogens of medical importance. **Microbial Pathogenesis**, v. 94, p. 27-34, 2016.

COWAN, M. M. Plant products as antimicrobial agents. **Clinical Microbiology Reviews**, v. 12, n. 4, p. 564-582, 1999.

DASSI, E. *et al.* The short-term impact of probiotic consumption on the oral cavity microbiome. **Scientific Reports**, v. 8, n. 1, p. 10476, 2018.

DAVID, L. A. *et al.* Diet rapidly and reproducibly alters the human gut microbiome. **Nature**, v. 505, p. 559-563, 2014.

DE FILIPPIS, A. *et al.* Vitamin D reduces the inflammatory response by Porphyromonas gingivalis infection by modulating human β-defensin-3 in human gingival epithelium and periodontal ligament cells. **International Immunopharmacology**, v. 47, p. 106-117, 2017.

DE FILIPPIS, F. *et al.* The Same Microbiota and a Potentially Discriminant Metabolome in the Saliva of Omnivore, Ovo-Lacto-Vegetarian and Vegan Individuals. **PLOS ONE**, v. 9, n. 11, p. e112373, 2014.

DE GRAAF, M. *et al.* Sustained fecal-oral human-to-human transmission following a zoonotic event. **Current Opinion in Virology**, v. 22, p. 1-6, 2017.

DE LA COCHETIERE, M. F. *et al.* Early intestinal bacterial colonization and necrotizing enterocolitis in premature infants: the putative role of Clostridium. **Pediatric Research**, v. 56, n. 3, p. 366-370, 2004.

DEL CASTILLO, E. *et al.* The Microbiomes of Pancreatic and Duodenum Tissue Overlap and Are Highly Subject Specific but Differ between Pancreatic Cancer and Noncancer Subjects. **Cancer Epidemiology, Biomarkers & Prevention**, v. 28, n. 2, p. 370-383, 2019.

DESAI, M. S. *et al.* A dietary fiber- deprived gut microbiota degrades the colonic mucus barrier and enhances pathogen susceptibility. **Cell**, v. 167, n. 5, p. 1339-1353, 2016.

DEVINE, D. A.; MARSH, P. D. Prospects for the development of probiotics and prebiotics for oral applications. **Journal of Oral Microbiology**, v. 1, p. 1-12, 2009.

DI STEFANO, M. *et al.* A Reciprocal Link between Oral, Gut Microbiota during Periodontitis: The Potential Role of Probiotics in Reducing Dysbiosis-Induced Inflammation. **International Journal of Molecular Sciences**, v. 24, n. 2, p. 1084, 2023.

DICKINSON, S. *et al.* High-glycemic index carbohydrate increases nuclear factor-kappa B activation in mononuclear cells of young, lean healthy subjects. **The American Journal of Clinical Nutrition**, v. 87, n. 5, p. 1188-1193, 2008.

DURAISAMY, V. *et al.* Role of probiotics and synbiotics on inhibiting Streptococcus mutans level in saliva of children: A randomized controlled trial. **Journal of Indian Society of Pedodontics and Preventive Dentistry**, v. 39, n. 3, p. 275-278, 2021.

ECKBURG, P. B. *et al.* Diversity of the human intestinal microbial flora. **Science**, v. 308, n. 5728, p. 1635-1638, 2005.

EL-ABBADI, N. H.; DAO, M. C.; MEYDANI, S. N. Yogurt: Role in healthy and active aging. **The American Journal of Clinical Nutrition**, v. 99, n. 5, p. 1263S-1270S, 2014.

ESLAMI, M. *et al.* Probiotics function and modulation of the immune system in allergic diseases. **Allergologia et Immunopathologia**, v. 48, n. 5, p. 771-788, 2020.

ESPÍNDOLA, L. C. P. *et al.* Antimicrobial susceptibility and virulence of Enterococcus spp. isolated from periodontitis-associated subgingival biofilm **Journal of Periodontology**, v. 92, n. 11, p. 1588-1600, 2021.

FAO/WHO. **Guidelines for the evaluation of probiotics in food:** report of a joint FAO/WHO working group on drafting guidelines for the evaluation of probiotics in food. London: 2002.

FELL, J. M. Neonatal inflammatory intestinal diseases: Necrotising enterocolitis and allergic colitis. **Early Human Development**, v. 81, n. 1, p. 117-122, 2005.

FENG, Z.; WEINBERG, A. Role of bacteria in health and disease of periodontal tissues. **Periodontology 2000**, v. 40, p. 50-76, 2006.

FILTEAU, M. et al. Molecular monitoring of fecal microbiota in healthy adults following probiotic yogurt intake. **PharmaNutrition**, v. 1, n. 4, p. 123-129, 2013.

FISBERG, M.; MACHADO, R. History of yogurt and current patterns of consumption. **Nutrition Reviews**, v. 73, n. 1, p. 4-7, 2015.

FISCHBACH, M. A.; SONNENBURG, J. L. Eating for two: how metabolism establishes interspecies interactions in the gut. **Cell Host & Microbe**, v. 10, n. 4, p. 336-347, 2011.

FLEMER, B. et al. The oral microbiota in colorectal cancer is distinctive and predictive. **Gut**, v. 67, n. 8, p. 1454-1463, 2018.

FORD, A. C. et al. Systematic review with meta-analysis: the efficacy of prebiotics, probiotics, synbiotics and antibiotics in irritable bowel syndrome. **Alimentary Pharmacology & Therapeutics**, v. 48, n. 10, p. 1044-1060, 2018.

FOUREAUX, R. C. et al. Effects of Probiotic Therapy on Metabolic and Inflammatory Parameters of Rats With Ligature-Induced Periodontitis Associated With Restraint Stress. **Journal of Periodontology**, v. 85, n. 7, p. 975-983, 2014.

FRANCINO, M. P. Antibiotics and the Human Gut Microbiome: Dysbioses and Accumulation of Resistances. **Frontiers in Microbiology**, v. 6, p. 1543, 2016.

FRANKENFELD, C. L. et al. The Gut Microbiome Is Associated with Circulating Dietary Biomarkers of Fruit and Vegetable Intake in a Multiethnic Cohort. **Journal of the Academy of Nutrition and Dietetics**, v. 122, n. 1, p. 78-98, 2022.

GAETTI-JARDIM, E. JR. et al. Supragingival and subgingival microbiota from patients with poor oral hygiene submitted to radiotherapy for head and neck cancer treatment. **Archives of Oral Biology**, v. 90, p. 45-52, 2018.

GAO, Z. et al. Substantial alterations of the cutaneous bacterial biota in psoriatic lesions. **PLOS ONE**, v. 3, n. 7, p. e2719a, 2008.

GARRET, W. S. Enterobacteriaceae act in concert with the gut microbiota to induce spontaneous and maternally transmitted colitis. **Cell Host & Microbe**, v. 8, n. 3, p. 292-300, 2010.

GATEJ, S. M. et al. Probiotic Lactobacillus rhamnosus GG protects against P. gingivalis and F. nucleatum gut dysbiosis. **International Academy of Periodontology**, v. 22, n. 2, p. 18-27, 2020.

GEVERS, D. et al. The treatment-naive microbiome in new-onset Crohn's disease. **Cell Host & Microbe**, v. 15, n. 3, p. 382-392, 2014.

GHASEMI, E.; MAZAHERI, R.; TAHMOURESPOUR, A. Effect of Probiotic Yogurt and Xylitol-Containing Chewing Gums on Salivary S Mutans Count. **Journal of Clinical Pediatric Dentistry**, v. 41, n. 4, p. 257-263, 2017.

GIBSON, G. R. et al. Expert consensus document: The International Scientific Association for Probiotics and Prebiotics (ISAPP) consensus statement on the definition and scope of prebiotics. **Nature Reviews Gastroenterology & Hepatology**, v. 14, n. 8, p. 491-502, 2017.

GIBSON, G. R.; MCCARTNEY, A. L.; RASTALL, R. A. Prebiotics and resistance to gastrointestinal infections. **British Journal of Nutrition**, v. 93, n. S1, p. S31–S34, 2005.

GILBERT, J. A.; LYNCH, S. V. Community ecology as a framework for human microbiome research. **Nature Medicine**, v. 25, n. 6, p. 884-889, 2019.

GOURBEYRE, P.; DENERY, S.; BODINIER, M. Probiotics, prebiotics, and synbiotics: impact on the gut immune system and allergic reactions. **Journal of Leukocyte Biology**, v. 89, n. 5, p. 685-695, 2011.

GRUNER, D.; PARIS, S.; SCHWENDICKE, F. Probiotics for managing caries and periodontitis: Systematic review and meta-analysis. **Journal of Dentistry**, v. 48, p. 16-25, 2016.

HADI, A. et al. Efficacy of synbiotic supplementation in obesity treatment: A systematic review and meta-analysis of clinical trials. **Critical Reviews in Food Science and Nutrition**, v. 60, n. 4, p. 584-596, 2020.

HADI, A. et al. Efficacy of synbiotic supplementation in patients with nonalcoholic fatty liver disease: A systematic review and meta-analysis of clinical trials: Synbiotic supplementation and NAFLD. **Critical Reviews in Food Science and Nutrition**, v. 59, n. 15, p. 2494-2505, 2019.

HAJISHENGALLIS, G.; CHAVAKIS, T. Local and systemic mechanisms linking periodontal disease and inflammatory comorbidities. **Nature Reviews Immunology**, v. 21, n. 7, p. 426-440, 2021.

HAJISHENGALLIS G.; LAMONT R. J. Beyond the red complex and into more complexity: the polymicrobial synergy and dysbiosis (PSD) model of periodontal disease etiology. **Molecular Oral Microbiology**, v. 27, n. 6, p. 409-419, 2012.

HALLSTRÖM, H. et al. Effect of probiotic lozenges on inflammatory reactions and oral biofilm during experimental gingivitis. **Acta Odontologica Scandinavica**, v. 71, n. 3-4, p. 828-833, 2013.

HAMASAKI, T. et al. Periodontal disease and percentage of calories from fat using national data. **Journal of Periodontal Research**, v. 52, n. 1, p. 114-121, 2017.

HANCOCK, S.; ZINN, C.; SCHOFIELD, G. The consumption of processed sugar- and starch-containing foods, and dental caries: a systematic review. **The European Journal of Oral Sciences**, v. 128, n. 6, p. 467-475, 2020.

HASTURK, H.; KANTARCI, A. Activation and resolution of periodontal inflammation and its systemic impact. **Periodontology 2000**, v. 69, n. 1, p. 255-273, 2015.

HOLMES, E. *et al.* Understanding the role of gut microbiome–host metabolic signal disruption in health and disease. **Trends in Microbiology**, v. 19, n. 7, p. 349, 2011.

HU, Y.; DEITRICH, R.; VON WARTBURG, J. Relations of glycemic index and glycemic load with plasma oxidative stress markers. **The American Journal of Clinical Nutrition**, v. 84, n. 1, p. 70-76, 2006.

HUH, J. W.; ROH, T. Y. Opportunistic detection of Fusobacterium nucleatum as a marker for the early gut microbial dysbiosis. **BMC Microbiology**, v. 20, n. 1, p. 208, 2020.

HUJOEL, P. Dietary Carbohydrates and Dental-Systemic Diseases. **Journal of Dental Research**, v. 88, n. 6, p. 490-502, 2009.

IMHANN, F. *et al.* Proton pump inhibitors affect the gut microbiome. **Gut**, v. 65, n. 5, p. 740-748, 2016.

INVERNICI, M. M. *et al.* Effects of Bifidobacterium Probiotic on the Treatment of Chronic Periodontitis: A Randomized Clinical Trial. **Journal of Clinical Periodontology**, v. 45, n. 10, p. 1198-1210, 2018.

IWASAKI, M. *et al.* Relationship between Saturated Fatty Acids and Periodontal Disease. **Journal of Dental Research**, v. 90, n. 7, p. 861-867, 2011.

IWAUCHI, M. *et al.* Relationship between oral and gut microbiota in elderly people. **Immunity, Inflammation and Disease**, v. 7, n. 3, p. 229-236, 2019.

JENKINSON, H. F. E.; LAMONT, R. L. Oral microbial communities in sickness and in health. **Trends in Microbiology**, v. 13, n. 12, p. 589-595, 2005.

JENZSCH, A. *et al.* Nutritional intervention in patients with periodontal disease: clinical, immunological and microbiological variables during 12 months. **British Journal of Nutrition**, v. 101, n. 6, p. 879-885, 2009.

JIE, Z. *et al.* Studies on the effects of polydextrose intake on physiologic funtions in Chinese people. **The American Journal of Clinical Nutrition**, v. 72, n. 6, p. 1503-1509, 2000.

KALIANNAN, K. *et al.* A host-microbiome interaction mediates the opposing effects of omega-6 and omega-3 fatty acids on metabolic endotoxemia. **Scientific Reports**, v. 5, p. 11276, 2015.

KAMADA, N.; NÚÑEZ, G. Regulation of the Immune System by the Resident Intestinal Bacteria. **Gastroenterology**, v. 146, n. 6, p. 1477-1488, 2014.

KASATPIBAL, N. *et al.* Effectiveness of Probiotic, Prebiotic, and Synbiotic Therapies in Reducing Postoperative Complications: A Systematic Review and Network Meta-analysis. **Clinical Infectious Diseases**, v. 64, n. 2, p. S153-S160, 2017.

KASPRZAK, A. *et al.* Insulin-like growth factor (IGF) axis in cancerogenesis. **Mutation Research - Reviews in Mutation Research**, v. 772, p. 78-104, 2017.

KASSAIAN, N. *et al.* The effects of 6 mo of supplementation with probiotics and synbiotics on gut microbiota in the adults with prediabetes: A double blind randomized clinical trial. **Nutrition**, v. 79-80, p. 110854, 2020.

KATO, I. *et al.* Nutritional Correlates of Human Oral Microbiome. **Journal of the American College of Nutrition**, v. 36, n. 2, p. 88-98, 2017.

KIM, K.-A. *et al.* High fat diet- induced gut microbiota exacerbates inflammation and obesity in mice via the TLR4 signaling pathway. **PLOS ONE**, v. 7, n. 10, e47713, 2012.

KITAMOTO, S. *et al.* The intermucosal connection between the mouth and gut in commensal pathobiont-driven colitis. **Cell**, v. 182, n. 2, p. 447-462, 2020.

KOMAZAKI, R. *et al.* Periodontal pathogenic bacteria, *Aggregatibacter actinomycetemcomitans* affect non-alcoholic fatty liver disease by altering gut microbiota and glucose metabolism. **Scientific Reports**, v. 7, n. 1, p. 13950, 2017.

KOREM, T. *et al.* Growth dynamics of gut microbiota in health and disease inferred from single metagenomic samples. **Science**, v. 349, n. 6252, p. 1101-1106, 2015.

KOSTIC, A. D. Genomic analysis identifies association of Fusobacterium with colorectal carcinoma. **Genome Research**, v. 22, n. p. 292-298, 2012.

KRALL, E. A. *et al.* Calcium and vitamin D supplements reduce tooth loss in the elderly. **The American Journal of Medicine**, v. 111, n. 6, p. 452-456, 2001.

KRUMBECK, J. A. *et al.* Probiotic Bifidobacterium strains and galactooligosaccharides improve intestinal barrier function in obese adults but show no synergism when used together as synbiotics. **Microbiome**, v. 6, n. 1, p. 121, 2018.

KUNZ, C. *et al.* Oligosaccharides in Human Milk: Structural, Functional, and Metabolic Aspects. **Annual Review of Nutrition**, v. 20, n. 1, p. 699-722, 2000.

KURU, B. E. *et al.* The Influence of a Bifidobacterium animalis Probiotic on Gingival Health: A Randomized Controlled Clinical Trial. **J Journal of Periodontology**, v. 88, n. 11, p. 1115-1123, 2017.

LAGIER, J. C. *et al.* Human gut microbiota: repertoire and variations. **Frontiers in Cellular and Infection Microbiology**, v. 2, p. 136, 2012.

LAIOLA, M. *et al.* Mediterranean Diet Intervention Reduces the Levels of Salivary Periodontopathogenic Bacteria in Overweight and Obese Subjects. **Applied and Environmental Microbiology**, v. 86, n. 12, p. e00777-20, 2020.

LAMONT, R. J.; KOO, H.; HAJISHENGALLIS, G. The oral microbiota: dynamic communities and host interactions. **Nature Reviews Microbiology**, v. 16, n. 12, p. 745-759, 2018.

LANGEN, M. A. C.; DIELEMAN, L. A. Prebiotics in chronic intestinal inflammation. **Inflammatory Bowel Disease**, v. 15, n. 3, p. 454-462, 2009.

LANGLANDS, S. J. et al. Prebiotic carbohydrates modify the mucosa associated microflora of the human large bowel. **Gut**, v. 53, n. 11, p. 1610-1616, 2004.

LECUIT, M. et al. Immunoproliferative small intestinal disease associated with Campylobacter jejuni. **The New England Journal of Medicine**, v. 350, n. 3, p. 239-248, 2004.

LE ROY, C. I. et al. Yoghurt consumption is associated with changes in the composition of the human gut microbiome and metabolome. **BMC Microbiology**, v. 22, n. 1, p. 39, 2022.

LEE, J. K. et al. Modulation of the host response by probiotic Lactobacillus brevis CD2 in experimental gingivitis. **Oral Diseases**, v. 21, n. 6, p. 705-712, 2015.

LEE, J. H. et al. The association of dietary vitamin C intake with periodontitis among Korean adults: Results from KNHANES IV. **PLOS ONE**, v. 12, n. 5, p. e0177074, 2017.

LEEMING, E. R. et al. Effect of diet on the gut microbiota: Rethinking intervention duration. **Nutrients**, v. 11, n. 11, p. 2862, 2019.

LEVI, Y. L. A. S. et al. Effects of oral administration of Bifidobacterium animalis subsp. lactis HN019 on the treatment of plaque-induced generalized gingivitis. **Clinical Oral Investigations**, v. 27, n. 1, p. 387-398, 2022.

LEVI, Y. L. A. S. et al. Effects of the prebiotic mannan oligosaccharide on the experimental periodontitis in rats. **Journal of Clinical Periodontology**, v. 45, n. 9, p. 1078-1089, 2018.

LEY, R. E. et al. Obesity alters gut microbial ecology. **Proceedings of the National Academy of Sciences of the United States of America**, v. 102, n. 31, p. 11070-11075, 2005.

LI, B. et al. Oral bacteria colonize and compete with gut microbiota in gnotobiotic mice. **International Journal of Oral Science**, v. 11, n. 1, p. 10, 2019.

LICHT, T. R.; EBERSBACH, T.; FRØKIÆR, H. Prebiotics for prevention of gut infections. **Trends in Food Science and Technology**, v. 23, n. 2, p. 70-82, 2012.

LINDLAHR, V. H. **You Are What You Eat: How to Win and Keep Health through Diet**. New York, 1940.

LISKO, D. J.; JOHNSTON, G. P.; JOHNSTON, C.G. Effects of Dietary Yogurt on the Healthy Human Gastrointestinal (GI) Microbiome. **Microorganisms**, v. 5, n. 1, p. 6, 2017.

LIU, S. et al. Relation between a diet with a high glycemic load and plasma concentrations of high-sensitivity C-reactive protein in middle-aged women. **The American Journal of Medicine**, v. 75, n. 3, p. 492-498, 2002.

LIU, Z. et al. Study of the alleviation effects of a combination of: Lactobacillus rhamnosus and inulin on mice with colitis. **Food & Function Journal**, v. 11, n. 5, p. 3823-3837, 2020.

LOCANTORE, P. et al. The Interplay between Immune System and Microbiota in Osteoporosis. **Mediators Inflammation**, p. 1-8, 2020.

LOURENÇO, T. G. B. et al. Defining the gut microbiota in individuals with periodontal diseases: an exploratory study. **Journal of Oral Microbiology**, v. 10, n. 1, p. 1487741, 2018.

LULA, E. C. et al. Added sugars and periodontal disease in young adults: an analysis of NHANES III data. **The American Journal of Medicine**, v. 100, n. 4, p. 1182-1187, 2014.

LUTHOLD, R. V. et al. Gut microbiota interactions with the immunomodulatory role of vitamin D in normal individuals. **Metabolism**, v. 69, p. 76-86, 2017.

MAHASNEH, S. A.; MAHASNEH, A. M. Probiotics: A Promising Role in Dental Health. **Dentistry Journal**, v. 5, n. 4, p. 26, 2017.

MAHBOOBI, S.; RAHIMI, F.; JAFARNEJAD, S. Effects of Prebiotic and Synbiotic Supplementation on Glycaemia and Lipid Profile in Type 2 Diabetes: A Meta-Analysis of Randomized Controlled Trials. **Advanced Pharmaceutical Bulletin**, v. 8, n. 4, p. 565-574, 2018.

MANIFAR, S. et al. Effect of synbiotic mouthwash on oral mucositis induced by radiotherapy in oral cancer patients: a double-blind randomized clinical trial. **Support Care Cancer**, v. 31, n. 1, p. 31, 2022.

MARSH, P. D. Are dental diseases examples of ecological catastrophes? **Microbiology**, v. 149, n. 2, p. 279-294, 2003.

MARSH, P. D.; MOTER, A.; DEVINE, D. A. Dental plaque biofilms: Communities, conflict and control. **Periodontology 2000**, v. 55, n. 1, p. 16-35, 2011.

MARTINEZ, R. C. R.; BEDANI, R.; SAAD, S. M. I. Scientific evidence for health effects attributed to the consumption of probiotics and prebiotics: An update for current perspectives and future challenges. **British Journal of Nutrition**, v. 114, n. 12, p. 1993-2015, 2015.

MAZZANTINI, D. et al. Spotlight on the Compositional Quality of Probiotic Formulations Marketed Worldwide. **Frontiers in Microbiology**, v. 12, p. 693973, 2021.

MCALLANA, L. et al. Protein quality and the protein to carbohydrate ratio within a high fat diet influences energy balance and the gut microbiota in C57BL/6J mice. **PLOS ONE**, v. 9, n. 2, e88904, 2014.

MEDORI, M. C. et al. Dietary supplements in retinal diseases, glaucoma, and other ocular conditions. **Journal of Preventive Medicine and Hygiene**, v. 63, n. 2, Suppl 3, p. E189-E199, 2022.

MEGUR, A. et al. Prebiotics as a Tool for the Prevention and Treatment of Obesity and Diabetes: Classification and Ability to Modulate the Gut Microbiota. **International Journal of Molecular Sciences**, v. 23, n. 1, 2022.

MERCHANT, A. T. et al. Whole-grain and fiber intakes and periodontitis risk in men. **The American Journal of Clinical Nutrition**, v. 83, n. 6, p. 1395-1400, 2006.

MESSORA, M. R. et al. Probiotic Therapy Reduces Periodontal Tissue Destruction and Improves the Intestinal Morphology in Rats With Ligature-Induced Periodontitis. **Journal of Periodontology**, v. 84, n. 12, p. 1818-1826, 2013.

MILEY, D. D. et al. Cross-Sectional Study of Vitamin D and Calcium Supplementation Effects on Chronic Periodontitis. **Journal of Periodontology**, v. 80, n. 9, p. 1433-1439, 2009.

MILLEN, A. E. et al. Dietary carbohydrate intake is associated with the subgingival plaque oral microbiome abundance and diversity in a cohort of postmenopausal women. **Scientific Reports**, v. 12, n. 1, p. 2643, 2022.

MOLES, L.; OTAEGUI, D. The Impact of Diet on Microbiota Evolution and Human Health. Is Diet an Adequate Tool for Microbiota Modulation? **Nutrients**, v. 12, n. 6, p. 1654, 2020.

MONTEAGUDO-MERA, A. et al. Adhesion mechanisms mediated by probiotics and prebiotics and their potential impact on human health. **Applied Microbiology and Biotechnology**, v. 103, n. 16, p. 6463-6472, 2019.

MONTERO, E. et al. Clinical and Microbiological Effects of the Adjunctive Use of Probiotics in the Treatment of Gingivitis: A Randomized Controlled Clinical Trial. **Journal of Clinical Periodontology**, v. 44, n. 7, p. 708-716, 2017.

MOORE, W. E. C.; MOORE L. H. The bacteria of periodontal diseases. **Periodontology 2000**, v. 5, p. 66-77, 1994.

MOORTHI, R. N.; VORLAND, C. J.; GALLANT, K. M. H. Diet and Diabetic Kidney Disease: Plant Versus Animal Protein. **Current Diabetes Reports**, v. 17, n. 3, p. 15, 2017.

MORALES, A. et al. Clinical Effects of Lactobacillus Rhamnosus in Non-Surgical Treatment of Chronic Periodontitis: A Randomized Placebo-Controlled Trial With 1-Year Follow-up. **J Journal of Periodontology**, v. 87, n. 8, p. 944-952, 2016.

MUNSON, M. A. et al. Molecular and cultural analysis of the microflora associated with endodontics infections. **Journal of Dental Research**, v. 81, n. 11, p. 761-766, 2002.

MYNENI, S. R.; BROCAVICH, K.; WANG, H. Biological strategies for the prevention of periodontal disease: Probiotics and vaccines. **Periodontology 2000**, v. 84, n. 1, p. 161-175, 2020.

NAGPAL, R. et al. Gut microbiome and aging: Physiological and mechanistic insights. **Nutrition Healthy Aging**, v. 4, n. 4, p. 267-285, 2018.

NAKATSU, G. et al. Gut mucosal microbiome across stages of colorectal carcinogenesis. **Nature Communications**, v. 6, n. 8727, 2015.

NICHOLS, T. C. et al. Role of nuclear factor-kappa B (NF-kappa B) in inflammation, periodontitis, and atherogenesis. **Annals of Periodontology**, v. 6, n. 1, p. 20-29, 2001.

NIELSEN, S. J. et al. Dietary Fiber Intake Is Inversely Associated with Periodontal Disease among US Adults. **Journal of Nutrition**, v. 146, n. 12, p. 2530-2536, 2016.

NIKBAKHT, E. et al. Effect of probiotics and synbiotics on blood glucose: a systematic review and meta-analysis of controlled trials. **European Journal of Nutrition**, v. 57, n. 1, p. 95-106, 2018.

ODAMAKI, T. et al. Age-related changes in gut microbiota composition from newborn to centenarian: A cross-sectional study. **BMC Microbiology**, v. 16, p. 90, 2016.

OLSZAK, T. et al. Microbial exposure during early life has persistent effects on natural killer T cell function. **Science**, v. 336, n. 6080, p. 489-493, 2012.

OOI, J. H. et al. Vitamin D regulates the gut microbiome and protects mice from dextran sodium sulfate-induced colitis. **Journal of Nutrition**, v. 143, n. 10, p. 1679-1686, 2013.

OSBORN, M. O.; HORNBUCKLE, C.; STUMBO, P. Nutritional Evaluation of Food Intake Records of Periodontal Patients. **Journal of Periodontology**, v. 48, n. 10, p. 659-662, 1977.

OTT, S. J. et al. Reduction in diversity of the colonic mucosa associated bacterial microflora in patients with active inflammatory bowel disease. **Gut**, v. 53, n. 5, p. 685-693, 2004.

PARK, S. Y. et al. Oral–gut microbiome axis in gastrointestinal disease and cancer. **Cancers**, v. 13, n. 9, p. 1-20, 2021.

PARSONNET, J. et al. Helicobacter pylori infection and the risk of gastric carcinoma. **The New England Journal of Medicine**, v. 325, n. 16, p. 1127-1131, 1991.

PEEK, J. R. R. M.; BLASER, M. J. Helicobacter pylori and gastrointestinal tract adenocarcinomas. **Nature Reviews Cancer**, v. 2, n. 1, p. 28-37, 2002.

PHAM, V. T. et al. Vitamins, the gut microbiome and gastrointestinal health in humans. **Nutrition Research**, v. 95, p. 35-53, 2021.

PUSSINEN, P. J. et al. Periodontitis Is Associated with a Low Concentration of Vitamin C in Plasma. **Clinical and Vaccine Immunology**, v. 10, n. 5, p. 897-902, 2003.

REID, B. et al. Characterizing Potential Risks of Fecal-Oral Microbial Transmission for Infants and Young Children in Rural Zambia. **American Journal of Tropical Medicine and Hygiene**, v. 98, n. 3, p. 816-823, 2018.

RIBEIRO, M. C. et al. Effects of Prebiotic Therapy on Gastrointestinal Microbiome of Individuals with Different Inflammatory Conditions: A Systematic Review of Randomized Controlled Trials. **Probiotics and Antimicrobial Proteins**, 2023.

RICHTER, C. K. et al. Plant Protein and Animal Proteins: Do They Differentially Affect Cardiovascular Disease Risk? **Advances in Nutrition**, v. 6, n. 6, p. 712-728, 2015.

RIDLON, J. M. et al. Bile acids and the gut microbiome. **Current Opinion in Gastroenterology**, v. 30, n. 3, p. 332-338, 2014.

RIST, V. T. S. et al. Impact of dietary protein on microbiota composition and activity in the gastrointestinal tract of piglets in relation to gut health: a review. **Animal**, v. 7, n. 7, p. 1067-1078, 2013.

ROBERTS, F. A.; DARVEAU, R. P. Beneficial bacteria of the periodontium. **Periodontology 2000**, v. 30, p. 40-50, 2002.

ROESCH, L. F. et al. Pyrosequencing enumerates and contrasts soil microbial diversity. **ISME Journal**, v. 1, n. 4, p. 283-290, 2007.

ROWINSKA, I. et al. The influence of diet on oxidative stress and inflammation induced by bacterial biofilms in the human oral cavity. **Materials**, v. 14, n. 6, p. 1444, 2021.

RUBIN, I. M. C. et al. Synbiotic Intervention with Lactobacilli, Bifidobacteria, and Inulin in Healthy Volunteers Increases the Abundance of Bifidobacteria but Does Not Alter Microbial Diversity. **Applied and Environmental Microbiology**, v. 88, n. 19, 2022.

SANTANA, S. I. et al. Adjuvant use of multispecies probiotic in the treatment of peri-implant mucositis: A randomized controlled trial. **Journal of Clinical Periodontology**, v. 49, n. 8, p. 828-839, 2022.

SANTONOCITO, S. et al. Impact of Periodontitis on Glycemic Control and Metabolic Status in Diabetes Patients: Current Knowledge on Early Disease Markers and Therapeutic Perspectives. **Mediators Inflammation**, p. 1-7, 2022.

SCANNAPIECO, F. A.; GERSHOVICH, E. The prevention of periodontal disease – an overview. **Periodontology 2000**, v. 84, n. 1, p. 9-13, 2020.

SCHLAGENHAUF, U. et al. Regular consumption of Lactobacillus reuteri-containing lozenges reduces pregnancy gingivitis: an RCT. **Journal of Clinical Periodontology**, v. 43, n. 11, p. 948-954, 2016.

SCHMIDT, T. S. et al. Extensive transmission of microbes along the gastrointestinal tract. **Elife**, v. 8, e42693, 2019.

SCHROEDER, B. O. et al. Bifidobacteria or fiber protects against diet-induced microbiota-mediated colonic mucus deterioration. **Cell Host & Microbe**, v. 23, n. 1, p. 27-40, 2018.

SCHUURHUIS, J. M. et al. Head and neck intensity modulated radiation therapy leads to an increase of opportunistic oral pathogens. **Oral Oncology**, v. 58, p. 32-40, 2016.

SCHWARTZ, N. et al. High-Fiber Foods Reduce Periodontal Disease Progression in Men Aged 65 and Older: The Veterans Affairs Normative Aging Study/Dental Longitudinal Study. **Journal of the American Geriatrics Society**, v. 60, n. 4, p. 676-683, 2012.

SEGAL, L. N. et al. Enrichment of the lung microbiome with oral taxa is associated with lung inflammation of a Th17 phenotype. **Nature Microbiology**, v. 1, p. 16031, 2016.

SEGATA, N. et al. Composition of the adult digestive tract bacterial microbiome based on seven mouth surfaces, tonsils, throat and stool samples. **Genome Biology**, v. 13, n. 6, p. R42, 2012.

SEKIROV, I. et al. Gut microbiota in health and disease. **Physiological Reviews**, 90, n. 3, p. 859-904, 2010.

SEKSIK, P. et al. Alterations of the dominant faecal bacterial groups in patients with Crohn's disease of the colon. **Gut**, v. 52, n. 2, p. 237-242, 2003.

SERGEEV, I. et al. Effects of Synbiotic Supplement on Human Gut Microbiota, Body Composition and Weight Loss in Obesity. **Nutrients**, v. 12, n. 1, p. 222, 2020.

SHAFFER, M.; LOZUPONE, C. Prevalence and Source of Fecal and Oral Bacteria on Infant, Child, and Adult Hands. **mSystems**, v. 3, n. 1, p. e00192-17, 2018.

SHARPTON, S. R. et al. Gut microbiome-targeted therapies in nonalcoholic fatty liver disease: a systematic review, meta-analysis, and meta-regression. **The American Journal of Clinical Nutrition**, v. 110, n. 1, p. 139-149, 2019.

SHETTY, S.; SMIDT, H.; DE VOS, M. Reconstructing functional networks in the human intestinal tract using synthetic microbiomes. **Current Opinion in Biotechnology**, v. 58, p. 146-154, 2019.

SHI, J. et al. Efficacy of probiotics against dental caries in children: a systematic review and meta-analysis. **Critical Reviews in Food Science and Nutrition**, p. 1-18, 2022.

SHIMAUCHI, H. et al. Improvement of periodontal condition by probiotics with Lactobacillus salivarius WB21: a randomized, double-blind, placebo-controlled study. **Journal of Clinical Periodontology**, v. 35, n. 10, p. 897-905, 2008.

SHOKRYAZDAN, P. et al. Effects of prebiotics on immune system and cytokine expression. **Medical Microbiology and Immunology**, v. 206, n. 1, p. 1-9, 2017.

SIDI, A. D.; ASHLEY, F. P. Influence of Frequent Sugar Intakes on Experimental Gingivitis. **Journal of Periodontology**, v. 55, n. 7, p. 419-423, 1984.

SILVA, V. DO. *et al.* Effects of β-glucans ingestion on alveolar bone loss, intestinal morphology, systemic inflammatory profile, and pancreatic β-cell function in rats with periodontitis and diabetes. **Nutrients**, v. 9, n. 9, p. 1-13, 2017.

SINGH, D.; KHAN, M. A.; SIDDIQUE, H. R. Therapeutic implications of probiotics in microbiota dysbiosis: A special reference to the liver and oral cancers. **Life Science**, v. 285, p. 120008, 2021.

SINGH, R. K. *et al.* Influence of Diet on the Gut Microbiome and Implications for Human Health. **Journal of Translational Medicine**, v. 15, n. 1, p. 73, 2017.

SKELLY, A. N. *et al.* Mining the microbiota for microbial and metabolite-based immunotherapies. **Nature Reviews Immunology**, v. 19, n. 5, p. 305-323, 2019.

SKONIECZNA-ŻYDECKA, K. *et al.* A Systematic Review, Meta-Analysis, and Meta-Regression Evaluating the Efficacy and Mechanisms of Action of Probiotics and Synbiotics in the Prevention of Surgical Site Infections and Surgery-Related Complications. **Journal of Clinical Medicine**, v. 7, n. 12, p. 556, 2018.

SLAWIK, S. *et al.* Probiotics affect the clinical inflammatory parameters of experimental gingivitis in humans. **European Journal of Clinical Nutrition**, v. 65, n. 7, p. 857-863, 2011.

SLOMKA, V. *et al.* Nutritional stimulation of commensal oral bacteria suppresses pathogens: the prebiotic concept. **Journal of Clinical Periodontology**, v. 44, n. 4, p. 344-352, 2017.

SLOMKA, V. *et al.* Oral prebiotics and the influence of environmental conditions *in vitro*. **Journal of Periodontology**, v. 89, n. 6, p. 708-717, 2018.

SOCRANSKY, S. S. *et al.* Microbial complexes in subgingival plaque. **Journal of Clinical Periodontology**, v. 25, n. 2, 134-144, 1998.

SOCRANSKY, S. S.; HAFFAJEE, A. D. Dental biofilms: difficult therapeutic targets. **Periodontology 2000**, v. 28, p. 12-55, 2002.

SONNENBURG, J. L. *et al.* Glycan foraging *in vivo* by an intestine-adapted bacterial symbiont. **Science**, v. 307, n. 5717, p. 1955-1959, 2005.

SOTO-MARTIN, E. *et al.* Vitamin Biosynthesis by Human Gut Butyrate-Producing Bacteria and Cross-Feeding in Synthetic Microbial Communities. **mBio**, v. 11, n. 4, p. e00886-20, 2020.

SOUSA, V. M. C. DE; SANTOS, E. F. DOS; SGARBIERI, V. C. The Importance of Prebiotics in Functional Foods and Clinical Practice. **Food Science & Nutrition**, v. 2, n. 2, p. 133-144, 2011.

SOVRAN, B. *et al.* Age-associated Impairment of the Mucus Barrier Function is Associated with Profound Changes in Microbiota and Immunity. **Scientific Reports**, v. 9, n. 1, p. 1437, 2019.

STAHL, S. S.; SANDLER, H. C.; CAHN, L. The effects of protein deprivation upon the oral tissues of the rat and particularly upon periodontal structures under irritation. **Oral Surgery, Oral Medicine, Oral Pathology**, v. 8, n. 7, p. 760-768, 1955.

STAUDTE, H. *et al.* Vitamin C attenuates the cytotoxic effects of Porphyromonas gingivalis on human gingival fibroblasts. **Archives of Oral Biology**, v. 55, n. 1, p. 40-45, 2010.

STAUDTE, H.; SIGUSCH, B. W.; GLOCKMANN, E. Grapefruit consumption improves vitamin C status in periodontitis patients. **Brazilian Dental Journal**, v. 199, n. 4, p. 213-217, 2005.

STAUFENBIEL, I. *et al.* Periodontal conditions in vegetarians: a clinical study. **European Journal of Clinical Nutrition**, v. 67, n. 8, p. 836-840, 2013.

STIEMSMA, L. T. *et al.* Does Consumption of Fermented Foods Modify the Human Gut Microbiota? **Journal of Nutrition**, v. 150, n. 7, p. 1680-1692, 2020.

STRAUSS, J. *et al.* Invasive potential of gut mucosa-derived Fusobacterium nucleatum positively correlates with IBD status of the host. **Inflammatory Bowel Disease**, v. 17, n. 9, p. 1971-1978, 2011.

SU, D. *et al.* Vitamin D signaling through induction of paneth cell defensins maintains gut microbiota and improves metabolic disorders and hepatic steatosis in animal models. **Front Physiology**, v. 7, p. 498, 2016.

SUEZ, J. *et al.* The pros, cons, and many unknowns of probiotics. **Nature Medicine**, v. 25, n. 5, p. 716-729, 2019.

SWANSON, K. S. *et al.* The International Scientific Association for Probiotics and Prebiotics (ISAPP) Consensus Statement on the Definition and Scope of Synbiotics. **Nature Reviews Gastroenterology & Hepatology**, v. 17, n. 11, p. 687-701, 2020.

TANA, C. Altered profiles of intestinal microbiota and organic acids may be the origin of symptoms in irritable bowel syndrome. **Neurogastroenterology Motility**, v. 22, n. 5, p. 512-519, 2010.

TEKCE, M. *et al.* Clinical and microbiological effects of probiotic lozenges in the treatment of chronic periodontitis: a 1-year follow-up study. **Journal of Clinical Periodontology**, v. 42, n. 4, p. 363-372, 2015.

TENNANT, S. M. *et al.* Influence of gastric acid on susceptibility to infection with ingested bacterial pathogens. **Infection and Immunity**, v. 76, n. 2, p. 639-645, 2008.

TESTER, R.; AL-GHAZZEWI, F. A preliminary study of the synbiotic effects of konjac glucomannan hydrolysates (GMH) and lactobacilli on the growth of the oral bacterium Streptococcus mutans. **Nutrition & Food Science**, v. 41, n. 4, p. 234-237, 2011.

TEUGHELS, W. *et al.* Clinical and microbiological effects of Lactobacillus reuteri probiotics in the treatment of chronic periodontitis: A randomized placebo-controlled study. **Journal of Clinical Periodontology**, v. 40, n. 11, p. 1025-1035, 2013.

THE HUMAN MICROBIOME PROJECT CONSORTIUM. Structure, function and diversity of the healthy human microbiome. **Nature**, v. 486, n. 7402, p. 207-214, 2012.

THE INTEGRATIVE HMP (IHMP) RESEARCH NETWORK CONSORTIUM. The Integrative Human Microbiome Project. **Nature**. v. 569, n. 7758, p. 641-648, 2019.

THILAGAVATHI, T. Probiotics, Prebiotics, Synbiotics and its Health Benefits. **International Journal of Current Microbiology and Applied Sciences**, v. 9, n. 11, p. 497-511, 2020.

TIIHONEN, K. et al. Effect of prebiotic supplementation on a probiotic bacteria mixture: Comparison between a rat model and clinical trials. **British Journal of Nutrition**, v. 99, n. 4, p. 826-831, 2008.

TRANBERG, B. et al. Whey protein reduces early life weight gain in mice fed a high-fat diet. **PLOS ONE**, v. 8, n. 8, p. e71439, 2013.

TURNBAUGH, P. J.; LEY, R. E.; HAMADY, M. The Human Microbiome Project: exploring the microbial part of ourselves in a changing world. **Nature**, v. 449, n. 7164, p. 804-810, 2007.

TWETMAN, S. et al. Short-term effect of chewing gums containing probiotic Lactobacillus reuteri on the levels of inflammatory mediators in gingival crevicular fluid. **Acta Odontologica Scandinavica**, v. 67, n. 1, p. 19-24, 2009.

USTIANOWSKI, Ł. et al. The Role of Vitamin C and Vitamin D in the Pathogenesis and Therapy of Periodontitis–Narrative Review. **International Journal of Molecular Sciences**, v. 24, n. 7, p. 6774, 2023.

VAN DER VELDEN, U.; KUZMANOVA, D.; CHAPPLE, I. L. C. Micronutritional approaches to periodontal therapy. **Journal of Clinical Periodontology**, v. 38, Suppl 11, p. 142-158, 2011.

VAN WOUDENBERGH, G J. et al. Adapted dietary inflammatory index and its association with a summary score for low-grade inflammation and markers of glucose metabolism: the Cohort study on Diabetes and Atherosclerosis Maastricht (CODAM) and the Hoorn study. **The American Journal of Clinical Nutrition**, v. 98, n. 6, p. 1533-1542, 2013.

VON SCHWARTZENBERG, R. J. et al. Caloric restriction disrupts the microbiota and colonization resistance. **Nature**, v. 595, n. 7866, p. 272-277, 2021.

WADE, W. G. Resilience of the oral microbiome. **Periodontology 2000**, v. 86, n. 1, p. 113-122, 2021.

WANG, Z. Gut flora metabolism of phosphatidylcholine promotes cardiovascular disease. **Nature**, v. 472, p. 57-63, 2011.

WEAVER, C. M. Diet, Gut Microbiome, and Bone Health. **Current Osteoporosis Reports**, v. 13, n. 2, p. 125-130, 2015.

WILSON, M. **Microbial Inhabitants of Humans**: Their Ecology and Role in Health and Disease. Cambridge University Press: Cambridge, 2005.

WOELBER, J. P. et al. An oral health optimized diet can reduce gingival and periodontal inflammation in humans – a randomized controlled pilot study. **BMC Oral Health**, v. 17, n. 1, p. 28, 2017.

WOELBER, J. P. et al. The influence of an anti-inflammatory diet on gingivitis. A randomized controlled trial. **Journal of Clinical Periodontology**, v. 46, n. 4, p. 481-490, 2019.

WU, G. D. et al. Linking long-term dietary patterns with gut microbial enterotypes. **Science**, v. 334, n. 6052, p. 105-108, 2011.

WU, H.; CHIOU, J. Potential Benefits of Probiotics and Prebiotics for Coronary Heart Disease and Stroke. **Nutrients**, v. 13, n. 8, 2021.

YANG, S. G. et al. Effect of synbiotics on intestinal microflora and digestive enzyme activities in rats. **World Journal of Gastroenterology**, v. 11, n. 47, p. 7413-7417, 2005.

YATSUNENKO, T. et al. Human gut microbiome viewed across age and geography. **Nature**, v. 486, n. 7402, p. 222-227, 2012.

YLI-KNUUTTILA, H. et al. Colonization of Lactobacillus rhamnosus GG in the oral cavity. **Oral Microbiology and Immunology**, v. 21, n. 2, p. 129-131, 2006.

ZARE JAVID, A. et al. Effects of the Consumption of Probiotic Yogurt Containing Bifidobacterium lactis Bb12 on the Levels of Streptococcus mutans and Lactobacilli in Saliva of Students with Initial Stages of Dental Caries: A Double-Blind Randomized Controlled Trial. **Caries Research**, v. 54, n. 1, p. 68-74, 2020.

ZAURA, E.; TWETMAN, S. Critical Appraisal of Oral Pre- and Probiotics for Caries Prevention and Care. **Caries Research**, v. 53, n. 5, p. 514-526, 2019.

ZHANG, Y. et al. Human oral microbiota and its modulation for oral health. **Biomedicine & Pharmacotherapy**, v. 99, p. 883-893, 2018.

ZHANG, X. et al. Structural changes of gut microbiota during berberine- mediated prevention of obesity and insulin resistance in high- fat diet- fed rats. **PLOS ONE**, v. 7, n, 8, p. e42529, 2012.

ZMORA, N.; SUEZ, J.; ELINAV, E. You are what you eat: diet, health and the gut microbiota. **Nature Reviews Gastroenterology & Hepatology**, v. 16, n. 1, p. 35-56, 2019.

ZOU, J. et al. Fiber-mediated nourishment of gut microbiota protects against diet-induced obesity by restoring IL-22-mediated colonic health. **Cell Host & Microbe**, v. 23, n. 1, p. 41-53, 2018.

25 Papel dos Nutrientes e dos Padrões Alimentares na Microbiota Intestinal Humana

Juliana Tieko Kato ▪ Maria Carolina Santos Mendes

Objetivo
- Discutir a intrínseca relação bidirecional entre a alimentação e a microbiota intestinal.

Destaques
- Os macronutrientes da dieta impactam diretamente sobre a composição e a diversidade da microbiota intestinal (MI). O carboidrato, em particular, é o mais bem descrito na literatura e desempenha o papel mais crucial na formação da MI, quando comparado a gorduras e proteínas
- A endotoxemia metabólica causada por uma dieta rica em gordura, especialmente a saturada, está associada ao aumento da permeabilidade intestinal, bem como à redução da expressão de genes que codificam as proteínas de junções estreitas (TJ, do inglês *tight junctions*)
- A MI de crianças desnutridas apresenta algumas características, como imaturidade, alfa-diversidade alterada, enriquecimento de espécies potencialmente patogênicas e inflamatórias, depleção de anaeróbios obrigatórios e utilização menos eficiente de nutrientes
- A alteração na composição da MI não é um pré-requisito para a sua função, uma vez que os fatores dietéticos que alteram o metabolismo dos microrganismos residentes também podem impactar nos desdobramentos na saúde relacionados com a MI.

Introdução

O estudo sobre a MI cresceu exponencialmente nas duas últimas décadas devido às descobertas da sua participação em processos metabólicos e de saúde e doença. Inúmeros estudos mostraram a sua relação com diversas doenças, como as cardiovasculares, gastrointestinais, respiratórias, obesidade, diabetes *mellitus* (DM), vírus da imunodeficiência humana (HIV), câncer, entre outras. Apesar disso, estamos apenas no início de entender o complexo e multifatorial papel que a MI desempenha na fisiologia do ser humano.

São muitas esferas de conhecimento que dificultam o estudo da MI, uma vez que o microbioma intestinal é afetado por inúmeros fatores, como tipo de parto, alimentação do bebê (aleitamento materno e/ou uso de fórmulas infantis), introdução alimentar, medicamentos, em especial, os antibióticos, idade, sexo, dieta, localização geográfica dos indivíduos, doenças associadas, estado nutricional e o meio ambiente em que o indivíduo está inserido. Cada um desses fatores exerce um pequeno efeito aditivo na variação quantitativa da MI, tornando difícil identificar a magnitude de efeito de cada fator separadamente. Porém, dentre todos os fatores citados, muitos estudos apontam a dieta como um fator *sine qua non* para a formação e a definição da estrutura do microbioma intestinal.

A relação entre a dieta e o microbioma é especulada há milhares de anos, as célebres frases *"All disease begins in the gut"* e *"Let food be thy medicine"* são atribuídas ao famoso médico Hipócrates (460 a.C. a 377 a.C.), que tinha uma visão progressista de como o trato gastrointestinal (TGI) poderia desempenhar papel mediador entre a alimentação e o desenvolvimento de doenças. Apesar da data histórica, o meio científico começou a compreender a complexa interação entre a dieta, o microbioma e as condições de saúde e doença há poucas décadas, por meio do advento tecnológico que permitiu realizar o sequenciamento de alto rendimento dos microrganismos do intestino (Howard; Lam; Duca, 2022).

A alimentação é um dos principais fatores de risco modificáveis do estilo de vida para prevenir diversas doenças, bem como para manter um bom estado de saúde. Estudos mostraram que a dieta é um dos principais contribuintes para a alteração da MI, sendo capaz de promover o crescimento de certos grupos bacterianos em detrimento de outros, bem como alterar o pH, a permeabilidade intestinal e a produção de metabólitos bacterianos (García-Montero et al., 2021). Assim, as alterações da MI induzidas pela dieta podem ser parcialmente responsáveis pelo fenótipo metabólico do indivíduo (Wolters et al., 2019). Porém, a relação entre a dieta e o microbioma intestinal é multidirecional e multifatorial, o que torna difícil o seu entendimento, assim como é complexo implementar estratégias de modulação da MI com orientações dietéticas personalizadas.

A fonte, a qualidade e o tipo de alimento moldam a MI, influenciando sua composição e sua função, o que impacta na interação entre os microrganismos e o ser humano. Indubitavelmente, a composição da MI pode ser altamente variável entre os indivíduos, embora algumas espécies bacterianas importantes estejam presentes na maioria. Segundo Leeming et al. (2019), acredita-se que a dieta explique mais de 50% da variabilidade da MI em camundongos e 20% da variabilidade em humanos, tornando a dieta um potencial alvo terapêutico para modular a MI (Leeming et al., 2019).

O estudo pioneiro de Felippo et al. (2010) avaliou como os hábitos alimentares influenciam a diversidade da MI. Os pesquisadores compararam a MI de crianças entre 1 e 6 anos que viviam em uma aldeia africana de Boulpon, em Burkina Faso, e crianças europeias residentes na área urbana de Florença, na Itália. As crianças que viviam na aldeia tinham uma alimentação predominantemente vegetariana, pobre em gordura e proteína animal, porém rica em amido, fibras e polissacarídeos vegetais. Em contrapartida, as crianças italianas consumiam uma dieta tipicamente ocidental, rica em proteína animal, açúcar, amido e gordura, mas pobre em fibras. Os autores encontraram diferenças relevantes na composição da MI quanto aos filos bacterianos, com Actinobactérias e Bacteroidetes mais presentes nas crianças africanas, e os filos Firmicutes e Proteobacterias mais abundantes nas crianças europeias; além disso, a riqueza e a diversidade foram significativamente maiores nas crianças de Burkina Faso quando comparadas as de Florença (De Filippo et al., 2010).

Em relação aos gêneros, *Xylanibacter* e *Prevotella* foram encontrados apenas na MI das crianças que viviam na aldeia africana. Sugere-se que essas espécies contenham genes bacterianos especializados na fermentação de polissacarídeos não digeríveis de plantas, altamente presentes na dieta dessa população, capazes de produzir ácidos graxos de cadeia curta (AGCCs). Corroborando esse achado, a quantidade total de AGCCs era significativamente maior nas amostras fecais das crianças de Burkina Faso, quando comparada às das crianças italianas, em especial o butirato e o propionato, que apresentaram um aumento de aproximadamente quatro vezes. Em contrapartida, gêneros bacterianos patogênicos, como *Shigella* spp. e *Escherichia* spp., estavam significativamente sub-representados nas amostras fecais das crianças que viviam na aldeia. Uma das hipóteses desse achado foi que as altas concentrações de AGCCs nas fezes poderiam inibir o crescimento desses dois gêneros pertencentes a família *Enterobacteriaceae*. Por fim, os resultados desse estudo sugerem que a composição da MI coevoluiu com uma dieta rica em polissacarídeos nas crianças africanas, mostrando que a alimentação tem um impacto a longo prazo na formação da MI (De Filippo *et al.*, 2010).

Resultados semelhantes foram encontrados por Wu *et al.* (2011), que investigaram transversalmente a associação da MI com variáveis dietéticas (utilizando questionários alimentares a curto e longo prazos) em 98 indivíduos saudáveis. A partir da análise da MI, a dieta pobre em gordura e rica em fibra foi associada a níveis aumentados do filo Firmicutes, ao passo que a dieta rica em gordura foi associada ao filo das Actinobacterias e gênero *Bacteroides*. Ademais, uma maior proporção de *Prevotella:Bacteroides* foi encontrada nos indivíduos que consumiam uma dieta rica em fibras ou vegetariana. Por outro lado, dietas ricas em gordura e proteína animal, mas pobre em fibras, mostraram associação oposta (Wu *et al.*, 2011).

Interessantemente, a análise metagenômica da MI de indivíduos gêmeos revelou que fatores ambientais, como a dieta e a coabitação familiar, superam as contribuições genéticas hereditárias na composição e na função da MI. Acredita-se que os táxons hereditários contribuem com apenas cerca de 10% (Hills *et al.*, 2019). Em outro estudo, a análise de metagenômica em uma população da Holanda observou a associação de 63 fatores dietéticos com a composição e a diversidade da MI. Dentre os fatores, ganham destaque a quantidade de calorias e a ingestão de carboidratos, proteínas e gorduras. Uma dieta hipercalórica, bem como outros alimentos característicos da dieta ocidental (p. ex., alto consumo de refrigerante adoçado, lanches, carboidratos e leite com alto teor de gordura), correlacionou-se negativamente com a diversidade da MI (Zhernakova *et al.*, 2016).

Isoladamente, a maior ingestão de carboidratos totais foi fortemente associada à diminuição da diversidade da MI, com aumento do gênero *Bifidobacterium* e diminuição dos gêneros *Lactobacillus*, *Streptococcus* e *Roseburia*. O índice de alfa-diversidade (Shannon) diminuiu proporcionalmente com o consumo de carboidratos totais, seguido de bebidas açucaradas, pão, cerveja e salgadinho. Por outro lado, a alfa-diversidade aumentou com a ingestão de fibras, café, vegetais e vinho tinto, bem como, em menor proporção, com o lanche da manhã e o consumo de chás (Hills *et al.*, 2019).

Esse efeito benéfico pode ser atribuído, parcialmente, aos polifenóis (como catequinas, flavonoides, flavonas, antocianinas e ácidos fenólicos) presentes no café, vegetais, vinho tinto e no chá. Estima-se que apenas 10% dos polifenóis da dieta sejam metabolizados e absorvidos no intestino delgado, enquanto o restante alcança o cólon, onde sofrem uma extensa decomposição em metabólitos fenólicos por uma ampla gama de espécies bacterianas. Os polifenóis impactam positivamente a MI, observando-se um aumento da abundância dos gêneros *Bifidobacterium*, *Lactobacillus* e dos AGCCs. O vinho tinto, em especial, é associado ao aumento de *Faecalibacterium prausnitzii*, bactéria conhecida pelo seu amplo papel benéfico. Ademais, a ingestão de polifenóis reduz bactérias patogênicas, como algumas espécies pertencentes ao gênero de *Clostridium* (*Clostridium perfringens* e *Clostridium histolyticum*) (Moszak; Szulińska; Bogdański, 2020; Valles-Colomer *et al.*, 2023; Redondo-Useros *et al.*, 2020).

As alterações da MI decorrentes da dieta podem ser observadas a curto e longo prazos. Evidências mostram que, a curto prazo, podem ocorrer mudanças transitórias na MI, detectadas após 24 a 48 horas da manipulação dietética, mas que não persistem por mais do que alguns dias (Jardon *et al.*, 2022; Leeming *et al.*, 2019). David *et al.* (2014) confirmaram que o microbioma intestinal pode responder rapidamente a mudanças da dieta. Após 5 dias de uma alimentação com base totalmente em vegetais ou animais, foram observadas alterações na composição taxonômica da MI. Nesse período, a dieta com base em alimentos de origem animal diminuiu os níveis de espécies bacterianas que metabolizam polissacarídeos vegetais, ao mesmo tempo que aumentou as espécies bacterianas tolerantes à bile (David *et al.*, 2014). Vale ressaltar que o período mínimo exato para se observar as modificações na MI é específico de cada pessoa. Estudos com suplementação de fibras, por exemplo, mostraram alterações com 1, 2 ou 3 a 4 dias pós-intervenção, ao passo que outros não observaram nenhum efeito em 3 dias, 1 semana, 3 semanas ou 12 semanas após o consumo das fibras (Zmora; Suez; Elinav, 2019).

Por outro lado, mudanças nos hábitos alimentares a longo prazo, como as que acarretam desequilíbrio bacteriano intestinal, podem comprometer as funções fundamentais exercidas pela MI, causando danos nos processos homeostáticos do organismo. Aparentemente, as alterações na composição da MI de um indivíduo, geradas por grandes mudanças da dieta a longo prazo, podem ser propagadas para os seus descendentes, podendo, até certo ponto, ser revertidas na mesma geração. No entanto, estudos em modelo animal demonstraram que a perda da diversidade da MI causada por mudanças na dieta pode ser transferida para gerações posteriores, com perda progressiva e permanente da diversidade (Zinöcker; Lindseth, 2018). No entanto, ainda permanece obscura a compreensão de quanto tempo seria necessário para uma intervenção dietética alterar permanentemente a homeostase ecológica da comunidade da MI, de modo que, após a interrupção da intervenção, essa homeostase persista (Leeming et al., 2019).

Assim, cresce o interesse em desenvolver estratégias que recuperem a diversidade da MI causada, em particular, por uma dieta inadequada. Dentre as alternativas estudadas, o consumo de alimentos fermentados está no topo da lista de tendências dietéticas, assim como os probióticos e prebióticos, para recuperação da MI. Os alimentos fermentados são definidos como aqueles produzidos por meio do crescimento microbiano desejável e de conversões enzimáticas de componentes dietéticos, que muitas vezes têm propriedades nutricionais aprimoradas. São exemplos de alimentos fermentados: kefir, iogurte, kombuchá, chucrute e kimchi. Se servidos crus, os alimentos fermentados geralmente contêm grande número de microrganismos vivos que têm uma longa história de consumo seguro. Mas, ressalta-se que as evidências de ensaios clínicos randomizados (ECRs) são extremamente escassas; por isso, são necessários mais estudos bem elaborados para justificar a inclusão de alimentos fermentados nas recomendações dietéticas (Armet et al., 2022).

Outros aspectos da dieta podem interferir na composição da MI, como o jejum e a restrição calórica. As mudanças nos perfis de composição bacteriana que ocorrem na MI humana e animal durante o jejum são bem caracterizadas. Quando a ingestão de alimentos é interrompida, as bactérias capazes de utilizar substratos do hospedeiro (p. ex., mucinas, células epiteliais) se proliferam às custas de substratos energéticos para a sua sobrevivência. O jejum prolongado reduz a abundância relativa do filo Firmicutes e aumenta a abundância dos filos Bacteroidetes e Proteobacterias. Entretanto, poucos estudos alcançaram altas resoluções taxonômicas (p. ex., espécies e cepas), assim, as espécies que subsistem no intestino humano quando o fluxo de nutrientes é interrompido ainda não estão bem identificadas (Ducarmon et al., 2023).

Um estudo em humanos mostrou que a ingestão de 300 a 350 calorias por 5 dias, aumentou significativamente a abundância da classe Clostridiales e, consequentemente, a produção de AGCCs. Entretanto, outros estudos sugerem que a produção de AGCCs diminui durante o jejum, o que pode ser reflexo da redução da atividade metabólica da MI. Interessantemente, após a reintrodução alimentar, é observado um aumento do filo de Firmicutes, o que pode explicar a elevação dos níveis de AGCCs observados após o jejum do Ramadã (mulçumanos). Ressalta-se que as alterações observadas variam consideravelmente dependendo do regime de jejum, bem como da frequência de evacuações e da consistência das fezes, o que pode impactar profundamente a composição da MI. O tempo de trânsito intestinal na população humana é de aproximadamente 24 horas, embora exista grande variabilidade interpessoal. Durante o jejum prolongado, a função de eliminação do intestino grosso é alterada, com consequente mudança na composição da MI (Ducarmon et al., 2023).

Na restrição calórica, a *Akkermansia muciniphilia* é apontada como tendo um papel central, pois pode prosperar utilizando mucinas como fonte de energia. Em adultos com obesidade, o aumento da *A. muciniphila* durante a restrição calórica está associado à melhora na homeostase da glicose e dos lipídios sanguíneos (Ducarmon *et al.*, 2023). Estudos mostraram que a restrição calórica a curto e longo prazos, independentemente da composição da dieta, aumenta a abundância do gênero *Lactobacillus*. Mecanisticamente, camundongos gnotobióticos com dieta hipocalórica aumentaram a cepa *Lactobacillus murinus* CR147, que pode melhorar a função da barreira intestinal e atenuar a inflamação. Até o momento, os resultados encontrados em estudos que avaliaram a restrição calórica e a diversidade da MI são inconclusivos e controversos. Essa dualidade pode ser atribuída a diferenças na proporção de restrição calórica, duração da intervenção, bem como na comparação com os grupos controle (Guan; Liu, 2023).

Diante desses fatores (variabilidade individual, tempo da mudança dietética e qualidade e quantidade da dieta), os estudos com humanos que avaliam o papel da MI na nutrição são escassos, em razão da complexidade das características da dieta que podem intervir no microbioma (Armet *et al.*, 2022).

Composição da dieta e a microbiota intestinal

Quando estudados isoladamente, cada macronutriente e numerosos micronutrientes parecem modificar o microbioma intestinal de maneiras distintas. Os macronutrientes da dieta impactam diretamente a composição e a diversidade da MI, o carboidrato, em particular, é o mais bem descrito na literatura e desempenha o papel mais crucial na formação da MI, quando comparado a gorduras e proteínas. Os micronutrientes não devem ser desconsiderados, pois também desempenham importante papel na composição e na atividade da MI. Alguns micronutrientes são descritos em outros capítulos deste livro (p. ex., vitaminas [ver Capítulo 26, *Vitaminas e a Microbiota Intestinal*])

(García-Montero *et al.*, 2021). A Figura 25.1 mostra como cada alimento/grupo de alimentos impacta individualmente a MI.

Fibras alimentares

Os carboidratos da dieta são digeridos por um processo complexo que envolve enzimas específicas para cada tipo de carboidrato. Após a digestão, são absorvidos como monossacarídeos no intestino delgado, os que não podem ser decompostos pelas enzimas, incluindo as fibras alimentares e o amido resistente, são propensos à fermentação por bactérias intestinais localizadas principalmente no cólon (Jardon *et al.*, 2022; Losno *et al.*, 2021).

A MI depende desses resíduos alimentares (fibras e amido resistente) para sobrevivência e metabolismo, cuja fermentação produz metabólitos que não apenas fornecem nutrientes para o epitélio do cólon, mas também exercem uma variedade de efeitos reguladores na inflamação e na proliferação da mucosa. Além disso, as fibras têm efeito significativo na composição e na funcionalidade da MI associadas a benefícios para a saúde; assim, o aumento do seu consumo tem relação direta com a prevalência de microrganismos associados a um intestino saudável. Isso ajuda a explicar os inúmeros estudos epidemiológicos no mundo que demonstram os benefícios das fibras na saúde intestinal (Wilson *et al.*, 2020; Jardon *et al.*, 2022; Losno *et al.*, 2021). A Figura 25.2 ilustra os benefícios das fibras no TGI.

As fibras podem variar de acordo com as suas propriedades estruturais, físicas e químicas, como solubilidade em água, viscosidade e fermentabilidade. Essas características impulsionam diferentes funcionalidades no TGI e, portanto, sustentam o seu potencial alvo terapêutico. As fibras fermentáveis ou os carboidratos acessíveis à microbiota (MACs, do inglês *microbiota-accessible carbohydrates*), como amido resistente, β-glucano, inulina e galactoligossacarídeos (GOS), são bem definidos em termos de efeitos na composição da MI e na produção de metabólitos intestinais (p. ex., AGCCs); por sua vez, as fibras insolúveis, embora parcialmente

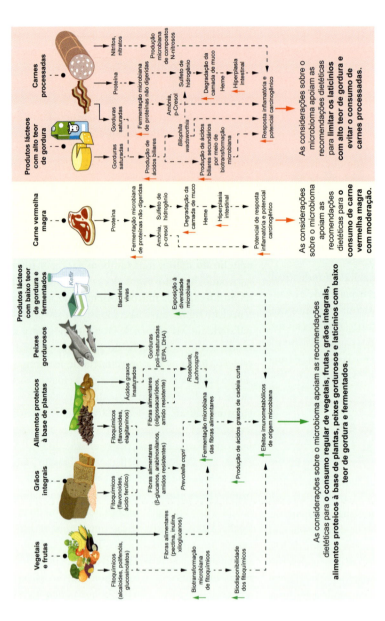

Figura 25.1 Impacto dos alimentos e grupos de alimentos na microbiota intestinal e como eles se alinham com as recomendações das diretrizes nutricionais. O consumo de vegetais, frutas, grãos integrais, alimentos proteicos de origem vegetal, peixes gordurosos (ômega 3) e laticínios fermentados e com baixo teor de gordura são recomendados nas diretrizes nutricionais para serem consumidos regularmente (*caixa verde*). Esses alimentos fornecem vários componentes dietéticos (fibras, fitoquímicos, ácidos graxos insaturados) que beneficiam a saúde por meio da interação com a microbiota intestinal. Em contraste, a maioria das diretrizes nutricionais sugere o consumo moderado de carne vermelha sem gordura (*caixa amarela*), visto que eleva vários metabólitos microbianos potencialmente prejudiciais ao intestino (amônia, p-Cresol, sulfeto de hidrogênio), além disso, a L-carnitina presente nas carnes é uma precursora do metabólito pró-aterogênico N-óxido de trimetilamina (TMAO). Produtos lácteos com alto teor de gordura e carnes processadas devem ser evitados (*caixa vermelha*) de acordo com as diretrizes nutricionais, esses alimentos são ricos em gordura saturada, cujos efeitos são prejudiciais à saúde. No intestino, aumentam ácidos biliares secundários e a abundância de patobiontes (p. ex., *Bilophila wadsworthia*). Além disso, carnes processadas e alguns queijos possuem nitratos e nitritos na sua composição, os quais são metabolizados pela microbiota intestinal em compostos genotóxicos. (Adaptada de Armet *et al.*, 2022.)

Capítulo 25 • Papel dos Nutrientes e dos Padrões Alimentares... 399

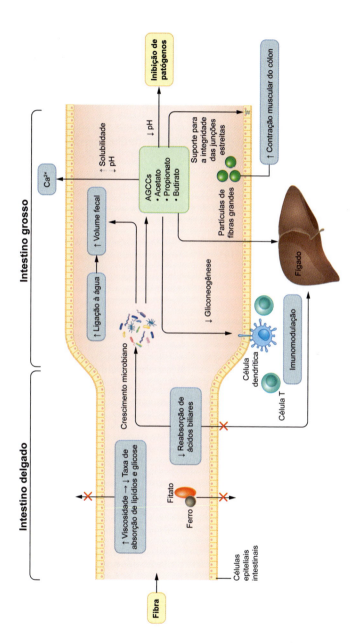

Figura 25.2 Mecanismos pelos quais os diferentes tipos de fibras alimentares afetam o trato gastrointestinal. AGCCs: ácidos graxos de cadeia curta. (Adaptada de Gill et al., 2020.)

fermentadas, são mais conhecidas por seus efeitos benéficos na consistência das fezes e no tempo de trânsito colônico (Jardon et al., 2022).

Dietas ricas em MACs alteram a composição da MI em humanos em dias ou semanas, em contrapartida, o baixo consumo de MACs reduz a diversidade bacteriana e contribui para a diminuição de inúmeros táxons bacterianos específicos, que a longo prazo persistem reduzidos mesmo com a reintrodução dessas fibras. Além disso, dietas com baixa quantidade de MACs fazem a MI se adaptar seletivamente às respostas transcricionais de algumas espécies, como *Bacteroides thetaiotaomicron*, que passa a degradar e a extrair energia da camada de muco (rica em glicoproteínas). Assim, a baixa disponibilidade de MACs acarreta uma camada de muco mais fina, que pode comprometer a integridade do epitélio intestinal e aumentar a suscetibilidade a patógenos (Gill et al., 2020; Zmora; Suez; Elinav, 2019).

São as bactérias anaeróbias obrigatórias (filo Firmicutes e Bacteroidetes) que codificam uma variedade de enzimas capazes de hidrolisar os MACs. Certos gêneros, como *Lactobacillus* e *Bifidobacterium*, são capazes de fermentar os oligossacarídeos, como GOS, frutoligossacarídeos (FOS) e inulina. Por outro lado, *Ruminococcus bromii* são tidos como degradadores de amido resistente (Jardon et al., 2022).

A fermentação dos MACs produz AGCCs, principalmente, o acetato, o propionato e o butirato. Os AGCCs desempenham uma série de funções benéficas nos organismos descritos em outros capítulos deste livro (Jardon et al., 2022). Especificamente no TGI, estudos com modelo animal mostram que os AGCCs são capazes de afetar a motilidade, estimulando a atividade contrátil do cólon por meio do aumento do número de neurônios colinérgicos com efeitos excitatórios, além de atuarem na manutenção da integridade da barreira intestinal. Os AGCCs também desempenham papel mediador, visto que estabelecem a comunicação entre a mucosa da MI e o sistema imunológico, com evidências pré-clínicas sugerindo efeitos anti-inflamatórios e imunomoduladores notáveis com relevância para as doenças inflamatórias intestinais. Além disso, os AGCCs mantêm indiretamente a homeostase gastrointestinal por meio da redução do pH luminal, importante na prevenção da colonização e na inibição do crescimento de patógenos sensíveis aos ácidos (Gill et al., 2020).

A quantidade e a variedade de AGCCs produzidos dependem totalmente do tipo de fibra consumida, bem como as espécies de bactérias presentes no cólon. As principais bactérias produtoras de butirato pertencem ao filo Firmicutes, em particular *F. prausnitzii*, *Clostridium leptum*, *Eubacterium rectale* e *Roseburia* spp. A alta ingestão de fibras produz butirato em quantidades que excedem as necessidades metabólicas da mucosa do cólon; dessa maneira, o excedente entra na corrente sanguínea e exerce efeitos epigenéticos e imunomoduladores em outros órgãos do corpo (Wilson et al., 2020). A produção de outros AGCCs é mediada por bactérias como as do gênero *Bifidobacterium*, que produzem acetato e lactato durante a fermentação de carboidratos. Além disso, a espécie de *A. muciniphila* produz propionato e acetato (Jardon et al., 2022).

Alguns MACs são também classificados como prebióticos, como inulina, FOS e GOS, e são conhecidos por sua rápida capacidade fermentativa e subsequente produção de AGCCs, em particular o acetato. Porém, essas fibras prebióticas estimulam seletivamente o crescimento de apenas uma gama específica de gêneros/espécies bacterianas (p. ex., *Bifidobacterium* e *Lactobacillus*). Essa seletividade ocorre por conta do agrupamento de genes específicos do bacterioma que determinam as enzimas sacarolíticas que as bactérias produzem e a sua capacidade fenotípica de metabolizar seletivamente o substrato prebiótico (Gill et al., 2020).

Um ponto que deve ser ressaltado é: a interpretação dos resultados sobre os efeitos dos MACs na produção de AGCCs em estudos de intervenção em humanos é limitada, dado que aproximadamente 95% dos AGCCs são absorvidos pelos colonócitos e, portanto, as concentrações fecais de AGCCs representam apenas 5% do total produzido. Assim, os AGCCs fecais refletem melhor os processos dinâmicos da sua produção e absorção (Gill et al., 2020).

Gorduras

Em relação às gorduras da dieta, existem evidências consideráveis que relacionam o seu consumo com mudanças na composição da microbiota do cólon e com a inflamação, dependentes da quantidade e da qualidade dos lipídios. Camundongos *germ free* são protegidas das consequências metabólicas de dietas ricas em gordura, o que sugere que a MI desempenha uma importante função como mediadora da disfunção metabólica induzida por lipídios (Gentile; Weir, 2018).

A MI modificada por uma dieta rica em gordura é caracterizada por aumento de bactérias que expressam lipopolissacarídeos (LPS), o que acarreta níveis elevados de LPS na circulação sistêmica, tanto em modelos animais quanto em humanos, gerando um estado pró-inflamatório conhecido como "endotoxemia metabólica", quadro descrito no Capítulo 7, *Desequilíbrio Bacteriano Intestinal e Permeabilidade Intestinal*. Além disso, o microbioma associado a esse tipo de dieta apresenta diminuição na quantidade de butirato e de ácido retinóico, que contribuem para a homeostase intestinal e, ainda, um aumento do metabólito N-óxido de trimetilamina (TMAO) (Malesza *et al.*, 2021; Zmora; Suez; Elinav, 2019).

A endotoxemia metabólica causada pela dieta rica em gordura está associada ao aumento da permeabilidade intestinal, bem como à redução da expressão de genes que codificam as proteínas de junções estreitas (*tight junctions*), conforme Figura 25.3.

Interessantemente, os efeitos adversos das gorduras parecem ser específicos dos ácidos graxos saturados (AGS) de cadeia longa (C14:0 – C18:0). Dietas ricas em AGS resultam em desequilíbrio bacteriano intestinal, inflamação sistêmica e, consequentemente, em risco aumentado de obesidade e síndrome metabólica (SM) (Wolters *et al.*, 2019). Camundongos alimentados com uma dieta rica em banha foram caracterizados pelo aumento dos gêneros *Bacteroides*, *Turicibacter* e *Bilophila* spp., que promovem a inflamação do tecido adiposo branco, bem como aumento da adiposidade corporal e resistência à insulina. Em humanos, o consumo de AGS promove o crescimento do gênero *Bilophila* e *F. prausnitzii*, bem como o declínio da abundância relativa do filo Bacteroidetes e dos gêneros *Bifidobacterium, Bacteroides, Prevotella* e *Lactobacillus* spp. (Zmora; Suez; Elinav, 2019; Moszak; Szulińska; Bogdański, 2020). Além disso, a gordura saturada presente no leite (ácido mirístico C14:0) induziu a produção de ácidos biliares conjugados com taurina que promoveram o aumento da bactéria patobionte *B. wadsworthia*, produtora de sulfeto de hidrogênio, responsável por desencadear colite em camundongos (Armet *et al.*, 2022).

Ademais, a dieta rica em AGS influencia a produção de ácidos biliares, aumentando os seus níveis no intestino. Sob condições fisiológicas normais, as células epiteliais do intestino são resistentes aos efeitos dos ácidos biliares, mas seus níveis cronicamente aumentados, incluindo os ácidos biliares secundários (p. ex., ácido desoxicólico [DCA]), podem levar a mudanças na composição e na estrutura da MI, induzindo a hiperpermeabilidade intestinal por alterarem a dinâmica das junções estreitas. Além disso, sua alta concentração é considerada um fator de risco para aterosclerose, DM e outras doenças cardiometabólicas. Outro ponto importante a ser destacado é que a porção lipídica (lipídio A) do LPS de bactérias patogênicas é composta por AGS, que ativa uma cascata inflamatória por meio da sua ligação com o receptor do tipo Toll 4 (TLR4) em células imunológicas e células epiteliais intestinais (Moszak; Szulińska; Bogdański, 2020; Rohr *et al.*, 2020).

Em contraste, estudos observacionais mostraram que uma dieta enriquecida com ácidos graxos monoinsaturados (AGM) e poli-insaturados (AGP) aumenta a proporção de Bacteroidetes:Firmicutes e eleva o número de *Bifidobacterium* e *A. muciniphila* (Moszak; Szulińska; Bogdański, 2020). Resultados semelhantes são encontrados em camundongos alimentados com óleo de peixe (ômega 3), os quais apresentaram aumento de *Bifidobacterium*, *Akkermansia* e *Lactobacillus* spp. (Zmora; Suez; Elinav, 2019).

Intrigantemente, a revisão sistemática conduzida por Wolters *et al.* (2019) avaliou os estudos

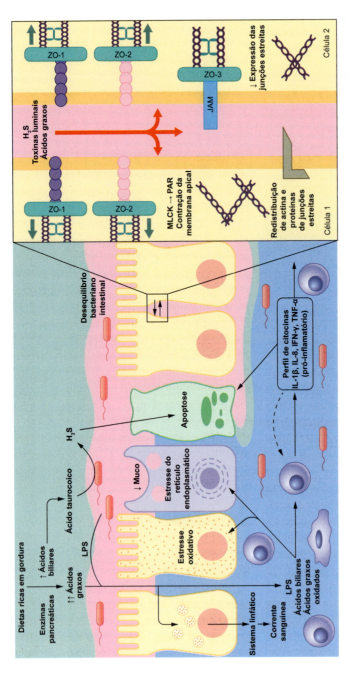

Figura 25.3 Impacto da dieta rica em gordura sobre a barreira intestinal. O consumo crônico de uma dieta rica em gordura acarreta efeitos prejudiciais à integridade da barreira intestinal. Ocorre uma redução da rigidez das proteínas de junções estreitas ao regular negativamente a expressão dessas proteínas ou estimular a contração do anel de actomiosina perijuncional via miosina quinase de cadeia leve (MLCK), que permite o influxo de componentes luminais para a lâmina própria. Os ácidos biliares e ácidos graxos translocados induzem o estresse oxidativo e a apoptose dos enterócitos, reduzindo ainda mais a integridade da barreira intestinal. Além disso, o estresse causado pelos ácidos graxos pode ativar as vias alternativas conhecidas como resposta a proteínas não enoveladas (UPR, do inglês *unfolded protein response*) nas células caliciformes, o que inibe a secreção de muco. As alterações da microbiota intestinal causadas pela dieta rica em gordura aumentam a abundância de espécies patogênicas, como o *Desulfovibrio* spp., que produz o gás genotóxico H$_2$S utilizando o ácido taurocólico como agente redutor. Todos esses fatores promovem uma resposta inflamatória que favorece a degradação da barreira intestinal, predispondo a patologias gastrointestinais. IL: interleucina; JAM: moléculas de adesão juncional; LPS: lipopolissacarídeos; MLCK: miosina quinase de cadeia leve; PAR: actomiosina perijuncional; TNF-α: fator de necrose tumoral alfa; ZO: zonulina. (Adaptada de Rohr *et al.*, 2020.)

disponíveis em humanos sobre a ingestão de gordura na dieta (qualidade e quantidade), a composição da MI e as doenças cardiometabólicas. Foram incluídos seis ECRs e nove estudos observacionais transversais. Os resultados mostraram que as dietas de intervenção não sugerem fortes efeitos relacionados com a quantidade e a qualidade da gordura dietética na MI ou nos resultados de saúde metabólica. Uma justificativa para esse achado é que três estudos tiveram uma duração relativamente curta entre 3 e 6 semanas de intervenção. Em contrapartida, os estudos observacionais indicaram resultados contrários: a dieta foi correlacionada à MI e saúde. A dieta rica em AGS afetou negativamente a riqueza e a diversidade da MI, bem como favoreceu um estado metabólico pouco saudável. A análise da alta ingestão de AGM, por outro lado, trouxe resultados inconsistentes, que podem não ter efeito ou afetar negativamente o número total de bactérias, a riqueza e a diversidade da MI. Finalmente, as dietas ricas em AGP parecem ter efeito neutro em relação à MI (Wolters *et al.*, 2019).

O aumento do consumo de gorduras é encontrado, principalmente, na dieta cetogênica (DC), que é caracterizada por um consumo muito baixo de carboidratos (5 a 10% da ingestão calórica total), alto teor de gordura e proteína adequada. A DC aumenta a lipólise e a beta-oxidação dos triglicérides e ácidos graxos, respectivamente, o que leva ao aumento da produção de corpos cetônicos (p. ex., 3-hidroxibutirato, acetona e acetoacetato) circulantes por meio da cetogênese hepática (Campaniello *et al.*, 2022). Originalmente, a DC foi desenvolvida para tratamento da epilepsia infantil refratária. Porém, nos últimos anos, os benefícios da DC estenderam-se além do controle das convulsões; com isso, a DC começou a ser adotada como estratégia para perda de massa corporal (Gentile; Weir, 2018).

O aumento de cetonas no organismo resulta em: (i) fonte de energia para os colonócitos; (ii) aumento da atividade anti-inflamatória e antioxidante; (iii) regulação imunológica; (iv) mobilidade intestinal; e (v) função de barreira (Campaniello *et al.*, 2022). Com isso, evidências sugerem que a DC impacta positivamente sobre a MI, com potencial efeito na redução da inflamação e da resistência à insulina. Estudos em modelo animal demonstraram que a DC pode aumentar a longevidade e reduzir a carga de doenças, com aumento da abundância de *A. muciniphila* e *Parabacteroides* spp., e diminuição da alfa-diversidade, quando comparada à dieta equilibrada (Beam; Clinger; Hao, 2021). Resultados semelhantes mostraram o aumento de *A. muciniphila* e *Lactobacillus*, ao mesmo tempo que reduziram bactérias inflamatórias, em particular, dos gêneros *Desulfovibrio* e *Turicibacter* em camundongos com DC (Ma *et al.*, 2018).

Em seres humanos, o impacto da DC na MI é controverso. A revisão sistemática de Rew, Harris & Goldie (2022) avaliou o impacto da DC na MI, e os resultados mostraram um impacto negativo e persistente sobre as bactérias do gênero *Bifidobacterium*, que metabolizam estritamente carboidratos como fonte de energia. A alta abundância desse gênero é fundamental para a saúde do cólon, mantendo a função da barreira intestinal, bem como facilitando a composição da MI saudável por meio da alimentação cruzada de metabólitos para bactérias produtoras de butirato e exclusão de bactérias patogênicas. Os autores discutem que a redução persistente de *Bifidobacterium* pode ter impactos prejudiciais adicionais, sendo o aumento da adiposidade corporal, o DM2 e a depressão os principais desfechos em saúde associados. Como esperado, foi observada diminuição da alfa-diversidade bacteriana na DC, isso porque a baixa quantidade de carboidratos na dieta leva à diminuição da fermentação de MACs disponíveis. Também foi observada a redução do filo Firmicutes, *Eubacterium rectale*, *Roseburia* spp. e *F. prausnitzii*, que são produtoras de butirato (Rew; Harris; Goldie, 2022). Corroborando esses achados, um estudo verificou que os corpos cetônicos produzidos pela DC inibem o crescimento das *Bifidobacterium*, e que ao contrário do esperado, essa redução não está relacionada com a diminuição de carboidratos. Além disso, a DC promoveu o aumento da abundância dos gêneros *Fusobacteria* e *Escherichia*, ambos relacionados com predisposição a câncer colorretal (Ang *et al.*, 2020).

Os resultados sobre a investigação das gorduras dietéticas e a MI desafiam a classificação geral das dietas ricas em gordura como pró-inflamatórias, mas sublinham a necessidade de mais estudos sobre como os diferentes tipos de gorduras dietéticas modificam o microbioma intestinal.

Proteínas

As proteínas são componentes essenciais da dieta, a sua digestão ocorre principalmente no intestino delgado por enzimas pancreáticas e peptidases do enterócito. Uma quantidade significativa de oligopeptídeos e aminoácidos é transportada para a corrente sanguínea portal, onde são utilizados para a síntese de proteínas ou metabolizados como combustível ou como precursores necessários para os metabólitos da mucosa intestinal. Como os MACs são preferencialmente utilizados, em vez das proteínas, pela maioria das bactérias do intestino delgado distal e no cólon proximal, a maior parte da fermentação de aminoácidos como fonte de energia ocorre no cólon distal, em razão da baixa disponibilidade de MACs nessa região. Estima-se que a porcentagem de proteínas ingeridas que chegam ao intestino grosso é em torno de 10% da ingestão diária (Jardon *et al*., 2022).

Os produtos de degradação das proteínas constituem um amplo grupo de compostos, que incluem os AGCCs (produção de 17 a 38% dos AGCCs totais, com base em estudos *in vitro* e *in vivo*) e ácidos graxos de cadeia ramificada (AGCR; fonte alternativa de energia para os colonócitos, produzidos a partir dos aminoácidos de cadeia ramificada), além de compostos tóxicos, como amônia, fenóis (aminoácidos aromáticos que são fermentados pelos gêneros *Enterobacter* spp. e *Escherichia* spp.) e sulfeto de hidrogênio H_2S (aminoácidos sulfatados que favorecem o aumento de bactérias redutoras de sulfato), todos os quais podem afetar a saúde humana. Estudos mostraram que o consumo de proteínas se correlaciona positivamente à diversidade da MI, porém difere significativamente se a fonte proteica é de origem animal ou vegetal (Moszak; Szulińska; Bogdański; 2020; Wolter *et al*., 2021). O estudo seminal de Hentges *et al*. (1977) observou que os indivíduos que consumiram uma dieta rica em proteína de origem animal tinham uma menor abundância de *Bifidobacterium adolescentis* e maior abundância dos gêneros *Bacteroides* e *Clostridia* quando comparados ao grupo controle (Hentges *et al*., 1977). A partir de então, uma série de estudos intervencionistas e observacionais descreveram os efeitos de dietas com diferentes teores de proteínas (pobre ou rica) e de várias fontes (animal e vegetal) na MI.

Em humanos, o consumo de uma dieta composta prioritariamente de alimentos de origem animal leva ao aumento de bactérias tolerantes à bile (*Alistipes* spp., *Bilophila* spp. e *Bacteroides* spp.) e depleção de Firmicutes que metabolizam polissacarídeos vegetais (*Roseburia, E. rectale* e *R. bromii*), afetando a diversidade da MI (Zmora; Suez; Elinav, 2019).

As dietas hiperproteicas são frequentemente estimuladas para otimizar a redução de gordura corporal em pessoas vivendo com obesidade, principalmente pelo maior efeito sacietogênico e termogênico das proteínas, além de colaborarem para a retenção da massa muscular em situações de déficit energético. Dong *et al*. (2020) conduziram um estudo de intervenção dietética com 80 indivíduos com sobrepeso e com obesidade que foram randomizados em dois grupos: dieta rica em proteína (30% das calorias diárias) com restrição calórica ou dieta proteica normal (15%) com restrição calórica, durante 8 semanas. Ao fim do estudo, a alfa-diversidade (Shannon) foi significativamente maior apenas no grupo com dieta rica em proteína, tanto em relação ao momento antes da intervenção, como quando comparado entre os grupos. Independentemente da dieta, 23 gêneros foram enriquecidos ou esgotados após as 8 semanas, a maior parte pertencente ao filo Firmicutes, em especial, o aumento de *Akkermansia* e *Bifidobacterium* e redução de *Prevotella_9* (frequentemente observada nas populações ocidentais). A comparação entre os grupos mostrou que a maior ingestão de proteínas resultou na diferença em seis gêneros, com redução da abundância de *Prevotella_2, Faecalibaculum* e *Lachnospiraceae_UCG-004*. *Prevotella_2* spp. é associada ao aumento do risco de doenças cardiovasculares (DCVs), sugerindo que a sua depleção tem efeito protetor. O mecanismo pelo qual a dieta hiperproteica associada à restrição calórica altera o microbioma intestinal e aumenta a riqueza da MI pode envolver o aumento da disponibilidade de aminoácidos dietéticos para fermentação bacteriana no TGI distal. Embora os microrganismos intestinais obtenham, em grande medida, nitrogênio de fontes endógenas (p. ex., glicoproteínas), a alta ingestão alimentar pode alterar o equilíbrio de tal maneira que a proteína dietética se torna a fonte dominante de nitrogênio, favorecendo assim algumas bactérias em detrimento de outras (Dong *et al.*, 2020).

A carne vermelha e as carnes processadas são frequentemente associadas ao aumento do risco de DCVs, em razão de seu teor de gordura saturada e colesterol, que guardam relação com as dislipidemias. No entanto, não há evidências suficientes que apoiem a ligação das gorduras dietéticas com as DCVs, sugerindo que outros fatores ou nutrientes possam ser associados. Nas últimas duas décadas, descobriu-se uma relação intrínseca entre o consumo de proteínas de origem animal e a MI. O metabólito trimetilamina (TMA) é sintetizado pela MI a partir da fosfatidilcolina, L-carnitina, lecitina, betaína, entre outros, que estão presentes nas carnes, aves, frutos do mar e ovos (Figura 25.4). A TMA é transportada pela circulação portal para o fígado, onde é metabolizada pela enzima flavina mono-oxigenase (FMO, principalmente a do tipo 3), gerando o metabólito aterogênico TMAO. Os estudos sobre o TMAO crescem exponencialmente, por conta de sua relação com as DVCs, em especial as doenças arteriais coronarianas. Altos níveis plasmáticos desse metabólito são encontrados em indivíduos com risco e em desfechos cardiovasculares, incluindo o infarto agudo do miocárdio e o acidente vascular cerebral (Zmora; Suez; Elinav, 2019; Fan; Pedersen, 2020).

Wang *et al.* (2019) realizaram um estudo de intervenção dietética com desenho cruzado em três períodos, com o objetivo de avaliar o impacto do consumo de carne no metabolismo do TMAO. Foram recrutados 113 voluntários saudáveis randomizados em dietas com alto ou baixo teor de gordura saturada; posteriormente, os indivíduos de cada grupo foram divididos em três dietas isocalóricas por 4 semanas: (i) carne vermelha, (ii) carne branca e (iii) sem carne. Os resultados mostraram que, após 1 mês da intervenção com carne vermelha, os níveis de TMAO plasmático aumentaram em aproximadamente três vezes mais quando comparados às outras dietas. Além disso, quando os participantes descontinuaram a dieta à base de carne vermelha e passaram a consumir a dieta com carne branca ou sem proteína, foi observada uma redução acentuada nos níveis de TMAO plasmático em jejum. A comparação entre os grupos com alto e baixo teor de gordura não mostrou diferença significativa nas concentrações plasmáticas de TMAO, sugerindo que a gordura não tem influência na síntese desse metabólito (Wang *et al.*, 2019).

Esse estudo ainda mostrou que o teor total da colina da dieta com carne vermelha fornece, aproximadamente, 15 a 28% a mais em comparação com o teor na dieta com carne branca e sem carne, respectivamente. Fato é que esse aumento foi substancialmente menor que o teor de carnitina, que era 3,8 a 7,9 vezes maior na dieta com carne vermelha em comparação com a dieta com carne branca e a dieta sem carne, respectivamente. Assim, compreende-se que é necessário entender como a fonte proteica aumenta o risco de DCVs e os níveis de TMAO. No Capítulo 10, *Eixo Microbiota Intestinal e Sistema Cardiovascular*, o metabolismo do TMAO e a sua relação com as DCVs são explanados de maneira mais aprofundada (Wang *et al.*, 2019).

As carnes processadas são definidas como qualquer tipo de carne que tenha sido transformada por salga, cura, fermentação e outros processos para realçar sabor ou melhorar a preservação. Por isso, contêm compostos adicionais que não estão presentes na carne vermelha e que potencializam os efeitos prejudiciais mediados pelo microbioma. A maioria das carnes processadas é rica em AGS, que estimula a secreção hepática de ácidos biliares no intestino delgado. O excesso de ácidos biliares primários pode ser transformado pela MI em ácidos biliares secundários;

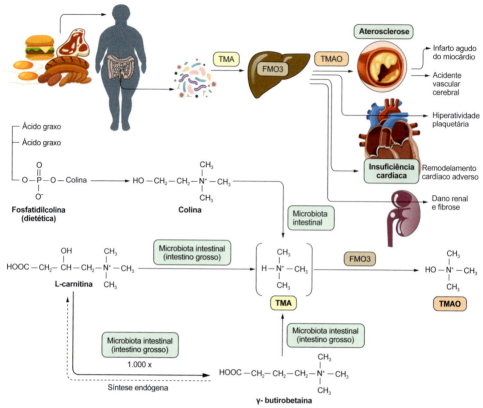

Figura 25.4 Produção do N-óxido de trimetilamina (TMAO) a partir da dieta. Dietas ricas em colina, fosfatidilcolina e L-carnitina podem ser metabolizadas por espécies específicas da microbiota intestinal em trimetilamina (TMA), que é então convertida em N-óxido de trimetilamina pelas flavinas mono-oxigenases 3 (FMO3) do fígado. O acúmulo de TMAO é associado à aterosclerose, hiperativação plaquetária e a eventos cardiovasculares, como infarto agudo do miocárdio e acidente vascular cerebral. (Adaptada de Tang, Li e Hazen, 2019.)

destes, os ácidos desoxicólico e litocólico podem causar estresse oxidativo e danos ao DNA, que têm sido implicados no câncer de cólon (Armet et al., 2022).

Outra proteína derivada da alimentação que tem sido estudada é o glúten, principal componente dietético do trigo, cevada e centeio, parcialmente resistente à digestão proteolítica devido ao alto teor de prolina e glutamina. Grandes peptídeos de glúten, incluindo a gliadina, escapam da digestão gástrica e acumulam-se no intestino delgado, onde podem interagir com o sistema imunológico, afetar a permeabilidade intestinal e modificar a atividade da MI. Vários estudos mostraram que a gliadina pode aumentar a permeabilidade intestinal por meio da zonulina, que é capaz de alterar a integridade das proteínas de junções estreitas (Moszak; Szulińska; Bogdański; 2020; Hansen et al., 2018).

A dieta isenta de glúten em indivíduos saudáveis provoca redução de *Bifidobacterium* spp., *Lactobacillus*, *Anaerostipes hadrus* e *Eubacterium hallii* (as duas últimas conhecidas por serem produtoras de butirato), além de aumento da família *Enterobacteriaceae* e *Escherichia coli*. Acredita-se que a depleção de *Bifidobacterium* e *Lactobacillus* pode ser causada pela disponibilidade reduzida de fibras na dieta isenta de glúten, sendo um fator de risco para o desequilíbrio bacteriano intestinal. A exclusão dessa proteína pelo período de 1 mês reduziu a abundância de bactérias benéficas, em detrimento de bactérias patogênicas (Moszak; Szulińska; Bogdański, 2020; Hansen *et al.*, 2018). É digno de nota que a dieta isenta de glúten afeta a composição da MI de maneiras diferentes, dependendo da saúde dos indivíduos, como a presença de doença celíaca e a sensibilidade ao glúten não celíaca. Nesses indivíduos, a dieta isenta de glúten provoca efeitos positivos nos sintomas gastrointestinais, ajudando a restaurar a população da MI e reduzindo as espécies de bactérias com potencial pró-inflamatório (Caio *et al.*, 2020).

As bactérias intestinais também participam ativamente do metabolismo dos aminoácidos, como o triptofano, um aminoácido essencial (deve ser fornecido pela dieta) utilizado para a síntese de proteínas. Além de servir como nutriente, estudos mostraram que a alteração da composição da MI afeta o eixo intestino-cérebro, modulando o metabolismo do triptofano. Esse aminoácido é precursor do neurotransmissor serotonina (5-hidroxitriptamina), bem como de outros metabólitos bacterianos, como as quinureninas, as triptaminas e os derivados de indol (Gao *et al.*, 2020; Jadhav *et al.*, 2023). O triptofano e seus metabólitos estão envolvidos em uma série de processos fisiológicos e patológicos, como os distúrbios neurodegenerativos (p. ex., doença de Alzheimer e Parkinson), distúrbios do neurodesenvolvimento e distúrbios cerebrovasculares (Roth *et al.*, 2021).

A serotonina é um neurotransmissor chave que atua no sistema nervoso central em modulação do controle emocional, aprendizado e memória, ingestão de alimentos, sono e processamento da dor. Durante o desenvolvimento do sistema nervoso entérico, os neurônios serotoninérgicos impactam na neurogênese e no desenvolvimento e na sobrevivência dos neurônios. No entanto, a serotonina central representa apenas uma pequena proporção da serotonina total do corpo (cerca de 10% do total), sintetizada a partir do triptofano.

Interessantemente, a maior parte da serotonina (90%) é produzida pelas células enterocromafins, mas não atinge o cérebro, pela sua incapacidade de atravessar a barreira hematoencefálica. Recentemente, estudos mostraram que as alterações no metabolismo bacteriano do triptofano intestinal influenciam a disponibilidade periférica de triptofano, o que afeta seus níveis centrais e, assim, desencadeia alterações no metabolismo central da serotonina (Gao *et al.*, 2020; Roth *et al.*, 2021). Esse mecanismo foi aprofundado no Capítulo 13, *Eixo Microbiota Intestinal e Cérebro*.

Desnutrição

Em relação ao estado nutricional, estudos mostraram que a MI também está implicada na desnutrição infantil. Até algumas décadas atrás, a ingestão inadequada de nutrientes/energia e doenças eram as duas causas imediatas da desnutrição, posteriormente foi relatado que infecções entéricas são fatores de risco em uma proporção significativa de casos globais de desnutrição em crianças. Um exemplo é a diarreia, relatada em 70 a 90% dos casos de desnutrição grave em crianças. A doença diarreica pode levar à desnutrição por meio da redução da absorção de nutrientes e danos à mucosa, o que acarreta redução do ganho de peso e da altura nas crianças. Os episódios de diarreia são associados ao desequilíbrio bacteriano intestinal, caracterizados pelo aumento do filo Proteobacterias e diminuição dos gêneros *Bifidobacterium* e *Lactobacillus* (Iddrisu *et al.*, 2020; Million; Diallo; Raoult, 2017). Estudos sugerem que as crianças que sofrem de diarreia durante o início da vida podem ter uma interferência negativa no desenvolvimento de uma MI saudável, que resulta em diarreia persistente com impacto no atraso do crescimento e redução do QI (medida que visa quantificar a inteligência de uma pessoa em comparação com a média da população) (Iddrisu *et al.*, 2020; Christian; Miller; Martindale, 2020).

Ademais, foi relatado que alterações subclínicas no microbioma intestinal podem levar ao atraso do crescimento (nanismo), mesmo na ausência de infecções como a diarreia. Más condições sanitárias, em que há uma exposição crônica a patógenos ambientais, podem resultar em alterações na estrutura e na função da MI que causam o atraso no crescimento. Esse cenário é chamado "disfunção entérica ambiental" (DEA), definido como um distúrbio subclínico adquirido do intestino delgado, em que ocorre a atrofia das microvilosidades e hiperplasia das criptas (Iddrisu *et al.*, 2020).

A MI de crianças desnutridas apresenta algumas características, como imaturidade da MI, alfa-diversidade alterada, enriquecimento de espécies potencialmente patogênicas e inflamatórias, depleção de anaeróbios obrigatórios e a utilização menos eficiente de nutrientes. Um estudo com crianças desnutridas de Bangladesh mostrou uma redução da diversidade bacteriana em relação com controles saudáveis, com aumento de Proteobacteria, *Klebsiella* e *Escherichia* e diminuição de Bacteroidetes. Outro estudo com crianças indianas com diferentes estados nutricionais mostrou que a abundância dos gêneros *Escherichia*, *Streptococcus*, *Shigella*, *Enterobacter* e *Veillonella* aumentou com a deterioração do estado nutricional. Além disso, os genes bacterianos relacionados com produção e conversão de energia, transporte e metabolismo de aminoácidos e carboidratos foram positivamente relacionados com o índice nutricional (Z-score de peso para altura, peso para idade e altura para idade), o que pode indicar uma melhor utilização de nutrientes em crianças saudáveis em comparação a crianças desnutridas (Ghosh *et al.*, 2014).

Na desnutrição, ocorrem mecanismos compensatórios, as bactérias que sobrevivem no intestino durante períodos de restrição calórica são, geralmente, capazes de cooperar para a sobrevivência. Por exemplo, as famílias *Enterobacteriaceae* e Bacteroidales spp. trocam nutrientes solúveis (alimentação cruzada), incluindo monossacarídeos derivados de mucina e carboidratos (Ducarmon *et al.*, 2023).

Em suma, as evidências mostraram uma relação íntima entre a MI e a desnutrição infantil. Esse estado nutricional leva a alterações no desenvolvimento e na maturidade da MI. As causas da desnutrição, bem como as estratégias para combatê-la, são de grande interesse para a saúde pública, e a manipulação da MI (principalmente focada em prebióticos e probióticos) oferece uma potencial oportunidade para reduzir sua incidência (Iddrisu *et al.*, 2020).

Padrões alimentares

Estudar o padrão alimentar das populações tem sido apontado como mais relevante, pois os indivíduos não consomem nutrientes ou grupo de alimentos isolados. Além disso, a relação sinérgica dos nutrientes e dos alimentos pode influenciar diversas respostas fisiológicas, bioquímicas e moleculares. Portanto, os estudos avaliando padrões alimentares podem fornecer evidências mais significativas sobre a relação da alimentação com o microbioma intestinal.

Dieta ocidental

O estilo de vida ocidental, incluindo urbanização, comportamento alimentar, uso excessivo de antibióticos e melhores práticas de higiene, afeta características qualitativas e quantitativas da MI, contribuindo para diversas condições patológicas da civilização moderna. Apesar de todos esses fatores, a dieta é o principal fator capaz de modular extensivamente a MI. A "dieta de estilo ocidental" (DO), como é coloquialmente conhecida, começou por volta da época da Revolução Industrial e desenvolveu-se ao longo do século XX, à medida que as carnes ricas em AGS tornaram-se disponíveis durante todo o ano, os óleos vegetais refinados e os produtos lácteos ficaram mais acessíveis, e os alimentos contendo açúcar e grãos foram fortemente processados (Rohr *et al.*, 2020). Atualmente, a DO está relacionada com alto consumo de açúcar (balas, doces e refrigerantes com alto teor de açúcar), gordura animal (alta ingestão de ácidos graxos saturados e ômega 6, redução na ingestão de ômega 3), carnes processadas (especialmente carne vermelha), grãos refinados, laticínios com alto teor de gordura, sal, cereais refinados, batata e milho (refinados e fritos), associado a uma baixa ingestão de fibras, frutas e vegetais (Malesza *et al.*, 2021).

O padrão alimentar ocidental é uma preocupação global. Seu consumo está relacionado com a pandemia da obesidade e com doenças crônicas não transmissíveis, como as DCVs, o câncer e o DM, e, consequentemente, a SM (Redondo-Useros *et al.*, 2020). As características da DO, com baixa ingestão de fibras e alto consumo de AGS, levam ao desequilíbrio bacteriano intestinal, ao aumento da permeabilidade intestinal e à redução do crescimento da camada de muco, aumentando a suscetibilidade a infecções. Os efeitos negativos da DO no microbioma intestinal podem ser atribuídos não apenas a uma baixa quantidade de fibras e elevada ingestão de gordura e proteína animal, mas também a um elevado consumo de alimentos processados, ultraprocessados e aditivos alimentares (Moszak; Szulińska; Bogdański, 2020; Baraldi *et al.*, 2018). A Figura 25.5 ilustra o impacto de uma dieta tipicamente ocidental em comparação a uma dieta rica em vegetais na MI e no metabolismo humano.

A população americana apresenta uma dieta tipicamente ocidental. Nesse cenário, o aumento da frequência de pessoas vivendo com obesidade e das doenças crônicas não transmissíveis observadas nos EUA nas últimas décadas é, em parte, decorrente do aumento da disponibilidade de alimentos e bebidas ultraprocessadas. Estudos mostraram uma forte associação entre o consumo desses alimentos com a obesidade e a SM (Figura 25.6) (Baraldi *et al.*, 2018). Interessantemente, evidências epidemiológicas mostraram que imigrar para os EUA aumenta em quatro vezes o risco de obesidade em um período de 15 anos, em comparação à população que permanece em seu país. Além disso, imigrar para os EUA reduz a diversidade e a função da MI. Observa-se que cepas bacterianas do gênero *Prevotella*, cujas enzimas degradam a fibra vegetal, são substituídas por cepas do gênero *Bacteroides* de acordo com o tempo que um indivíduo vive nos EUA. Esse perfil de composição da MI, com aumento da abundância do gênero *Bacteroides* e diminuição de *Prevotella*, é tipicamente associado à DO a longo prazo, rica em proteínas de origem animal, colina e gordura saturada (Hills *et al.*, 2019).

Os açúcares refinados são, assim como as gorduras, ingredientes primários dos alimentos processados e ultraprocessados característicos das dietas ocidentais. Dentre os açúcares, a ingestão de frutose chama a atenção pelo aumento do seu uso nos últimos anos, como substituto da sacarose em alimentos processados na forma de xarope de milho rico em frutose, utilizado principalmente por causa de seu menor impacto nos níveis de glicose sanguíneos. No entanto, uma ingestão excessiva de frutose parece ser prejudicial para o fígado devido aos seus efeitos na MI, promovendo o aumento de bactérias pró-inflamatórias, os níveis de endotoxinas e a perda das junções estreitas, levando a uma maior expressão de TLR no fígado e de citocinas pró-inflamatórias (Redondo-Useros *et al.*, 2020).

É digno de nota a investigação sobre os efeitos isolados da sacarose e da frutose em humanos é muito escassa, o que parece ser razoável diante dos seus efeitos negativos à saúde associada à ingestão desses açúcares (Redondo-Useros *et al.*, 2020).

Atualmente, os edulcorantes têm sido utilizados massivamente como o substituto do açúcar; por isso, há um grande interesse científico em compreender os seus efeitos na saúde intestinal. Os edulcorantes não nutritivos (ENN ou não calóricos), que são centenas a milhares de vezes mais doces que a sacarose, são utilizados como uma estratégia para perda de massa corporal por limitar o número de calorias consumidas na dieta. Vários estudos em modelo animal observaram um desequilíbrio bacteriano intestinal e perturbação da homeostase metabólica com o uso desses edulcorantes, como sacarina, sucralose, aspartame, ciclamato, neotame e acessulfame de potássio. Porém, não há dados conclusivos, pois são observadas diferenças metodológicas entre os estudos, o que dificulta a interpretação específica e as comparações diretas quanto ao potencial mecanismo de ação dos ENN na MI (Richardson; Frese, 2022). Além disso, a maioria dos estudos com edulcorantes foi realizada em modelo animal, que emprega doses extremamente altas em comparação ao nível de ingestão diária admissível, o que significa que os resultados não podem ser extrapolados para humanos (Redondo-Useros *et al.*, 2020).

Uma das descobertas mais consistentes é a depleção de *A. muciniphila* durante o uso de ENN (sacarina, acessulfame de potássio e sucralose) em modelo animal. Vários estudos tanto em animais quanto em humanos relatam que a depleção da *A. muciniphila* está associada ao

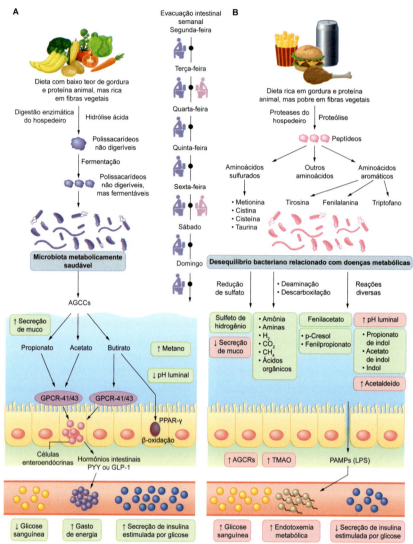

Figura 25.5 Impacto da dieta na microbiota intestinal e no metabolismo humano. **A.** Uma microbiota intestinal metabolicamente saudável é estabelecida, principalmente, por uma dieta rica em fibras e pobre em proteína de origem animal. Os carboidratos acessíveis à microbiota são metabolizados e fermentados pelos microrganismos presentes no intestino grosso produzindo diversos metabólitos (p. ex., ácidos graxos de cadeia curta [AGCCs]) que colaboram para a integridade da barreira intestinal. Os AGCCs têm diversas funções no organismo, como ser fonte de energia para os colonócitos, atuar na secreção do peptídeo semelhante ao glucagon 1(GLP-1) e do peptídeo YY (PYY), além de estimular a β-oxidação (butirato). **B.** O desequilíbrio bacteriano intestinal causado por uma dieta rica em gordura e proteína animal, sedentarismo, tabagismo, consumo de álcool e evacuação pouco frequente pode resultar em alterações metabólicas com perda da função de barreira intestinal, bem como em processos inflamatórios e na redução da produção de AGCCs. Além disso, as proteínas, após sofrerem ação das enzimas digestivas, podem ser fermentadas, produzindo ácidos graxos de cadeia ramificada (AGCR), trimetilamina, ácidos orgânicos e gases, e menor quantidade de fenóis, aminas, indóis e amônia, que aumentam o pH do lúmen. Essas alterações favorecem a passagem do lipopolissacarídeo (LPS) para a circulação sistêmica, que leva à endotoxemia metabólica em quantidades elevadas. GPCR: receptores acoplados à proteína G; PAMPs: padrão molecular associado a patógenos; PPAR: receptores ativados por proliferadores de peroxissoma; TMAO: N-óxido de trimetilamina. (Adaptada de Fan e Pedersen, 2021.)

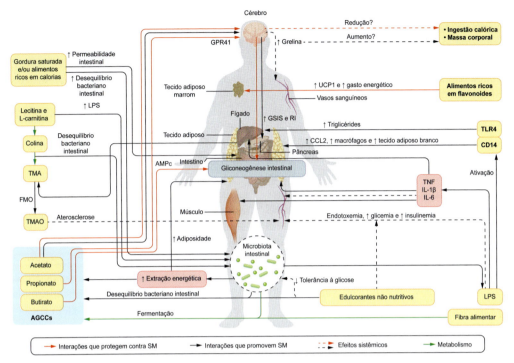

Figura 25.6 Interação entre a microbiota intestinal e dieta na síndrome metabólica. Os componentes dietéticos são metabolizados pela microbiota intestinal para produzir metabólitos (p. ex., colina e trimetilamina [TMA]) que modulam o metabolismo do hospedeiro (p. ex., na aterosclerose). A dieta é capaz de alterar a composição da microbiota intestinal e, consequentemente, os metabólitos produzidos que estão associados a efeitos benéficos ou prejudiciais à saúde (p. ex., gordura, lipopolissacarídeos [LPS] e endotoxemia metabólica). Algumas das interações ocorrem no intestino (p. ex., fibras, ácidos graxos de cadeia curta [AGCCs] e gliconeogênese intestinal), ao passo que outras têm efeito sistêmico (p. ex., gordura, acetato e resistência à insulina [IR]). As *linhas pretas* indicam interações que promovem a síndrome metabólica [SM] e as *linhas vermelhas* indicam interações que protegem contra a SM. As linhas tracejadas indicam os efeitos sistêmicos. AMPc: adenosina monofosfato cíclica; CCL2: ligante 2 de quimiocina; CD14: *cluster* de diferenciação 14; FMO: flavina mono-oxigenase; GPR: receptor acoplado à proteína G; GSIS: secreção de insulina estimulada pela glicose; IL: interleucina; TLR4: receptor do tipo *Toll* 4; UCP1: proteína desacopladora mitocondrial 1 da gordura marrom; WAT: tecido adiposo branco. (Adaptada de Zmora, Suez e Elinav, 2019.)

aumento da intolerância à glicose; experimentos mecanicistas observaram que essa espécie bacteriana é capaz de induzir a secreção de GLP-1 e melhorar a homeostase da glicose. Se a *A. muciniphila* for realmente esgotada pelo consumo de ENN, dada a distribuição variável de *Akkermansia* entre os seres humanos, isso poderia explicar parte da variabilidade no que diz respeito aos impactos da ENN na tolerância à glicose (Richardson; Frese, 2022).

Os polióis também são utilizados como substituto do açúcar refinado. Estudos intervencionistas revelaram potenciais efeitos probióticos do isomalte e do lactitol, aumentando os níveis do gênero *Bifidobacterium*. Além disso, a ingestão de isomalte induziu o aumento nos níveis do gênero *Atopobium* e diminuição de *Roseburia intestinalis* e *Bacteroides* em comparação à ingestão de sacarose (Redondo-Useros *et al.*, 2020).

Os alimentos ultraprocessados são altamente palatáveis, mas nutricionalmente desbalanceados, pois geralmente contêm altos teores de açúcar, gordura e sal, combinados ou não, além de baixo teor de fibras (Baraldi *et al.*, 2018). O alto teor de sal nos alimentos processados também pode alterar o microbioma, seu consumo diminui a abundância do gênero *Lactobacillus*. Muitas vezes, esses alimentos contêm aditivos alimentares que conferem as características marcantes e atraentes aos consumidores, como corantes, aromatizantes, realçadores de sabor, emulsificantes, adoçantes, espessantes, estabilizantes, dentre outros. Esses aditivos são, geralmente, considerados seguros pelos órgãos competentes, com base em provas científicas publicadas até o momento da aprovação. Porém, ainda são limitados os estudos que avaliam a interação dos aditivos alimentares e a MI (Zmora; Suez; Elinav, 2019).

Os emulsificantes são adicionados em muitos alimentos (p. ex., sorvete, margarina e maionese), e seu consumo pode degradar a camada protetora de muco do epitélio, levando à inflamação de baixo grau mediada pelo desequilíbrio bacteriano intestinal e à promoção da SM em modelos experimentais (Zmora; Suez; Elinav, 2019). Além disso, a DO pode levar à perda permanente de bactérias importantes para a função do microbioma e possivelmente induzir alterações metabólicas hereditárias por meio do epigenoma. Resumindo, o ambiente criado no intestino pelos alimentos ultraprocessados poderia ser um campo de seleção evolutiva único para microrganismos que promovem diversas formas de doenças relacionadas com a inflamação (Zinöcker; Lindseth, 2018).

Dieta do Mediterrâneo

A dieta do Mediterrâneo (DietMed) é caracterizada por um alto teor de alimentos ricos em polifenóis (p. ex., azeite extravirgem, vinho tinto, vegetais, grãos, legumes, cereais integrais, oleaginosas), uma proporção benéfica de ácidos graxos (alto teor de AGM e AGP, e baixo de AGS) e baixo consumo de carne processada e açúcar refinado (Moszak; Szulińska; Bogdański, 2020).

A adesão à DietMed é associada a uma redução da incidência de obesidade e SM e à diminuição da mortalidade e morbidade em pacientes com DCV. O clássico estudo randomizado PREDIMED (*Prevención con Dieta Mediterránea*) forneceu evidências causais de que a DietMed (sem restrição energética), quando comparada a uma dieta com baixo teor de gordura, reduziu em 30% o risco de eventos cardiovasculares durante um período de 5 anos (Estruch *et al.*, 2018).

Evidências experimentais e clínicas sugerem que a DietMed afeta positivamente a MI, visto que a sua adesão está associada a níveis aumentados de bactérias produtoras de butirato como *F. prausnitzii* e *Clostridium* XIVa (Moszak; Szulińska; Bogdański, 2020). Esse aumento de *Clostridium* XIVa é atribuído, em partes, ao uso de azeite de oliva extravirgem, alimento amplamente consumido na DietMed. Além disso, o consumo do azeite é associado a uma maior diversidade de bactérias intestinais e redução da endotoxemia metabólica (Marcelino *et al.*, 2019; Violi *et al.*, 2023).

O estudo de Wang *et al.* analisou a interação da DietMed, o microbioma intestinal e o risco de doenças cardiometabólicas de uma subpopulação de 307 homens do *Health Professionals Follow-up Study*. Os resultados mostraram que a adesão a longo prazo à DietMed foi associada a pequenos, mas significativos efeitos no perfil geral do microbioma intestinal, composto de microrganismos filogeneticamente diversos que atuam em diferentes vias metabólicas, como a fermentação dos MACs, produção de AGCCs e de ácidos biliares secundários. Por exemplo, espécies bacterianas importantes que metabolizam as fibras alimentares como *F. prausnitzii* e *Bacteroides cellulosilyticus* estavam aumentadas nos indivíduos com maior adesão à DietMed, ao passo que *Clostridium leptum* e *Collinsella aerofaciens*, espécies relacionadas com biossíntese de ácidos biliares secundários, estavam reduzidas. Porém, o achado mais notável nesse estudo foi a identificação de uma interação significativa entre um padrão alimentar saudável e o microbioma intestinal em relação ao risco de doenças cardiometabólicas. Particularmente, uma forte associação protetora foi atribuída à diminuição da abundância de *Prevotella copri*. Indivíduos com menor abundância de *P. copri* e alta adesão à MedDiet apresentaram risco reduzido de infarto agudo do miocárdio quando comparados àqueles que tinham aumento de *P. copri* (Wang et al., 2021).

Esse resultado é intrigante, uma vez que *P. copri* também tem sua abundância reduzida em populações que adotam uma DO em comparação àquelas que adotam um estilo de vida menos industrializado e urbanizado. Outro ponto é que *P. copri* foi relacionada com melhora no metabolismo da glicose e negativamente associada a marcadores cardiometabólicos e de inflamação. Assim, a *P. copri* é um exemplo de que as espécies bacterianas podem assumir diferentes papéis, a depender do contexto na saúde, e que a presença de uma espécie por si só não é suficiente para gerar associações fortes entre a dieta e a saúde (Valles-Colomer et al., 2023).

A baixa adesão à DietMed está associada a níveis mais elevados de TMAO. O estudo PREDIMED observou que as concentrações de cinco metabólitos na via da colina (TMAO, betaína, colina, fosfocolina e alfa-glicerofosfocolina) eram menores no grupo de indivíduos atribuídos à DietMed do que no grupo controle com uma dieta com baixo teor de gordura. Os níveis mais baixos de TMAO observados no grupo DietMed se devem ao fato de que, em comparação com a dieta ocidental, a DietMed é caracterizada por um consumo significativamente menor (mais de 50% de redução) de produtos (ovos, carne vermelha, queijo) contendo colina e L-carnitina, que são metabolizados em TMA (Guasch-Ferré et al., 2017).

Dieta vegetariana

A dieta vegetariana é composta exclusivamente de alimentos de origem vegetal, excluindo-se produtos de origem animal, como carnes, aves e peixes, laticínios e ovos. Entretanto, a dieta vegetariana pode ter algumas variações que podem incluir o consumo de: (i) leite e derivados (lactovegetariano); (ii) ovos (ovovegetariano); (iii) a combinação ovos e laticínios (ovolactovegetariano); (iv) uma pequena porcentagem de todos os tipos de carnes e laticínios (flexitarianismo); e (v) peixes e frutos do mar (pescetarianismo). Há, também, a dieta vegana, que exclui todos os alimentos de origem animal e, na medida do possível e do praticável, exclui todas as formas de exploração e crueldade contra os animais (alimentação, vestuário e outras esferas de consumo). Por fim, há a alimentação *plant based*, que não utiliza nenhum produto de origem animal e prioriza alimentos mais naturais e íntegros, evitando o consumo de alimentos refinados e processados (Losno et al., 2021; Sidhu et al., 2023).

A dieta vegetariana tem uma intrínseca relação com a MI, porém ainda há lacunas no seu entendimento que necessitam ser exploradas. Estudos observacionais em indivíduos saudáveis mostram que existem diferenças na composição da MI entre onívoros, vegetarianos e veganos, especialmente na proporção do filo Bacteroidetes, e dos gêneros *Prevotella* e *Ruminococcus* (Losno et al., 2021).

Na MI vegana, vários estudos encontraram níveis reduzidos de patobiontes, como a família *Enterobacteriaceae*, que estão associados à indução de inflamação de baixo grau. Foi demonstrado que o maior teor de polifenóis nas dietas veganas aumenta a abundância de *Bifidobacterium* e *Lactobacillus*, ambos benéficos para a saúde cardiovascular, em razão de seu efeito anti-inflamatório. O aumento da quantidade de fibra encontrada nas dietas veganas em comparação às dietas onívoras leva a um aumento de bactérias degradadoras de fibras, que incluem os gêneros *Bifidobacterium*, *Prevotella*, *Bacteroides* e *Clostridium* (Losno et al., 2021). Em congruência, os adeptos da dieta vegetariana produzem mais AGCCs, seus níveis fecais estão fortemente associados à ingestão de frutas, vegetais e leguminosas (Figura 25.7) (Sidhu et al., 2023). A proteína vegetal quando comparada à de origem animal, produz uma maior quantidade de AGCCs que se relaciona como uma melhor integridade da barreira intestinal e diminuição da inflamação, enquanto as dietas que possuem proteínas animais na sua constituição apresentam um maior risco de DCVs e doenças inflamatórias intestinais (Singh et al., 2017).

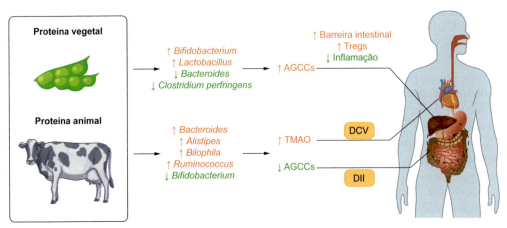

Figura 25.7 Impacto das proteínas de origem animal e vegetal na composição da microbiota intestinal. AGCCs: ácidos graxos de cadeia curta; DCV: doença cardiovascular; DII: doenças inflamatórias intestinais; TMAO: N-óxido de trimetilamina; Treg: células T reguladoras.

O consumo de vegetais a longo prazo se correlaciona à diversidade e à estabilidade da MI, e uma maior ingestão de fibras aumenta a prevalência de microrganismos associados a um intestino saudável (Losno *et al.*, 2021). Uma dieta diversificada de alimentos de origem vegetal têm sido associada a uma maior alfa-diversidade, pois acredita-se que fornecer uma maior variedade de substratos impacta na proliferação de numerosos táxons (Leeming *et al.*, 2019).

Considerações finais

Ainda está no início o entendimento da peculiar relação bidirecional entre a MI e a dieta. Até o momento, sabe-se que os componentes e os hábitos alimentares causam um impacto profundo na composição em termos de riqueza e diversidade da MI. Além disso, a capacidade de resposta interindividual às intervenções dietéticas específicas pode ser parcialmente determinada por diferenças na composição e na funcionalidade da MI basal entre indivíduos com fenótipos metabólicos distintos (Jardon *et al.*, 2022).

Quando é adicionado o fator do fenótipo metabólico do indivíduo na relação entre dieta e microbioma, o estudo torna-se ainda mais complexo e desafiador. O fato de a MI humana ser única em níveis taxonômicos, com variações estruturais substanciais em espécies e subespécies que influenciam a funcionalidade do microbioma, gera um grande desafio conceitual e estatístico para se comparar a microbiota individual, independentemente do estado de saúde dos sujeitos do estudo.

Vale ressaltar que a alteração na composição da MI não é um pré-requisito para alterações na função. Fatores dietéticos que alteram o metabolismo dos microrganismos residentes também podem ter um grande impacto. As bactérias presentes no intestino regulam seu metabolismo de acordo com as substâncias produzidas por outros microrganismos e os nutrientes fornecidos pela dieta, o que pode acarretar efeitos que influenciam as vias metabólicas e inflamatórias do organismo humano. Estudos com animais e seres humanos demonstram que patógenos, patobiontes e outros membros do microbioma podem responder a uma mudança em seu ambiente (p. ex., a presença de emulsificantes), aumentando a expressão de fatores de virulência e, consequentemente, o potencial pró-inflamatório do microbioma (Zinöcker; Lindseth, 2018).

As evidências que associam a dieta à composição da MI derivam, principalmente, de estudos observacionais e não de intervenção dietética. Para ser significativa, a integração do microbioma intestinal na orientação dietética requer evidências de contribuições mecanicistas e causais do microbioma nos efeitos fisiológicos da dieta. Porém, para se obter *insights* mecanicistas relevantes para a população sobre como o microbioma intestinal medeia ou modifica os efeitos da dieta nos seres humanos, são necessários ECRs de longa duração, com grupos homogêneos de pessoas e em quantidades suficientes para ter poder estatístico capaz de fundamentar a hipótese.

Os ECRs são o padrão-ouro em nutrição para estabelecer causalidade em humanos e, se forem bem executados, são mais elevados na hierarquia de evidências do que os estudos observacionais. Estudos *crossover* também oferecem vantagens para os ECRs, pois os participantes servem como seus próprios controles, o que permite a remoção da variação interindividual de fatores específicos de cada um. Análises de regressão e correlação podem ser aplicadas para determinar associações entre mudanças induzidas pela dieta na composição/funcionalidade do microbioma e desfechos clínicos e mecanicistas.

Vale lembrar que as pesquisas científicas nesta área enfrentam algumas dificuldades, além daquelas já conhecidas no estudo da MI. Avaliar a ingestão alimentar é notoriamente difícil, e o método escolhido pode influenciar fortemente os resultados. Métodos que dependem de autorrelato, como o recordatório de 24 horas ou os questionários de frequência alimentar, são conhecidos por subestimar a ingestão alimentar. A comparação das dietas entre populações distintas deve ser feita com cautela, uma vez que a alimentação pode sofrer influência da localização geográfica onde é consumida, em decorrência de diferenças na disponibilidade de alimentos e da cultura. Ademais, não se pode esquecer que fatores como a genética e a composição preexistente da MI podem influenciar a forma como os indivíduos respondem às dietas; esses fatores, embora importantes, são pouco explorados nos estudos.

Por fim, é possível e plausível supor que o microbioma possa explicar algumas questões conflitantes na ciência da nutrição, uma vez que a maioria das políticas e diretrizes nutricionais na maioria dos países foram elaboradas em um contexto em que o microbioma não foi inserido. Por isso, há uma justificativa biológica e evolutiva para desvendar a íntima ligação entre a dieta e a MI, bem como o impacto na presença ou na ausência de doenças.

Referências bibliográficas

ANG, Q. Y. *et al.* Ketogenic diets alter the gut microbiome resulting in decreased intestinal Th17 cells. **Cell**, v. 181, n. 6, p. 1263-1275. e16, 2020.

ARMET, A. M. *et al.* Rethinking healthy eating in light of the gut microbiome. **Cell Host & Microbe**, v. 30, n. 6, p. 764-785, 2022.

BARALDI, L. G. *et al.* Consumption of ultra-processed foods and associated sociodemographic factors in the USA between 2007 and 2012: evidence from a nationally representative cross-sectional study. **BMJ Open**, v. 8, n. 3, p. e020574, 2018.

BEAM, A.; CLINGER, E.; HAO L. Effect of Diet and Dietary Components on the Composition of the Gut Microbiota. **Nutrients**, v. 13, n. 8, p. 2795, 2021.

CAIO, G. *et al.* Effect of Gluten-Free Diet on Gut Microbiota Composition in Patients with Celiac Disease and Non-Celiac Gluten/Wheat Sensitivity. **Nutrients**, v. 12, n. 6, p. 1832, 2020.

CAMPANIELLO, D. *et al.* How Diet and Physical Activity Modulate Gut Microbiota: Evidence, and Perspectives. **Nutrients**, v. 14, n. 12, p. 2456, 2022.

CHRISTIAN, V. J.; MILLER, K. R.; MARTINDALE, R. G. Food Insecurity, Malnutrition, and the Microbiome. **Current Nutrition Reports**, v. 9, n. 4, p. 356-60, 2020.

DAVID, L. A. *et al.* Diet rapidly and reproducibly alters the human gut microbiome. **Nature**, v. 505, n. 7484, p. 559-563, 2014.

DE FILIPPO, C. *et al.* Impact of diet in shaping gut microbiota revealed by a comparative study in children from Europe and rural Africa. **Proceedings of the National Academy of Sciences of the United States of America**, v. 107, n. 33, p. 14691-14696, 2010.

DONG, T. S. *et al.* A High Protein Calorie Restriction Diet Alters the Gut Microbiome in Obesity. **Nutrients**, v. 12, n. 10, p. 3221, 2020.

DUCARMON, Q. R. *et al.* Remodelling of the intestinal ecosystem during caloric restriction and fasting. **Trends in Microbiology**, v. 31, n. 8, p. 832-844, 2023.

ESTRUCH, R. *et al.* Primary Prevention of Cardiovascular Disease with a Mediterranean Diet Supplemented with Extra-Virgin Olive Oil or Nuts. **The New England Journal of Medicine**, v. 378, n. 25, p. e34, 2018.

FAN, Y.; PEDERSEN, O. Gut microbiota in human metabolic health and disease. **Nature Reviews Microbiology**, v. 19, p. 55-71, 2021.

GAO, K. *et al*. Tryptophan Metabolism: A Link Between the Gut Microbiota and Brain. **Advances in Nutrition**, v. 11, n. 3, p. 709-723, 2020.

GARCÍA-MONTERO, C. *et al*. Nutritional components in Western diet versus Mediterranean diet at the gut microbiota–immune system interplay. Implications for health and disease. **Nutrients**, v. 13, n. 2, p. 699, 2021.

GENTILE, C. L.; WEIR, T. L. The gut microbiota at the intersection of diet and human health. **Science**, v. 362, p. 776-780, 2018.

GHOSH, T. S. *et al*. Gut microbiomes of Indian Children of Varying Nutritional Status. **PLOS ONE**, v. 9, p. 4, 2014.

GILL, S. K. *et al*. Dietary fibre in gastrointestinal health and disease. Nature Reviews Gastroenterology & Hepatology, v. 18, p. 10116, 2021.

GUAN, L.; LIU, R. The Role of Diet and Gut Microbiota Interactions in Metabolic Homeostasis. **Advanced Biology (Weinh)**, v. 7, n. 9, p. e2300100, 2023.

GUASCH-FERRÉ, M. *et al*. Nut consumption and risk of cardiovascular disease. **Journal of the American College of Cardiology**, v. 70, n. 20, p. 2519-2532, 2017.

GUASCH-FERRÉ, M. *et al*. Plasma Metabolites from Choline Pathway and Risk of Cardiovascular Disease in the PREDIMED (Prevention with Mediterranean Diet) Study. **Journal of the American Heart Association**, v. 6, n. 11, p. e006524, 2017.

HANSEN, L. B. S. *et al*. A low-gluten diet induces changes in the intestinal microbiome of healthy Danish adults. **Nature Communications**, v. 9, p. 4630, 2018.

HENTGES, D. J. *et al*. Effect of a high-beef diet on the fecal bacterial flora of humans. **Cancer Research**, v. 37, n. 2, p. 568-571, 1977.

HILLS, R. D. *et al*. Gut microbiome: profound implications for diet and disease. **Nutrients**, v. 11, n. 7, p. 1613, 2019.

HOWARD, E. J.; LAM, T. K. T.; DUCA, F. A. The Gut Microbiome: Connecting Diet, Glucose Homeostasis, and Disease. **Annual Review of Medicine**, v. 73, p. 1, 469-481, 2022.

IDDRISU, I. *et al*. Malnutrition and Gut Microbiota in Children. **Nutrients**, v. 13, n. 8, p. 2727, 2021.

JADHAV, A. *et al*. Role of Diet-Microbiome Interaction in Gastrointestinal Disorders and Strategies to Modulate Them with Microbiome-Targeted Therapies. **Annual Review of Nutrition**, v. 43, p. 355-383, 2023.

JARDON, K. M. *et al*. Dietary macronutrients and the gut microbiome: a precision nutrition approach to improve cardiometabolic health. **Gut**. v. 71, n. 6, p. 1214-1226, 2022.

KALBERMATTER, C. *et al*. Maternal Microbiota, Early Life Colonization and Breast Milk Drive Immune Development in the Newborn. **Frontiers in Immunology**, v. 12, p. 683022, 2021.

LEEMING, E. R. *et al*. Effect of Diet on the Gut Microbiota: Rethinking Intervention Duration. **Nutrients**, v. 11, n. 12, p. 2862, 2019.

LOSNO, E. A. *et al*. Vegan Diet and the Gut Microbiota Composition in Healthy Adults. **Nutrients**, v. 13, n. 7, p. 2402, 2021.

MA, D. *et al*. Ketogenic diet enhances neurovascular function with altered gut microbiome in young healthy mice. **Scientific Reports**, v. 8, n. 1, p. 6670, 2018.

MALESZA, I. J. *et al*. High-Fat, Western-Style Diet, Systemic Inflammation, and Gut Microbiota: A Narrative Review. **Cells**, v.10, n. 11, p. 3164, 2021.

MARCELINO, G. *et al*. Effects of Olive Oil and Its Minor Components on Cardiovascular Diseases, Inflammation, and Gut Microbiota. **Nutrients**, v. 11, n. 8, p. 1826, 2019.

MEDAWAR, E. *et al*. Gut microbiota link dietary fiber intake and short-chain fatty acid metabolism with eating behavior. **Translational Psychiatry**, v. 11, p. 500, 2021.

MILLION, M.; DIALLO, A.; RAOULT, D. Gut microbiota and malnutrition. **Microbial Pathogenesis**, v. 106, p. 127-138, 2017.

MOSZAK, M.; SZULIŃSKA, M.; BOGDAŃSKI, P. You Are What You Eat-The Relationship between Diet, Microbiota, and Metabolic Disorders: A Review. **Nutrients**, v. 12, n. 4, p. 1096, 2020.

REDONDO-USEROS, Noemí et al. Microbiota and lifestyle: a special focus on diet. Nutrients, v. 12, n. 6, p. 1776, 2020.

REW, L.; HARRIS, M. D.; GOLDIE, J. The ketogenic diet: its impact on human gut microbiota and potential consequent health outcomes: a systematic literature review. **Gastroenterology and Hepatology from Bed to Bench**, v. 15, n. 4, p. 326-342, 2022.

RICHARDSON, I. L.; FRESE, S. A. Non-nutritive sweeteners and their impacts on the gut microbiome and host physiology. **Frontiers in Nutrition**, v. 9, p. 988144, 2022.

ROHR, M. W. *et al*. Negative Effects of a High-Fat Diet on Intestinal Permeability: A Review. **Advances in Nutrition**, v. 11, n. 1, p. 77-91, 2020.

ROTH, W. *et al*. Tryptophan Metabolism and Gut-Brain Homeostasis. **International Journal of Molecular Sciences**, v. 22, n. 6, p. 2973, 2021.

SIDHU, S. R. K. *et al*. Effect of Plant-Based Diets on Gut Microbiota: A Systematic Review of Interventional Studies. **Nutrients**, v. 15, n. 6, p. 1510, 2023.

SINGH, R. K. *et al*. Influence of diet on the gut microbiome and implications for human health. **Journal of Translational Medicine**, v. 15, p. 1-17, 2017.

TANG, W. H. W.; LI, D. Y.; HAZEN, S. L. Dietary metabolism, the gut microbiome, and heart failure. **Nature Reviews Cardiology**, v. 16, p. 137-154, 2019.

VALLES-COLOMER, M. *et al*. The person-to-person transmission landscape of the gut and oral microbiomes. **Nature**, v. 614, n. 7946, p. 125-135, 2023.

VIOLI, F. *et al*. Gut-derived low-grade endotoxaemia, atherothrombosis and cardiovascular disease. **Nature Reviews Cardiology**, v. 20, n. 1, p. 24-37, 2023.

WANG, D. D. *et al*. The gut microbiome modulates the protective association between a Mediterranean diet and cardiometabolic disease risk. **Nature Medicine**, v. 27, n. 2, p. 333-343, 2021.

WANG, Z. *et al*. Impact of chronic dietary red meat, white meat, or non-meat protein on trimethylamine N-oxide metabolism and renal excretion in healthy men and women. **European Heart Journal**, v. 40, n. 7, p. 583-594, 2019.

WILSON, A. S. *et al*. Diet and the Human Gut Microbiome: An International Review. **Digestive Diseases and Sciences**, v. 65, n. 3, p. 723-740, 2020.

WOLTER, M. *et al*. Aproveitando a dieta para projetar o microbioma intestinal. **Nature Reviews Gastroenterology & Hepatology**, v. 18, p. 885-902, 2021.

WOLTERS, M. *et al*. Dietary fat, the gut microbiota, and metabolic health – A systematic review conducted within the MyNewGut project. **Clinical Nutrition**, v. 38, n. 6, p. 2504-2520, 2019.

WU, G. D. *et al*. Linking long-term dietary patterns with gut microbial enterotypes. **Science**, v. 334, n. 6052, p. 105-108, 2011.

ZHERNAKOVA, A. *et al*. Population-based metagenomics analysis reveals markers for gut microbiome composition and diversity. **Science**, v. 352, n. 6285, p. 565-569, 2016.

ZINÖCKER, M. K.; LINDSETH, I. A. The Western Diet-Microbiome-Host Interaction and Its Role in Metabolic Disease. **Nutrients**, v. 10, n. 3, p. 365, 2018.

ZMORA, N.; SUEZ, J.; ELINAV, E. You are what you eat: diet, health and the gut microbiota. **Nature Reviews Gastroenterology & Hepatology**, v. 16, p. 35-56, 2019.

26 Vitaminas e a Microbiota Intestinal

Clara Maria Guimarães Silva ▪ Luiz Henrique Groto Garutti ▪ Leandro Araujo Lobo

Objetivo

- Abordar, com base em estudos clínicos e experimentais, como as vitaminas contribuem para a saúde gastrointestinal, evidenciando como são capazes de modular a composição e a diversidade microbiana intestinal.

Destaques

- A microbiota intestinal (MI) é capaz de sintetizar vitaminas, como a vitamina K e as vitaminas do complexo B, incluindo biotina, cobalamina, ácido nicotínico, riboflavina, tiamina, ácido fólico, ácido pantotênico e piridoxina
- A vitamina A estimula a liberação de muco nas células epiteliais do intestino, as quais são consideradas parte da primeira linha de defesa da imunidade inata; além disso, estudos mostram que a suplementação de vitamina A pode aumentar a diversidade bacteriana intestinal
- Estudos mostraram que a suplementação de vitamina D modifica a composição da MI, aumentando a riqueza de espécies benéficas e diminuindo a abundância de bactérias patogênicas
- Estudo em humanos mostrou que a suplementação com vitamina E leva ao aumento da produção de ácidos graxos de cadeia curta (AGCCs), bem como melhora a composição da MI, em particular, aumentando a abundância de *Akkermansia*, *Lactobacillus*, *Bifidobacterium*, *Faecalibacterium*, *Coriobacteriaceae* e *Collinsella aerofaciens*
- A vitamina K atua na integridade da barreira intestinal, promovendo a síntese de proteínas envolvidas na adesão celular e formação das junções estreitas do epitélio intestinal.

Introdução

A MI desempenha importante papel sobre a saúde, bem como no desenvolvimento de doenças em um indivíduo. Além disso, outros fatores podem colaborar para os benefícios e problemas que impactam diretamente a homeostase do ambiente entérico, dentre eles a alimentação, tópico abordado no Capítulo 25, *Papel dos Nutrientes e dos Padrões Alimentares na Microbiota Intestinal Humana*. Em particular, neste capítulo, será abordado, com base em estudos clínicos e experimentais, como as vitaminas contribuem para a saúde gastrointestinal e modulam a composição microbiana intestinal.

O ser humano não consegue sintetizar vitaminas em quantidades suficientes, exceto a vitamina D; por isso, é importante adquiri-las por meio da alimentação. As vitaminas agem como cofatores em reações bioquímicas e, entre outras funções, colaboram para o desenvolvimento e a maturação do sistema imunológico. Existem 13 vitaminas necessárias para as funções do organismo humano. Essas vitaminas são categorizadas em dois grupos: hidrofílicas ou hidrossolúveis (vitaminas dos complexos B e C) e hidrofóbicas ou lipossolúveis (vitaminas A, D, E e K). As vitaminas hidrofílicas geralmente são coenzimas que participam de reações bioquímicas, ao passo que as vitaminas lipossolúveis exibem diversas funções, incluindo a produção de hormônios, ação antioxidante e coagulação sanguínea (Barone et al., 2022; Mora; Iwata; Von Andrian, 2008).

A MI é capaz de sintetizar vitaminas, como a vitamina K e as vitaminas do complexo B, incluindo biotina, cobalamina, ácido nicotínico, riboflavina, tiamina, ácido fólico, ácido pantotênico e piridoxina, importantes para a absorção de nutrientes no epitélio do trato gastrointestinal (TGI). Os filos Bacteroidota (Bacteroidetes), Fusobacteriota (Fusobacteria) e Pseudomonadota (Proteobacteria) têm vias de síntese para riboflavina e biotina; essas vias também ocorrem, em uma proporção menor, em membros dos filos Bacillota (Firmicutes) e Actinomycetota (Actinobacteria). Dessa maneira, a MI pode contribuir para a homeostase intestinal (Yatsunenko et al., 2012).

Um estudo feito com 120 participantes, dos quais 96 foram distribuídos em 6 grupos de vitaminas prescritas (vitamina A, vitamina B_2, vitamina C, vitamina B_2 + C, vitamina D_3 e vitamina E) e 24 inseridos no grupo placebo, revelou que as vitaminas têm a capacidade distinta de modular o microbioma intestinal. O efeito mais marcante foi observado após administração de vitamina C, que levou a um aumento significativo da alfa-diversidade na MI e ao aumento da produção de AGCCs provenientes da fermentação de polissacarídeos ou carboidratos acessíveis à microbiota (MACs, do inglês *microbiota-accessible carbohydrates*). Além disso, o tratamento vitamínico não apresentou, em comparação ao grupo placebo, diferença significativamente estatística em relação à abundância relativa de patógenos dos gêneros *Streptococcus*, *Enterobacter*, *Escherichia*, *Klebsiella*, *Providencia* e *Shigella* (Beane et al., 2021).

Vitaminas lipossolúveis e microbiota intestinal

Vitamina A

A vitamina A é obtida por meio da alimentação, e seus derivados são um grupo de compostos lipossolúveis, os retinoides, como retinol, retinal e ácido retinoico (AR). Esses compostos modulam o sistema imunológico, além de induzirem a diferenciação celular, a proliferação e a apoptose (Cantorna; Snyder; Arora, 2019; Pham et al., 2021a). A deficiência de vitamina A no organismo é um problema de saúde pública em muitas regiões do mundo. Crianças que apresentam deficiência de vitamina A demonstram, frequentemente, doenças/infecções no TGI. Além disso, crianças desnutridas com deficiência de vitamina A demonstram grave comprometimento da visão devido à relação do ácido retinoico com a retina. Em vários estudos, a diminuição na integridade epitelial e na resposta imunológica do TGI foi descrita em humanos e animais que apresentavam deficiência de vitamina A (Hall et al., 2011; Amimo et al., 2022).

As concentrações plasmáticas de vitamina A interferem na composição microbiana intestinal, e o microbioma de crianças com diarreia persistente é modificado frente à ingestão de vitamina A. Apesar da riqueza da MI não apresentar diferença, índices de alfa-diversidade (Shannon e Simpson) mostraram-se diferentes. Estudos mostraram que crianças com quadros diarreicos associados à desnutrição têm um melhor prognóstico quando recebem a suplementação de vitamina A. Além disso, foi notada uma associação entre a suplementação de vitamina A e a diversidade bacteriana no TGI, isto é, as crianças que não receberam doses suplementares de vitamina A apresentaram uma diversidade bacteriana significativamente menor do que o grupo de crianças com os mesmos sintomas e que receberam a suplementação de vitamina A. Os gêneros *Escherichia*, *Shigella* e a classe Clostridia estavam entre os principais filotipos encontrados no grupo que recebeu a suplementação de vitamina A. Por outro lado, a família *Enterococcaceae*, principalmente, a espécie *Enterococcus faecalis*, conhecida como um enteropatógeno, estava mais representado no grupo deficiente (Lv et al., 2016).

A vitamina A é composta de um grupo de moléculas hidrofóbicas chamadas "retinoides" e "carotenoides". Os retinoides são formados por um anel beta-ionona e uma cadeia poli-insaturada que pode ter diferentes grupos funcionais, como álcool (retinol), aldeído (retinal), ácido carboxílico (ácido retinoico) ou mesmo por éster (ésteres retinil), e as principais fontes são provenientes da carne e do peixe. Já os carotenoides (provitamina A), como alfa-caroteno, betacaroteno e beta-criptoxantina e ésteres de retinil (vitamina A pré-formada) como retinil palmitato, são liberados principalmente durante a proteólise no estômago e são provenientes de frutas e vegetais (Hong et al., 2016). Além de estarem presentes em plantas, os carotenoides são sintetizados por certas bactérias, como *Pseudomonas* spp., e fungos, como *Mucor circinelloides*. Os retinoides têm alta absorção no intestino. O retinol apresenta, no intestino delgado, uma eficiência de absorção na faixa de 70 a 90%. Em 1990, Ahmed et al. (1990) constataram que a taxa de retinol recuperado nas fezes de indivíduos saudáveis foi de 1,8% da ingestão inicial (Ahmed et al., 1990). Os carotenoides são absorvidos integralmente pela mucosa intestinal ou clivados para formar a vitamina A propriamente dita, porém a taxa de eficiência de absorção varia de 5 a 65%, sendo moldada a partir de vários aspectos, como o tipo de carotenoide e fatores de hospedeiro (Haskell, 2012).

A absorção dessas vitaminas ocorre na mucosa do intestino por meio de receptores, como o receptor classe B tipo 1 (do inglês, *receptor scavenger class B type 1* [SR-B1]), com a ajuda da lipase pancreática. Além disso, um segundo receptor, o CD36, foi implicado na captação de carotenoides nos adipócitos. Uma vez na corrente sanguínea, as vitaminas são absorvidas pelo fígado, onde o retinol é convertido de volta a éster retinil pela enzima retinol lecitina aciltransferase (reação reversível) para seu armazenamento ou então é ligada à proteína de ligação ao retinol (RBP, do inglês *retinol binding protein*) celular e transportada para ativar a expressão de genes-alvo. O retinol é armazenado em células chamadas "armazenadoras de gordura", presentes no fígado, responsáveis por armazenar 80 a 90% de vitamina A, ao passo que nos hepatócitos são armazenados de 10 a 20%.

Os carotenoides são influenciados por enzimas que atuam na sua síntese e degradação (Tabela 26.1 e Figura 26.1). Para que sejam convertidos em metabólitos ativos os carotenoides podem sofrer ação de enzimas como a betacaroteno-15,15'-monooxigenase (BCMO1), responsável por catalisar a conversão de provitamina A em retinal; a Rpe65, que atua como uma proteína de ligação ao retinoide, mais especificamente em ésteres retinil; e o betacaroteno-9',10'-dioxigenase 2 (BCDO2) (Harisson, 2005).

Algumas bactérias conseguem converter o carotenoide em retinoide e/ou sintetizar carotenoides por meio da via do mevalonato sobre a via 2-C-metil-D-eritritol-4-fosfato iniciado pelo intermediário acetil-CoA. Bactérias púrpuras não sulfurosas são capazes de sintetizar carotenoides por meio da via biossintética de carotenoides, visto que o *locus* gênico *crt* (*crtEBICDFA*) codifica diferentes enzimas voltadas à biossíntese de betacaroteno. Esse *locus* genético de nomenclatura *ctr* foi proposto primeiramente em 1976, em *Rhodobacter capsulatus*, e, logo depois, descoberto em outras bactérias pertencentes ao gênero *Erwinia*, *Rhodobacter* e na espécie *Thermus thermophilus*. Cianobactérias também conseguem sintetizar pigmentos por meio da enzima CrtB, a qual é responsável pela produção de fitoeno (Srinivasan; Buys, 2019).

Outras bactérias, em particular, dos gêneros *Streptococcus* e *Staphylococcus*, têm enzimas desidrogenases pertencentes a uma via de desnaturação de carotenoides contendo 40 carbonos. Hong et al. (2016) identificaram em *Bacillus cereus* uma enzima aldeído-desidrogenase, altamente relacionada com enzimas de mamíferos ALDHs (aldeído-desidrogenase), cuja função é converter retinal em ácido retinoico dependente do fosfato de nicotinamida adenina dinucleotídeo (NADP). Uma análise metagenômica relatou que outras bactérias gram-positivas, incluindo *Enterococcus* spp. e *Streptococcus* spp. apresentam genes *brp/blh* (*bacterioopsina-related protein* e *bacteriorhodopsin-related protein-like homolog protein*, respectivamente), mimetizam a atividade de BCMO, sugerindo uma transferência gênica entre células eucarióticas e microrganismos.

Tabela 26.1 Enzimas de degradação e síntese de carotenoides encontradas em animais, assim como em bactérias.

	Enzimas/vias metabólicas	Função	Encontrando em/ Exemplares
Animais	BCMO	Betacaroteno → retinal	Mamíferos, aves e peixes
	ALDH	Retinal → ácido retinoico	
	ADH/RDH	Retinol ↔ Retinal	
Bactérias	Blh/brp (BCMO-*like*)	Betacaroteno → retinal	*Enterococcus* spp. *Streptococcus* spp.
	BcALDH	Retinal → ácido retinoico	*Bacillus cereus*
	CbADH	Retinol ↔ Retinal	*Clostridium beijerinckii*
	Crt (*crtEBICDFA*)	Enzimas envolvidas na síntese carotenoides	*Rhodobacter* spp. *Erwinia* spp.
	Via mevalonato (MVA)	Síntese carotenoides a partir de Acetil-CoA	*Lactobacillus plantarum* *Staphylococcus carnosus*

ADH: álcool desidrogenase; ALDH: aldeído desidrogenase; BcALDH: aldeído desidrogenase de *Bacillus cereus*; Blh/brp: proteína relacionada com bacterioopsina e proteína homóloga relacionada com bacteriorrodopsina, respectivamente; CbADH: álcool desidrogenase de *Clostridium beijerinckii*; BCMO: betacaroteno 15,15'-monooxigenase; RDH: retinol-desidrogenase.

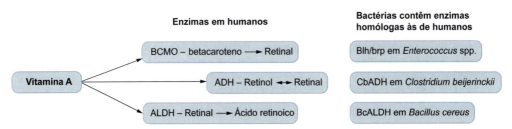

Figura 26.1 Representação das enzimas utilizadas na degradação da vitamina A tanto em humanos quanto em bactérias. ADH: álcool desidrogenase; ALDH: aldeído desidrogenase; BcALDH: aldeído desidrogenase de *Bacillus cereus*; Blh/brp: proteína relacionada com bacterioopsina e proteína homóloga relacionada com bacteriorrodopsina, respectivamente; CBADH: álcool desidrogenase de *Clostridium beijerinckii*; Enzimas: betacaroteno 15,15'-monooxigenase.

A proteína *blh* exibe uma configuração mais hidrofóbica que a BCMO eucariótica e, portanto, gera maior produção de retinal. Juntos, esses resultados revelam que a microbiota presente do TGI pode regular a quantidade de metabólitos ativos da vitamina A no intestino (Hong *et al.*, 2016).

A vitamina A é importante para proliferação, diferenciação e manutenção da integridade de diversas células e de tecidos, principalmente, influenciando células da mucosa. Níveis normais de AR em adultos são cruciais para garantir múltiplas respostas imunológicas adaptativas e inatas,

como a ativação e a proliferação de linfócitos, diferenciação de células T auxiliares (como TCD4) e produção de isótopos específicos de anticorpos. O AR é capaz de proporcionar a integridade da barreira epitelial da mucosa, uma vez que induz a expressão de proteínas de junção como zona de oclusão-2 (ZO-2) via receptor do tipo *Toll* 4 (TLR4, do inglês *Toll-like receptor 4*). Foi relatado que o AR aumentava os níveis de TCR-TGF-β (*transforming growth factor*-β) mediando a conversão de células T CD4[+] *naives* em células T reguladoras (Treg) *in vitro*, uma subpopulação de células T responsáveis pela manutenção da tolerância imunológica e pela regulação da resposta autoimune (Hall et al., 2011).

Além disso, os AR sintetizados por células dendríticas CD103+ e macrófagos presentes no intestino e tecidos linfoides associados ao intestino (GALT, do inglês *gut-associated lymphoid tissues*) podem ativar TGF-β e, dessa maneira, induzir a produção de Foxp3 em células T CD4+ *in vitro*. Estudos feitos com camundongos revelaram o papel fundamental do AR no desenvolvimento de resposta imune Th1 no modelo de rejeição a aloenxerto. Hall et al. (2011) demonstraram que os animais deficientes de vitamina A infectados com o protozoário *Toxoplasma gondii* reduziram as respostas Th1 no GALT e no baço. Ademais, seria visto que em gestantes os níveis de AR no útero, pela ingestão suficiente de vitamina A, são fundamentais para aumentar o *pool* de linfócitos e, consequentemente, aumentar a resistência à infecções (Hall et al., 2011).

A vitamina A é essencial para manter a saúde do indivíduo, sua deficiência resulta em desequilíbrio bacteriano intestinal e aumento da suscetibilidade a infecções. Além disso, esse micronutriente consegue regular a barreira da mucosa e estimular células imunológicas, como os linfócitos T. Esses achados fundamentam o impacto da vitamina A na MI. Como as bactérias comensais não apresentam receptores específicos para a ligação de vitamina A, os efeitos desse micronutriente na MI, provavelmente, são advindos da sua influência no metabolismo do hospedeiro. Já foi visto, porém, que a vitamina A apresenta um efeito imunomodulador direto. Os níveis dessa vitamina influenciam a resposta imunológica frente a infecções, especialmente as intestinais. O AR estimula as células Th17 e ILC3 (células linfoides inatas 3), que regulam a produção da interleucina-22 (IL-22), uma importante citocina responsável por debelar uma infecção. Camundongos deficientes em vitamina A têm maior propensão a infecções por *Citrobacter rodentium*, um conhecido patógeno de murinos. A supressão da vitamina A, assim como da IL-22, é responsável pela maior suscetibilidade a infecções (McDaniel et al., 2015).

Recentemente, foi relatado que microrganismos da microbiota comensal pertencentes à classe Clostridia têm a capacidade de modular a concentração de AR suprimindo, em células epiteliais do intestino, a proteína retinol desidrogenase 7 (RDH7), importante na conversão de retinol em AR. A redução nos níveis do AR diminui as taxas de IL-22. Sabe-se que a expressão exacerbada de IL-22 é associada a danos à microbiota normal, causando desequilíbrio bacteriano intestinal e diminuindo, assim, sua atividade de proteção contra a colonização por patógenos. O patógeno *Salmonella enterica* subsp. serovar Typhimurium, por exemplo, induz a síntese de IL-22 e se beneficia desse cenário inflamatório para colonizar o intestino. Nesse contexto, a MI consegue diminuir os níveis da IL-22 por meio da regulação do AR, aumentando a resistência à infecção por *Salmonella* (Grizotte-Lake et al., 2018).

Os retinoides agem estimulando a capacidade de liberar muco das células epiteliais do intestino, as quais são consideradas parte da primeira linha de defesa da imunidade inata. Isso garante a manutenção da barreira intestinal, o que influencia diretamente na composição microbiana intestinal e na maior proteção contra patógenos. Em camundongos com deficiência de vitamina A na dieta, é observado uma diminuição da expressão de genes relacionados à liberação de muco, como o *muc2* (Amit-Romach et al., 2009). A disponibilidade de vitamina A no corpo, portanto, tem estreita relação com a barreira epitelial que afeta as interações com o microbioma. Apesar da vitamina A reduzir a morbidade e a mortalidade em doenças diarreicas e respiratórias com origem infecciosa, são necessários mais estudos para elucidar os mecanismos imunomoduladores por trás desse fenômeno.

Vitamina D

A vitamina D tem grande importância na saúde humana, influenciando sintomas de diversas doenças, como diabetes *mellitus*, doença cardiovascular, câncer colorretal, infecção e transtornos mentais. A vitamina D pode ser sintetizada na pele, a partir do 7-dehydrocholesterol presente na camada epidérmica, por um processo dependente de luz solar (radiação ultravioleta B) resultando em colecalciferol, também chamada "vitamina D_3". Esta também pode ser adquirida por meio da alimentação, em fontes de origem animal, principalmente em peixes gordurosos, como atum e salmão; já a vitamina D_2 ou ergocalciferol pode ser encontrada em alimentos de origem vegetal, como em plantas e cogumelos (Stacchiotti et al., 2021).

Para a vitamina D_3 e a vitamina D_2 se tornarem metabolicamente ativas no corpo, elas precisam passar por duas reações químicas catalisadas por duas isoformas do citocromo P450, expressas no fígado e no rim. Assim que sintetizadas na pele e/ou absorvidas pelo intestino (proveniente da dieta) são incorporadas por quilomícrons e transportadas até a circulação venosa. A absorção de vitaminas D_3 e D_2 no intestino é alta, porém não completa (Barbáchano et al., 2017). Estima-se que, em um indivíduo saudável, a absorção, medida por marcadores nas fezes, seja de 62 a 91%. Em estudos recentes, foi visto que a absorção no intestino pode ser prejudicada quando o indivíduo tem dificuldade de absorver gordura, inclusive indivíduos pós-cirurgia bariátrica. Outros estudos corroboram com esses dados indicando que a absorção dessas vitaminas ocorre com a ajuda de proteínas envolvidas na absorção de colesterol (Ross et al., 2011).

Não se sabe ao certo quanto tempo de exposição ao sol é necessária para a síntese de vitamina D, até porque horas de exposição solar também são prejudiciais por causar danos teciduais, fotoenvelhecimento e câncer de pele. Por esse fato, a recomendação de dermatologistas é o uso de protetor solar por todos e uma exposição entre 5 e 30 minutos diários, porém depende da estação, da latitude e do tipo de pele. Esses requisitos já seriam suficientes para a população ter níveis saudáveis de vitamina D, que variam de 20 a 30 ng/mℓ para a prevenção de doenças (Ross et al., 2011). Entretanto, a literatura relata que mais da metade da população mundial apresenta graus variados de deficiência em vitamina D, causando grande impacto na saúde, especialmente na saúde óssea (Weber, 1983).

A deficiência de vitamina D leva ao alargamento das extremidades de ossos longilíneos e a uma proeminência ao longo das junções costocondrais da costela, chamado "rosário raquítico", características evidentes em casos de raquitismo. Como vitamina D está presente em células epiteliais do intestino e do cólon, fibroblastos, linfócitos, macrófagos e células dendríticas espalhadas pelo corpo, é de se esperar que a deficiência em vitamina D afete outros tecidos além dos ossos. A deficiência de vitamina D exerce um papel crítico em pelo menos 17 diferentes tipos de câncer, assim como em doenças autoimunes, diabetes *mellitus* (por reduzir a sensibilidade à insulina), doenças periodontais, bem como quadros inflamatórios, por modular o sistema imunológico aumentando as citocinas pró-inflamatórias. Além do mais, a deficiência de vitamina D e a ausência de receptor de vitamina D (VDR) têm sido cada vez mais associadas ao desequilíbrio bacteriano intestinal e, consequentemente, ao aumento de probabilidade de doenças intestinais (Holick, 2007).

As bactérias não apresentam VDR descritos, e os efeitos da vitamina D na MI são indiretos, fruto das respostas do hospedeiro. Estudos recentes associam vitamina D e VDR ao microbioma intestinal e a doenças inflamatórias no intestino. Um estudo clínico com indivíduos que receberam tratamento com diversas vitaminas, incluindo a vitamina D, investigou as alterações no microbioma fecal e revelou que a vitamina D, sozinha, consegue modificar o microbioma fecal, especialmente em relação à família e ao gênero. Houve aumento da família *Coriobacteriaceae* e das espécies *Streptococcus salivaris*, *Dorea longicatena* e *Bifidobacterium longum*. Ademais, houve uma diminuição da família *Desulfovibrionaceae* e do gênero *Odoribacter*. Os autores sugerem que essa modificação pode estar atrelada à ativação do VDR, receptor conhecido por modificar o microbioma intestinal (Jin et al., 2015). Outro estudo que suplementou indivíduos com vitamina D apontou que houve modificação da microbiota pertencente ao TGI superior, principalmente, com aumento da riqueza de espécies e diminuição da abundância relativa de espécies consideradas oportunistas, como *Escherichia/Shigella* e *Pseudomonas* (Pham et al., 2021b). Luthold et al. (2017) separaram 150 indivíduos por grupo de acordo com o perfil clínico e inflamatório e níveis de vitamina D circulantes e mostraram que os participantes com maior ingestão de vitamina D apresentavam maiores níveis do gênero *Prevotella* e menor abundância dos gêneros *Haemophilus* e *Veillonella*, considerados patogênicos. Além disso, nesse estudo, houve correlação inversa entre as taxas de vitamina D circulante e marcadores inflamatórios (Luthold et al., 2017).

Foi avaliada, em mulheres grávidas, a ingestão de micronutrientes, bem como sua influência na MI, e verificou-se que altas doses de vitamina D foram inversamente associadas à alfadiversidade, além de aumentarem os níveis de Pseudomonadota, um filo conhecido por abrigar diversas espécies patogênicas que podem causar um quadro de desequilíbrio bacteriano intestinal. Acredita-se que, como a vitamina D tem propriedades antimicrobianas, uma dose mais alta pode contribuir para a depleção da microbiota comensal, levando à colonização por certas bactérias patogênicas, e, por conseguinte, ocasionar maior suscetibilidade à colite (Mandal et al., 2016).

O efeito da suplementação de vitamina D na MI infantil foi investigado em crianças lactentes cuja mãe recebeu suplementações diárias durante a gravidez (divididas em grupos que receberam > 10 μg/dia, < 10 μg/dia e 0 μg de vitamina D) ou diretamente nos lactentes, desconsiderando a exposição ao sol. De acordo com as amostras fecais obtidas dos bebês, a suplementação de vitamina D influenciou diretamente em táxons microbianos de grande importância para a saúde dos lactentes. Foi verificado uma relação negativa entre os níveis de vitamina D séricos e o gênero *Bifidobacterium*, e uma relação positiva entre os níveis de vitamina D séricos e o gênero *Bacteroides* (Talsness et al., 2019). Outro estudo com lactantes e lactentes revelou que o leite humano enriquecido com vitamina D reduziu a probabilidade de colonização pelo patógeno oportunista *Clostridioides difficile* (Drall et al., 2020).

Jin et al. (2015) relataram que a ausência de VDR em camundongos não só causava desequilíbrio bacteriano intestinal como também levava à depleção de importantes gêneros para a homeostase do intestino, como o *Lactobacillus*. Os autores concluíram que, além de modificar a composição do microbioma, também causava grande impacto no perfil metabólico, o que poderia levar a sérias doenças, como o câncer. Experimentos realizados com animais demonstraram que, na deficiência de vitamina D, os receptores TLR se encontram super expressos, o que leva à inflamação hepática em animais com obesidade. Já foi descrito que tratamentos com probióticos contendo *Lactobacillus rhamnosus* e *Lactobacillus plantarum* são capazes de aumentar a expressão do gene que codifica o VDR em células epiteliais de camundongos, conferindo proteção contra *Salmonella* (Jin et al., 2015).

Visto isso, conclui-se que tanto a deficiência quanto a suplementação com vitamina D são capazes de modificar o microbioma intestinal. Não obstante, os mecanismos moleculares pelos quais essa alteração se dá permanecem inexplorados. Dada a importância da vitamina D na homeostase do TGI, é fundamental realizar estudos que aprofundem essa correlação.

Vitamina E

A vitamina E é uma vitamina lipossolúvel que pertence a um grupo de compostos conhecidos como tocoferóis e tocotrienóis. É um nutriente essencial para o ser humano, obtido por meio da alimentação, já que o ser humano não produz esse composto. A vitamina E apresenta diversas funções já bem descritas na fisiologia humana, particularmente no bom funcionamento do sistema imunológico. A atividade antioxidante da vitamina E protege as células dos danos causados pelas espécies reativas de oxigênio (EROs).

Um estudo recente confirmou que a suplementação diária com alfa-tocoferol (de 0,06 mg/20 g a 0,18 mg/20 g de massa corporal) causa alterações na composição da MI em murinos. Em relação a filo, uma leve alteração na abundância relativa de Bacillota para Bacteroidota (Firmicutes e

Bacteroidetes, respectivamente) foi observada em animais que receberam vitamina E, indicando que a administração dessa vitamina pode afetar diretamente a MI de camundongos. Os animais suplementados com vitamina E apresentaram maior proporção de bactérias do filo Pseudomonadota, que engloba diversos gêneros patogênicos para humanos, como *E. coli* e *Shigella*. Os autores especulam que o efeito antioxidante da vitamina E poderia permitir o crescimento de espécies facultativas, como as encontradas no filo Pseudomonadota (Choi *et al.*, 2020).

Camundongos tratados com antimicrobianos orais que receberam suplementação intragástrica diária de uma mistura de tocoferóis e tocotrienóis (75 mg/kg) conseguiram absorver a vitamina E com mais eficiência do que controles não tratados com antimicrobianos, como comprovado pelos níveis sanguíneos e hepáticos de vitamina E. Os metabólitos da vitamina E também estavam diminuídos em outros sítios (p. ex., fígado, rins, urina e fezes dos animais tratados com antimicrobianos). Esses resultados sugerem, parcialmente, que as alterações na MI ocasionadas pelo uso de antimicrobianos modifiquem a absorção de vitamina E ou a diminuição de sua degradação por microrganismos intestinais, demonstrando o papel da MI na biodisponibilidade da vitamina E (Ran *et al.*, 2019).

Um estudo em humanos mostrou que a suplementação com vitamina E leva ao aumento da produção de AGCCs, bem como o aumento da abundância relativa de *Akkermansia* e outros grupos bacterianos considerados benéficos, como *Lactobacillus*, *Bifidobacterium*, *Faecalibacterium*, *Coriobacteriaceae* e *Collinsella aerofaciens*. Alguns achados no estudo com camundongos citado anteriormente também foram observados em humanos, como o aumento do filo Verrucomicrobiota (espécie *Akkermansia muciniphila*) (Li *et al.*, 2023).

Apesar da escassez de estudos, achados recentes descrevem uma interação entre vitamina E e MI, com efeitos para a saúde do hospedeiro. A vitamina E pode regular a MI direta ou indiretamente, modificando o sistema imunológico e o metabolismo das bactérias, o que, por sua vez, afeta a proliferação microbiana. Ao mesmo tempo, o ecossistema microbiano pode afetar vários aspectos do metabolismo da vitamina E e seus metabólitos bioativos. A atividade antioxidante da vitamina E pode, por sua vez, alterar o ecossistema intestinal e permitir alterações na estrutura das comunidades microbianas do TGI.

Vitamina K

A vitamina K é necessária para a coagulação do sangue e para o metabolismo ósseo (Lai *et al.*, 2022). No entanto, novas evidências mostraram outro aspecto de sua importância: sua interação com as bactérias intestinais. O intestino humano contém trilhões de microrganismos, conhecidos como MI, que desempenham papel importante em muitas áreas da saúde humana (Pham *et al.* 2021a). Nesta seção, será abordada a complexa ligação entre vitamina K e MI, incluindo como essa relação afeta a saúde geral do hospedeiro.

Um aspecto fascinante da relação vitamina K-MI é que certas bactérias residentes no intestino podem sintetizar a vitamina K (Lai *et al.*, 2022). Especificamente, as bactérias pertencentes ao gênero *Bacillus* e várias espécies do gênero *Lactobacillus* são conhecidas por produzir diferentes formas de vitamina K, denominadas comumente "vitamina K$_2$" (menaquinonas) (Liu *et al.*, 2019). Os mecanismos de produção de vitamina K por microrganismos envolvem a estruturação de ubiquinonas, que formam a base dos compostos graxos. Como resultado, a MI desempenha papel significativo no estado geral da vitamina K do hospedeiro (Pham *et al.* 2021a).

A MI não apenas produz a vitamina K, mas também influencia sua absorção no intestino. Certas espécies bacterianas, como *Bacteroides fragilis*, produzem enzimas que modificam os ácidos biliares, necessários para a absorção ideal da vitamina K (Pham *et al.* 2021a). Essas modificações podem proporcionar uma melhor absorção da vitamina K, ou podem diminuir a afinidade dos sais biliares, proporcionando uma pior emulsão e pior absorção de gorduras em geral (Lai *et al.*, 2022; Li *et al.*, 2019; Tsiantas *et al.*, 2022). Alterações na composição da MI podem afetar esses níveis enzimáticos e, posteriormente, afetar a absorção da vitamina K dietética (Tsiantas *et al.*, 2022). Estudos mostraram que a aplicação de antibióticos, provocando desequilíbrio bacteriano intestinal, diminui a concentração sérica e cecal de vitamina K. Além disso, o desequilíbrio bacteriano intestinal tem sido associado à redução da absorção e deficiência de vitamina K, enfatizando a importância de um microbioma intestinal saudável (Pham *et al.* 2021b).

A vitamina K e a MI influenciam mutuamente a saúde intestinal. Por um lado, a vitamina K atua na integridade da barreira intestinal, promovendo a síntese de proteínas envolvidas na adesão celular e na formação das junções aderentes do epitélio intestinal (Tsiantas *et al.*, 2022). Essas proteínas contribuem para manter um revestimento intestinal saudável, evitando a translocação de substâncias nocivas para a corrente sanguínea. Por outro lado, a MI contribui para a homeostase intestinal e para a função imunológica, tendo papel proeminente na disponibilidade e na absorção da vitamina K (Yan *et al.*, 2022). O desequilíbrio bacteriano intestinal pode interromper essa delicada interação e comprometer a saúde geral do intestino.

Compreender a intrincada relação entre vitamina K e MI abre possibilidades terapêuticas interessantes. A manipulação da MI por meio de probióticos, prebióticos ou intervenções dietéticas pode otimizar a síntese, a absorção e a disponibilidade da vitamina K (Yan *et al.*, 2022). Além disso, estratégias direcionadas para modificar a MI poderiam potencialmente aumentar a eficácia das proteínas dependentes da vitamina K, com implicações para a saúde cardiovascular e outras funções relacionadas com a vitamina K. Mais pesquisas são necessárias para elucidar os mecanismos precisos subjacentes a essa interação e para explorar o potencial terapêutico de intervenções destinadas a otimizar o eixo vitamina K-MI.

Vitaminas hidrossolúveis e microbiota intestinal

Vitaminas do complexo B

As vitaminas do complexo B desempenham papel essencial no funcionamento adequado do organismo humano. Composto de um grupo com oito vitaminas distintas, incluindo tiamina (B_1), riboflavina (B_2), niacina (B_3), ácido pantotênico (B_5), piridoxina (B_6), biotina (B_7), ácido fólico (B_9) e cobalamina (B_{12}), esse conjunto de nutrientes desempenha uma variedade de funções vitais, como o metabolismo energético, a síntese de DNA e a manutenção do sistema nervoso (Berding *et al.*, 2021).

Além disso, estudos recentes têm revelado uma relação surpreendente entre as vitaminas do complexo B e a saúde da MI. Essa é uma área emergente de pesquisa que traz percepções valiosas sobre a interação complexa entre nutrientes e a saúde intestinal, fornecendo uma nova perspectiva sobre a importância das vitaminas do complexo B não apenas para as funções do organismo em geral, mas também para a manutenção de uma microbiota saudável. Compreender essa relação pode abrir caminho para abordagens terapêuticas inovadoras que visam otimizar a saúde intestinal e, consequentemente, melhorar a qualidade de vida dos indivíduos (Uebanso *et al.*, 2020).

Tiamina

Também conhecida como vitamina B_1, a tiamina é uma vitamina hidrossolúvel essencial para o metabolismo dos carboidratos e para o funcionamento adequado do sistema nervoso. Estudos recentes mostraram a importância do microbioma intestinal na regulação da disponibilidade e da absorção da tiamina; além disso, algumas bactérias presentes no intestino são capazes de sintetizar e secretar tiamina.

Por outro lado, a deficiência de tiamina pode ter um impacto significativo no microbioma intestinal. Estudos mostraram que a falta de tiamina pode levar à alterações na composição e na função da MI, afetando negativamente a diversidade microbiana e a produção de metabólitos benéficos. Isso sugere que a tiamina desempenha um papel importante na manutenção de um microbioma intestinal saudável (Sannino *et al.*, 2018).

Além disso, algumas pesquisas têm explorado o efeito da tiamina sobre a MI. Estudos em animais mostraram que a suplementação de tiamina pode influenciar positivamente a composição da MI, aumentando a abundância de bactérias benéficas. Pesquisas que relacionam o consumo dietético de tiamina demonstraram modificações condizentes com as que são apresentadas por murinos, ainda assim mais pesquisas são necessárias para entender melhor essa relação e determinar os efeitos da suplementação de tiamina no microbioma intestinal humano (Wolak et al., 2014).

Riboflavina

A MI exerce influência significativa na síntese, transformação e utilização da riboflavina, uma vitamina essencial também conhecida como vitamina B_2. A riboflavina desempenha papel vital em várias reações metabólicas, atuando como um componente-chave de coenzimas, como a flavina mononucleotídeo (FMN) e a flavina adenina dinucleotídeo (FAD), envolvidas em processos redox e metabolismo energético. Determinadas bactérias intestinais, principalmente, pertencentes aos gêneros *Lactobacillus*, *Bifidobacterium* e *Enterococcus*, apresentam genes envolvidos na síntese da riboflavina. Esses microrganismos são capazes de converter moléculas precursoras, como a ribulose-5-fosfato e a guanosina trifosfato, em riboflavina ativa. A presença dessas bactérias na MI contribui para a produção de riboflavina no TGI, fornecendo uma fonte endógena dessa vitamina (Thakur et al., 2016).

Além da produção, a MI também desempenha papel na transformação da riboflavina em suas formas ativas, FMN e FAD. Microrganismos presentes na MI, como *Escherichia coli* e *Enterococcus faecalis*, têm enzimas específicas, como a riboflavina quinase, responsável por converter a riboflavina em FMN, e pirofosforilase, que realiza a conversão para FAD, mediados por ATP. Essas formas ativas são essenciais para o metabolismo celular, atuando como cofatores para uma variedade de enzimas envolvidas em reações redox e no metabolismo de carboidratos, lipídios e proteínas.

A utilização da riboflavina pelos microrganismos da MI é fundamental para seu crescimento e função metabólica. A riboflavina desempenha papel crucial na produção de energia, participando da cadeia transportadora de elétrons e da fosforilação oxidativa. Além disso, atua como coenzima para enzimas envolvidas no metabolismo de aminoácidos, como as transaminases, e no metabolismo de lipídios, como as desidrogenases de ácidos graxos. Essa vitamina, ainda, atua como mediador no processamento de xenobióticos, como o pesticida atrazina. A presença adequada de riboflavina na MI promove o crescimento e o metabolismo saudáveis dos microrganismos (Glover; Hwang; Zeng, 2003).

Niacina

A niacina ou vitamina B_3 exerce um papel crucial no metabolismo humano. Essa vitamina está envolvida diretamente na produção de nicotinamida adenina dinucleotídeo (NADH) e NADPH, é encontrada em diferentes fontes, como alimentos cárneos, vegetais ou pode ser sintetizada por microrganismos a partir do triptofano. A MI age diretamente ao processar diversos compostos para o hospedeiro, atuando na homeostase de aminoácidos, fornecimento de vitaminas, entre outras funções. A niacina pode reduzir o desequilíbrio bacteriano intestinal, aumentando a diversidade de bactérias no intestino (Combs; McClung, 2017).

Ácido fólico

O folato exerce importantes funções sobre a MI, devido à sua necessidade para multiplicação celular. No organismo, o folato age na multiplicação celular, geração, manutenção e maturação de células Treg, bem como um imunomodulador e na composição da MI. A produção de folato pelos integrantes da MI é afetada pelo estado de saúde. Em doenças autoimunes, há deficiência de folato produzida pelo microbioma intestinal e modulações que afetam a produção endógena de folato podem exacerbar o estado inflamatório (Gumiela, 2019).

A produção de folato pode ser influenciada também pelo uso de certos medicamentos, como a metformina, que interage com a fração produtora de folato do microbioma e prejudica a sua disponibilidade para o microbioma e para o próprio hospedeiro. Alguns gêneros têm uma predisposição maior para ter as enzimas necessárias para a produção do folato. A estimulação da presença no lúmen intestinal, como dos gêneros *Bifidobacterium* e *Lactobacillus*, aumenta a produção de folato e promove a saúde do hospedeiro e do microbioma (Andlid; D'aimmo; Jastrebova, 2018; Kok; Steegenga; Mckay, 2018).

Cobalamina

Entre os muitos componentes que interagem com o microbioma, a cobalamina, conhecida como vitamina B_{12}, emerge como um fator de destaque. É uma vitamina envolvida em uma série de processos metabólicos vitais, e sua disponibilidade no intestino está intimamente ligada à interação com as comunidades microbianas residentes (Wang *et al.*, 2019).

Os filos Bacillota e Bacteroidota são intrinsecamente relacionados com a presença da cobalamina, sendo mais expressivos na presença desta do que em sua redução, ao passo que o filo Pseudomonadota fica mais expressivo na redução. As diferentes formas de cobalamina podem impactar de maneira diversificada a composição da MI. Por exemplo, a metilcobalamina aumenta a abundância de bactérias produtoras de AGCCs, mas diminui a diversidade total e estimula o crescimento da população de *Acinetobacter*. A cianocobalamina, por sua vez, induz mudanças na MI que a tornam mais pró-inflamatória, estimulando o aumento da população de *E. coli* e do gênero *Pseudomonas* (Xu *et al.*, 2018; Degnan; Taga; Goodman, 2014).

A suplementação de cobalamina durante um processo infeccioso, como a tuberculose, pode ter impacto significativo na sobrevivência do hospedeiro. O transporte e a síntese de cobalamina afetam, respectivamente, a sobrevivência e o crescimento da *Mycobacterium tuberculosis* (Rowley; Kendall, 2019).

Outras vitaminas do complexo B

O ácido pantotênico, a piridoxina e a biotina são vitaminas que agem na multiplicação celular. O ácido pantotênico é essencial para a multiplicação e a manutenção de diversos gêneros bacterianos, inclusive alguns considerados benéficos, como *Lactobacillus* e *Bifidobacterium*. A biotina, especificamente, age na manutenção de células-tronco intestinais, que estão envolvidas no reparo e na formação da parede intestinal. A formação concreta do lúmen intestinal permite o funcionamento correto do intestino e garante estabilidade para a colonização de um microbioma saudável, com base na dieta do hospedeiro. A piridoxina está envolvida, principalmente, no metabolismo de aminoácidos e neurotransmissores produzidos por microrganismos. A deficiência de piridoxina pode estimular um estado de desequilíbrio bacteriano intestinal, ao passo que sua suplementação corrige esse estado e modifica o microbioma intestinal para uma configuração mais saudável (Uebanso *et al.*, 2020).

Vitamina C

A vitamina C (ácido ascórbico) é um composto solúvel em água, essencial para a saúde humana. Deve ser adquirido por meio da dieta, principalmente, por meio do consumo de frutas e vegetais, uma vez que não é sintetizado endogenamente. Essa vitamina está relacionada com o bom funcionamento do sistema imunológico e foi identificada como o principal antioxidante fisiológico em humanos, pois oferece proteção contra o estresse oxidativo em células. Existem poucos estudos avaliando o efeito da suplementação com vitamina C na MI. Resultados preliminares indicam uma associação positiva entre o consumo de vitamina C e uma alta diversidade microbiana no TGI, produção de AGCCs, bem como a presença de espécies bacterianas benéficas, com propriedades probióticas. Mas ainda não foi estabelecido um efeito direto dessa vitamina na modulação de espécies microbianas do intestino.

Em dois estudos com indivíduos saudáveis, a suplementação com vitamina C diminuiu significativamente a abundância relativa de espécies do filo Bacteroidota em relação a Bacillota. Em um dos estudos, a abundância relativa da família *Lachnospiraceae* aumentou, ao passo que diminuiu a abundância relativa de *Enterococci* e *Gemmiger formicilis* (Otten et al., 2021). No segundo estudo, os resultados em relação à variação dentro dos filos Bacteroidota/Bacilota foram similares. Ademais, um resultado marcante observado foi o aumento na abundância relativa de *Collinsella*, um gênero bacteriano que apresenta associações positivas e negativas com a saúde humana já descritas na literatura (Pham *et al.*, 2021b).

Haza *et al.* (2022) conduziram um estudo observacional em que 23 indivíduos saudáveis receberam altas doses de vitamina C (de 3 a 25 g/dia, durante períodos variáveis) e tiveram a diversidade bacteriana nas fezes avaliadas antes e após a administração do suplemento. De modo geral, a diversidade de espécies foi aumentada, assim como os níveis de bactérias do gênero *Bifidobacterium*, que tem benefícios positivos para a saúde. Infelizmente, esse estudo não levou em consideração as inúmeras variáveis que poderiam afetar a composição das espécies bacterianas nesses indivíduos (Hazan *et al.*, 2022).

A regulação da MI pela vitamina C pode estar relacionada com seu poder antioxidante e as vias metabólicas bacterianas, por meio da alteração do potencial redox intestinal. A proporção relativa de espécies aerotolerantes para espécies anaeróbias estritas, que são influenciadas pelo estresse oxidativo, está intimamente ligada ao potencial redox intestinal. A vitamina C pode aumentar a abundância relativa da espécie *Faecalibacterium prausnitzii*, um anaeróbio estrito que é correlacionado positivamente com a saúde humana, assim como espécies produtoras de butirato, um importante AGCC, como *Roseburia*, *Faecalibacterium*, *Turicibacter* e *Lachnospiraceae*. Inversamente, o aumento da concentração de oxigênio no intestino induz o crescimento de facultativos, como a família *Enterobacteriaceae*.

Referências bibliográficas

AHMED, F. *et al*. Excessive faecal losses of vitamin A (retinol) in cystic fibrosis. **Archives of Disease in Childhood**, v. 65, n. 6), p. 589-593, 1990.

AMIMO, J. O. *et al*. Immune Impairment Associated with Vitamin A Deficiency: Insights from Clinical Studies and Animal Model Research. **Nutrients**, v. 14, n. 23, 2022.

AMIT-ROMACH, E. *et al*. Bacterial population and innate immunity-related genes in rat gastrointestinal tract are altered by vitamin A-deficient diet. **Journal of Nutritional Biochemistry**, v. 20, n. 1, p. 70-77, 2009.

ANDLID, T. A.; D'AIMMO, M. R.; JASTREBOVA, Folate and Bifidobacteria. In: MATTARELLI, P. *et al*. (Eds.). **The Bifidobacteria and Related Organisms**. [s.l.] Academic Press, 2018.

BARBÁCHANO, A. *et al*. The endocrine vitamin D system in the gut. **Molecular and Cellular Endocrinology**, v. 453, p. 79-87, 2017.

BARONE, M. *et al*. Gut microbiome–micronutrient interaction: The key to controlling the bioavailability of minerals and vitamins? **BioFactors**, v. 48, n. 2, p. 307-314, 2022.

BEANE, K. E. *et al*. Effects of dietary fibers, micronutrients, and phytonutrients on gut microbiome: a review. **Applied Biological Chemistry**, v. 64, n. 1, p. 36, 2021.

BERDING, K. *et al*. Diet and the Microbiota–Gut–Brain Axis: Sowing the Seeds of Good Mental Health. **Advances in Nutrition**, v. 12, n. 4, p. 1239-1285, 2021.

CANTORNA, M. T.; SNYDER, L.; ARORA, J. Vitamin A and vitamin D regulate the microbial complexity, barrier function, and the mucosal immune responses to ensure intestinal homeostasis. **Critical Reviews in Biochemistry Molecular Biology**, v. 54, n. 2, p. 184-192, 2019.

CHOI, Y. *et al*. Vitamin E (α-tocopherol) consumption influences gut microbiota composition. **International Journal of Food Sciences and Nutrition**, v. 71, n. 2, 2020.

COMBS, G. F.; MCCLUNG, J. P. Niacin. In: COMBS, G. F.; MCCLUNG, J. P. (Eds.). **The Vitamins (Fifth Edition)**. [s.l.] Academic Press, 2017. p. 331-350.

DEGNAN, P. H.; TAGA, M. E.; GOODMAN, A. L. Vitamin B12 as a Modulator of Gut Microbial Ecology. **Cell Metabolism**, v. 20, n. 5, p. 769-778, 2014.

DRALL, K. *et al*. Vitamin D supplementation in pregnancy and early infancy in relation to gut microbiota composition and C. difficile colonization: implications for viral respiratory infections. **Gut Microbes**, v. 12, 2020.

GLOVER, H.; HWANG, H.-M.; ZENG, K. Effects of riboflavin photoproducts on microbial activity during photosensitization of atrazine transformation. **Environmental Toxicology**, v. 18, n. 6, p. 361-367, 2003.

GRIZOTTE-LAKE,. *et al*. Commensals Suppress Intestinal Epithelial Cell Retinoic Acid Synthesis to Regulate Interleukin-22 Activity and Prevent Microbial Dysbiosis. **Immunity**, v. 49, n. 6, p. 1103-1115, e6, 2018.

GUMIELA, D. Human microbiome as a source of folate modifiable by nutritional and non-nutritional factors. **Pomeranian Journal of Life Sciences**, v. 65, n. 2, p. 69-77, 2019.

HALL, J. A. *et al*. Essential role for retinoic acid in the promotion of CD4(+) T cell effector responses via retinoic acid receptor alpha. **Immunity**, v. 34, n. 3, p. 435-447, 2011.

HARISSON. Mechanisms of digestion and absorption of dietary vitamin A. **Annual Review of Nutrition**, v. 25, p. 87-103, 2005.

HASKELL. The challenge to reach nutritional adequacy for vitamin A: beta-carotene bioavailability and conversion–evidence in humans. **The American Journal of Clinical Nutrition**, v. 96, 2012.

HAZAN, S. *et al*. Vitamin C improves gut Bifidobacteria in humans. **Future Microbiology**, 2022.

HOLICK, F. Vitamin D deficiency. **The New England Journal of Medicine**, v. 357, n. 3, p. 266-281, 2007.

HONG, S. *et al*. Alternative biotransformation of retinal to retinoic acid or retinol by an aldehyde dehydrogenase from Bacillus cereus. **Applied and Environmental Microbiology**, v. 82, n. 13, p. 3940-3946, 2016.

JIN, D. *et al*. Lack of Vitamin D Receptor Causes Dysbiosis and Changes the Functions of the Murine Intestinal Microbiome. **Clinical Therapeutics**, v. 37, n. 5, p. 996-1009, e7, 2015.

KOK, D. E.; STEEGENGA, W. T.; MCKAY, J. A. Folate and epigenetics: why we should not forget bacterial biosynthesis. **Epigenomics**, v. 10, n. 9, p. 1147-50, 2018.

LAI, Y. *et al*. Role of Vitamin K in Intestinal Health. **Frontiers in Immunology**, v. 12, p. 791565, 2022.

LEE, Y. *et al*. Changes in the gut microbiome influence the hypoglycemic effect of metformin through the altered metabolism of branched-chain and nonessential amino acids. **Diabetes Research and Clinical Practice**, v. 178, p. 108985, 2021.

LI, L.; KRAUSE, L.; SOMERSET, S. Associations between micronutrient intakes and gut microbiota in a group of adults with cystic fibrosis. **Clinical Nutrition**, v. 36, n. 4, p. 1097-1104, 2017.

LI, X.-Y. *et al*. Regulation of gut microbiota by vitamin C, vitamin E and β-carotene. **Food Research International**, v. 169, p. 112749, 2023.

LIN, R. *et al*. A review of the relationship between the gut microbiota and amino acid metabolism. **Amino Acids**, v. 49, n. 12, p. 2083-2090, 2017.

LIU, Y. *et al*. Long-chain vitamin K2 production in Lactococcus lactis is influenced by temperature, carbon source, aeration and mode of energy metabolism. **Microbial Cell Factories**, v. 18, n. 1, p. 129, dez. 2019.

LUTHOLD, R. *et al*. Gut microbiota interactions with the immunomodulatory role of vitamin D in normal individuals. **Metabolism Clinical and Experimental**, v. 69, p. 76-86, 2017.

LV, Z. *et al*. Vitamin A deficiency impacts the structural segregation of gut microbiota in children with persistent diarrhea. **Journal of Clinical Biochemistry and Nutrition**, v. 59, n. 2, p. 113-121, 2016.

MANDAL, S. *et al*. Fat and vitamin intakes during pregnancy have stronger relations with a proinflammatory maternal microbiota than does carbohydrate intake. **Microbiome**, v. 4, 2016.

MCDANIEL, K. L. *et al*. Vitamin A-deficient hosts become nonsymptomatic reservoirs of escherichia coli-like enteric infections. **Infection and Immunity**, p. 2984-2991, 2015.

MORA, J. R.; IWATA, M.; VON ANDRIAN, U. H. Vitamin effects on the immune system: Vitamins A and D take centre stage. **Nature Reviews Immunology**, v. 8, n. 9, p. 685-698, 2008.

OTTEN, A. T. *et al*. Vitamin C Supplementation in Healthy Individuals Leads to Shifts of Bacterial Populations in the Gut–A Pilot Study. **Antioxidants**, v. 10, n. 8, p. 1278, 2021.

PHAM, V. T. *et al*. Effects of colon-targeted vitamins on the composition and metabolic activity of the human gut microbiome – a pilot study. **Gut Microbes**, v. 13, n. 1, p. 1875774, 2021b.

PHAM, V. T. *et al*. Vitamins, the gut microbiome and gastrointestinal health in humans. **Nutrition Research**, v. 95, p. 35-53, 2021a.

RAN, L. *et al*. Effects of antibiotics on degradation and bioavailability of different vitamin E forms in mice. **Biofactors**, v. 45, n. 3, p. 450-462, 2019.

ROSS, C. *et al*. Dietary Reference Intakes for Calcium and Vitamin D. **National Academy Press**. Washington, DC, 2011.

ROWLEY, C. A.; KENDALL, M. M. To B12 or not to B12: Five questions on the role of cobalamin in host-microbial interactions. **PLOS Pathogens**, v. 15, n. 1, p. e1007479, 2019.

SANNINO, D. R. *et al*. The Drosophila melanogaster Gut Microbiota Provisions Thiamine to Its Host. **mBio**, v. 9, n. 2, p. e00155-18, 2018.

SRINIVASAN, K.; BUYS, E. M. Insights into the role of bacteria in vitamin A biosynthesis: Future research opportunities. **Critical Reviews in Food Science and Nutrition**, v. 59, n. 19, p. 3211-2326, 2019.

STACCHIOTTI, V. *et al*. Metabolic and functional interplay between gut microbiota and fat-soluble vitamins. **Critical Reviews in Food Science and Nutrition**, v. 61, n. 19, p. 321132, 2021.

TALSNESS, C. E. *et al*. Influence of vitamin D on key bacterial taxa in infant microbiota in the KOALA Birth Cohort Study. **PLOS ONE**, 2019.

THAKUR, K. *et al.* Riboflavin and health: A review of recent human research. **Critical reviews in food science and nutrition**, v. 57, n. 17, p. 3650-3660, 2016.

TSIANTAS, K. *et al.* Effects of Non-Polar Dietary and Endogenous Lipids on Gut Microbiota Alterations: The Role of Lipidomics. **International Journal of Molecular Sciences**, v. 23, n. 8, p. 4070, 2022.

UEBANSO, T. *et al.* Functional Roles of B-Vitamins in the Gut and Gut Microbiome. **Molecular Nutrition & Food Research**, v. 64, n. 18, p. 2000426, 2020.

WANG, H. *et al.* Stability of vitamin B12 with the protection of whey proteins and their effects on the gut microbiome. **Food Chemistry**, v. 276, p. 298-306, 2019.

WEBER, F. Absorption of fat-soluble vitamins. **International Journal for Vitamin and Nutrition Research**, 25, p. 55-65, 1983.

WOLAK, N. *et al.* Thiamine increases the resistance of baker's yeast Saccharomyces cerevisiae against oxidative, osmotic and thermal stress, through mechanisms partly independent of thiamine diphosphate-bound enzymes. **FEMS Yeast Research**, v. 14, n. 8, p. 1249-1262, 2014.

XU, Y. *et al.* Cobalamin (Vitamin B12) Induced a Shift in Microbial Composition and Metabolic Activity in an *in vitro* Colon Simulation. **Frontiers in Microbiology**, v. 9, 2018.

YAN, H. *et al.* The Relationship Among Intestinal Bacteria, Vitamin K and Response of Vitamin K Antagonist: A Review of Evidence and Potential Mechanism. **Frontiers in Medicine**, v. 9, p. 829304, 2022.

YATSUNENKO, T. *et al.* Human gut microbiome viewed across age and geography. **Nature**, v. 486, n. 7402, p. 222-227, 2012.

27 Efeitos da Suplementação com Probióticos na Saúde Humana

Camila Guazzelli Marques ■ Anne Karoline Pereira Brito ■ Marcus Vinicius Lucio dos Santos Quaresma

Objetivo

- Discutir as características dos probióticos, os mecanismos de ação que sustentam a sua utilização, bem como os potenciais efeitos observados na saúde humana.

Destaques

- Probióticos são "microrganismos vivos que, quando administrados em quantidades adequadas, conferem um benefício à saúde do hospedeiro"
- Probióticos atuam principalmente por: (i) competição ativa contra os agentes patogênicos; (ii) produção de substâncias antimicrobianas; (iii) mecanismo de adesão à mucosa intestinal; (iv) modulação do sistema imunológico do hospedeiro; (iv) produção de ácidos graxos de cadeia curta (AGCCs)
- Os mecanismos que envolvem a colonização da mucosa gastrointestinal durante a suplementação probiótica parecem não estar completamente respondidos na literatura científica, principalmente, porque as pesquisas que foram conduzidas com probióticos até o momento apresentaram importantes limitações metodológicas
- Nos últimos anos, *Akkermansia muciniphila*, *Faecalibacterium prausnitzii*, *Roseburia intestinalis*, *Eubacterium* spp. e *Bacteroides* spp. vêm sendo consideradas como probióticos de próxima geração
- Embora a eficácia do uso dos probióticos na prevenção ou no tratamento de distintas condições clínicas seja contestável pela falta de evidências científicas, a suplementação da maioria das cepas probióticas é comumente reconhecida como segura para o consumo humano, sobretudo, em adultos saudáveis
- Para alguns pesquisadores, o âmbito dos probióticos é essencialmente abarcado pela pseudociência, sobretudo, pela falsa ideia de que "modular" a microbiota intestinal (MI) é trivial.

Introdução

O período de 1856 a 1864 é considerado um marco na história dos probióticos, devido às descobertas do microbiologista francês Louis Pasteur (Idrees et al., 2022; Ozen; Dinleyici, 2015). Em 1857, Louis Pasteur descobriu as bactérias produtoras de ácido lático e, a seguir, conseguiu demonstrar que os microrganismos eram os responsáveis pela deterioração dos alimentos (Ozen; Dinleyici, 2015).

Após essa descoberta, outros importantes acontecimentos científicos relacionados com os microrganismos foram sendo descritos. Em 1878, por exemplo, o cientista britânico Joseph Lister conseguiu isolar a bactéria *Lactococcus lactis* (anteriormente descrita como *Streptococcus lactis*) do leite rançoso e, posteriormente, outros cientistas isolaram bactérias produtoras de ácido lático do trato intestinal (Ozen; Dinleyici, 2015). Em 1889, o pediatra Henry Tissier descobriu as bifidobactérias, pertencentes ao gênero *Bifidobacterium*, a partir da observação da MI dos lactentes alimentados com leite humano. Ademais, Tissier foi o primeiro cientista a conceber a ideia de que bactérias "boas" poderiam ser utilizadas no tratamento de doenças intestinais (Ozen; Dinleyici, 2015). Não obstante, Élie Metchnikoff, ganhador do prêmio Nobel de Fisiologia ou Medicina em 1908, foi considerado o autor da ideia de que existem bactérias benéficas e que são fundamentais para a manutenção da saúde. A ideia propagada por Metchnikoff se baseava no fato de que os habitantes de uma área montanhosa da Bulgária consumiam uma grande quantidade de produtos lácteos fermentados e viviam mais comparativamente à população de outras regiões. Apesar disso, foi o médico búlgaro Stamen Grigorov que, em 1905, descobriu uma espécie de *Lactobacillus* na cultura inicial de um produto lácteo búlgaro fermentado. Posteriormente, essa bactéria foi nomeada como *Lactobacillus bulgaricus* (Ozen; Dinleyici, 2015). Nos anos seguintes, outras espécies foram sendo isoladas e reconhecidas por outros pesquisadores, aumentando substancialmente o repertório das bactérias probióticas. Em 1923, o cientista francês Henri Boulard isolou a levedura *Saccharomyces boulardii*. Já em 1930, o japonês Minoru Shirota isolou a cepa *Lactobacillus casei* Shirota do intestino humano. Posteriormente, ambas foram reconhecidas como probióticas (Idrees *et al.*, 2022; Ozen; Dinleyici, 2015).

Em 1954, o termo "probiotika" foi empregado pelo cientista alemão Ferdinand Vergin para descrever "substâncias ativas essenciais para a saúde". Contudo, foi apenas no ano de 1965 que os pesquisadores Lilly e Stillwell criaram o termo "probiótico", essencialmente para se referirem às "substâncias produzidas por um microrganismo que estimulam o crescimento de outro" (Idrees *et al.*, 2022). A palavra "probiótico" significa "a favor da vida", sendo etimologicamente constituída pela preposição latina "pro", que denota "para", e pela palavra grega "biótico", que significa "vida" (Jager *et al.*, 2019).

Em particular, na área da Saúde, o termo "probiótico" emergiu pela primeira vez em 1974, e foi definido como "organismos e substâncias que contribuem para o equilíbrio microbiano intestinal". Todavia, a definição proposta inicialmente passou por reformulações e, atualmente, a versão mais amplamente adotada e aceita no mundo é a proposta pela Organização das Nações Unidas para a Alimentação e Agricultura/Organização Mundial da Saúde em 2001, que definiu probióticos como "microrganismos vivos que, quando administrados em quantidades adequadas, conferem benefício à saúde do hospedeiro" (Hill *et al.*, 2014).

Portanto, foi a partir do reconhecimento da capacidade desses microrganismos de conferirem benefícios à saúde humana que os probióticos despertaram o interesse da comunidade científica, da indústria de alimentos e de medicamentos, especialmente nas últimas décadas (Suez *et al.*, 2019). No âmbito científico, sobretudo nos últimos anos, o número de publicações sobre probióticos vem crescendo substancialmente (Dronkers; Ouwehand; Rijkers, 2020). Em paralelo, a indústria de probióticos apresentou uma rápida e consistente expansão (Severyn; Bhatt, 2018). Em 2019, o mercado de probióticos representou 46,20 bilhões de dólares e as projeções mundiais são para 75,90 bilhões de dólares até 2026 (Zion Market Research, 2020). Segundo a análise realizada pela Zion Market Research, entre os motivos que impulsionam o mercado de probióticos estão o aumento do conhecimento empírico dos consumidores sobre os benefícios dos probióticos à saúde e a crescente demanda por alimentos e suplementos funcionais, além do progresso da indústria (Zion Market Research, 2020).

Os probióticos são comumente comercializados em forma de cápsulas liofilizadas, em pó (sachês) ou, ainda, em produtos lácteos selecionados, como leite fermentado ou iogurte. Ademais, as espécies dos gêneros *Lactobacillus* e *Bifidobacterium* são as frequentemente utilizadas como probióticas (Severyn; Bhatt, 2018). Contudo, há indícios de que as cepas probióticas são específicas, isto é, bactérias do mesmo gênero e espécie podem apresentar diferenças entre si, inclusive na capacidade de colonizar a mucosa do trato gastrointestinal (TGI) e, por conseguinte, na eficácia clínica, no tipo e na magnitude dos benefícios à saúde humana (Jager *et al.*, 2019).

Mecanismos de ação dos probióticos

A maior parte do conhecimento disponível sobre os mecanismos de ação dos probióticos baseia-se em pesquisas científicas que foram realizadas em modelos *in vitro*, cultura celular, animal ou *ex vivo* (Sanders *et al.*, 2019). Apesar de diversos mecanismos de ação dos probióticos já terem sido elucidados, não são todos os mecanismos que foram evidenciados em todas as cepas probióticas e, principalmente, confirmados em humanos até o momento (Sanders *et al.*, 2019).

Entre os mecanismos de ação dos probióticos elucidados, neste capítulo serão discutidos com maior profundidade: (i) competição ativa contra os agentes patogênicos; (ii) produção de substâncias antimicrobianas; (iii) mecanismo de adesão à mucosa intestinal; (iv) modulação do sistema imunológico do hospedeiro; (iv) produção dos AGCCs.

Competição ativa contra os agentes patogênicos

Os probióticos desencadeiam competição ativa contra patógenos, disputando nutrientes e locais de ligação em receptores no intestino, o que dificulta a sobrevivência de bactérias patobiontes. Alguns autores nomeiam esse efeito como "exclusão competitiva" (Bermudez-Brito *et al.*, 2012; Plaza-Diaz *et al.*, 2019). A exclusão competitiva ocorre, portanto, quando determinada espécie bacteriana disputa de maneira mais intensa os receptores presentes no epitélio intestinal com outras espécies. Logo, a exclusão ocorre em decorrência de vários mecanismos e características dos probióticos que inibem a adesão de patógenos, incluindo a produção de substâncias e o estímulo das células epiteliais intestinais (CEIs) (Bermudez-Brito *et al.*, 2012; Plaza-Diaz *et al.*, 2019). A exclusão competitiva por parte das bactérias intestinais resulta de uma interação entre as bactérias, que é mediada pela competição por nutrientes disponíveis e por locais de adesão à mucosa. Ainda, a potencial vantagem dos probióticos não se deve apenas ao aumento na sua abundância, visto que, com o intuito de obter uma vantagem competitiva, as bactérias têm a capacidade de alterar o ambiente físico-químico ao seu redor para torná-lo menos favorável aos seus concorrentes patogênicos. Um exemplo desse tipo de modificação ambiental é a produção de substâncias antimicrobianas, como ácido lático e acético (Fujiwara *et al.*, 2001; Schiffrin; Blum, 2002).

Contudo, os caminhos específicos e os principais mecanismos reguladores que fundamentam esses efeitos dos probióticos ainda são amplamente desconhecidos. Acredita-se que o mecanismo mediado pelas bacteriocinas seja o mais explorado. A saber, certos *Lactobacillus* e *Bifidobacterium* apresentam a capacidade de sintetizar peptídeos antimicrobianos (PAMs) denominados "bacteriocinas", os quais atuam como inibidores da proliferação de patógenos específicos, isto é, não permitindo com que bactérias patobiontes colonizem o TGI (Bermudez-Brito *et al.*, 2012). O conceito de "resistência à colonização" refere-se à utilização de probióticos com a finalidade de prevenir ou tratar patógenos entéricos, especialmente pelas bacteriocinas. As bacteriocinas são moléculas pequenas e catiônicas, compostas de aproximadamente 30 a 60 aminoácidos (Plaza-Diaz *et al.*, 2019). Essas substâncias exercem sua ação nas membranas citoplasmáticas bacterianas. A classificação das bacteriocinas abrange quatro tipos principais, fundamentados em suas estruturas primárias, pesos moleculares, modificações pós-tradução e características genéticas. Algumas bacteriocinas produzidas por *Lactobacillus plantarum* e *Lactobacillus acidophilus* mostraram a capacidade de inibir o crescimento de *Helicobacter*, *Clostridium difficile*, *Rotavírus* e *Shigella* spp. multirresistente, assim como *Escherichia coli* (Kumar *et al.*, 2016; Mokoena, 2017).

Produção de substâncias antimicrobianas

Um dos mecanismos propostos relacionados com os benefícios para a saúde conferidos pelos probióticos envolve a geração de compostos de baixo peso molecular (< 1.000 Da), como ácidos orgânicos, e a síntese de substâncias antibacterianas conhecidas como bacteriocinas (> 1.000 Da), já citadas anteriormente (Bermudez-Brito et al., 2012; Haller et al., 2001; Nielsen et al., 2010). Os ácidos orgânicos, especialmente o ácido acético e o ácido lático, exibem um efeito inibitório pronunciado contra bactérias gram-negativas, sendo considerados os principais compostos antimicrobianos responsáveis pela atividade inibitória dos probióticos contra patógenos. A forma não dissociada do ácido orgânico entra na célula bacteriana e se dissocia no citoplasma. A subsequente diminuição do pH intracelular ou o acúmulo intracelular da forma ionizada do ácido orgânico pode culminar na morte do patógeno (Bermudez-Brito et al., 2012; Haller et al., 2001; Nielsen et al., 2010).

Além disso, muitas bactérias lácticas são capazes de produzir peptídeos antibacterianos, como bacteriocinas e pequenos PAMs. As bacteriocinas podem ser divididas em duas classes específicas: bacteriocinas que contêm lantionina (classe I) e as que não contêm lantionina (classe II). As bacteriocinas da classe I compreendem cadeias de peptídeos únicas formadas por cadeias polipeptídicas. Essas bacteriocinas, como lacticina 481, lacticina 3147 e nisina, são PAMs sintetizadas por bactérias gram-positivas. As bacteriocinas da classe II são compostas, principalmente, de subclasses I, II, III e IV. As bacteriocinas comuns na classe II incluem pediocina pa-1, lactacina F, lactococcina A e reuterina 6 (Liu et al., 2020).

As bacteriocinas, provenientes sobretudo de bactérias gram-positivas, como a lactacina B de *L. acidophilus*, a plantaricina de *Lactibacillus plantarum* e a nisina de *Lactococcus lactis*, apresentam um espectro de atividade restrito, agindo apenas contra bactérias intimamente relacionadas (Bermudez-Brito et al., 2012; Haller et al., 2001; Mokoena, 2017; Nielsen et al., 2010). Contudo, algumas bacteriocinas também exibem eficácia contra patógenos associados aos alimentos. É fundamental destacar que as bacteriocinas, para atuar, precisam estar em um ambiente físico e nutricional adequado (p. ex., pH, O_2, disponibilidade de substratos etc.) (Sidooski et al., 2019).

A Figura 27.1 permite visualizar o papel das bacteriocinas derivadas dos probióticos atuando como inibidoras de patógenos.

Mecanismo de adesão à mucosa intestinal

A fixação à mucosa intestinal pelos probióticos é vista como um requisito fundamental para a colonização e desempenha um papel crucial na interação entre as cepas probióticas e o organismo do hospedeiro (Bermudez-Brito et al., 2012). O mecanismo de adesão, portanto, tem sido um dos principais critérios de seleção para novas cepas probióticas e está associado a diversos efeitos benéficos dos probióticos. As bactérias láticas novamente se destacam, pois apresentam vários determinantes de superfície que permitem a interação com as CEIs e o muco. Diversas proteínas derivadas de *Lactobacillus* (p. ex., *rhamnosus* e *plantarum*), por exemplo, permitem essa interação com as CEIs (Plaza-Diaz et al., 2019). Esse processo de adesão às CEIs ocorre por meio de diferentes moléculas acessórias, como flagelina, pili, polissacarídeo capsular ou proteínas secretadas pelos probióticos, conforme ilustrado na Figura 27.2. A flagelina é um componente estrutural dos flagelos bacterianos produzido por bactérias patogênicas, simbióticas e neutras. A interação entre a flagelina e o epitélio intestinal foi principalmente estudada em *E. coli*. (Liu et al., 2020).

A pili é caracterizada como estruturas filamentosas acessórias na superfície das bactérias, desempenhando um papel importante na adesão entre as bactérias e o epitélio intestinal do hospedeiro. As pili são divididas em 6 tipos (tipo I – tipo VI), com base em morfologia, número e distribuição na superfície de bactérias, características de adesão e antigenicidade (Liu et al., 2020).

O polissacarídeo capsular das bactérias é formado por homopolímeros ou heteropolímeros, constituídos por monossacarídeos repetidos (p. ex., glicose, frutose e galactose) ligados por ligações glicosídicas. As moléculas do polissacarídeo capsular em probióticos têm um efeito positivo na adaptação ao microambiente intestinal (Liu et al., 2020).

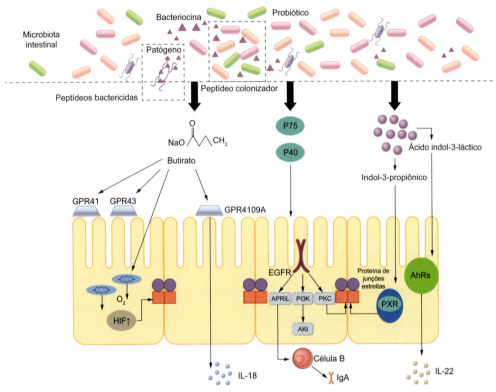

Figura 27.1 As bacteriocinas produzidas por probióticos atuam como peptídeos colonizadores, incentivando os probióticos a obter uma vantagem competitiva sobre outras cepas patobiontes e ocupar nichos estabelecidos nos intestinos. Ainda, as bacteriocinas podem funcionar como peptídeos bactericidas, inibindo diretamente a adesão de patógenos à camada de muco e protegendo a primeira barreira do trato intestinal. AKT: proteína quinase B; AhR: receptor aril-hidrocarboneto; APRIL: ligante indutor de proliferação; EGFR: receptor do fator de crescimento epidérmico; HIF: fator induzível por hipóxia; IL: interleucina; IgA: imunoglobulina A; PI3K: fosfatidilinositol-3-quinase; PKC: proteína quinase C; PXR: receptor pregnano X; GPR: receptor acoplado à proteína G. (Adaptada de Liu et al., 2020.)

As proteínas secretadas pelos probióticos (proteínas extracelulares) são liberadas no ambiente. Essas proteínas foram descritas como participantes na interação entre as bactérias simbióticas e o hospedeiro (Liu et al., 2020).

Todas as moléculas citadas anteriormente são denominadas "padrões moleculares associados a micróbios" (MAMPs), que podem se ligar a receptores de reconhecimento de padrões (PRRs), como os receptores do tipo domínio de oligomerização de nucleotídeos (NOD [NLRs]) e do tipo Toll (TLRs). Após essa interação, diversas vias intracelulares são controladas, seja pelo fator nuclear kappa B (NF-kB), seja pela proteína quinase ativadora de mitógeno (MAPK) ou pelo PPAR-gama (do inglês, *peroxisome proliferator-activated receptor gamma*) (Liu et al., 2020).

A Tabela 27.1 apresenta os principais MAMPS e PRRs do hospedeiro, que determinam a interação entre os probióticos e as CEIs, elemento crucial para atuação dos probióticos no intestino (Liu et al., 2020).

Probióticos e o sistema imunológico do hospedeiro

Os probióticos interagem com as CEIs e, ainda, com células do sistema imunológico que permitem

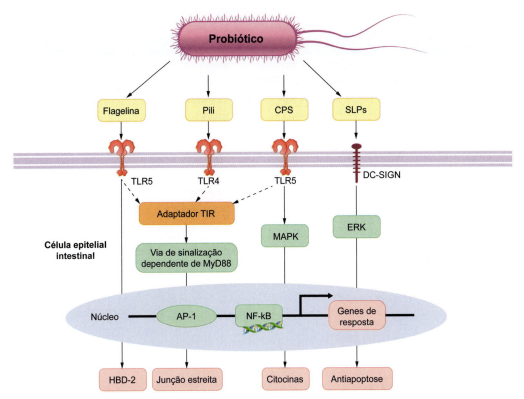

Figura 27.2 Efeitos da superfície molecular dos probióticos na barreira epitelial intestinal. Flagelina, pili e CPS podem se ligar ao domínio TIR nos TLRs, interagindo assim com moléculas como MyD88 para ativar as vias de sinalização AP-1 e NF-κB nas CEIs. A flagelina pode, finalmente, induzir a expressão de HBD-2 no intestino, o que é benéfico para prevenir patógenos. Os pili podem, por sua vez, aumentar a regulação da expressão de junções estreitas para aprimorar a função da barreira intestinal. O CPS pode induzir a secreção de citocinas, como IL-10 e IL-12, para atenuar a inflamação intestinal. As proteínas da camada superficial (SLPs) do *Lactobacillus acidophilus* pode se ligar ao DC-SIGN e aumentar a fosforilação do ERK, o que media a interação com o NF-κB e pode reduzir o nível de expressão de apoptose celular. AP-1: proteína ativadora 1; CPS: cápsula de polissacarídeo; DC-SIGN: molécula de adesão intercelular não integrina específica de células dendríticas; ERK: quinases reguladas por sinal extracelular; HB2: beta-defensina 2; MAPK: proteína quinase ativada por mitógenos; MYD88: Fator de Diferenciação Mieloide 88; NF-κB: fator nuclear kappa B; SLPs: proteínas de camada superficial; TIR: receptor *Toll*/IL-1; TLRs: receptores do tipo *Toll*. (Adaptada de Liu *et al.*, 2020.)

a influência mútua entre o lúmen intestinal e a lâmina própria, local que diversas células imunológicas residem. Ainda, as células dendríticas participam intimamente da interação entre os probióticos, as CEIs e o sistema imunológico local, localizado no tecido linfoide associado ao intestino (GALT). Nessa interação, monócitos, macrófagos e linfócitos exercem papéis cruciais na imunomodulação local (Mazziotta *et al.*, 2023). A interação entre os probióticos e as células imunológicas, portanto, permite a regulação das vias inflamatórias, mediadas por citocinas e outros mediadores inflamatórios, conforme ilustrado na Figura 27.3.

Ademais, os probióticos podem otimizar a função imunológica intestinal ao estimular as células B a produzirem imunoglobulina A (IgA). A administração oral de vários probióticos, como *L. casei*, *L. acidophilus*, *L. rhamnosus*, *L. bulgaricus*, *L. plantarum* e *B. lactis*, favorece o aumento de IgA no intestino de maneira dose-dependente. Além disso, os

Tabela 27.1 Principais MAMPS e PRRs do hospedeiro.

MAMP	PRR	Localização do PRR	Espécies
SLPs	Molécula de adesão intercelular específica de células dendríticas	Membrana celular	*L. acidophilus*
Flagelina	TLR-5	Membrana celular	*E. Coli* Nissle 1917
Pili	TLR-4	Membrana celular	*E. Coli* Nissle 1917
CPS	Desconhecido	Desconhecido	*B. thetaiotaomicron*
Ácido lipoteicoico	TLR-2	Membrana celular	*L. plantarum*
Peptideoglicano	TLR-2 e NOD1	Membrana celular e citoplasma	*L. plantarum*
P75 e p40	Desconhecido	Desconhecido	*L. rhamnosus* GG
Indol	TLR4	Membrana celular	*B. infantis*

CPS: cápsula de polissacarídeo; MAMPs: padrões moleculares associados a micróbios; NOD: domínio de oligomerização de nucleotídeos; PRRs: receptores de reconhecimento de padrões; SLP: proteínas de camada superficial; TLR: receptores do tipo *Toll*. (Adaptada de Liu *et al.*, 2020.)

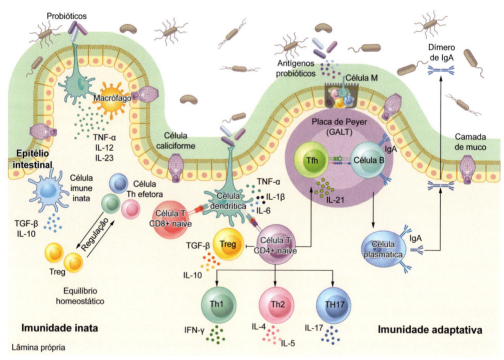

Figura 27.3 Mecanismo de ação dos probióticos sobre as células imunológicas do intestino. GALT: tecido linfoide associado ao intestino; IgA: imunoglobulina A; INF-γ: interferon gama; IL: interleucina; TGF-β: fator de crescimento transformador beta; Th: célula T auxiliar; Thf: célula T folicular auxiliar; TNF-α: fator de necrose tumoral alfa; Treg: célula T reguladora. (Adaptada de Mazziotta *et al.*, 2023.)

Capítulo 27 • Efeitos da Suplementação com Probióticos na Saúde Humana

probióticos podem induzir a expansão clonal de células B estimuladas para liberar IgA (Mazziotta et al., 2023).

Em relação ao receptor, os probióticos interagem com os TLRs, afetando as vias intracelulares que culminam na expressão gênica de citocinas (Plaza-Diaz et al., 2019). Dessa maneira, os probióticos são capazes de suprimir a inflamação intestinal inibindo a expressão de TLR, conforme ilustrado na Figura 27.4.

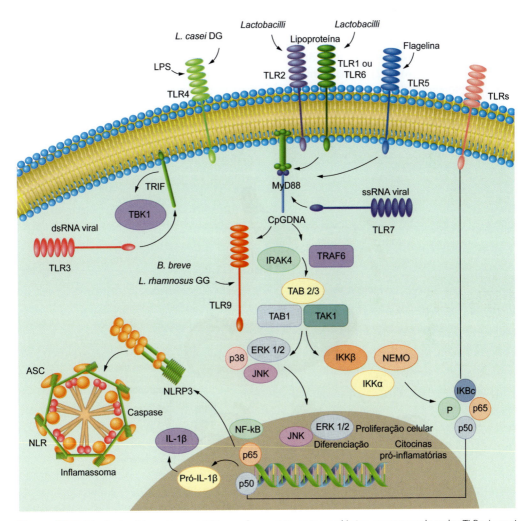

Figura 27.4 Principais efeitos dos probióticos sobre o sistema imunológico, perpassando pelos TLRs. L casei DG: *Lactobacillus casei* DG; *B. breve*: *Bifidobacterium breve*; *L. rhamnosus* GG: *Lactobacillus rhamnosus* GG; ASC: proteína associada à apoptose contendo o domínio CARD; CpGDNA: DNA de citosina-fosfato-guanina; dsRNA: RNA fita dupla; ERK 1/2: quinases reguladas por sinal extracelular ½; IKK: IκB quinase; IRAK4: quinase-4 associada ao receptor de IL-1; JNK: junção N-terminal quinase; NF-κB: fator nuclear kappa B; NEMO: modulador essencial NF-kB; NLR: receptores do tipo NOD; NLRP3: família de receptores NOD-like contendo domínio de pirina 3; P: fosfato; TAB: proteína de ligação ao TAK; TAK1: quinase 1 ativada por TGF-β; TBK1: cinase 1 de ligação a TANK; TLR: receptor do tipo *Toll*; TRAF6: fator 6 associado a receptor de TNF; TRIF: adaptador indutor de interferon-beta contendo domínio TIR; MYD88: Fator de Diferenciação Mieloide 88. (Adaptada de Plaza-Diaz et al., 2019.)

Atuação dos probióticos via ácidos graxos de cadeia curta

Os probióticos também favorecem a produção dos AGCCs, os quais atuam de diferentes maneiras na homeostase das CEIs (ver Figura 27.1). O butirato, o mais notório entre os três, serve como fonte de energia para os colonócitos, bem como reduz a permeabilidade intestinal, por modulação das junções estreitas (*tight junction*), estimula as células caliciformes a secretar mucina, principalmente, a mucina 2 (MUC2) e, finalmente, atua sobre receptores específicos de proteína G, como GPR43 e GPR41. No âmbito extraintestinal, o butirato aumenta a sensibilidade à insulina no fígado e no músculo esquelético, bem como reduz a lipólise e aumenta a adipogênese do tecido adiposo, otimizando o cenário metabólico. Logo, é possível que os probióticos atuem de sobremaneira na disponibilidade dos AGCCs conforme ilustrado na Figura 27.5.

Colonização da mucosa e do lúmen do trato gastrointestinal pelos probióticos

Para além dos mecanismos de ação dos probióticos, há um aspecto fundamental a ser considerado quando se discute sobre os potenciais efeitos benéficos dos probióticos no hospedeiro. A colonização da mucosa intestinal, que diz respeito à capacidade dos probióticos em colonizar de

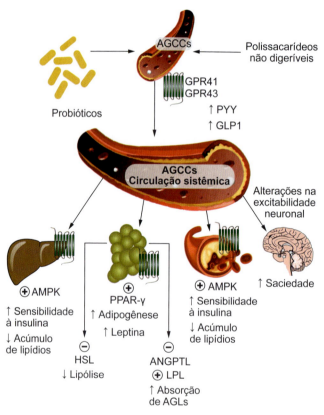

Figura 27.5 Papel dos probióticos sobre os ácidos graxos de cadeia curta (AGCCs) e o seu papel sobre as vias intestinais e extraintestinais. AGLs: ácidos graxos livres; AMPK: proteína quinase ativada por AMP; ANGPTL: angiopoetina-símile; GLP1: peptídeo 1 semelhante ao glucagon; GPR: receptor acoplado à proteína G; HSL: lipase sensível a hormônios; LPL: lipase lipoproteica; PPAR-γ: receptor ativado por proliferadores de peroxissomos gama; PYY: peptídeo YY. (Adaptada de Plaza-Diaz *et al.*, 2019.)

maneira estável ou transitória a superfície da mucosa do TGI (Suez *et al.*, 2019). A proximidade das cepas probióticas com o epitélio intestinal parece ser mecanicamente fundamental para que ocorram as interações entre microrganismos e hospedeiro (Suez *et al.*, 2019).

Contudo, as evidências da eficácia da colonização da mucosa gastrointestinal pelos probióticos permanecem escassas e controversas (Zmora *et al.*, 2018). Questões como "os probióticos são capazes de colonizar a mucosa intestinal durante o consumo?" e "os probióticos colonizam persistentemente a mucosa intestinal, mesmo após a cessação do consumo?" ainda não estão completamente respondidas, apesar das respostas serem elementares, inclusive para confirmar se a colonização é necessária para que os probióticos exerçam potenciais efeitos benéficos no hospedeiro (Suez *et al.*, 2019).

Como mencionado anteriormente, a questão que se refere à colonização da mucosa gastrointestinal durante a suplementação com probióticos parece não estar completamente respondida na literatura científica, principalmente porque as pesquisas que foram conduzidas com probióticos até recentemente apresentaram importantes limitações metodológicas (Suez et al., 2019). Os estudos *in vitro* que mostraram a adesão dos probióticos às células gastrointestinais humanas, por exemplo, não permitem que os resultados sejam extrapolados *in vivo*, sobretudo pelo fato de o modelo *in vitro* não refletir a complexidade do microbioma intestinal de um organismo vivo (Suez *et al.*, 2019). Os estudos em humanos que foram realizados com o objetivo de quantificar a colonização dos probióticos administrados por via oral nas mucosas gástrica e/ou intestinal utilizaram métodos diretos, como a biopsia ou a endoscopia, para coletar a amostra e, posteriormente, para a análise da colonização, empregaram os métodos da cultura, do PCR quantitativo por transcrição reversa (RT-qPCR) ou o 16S rRNA (Shibahara-Sone *et al.*, 2016; Valeur *et al.*, 2004). No entanto, esses estudos também não foram capazes de fornecer conclusões consistentes sobre a colonização dos probióticos na mucosa gastrointestinal, pois a avaliação por meio da cultura ou do sequenciamento 16S rRNA também é limitada, uma vez que essas técnicas não são capazes de distinguir a cepa probiótica que foi administrada daquelas bactérias que residem na mucosa gástrica ou intestinal e que são da mesma espécie e/ou gênero do probiótico (Suez *et al.*, 2019).

Além das limitações inerentes às técnicas utilizadas, a maior parte das alegações referentes à colonização durante o consumo de probióticos tiveram como base a avaliação da quantidade de espécies bacterianas presentes nas fezes (Zmora *et al.*, 2018). Contudo, há evidências, geradas a partir de pesquisas em animais e humanos, que indicam que as amostras de fezes não refletem com precisão a composição e a função do microbioma luminal e da mucosa gastrointestinal superior e inferior, o que limita, portanto, a aplicabilidade das fezes na avaliação completa da colonização dos probióticos (Zmora *et al.*, 2018). Zmora *et al.* (2018) demonstraram em animais que vários táxons estavam super ou sub-representados em todo o TGI em comparação com as fezes. Em humanos, os mesmos pesquisadores observaram um gradiente de dissimilaridade composicional a partir do sequenciamento metagenômico *shotgun*, em suma, várias OTUs (do inglês, *operational taxonomic unit*) foram significativamente super ou sub-representadas nas fezes em comparação com a mucosa do TGI superior (31 gêneros), o lúmen do TGI superior (34 gêneros), a mucosa do TGI inferior (11 gêneros e 10 espécies) e o lúmen do TGI inferior (15 gêneros e 10 espécies). Ademais, assim como a composição microbiana, as funções microbianas exibem um gradiente de dissimilaridade em todo o TGI e todas as regiões foram significativamente diferentes das fezes. Portanto, a abordagem multiômica utilizada nesse estudo foi capaz de mostrar que a composição e a função até mesmo das regiões luminais mais distais eram significativamente distintas das observadas nas fezes, permitindo concluir que a amostragem das fezes não pode ser considerada um marcador fidedigno para avaliar a colonização intestinal dos probióticos (Zmora *et al.*, 2018).

Além disso, Zmora *et al.* (2018) conseguiram demonstrar, por meio de uma sequência de experimentos em humanos, que a eliminação de espécies de probióticos nas fezes não é um indicativo de colonização da mucosa intestinal específica do indivíduo (Zmora et al., 2018). Logo, a colonização por probióticos na mucosa ou no lúmen do TGI parece ser específica para cada indivíduo. Nesse trabalho, quatro participantes consumiram por 21 dias uma formulação probiótica composta de 11 cepas pertencentes aos quatro principais gêneros de bactérias gram-positivas, comumente utilizadas como probióticos (*Lactobacillus, Bifidobacterium, Lactococcus* e *Streptococcus*), e foram submetidos a uma colonoscopia e as amostras de fezes foram coletadas para avaliação da colonização. A quantificação das espécies probióticas na mucosa gastrointestinal por qPCR mostrou diferenças importantes de colonização entre os participantes (interindividual), que eram indistinguíveis pela avaliação realizada nas fezes. Os resultados observados indicaram que o consumo dos probióticos deriva em uma eliminação universal nas fezes, mas com padrões de colonização da mucosa, sobretudo da gastrointestinal inferior, altamente individualizados.

Além dessas questões metodológicas que dificultam concluir se os probióticos são capazes de colonizar a mucosa e/ou o lúmen do TGI durante o consumo, Zmora *et al.* (2018) também demonstraram que há uma variação da colonização dos probióticos na mucosa intestinal entre os indivíduos, alguns apresentaram uma colonização significativa em comparação a outros. A partir desses achados, Zmora *et al.* (2018) denominaram "permissivos" aqueles que apresentaram aumento significativo na abundância das cepas probióticas na mucosa gastrointestinal, e "resistentes" os indivíduos que não apresentaram colonização significativa. Interessantemente, mesmo entre os "permissivos", alguns foram mais colonizados do que outros pelas cepas probióticas administradas. Além da variação individual demonstrada, há indicativos de que alguns fatores podem ditar ou marcar a extensão em que os probióticos colonizam a mucosa e o lúmen do TGI em humanos, dificultando ainda mais possíveis conclusões. Outro experimento foi realizado por Zmora *et al.* (2018), especialmente com o objetivo de verificar os fatores que poderiam determinar a colonização, os resultados indicaram que as espécies de probióticos menos abundantes em determinada região do TGI apresentavam maior probabilidade de se expandir do que aquelas presentes em maior abundância. Em seguida, Zmora *et al.* (2018) associaram os resultados dos diferentes experimentos realizados no estudo e demonstraram que os indivíduos "permissivos" apresentavam níveis basais significativamente mais baixos das cepas probióticas na mucosa gastrointestinal inferior, mas não nas fezes. Em paralelo, a única cepa, *Bifidobacterium bifidum*, que não foi capaz de colonizar significativamente a mucosa gastrointestinal inferior dos indivíduos "permissivos" estava presente em maior abundância no início do estudo.

Portanto, para gerar melhores evidências da eficácia da colonização pelos probióticos, primeiramente há uma necessidade do uso de outros tipos de amostras, além das fezes, secundariamente, é importante considerar o uso da técnica de sequenciamento metagenômico *shotgun* nos estudos que objetivam investigar as interações hospedeiro-microbioma e, em paralelo, ainda há a necessidade do desenvolvimento de modelos preditivos mais robustos que permitam inferir a composição e a função do microbioma intestinal a partir das configurações fecais (Zmora *et al.*, 2018). Com base no que foi exposto até o momento, há fortes indícios de que os probióticos não colonizam a mucosa gastrointestinal na mesma extensão durante o consumo, pois parece que existe uma resistência e uma especificidade inerente dos indivíduos à colonização da mucosa gastrointestinal, fato que pode explicar a alta variabilidade dos efeitos dos probióticos no microbioma e/ou no hospedeiro observada em outros trabalhos, como demonstrado por Kristensen *et al.* (2016). Nesse contexto, há indícios de que a composição e a função do microbioma podem explicar, ao menos em parte, a resistência à colonização específica do indivíduo, cepa e região do TGI.

Outro ponto que amplia a discussão sobre a colonização da mucosa e do lúmen do TGI pelos probióticos é a persistência após o término do consumo.

Ainda não está completamente elucidado se a colonização pelas cepas probióticas é mantida após o período de suplementação (Suez *et al.*, 2019). Alguns estudos realizados em humanos mostraram que a eliminação detectável de diferentes probióticos nas fezes diminui após a interrupção do consumo (Charbonneau; Gibb; Quigley, 2013; Garrido *et al.*, 2005; Smith *et al.*, 2011). Interessantemente, Zmora *et al.* (2018) mostraram que, mesmo em indivíduos "permissivos", as cepas probióticas parecem permanecer associadas à mucosa apenas durante o consumo ou logo depois (Zmora *et al.*, 2018). No entanto, até recentemente, a maioria dos estudos que objetivou avaliar a persistência da colonização a avaliou de 1 a 2 semanas após a cessação do consumo. Contudo, há evidências que sugerem que existe uma variabilidade da persistência da colonização dos probióticos após o término do consumo, sendo específica da cepa e do indivíduo (Maldonado-Gomez *et al.*, 2016; Tannock *et al.*, 2000).

Probióticos de próxima geração

As espécies dos gêneros *Lactobacillus* e *Bifidobacterium*, assim como outras bactérias produtoras de ácido láctico, têm sido tradicionalmente utilizadas como probióticos (Cunningham *et al.*, 2021). No entanto, nas últimas duas décadas, houve um avanço importante do sequenciamento genético e da bioinformática, o que permitiu maior compreensão dos microrganismos que habitam o ser humano, em particular o intestino humano. Ademais, a expansão dessas tecnologias e dos métodos de cultivo tem possibilitado a identificação, a caracterização e o isolamento de novos microrganismos, principalmente de bactérias com potenciais benefícios à saúde humana (Cunningham *et al.*, 2021). Em particular, esses novos microrganismos identificados pela comunidade científica vêm sendo reconhecidos pelo potencial probiótico que apresentam e, assim, passaram a ser nomeados de probióticos de próxima geração (em inglês, *next-generation probiotics*) (O'Toole; Marchesi; Hill, 2017).

Os probióticos de próxima geração estão em concordância com a definição atual de probiótico, apesar de diferirem dos probióticos tradicionais, especialmente pelas funções fisiológicas que desempenham (O'Toole; Marchesi; Hill, 2017). Para Cunningham *et al.* (2021), estamos agora à beira de uma nova era na pesquisa probiótica, a partir do reconhecimento dos probióticos de próxima geração.

Nos últimos anos, *A. muciniphila*, *F. prausnitzii*, *R. intestinalis*, *Eubacterium* spp. e *Bacteroides* spp. se destacam como probióticos de próxima geração (Cunningham *et al.*, 2021). Porém, muitos dos probióticos de próxima geração estão em uma fase muito inicial de investigação e, ainda, apresentam baixo a médio nível de evidência para os alvos clínicos de interesse, como demonstrado na Tabela 27.2.

Outro ponto a ser considerado no âmbito dos probióticos de próxima geração é a viabilização industrial dessas novas e potenciais espécies bacterianas, uma vez que a riqueza dos meios de crescimento e as condições anaeróbias são imprescindíveis e, por conseguinte, impactam substancialmente nos custos, na complexidade do manejo e na implementação de novos processos de produção (Cunningham *et al.*, 2021). Apesar dessas limitações metodológicas apresentadas para distintas espécies consideradas como probióticos de próxima geração, atualmente a *A. muciniphila* é apontada como uma das espécies mais investigadas no meio científico e promissora à industrialização (Cunningham *et al.*, 2021).

A *A. muciniphila* é uma espécie pertencente ao filo Verrucomicrobia e é considerada uma bactéria comensal residente no intestino, representando entre 1 e 5% dos microrganismos intestinais (Plovier *et al.*, 2017). Condições fisiopatológicas parecem modificar a sua abundância, por exemplo, estudos realizados em animais e humanos mostraram que a abundância da *A. muciniphila* estava diminuída nas condições de obesidade e diabetes *mellitus* tipo 2 (Dao *et al.*, 2016; Everard *et al.*, 2013). Em contraste, o tratamento com *A. muciniphila* em animais promoveu diminuição da permeabilidade intestinal e da adiposidade corporal e, ainda, melhora da

Tabela 27.2 Exemplos de probióticos de próxima geração.

Organismo	Tipo	Doença-alvo	Nível da evidência	Tipo de estudo
Bacteroides xylanisolvens DSM 23694	Natural (humano)	Câncer	Médio: a segurança em humanos foi estabelecida, enquanto os níveis de IgM específicos para TFα foram mostrados como elevados em humanos	Humano
Bacteroides ovatus D-6	Natural (humano)	Câncer	Baixo a médio: aumenta os níveis de IgM e IgG específicos para TFα em camundongos	Pré-clínico em camundongos
Bacteroides dorei D8	Natural (humano)	Doença cardíaca	Baixo: depleção de colesterol in vitro	Pré-clínico in vitro
Bacteroides fragilis ZY-312	Natural (humano)	Eliminação de agentes infecciosos	Baixo: dados apenas in vitro	Pré-clínico in vitro
Clostridium butyricum MIYAIRI 588	Natural (humano)	Múltiplos alvos, incluindo câncer, inflamação e agentes infecciosos	Baixo a médio: evidências coletadas para alegações em testes em humanos e animais	Humano
Faecalibacterium prausnitzii	Natural (humano)	Principalmente DII, mas também asma, eczema e diabetes mellitus tipo 2	Baixo a médio: focado principalmente em modelos animais de colite e em estudos associativos	Pré-clínico em camundongos e in vitro

DII: doenças inflamatórias intestinais; Ig, imunoglobulina; TFα: antígeno Thomsen-Friedenreich. (Adaptada de O'Toole, Marchesi e Hill, 2017.)

resistência à insulina (Plovier; Everard et al., 2017). Em suma, desde 2011, quando os primeiros estudos mostraram correlações positivas entre A. muciniphila e parâmetros metabólicos, inúmeros efeitos metabólicos positivos foram associados a essa espécie bacteriana, como demonstrado na Figura 27.6 (Cani et al., 2022).

Plovier et al. (2017) elucidaram os mecanismos moleculares pelos quais a A. muciniphila parece desempenhar um papel benéfico à saúde humana. Em particular, uma proteína específica presente na membrana externa da A. muciniphila foi descoberta, denominada "Amuc_1100", sendo a principal responsável pela interação com diferentes células, como caliciformes, L-enteroendócrinas, enterócito, linfócitos T reguladores, explicando os efeitos potencialmente positivos, como demonstrado na Figura 27.7 (Cani et al., 2022).

Contudo, a A. muciniphila apresenta algumas particularidades, que inclui a sensibilidade ao oxigênio e a necessidade de um meio de crescimento específico para o seu cultivo, o que limitou o desenvolvimento de abordagens translacionais por muitos anos (Depommier et al., 2019). No entanto, Plovier et al. (2017) conseguiram desenvolver um meio sintético compatível com o meio à base de mucina (fundamental para A. muciniphila), sendo o primeiro passo para a sua viabilidade e administração em humanos (Plovier et al., 2017). Posteriormente, ainda descobriram que a inativação das bactérias pelo processo de pasteurização melhorava a estabilidade, o potencial de vida útil e, por conseguinte, os efeitos da A. muciniphila (Plovier et al., 2017). A partir dos avanços metodológicos que foram obtidos, a administração da A. muciniphila passou a ser factível em humanos. Depommier et al. (2019) realizaram, pela primeira vez, um estudo exploratório de prova de conceito, que objetivou primariamente avaliar a viabilidade, a segurança e a tolerância da suplementação com A. muciniphila e, secundariamente, explorar os efeitos

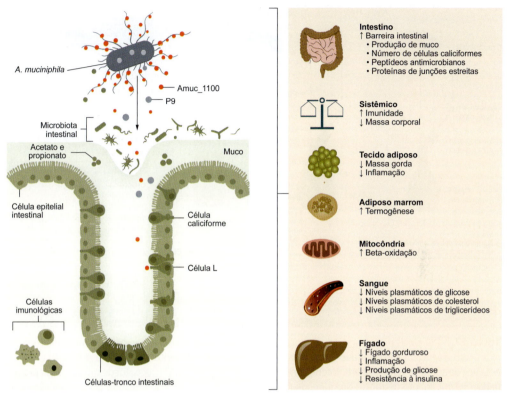

Figura 27.6 Efeitos metabólicos e principais fatores envolvidos na *Akkermansia muciniphila* no contexto da saúde metabólica. A espécie *A. muciniphila* direciona células intestinais hospedeiras e contribui para regulação da função de barreira intestinal, espessura da camada de muco, produção de peptídeos antimicrobianos, regulação imunológica e da inflamação. Ademais, *A. muciniphila* regula a atividade mitocondrial, termogênese, inflamação, e o metabolismo de lipídios e glicose, o que influencia a saúde metabólica. GLP1: peptídeo semelhante ao glucagon 1; ICAM2: molécula de adesão intercelular 2; IL: interleucina; P9: proteína 9. (Adaptada de Cani et al., 2022.)

metabólicos dessa bactéria em humanos com sobrepeso e obesidade. O estudo foi randomizado, controlado por placebo e em grupo paralelo. A *A. muciniphila* foi suplementada em um grupo na forma viva (10^{10} UFC de bactérias + solução salina + glicerol) e no outro grupo na forma pasteurizada (10^{10} UFC de bactérias + solução salina + glicerol) por 3 meses. Apesar das limitações metodológicas, os resultados desse estudo mostraram a viabilidade de cultivar e administrar *A. muciniphila* em humanos, pela primeira vez. Ademais, a administração de uma dose diária de 10^{10} UFC se mostrou segura por 3 meses nessa população que vivia com sobrepeso e obesidade. Os resultados relacionados com os efeitos metabólicos, apesar de serem promissores, especialmente quando a *A. muciniphila* foi administrada na forma pasteurizada, ainda são incipientes. Portanto, novos estudos clínicos precisam ser realizados para confirmar e ampliar os achados desse estudo, antes da *A. muciniphila* ser utilizada como uma intervenção probiótica no ambiente clínico (Depommier et al., 2019).

Uso dos probióticos na saúde humana

Os mecanismos de ação dos probióticos foram extensamente descritos neste capítulo. Apesar dos mecanismos serem extremamente complexos

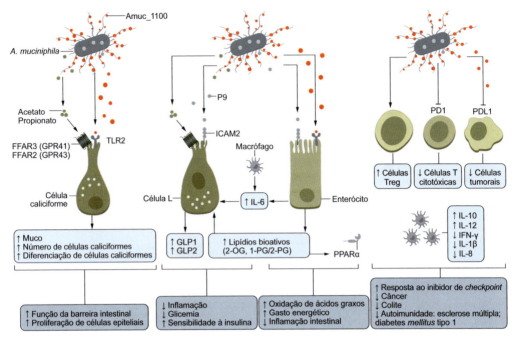

Figura 27.7 Principais mecanismos associados aos efeitos da *Akkermansia muciniphila* ou moléculas relacionadas com doenças. GLP: peptídeo semelhante ao glucagon; GPR: receptor acoplado à proteína G; ICAM2: molécula de adesão intercelular 2; IL: interleucina; INF-γ: interferon gama; PD1: receptor de morte celular programada 1; PDL1: ligante de morte programada 1; P9: proteína 9; PPAR: receptor ativado por proliferadores de peroxissoma; TLR: receptor do tipo *Toll*; Treg: células T reguladoras. (Adaptada de Cani *et al.*, 2022.)

e, indubitavelmente, objetivarem a modificação positiva da composição e função da MI, os seus efeitos clínicos ainda são majoritariamente pequenos e inconsistentes. As dúvidas sobre a potencial capacidade de colonização dos probióticos compreendem o maior limitante para o seu efeito no organismo humano. Assim, a seguir, o efeito dos probióticos será resumido para os principais desfechos de interesse relacionados com a saúde metabólica. Aqui, desfechos intestinais não foram abordados por estarem descritos em outros capítulos desta obra.

Massa corporal, índice de massa corporal e massa gorda

Saadati *et al.* (2024) avaliaram o efeito dos probióticos e/ou simbióticos sobre a massa corporal, o índice de massa corporal (IMC) e a massa gorda. No total, 12.603 participantes (6.507 casos e 6.096 controles) com idades variando entre 18 e 82 anos e IMC inicial variando entre 19,1 e 38,76 kg/m² foram considerados. O período de acompanhamento dos estudos variou de 2 a 56 semanas. Para a análise da massa corporal, os autores consideraram 179 tamanhos de efeito (TE) e demonstraram que o consumo de probióticos e/ou simbióticos reduziu a massa corporal −0,91 kg (IC 95%: −1,08 a −0,75 kg; I² = 8,6%). De maneira similar, 198 TE foram considerados para verificar os efeitos de probióticos e/ou simbióticos sobre o IMC. Os resultados indicaram que o IMC reduziu após a intervenção −0,28 kg/m² (IC 95%: −0,36 a −0,21 kg/m²; I² = 8,6%). Os dados combinados de 50 TE indicaram que a gordura corporal reduziu significativamente para o grupo probióticos e/ou simbióticos: −0,92 kg (IC 95%: −1,05 a −0,79 kg; I² = 0%). Apesar da baixa heterogeneidade e do efeito estatisticamente significativo, é notório que o efeito clínico dessa intervenção é pequeno e, assim, a força de recomendação para probióticos e emagrecimento é fraca (Saadati et al., 2024).

Considerando as particularidades dos pacientes com diabetes *mellitus* (DM) e a sua potencial dificuldade de emagrecimento, otimizar a redução de massa corporal e gordura corporal dessa população pode promover efeitos benéficos no metabolismo da glicose. Recentemente, Soltani et al. (2023) avaliaram o efeito de probióticos e simbióticos sobre a massa corporal e o IMC de pessoas vivendo com DM. A maioria dos estudos incluídos recrutou pacientes com DM2 (25 ensaios), ao passo que os demais estudos foram realizados com pacientes vivendo com resistência à insulina (quatro ensaios) e uma população mista composta por pacientes vivendo com DM1 e DM2 (três ensaios). A duração do tratamento variou de 4 a 26 semanas. Diferentes gêneros de bactérias foram avaliados nos estudos, incluindo *Lactobacillus* (10 ensaios), *Bifidobacterium* (um ensaio), *Bacillus* (um ensaio), uma mistura de *Lactobacillus* e *Bifidobacterium* (nove ensaios), *Saccharomyces* (um ensaio) e misturas de múltiplos gêneros (três ensaios) (Soltani et al., 2023). Os dados da metanálise contendo 27 ensaios clínicos (n = 1.787 participantes) revelaram que a suplementação com probióticos/simbióticos resultou em diminuição estatisticamente significante da massa corporal total em comparação com o placebo $-0,50$ kg (IC 95%: $-0,83$ a $-0,17$; $I^2 = 79,8\%$). Todavia, o resultado não é clinicamente relevante, uma vez que a redução média de apenas 500 g de massa corporal não promove efeitos clínicos determinantes à saúde. Ademais, considerando 30 ensaios clínicos (n = 2.098 participantes), verificou-se redução do IMC após a suplementação com probióticos/simbióticos em pacientes com DM $-0,24$ kg/m^2 (IC 95%: $-0,39$ a $-0,09$; $I^2 = 85,7\%$). Porém, similar à massa corporal, o efeito não é clinicamente relevante. Os autores concluem que os resultados demonstrados apresentam baixo nível de evidência (Soltani et al., 2023).

Quando avaliado o efeito isolado dos probióticos sobre a adiposidade corporal, Pontes et al. (2021) incluíram 26 estudos na metanálise, desses, 13 estudos avaliaram a adiposidade corporal em kg e oito estudos avaliaram o percentual de gordura. Os autores verificaram que a adiposidade corporal (kg) em resposta à suplementação probiótica reduziu 0,71 kg (IC 95%: $-1,1$ a $-0,32$ kg; I^2 55%), e o percentual de gordura reduziu 0,66% (IC 95%: $-1,05$ a $-0,27$%; I^2 46%). Os autores verificaram redução da gordura visceral de $-6,24$ cm^2 (IC 95%: $-8,94$ a $-3,54$ cm^2; I^2 0%). Os principais probióticos utilizados foram *Lactobacillus* e *Bifidobacterium*, com destaque para: *L. rhamnosus, L. acidophilus, L. bulgaricus, L. reuteri, L. plantarum, L. gasseri, L. curvatus, L. salivarius, L. paracasei, B. breve, B. longum, B. bifidum, B. animalis, S. thermophilus, S. fecalis* e *S. lactis*. (Pontes et al., 2021).

Ainda, tendo em vista o aumento da incidência e prevalência de obesidade entre crianças e adolescentes, otimizar a redução de massa corporal nesse grupo pode favorecer incontáveis efeitos metabólicos benéficos. Comparativamente ao grupo controle, a suplementação probiótica (principalmente *Lactobacillus* e *Bifidobacterium*) por período de 30 dias a 16 semanas resultou em diminuição do IMC, da glicemia de jejum e da proteína C reativa de $-2,53$ kg/m^2 (IC 95%: $-4,8$ a $-0,26$), $-0,80$ mmol/ℓ (IC 95%: $-1,13$ a $-0,47$) e $-0,24$ mg/ℓ (IC 95%: $-0,43$ a $-0,05$), respectivamente. Todavia, não foram encontradas mudanças significativas na massa corporal, na circunferência da cintura, na razão cintura-quadril, na insulinemia, no índice HOMA-IR, nos níveis de interleucina 6, TNF-α, entre outros (Duan et al., 2024).

Perfil lipídico

Zarezadeh et al. (2023a) avaliaram o efeito da suplementação probiótica sobre o perfil lipídico. O tempo de intervenção variou entre 2 e 56 semanas. Os principais probióticos utilizados foram *Lactobacillus, Bifidobacterium* e *Streptococcus*. O TE para colesterol total, LDL-c, HDL-c e triglicérides foi de $-0,46$ mg/dℓ (IC 95%: $-0,61$ a $-0,30$; I^2 83,8%), $-0,29$ mg/dℓ (IC 95%: $-0,40$ a $-0,19$; I^2 77,8%), 0,02 mg/dℓ (IC 95%: $-0,04$ a 0,08; I^2 72,5%) e $-0,13$ mg/dℓ (IC 95%: $-0,23$ a $-0,04$; I^2 74,7%), respectivamente. Apesar da mudança estatisticamente significativa para colesterol total, LDL-c e triglicérides, os efeitos são pequenos a moderados para estabelecer a suplementação probiótica como uma conduta com elevado nível de evidência para melhorar o perfil lipídico. Isso se deve, sobretudo, à imprecisão e inconsistência dos resultados (Zarezadeh *et al.*, 2023a).

Perfil glicêmico

A revisão guarda-chuva de Zarezadeh *et al.* (2022) avaliou o efeito da suplementação probiótica sobre a glicemia e a hemoglobina glicada (HbA1c). Similar ao perfil lipídico, citado anteriormente, os mesmos probióticos foram testados predominantemente, sendo *Lactobacillus* e *Bifidobacterium*, com destaque para os principais probióticos utilizados: *L. rhamnosus, L. acidophilus, L. bulgaricus, L. reuteri, L. plantarum, L. gasseri, L. curvatus, L. salivarius, L. paracasei, B. breve, B. longum, B. bifidum, B. animalis*. Além disso, alguns estudos utilizaram os probióticos *S. thermophilus, S. fecalis,* e *S. lactis*.

Pode-se verificar que o efeito médio sobre a glicemia foi de −0,51 mg/dℓ (IC 95%: −0,63 a −0,38; I^2 88,1%), ao passo que o efeito sobre a HbA1c foi de −0,32% (IC 95%: −0,44 a −0,20; I^2 72,1%). Os autores apontam para a elevada variabilidade dos resultados e, por isso, baixa força de recomendação (Zarezadeh *et al.*, 2022).

Pressão arterial sistêmica

Zarezadeh *et al.* (2023b) avaliaram o efeito da suplementação sobre a pressão arterial sistólica (PAS) e a pressão arterial diastólica (PAD). Para ambos, os probióticos mais testados foram *Lactobacillus* e *Bifidobacterium*. O tempo de intervenção variou entre 6 e 19 semanas. Pode-se verificar que o efeito sobre a PAS foi de −1,96 mmHg (IC 95%: −2,78 a −1,14; I^2 68,2%), ao passo que o efeito sobre a PAD foi menor, sendo de −1,28 mmHg (IC 95%: −1,76 a −0,79; I^2 68,9%). Os dados também apresentam elevada variabilidade e, ainda, baixo nível de evidência (Zarezadeh *et al.*, 2023).

Outros desfechos

Outros desfechos foram avaliados no que se refere ao uso de probióticos. Todavia, os resultados são incipientes sobre a depressão (NG *et al.*, 2023), a ansiedade (Merkouris *et al.*, 2024; Minayo; Miranda; Telhado, 2021), o sono (Chu *et al.*, 2023), a massa e a força musculares (Prokopidis *et al.*, 2023) e a qualidade de vida (Rayyan *et al.*, 2023).

Segurança no uso de probióticos

Embora a eficácia no uso de probióticos na prevenção ou no tratamento de distintas condições clínicas seja contestável pela falta de evidências científicas, a suplementação da maioria das cepas probióticas é comumente reconhecida como segura para o consumo humano, sobretudo em adultos saudáveis (Suez *et al.*, 2019). A segurança atrelada aos probióticos é justificada, especialmente, pelo contexto histórico da utilização dos probióticos nos alimentos e pelos ensaios clínicos que avaliaram a eficácia dos probióticos como desfecho principal e não a segurança (Suez *et al.*, 2019). Portanto, há limitações que não permitem a conclusão de que todas as cepas probióticas existentes são seguras para todos os indivíduos e em todas as condições. Em paralelo, os probióticos são microrganismos vivos, logo a possibilidade de ocasionar efeitos nocivos ao indivíduo deve ser considerada, principalmente em determinadas condições clínicas (Jensen *et al.*, 2023).

Em particular, a segurança dos probióticos tem sido questionada em algumas situações, como infantis e adultos gravemente doentes em unidades de terapia intensiva, pacientes imunocomprometidos, pós-operatórios ou hospitalizados (Didari *et al.*, 2014). Os principais efeitos adversos observados nessas populações foram: sepse, fungemia e isquemia gastrointestinal (Didari *et al.*, 2014). Em pacientes com pancreatite aguda grave, por exemplo, uma combinação de seis diferentes espécies probióticas (*L. acidophilus, L. casei, L. salivarius, Lactococcus lactis, B. bifidum* e *B. lactis*), administrada em uma dose diária de 10^{10} UFC por via enteral durante 28 dias, não reduziu o risco de complicações infecciosas e, ainda, foi associada a um risco aumentado de mortalidade (Besselink *et al.*, 2008). Logo, a suplementação probiótica não deve ser administrada em indivíduos com pancreatite aguda grave (Besselink *et al.*, 2008).

Portanto, embora se sugira que os probióticos, em sua maioria, são seguros, é altamente recomendado uma avaliação pormenorizada e individualizada da relação risco-benefício antes da prescrição e/ou da utilização de uma ou de um conjunto de cepas probióticas.

Futuras direções

Para alguns pesquisadores, o âmbito dos probióticos é essencialmente abarcado pela pseudociência (Suez *et al.*, 2019). Atualmente, há uma evidente miscelânea entre informações com base em experiência, crenças pessoais, interesses comerciais e inadequada regulamentação para potenciais prescrições, o que dificulta a transição do empírico para o que se baseia em evidências científicas (Suez *et al.*, 2019). Considerando essas limitações no campo dos probióticos, estratégias precisam ser traçadas e discutidas pelo meio científico (Tabela 27.3).

Tabela 27.3 Limitações no campo dos probióticos e estratégias propostas para superá-las.

Limitações	Estado atual	O que pode ser realizado
Concepção	Probióticos frequentemente considerados como uma entidade homogênea	Resolução com base em estudos clínicos e mecanísticos Evitar agrupar cepas nas análises
Espectro	Seleção de cepas limitada a poucos gêneros	Novos microrganismos potencialmente benéficos para a saúde sugeridos por pesquisas robustas do microbioma intestinal
Abordagem de pesquisa	Com base em tentativa e erro	Com base em mecanismo
Metodologia de pesquisa	Tamanho da amostra inadequado Desfechos indiretos, irrelevantes e/ou mal ou subjetivamente definidos Eventos adversos subnotificados	Tamanho da amostra com base na análise de poder Desfechos altamente válidos e confiáveis Considerar o efeito placebo Relatar eventos adversos e efeitos colaterais
Material amostrado	Efeito avaliado remotamente a partir do local-alvo (fezes)	Efeito avaliado *in situ* por meio de amostragem endoscópica
Confiança em modelos	Modelos *in vitro* que carecem de interações probióticos-microbioma e probióticos-mucosa do hospedeiro Modelos *in vivo* podem não ser compatíveis com os probióticos para humanos	Ensaios em humanos como base da investigação probiótica Experimentação *in vivo* e *in vitro* usada para validar testes em humanos e explorar ainda mais os mecanismos de ação
Estratificação e personalização	Terapia de tamanho único	Terapia de precisão com base nas características do hospedeiro e do microbioma, bem como na dieta
Segurança	Relatórios insuficientes sobre resultados de segurança, especialmente a longo prazo	Segurança a longo prazo, especialmente para indivíduos gravemente doentes e imunocomprometidos, como medida obrigatória de controle de qualidade
Motivação	Movidos por interesses comerciais Regulamentados como suplementos dietéticos, portanto a prova de eficácia não é obrigatória	Movido por interesses médicos Regulamentados como medicamentos, portanto, a prova de eficácia está sob escrutínio das autoridades médicas

Adaptada de Suez *et al.*, 2019.

Nesse sentido, pesquisadores acreditam que as recentes descobertas no campo do microbioma intestinal, a utilização de novas técnicas experimentais e de sequenciamento de alto rendimento (*shotgun*) podem permitir expandir e revisitar alguns conhecimentos elementares sobre os probióticos, que podem ser difundidos para além da comunidade científica (Suez *et al.*, 2019).

Ademais, ensaios clínicos randomizados duplo ou triplo-cegos, multicêntricos, metodologicamente bem delineados e, preferencialmente, desprovidos de interesses comerciais, bem como analisados imparcialmente, devem ser a base das evidências sobre os probióticos em qualquer âmbito, especialmente para melhorar a tomada de decisões em distintos ambientes, clínicos e esportivos (Suez *et al.*, 2019).

Por fim, o que a comunidade científica espera é que, futuramente, em vez da prescrição e/ou utilização aleatória e indiscriminada de uma ou de um conjunto de cepas bacterianas com a finalidade de promover efeitos benéficos à saúde, seja adotada uma abordagem direcionada para o mecanismo pelo qual as cepas foram concebidas e pautadas em um conjunto de critérios meticulosamente estabelecidos e individualizados (Suez *et al.*, 2019).

Referências bibliográficas

BERMUDEZ-BRITO, M. *et al.* Probiotic mechanisms of action. **Annals of Clinical Nutrition and Metabolism**, v. 61, n. 2, p. 160-174, 2012.

BESSELINK, M. G. *et al.* Probiotic prophylaxis in predicted severe acute pancreatitis: a randomised, double-blind, placebo-controlled trial. **Lancet**, v. 371, n. 9613, p. 651-659, 2008.

CANI, P. D. *et al.* Akkermansia muciniphila: paradigm for next-generation beneficial microorganisms. **Nature Reviews Gastroenterology & Hepatology**, v. 19, n. 10, p. 625-637, 2022.

CHARBONNEAU, D.; GIBB, R. D.; QUIGLEY, E. M. Fecal excretion of Bifidobacterium infantis 35624 and changes in fecal microbiota after eight weeks of oral supplementation with encapsulated probiotic. **Gut Microbes**, v.4, n. 3, p. 201-211, 2013.

CHU, A. *et al.* Daily consumption of Lactobacillus gasseri CP2305 improves quality of sleep in adults: a systematic literature review and meta-analysis. **Clinical Nutrition**, v. 42, n. 8, p. 1314-1321, 2023.

CUNNINGHAM, M. *et al.* Shaping the Future of Probiotics and Prebiotics. **Trends in Microbiology**, v. 29, n. 8, p. 667-685, 2021.

DAO, M. C. *et al.* Akkermansia muciniphila and improved metabolic health during a dietary intervention in obesity: relationship with gut microbiome richness and ecology. **Gut**, v. 65, n. 3, p. 426-436, 2016.

DEPOMMIER, C. *et al.* Supplementation with Akkermansia muciniphila in overweight and obese human volunteers: a proof-of-concept exploratory study. **Nature Medicine**, v. 25, n. 7, p. 1096-1103, 2019.

DIDARI, T. *et al.* A systematic review of the safety of probiotics. **Expert Opinion on Drug Safety**, v. 13, n. 2, p. 227-239, 2014.

DRONKERS, T. M. G.; OUWEHAND, A. C.; RIJKERS, G. T. Global analysis of clinical trials with probiotics. **Heliyon**, v. 6, n. 7, p. e04467, 2020.

DUAN, Y. *et al.* A meta-analysis of the therapeutic effect of probiotic intervention in obese or overweight adolescents. **Frontiers in Endocrinology (Lausanne)**, v. 15, p. 1335810, 2024.

EVERARD, A. *et al.* Cross-talk between Akkermansia muciniphila and intestinal epithelium controls diet-induced obesity. **Proceedings of the National Academy of Sciences of the United States of America**, v. 110, n. 22, p. 9066-9071, 2013.

FUJIWARA, S. *et al.* Inhibition of the binding of enterotoxigenic Escherichia coli Pb176 to human intestinal epithelial cell line HCT-8 by an extracellular protein fraction containing BIF of Bifidobacterium longum SBT2928: suggestive evidence of blocking of the binding receptor gangliotetraosylceramide on the cell surface. **International Journal of Food Microbiology**, v. 67, n. 1-2, p. 97-106, 2001.

GARRIDO, D. *et al.* Modulation of the fecal microbiota by the intake of a Lactobacillus johnsonii La1-containing product in human volunteers. **FEMS Microbiology Letters**, v. 248, n. 2, p. 249-256, 2005.

HALLER, D. *et al.* Metabolic and functional properties of lactic acid bacteria in the gastro-intestinal ecosystem: a comparative *in vitro* study between bacteria of intestinal and fermented food origin. **Systematic and Applied Microbiology**, v. 24, n. 2, p. 218-226, 2001.

HILL, C. *et al.* Expert consensus document. The International Scientific Association for Probiotics and Prebiotics consensus statement on the scope and appropriate use of the term probiotic. **Nature Reviews Gastroenterology & Hepatology**, v. 11, n. 8, p. 506-514, 2014.

IDREES, M. *et al.* Probiotics, their action modality and the use of multi-omics in metamorphosis of commensal microbiota into target-based probiotics. **Frontiers in Nutrition**, v. 9, p. 959941, 2022.

JAGER, R. et al. International Society of Sports Nutrition Position Stand: Probiotics. **Journal of the International Society of Sports Nutrition**, v. 16, n. 1, p. 62, 2019.

JENSEN, B. A. H. et al. Small intestine vs. colon ecology and physiology: Why it matters in probiotic administration. **Cell Reports Medicine**, 4, n. 9, p. 101190, 2023.

KRISTENSEN, N. B. et al. Alterations in fecal microbiota composition by probiotic supplementation in healthy adults: a systematic review of randomized controlled trials. **Genome Medicine**, v. 8, n. 1, p. 52, 2016.

KUMAR, M. et al. Antimicrobial effects of Lactobacillus plantarum and Lactobacillus acidophilus against multidrug-resistant enteroaggregative Escherichia coli. **International Journal of Antimicrobial Agents**, v. 48, n. 3, p. 265-270, 2016.

LIU, Q. et al. Surface components and metabolites of probiotics for regulation of intestinal epithelial barrier. **Microbial Cell Factories**, v. 19, n. 1, p. 23, 2020.

MALDONADO-GOMEZ, M. X. et al. Stable Engraftment of Bifidobacterium longum AH1206 in the Human Gut Depends on Individualized Features of the Resident Microbiome. **Cell Host & Microbe**, v. 20, n. 4, p. 515-526, 2016.

MAZZIOTTA, C. et al. Probiotics Mechanism of Action on Immune Cells and Beneficial Effects on Human Health. **Cells**, v. 12, n. 1, 2023.

MERKOURIS, E. et al. Probiotics' Effects in the Treatment of Anxiety and Depression: A Comprehensive Review of 2014-2023 Clinical Trials. **Microorganisms**, v. 12, n. 2, 2024.

MINAYO, M. S.; MIRANDA, I.; TELHADO, R. S. A systematic review of the effects of probiotics on depression and anxiety: an alternative therapy? **Revista Ciência e Saúde Coletiva**, v. 26, n. 9, p. 4087-4099, 2021.

MOKOENA, M. P. Lactic Acid Bacteria and Their Bacteriocins: Classification, Biosynthesis and Applications against Uropathogens: A Mini-Review. **Molecules**, v. 22, n. 8, 2017.

NG, Q. X. et al. Effect of Probiotic Supplementation on Gut Microbiota in Patients with Major Depressive Disorders: A Systematic Review. **Nutrients**, v. 15, n. 6, 2023.

NIELSEN, D. S. et al. The effect of bacteriocin-producing Lactobacillus plantarum strains on the intracellular pH of sessile and planktonic Listeria monocytogenes single cells. **International Journal of Food Microbiology**, v. 141, p. S53-S59, 2010.

O'TOOLE, P. W.; MARCHESI, J. R.; HILL, C. Next-generation probiotics: the spectrum from probiotics to live biotherapeutics. **Nature Microbiology**, v. 2, n. 5, p. 1-6, 2017.

OZEN, M.; DINLEYICI, E. C. The history of probiotics: the untold story. **Beneficial Microbes**, v. 6, n. 2, p. 159-165, 2015.

PLAZA-DIAZ, J. et al. Mechanisms of Action of Probiotics. **Advances in Nutrition**, v. 10, n. p. S49-S66, 2019.

PLOVIER, H. et al. A purified membrane protein from Akkermansia muciniphila or the pasteurized bacterium improves metabolism in obese and diabetic mice. **Nature Medicine**, v. 23, n. 1, p. 107-113, 2017.

PONTES, K. et al. Effects of probiotics on body adiposity and cardiovascular risk markers in individuals with overweight and obesity: A systematic review and meta-analysis of randomized controlled trials. **Clinical Nutrition**, v. 40, n. 8, p. 4915-4931, 2021.

PROKOPIDIS, K. et al. Impact of probiotics on muscle mass, muscle strength and lean mass: a systematic review and meta-analysis of randomized controlled trials. **Journal of Cachexia, Sarcopenia and Muscle**, v. 14, n. 1, p. 30-44, 2023.

RAYYAN, Y. M. et al. Does probiotic supplementation improve quality of life in mild-to-moderately active ulcerative colitis patients in Jordan? A secondary outcome of the randomized, double-blind, placebo-controlled study. **European Journal of Nutrition**, v. 62, n. 7, p. 3069-3077, 2023.

SAADATI, S. et al. Beneficial effects of the probiotics and synbiotics supplementation on anthropometric indices and body composition in adults: A systematic review and meta-analysis. **Obesity Reviews**, v. 25, n. 3, p. e13667, 2024.

SANDERS, M. E. et al. Probiotics and prebiotics in intestinal health and disease: from biology to the clinic. **Nature Reviews Gastroenterology & Hepatology**, v. 16, n. 10, p. 605-616, 2019.

SCHIFFRIN, E. J.; BLUM, S. Interactions between the microbiota and the intestinal mucosa. **European Journal of Clinical Nutrition**, v. 56, n. 3, p. S60-S64, 2002.

SEVERYN, C. J.; BHATT, A. S. With Probiotics, Resistance Is Not Always Futile. **Cell Host & Microbe**, v. 24, n. 3, p. 334-336, 2018.

SHIBAHARA-SONE, H. et al. Living cells of probiotic Bifidobacterium bifidum YIT 10347 detected on gastric mucosa in humans. **Beneficial Microbes**, v. 7, n. 3, p. 319-326, 2016.

SIDOOSKI, T. et al. Physical and nutritional conditions for optimized production of bacteriocins by lactic acid bacteria – A review. **Critical Reviews in Food Science and Nutrition**, v. 59, n. 17, p. 2839-2849, 2019.

SMITH, T. J. et al. Persistence of Lactobacillus reuteri DSM17938 in the human intestinal tract: response to consecutive and alternate-day supplementation. **The American Journal of Clinical Nutrition**, v. 30, n. 4, p. 259-264, 2011.

SOLTANI, S. et al. Effects of probiotic/synbiotic supplementation on body weight in patients with diabetes: a systematic review and meta-analyses of randomized-controlled trials. **BMC Endocrine Disorders**, v. 23, n. 1, p. 86, 2023.

SUEZ, J. *et al.* The pros, cons, and many unknowns of probiotics. **Nature Medicine**, v. 25, n. 5, p. 716-29, 2019.

TANNOCK, G. W. *et al.* Analysis of the fecal microflora of human subjects consuming a probiotic product containing Lactobacillus rhamnosus DR20. **Applied and Environmental Microbiology**, v. 66, n. 6, p. 2578-2588, 2000.

VALEUR, N. *et al.* Colonization and immunomodulation by Lactobacillus reuteri ATCC 55730 in the human gastrointestinal tract. **Applied and Environmental Microbiology**, v. 70, n. 2, p. 1176-1181, 2004.

ZAREZADEH, M. *et al.* Effects of probiotics supplementation on blood pressure: An umbrella meta-analysis of randomized controlled trials. **Nutrition, Metabolism & Cardiovascular Diseases**, v. 33, n. 2, p. 275-286, 2023b.

ZAREZADEH, M. *et al.* Probiotics act as a potent intervention in improving lipid profile: An umbrella systematic review and meta-analysis. **Critical Reviews in Food Science and Nutrition**, v. 63, n. 2, p. 145-158, 2023a.

ZAREZADEH, M. *et al.* Probiotic therapy, a novel and efficient adjuvant approach to improve glycemic status: An umbrella meta-analysis. **Pharmacological Research**, v. 183, p. 106397, 2022.

ZION MARKET RESEARCH. **Probiotics Market**: Size, Share & Trends Analysis Report By Ingredient Type (Bacteria And Yeast), By Form (Liquid Probiotic and Dry Probiotic), By Application (Food & Beverages, Dietary Supplements, and Animal Feed), By End User (Human Probiotics and Animal Probiotics): Global Industry Perspective, Comprehensive Analysis, and Forecast, 2019–2026" (2020).

ZMORA, N. *et al.* Personalized Gut Mucosal Colonization Resistance to Empiric Probiotics Is Associated with Unique Host and Microbiome Features. **Cell**, v. 174, n. 6, p. 1388-1405, e1321, 2018.

28 Efeitos da Suplementação com Prebióticos e Simbióticos na Saúde Humana

Fellipe Lopes de Oliveira ▪ João Paulo Bastos Silva ▪ Mateus Kawata Salgaço ▪ Beatriz Alves de Azevedo ▪ Katia Sivieri

Objetivo

- Discutir o papel dos prebióticos e simbióticos na saúde humana.

Destaques

- O mercado global de prebióticos atingiu US$ 6,05 bilhões em 2021, o que evidencia um crescimento significativo
- Com mais de 16 mil artigos científicos publicados nos últimos 5 anos, a pesquisa sobre prebióticos abrange diversos aspectos, incluindo avaliação da microbiota, estudos clínicos e análises químicas
- EUA e China são os principais líderes em publicações na área de prebióticos, seguidos por países europeus. O Brasil se destaca na América Latina em liderança e em número de publicações
- Dez pesquisadores brasileiros contribuem significativamente para a produção científica sobre prebióticos, e colaboram para o avanço do conhecimento na área
- Os prebióticos resistem à digestão enzimática no intestino delgado e são fermentados no intestino grosso. Isso resulta na produção de ácidos graxos de cadeia curta (AGCCs) e outros compostos, os quais têm efeitos positivos à saúde, e promovem o crescimento seletivo de bactérias benéficas
- Os simbióticos são suplementos que combinam probióticos e prebióticos para promover o equilíbrio e a produção de produtos positivos pela microbiota intestinal (MI) à saúde do hospedeiro. Essa combinação sinérgica proporciona benefícios e permite que os probióticos prosperem com o suporte dos prebióticos
- Os produtos da diversidade brasileira têm grande potencial para serem candidatos a novos prebióticos.

Introdução

O mercado mundial de prebióticos vem crescendo significativamente e foi avaliado em US$ 6,05 bilhões em 2021 (Ferreira *et al.*, 2023). Os prebióticos são cada vez mais reconhecidos como importantes ingredientes em alimentos e suplementos, capazes de modificar a composição e a produção de metabólitos da MI. Entretanto, os fabricantes de prebióticos estão sujeitos a regulamentações e padrões de qualidade para garantir a segurança e a eficácia dos produtos. Certificações e selos de aprovação são utilizados para destacar a qualidade dos produtos prebióticos.

De 2019 a 2024, mais de 16 mil artigos científicos foram publicados segundo a busca realizada na base de dados Scopus, por meio da palavra-chave "*prebiotic*". Os arquivos encontrados foram exportados e inseridos no *software* Vosviewer© para criar a rede de palavras-chave e definir os *clusters* principais. A Figura 28.1 evidencia a formação de três grandes *clusters*, e demonstra que as tendências dos estudos com prebióticos estão focadas na avaliação da MI, em estudos clínicos e em modelos animais, bem como na avaliação química dos ingredientes prebióticos.

A Figura 28.2 mostra os principais países que estão publicando sobre esse tema, com os EUA e China liderando essas publicações, seguidos pelos países europeus. Interessante é que o Brasil aparece como um dos países com uma importante produção, e é líder em toda a América Latina. Entre os 10 pesquisadores brasileiros que mais publicaram destacam-se Pimentel, T. C.; Zaia, D. A. A.; Pastore, G. M.; Cruz, A. G.; Saad, S. M. I.; Rodrigues, S.; Freitas, M. Q. e Sivieri, K. (Figura 28.3). É interessante notar que muitos dos autores brasileiros trabalham em conjunto, fortalecendo o conhecimento sobre os prebióticos.

Portanto, frente à relevância da temática, este capítulo tem como objetivo avaliar o efeito da suplementação com prebióticos e simbióticos sobre a saúde humana.

Conceitos sobre prebióticos e simbióticos

A MI é considerada um ecossistema essencialmente bacteriano, apesar de não ser composto apenas por bactérias, que residem normalmente nos intestinos (delgado e grosso). Acredita-se que a MI, por ser composta, sobretudo, de bactérias comensais e benéficas, exerça um papel de proteção e impeça a proliferação de bactérias patogênicas (Brandt; Sampaio; Miuki, 2006; Barbosa *et al.*, 2010). Entretanto, existem diversos fatores que podem influenciar na composição da MI. No Capítulo 6, *Diversidade e Resiliência da Composição da Microbiota Intestinal na Vida Adulta*, os diversos fatores relacionados com modificação e resiliência da MI foram abordados.

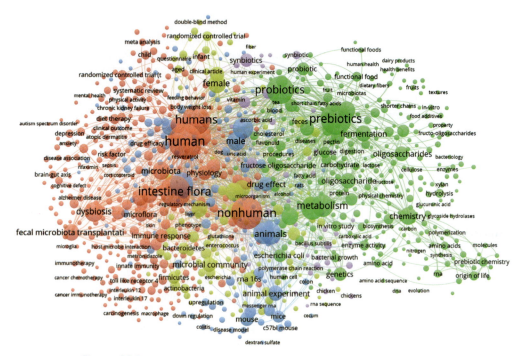

Figura 28.1 Principais palavras-chave e *clusters* relacionadas com prebióticos.

Capítulo 28 • Efeitos da Suplementação com Prebióticos e Simbióticos...

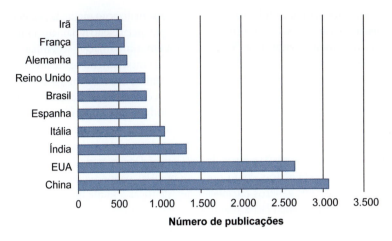

Figura 28.2 Países que mais publicaram sobre prebióticos entre 2019 e 2024.

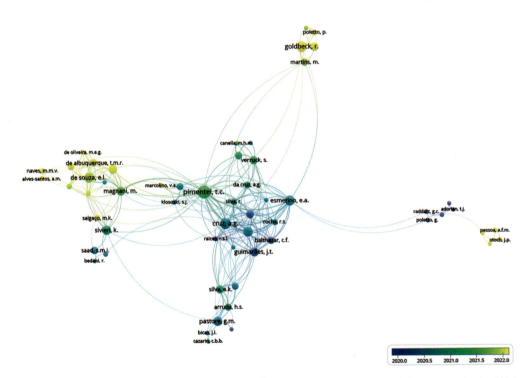

Figura 28.3 Rede de pesquisadores brasileiros que publicaram sobre o tema de prebióticos entre 2019 e 2024.

Dessa maneira, existem diversas estratégias dietéticas que são propostas com o objetivo de melhorar a qualidade de vida da população humana por meio da MI, entre elas destacam-se os prebióticos e simbióticos.

Os prebióticos são definidos como "substratos utilizados seletivamente pelos microrganismos do hospedeiro que conferem benefícios à saúde", podem ser tais substratos: ácido linoleico conjugado (CLA), ácidos graxos poli-insaturados

(AGPI), oligossacarídeos como frutoligossacarídeos (FOS), galactoligossacarídeos (GOS), inulina (fibra alimentar), mananoligossacarídeos (MOS), xiloligossacarídeos (XOS), parede celular de levedura (YCW), isomaltoligossacarídeos (IMO), e as fontes vegetais ricas em frutanos (p. ex., cebola, alho, alcachofra, kiwi e soja) (Gibson *et al.*, 2017; Telle-Hanses; Holven; Ulven, 2018).

Os prebióticos exercem inúmeras funções no organismo, entre elas destacam-se: (i) o estímulo do crescimento de bactérias benéficas, como, por exemplo, as pertencentes aos gêneros *Lactobacillus* spp. e *Bifidobacterium* spp.; (ii) a manutenção do equilíbrio da MI, ao promoverem o crescimento das bactérias benéficas. Por exemplo, os prebióticos ajudam a equilibrar a composição da MI e inibem o crescimento excessivo de bactérias patogênicas; (iii) a produção de AGCCs durante a fermentação dos prebióticos no intestino pelas bactérias benéficas. Esses AGCCs exercem efeitos benéficos à saúde do intestino, auxiliam na manutenção da integridade da mucosa intestinal, na regulação de processos metabólicos e atuam como fonte de energia para os colonócitos; (iv) têm a capacidade de influenciar positivamente o sistema imunológico e auxiliam o fortalecimento das defesas naturais do organismo; (v) possibilitam a promoção da saúde intestinal ajudando a prevenir a constipação intestinal, melhorando o trânsito intestinal e reduzindo o risco de distúrbios intestinais, como a síndrome do intestino irritável; (vi) proporcionam a melhora da absorção de minerais; alguns prebióticos, como inulina e o FOS, podem otimizar a absorção intestinal de minerais, como cálcio e magnésio; (vii) promovem o controle da massa corporal, alguns estudos sugerem que os prebióticos podem influenciar os hormônios relacionados com o apetite, ajudando no controle da massa corporal, pela redução da ingestão de energia; (viii) podem ter efeitos positivos sobre o metabolismo, incluindo a regulação dos níveis de glicose no sangue e a melhora da sensibilidade à insulina; (ix) ajudam na redução de mediadores inflamatórios, haja vista que uma MI equilibrada, mantida pelo consumo de prebióticos, pode reduzir a circulação de mediadores inflamatórios, bem como a sinalização mediada por derivados da MI com potencial efeito inflamatório; assim, reduzem também a inflamação sistêmica de baixo grau, que está intimamente associada a diversas doenças crônicas não transmissíveis e (x) o eixo microbiota-cérebro, assim como os probióticos, os prebióticos também podem influenciar a comunicação entre o intestino e o cérebro, potencialmente afetando o humor e a saúde mental (Davani-Davari *et al.*, 2019) (Figura 28.4). Logo, os prebióticos apresentam diversas possibilidades terapêuticas à saúde humana.

Para os prebióticos exercerem essas funções, algumas características são importantes, como suportar a acidez gástrica, à hidrólise por enzimas intestinais e não serem totalmente absorvidos pelo trato gastrointestinal (TGI). Assim, podem ser utilizados, como uma fonte de energia para a MI, estimulando seletivamente a proliferação de bactérias que beneficiam o bem-estar e a saúde do hospedeiro (Nath *et al.*, 2018).

Já os simbióticos são suplementos alimentares que combinam prebióticos e probióticos, dois tipos de substâncias que têm o objetivo de promover efeitos positivos sobre a MI. Ao combinar probióticos e prebióticos em um suplemento, os simbióticos fornecem hipoteticamente uma abordagem mais completa para a MI, por meio de vantagens sinérgicas, uma vez que os probióticos podem se beneficiar dos prebióticos para se estabelecer e prosperar no intestino, enquanto os prebióticos são convertidos em compostos benéficos pelas bactérias probióticas e outras bactérias da MI (Flesch; Poziomyck; Damini, 2014; Raizel *et al.*, 2011).

Mecanismos de ação

Em geral, no intestino humano, a falta de enzimas que hidrolisam as ligações poliméricas dos prebióticos permite que permaneçam no TGI por resistirem à digestão e à absorção no intestino delgado. Portanto, esses compostos chegam praticamente intactos ao intestino grosso, onde são degradados pela MI local e seletivamente fermentados para produzir certos metabólitos secundários, que são absorvidos pelo epitélio

Capítulo 28 • Efeitos da Suplementação com Prebióticos e Simbióticos... 457

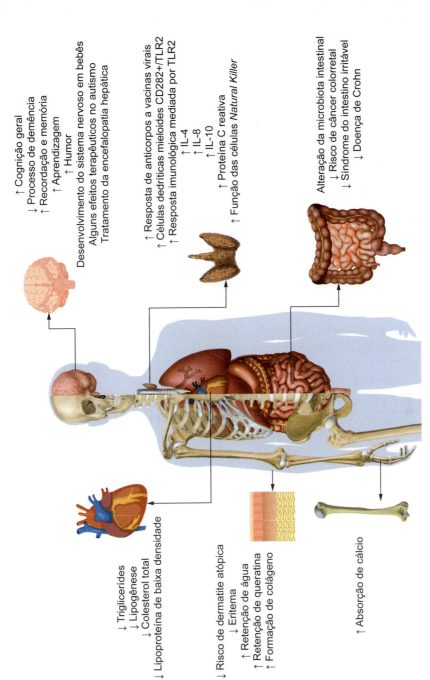

Figura 28.4 Principais funções relacionadas com os prebióticos e à saúde humana. IL: interleucina; TLR2: receptor do tipo *Toll* 2.

intestinal ou transportados para o fígado por meio da veia porta. Em função do aproveitamento local ou periférico dos produtos derivados das bactérias intestinais, é possível verificar efeitos benéficos nos processos fisiológicos do hospedeiro, como regulação da imunidade, resistência à patógenos, melhoria da função da barreira intestinal, aumento da absorção de minerais e redução da glicemia e lipemia sanguíneas, evitando quadros de hiperglicemia e hiperlipidemia, respectivamente (You et al., 2022).

Muitos metabólitos são produzidos pela fermentação das bactérias intestinais; entretanto, os mais abundantes são os AGCCs (Ríos-Covián et al., 2016). Além disso, uma vantagem específica dos prebióticos refere-se à sua promoção para o crescimento de microrganismos-alvo. Alguns prebióticos específicos (p. ex., inulina, FOS e GOS), promovem o crescimento de bactérias benéficas que competem com espécies patobiontes, evitando assim colonização dessas bactérias indesejáveis (Ashaolu, 2020).

Os possíveis mecanismos de ação dos prebióticos podem ser visualizados na Figura 28.5.

Prebióticos convencionais

Muitos substratos apresentam diversas evidências em relação ao seu potencial prebiótico, dentre eles estão: inulina, FOS, GOS, MOS e XOS, que serão discutidos a seguir.

Frutoligossacarídeos

Os FOS são conhecidos como uma versão de baixo peso molecular da inulina, contendo de 2 a 9 graus de polimerização, onde a frutose é a principal unidade monomérica conectada por ligações glicosídicas beta-1,2 e possui a glicose como açúcar terminal com ligação alfa-1,2, os quais são encontrados em baixas quantidades em alimentos como cebola, alho, cevada, mel, chicória, aspargos, batata yacon e outros (Caetano et al., 2016; Costa et al., 2021; Coxam, 2007). Vários estudos demonstram sua propriedade bifidogênica e tal efeito estaria relacionado com a expressão da enzima beta-fructosidase que hidrolisa ligações do tipo beta-1,2 presentes na *Bifidobacterium* (Gibson et al., 1995; Hajar-Azhari et al., 2021; Liu et al., 2017; Mahalak et al., 2023; Scott et al., 2014; Tandon et al., 2019). Ademais, devido a suas características adoçante de baixa caloria e a capacidade de melhorar o sabor, a textura e a validade de produtos alimentícios e promover efeitos benéficos à saúde, tornou-se de grande interesse na indústria de alimentos (Martins et al., 2019; Sabater-Molina et al., 2009; Sánchez-Martínez et al., 2020).

Dentre os vários efeitos benéficos do consumo de FOS está a modificação da MI. Dou et al. (2022) realizaram uma revisão sistemática que incluiu oito ensaios clínicos randomizados e controlados por placebo, totalizando 213 e 175 observações, respectivamente, da suplementação com FOS e do grupo controle (placebo). A ingestão de FOS aumentou significativamente as contagens de *Bifidobacterium* spp. Além disso, os autores demonstraram que o tempo e a dose de suplementação são importantes, uma vez que, o tempo mais longo de suplementação (> 4 semanas) e doses mais altas (7,5 a 15 g/dia) apresentaram efeitos mais positivos.

Gibson et al. (1995) conduziram um dos primeiros estudos utilizando FOS. Inicialmente, oito indivíduos (sete homens e uma mulher) saudáveis foram selecionados, os quais não consumiram antibióticos nos últimos 3 meses e apresentaram contagem inicial de *Bifidobacterium* entre 10^8 e 10^9/g de fezes úmidas. O FOS comercialmente utilizado foi Raftilose® (Orafti, Tienen, Bélgica). O protocolo experimental durou 45 dias: 15 dias de controle com dieta controlada com o objetivo de manutenção de peso contendo 29 g de proteínas, 93 g de gordura, 142 g de amido, 124 g de açúcares e 16,4 g de polissacarídeos não amiláceos; 15 dias com adição de 15 g/dia de FOS, substituindo 15 g/dia de sacarose; e 15 dias de um segundo período controle no qual foi adicionado 15 g/dia de sacarose no lugar do FOS. Ainda, o consumo de álcool e alimentos que não fossem da dieta não foram permitidos. O FOS (5 g) foi consumido de forma livre no café da manhã, e os outros 10 g adicionados à

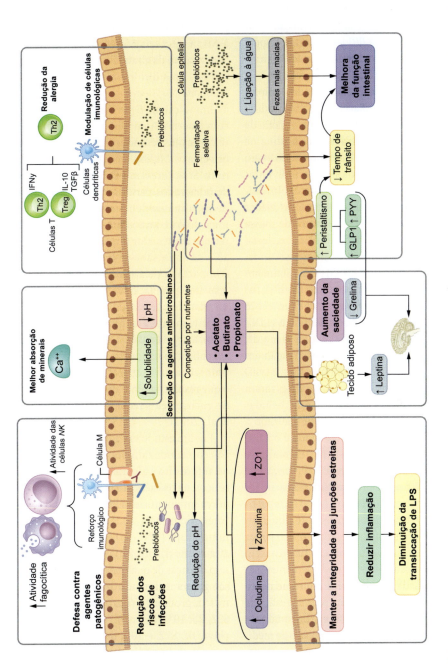

Figura 28.5 Principais mecanismos dos prebióticos. GLP-1: peptídeo-1 semelhante ao glucagon; INF-γ: interferon gama; IL: interleucina; LPS: lipopolissacarídeo; PYY: peptídeo YY; TGF-β: fator de crescimento transformador beta.

biscoitos. Os resultados mostraram um aumento na excreção de matéria seca e úmida, energia, nitrogênio e na frequência de evacuação no período tratado com FOS. Além do mais, observou-se um aumento e uma diminuição significativa na contagem de *Bifidobacterium*, respectivamente, no período tratado com o FOS e no período de substituição por sacarose.

Em um ensaio clínico randomizado, duplo-cego e controlado por placebo, foi verificado o impacto do consumo de FOS na forma de 1-kestose sobre a concentração de insulina na corrente sanguínea. Os resultados do estudo foram associados à composição da MI em indivíduos saudáveis com sobrepeso e obesidade. Inicialmente, os critérios de inclusão foram: (i) idades entre 20 e 64 anos e (ii) IMC (índice de massa corporal) $\geq$ 23 kg/m². Os critérios de exclusão foram: (i) doença metabólica e sistêmica, incluindo diabetes *mellitus* (DM) em tratamento medicamentoso e/ou com histórico médico; (ii) HOMA-IR $\geq$ 2,5; (iii) glicemia de jejum $\geq$ 126 mg/dℓ; (iv) lipoproteína de baixa densidade (LDL) $\geq$ 140 mg/dℓ; (v) triglicérides (TG) $\geq$ 150 mg/dℓ; (vi) alergias alimentares; (vii) participação em outro estudo clínico nos últimos 30 dias; e (viii) gravidez e amamentação. Os participantes foram avaliados por registro alimentar e de bebidas durante 3 dias antes do estudo. Foi realizado a randomização de acordo com a idade e o valor de HOMA-IR. O protocolo experimental teve duração de 12 semanas, com a intervenção de 1-kestose (n=20) e placebo (maltodextrina, n=18) de 5 g por 2 vezes/dia (almoço e jantar). Os participantes foram orientados a consumir alimentos até às 20 horas, nada além de água entre o jantar e a primeira refeição da manhã, que não usassem drogas ou medicamentos que pudessem interferir na homeostase da glicose e nenhum suplemento dietético. Além disso, deveriam seguir o estilo de vida habitual e precisariam registrar qualquer sinal de doença, desvio do protocolo, uso de medicação e outras queixas. A insulinemia e as amostras de fezes foram analisadas no início e ao fim do estudo (12 semanas). No fim do experimento, foi observado que a suplementação com 1-kestose reduziu significativamente os níveis de insulina quando comparado com o placebo (5,3 µU/mℓ [6,6 a 6,0] *versus* 6,5 µU/mℓ [5,7 a 7,6], p < 0,05). Analisando subgrupos, como a idade, o grupo entre 23 e 43 anos, a redução foi ainda maior (4,7 µU/mℓ *versus* 7,7 µU/mℓ, p < 0,01). Em relação à MI, a intervenção resultou em um aumento significativo da abundância relativa de *Bifidobacterium*, uma diminuição dos gêneros *Blautia*, *Sellimonas*, *Erysipelatoclostridium* e uma tendência à diminuição de *Eggerthella* quando comparado com placebo. Além disso, comparativamente ao início da intervenção, o grupo 1-kestose aumentou os gêneros *Megasphaera* e *Lactobacillus* e diminuiu *Streptococcus*. Os diferentes resultados demonstrados para os valores da concentração de insulina podem estar correlacionados ao impacto da 1-kestose na MI. Primeiramente, em relação a um maior impacto na população entre 23 e 43 anos, sabe-se que a composição da MI é impactada pela idade, sobretudo no que diz respeito à população de bifidobactérias. Também foi relatado que a *Blautia* é um gênero associado positivamente à adiposidade corporal. Além disso, a *Eggerthella* e o *Streptococcus* prejudicam a sinalização da insulina, devido a produção de imidazol a partir da catabolização de histidina, o que resulta na piora da capacidade de captação de glicose pelos tecidos periféricos (Watanabe *et al.*, 2023).

Em um estudo randomizado e controlado por placebo conduzido por Rajkumar *et al.* (2015), os autores investigaram os efeitos nos lipídios séricos, na resistência à insulina (RI) e nos marcadores inflamatórios (PCR [proteína C reativa], Interleucina [IL]-6, IL-1β e fator de necrose tumoral alfa [TNF-α]) em indivíduos jovens (de 20 a 25 anos), eutróficos (IMC 18,5 a 24,9 kg/m²), sem doenças de qualquer ordem e hábitos de vida saudáveis utilizando placebo (gelatina pura, n=15), probiótico (*Lactobacillus salivarius* UBL S22, 2×10^9 UFC, n=15) e simbiótico (*L. salivarius* UBL S22 + 10 g de FOS, n = 15) durante 6 semanas, 1 vez/dia. Após a intervenção, o grupo simbiótico reduziu, embora de maneira pouco significativa, o IMC quando comparado ao início da intervenção e com os valores finais dos outros grupos, que não apresentaram diferenças em comparação ao momento inicial. Todavia, a magnitude de redução é pequena e há dúvidas sobre a relevância clínica da redução do IMC. Ainda, os grupos tratados melhoraram modestamente a RI, o LDL-c, o colesterol total, TG, a HDL-c e os marcadores inflamatórios após a intervenção, efeitos que não foram observados no grupo placebo. Interessantemente, para RI, LDL-c, colesterol total, PCR, IL-6 e TNF-α, os valores foram significativamente menores no grupo simbiótico em comparação ao probiótico.

Shibata et al. (2009) realizaram um ensaio clínico randomizado, duplo-cego e controlado por placebo em crianças com menos de 3 anos diagnosticadas com dermatite atópica (DA). O estudo durou 12 semanas, no qual crianças menores e maiores de 1 ano receberam, respectivamente, 1 e 2 g do tratamento (kestose, n=15) ou placebo (maltose, n = 14). Foi observado uma diminuição na mediana do índice SCORAD (pontuação de gravidade da dermatite atópica) de 41,5; 25,3 e 19,5 em zero, seis e 12 semanas, para o grupo tratado, respectivamente, o que não ocorreu no grupo controle. Ainda, comparando os grupos nas semanas seis e 12, o SCORAD foi significativamente menor no grupo tratado do que os escores do grupo placebo. Contudo, nenhuma diferença significativa foi observada para a contagem de bifidobactérias, concentração de AGCCs nas fezes e os níveis de IgE no sangue. Em outro estudo randomizado, duplo-cego e controlado por placebo conduzido por Koga *et al.* (2016), crianças menores de 5 anos com DA receberam 1 g (< 1 ano), 2 g (1 a 2 anos) e 3 g (2 a 5 anos) de 1-kestose (n=29) ou placebo (maltose, n=29) durante 12 semanas e foi investigado o impacto na MI e nos sintomas da dermatite. O grupo placebo não demonstrou aumento na abundância de *Faecalibacterium prausnitzii* o que foi oposto no grupo tratado. O grupo tratado, por sua vez, apresentou um aumento estatisticamente significativo, 10 vezes maior na semana 12 em relação a semana zero. Ainda, as bifidobactérias seguiram a mesma tendência nas quais as contagens foram maiores no grupo tratado. Além disso, foi observada uma correlação moderada e positiva na semana seis entre a abundância de *F. prausnitzii* e o escore de SCORAD para o subgrupo de 2 a 5 anos.

Em um estudo piloto com crianças entre 2 e 5 anos (n=22) com DA foi verificado o impacto do consumo de 2 g/dia de 1-kestose durante 12 semanas sobre os sintomas utilizando os escores da medida de eczema orientada ao paciente (POEM). Os resultados demonstraram que os escores foram menores no grupo tratado, com uma mediana total de 14,0 e 6,0, respectivamente, nas semanas 0 e 12. Ademais, nenhuma correlação foi observada em relação à idade e à melhora dos sintomas (Tochio *et al.*, 2018).

Galactoligossacarídeos

Os GOS são carboidratos não digeríveis compostos geralmente de duas a cinco unidades monoméricas de galactose ligadas por vários tipos de ligações glicosídicas como β-1,4, β-1,6, β-1,2 e β-1,3, as duas últimas são menos frequentes, e com uma unidade terminal de glicose (Catenza, Donkor, 2021; Maráz *et al.*, 2022). Os GOS podem ser obtidos a partir da lactose por meio da reação enzimática da beta-galactosidase, que está presente em microrganismos e tem atividade transgalactosilação, porém, novas fontes, como resíduos agroindustriais, no caso o soro de queijo, são avaliadas como substrato (Gosling *et al.*, 2010; Souza *et al.*, 2022).

Fatores como a concentração de substrato, fonte da enzima, temperatura e pH influenciam a produção de GOS. Além disso, eles são solúveis em água, incolor, estáveis em várias condições (100°C/10 minutos em pH 2, 160°C/10 minutos em pH 7 e a 37°C em pH 2 por vários meses), apresentam médio poder de doçura (0,3 a 0,6 vezes da sacarose) e baixa caloria, o que os tornam ótimo ingrediente alimentar e substituto de açúcar de baixa caloria para a indústria de alimentos (Lamsal *et al.*, 2012; Vera *et al.*, 2021).

Um ensaio clínico randomizado controle conduzido por Shimizu *et al.* (2018) verificou o impacto do consumo de 3 g/dia de probiótico (1×10^8 *Bifidobacterium breve* Yakult/g e 1×10^8 *Lactobacillus casei* Shirota) com GOS (10 g/dia) em pacientes entre 64 e 82 anos com sepse (após 3 dias de entrada na UTI) (simbiótico n = 35, controle n = 37) por 2 semanas. Foi observado um aumento significativo na contagem dos gêneros *Lactobacillus*, *Bifidobacterium* e *Atopobium* nas fezes no grupo simbiótico. A quantidade total de ácidos orgânicos e de acetato foi significativamente maior no grupo simbiótico na primeira semana, fator que favorece a colonização dos probióticos utilizados e reduz a colonização de bactérias patobiontes. Além disso, a ocorrência de pneumonia associada à ventilação mecânica (14,3% *versus* 48,6%) e de enterite (6,3% *versus* 27,0%) foi menor no grupo simbiótico.

Savaiano *et al.* (2013) conduziram um estudo randomizado, duplo-cego e controlado por placebo (xarope de milho) utilizando RP-G28, um GOS com alta pureza (≥ 95%) em indivíduos (entre 18 e 64 anos) intolerantes à lactose por 35 dias. As doses diárias de ambos os tratamentos foram escalonadas, sendo 1,5, 3,0 e 6,0 g, respectivamente, dos dias 1 a 5; 6 a 10 e 11 a 15 uma única vez no jantar. As outras doses foram administradas duas vezes, sendo no café da manhã 1,5, 3,0, 6,0 e 7,5 g e no jantar 6,0, 6,0, 6,0 e 7,5 g, respectivamente, nos dias 16 a 20, 21 a 25, 26 a 30 e 31 a 35. Nesse período, foi requerido que os participantes evitassem o consumo de produtos lácteos. Ainda, com o término desse período, os indivíduos foram acompanhados por mais 30 dias e instruídos a reintroduzir alimentos lácteos na dieta. Nos dias 36 e 76 foram realizados desafios de intolerância à lactose com a ingestão de 25 g de lactose. O resultado da média e mediana da digestão de lactose medida pela produção de hidrogênio no ar expirado foi menor no grupo tratado em relação ao placebo. Ainda, uma tendência à melhora dos sintomas de cólicas, flatulência, distensão abdominal e dor abdominal foi observada no grupo GOS, sendo esta última significativamente.

Já Chey *et al.* (2020) verificaram o impacto de duas doses de GOS durante 30 dias em indivíduos com grau moderado e grave de intolerância à lactose em um estudo randomizado, duplo-cego e controlado por placebo (n=377). Nos primeiros 10 dias de tratamento foi administrado 5 g por 2 vezes/dia, seguido por 7,5 g por 2 vezes/dia e um outro grupo recebeu nos primeiros 10 dias 7,5 g por 2 vezes/dia, seguido por 10 g por 2 vezes/dia, respectivamente, para o grupo de baixa (n = 127) e alta dose (n = 123) de GOS, além de 127 indivíduos do grupo placebo. A intervenção demonstrou que os intolerantes tratados apresentaram menos sintomas de cãibra e distensão abdominal. Ainda, houve um aumento significativo na abundância do filo Actinobacteria, da família *Bifidobacteriaceae* e do gênero *Bifidobacterium* em ambos os grupos tratados, mas não no grupo placebo. Ainda, 78% (77/99) dos tratados apresentaram elevados níveis de *Bifidobacterium*, quando comparados com os 52% (49/94) de não tratados no grupo placebo.

Os efeitos benéficos de 1,8 g de GOS em crianças entre 7 e 11 anos (n = 26) com transtorno do espectro autista foram avaliados por Grimaldi *et al.* (2018) em um estudo randomizado, duplo-cego e controlado por placebo (1,8 g maltodextrina) por 6 semanas. Inicialmente, as crianças foram divididas em dois grupos: um sem restrição dietética e outro com restrição, com exclusão sobretudo de glúten e caseína. Em seguida, foram subdivididas em grupo placebo e GOS. Observou-se uma melhora significativa nos escores de comportamento social para as crianças com restrição dietética após o consumo de GOS. Além disso, quando comparados os subgrupos do grupo com restrição dietética, foram observados resultados significativos por meio da análise de redundância (6% de variância) na composição da MI. Adicionalmente, o perfil de metabólitos presentes na urina foi bastante alterado por GOS no grupo sem restrição dietética, no qual as quantidades de creatinina, creatina, dimetilglicina (DMG), dimetilamina (DMA), carnitina, citrato, adipato e N-óxido de trimetilamina (TMAO) foram maiores em comparação ao subgrupo placebo. Nas amostras fecais o consumo de GOS foi relacionado positivamente com AGCCs (butirato e valerato) no subgrupo sem restrição. Outro ponto, foi a redução de aminoácidos presentes em amostras fecais de crianças suplementadas com GOS, um indicativo de melhora da saúde intestinal, uma vez que esses compostos presentes nas fezes vêm sendo associados com desordem na função da barreira intestinal que resulta em uma má metabolização de compostos da dieta. Tal melhora da barreira pode estar associada com o aumento da produção de butirato.

Inulina

Inulina é caracterizada por uma longa cadeia linear de frutose conectada por ligações glicosídicas β-2,1, contendo uma glicose terminal ligada por α-1,2 e possui grau de polimerização entre 11 e 60 com uma média de 25. Ainda, é utilizada como substituto de gordura devido a sua menor solubilidade e maior viscosidade, porém, sua solubilidade e poder adoçante são impactados de acordo com seu grau de polimerização. É encontrada no reino vegetal, mas tubérculos como alcachofra-de-Jerusalém, batata yacon e chicória recebem destaque pela proporção presente, além de ser um prebiótico que possui efeitos benéficos à saúde (Ahmed; Rashid, 2017; DU *et al.*, 2023; Mohammadi *et al*. 2023; Li *et al*., 2021).

Birkeland *et al*. (2020) conduziram um ensaio clínico randomizado, duplo-cego, cruzado e controlado por placebo em indivíduos (n=25) com DM tipo 2 consumindo 16 g/dia de inulina ou placebo (maltodextrina) por 6 semanas. Foi observado um aumento nas quantidades totais de AGCCs, acetato, propionato e de bifidobactérias nas fezes, quando comparado com o placebo. Contudo, a inulina não teve efeito na quantidade de butirato ou na diversidade da MI. Ademais, um efeito bifidogênico foi relacionado com o aumento de *B. adolescentis* que apresenta uma relação negativa com o teor de butirato. Ainda, nesse estudo, 68% dos participantes utilizaram cloridrato de metformina durante a intervenção, que modifica a composição da MI. Em um outro ensaio clínico randomizado, duplo-cego e controlado por placebo e com duração de 6 meses com crianças com obesidade entre 7 e 15 anos, que foram divididas em três grupos: inulina (13 g/dia, n = 51), maltodextrina isocalórica (11 g/dia, n = 52) e orientações sobre fibras alimentares (n = 52), no qual receberam orientações para consumir quantidades adequadas de fibra alimentar para a idade. Foi observado um aumento significativo no índice de massa livre de gordura (16,18 ± 1,90 *versus* 16,38 ± 1,98 kg/m^2) somente no grupo inulina quando comparado ao início da intervenção. Tal efeito pode estar relacionado com eixo intestino-músculo esquelético, uma vez que a MI pode mediar o estresse oxidativo e a inflamação sistêmica. Ainda, mudanças positivas na MI podem incorrer em modificações positivas no músculo esquelético, as quais, podem favorecer um ambiente anabólico permissivo para a hipertrofia muscular esquelética, além da otimização de vias de sinalização relacionadas com biogênese mitocondrial e utilização de substratos energéticos como fonte de energia (Visuthranukul *et al*., 2022). No Capítulo 17, *Microbiota Intestinal e o Músculo Esquelético*, desta obra, foi discutida a relação entre a MI e o músculo esquelético.

Em outro estudo randomizado, duplo-cego e controlado por placebo conduzido por Van der Beek *et al*. (2018) em homens vivendo com sobrepeso ou obesidade (n = 14, IMC 25 a 35 kg/m^2), entre 20 e 50 anos, foi realizada a intervenção de 24 g de inulina ou 24 g de placebo (maltodextrina) durante 2 dias com pelo menos 5 dias entre eles e monitorado por 7 horas a cada 60 minutos. Houve um aumento da oxidação lipídica (0,85 ± 0,12 *versus* –0,88 ± 0,12 g/minutos), uma menor concentração de insulina no plasma e uma resposta glicêmica menor (8,12 ± 3,07 *versus* 46,97 ± 3,57 mmol/ℓ) após o consumo de inulina quando comparado com o placebo nas primeiras 3 horas (início da fase pós-prandial). Ainda, no grupo inulina foi observado uma concentração maior de acetato plasmático em comparação ao placebo, sendo maior entre 3 e 7 horas (1.330 ± 358 *versus* –7.987 ± 559 μmol/ℓ) e no fim do acompanhamento (1.310 ± 522 *versus* –10.169 ± 834 μmol/ℓ). Já Hiel *et al*. (2020) conduziram um ensaio clínico, simples-cego e controlado por placebo com pacientes vivendo com obesidade e idades entre 18 e 65 anos por 3 meses, no qual receberam 16 g/dia de inulina (n = 51) ou maltodextrina (placebo, n = 55). Foram observadas mudanças na composição da MI, como o aumento no filo Actinobacteria, na família *Bifidobacteriaceae* e nos gêneros *Bifidobacterium* e

Catenibacterium, e diminuição dos gêneros *Desulfovibrio* e *Roseburia*. Além disso, aumentaram *Dorea*, *Erysipelotrichaceae incertae sedis*, *Escherichia/Shigella* e *Lactobacillus*, enquanto *Butyricimonas*, *Clostridium sensu stricto* e *Clostridium* cluster XIVa diminuíram após a intervenção. Ainda, de acordo com a unidade taxonômica operacional (OTU), a abundância do gênero *Blautia* spp. diminuiu.

Oligossacarídeos do leite humano

Os oligossacarídeos do leite humano (HMOs, do inglês *human milk oligosaccharides*) são um grupo complexo de açúcares naturais que são exclusivamente encontrados no leite humano. São considerados um dos componentes mais abundantes e distintivos do leite humano, e desempenham um papel crucial na saúde e no desenvolvimento do bebê (Corona *et al.*, 2021).

Os HMOs são carboidratos compostos por unidades de açúcares simples, como a glicose e a galactose, que estão ligados em cadeias curtas e ramificadas. São constituídos por cinco unidades básicas, incluindo um monossacarídeo ácido, ou seja, ácido siálico (Sia) ou ácido N-acetilneuramínico; um aminoaçúcar conhecido como GlcNAc; três monossacarídeos que são L-fucose (Fuc), D-galactose (Gal) e D-glicose (Glc) que estão conectados por meio de várias ligações glicosídicas (Zeuner *et al.*, 2019).

Os HMOs estão abundantemente presentes no leite humano e representam cerca de 20% de todos os carboidratos no colostro. O estágio da lactação determina a quantidade de HMOs no leite humano, que varia de 20 a 24 g/ℓ no primeiro leite humano a 10 a 15 g/ℓ no leite maduro, em média (Chen, 2015).

O que torna os HMOs interessantes é que os bebês humanos não conseguem digeri-los de maneira direta, ou seja, eles passam pelo trato digestivo sem serem quebrados em seus componentes individuais. Assim, eles são resistentes à degradação enzimática e às condições ácidas durante a passagem pelo TGI e chegam ao cólon de maneira intacta, onde apenas bactérias intestinais específicas são capazes de utilizá-los. A utilização dos HMOs pelas bactérias intestinais é altamente dependente da estrutura e, portanto, os HMOs são usados de maneira diferente, de acordo com a espécie e a cepa. Entretanto, a maioria das cepas de *Bifidobacterium longum* subsp. infantis e *Bifidobacterium bifidum* é capaz de utilizar várias estruturas diferentes de HMOs (Yu, Chen, Newburg, 2013). Além disso, os HMOs também podem afetar indiretamente o ambiente da MI por meio da inibição da ligação e da colonização de certos patógenos no intestino *in vitro* (Weichert *et al.*, 2013), interagir com a parede epitelial e afetar as células do sistema imunológico (Zhang *et al.*, 2019).

Logo, apesar de não serem digeridos pelo bebê, os HMOs têm um impacto significativo na saúde e no desenvolvimento do sistema digestivo, formação da MI, amadurecimento do sistema imunológico do recém-nascido, além de ajudar na prevenção de infecções bacterianas e virais (Zhang *et al.*, 2021).

Notavelmente, um recente estudo utilizando o modelo de microbioma (Simulador do Ecossistema Microbiano Intestinal Humano [SEHM®]) mostrou que a fermentação de 2′-O-fucosilactose (2′FL), lacto-N-neotetraose (LNnT) e suas combinações na MI de adultos levou a um aumento de bifidobactérias, acompanhado por um aumento de AGCCs, em particular, o butirato com 2′FL, além de uma redução significativa na permeabilidade paracelular, acompanhada por um aumento na expressão do gene claudina-8 e uma redução em IL-6 (Šuligoj *et al.*, 2020). Esses resultados sugerem que a suplementação de HMO pode ser uma estratégia valiosa para modular a MI humana e, especificamente, promover o crescimento de bifidobactérias benéficas em adultos e crianças.

Candidatos a prebióticos da biodiversidade brasileira

O Brasil possui uma vasta diversidade de plantas, frutas, raízes e outros produtos naturais que podem conter compostos com propriedades prebióticas.

Alguns exemplos de ingredientes naturais da biodiversidade brasileira que podem ser potenciais fontes de prebióticos incluem polissacarídeos, extratos vegetais, além de frutas e sementes. Nesse sentido, a busca por novos candidatos a prebióticos chamam atenção da comunidade científica e da indústria de alimentos, embora ainda seja observado poucos trabalhos frente à diversidade de espécies existentes no país.

Dentre as espécies que têm sido avaliadas como potenciais prebióticos figuram as espécies da família *Arecaceae*. Essa família compreende cerca de 2.600 espécies, das quais 48 são nativas do Brasil e amplamente utilizadas na alimentação local (De Souza *et al.*, 2020). Dentre os gêneros com potencial prebiótico destacam-se *Acrocomia*, *Bactris*, *Euterpe* e *Mauritia*, que incluem espécies nativas não endêmicas, com distribuição, sobretudo na região Norte e na região Centro-Oeste.

No Brasil, o gênero *Euterpe* apresenta 10 espécies registradas, porém apenas três apresentam interesse agroindustrial: *E. oleracea*, *E. edulis*, e *E. precatoria* (Brasil, 2020). As plantas do gênero *Euterpe* ganharam notoriedade comercial, uma vez que são empregadas para produção de bebidas e polpas, e são exportadas para diferentes países no mundo, e científica devido a composição nutricional rica em compostos fenólicos.

A digestão simulada *in vitro* da polpa de *E. edulis* mostrou que, após as etapas de digestão, a polpa de juçara apresentou quantidades disponíveis de açúcares (3,2 g/100 g), fibras (18,6 g/100 g) e fenólicos totais (1.614 mg equivalentes em ácido gálico/100 g), que podem ser empregados no direcionamento de crescimento bacteriano (Guergoletto *et al.*, 2016). De fato, os autores observaram em experimento de fermentação colônica com amostras de fezes de indivíduos saudáveis, que a polpa da fruta foi capaz de promover o crescimento em número de *Bifidobacterium* spp. após 24 horas de fermentação (log 7,67 ± 0,17 para log 8,5 ± 0,7 UFC/m), com efeito superior quando comparado ao grupo FOS.

Diversos estudos evidenciam o potencial das espécies como matrizes alimentares não lácteas ideais para sobrevida de bactérias probióticas, incluindo *Lactobacillus acidophilus* LA-3 (Luciano *et al.*, 2018; Marinho *et al.*, 2019), *Lactobacillus rhamnosus* GG (Costa *et al.*, 2017b), *Lactobacilluss casei* (Freitas *et al.*, 2021) e *Schleiferilactobacillus harbinensis* (Colares *et al.*, 2021).

Embora a polpa seja a parte mais consumida da fruta, as sementes de *Euterpe* spp. apresentam alto teor de carboidratos, o que representa um interessante aproveitamento do resíduo gerado no processamento. A farinha obtida da espécie *E. edulis* apresenta 76,91% de fibras e 12,21% de reserva amilácea, é classificada como farinha de alto teor de amido (Carpiné *et al.*, 2020). Já a farinha obtida das sementes de *E. oleracea*, apresenta alto teor de carboidratos (91,1 ± 1,3 g/100 g), sendo uma menor parte de fibras (9,6 ± 0,4 g/100 g) (Da Silva *et al.*, 2018). Os autores observaram que os camundongos com obesidade induzida por alto teor de gordura que ingeriram ração contendo a farinha de semente (15 ou 30%; p/p) apresentaram normalização de parâmetros bioquímicos relacionados com obesidade, bem como aumentaram o volume das fezes e a excreção de colesterol e ácidos biliares. A farinha também diminuiu a transcrição dos genes relacionados lipogênese (HMG-CoA *redutase* e SREBP-1c) e, em contrapartida, aumentou a expressão de proteínas de transporte envolvidas na excreção de lipídios (ABCG5 e ABCG8).

Outra espécie com atividade prebiótica da família *Arecaceae* é o buriti (*Mauritia flexuosa*). A polpa da fruta apresenta na sua composição carotenoides, ácidos graxos, polifenóis e fibras, que justificam o efeito prebiótico da espécie (Barboza *et al.*, 2022). Desta espécie já foram identificados diferentes polissacarídeos com potencial prebiótico, incluindo polissacarídeos pécticos ricos em arabinanose (Cantu-Jungle *et al.*, 2016b) e polissacarídeos não usuais, como (1→5)-α-L-arabinano, (1→3)-(1→4)-α-D-glucano e (1→4)-β-D-xilano (Cordeiro; Almeida; Iacomini, 2015).

Em modelo experimental de colite induzida por TNBS (ácido 2,4,6-trinitrobenzenossulfônico), a polpa de buriti promoveu um efeito protetor superior às polpas de açaí e cupuaçu (Curimbaba *et al.*, 2020). Os autores observaram que a redução das lesões intestinais provocadas por TNBS, em animais tratados com buriti, estavam associadas à redução da atividade das enzimas mieloperoxidase (MPO) e fosfatase alcalina, dos níveis de citocinas pró-inflamatórias teciduais (IL-6, IL-1β e TNF-α), bem como o aumento da atividade da enzima glutationa e da produção de mucina. Essas alterações estariam relacionadas com o aumento provocado na produção de AGCCs totais, especificamente o propionato, que estava aumentado nas fezes dos animais, indicando provável efeito na MI.

O efeito do leite fermentado probiótico com polpa de buriti foi avaliado frente à MI de humanos saudáveis em simulador do ecossistema microbiano humano (SHIME®) (Borgonovi et al., 2022a). Após a adição do leite fermentado probiótico contendo buriti, os autores observaram aumento dos filos Firmicutes, Bacteroidetes e Actinobacteria e diminuição do filo Proteobacteria. Além disso, houve aumento na produção de AGCCs e diminuição de íons de amônio.

Estudos recentes apontam para o potencial da polpa de buriti como matriz para manutenção de cepas probióticas em alimentos funcionais diversos, incluindo em bebida fermentada utilizando grão de Kefir de água (Alvez; Pinto; Santos, 2016) e leites fermentados (Borgonovi et al., 2021b).

Outra espécie da família *Arecaceae* de interesse alimentício e com propriedades prebióticas comprovadas é a macaúba (*Acrocomia aculeata*). A polpa da fruta e o bolo residual da espécie foram capazes de promover o crescimento da bactéria probiótica *B. lactis*, com aumento da produção de ácido lático, ácido acético, propionato e butirato (Andrade et al., 2020). O efeito prebiótico da espécie é relacionado com a composição de bioativos em altos teores de fibras dietéticas (19,95 a 35,81%) e lipídios (cerca de 28%). Foi possível observar em ratos alimentados com a farinha da amêndoa da macaúba durante 29 dias um aumento da produção de ácido acético e ácido propiônico (Duarte et al., 2022).

Em um estudo recente com seres humanos saudáveis e pós-covid, o consumo de farinha das sementes de macaúba promoveu diminuição do gênero *Faecalibacterium* no grupo de pacientes saudáveis e aumento de espécies de *Lactobacillus* e *Bifidobacterium* no grupo de pacientes pós-covid (Mauro et al., 2023).

A pupunheira (*Bactris gasipaes*) é uma espécie nativa bastante conhecida pelo fruto consumido após cozimento e pelo palmito obtido do seu caule. Os frutos da espécie apresentam altos teores de carboidratos e lipídios, além de fibras (Felisberto et al., 2020), flavonoides, carotenoides e tocoferol (Araújo et al., 2021). Da fermentação espontânea da pupunha foi possível o isolamento de morfotipos de *Lactobacillus* spp., o que evidencia o potencial da espécie para estimulação do crescimento de bactérias probióticas (Miranda et al., 2021).

Uma fração polissacarídica péctica (93,8% de carboidratos totais) obtida dos frutos da pupunheira apresentou atividade prebiótica em modelo *in vitro* de fermentação fecal (Cantu-Jungles et al., 2017a). Após 24 horas de fermentação, a fração induziu aumento na produção de propionato, acetato e butirato, quando comparado ao grupo controle.

Além da polpa, os subprodutos provenientes do processamento de frutas vêm sendo investigados em relação ao seu potencial prebiótico. Oliveira et al. (2023) conduziram um experimento para verificar a utilização como fonte de carboidrato por cepas probióticas (La-5, LA3, NCFM e BB-12) o subproduto de araticum, baru e pequi, frutas pertencentes ao bioma Cerrado. Os resultados demonstraram que, após 48 horas de fermentação, os subprodutos foram utilizados como fonte energética e que a maior população (7,24 log UFC/mℓ) foi observada entre a interação araticum e NCFM, e foi demonstrado um aumento de 2,07 ciclos log em comparação ao início. Além disso, as cepas utilizaram esse subproduto de maneira mais eficiente como fonte de energia. Ainda, o acetato foi o AGCC encontrado em maior quantidade no meio da fermentação independente da interação subproduto-cepa. Esse estudo e outros que envolvem subproduto de jabuticaba, caju, goiaba e acerola vêm demonstrando um possível potencial prebiótico dos subprodutos de frutas (Duarte et al., 2017; Massa et al., 2020; Menezes et al., 2021).

Considerações finais

Frente ao exposto, os estudos sobre prebióticos têm mostrado um grande potencial para melhorar a saúde humana, sobretudo, em relação à MI. Nesse sentido, o equilíbrio da MI proveniente da ingestão de prebióticos pode influenciar de maneira positiva a função imunológica e, possivelmente, reduzir o risco de doenças inflamatórias e alérgicas. Além disso, os efeitos observados dos prebióticos sobre o cérebro, podem favorecer a saúde mental, embora estudos mais bem delineados metodologicamente e controlados sejam necessários para confirmar os mecanismos. Ainda, os prebióticos parecem ser eficientes no manejo das doenças crônicas, como doenças cardiovasculares, obesidade e DM tipo 2. Portanto, os prebióticos tradicionais, como os potenciais prebióticos encontrados na biodiversidade brasileira, bem como os simbióticos, abrem uma janela de oportunidades de desenvolvimento de novos suplementos e alimentos que podem auxiliar em uma abordagem mais personalizada para a nutrição e o cuidado com a saúde.

Referências bibliográficas

AHMED, W.; RASHID, S. Functional and therapeutic potential of inulin: A comprehensive review. **Critical Reviews in Food Science and Nutrition**, v. 59, n. 1, 2017.

ALVES, S. C.; PINTO, I. O.; SANTOS, C. C. A. AN. Produção e caracterização de bebida fermentada de buriti utilizando grãos de quefir de água. **Revista de Ciências Farmacêuticas Básica e Aplicada**, v. 37, n. 1, 2016.

ANDRADE, A. C. et al. Prebiotic potential of pulp and kernel cake from Jerivá (Syagrus romanzoffiana) and Macaúba palm fruits (Acrocomia aculeata). **Food Research International**, v. 136, p. 109595, 2020.

ARAUJO, N. M. P. et al. Functional and nutritional properties of selected Amazon fruits: A review. **Food Research International**, v. 147, p. 110520, 2021.

ASHAOLU, T. J. Immune boosting functional foods and their mechanisms: A critical evaluation of probiotics and prebiotics. **Biomedicine & Pharmacotherapy**, v. 130, p. 110625, 2020.

BARBOSA, F. et al. Microbiota indígena do trato gastrintestinal. **Revista de Biologia e Ciência da Terra**, Aracaju, v. 10, n. 1, p. 78-93, 2010.

BARBOZA, N. L. et al. Buriti (Mauritia flexuosa L. f.): An Amazonian fruit with potential health benefits. **Food Research International**, p. 111654, 2022.

BEEK, C. M. et al. The prebiotic inulin improves substrate metabolism and promotes short-chain fatty acid production in overweight to obese men. **Metabolism Clinical and Experimental**, v. 87, p. 25-35, 2018.

BIRKELAND, E. et al. Prebiotic effect of inulin-type fructans on faecal microbiota and short-chain fatty acids in type 2 diabetes: a randomised controlled trial. **European Journal of Nutrition**, v. 59, p. 3325-3338, 2020.

BORGONOVI, T. F. et al. Functional fermented milk with fruit pulp modulates the in vitro intestinal microbiota. **Foods**, v. 11, n. 24, p. 4113, 2022.

BORGONOVI, T. F.; CASAROTTI, S. N.; PENNA, A. L. B. Lacticaseibacillus casei SJRP38 and buriti pulp increased bioactive compounds and probiotic potential of fermented milk. **Lebensmittel-Wissenschaft & Technologie**, v. 143, p. 111124, 2021.

BRANDT. K.; SAMPAIO. M.; MIUKI. C. Importance of the intestinal microflora. **Pediatria**, São Paulo, v. 28, n. 2, p. 117-127, ago.-set. 2006.

BRASIL. Companhia Nacional de Abastecimento (CONAB). Açaí – Análise Mensal – Dez 2020. **CONAB**. Disponível em: https://www.conab.gov.br/info-agro/analises-do-mercado-agropecuario-e-extrativista/analises-do-mercado/historico-mensal-de-sociobiodiversidade/item/download/36551_a84e3 de8047 dbad 0 c54 f08ad98e1ba6b. Acesso em: 05 jul. 2023.

CAETANO, B. F. R. et al. Yacon (Smallanthus sonchifolius) as a food supplement: Health-promoting benefits of fructooligosaccharides. **Nutrients**, v. 8, n. 7, p. 436, 2016.

CANTU-JUNGLES, T. M. et al. A pectic polysaccharide from peach palm fruits (Bactris gasipaes) and its fermentation profile by the human gut microbiota in vitro. **Bioactive Carbohydrates and Dietary Fibre**, v. 9, p. 1-6, 2017.

CANTU-JUNGLES, T. M. et al. Arabinan-rich pectic polysaccharides from buriti (Mauritia flexuosa): An Amazonian edible palm fruit. **Carbohydrate Polymers**, v. 122, p. 276-281, 2015.

CARPINÉ, D. et al. Valorization of Euterpe edulis mart. agroindustrial residues (pomace and seeds) as sources of unconventional starch and bioactive compounds. **Journal of Food Science**, v. 85, n. 1, p. 96-104, 2020.

CATENZA, K. F.; DONKOR, K. K. Recent approaches for the quantitative analysis of functional oligosaccharides used in the food industry: A review. **Food Chemistry**, v. 355, 129461, 2021.

CHEN, X. Human milk oligosaccharides (HMOS): structure, function, and enzyme-catalyzed synthesis. **Advances in Carbohydrate Chemistry and Biochemistry**, v. 72, p. 113-190, 2015.

CHEY, W. *et al*. Galato-oligosaccharide RP-G28 improves multiple clinical outcomes in lactose-intolerant patients. **Nutrients**, v. 12, n. 4, 1058, 2020.

COLARES, H. C. *et al*. Optimization of bioprocess of Schleiferilactobacillus harbinensis Ca12 and its viability in frozen Brazilian berries (Açai, Euterpe oleracea mart.). **Brazilian Journal of Microbiology**, v. 52, n. 4, p. 2271-2285, 2021.

CORDEIRO, L. M. C.; ALMEIDA, C. P.; IACOMINI, M. Unusual linear polysaccharides:(1→ 5)-α-l-Arabinan, (1→ 3) -(1→ 4)-α-d-glucan and (1→ 4)-β-d-xylan from pulp of buriti (Mauritia flexuosa), an edible palm fruit from the Amazon region. **Food Chemistry**, v. 173, p. 141-146, 2015.

CORONA, L. *et al*. Human Milk Oligosaccharides: A Comprehensive Review towards Metabolomics. **Children (Basel)**, v. 8, p. 804-8011, 2021.

COSTA, G. T. *et al*. Systematic review of the ingestion of fructooligosaccharides on the absorption of minerals and trace elements *versus* control groups. **Clinical Nutrition ESPEN**, v. 41, p. 68-76, 2021.

COSTA, M. G. M. *et al*. Synbiotic Amazonian palm berry (açai, Euterpe oleracea Mart.) ice cream improved Lactobacillus rhamnosus GG survival to simulated gastrointestinal stress. **Food and Function**, v. 8, n. 2, p. 731-740, 2017.

COXAM, V. Current data with inulin-type fructans and calcium, targeting bone health in adults. **Journal of Nutrition**, v. 137, n. 11, p. 2527S-2533S, 2007.

CURIMBABA, T. F. S. *et al*. Prebiotic, antioxidant and anti-inflammatory properties of edible Amazon fruits. **Food Bioscience**, v. 36, p. 100599, 2020.

DA SILVA, R. C. *et al*. Açai (Euterpe oleracea Mart.) seed flour prevents obesity-induced hepatic steatosis regulating lipid metabolism by increasing cholesterol excretion in high-fat diet-fed mice. **Food Research International**, vol. 111, p. 408-415, 2018.

DAVANI-DAVARI, D. *et al*. Prebiotics: Definition, types, sources, mechanisms, and clinical applications. **Foods**, v. 8, n. 3, p. 92, 2019.

DE SOUZA, F. G. *et al*. Brazilian fruits of Arecaceae family: An overview of some representatives with promising food, therapeutic and industrial applications. **Food research international**, v. 138, p. 109690, 2020.

DOU, Y. *et al*. Effect of fructooligosaccharides supplementation on the gut microbiota in human: A Systematic review and meta-analysis. **Nutrients**, v. 14, n. 16, p. 3298, 2022.

DU, M. *et al*. Extraction, physicochemical Properties, functional activities and applications of inulin polysaccharide: A review. **Plant Foods for Human Nutrition**, v. 78, p. 243-252, 2023.

DUARTE, F. L. M. *et al*. Macauba (Acrocomia aculeata) kernel has good protein quality and improves the lipid profile and short chain fatty acids content in Wistar rats. **Food & Function**, v. 13, n. 21, p. 11342-11352, 2022.

DUARTE, F. N. D. *et al*. Potential prebiotic properties of cashew apple (*Anacardium occidentale* L.) agroindustrial byproduct on *Lactobacillus* species. **Journal of the Science of Food and Agriculture**, v. 97, n. 11, p. 3712-3719, 2017.

FELISBERTO, M. H. F. *et al*. Characterization and technological properties of peach palm (Bactris gasipaes var. gasipaes) fruit starch. **Food Research International**, v. 136, p. 109569, 2020.

FERREIRA, V. C. *et al*. An overview of prebiotics and their applications in the food industry. **European Food Research and Technology**, 2023.

FLESCH, A. G., POZIOMYCK, A. K., DAMIN, D. C. The therapeutic use of symbiotics. **Arquivos Brasileiros de Cirurgia Digestiva**, v. 27, p. 206-209, 2014.

FREITAS, H. V. *et al*. Synbiotic açaí juice (*Euterpe oleracea*) containing sucralose as noncaloric sweetener: Processing optimization, bioactive compounds, and acceptance during storage. **Journal of Food Science**, v. 86, p. 730-739, 2021.

GIBSON, G. R. *et al*. Expert consensus document: The International Scientific Association for Probiotics and Prebiotics (ISAPP) consensus statement on the definition and scope of prebiotics. **Nature Reviews Gastroenterology & Hepatology**, v. 14, n. 8, p. 491-502, 2017.

GIBSON, G. R. *et al*. Selective stimulation of Bifidobacteria in the human colon by oligofructose and inulin. **Gastroenterology**, v. 108, n. 4, p. 975-982, 1995.

GOSLING, A. et al. Recent advances refining galactooligosaccharide production from lactose. **Food Chemistry**, v. 121, n. 2, p. 307-318, 2010.

GRIMALDI, R. *et al*. A prebiotic intervention study in children with autismo spectrum disorders (ASDs). **Microbiome**, v. 6, 133, 2018.

GUERGOLETTO, K. B. *et al*. In vitro fermentation of juçara pulp (Euterpe edulis) by human colonic microbiota. **Food Chemistry**, v. 196, p. 251-258, 2016.

HAJAR-AZHARI, S. *et al*. Enzymatically synthesised fructooligosaccharides from sugarcane syrup modulate the composition and short-chain fatty acid production of the human intestinal microbiota. **Food Research International**, v. 149, p. 110677, 2021.

HIEL, S. *et al*. Link between gut microbiota and health outcomes in inulin-treated obese patients: Lessons from the Food: Gut multicenter randomized placebo-controlled trial. **Clinical Nutrition**, n. 39, p. 3618-3628, 2020.

KOGA, Y. *et al*. Age-associated effect of kestose on Faecalibacterium prausnitzii and symptoms in the atopic dermatitis infants. **Pediatric Research**, v. 80, p. 844-851, 2016.

LAMSAL, B. P. Production, health aspects and potential food uses of dairy prebiotic galactooligosaccharides. **Journal of the Science of Food and Agriculture**, v. 92, n. 10, p. 2020-2028, 2012.

LIU, F. *et al*. Fructooligosaccharide (FOS) and Galactooligosaccharide (GOS) increase Bifidobacterium but reduce butyrate producing bacteria with adverse glycemic metabolism in healthy young population. **Scientific Reports**, v. 7, n. 1, 2017.

LUCIANO, W. A. *et al*. Effects of Lactobacillus acidophilus LA-3 on physicochemical and sensory parameters of açaí and mango based smoothies and its survival following simulated gastrointestinal conditions. **Food Research International**, v. 114, p. 159-168, 2018.

MAHALAK, K. K. *et al*. Fructooligosaccharides (FOS) differentially modifies the in vitro gut microbiota in an age-dependent manner. **Frontiers in Nutrition**, v. 9, p. 1058910, 2023.

MARÁZ, A. *et al*. Recent developments in microbial production of high-purity galacto-oligosaccharides. **World Journal of Microbiology and Biotechnology**, v. 38, n. 6, p. 95, 2022.

MARINHO, J. F. U. *et al*. Probiotic and synbiotic sorbets produced with jussara (*Euterpe edulis*) pulp: evaluation throughout the storage period and effect of the matrix on probiotics exposed to simulated gastrointestinal fluids. **Probiotics and Antimicrobial**, 11, n. 1, p. 264-272, 2019.

MARTINS, G. N. *et al*. Technological aspects of the production of fructo and galacto-oligosaccharides. Enzymatic synthesis and hydrolysis. **Frontiers in nutrition**, v. 6, p. 78, 2019.

MASSA, N. M. L. *et al*. Effects of digested jabuticaba (*Myrciaria jaboticaba* (Vell.) *Berg*) by-product on growth and metabolism of *Lactobacillus* and *Bifidobacterium* indicate prebiotic properties. **LWT – Food Science and Technology**, v. 131, p. 109766, 2020.

MAURO, C. S. I. *et al*. Cerrado and Pantanal fruit flours affect gut microbiota composition in healthy and post-COVID-19 individuals: an *in vitro* pilot fermentation study. **International Journal of Food Science & Technology**, v. 58, n. 8, p. 4495-4510, 2023.

MENEZES, F. N. D. D. *et al*. Acerola (Malpighia glabra L.) and guava (Psidium guayaba L.) industrial processing by-products stimulate probiotic Lactobacillus and Bifidobacterium growth and induce beneficial changes in colonic microbiota. **Journal of Applied Microbiology**, v. 130, n. 4, p. 1323-1336, 2021.

MIRANDA, W. L. *et al*. Isolamento e identificação de Lactobacillus spp. e Laccharomyces spp. da fermentação espontânea do fruto amazônico (Pupunha) com potencial probiótico e biotecnológico para o desenvolvimento de novos produtos alimentícios. **Revista Desafios**, v. 8, p. 14-22, 2021.

MOHAMMADI, F. *et al*. Applications of inulin in bread: A review of technological Properties and factors affecting its stability. **Foods Science & Nutrition**, v. 11, p. 639-650, 2023.

NATH. A. *et al*. Biological activities of lactose-derived prebiotics and symbiotic with probiotics on gastrointestinal system. **Medicina (Kaunas, Lithuania)** v. 54, p. 2-18, 2018.

OLIVEIRA, F. L. *et al*. Fermentation of araticum, baru and pequi by-products by probiotic strains: effects on microorganis, short-chain fatty acids and bioactive compounds. **Letters in Applied Microbiology**, v. 76, n. 8, p. 92, 2023.

RAIZEL. R. *et al*. Efeitos do consumo de probióticos, prebióticos e simbióticos para o organismo humano. **Ciência & Saúde**, v. 4, n. 2, p. 66-74, 2011.

RAJKUMAR, H. *et al*. Effect of probiotic *Lactobacillus salivarius* UBL S22 and prebiotic fructooligosaccharide on sérum lipids, inflammatory markers, insulin sensitivity, and gut bactéria in healthy young volunteers: A randomized controlled single-blind pilot study. **Journal of Cardiovascular Pharmacology and Therapeutics**, v. 20, n. 3, p. 289-298, 2015.

RÍOS-COVIÁN, D. *et al*. Intestinal short chain fatty acids and their link with diet and human health. **Frontiers in Microbiology**, v. 7, p. 185, 2016.

SABATER-MOLINA, M. *et al*. Dietary fructooligosaccharides and potential benefits on health. **Journal of physiology and biochemistry**, v. 65, p. 315-328. 2009.

SÁNCHEZ-MARTÍNEZ, M. J. *et al*. Manufacturing of short-chain fructooligosaccharides: from laboratory to industrial scale. **Food Engineering Reviews**, v. 12, p. 149-172, 2020.

SAVAIANO, D. A. *et al*. Improving lactose digestion and symptoms of lactose intolerance with a novel galacto-oligosaccharide (RP-G28): a randomized, double-blind clinical trial. **Nutrition Journal**, v. 12, p. 160, 2013.

SCOTT, K. P. *et al*. Prebiotic stimulation of human colonic butyrate-producing bacteria and bifidobacteria, *in vitro*. **FEMS Microbiology Ecology**, v. 87, n. 1, p. 30-40, 2014.

SHIBATA, R. *et al*. Clinical effects of kestose, a prebiotic oligosaccharide, on te treatment of atopic dermatitis in infants. **Clinical & Experimental Allergy**, v. 39, p. 1397-1403, 2009.

SHIMIZU, K. *et al*. Synbiotics modulate gut microbiota and reduce enteritis and ventilator-associated pneumonia in patients with sepsis: a randomized controlled trial. **Clinical Care**, v. 22, p. 239, 2018.

SOUZA, A. F. C. *et al*. Physiological benefits, production strategies, and industrial application. **Journal of Biotechnology**, v. 359, p. 116-129, 2022.

ŠULIGOJ, T. *et al*. Effects of Human Milk Oligosaccharides on the Adult Gut Microbiota and Barrier Function. **Nutrients**, v. 12, p. 2808, 2020.

TANDON, D. *et al*. A prospective randomized, double-blind, placebo-controlled, dose-response relationship study to investigate efficacy of fructo-oligosaccharides (FOS) on human gut microflora. **Scientific Reports**, v. 9, n. 1, 2019.

TELLE-HANSEN, V.; HOLVEN, K.; ULVEN, S. Impact of a healthy dietary pattern on gut microbiota and systemic inflammation in humans. **Nutrients**, v. 10, n. 11, p. 1783, 2018.

TOCHIO, T. *et al*. 1-Kestose, the smallest fructooligosaccharide component, which efficiently stimulates Faecalibacterium prausnitzii as well as bifidobacteria in humans. **Foods**, v. 7, n. 9, p. 140, 2018.

VERA, C. *et al*., Enzymatic prodcution of prebiotic oligosaccharides. **Current Opinion in Food Science**, v. 37, p. 160-170, 2021.

VISUTHRANUKUL, C. *et al*. Effects of inulin supplementation on body composition and metabolic outcomes in children with obesity. **Scientific Reports**, n. 12, p. 13014, 2022.

WATANABE, A. *et al*. Supplementation of 1-Kestose modulates the gut microbiota composition to ameliorate glucose metabolismo in obsity-prone hosts. **Nutrients**, v. 13, n. 9, p. 2983, 2023.

WEICHERT, S. *et al*. Bioengineered 2'-fucosyllactose and 3-fucosyllactose inhibit the adhesion of *Pseudomonas aeruginosa* and enteric pathogens to human intestinal and respiratory cell lines. **Nutrition Research**, v. 33, n. 10, p. 831-838, 2013.

YOU, S. *et al*. The promotion mechanism of prebiotics for probiotics: A review. **Frontiers in Nutrition**, v. 9, p. 1000517, 2022.

YU, Z.-T.; CHEN, C.; NEWBURG, D. S. Utilization of major fucosylated and sialylated human milk oligosaccharides by isolated human gut microbes. **Glycobiology**, v. 23, n. 11, p. 1281-1292, 2013.

ZEUNER, B. *et al*. Synthesis of human milk oligosaccharides: protein engineering strategies for improved enzymatic transglycosylation. **Molecules**, v. 24, n. 11, p. 2033, 2019.

ZHANG, S. *et al*. Gold standard for nutrition: a review of human milk oligosaccharide and its effects on infant gut microbiota. **Microbial Cell Factories**, v. 20, p. 108, 2021.

ZHANG, W. *et al*. *In vitro* immunomodulatory effects of human milk oligosaccharides on murine macrophage RAW264.7 cells. **Carbohydrate Polymers**. v. 207, p. 230-238, 2019.

29 Efeitos da Suplementação com Pós-Bióticos na Saúde Humana

Cristina Bogsan

Objetivo

- Compreender o impacto da suplementação com pós-bióticos na saúde humana.

Destaques

- O interesse pelos pós-bióticos cresceu devido à sua estabilidade e segurança em comparação com os probióticos
- O mecanismo pelo qual os pós-bióticos exercem seus efeitos terapêuticos é multifacetado. Eles podem atuar diretamente nas células hospedeiras ou indiretamente por meio da modulação da microbiota intestinal (MI)
- Os pós-bióticos afetam a composição e a atividade da MI residente. A saber, eles podem inibir patógenos por meio da produção de substâncias antimicrobianas ou modificar o ambiente intestinal de maneira que se torne menos hospitaleiro para microrganismos patogênicos, por exemplo, modificando o pH e a disponibilidade de oxigênio
- Os estudos sobre pós-bióticos, no entanto, são incipientes. Por exemplo, poucos ensaios clínicos randomizados foram publicados avaliando o efeito direto dos pós-bióticos sobre desfechos em saúde. De tal modo que dados sobre dose, tempo de utilização e magnitude dos efeitos nos desfechos de interesse não estão disponíveis na literatura vigente.

Introdução

O estudo dos pós-bióticos e o seu impacto na saúde humana representa um campo emergente na nutrição e na microbiologia. A palavra pós-biótico é derivada da língua grega, com "biótico" sendo definido como "relacionado a ou resultante de organismos vivos", e "pós" que significa "depois". Juntos esses dois termos sugerem "depois da vida"; isto é, organismos não vivos (Salminen et al., 2021). Essa definição os distingue claramente dos probióticos, denominados "microrganismos vivos" (Hill et al., 2014), e dos prebióticos, "substratos utilizados seletivamente por microrganismos hospedeiros" (Gibson et al., 2017).

Os pós-bióticos incluem uma variedade de substâncias, como ácidos orgânicos, peptídeos, polissacarídeos, vitaminas, vesículas extracelulares e minerais (Salminen et al., 2021). Esses compostos têm demonstrado efeitos benéficos na saúde humana, particularmente, na modulação do sistema imunológico, na melhoria da função intestinal e na potencial capacidade de prevenção de doenças metabólicas e cardiovasculares (Tsilingiri; Rescigno, 2013; Aguilar-Toalá et al., 2018).

A distinção entre pós-bióticos, probióticos e prebióticos é fundamental para entender o papel específico que cada um desempenha na saúde humana.

O interesse pelos pós-bióticos cresceu devido à sua estabilidade e segurança em comparação com os probióticos, sobretudo, em populações vulneráveis, como pessoas idosas e imunocomprometidos, onde o uso de microrganismos vivos pode representar um risco (Aguilar-Toalá *et al.*, 2018). Além disso, os pós-bióticos oferecem a vantagem de não requerer condições específicas de armazenamento para manter a viabilidade, o que é um desafio comum com os probióticos.

A pesquisa sobre o efeito da suplementação com pós-bióticos na saúde humana está em fase inicial, mas os resultados até o momento são promissores, indicam potenciais aplicações terapêuticas em uma variedade de condições, incluindo doenças inflamatórias intestinais e alergias (Tsilingiri; Rescigno, 2013).

O estudo dos pós-bióticos complementa a compreensão dos efeitos dos probióticos e prebióticos e oferece uma visão mais ampla sobre como a MI influencia a saúde humana. Assim, a relevância desse tema reside em várias dimensões, como melhoria da saúde gastrointestinal, modulação do sistema imunológico, segurança e estabilidade para pacientes críticos, alternativa terapêutica e medicina personalizada.

História e definição dos pós-bióticos

O termo "pós-bióticos" começou a ser utilizado na década de 1990, quando os estudos sobre o uso de probióticos na saúde trouxeram questionamentos de que organismos não vivos também poderiam trazer benefícios à saúde humana (Fuller, 1991). Esses estudos traziam termos como "paraprobióticos", "parapsicobióticos", "probióticos fantasmas", "metabióticos", "probióticos tindalizados" e "lisados bacterianos" e formaram a base para a investigação dos pós-bióticos (Salminen *et al.*, 2021).

No início dos anos 2000, os subprodutos dos probióticos e seus efeitos benéficos começaram a emergir na literatura científica (De Vrese; Schrezenmeir, 2008). Por exemplo, Corsetti *et al.* (2004) mostraram que os metabólitos das bactérias láticas apresentavam propriedades antimicrobianas. Já em 2008, O'Toole e Cooney destacaram a importância dos metabólitos bacterianos na modulação da saúde intestinal e sistêmica e, posteriormente, Tsilingiri e Rescigno (2013) exploraram o papel desses metabólitos na modulação imunológica.

Ao rever a definição de probióticos em 2014, Hill *et al.* trouxeram a necessidade de definir e regulamentar os pós-bióticos, dando início a pesquisas sobre seu papel na saúde intestinal, prevenção de doenças (Patel; DuPont, 2015), segurança e eficácia em populações vulneráveis (Salminen *et al.*, 2018) e a estabilidade e potencial aplicação como alternativa ao uso de probióticos (Plaza-Díaz *et al.*, 2019). Em 2021, o painel da International Scientific Association for Probiotics and Prebiotics (ISAPP) propôs a definição atual de pós-bióticos, a saber, "um preparado de microrganismos inanimados e/ou seus componentes que conferem um benefício à saúde do hospedeiro" (Salminen *et al.*, 2021). A fim de melhorar a compreensão do termo "pós-bióticos", *a priori*, se faz necessário o entendimento do conceito que está por trás de algumas palavras-chave envolvidas nessa definição. Especialmente, a palavra "preparados" é mencionada para refletir "a probabilidade de que uma formulação específica de biomassa microbiana, as matrizes e/ou métodos de inativação tenham um papel em quaisquer efeitos benéficos", já a "inanimados" é incorporada, pois retrata o "fato de que os microrganismos vivos estavam presentes, mas agora foram mortos, sem implicar uma perda de função". Ademais, a palavra "componentes" é fundamentalmente parte dessa definição, em particular, porque os efeitos à saúde podem ser mediados por componentes da célula microbiana, incluindo os componentes da parede celular, o pili e outras estruturas (Salminen *et al.* 2021).

Para além da definição dada, para se qualificar como pós-bióticos, é essencial que a composição microbiana antes da inativação deve ser claramente caracterizada. Logo, não podem ser definidos ou considerados como pós-bióticos as preparações derivadas de microrganismos indefinidos (Salminen *et al.* 2021). A fim de exemplificar, os alimentos tradicionalmente fermentados, que são comumente feitos por meio da ação de culturas mistas e indefinidas não poderiam ser utilizados para a preparação de um pós-biótico (Salminen *et al.* 2021).

No documento publicado pelo ISAPP, há critérios estabelecidos para que uma preparação seja qualificada como pós-bióticos. Os critérios estão apresentados na Tabela 29.1.

Portanto, considerando o conceito de pós-bióticos proposto pelo ISAPP, "vacinas, componentes substancialmente purificados e produtos (p. ex., proteínas, peptídeos, exopolissacarídeos, ácidos graxos de cadeia curta [AGCCs], filtrados sem componentes celulares e compostos sintetizados quimicamente) e entidades biológicas como vírus (incluindo bacteriófagos) não se qualificariam como pós-bióticos por si mesmos, embora alguns possam estar presentes em preparações de pós-bióticos" (Salminen *et al.* 2021).

Interessantemente, muitos pós-bióticos existentes até o presente momento incluem cepas inanimadas pertencentes a táxons probióticos dentro de determinados gêneros da família *Lactobacillaceae* ou do gênero *Bifidobacterium*. Contudo, mais recentemente, algumas cepas específicas das espécies *Akkermansia muciniphila*, *Bacteroides uniformis*, *Faecalibacterium prausnitzii*, *Bacteroides xylanisolvens* e, em particular, o fungo *Saccharomyces boulardii* têm sido investigadas nas suas formas inanimadas pelos possíveis efeitos benéficos à saúde. Assim, caso os benefícios à saúde sejam confirmados pela forma inanimada desses microrganismos, se enquadrariam na definição de pós-bióticos (Salminen *et al.* 2021).

Caracterização dos pós-bióticos

Estabilidade

Devido à grande estabilidade durante os processos de fabricação e armazenamento, os pós-bióticos são mais atrativos comparativamente aos probióticos (Aguilar-Toalá *et al.*, 2018; Plaza-Díaz *et al.*, 2019). A manutenção da viabilidade de microrganismos vivos é desafiadora, uma vez que muitos probióticos são suscetíveis a fatores como oxigênio e calor (Salminen *et al.*, 2018). Em contraste, é possível alcançar uma longa vida útil para microrganismos inanimados. A Figura 29.1 mostra os processos envolvidos no término da viabilidade, empregados para a produção de um pós-biótico (Aguilar-Toalá *et al.*, 2018). Os pós-bióticos também apresentam vantagens para o uso em regiões com infraestrutura limitada de cadeias de frio ou onde as temperaturas ambientais desafiam a preservação de microrganismos vivos (Sanders *et al.*, 2019).

Segurança

Os pós-bióticos apresentam perfil de segurança superior em comparação aos probióticos, especialmente, pela redução do risco de bacteremia, que está associada, ainda que de maneira extremamente rara, ao uso de probióticos (Sanders *et al.*, 2019). Contudo, a segurança dos pós-bióticos não deve ser inferida com base no perfil de segurança do microrganismo original. Por exemplo, lipopolissacarídeos (LPS) de bactérias gram-negativas têm potencial para induzir sepse e choque tóxico, particularmente, quando o Lipídio A, normalmente integrado na membrana externa de bactérias vivas, é liberado a partir de bactérias mortas (Plaza-Díaz *et al.*, 2019). Portanto, é imprescindível uma avaliação de segurança para o uso específico de qualquer pós-bióticos antes de sua aplicação.

Tabela 29.1 Critérios para que uma preparação seja considerada um pós-biótico.

1. Caracterização molecular dos microrganismos progenitores (p. ex., sequência completa do genoma anotada) para permitir a identificação precisa e a triagem de genes potencialmente preocupantes em termos de segurança.
2. Descrição detalhada do procedimento de inativação e da matriz utilizada.
3. Confirmação de que a inativação ocorreu.
4. Evidência de benefício à saúde no hospedeiro a partir de um ensaio controlado de alta qualidade.
5. Descrição detalhada da composição da preparação pós-biótica.
6. Avaliação de segurança da preparação pós-biótica no hospedeiro-alvo para o uso pretendido.

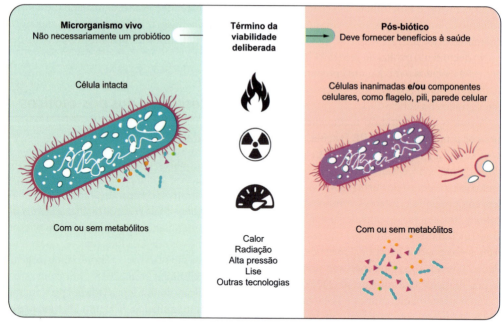

Figura 29.1 Processos utilizados para o término de viabilidade aplicado em um microrganismo vivo como parte do processo de fabricação de um pós-biótico. (Adaptada de Vinderola *et al.*, 2024.)

Fatores tecnológicos

A caracterização e a produção de pós-bióticos são influenciadas por uma série de fatores tecnológicos. Esses incluem a identificação precisa dos microrganismos usados como material inicial, a descrição detalhada do processo de inativação, e a análise e quantificação da composição final do pós-biótico, conforme destacado por Aguilar-Toalá *et al.* (2018). Vale ressaltar que a escolha da cepa progenitora de um pós-biótico não precisa ser derivada de uma cepa probiótica para que a versão inativada seja aceita como um pós-biótico (Salminen *et al.*, 2018). Os pós-bióticos são inerentemente inanimados, e a menos que sejam inativados durante o processo produtivo, como em casos de anaeróbios estritos sob condições atmosféricas, eles requerem uma etapa de inativação. Existe uma ampla gama de métodos para alcançar essa inativação, incluindo processos térmicos e não térmicos, conforme indicado por Sanders *et al.* (2019). É recomendado que a produção de pós-bióticos seja consistentemente realizada com o mesmo processo tecnológico que demonstrou benefício à saúde, quaisquer alterações no processo requerem a verificação de que o produto mantém o efeito de saúde esperado (Sanders *et al.*, 2019).

Metodologias de avaliação da segurança e estabilidade

Com o avanço da tecnologia e a crescente conscientização sobre a saúde intestinal, é provável que a demanda por pós-bióticos seguros e estáveis aumente. Pesquisadores como Tsilingiri e Rescigno (2013) sugerem que novas abordagens biotecnológicas podem desempenhar um papel fundamental no desenvolvimento de pós-bióticos mais eficientes e confiáveis.

Esses métodos variam desde testes *in vitro* até estudos clínicos em humanos, como apontado por Sharma e Shukla (2016). Essas metodologias são vitais para garantir que os pós-bióticos sejam não apenas eficazes, mas também seguros para o consumo humano (Figura 29.2).

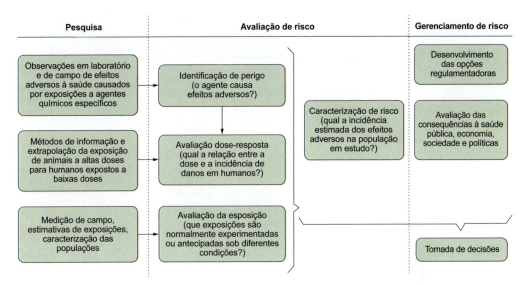

Figura 29.2 Fluxograma de avaliação de riscos. (Adaptada de Freitas, 2002.)

Mecanismos de ação dos pós-bióticos no organismo humano

O mecanismo pelo qual os pós-bióticos exercem seus efeitos terapêuticos é multifacetado. Eles podem atuar diretamente nas células hospedeiras ou indiretamente por meio da modulação da MI (Salminen et al., 2021). Essa interação complexa abre possibilidades para intervenções terapêuticas personalizadas com base na MI do indivíduo (Figura 29.3).

Modulação da microbiota intestinal residente

Os pós-bióticos afetam a composição e a atividade da MI residente. A saber, eles podem inibir o crescimento de patógenos, especialmente, por meio de substâncias antimicrobianas, como as bacteriocinas, ou modificar o ambiente intestinal de maneira que se torne menos hospitaleiro para os microrganismos patogênicos, principalmente, por introduzirem ácidos orgânicos que, por conseguinte, modificam o pH no intestino (Plaza-Díaz et al., 2019). Os pós-bióticos chamam a atenção pela sua capacidade de manter a atividade antimicrobiana, apesar de derivarem de bactérias inanimadas (Zhao et al., 2024). Além disso, os pós-bióticos parecem favorecer o crescimento de bactérias benéficas como as produtoras de AGCCs, como o acetato, o propionato e o butirato, que têm efeitos benéficos sobre a integridade da barreira intestinal e a função imunológica (Aguilar-Toalá et al., 2018; Sanders et al., 2019). Por fim, os pós-bióticos podem apresentar componentes estruturais, como lectinas e fímbrias, que aumentam a adesão a sítios específicos, assim, favorecendo o estabelecimento de populações microbianas consideradas benéficas (Zhao et al., 2024).

Fortalecimento das funções de barreira do epitélio

Enquanto os probióticos e prebióticos atuam na modulação direta da MI, os pós-bióticos são produtos secundários dessa interação que podem exercer efeitos autônomos e benéficos (Collins et al., 2019), favorecendo melhor equilíbrio bacteriano intestinal. (Tsilingiri; Rescigno, 2013). Esse equilíbrio auxilia na absorção de nutrientes, fortalece a barreira do epitélio intestinal, a função imunológica e inibe a translocação de patógenos (Furusawa et al., 2013; Aguilar-Toalá et al., 2018, Rad et al., 2020)

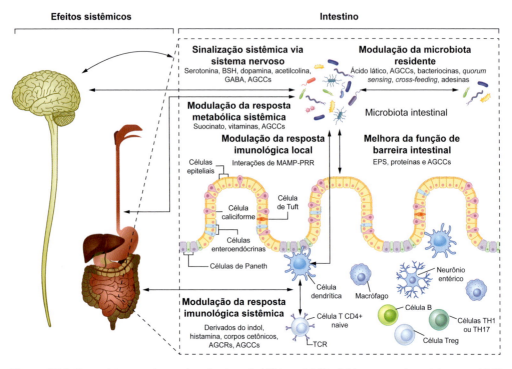

Figura 29.3 Potenciais mecanismos de ação dos pós-bióticos. AGCCs: ácidos graxos de cadeia curta; AGCRs: ácidos graxos de cadeia ramificada; BSH: hidrolases de sais biliares; EPS: exopolissacarídeo; GABA: ácido gama-aminobutírico; MAMP: padrões moleculares associados a microrganismos; PRR: receptores de reconhecimento padrão; TCR: receptor de células T. (Adaptada de Salminen *et al.*, 2021.)

A barreira epitelial, sobretudo no trato gastrointestinal (TGI), é essencial para a prevenção da entrada de patógenos e toxinas no corpo, além de manter um equilíbrio entre a absorção de nutrientes e a exclusão de substâncias nocivas (Plaza-Díaz *et al.*, 2019). Os pós-bióticos contribuem para o fortalecimento da barreira epitelial promovendo a expressão das proteínas de junções estreitas, como ocludina e claudina, essenciais para a manutenção da permeabilidade seletiva do epitélio (Aguilar-Toalá *et al.*, 2018). Além disso, promovem um estado anti-inflamatório ativando as células imunológicas residentes, como células dendríticas e macrófagos, bem como células epiteliais, que produzem citocinas anti-inflamatórias e fatores de crescimento que ajudam na manutenção e no reparo da barreira epitelial, e protegendo contra danos induzidos por inflamação (Salminen *et al.*, 2018) (Figura 29.4).

Em particular, um estudo *in vivo* derivado de modelo de colite em camundongos destacou o papel do ácido lipoteicoico, um componente fundamental da parede celular de bactérias gram-positivas, especialmente, presente em cepas de *Lactobacillus*. O ácido lipoteicoico parece reduzir a permeabilidade intestinal, pois exerce uma interação direta com o receptor do tipo *Toll* (TLR)-2, favorecendo a regulação positiva de proteínas de junções estreitas no epitélio e a expressão do gene zonula occludens-1 (ZO-1) (Pradhan *et al.*, 2023). Ademais, também em modelos animais, mais especificamente, utilizando modelos de constipação em camundongos, pós-bióticos derivados de *Lactobacillus paracasei* mostraram aumentar a expressão de mucina-2 (MUC2), uma importante proteína de mucosa secretada pelas células caliciformes, favorecendo a manutenção da barreira intestinal (Wei *et al.*, 2023).

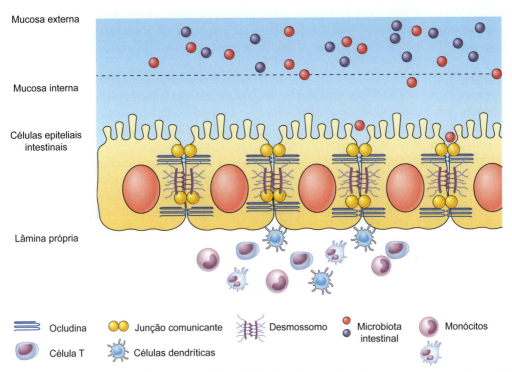

Figura 29.4 Modulação da microbiota e melhoria da função de barreira dos pós-bióticos na mucosa intestinal. (Adaptada de Chelakkot *et al.*, 2018.)

Outro mecanismo pelo qual os pós-bióticos atuam na integridade da barreira intestinal é por favorecer a produção de metabólitos como os AGCCs que exercem efeitos benéficos na regulação do metabolismo energético das células epiteliais intestinais (CEIs) e na manutenção e eficiência da barreira intestinal (Sanders *et al.*, 2019).

Modulação das respostas imunológicas locais e sistêmicas

Os pós-bióticos influenciam as respostas imunológicas inatas e adaptativas (Aguilar-Toalá *et al.*, 2018). Esses mecanismos são mediados por uma gama de moléculas efetoras microbianas, como hidrolases de sais biliares (HSB, do inglês *bile salt hydrolases*), exopolissacarídeos (EPS), padrões moleculares associados a microrganismos (MAMPs, do inglês *microbe-associated molecular patterns*), receptores de reconhecimento de padrões (PRRs), receptor de célula T (TCR, do inglês *T cell receptor*), células T auxiliares (TH, do inglês *T helper cell*) e células T reguladoras (Treg) e modulação de citocinas (Sanders *et al.*, 2019; Plaza-Díaz *et al.*, 2019; Aguilar-Toalá *et al.*, 2018; Salminen *et al.*, 2018), e atuam como agentes terapêuticos alternativos ou complementares na prevenção de infecções e doenças autoimunes (Schrezenmeir; de Vrese, 2001).

A resposta inicial dos pós-bióticos está relacionada, principalmente, ao sistema imunológico inato e envolve uma série de PRRs que podem se associar a microrganismos, dentre eles, os receptores do tipo *NOD* (NLRs, do inglês *NOD-like receptor*) e os TLRs que são particularmente importantes. Os NLRs, por meio do seu domínio NOD, funcionam como receptores intracelulares e estão associados à resposta imune inata (Kummer *et al.*, 2007). Esses receptores são divididos em categorias funcionais que incluem montagem do inflamassoma, transdução de sinal, ativação da transcrição e autofagia (Kim *et al.*, 2016). Eles reconhecem diferentes ligantes de patógenos microbianos, como RNA viral, peptidoglicano e flagelina, levando à ativação do inflamassoma NLRP1, um exemplo crítico dessa interação (Fenini *et al.*, 2017; Kummer *et al.*, 2007; Mantziari *et al.*, 2020).

Por outro lado, os TLRs são uma família de receptores que desempenham papel vital na identificação de patógenos associados, por meio da modulação do perfil de citocinas em células imunológicas (Warshakoon *et al.*, 2009; Chandler; Ernst, 2017). Cada tipo de TLR pode se ligar a uma estrutura bacteriana específica, como LPS, lipoproteínas, ácido lipoteicoico e peptidoglicano, enquanto TLR3, TLR7, TLR8 e TLR9 têm afinidades por RNA e DNA bacterianos (Petes *et al.*, 2017; Dalpke *et al.*, 2006). A localização desses receptores nas membranas celulares é fundamental para a ativação de vias de sinalização específicas, como as vias JNK (*c-Jun N-terminal kinase*) e NF-κB (*factor nuclear kappa B*), essenciais na síntese de citocinas pró-inflamatórias (Yu; Gao, 2015). Além disso, muitas bactérias do ácido láctico produzem metabólitos que induzem a produção de citocinas contra patógenos (Corsetti *et al.*, 2004). Assim, os pós-bióticos desempenham um papel multifacetado na resposta imunológica por meio do equilíbrio da produção de citocinas anti-inflamatórias e pró-inflamatórias, essenciais para evitar a supressão imunológica ou a resposta pró-inflamatória excessiva (Mantziari *et al.*, 2020).

Ajuste das respostas metabólicas sistêmicas

Os pós-bióticos impactam várias vias metabólicas sistêmicas, o que pode ter implicações em doenças metabólicas como obesidade e diabetes *mellitus* (DM) (Salminen *et al.*, 2018). Exemplos de pós-bióticos, como enzimas de sais biliares e metabólitos intermediários da fermentação de carboidratos, podem modular a MI, além do metabolismo de glicose e lipídios (De Vadder *et al.*, 2016).

Sinalização sistêmica pelo sistema nervoso

A sinalização sistêmica por meio do sistema nervoso mediada por pós-bióticos é um aspecto vital na modulação do eixo intestino-cérebro, com implicações significativas para a saúde mental e o tratamento de distúrbios neuropsiquiátricos. Essa área de pesquisa está ganhando atenção devido ao seu potencial em influenciar tanto a saúde mental quanto a física (Sanders *et al.*, 2019).

O eixo intestino-cérebro envolve complexas redes de sinalização neuronal, endócrina e imunológica. A comunicação entre o cérebro e o intestino é realizada por meio de moléculas de sinalização que passam pelo sistema nervoso, imunológico e endócrino. Estudos recentes sugerem que os pós-bióticos podem influenciar positivamente a saúde mental, por meio da modulação de aspectos como ansiedade, depressão e condições neurodegenerativas. Essas interações podem incluir a modulação do metabolismo de triptofano, do eixo hipotalâmico-pituitário-adrenal (HPA) e do sistema imunológico, todos importantes para a saúde mental e cerebral (Chudzik *et al.*, 2021).

Desafios e limitações

Desafios na pesquisa e desenvolvimento de suplementos pós-bióticos

Ao abordar os desafios na pesquisa de pós-bióticos, é importante considerar as complexidades associadas ao entendimento de suas propriedades e bioatividade, bem como os obstáculos práticos enfrentados na sua produção em larga escala. Cuevas-Gonzales *et al.* (2020) apontam como desafio a compreensão inadequada das propriedades de melhoria da saúde e dos aspectos bioativos dos pós-bióticos em aplicações clínicas e de saúde pública. Devido à complexidade da resposta imunológica induzida pelos pós-bióticos no hospedeiro ainda ser um campo em aberto, mais pesquisas são necessárias para esclarecer as interações entre pós-bióticos, microbioma e sistema imunológico (Salminen *et al.*, 2021). A relação entre a produção de pós-bióticos por cepas específicas de bactérias e fungos e os subsequentes efeitos na saúde humana ainda é uma área pouco explorada (Abbasi *et al.*, 2022; Sabahi *et al.*, 2022).

Além disso, a produção dos pós-bióticos em larga escala para aplicações industriais apresenta desafios técnicos significativos (Barros *et al.*, 2020). Embora, os pós-bióticos ofereçam vantagens em termos de estabilidade e segurança em comparação com as bactérias probióticas vivas, as mudanças nas condições de processamento ou escalonamento podem levar a alterações na estrutura e na função dos pós-bióticos. Tais variações podem complicar a produção industrial, desafiam a replicabilidade e a consistência necessárias para a comercialização efetiva (Barros *et al.*, 2020; Thorakkattu *et al.*, 2022). Atualmente, a produção de pós-bióticos é viável em laboratórios e em pequena escala, mas a transição para a produção em massa enfrenta barreiras técnicas que ainda precisam ser superadas. Portanto, pesquisas adicionais são necessárias para desenvolver métodos otimizados de produção e caracterização de pós-bióticos, e visam facilitar sua aplicação na indústria alimentícia e farmacêutica.

Aspectos regulatórios e de segurança

Diferentemente dos probióticos, que são microrganismos vivos, os pós-bióticos são consumidos com frequência como suplementos alimentares ou incorporados em alimentos (Tsilingiri; Rescigno, 2013), são não vivos, mais estáveis e seguros para o uso em populações com risco de complicações com probióticos, como imunocomprometidos.

Fatores como temperatura, pH e armazenamento podem afetar sua integridade e eficácia. Pesquisas como as de Patel e Denning (2013) fornecem *insights* sobre como a estabilidade pode ser otimizada por meio de várias técnicas de formulação e encapsulamento. Assim como a variabilidade entre lotes de produção e a dificuldade em simular as condições do TGI humano em testes laboratoriais são significativas, conforme discutido por Taverniti e Guglielmetti (2011).

Organizações como a Food and Drug Administration (FDA) nos EUA e a European Food Safety Authority (EFSA) na Europa e a Agência de Vigilância Sanitária (ANVISA) no Brasil, têm diretrizes específicas que devem ser seguidas para prebióticos e probióticos, porém não há legislação que regulamente os pós-bióticos até o momento. Dessa maneira, a regulamentação pela ANVISA, no Brasil, segue a Resolução da Diretoria Colegiada (RDC) 243, publicada em 2018 para suplementos alimentares.

Aplicações potenciais nos setores alimentício e farmacêutico

Nos últimos anos, houve um crescente interesse dos pesquisadores, fabricantes e consumidores em alimentos funcionais enriquecidos com probióticos, prebióticos e pós-bióticos. Atualmente, a pesquisa sobre pós-bióticos está concentrada tanto em entender seus mecanismos de ação quanto em desenvolver novos alimentos funcionais e medicamentos preventivos para aprimorar a saúde do hospedeiro, conforme descrito por Rad *et al.* (2020). Existem diversos produtos alimentícios no mercado que incorporam substâncias bioativas como probióticos, incluindo opções lácteas e não lácteas, que atendem às necessidades de uma variedade de consumidores, incluindo aqueles com alergias a proteínas do leite, intolerância à lactose e vegetarianos. Devido à estabilidade dos pós-bióticos em uma ampla gama de temperaturas e níveis de pH, eles podem ser adicionados a alimentos e ingredientes antes do processamento térmico sem afetar sua eficácia e fornecem benefícios técnicos e econômicos para os fabricantes. Além disso, os pós-bióticos são adequados para serem utilizados em sistemas de entrega, como alimentos funcionais e produtos farmacêuticos, devido à possibilidade de controle preciso de sua quantidade durante a produção e armazenamento, onde a viabilidade não é o critério principal (Thorakkatty *et al.*, 2022).

Pós-bióticos na indústria alimentícia

Pós-bióticos na indústria alimentícia, são compostos de uma diversidade de componentes microbianos, incluindo lisados bacterianos, proteínas de superfície celular, enzimas, peptídeos, metabólitos e ácidos orgânicos, como o ácido láctico (Aguilar-Toalá *et al.*, 2018; Rad *et al.*, 2020). Encontrados em produtos fermentados como leite, kefir, kombucha, iogurte e vegetais conservados, os pós-bióticos são produzidos principalmente por cepas de *Lactobacillus* e *Bifidobacterium*, entre outras (Chaluvadi *et al.*, 2015). Os EPS, biopolímeros extracelulares secretados por microrganismos, desempenham um papel crucial em produtos lácteos, melhoram suas qualidades físico-químicas e sensoriais (Nataraj *et al.*, 2020). Estudos como o de Rad *et al.* (2020) demonstraram a aplicação de pós-bióticos em conservação de alimentos, enquanto outros focaram em seu potencial industrial, como na produção de nisina por *Lactococcus lactis* para preservar alimentos diversos (Thorakkatty *et al.*, 2022). A pesquisa também se estendeu ao uso de enzimas pós-bióticas para melhorar a composição nutricional dos alimentos, como a redução de fitatos e o aumento de vitaminas, enfatizando a versatilidade e o potencial dos pós-bióticos na melhoria da qualidade alimentar (Tomasik; Tomasik, 2020).

Além disso, a aplicação de pós-bióticos na remoção de substâncias potencialmente tóxicas durante a fermentação induzida por probióticos e como suplementos em alimentos tem se mostrado promissora. Por exemplo, a fermentação com *Lactobacillus paracasei* CBA L74 reduziu peptídeos tóxicos de gliadina em pacientes celíacos (Sarno *et al.*, 2015). Essa descoberta realça o potencial dos alimentos como veículos para entrega de pós-bióticos, abrindo novas perspectivas e desafios no campo da nutrição e saúde. Portanto, a pesquisa em pós-bióticos não apenas oferece *insights* sobre melhorias na qualidade dos alimentos como também revela seu papel emergente na modulação da saúde e na prevenção de doenças, destacando a necessidade de investigações contínuas para otimizar seu uso e compreender plenamente seus benefícios e aplicações (Thorakkatty *et al.*, 2022).

Pós-bióticos na indústria farmacêutica

Numerosas moléculas pós-bióticas têm despertado interesse na comunidade científica e industrial devido às suas propriedades únicas, como composição química diferenciada, estabilidade prolongada de armazenamento e a habilidade de influenciar uma variedade de processos fisiológicos, incluindo regulação de inflamação, obesidade, hipertensão, doenças cardiovasculares (DCVs), câncer e estresse oxidativo, como discutido por Rad *et al.* (2020). Pique *et al.* (2019) destacaram características farmacodinâmicas específicas dos pós-bióticos em comparação aos probióticos, incluindo risco minimizado de translocação bacteriana em indivíduos vulneráveis e imunocomprometidos, ausência de transferência de genes de resistência a antibióticos, facilidade de extração, padronização, transporte e armazenamento, efeitos positivos adicionais devido à perda de viabilidade celular, e interações aprimoradas entre células epiteliais e moléculas liberadas de células rompidas (Thorakkatty *et al.*, 2022).

A indústria farmacêutica está explorando ativamente a incorporação de pós-bióticos em sua gama de produtos, reconhecendo seus benefícios potenciais em cenários clínicos, conforme evidenciado por estudos recentes (Rad *et al.*, 2020). Além disso, a pesquisa sobre pós-bióticos revelou sua eficácia em diversos campos, como na saúde reprodutiva, onde eles se mostram componentes promissores na medicina personalizada para restauração da eubiose vaginal e saúde (Rad *et al.*, 2020). Estudos também apontam para a utilidade de pós-bióticos, como *Lactobacillus acidophilus* LB pasteurizado, no manejo de diarreia aguda em crianças menores de 5 anos (Pique *et al.*, 2019). Investigação sobre o ácido indol-propiônico, um metabólito da MI, indicou seu potencial como um agente antituberculose, devido à sua capacidade de mimetizar inibidores alostéricos fisiológicos e reduzir a produção de triptofano em *Mycobacterium tuberculosis* (Rad *et al.*, 2020). Assim, os pós-bióticos emergem como potenciais alternativas seguras e inovadoras na prevenção e tratamento de doenças, embora ainda sejam necessárias pesquisas adicionais para estabelecer diretrizes para seu uso ideal em diferentes formatos de entrega (Pique *et al.*, 2019; Rad *et al.*, 2020; Thorakkatty *et al.*, 2022).

Perspectivas

As perspectivas para a utilização de pós-bióticos como alternativas terapêuticas são promissoras. A pesquisa contínua não só ampliará a compreensão de seus mecanismos de ação, como também ajudará a identificar novos compostos pós-bióticos com potenciais benefícios terapêuticos. A integração de abordagens ômicas, como a metagenômica e a metabolômica, desempenhará um papel vital nesse processo (Zmora *et al.*, 2019).

Tendências emergentes na pesquisa de pós-bióticos

As pesquisas emergentes exploram eficácia dos pós-bióticos em condições de saúde diversas, como obesidade, DM e DCVs.

Alternativa terapêutica

Investigar os pós-bióticos oferece um novo caminho para desenvolver alternativas terapêuticas para doenças metabólicas, inflamatórias e até psicológicas, como a depressão. Isso se deve, especialmente, ao fato de que os probióticos para atuar, dependem de mecanismos específicos de colonização que, inclusive, parecem variar entre os indivíduos. A saber, pessoas que são consideradas permissivas e resistentes à colonização por probióticos. Logo, o uso de pós-bióticos não sofreria esse fator limitante associado aos probióticos.

Pós-bióticos para pessoas vivendo com obesidade

Para pessoas vivendo com obesidade, os efeitos dos pós-bióticos são promissores por influenciar a composição da MI e regular o metabolismo energético. Estudos indicam que certos pós-bióticos, por exemplo, podem reduzir a inflamação e melhorar a sensibilidade à insulina, fatores cruciais no manejo da obesidade (Cani *et al.*, 2019). Contudo, as evidências são incipientes. Além disso, os AGCCs podem atuar sobre receptores específicos (p. ex., GPR43/41) e estimular vias relacionadas com saciedade e gasto energético, elementos que são determinantes no processo de emagrecimento (Park *et al.*, 2023).

Pós-bióticos para pessoas vivendo com diabetes *mellitus*

Na esfera das doenças metabólicas, os pós-bióticos têm demonstrado potencial em regular a homeostase da glicose e o metabolismo lipídico. Para pessoas vivendo com DM tipo 2, por exemplo, os pós-bióticos têm demonstrado capacidade de melhorar o controle glicêmico. Eles podem influenciar a função das células beta pancreáticas e a sensibilidade à insulina, o que é vital para o manejo dessa condição (Fukuda *et al.*, 2011), além de reduzir marcadores de inflamação (Li *et al.*, 2020).

Impacto nas doenças cardiovasculares

Quanto às DCVs, os pós-bióticos podem desempenhar um papel na redução de fatores de risco, como glicemia, colesterolemia e pressão arterial. Estudos sugerem que os pós-bióticos podem reduzir o risco cardiovascular, especialmente, por modificar os principais fatores de risco associados, mas estudos robustos, especialmente ensaios clínicos, são escassos (Wang *et al.*, 2015).

Efeito anti-inflamatório dos pós-bióticos

Os pós-bióticos exibem propriedades anti-inflamatórias notáveis. Por exemplo, AGCCs, como o butirato, produzidos por bactérias intestinais, têm demonstrado reduzir a inflamação sistêmica (Furusawa *et al.*, 2013). Contudo, os estudos publicados avaliam principalmente o aumento de AGCCs a partir de outras intervenções, como dieta e suplementação probiótica. Assim, o uso direto de AGCCs como pós-bióticos não foi evidenciado.

Pós-bióticos e saúde mental

No contexto da saúde mental, especialmente, da depressão, os pós-bióticos oferecem um caminho intrigante. A crescente compreensão do eixo intestino-cérebro sugere que a modulação do microbioma intestinal por meio de pós-bióticos pode influenciar positivamente os processos neuroquímicos e inflamatórios associados à depressão (Kelly *et al.*, 2017).

Nutrição personalizada

A nutrição personalizada é uma abordagem emergente que visa otimizar a saúde por meio de dietas adaptadas às características genéticas, metabólicas e microbióticas de um indivíduo. Esse conceito está em linha com as tendências recentes na medicina personalizada, que buscam tratamentos e intervenções mais eficazes com base na individualidade biológica (Zeevi et al., 2015).

A pesquisa em pós-bióticos contribui para o avanço da nutrição personalizada, onde intervenções dietéticas podem ser adaptadas às necessidades individuais para prevenção e tratamento de doenças. Eles podem ser chave na modulação da MI, que tem um papel central na digestão, na absorção de nutrientes e na imunidade (Tsilingiri; Rescigno, 2013; Cani et al., 2019; Zmora et al., 2019).

Implicações na saúde pública

Tendo em vista o seu potencial de contribuição para a prevenção e tratamento de várias doenças, o estudo dos pós-bióticos tem implicações significativas para a saúde pública, redução dos custos de saúde e políticas relacionadas com nutrição e saúde. Os pós-bióticos podem diminuir a necessidade de tratamentos mais caros e intervenções médicas prolongadas (Sanders et al., 2019; Zmora et al., 2019).

Considerações finais

Os pós-bióticos emergem como uma nova abordagem terapêutica na modulação do sistema imunológico, na medicina e na saúde humana, com potencial significativo para impactar de maneira positiva uma variedade de condições de saúde, incluindo obesidade, DM e DCVs. Seu estudo e aplicação podem abrir novos caminhos para tratamentos mais eficazes e seguros em uma variedade de condições relacionadas com saúde imunológica e intestinal. Esse campo promissor é um testemunho da evolução contínua da medicina e da biotecnologia na busca de soluções inovadoras para desafios de saúde.

Referências bibliográficas

ABBASI, A. et al. The biological activities of postbiotics in gastrointestinal disorders. **Critical Reviews in Food Science and Nutrition**, v. 62, n. 22, p. 5983-6004, 2022.

AGUILAR-TOALÁ, J. E. et al. Postbiotics: An evolving term within the functional foods field. **Trends in Food Science & Technology**, v. 75, p. 105-114, 2018.

AGUILAR-TOALÁ, J. E. et al. Probiotics, Prebiotics and Postbiotics on Mitigation of Depression Symptoms: Modulation of the Brain-Gut-Microbiome Axis. **Biomolecules**, v. 11, n. 7, 2021.

BARROS, C. P. et al. Paraprobiotics and postbiotics: Concepts and potential applications in dairy products. **Current Opinion in Food Science**, v. 32, p. 1-8, 2020.

BERMUDEZ-BRITO, M. et al. Probiotic mechanisms of action. **Annals of Nutrition & Metabolism**, v. 61, n. 2, p. 160-174, 2012.

CANI, P. D. et al. Microbial regulation of organismal energy homeostasis. **Nature Metabolism**, v. 1, p. 34-46, 2019.

CHALUVADI, S.; HOTCHKISS, A. T.; YAM, K. L. Gut microbiota: Impact of probiotics, prebiotics, synbiotics, pharmabiotics, and postbiotics on human health. In: Probiotics, Prebiotics, and Synbiotics: **Bioactive Foods in Health Promotion**. Elsevier Inc.; Amsterdam, The Netherlands, 2015.

CHANDLER, C. E.; ERNST, R. K. Bacterial lipids: powerful modifiers of the innate immune response. **F1000Research**, v. 6, 2017.

CHELAKKOT, C.; GHIM, J.; RYU, S. H. Mechanisms regulating intestinal barrier integrity and its pathological implications. **Experimental Molecular Medicine**, v. 50, p. 1-9, 2018.

CHEN, Y.; XU, J.; CHEN, Y. Regulation of Neurotransmitters by the Gut Microbiota and Effects on Cognition in Neurological Disorders. **Nutrients**, v. 13, 2021.

CHUDZIK, A. et al. Probiotics, Prebiotics and Postbiotics on Mitigation of Depression Symptoms: Modulation of the Brain-Gut-Microbiome Axis. **Biomolecules**, v. 11, n. 7, p. 1000, 2021.

COLLINS, R. A. et al. Non-specific amplification compromises environmental DNA metabarcoding with COI. **Methods in Ecology and Evolution**, v. 10, p. 1985-2001, 2019.

CORSETTI, M. et al. Impact of coexisting irritable bowel syndrome on symptoms and pathophysiological mechanisms in functional dyspepsia. **The American Journal of Gastroenterology**, v. 99, n. 6, p. 1152-1159, 2004.

CUEVAS-GONZALEZ, P. F.; LICEAGA, A. M.; AGUILAR-TOALÁ, J. E. Postbiotics and paraprobiotics: From concepts to applications. **Food Research International**, v. 136, 2020.

DALPKE, A. et al. Activation of toll-like receptor 9 by DNA from different bacterial species. **Infection and Immunity**, v. 74, n. 2, p. 940-946, 2006.

DE VADDER, F. et al. Microbiota-Produced Succinate Improves Glucose Homeostasis via Intestinal Gluconeogenesis. **Cell Metabolism**, v. 24, n. 1, p. 151-157, 2016.

DE VRESE, M.; SCHREZENMEIR, J. Probiotics, prebiotics, and synbiotics. **Advances in Biochemical Engineering/Biotechnology**, v. 111, p. 1-66, 2008.

EUROPEAN FOOD SAFETY AUTHORITY (EFSA). **Guidance on novel foods and nutritional applications**, 2017.

FENINI, G.; CONTASSOT, E.; FRENCH, L. E. Potential of IL-1, IL-18 and Inflammasome Inhibition for the Treatment of Inflammatory Skin Diseases. **Frontiers in Pharmacology**, v. 8, 2017.

FREITAS, C. M. Avaliação de riscos como ferramenta para a vigilância ambiental em Saúde. **Informe Epidemiológico do SUS**, Brasília, v. 11, n. 4, p. 227-239, 2002.

FUKUDA, S. et al. Bifidobacteria can protect from enteropathogenic infection through production of acetate. **Nature**, v. 469, p. 543-547, 2011.

FULLER, R. Probiotics in human medicine. **Gut**, v. 32, n. 4, p. 439-442, 1991.

FURUSAWA, Y. et al. Commensal microbe-derived butyrate induces the differentiation of colonic regulatory T cells. **Nature**, v. 504, n. 7480, p. 446-450, 2013.

GIBSON, G. R. et al. Expert consensus document: The International Scientific Association for Probiotics and Prebiotics (ISAPP) consensus statement on the definition and scope of prebiotics. **Nature Reviews Gastroenterology & Hepatology**, v. 14, n. 8, p. 491-502, 2017.

HILL, C. et al. Expert consensus document: The International Scientific Association for Probiotics and Prebiotics consensus statement on the scope and appropriate use of the term probiotic. **Nature Reviews Gastroenterology & Hepatology**, v. 11, n. 8, p. 506-514, 2014.

KELLY, M. E. et al. The impact of social activities, social networks, social support and social relationships on the cognitive functioning of healthy older adults: a systematic review. **Systematic Reviews**, v. 6, 259, 2017.

KIM, Y. K.; SHIN, J.-S.; NAHM, M. H. NOD-Like Receptors in Infection, Immunity, and Diseases. **Yonsei Medical Journal**, v. 57, p. 5-14, 2016.

KUMMER, J. A. et al. Inflammasome components NALP 1 and 3 show distinct but separate expression profiles in human tissues suggesting a site-specific role in the inflammatory response. **The Journal of Histochemistry and Cytochemistry**: Official Journal of the Histochemistry Society, v. 55, n. 5, p. 443-452, 2007.

LI, H. et al. Probiotic Mixture of Lactobacillus plantarum Strains Improves Lipid Metabolism and Gut Microbiota Structure in High Fat Diet-Fed Mice. **Frontiers in Microbiology**, v. 11, 2020.

MANTZIARI, N. et al. Postbiotics against Pathogens Commonly Involved in Pediatric Infectious Diseases. **Microorganisms**, v. 8, 2020.

NATARAJ, B. H. et al. Postbiotics-parabiotics: The new horizons in microbial biotherapy and functional foods. **Microbial Cell Factories**, v. 19, 168, 2020.

O'TOOLE, P. W.; COONEY, J. C. Probiotic bacteria influence the composition and function of the intestinal microbiota. **Interdisciplinary Perspectives on Infectious Diseases**, 2008, 175285, 2008.

PATEL, R.; DUPONT, H. L. New approaches for bacteriotherapy: prebiotics, new-generation probiotics, and synbiotics. **Clinical Infectious Diseases**: An Official Publication of the Infectious Diseases Society of America, v. 60, n. 2, p. S108-S121, 2015.

PATEL, R. M.; DENNING, P. W. Therapeutic use of prebiotics, probiotics, and postbiotics to prevent necrotizing enterocolitis: what is the current evidence? **Clinics in Perinatology**, v. 40, n. 1, p. 11-25, 2013.

PETES, C.; ODOARDI, N.; GEE, K. The Toll for Trafficking: Toll-Like Receptor 7 Delivery to the Endosome. **Frontiers in Immunology**, v. 8, 2017.

PIQUE, N.; BERLANGA, M.; MINANA-GALBIS, D. Health Benefits of Heat-Killed (Tyndallized) Probiotics: An Overview. **International Journal of Molecular Sciences**, v. 20, 2534, 2019.

PLAZA-DIAZ, J. et al. Mechanisms of Action of Probiotics. **Advances in Nutrition**, v. 10, n. 1, p. S49-S66, 2019.

PRADHAN, D. et al. Postbiotic Lipoteichoic acid of probiotic Lactobacillus origin ameliorates inflammation in HT-29 cells and colitis mice. **International Journal of Biological Macromolecules**, v. 236, p. 123962, 2023.

RAD, A. H. et al. Potential pharmaceutical and food applications of postbiotics: A review. **Current Pharmaceutical Biotechnology**, v. 21, p. 1576-1587, 2020.

SABAHI, S. et al. Postbiotics as the new frontier in food and pharmaceutical research. **Critical Reviews in Food Science and Nutrition**, 2022.

SALMINEN, S. et al. The International Scientific Association of Probiotics and Prebiotics (ISAPP) consensus statement on the definition and scope of postbiotics. **Nature Reviews Gastroenterology & Hepatology**, v. 18, n. 9, p. 649-667, 2021.

SANDERS, M. E. et al. Probiotics and prebiotics in intestinal health and disease: from biology to the clinic. **Nature Reviews Gastroenterology & Hepatology**, v. 16, n. 10, p. 605-616, 2019.

SARNO, M. et al. Risk factors for celiac disease. **Italian Journal of Pediatrics**, v. 41, 57, 2015.

SCHREZENMEIR, J.; DE VRESE, M. Probiotics, prebiotics, and synbiotics—approaching a definition. **The**

American Journal of Clinical Nutrition, v. 73, n. 2, p. 361s-364s, 2001.

SHARMA, M.; SHUKLA, G. Metabiotics: One Step ahead of Probiotics; an Insight into Mechanisms Involved in Anticancerous Effect in Colorectal Cancer. **Frontiers in Microbiology**, v. 7, 2016.

TAVERNITI, V.; GUGLIELMETTI, S. The immunomodulatory properties of probiotic microorganisms beyond their viability (ghost probiotics: proposal of paraprobiotic concept). **Genes & Nutrition**, v. 6, p. 261-274, 2011.

THORAKKATTU, P. et al. Postbiotics: Current Trends in Food and Pharmaceutical Industry. **Foods**, v. 11, n. 19, 2022.

TOMASIK, P.; TOMASIK, P. Probiotics, Non-Dairy Prebiotics and Postbiotics in Nutrition. **Applied Sciences**, v. 10, 1470, 2020.

TSILINGIRI, K.; RESCIGNO, M. Postbiotics: what else? **Beneficial Microbes**, v. 4, n. 1, p. 101-107, 2013.

VINDEROLA, G. et al. Frequently asked questions about the ISAPP postbiotic definition. **Frontiers in Microbiology**, v. 14, p. 1324565, 2024.

WANG, J. et al; Modulation of gut microbiota during probiotic-mediated attenuation of metabolic syndrome in high fat diet-fed mice. **The ISME Journal**, v. 9, n. 1, p. 1-15, 2015.

WARSHAKOON, H. J. et al. Potential adjuvantic properties of innate immune stimuli. **Human Vaccines**, v. 5, n. 6, p. 381-394, 2009.

WEI, Y. et al. The postbiotic of hawthorn-probiotic ameliorating constipation caused by loperamide in elderly mice by regulating intestinal microecology. **Frontiers in Nutrition**, v. 10, p. 1103463, 2023.

YU, S.; GAO, N. Compartmentalizing intestinal epithelial cell toll-like receptors for immune surveillance. **Cellular and Molecular Life Sciences**: CMLS, v. 72, n. 17, p. 3343-3353, 2015.

ZEEVI, D. et al. **Personalized Nutrition by Prediction of Glycemic Responses**. Cell, v. 163, n. 5, p. 1079-1094, 2015.

ZMORA, N.; SUEZ, J.; ELINAV, E. You are what you eat: diet, health and the gut microbiota. **Nature Reviews Gastroenterology & Hepatology**, v. 16, n. 1, p. 35-56, 2019.

30 Papel do Exercício Físico na Microbiota Intestinal Humana

Geovana Silva Fogaça Leite ▪ Glaice Aparecida Lucin ▪
Ronaldo Vagner Thomatieli-Santos

Objetivo

- Apresentar e discutir os mecanismos e os resultados de estudos científicos que verificaram o efeito do exercício físico na microbiota intestinal, em particular, dos atletas.

Destaques

- Pessoas fisicamente ativas comparativamente às sedentárias apresentam uma comunidade bacteriana intestinal mais diversificada. Além disso, o exercício físico, especialmente, de intensidade moderada, parece melhorar a composição bacteriana intestinal, embora os mecanismos não sejam claros
- Por outro lado, exercícios muito intensos podem impactar negativamente no intestino e na composição de bactérias, aumentando a permeabilidade intestinal.

Introdução

O exercício físico desempenha um papel crucial no controle da composição corporal, da pressão arterial sistêmica, da sensibilidade à insulina e na prevenção de doenças crônicas, como as cardiovasculares e as metabólicas (Valenzuela et al., 2023). No que tange a microbiota intestinal (MI), estudos em roedores jovens mostraram que o exercício físico aumenta a abundância relativa de bactérias consideradas benéficas, especificamente, da família *Lachnospiraceae* e as espécies *Akkermansia Muciniphila, Faecalibacterium Prausnitzzi*, conhecidas como produtoras de ácidos graxos de cadeia curta (AGCCs) como o acetato, o propionato e o butirato.

Ademais, estudos clínicos apontaram que o exercício físico altera a composição da MI. Os principais estudos que observaram o efeito do exercício físico sobre a MI foram conduzidos com sujeitos eutróficos e atletas, principalmente, de modalidades intermitentes e de longa duração (*endurance*). Esses estudos mostraram que essa população apresenta maior diversidade bacteriana intestinal, bem como alterações na capacidade metabólica dessas bactérias quando comparados com indivíduos não treinados. Os estudos mostraram que a presença do gênero bacteriano *Veillonella* parece estar presente em maior abundância em praticantes de exercícios físicos do tipo *endurance* (principalmente corrida) e que há uma relação entre a capacidade metabólica de produção de energia desses sujeitos com os gêneros de bactérias encontradas no intestino (Grosicki et al., 2023).

Microbiota intestinal e exercício físico

O exercício físico é amplamente reconhecido por seus benefícios à saúde, pois afeta positivamente tanto a saúde cardiovascular quanto a mental, por meio da liberação de inúmeros mediadores (p. ex., miocinas e exercinas), que exibem efeito anti-inflamatório. Além disso, há um conjunto de evidências científicas que apontam que a prática regular do exercício físico diminui o risco de doenças crônicas, como diabetes *mellitus* tipo 2 (DM2), hipercolesterolemia, hipertensão, doenças cardíacas, câncer, obesidade e osteoporose (Valenzuela et al., 2023; Yang et al., 2021). Portanto, por diversos mecanismos, o exercício físico afeta positivamente o binômio saúde-doença. Acredita-se, inclusive, que por meio da modificação da MI, o exercício físico favorece diversos benefícios à saúde humana. A saber, os exercícios físicos, mesmo quando realizados em uma intensidade leve, mostraram melhorias no trato gastrointestinal (TGI), reduzindo o tempo de trânsito intestinal e, consequentemente, a exposição do muco gastrointestinal aos patógenos, o que pode proteger contra doenças, sobretudo, o câncer de cólon, a diverticulite e as doenças inflamatórias intestinais (Boytar et al., 2023; O'Brien et al., 2022).

Entretanto, a maneira como o exercício físico afeta a MI depende de vários fatores, incluindo a intensidade, o volume, o ambiente e a dieta associada. Pesquisas recentes indicam que o exercício físico pode aumentar a diversidade microbiana no intestino. O mecanismo exato ainda não está claro, mas envolve possíveis alterações nos ácidos biliares, aumento da produção de imunoglobulina (Ig) A, produção de AGCCs, supressão das vias deflagradas pelo receptor do tipo *Toll* 4 (TLR4), liberação de miocinas, redução no tempo de trânsito intestinal e ativação do eixo hipotálamo-hipófise-adrenal (HHA) (Dziewiecka et al., 2022; Zheng et al., 2022).

As evidências do impacto do exercício físico sobre a MI é fruto de estudos recentes. Ademais, estabelecer relações consistentes em estudos com pessoas treinadas, incluindo atletas, é desafiador devido às diferenças metodológicas e o estilo de vida. Fatores como o histórico de treinamento, o condicionamento físico, o ambiente de treinamento e a dieta podem afetar os resultados, tornando difícil detectar diferenças na MI em função do exercício físico *per se* (O'Brien et al., 2022).

Embora ainda seja com base em evidências limitadas, atletas parecem apresentar maior abundância de bactérias que apresentam potencial efeito positivo à saúde. Por exemplo, essas bactérias apresentam maior eficiência na degradação de carboidratos não digeríveis e acessíveis à MI, bem como são mais aptas no metabolismo de metabólitos secundários. Apesar da alimentação influenciar essas diferenças, atletas também parecem apresentar um aumento da produção de AGCCs, que foram associados a benefícios à saúde e a uma composição corporal considerada mais "saudável". Além disso, a espécie bacteriana *A. muciniphila*, que degrada a mucina e exibe benefícios metabólicos associados ao metabolismo da glicose, parece estar mais abundante em atletas (Dziewiecka et al., 2022; O'Brien et al., 2022; Zheng et al., 2022).

Intensidade do exercício físico e a microbiota intestinal

A intensidade do exercício físico deve ser levada em consideração quando se discute a interação entre o exercício físico e a MI. Por exemplo, embora muitos estudos comprovaram os benefícios da prática regular de exercícios físicos sobre a saúde gastrointestinal, fatores como: aumento da duração e intensidade, período de recuperação insuficiente entre as sessões e a nutrição inadequada, podem afetar negativamente a composição bacteriana intestinal e a fisiologia gastrointestinal (Hughes; Holsher, 2021; Donati et al., 2021).

Durante uma sessão aguda de exercício físico, ocorre o aumento da atividade autonômica simpática e, por conseguinte, das concentrações circulantes de cortisol e catecolaminas (norepinefrina e epinefrina) nos tecidos periféricos (Clark, 2016; O'Brien et al., 2022). Pela necessidade do aumento do aporte sanguíneo e remoção de metabólitos na musculatura esquelética, ocorre a redistribuição do fluxo sanguíneo durante a prática do exercício físico, fazendo com que o maior aporte sanguíneo seja destinado à musculatura estriada esquelética e pele (para resfriamento corporal), com isso, ocorre a redução do fluxo sanguíneo para o TGI, contribuindo para o aumento da temperatura nessa região, bem como a instalação de um quadro de hipóxia, depleção de adenosina trifosfato (ATP) e estresse oxidativo, efeitos que podem danificar a barreira intestinal, levando ao aumento da permeabilidade intestinal e, a depender da composição da MI, a ocorrência da endotoxemia metabólica (Karl et al., 2013).

Em 2019, foi publicado um estudo que comparou a composição da MI de homens saudáveis e sedentários (grupo controle), de fisiculturistas e de corredores de longa distância (Jang et al., 2019). Além das diferenças nos tipos de exercício físico realizados pelos participantes, cada grupo apresentava um padrão alimentar específico. Os homens saudáveis e sedentários consumiam menos calorias (energia) do que os atletas dos demais grupos. Além da diferença no consumo calórico, os fisiculturistas consumiam mais proteínas e, ainda, apresentavam uma relação entre proteína:carboidratos significativamente maior do que outros grupos. Apesar de nenhum dos grupos apresentar um consumo adequado de fibra, os corredores de longa distância apresentaram uma razão fibras:carboidratos menor quando comparados aos sedentários saudáveis. Nesse estudo, o tipo de treinamento e o padrão dietético influenciaram a abundância relativa de determinadas bactérias. Em particular, os fisiculturistas apresentaram uma maior abundância relativa dos gêneros *Faecalibacterium*, *Sutterella*, *Clostridium*, *Haemophilus* e *Eisenbergiella* comparativamente ao grupo controle e menor abundância relativa dos gêneros *Bifidobacterium* e *Parasutterella* em comparação aos demais grupos. No nível taxonômico de espécies, os fisiculturistas apresentaram menor abundância relativa de espécies reconhecidas como probióticas, como *Bifidobacterium adolescentis*, *Bifidobacterium longum* e *Lactobacillus sakei* e de espécies produtoras de AGCCs, como *Eubacterium hallii* e *Blautia wexlerae*, em comparação aos sedentários saudáveis.

Assim, é possível que haja uma correlação negativa entre a elevada ingestão proteica e a diversidade da MI (sobretudo em corredores de longa distância) e uma correlação negativa entre a ingestão de gordura e a presença de bifidobactérias (especialmente nos fisiculturistas). As disparidades encontradas nesse estudo podem estar relacionadas com o estado nutricional diferenciado dos atletas, uma ingestão insuficiente de carboidratos acessíveis à MI e fibras dietéticas, com uma dieta mais rica em gorduras. Esses achados destacam a importância de se considerar tanto o tipo de exercício físico quanto os hábitos alimentares relacionados com a prática do exercício físico ao analisar as variações na MI.

Estudos populacionais de coorte têm fornecido interessantes evidências sobre a relação entre o microbioma intestinal e o exercício físico, em especial, os de alta intensidade (Zhu et al., 2020; Kern et al., 2020). Contudo, o exercício abrange diferentes modalidades e níveis de intensidade, que podem afetar o microbioma de maneiras variadas (O´Donavan et al., 2020; Morita et al., 2019; Allen et al., 2015). Por exemplo, no que se refere ao tipo, o exercício cardiorrespiratório (*endurance*) pode provocar mudanças imediatas na composição da MI, enquanto o exercício de força não apresenta esse efeito (Bycura et al., 2019). Essas variações podem estar relacionadas com as diferentes vias metabólicas ativadas por modalidades distintas.

Recentemente, foi observado que metabólitos produzidos na musculatura esquelética, sobretudo, o lactato, tem a capacidade de chegar ao lúmen intestinal, e serem utilizados como fonte de energia por populações específicas de bactérias. Esses metabólitos derivados do músculo esquelético são convertidos em AGCCs e podem ser utilizados de maneira local ou periférica. Assim, é possível fazer uma associação entre a intensidade do esforço realizado/grau de treinamento e as potenciais mudanças induzidas pelo exercício físico na composição e metabolismo da MI (O'Brien et al., 2022). É possível que os indivíduos treinados para modalidades intermitentes apresentem diferentes alterações quando comparados com praticantes de modalidades de *endurance* de intensidade estável ou força/potência. Além disso, o estudo realizado por Allen et al. (2015) demonstrou uma correlação entre a composição corporal (mais especificamente a massa gorda) e as alterações vistas na MI de indivíduos após 6 semanas de treinamento de intensidade moderada.

Esse resultado sugere que, além de levarmos em consideração o perfil alimentar característico das modalidades esportivas, que pode contribuir para determinadas mudanças na composição e funcionalidade da MI, a composição corporal característica da modalidade, bem como os efeitos do exercício físico no balanço energético e, por consequência, mudanças na adiposidade corporal, podem ter relação com o ecossistema microbiano intestinal. Porém, essa hipótese precisa ser testada e talvez futuramente comprovada por meio de novos estudos científicos capazes de controlar esses fatores que podem ser confundidos na avaliação do efeito, do tipo e da intensidade do exercício físico.

Exercício físico aeróbio e a microbiota intestinal

Durante o exercício físico do tipo *endurance* (p. ex., ciclismo, corrida, natação, duatlo e triatlo), o corpo enfrenta condições extremas, perturbando o seu funcionamento normal. O esforço de alta intensidade por um período prolongado desencadeia reações de defesa como a síntese de proteínas de fase aguda, liberação de hormônios e mudanças no equilíbrio hídrico e metabólico. Essas alterações, mesmo que parcialmente, podem interferir na composição da MI (Mach *et al.*, 2017).

Estudo com corredores amadores antes e depois de uma meia maratona, revelou mudanças na MI. Zhao *et al.* (2018) observaram um aumento na abundância relativa do filo Lentisphaerae e do filo Acidobacteria após a corrida, acompanhado do aumento das famílias *Coriobacteriaceae* e *Succinivibrionaceae*, que desempenham papéis no metabolismo de sais biliares, hormônios esteroides e polifenóis dietéticos. Isso pode explicar parte dos benefícios à saúde induzidos pelo exercício físico. Ademais, a redução de patógenos potenciais, como *Actinobacillus* spp., destaca um efeito anti-inflamatório do exercício físico associado à mudança na composição da MI (Zhao *et al.*, 2018).

Outro estudo, em particular, realizado com idosos, após 5 semanas de exercícios aeróbios foi observado uma diminuição de *Clostridium difficile* e um aumento do gênero *Oscillospira*. Em mulheres idosas, após 12 semanas de exercícios aeróbios, o filo Bacteroidetes aumentou, que está comumente associado a uma menor prevalência de obesidade e síndrome metabólica em animais e humanos (Taniguchi *et al.*, 2018; Morita *et al.*, 2019). Novamente, resta a dúvida se os efeitos derivam do exercício físico ou da redução da adiposidade corporal e da otimização de biomarcadores metabólicos.

Um dos estudos mais importantes sobre o efeito do exercício físico na MI é o de Scheiman *et al.* (2019). Os autores trabalharam com atletas na Maratona de Boston (n= 15) e compararam com um grupo controle (n= 10). Eles identificaram um aumento significativo do gênero *Veillonella* após a maratona. Além disso, nesse estudo, os autores transcenderam esses resultados para animais, que foram suplementados com *Lactobacillus bulgaricus* (n= 16) ou *Veillonella atypica* (n= 16). O *L. bulgaricus* foi utilizado como controle por não ter a capacidade de metabolizar lactato, ao passo que a *V. atypica* foi isolada de um corredor da maratona. Interessantemente, os camundongos suplementados (por gavagem; um método de introdução de alimentos líquidos por meio de um tubo que é colocado pelo nariz ou boca do animal) com *V. atypica*, 3 vezes/semana, durante 2 semanas, apresentaram maior tempo de corrida (cerca de 13%) em um teste até a exaustão, em comparação aos camundongos suplementados com o *L. bulgaricus*. Em particular, as bactérias do gênero *Veillonella* convertem lactato em AGCCs, especialmente acetato e propionato pela via do metilmalonil-CoA. Logo, os autores acreditam que não apenas a abundância das bactérias conversoras de lactato em AGCCs está aumentada, como também a atividade das enzimas responsáveis pelo processo. (Scheiman *et al.*, 2019). O mecanismo pelo qual o propionato pode modificar o desempenho físico ainda é incerto. Outros estudos sugerem que o propionato pode aumentar a frequência cardíaca e o consumo de oxigênio, bem como modificar a dinâmica de utilização de substratos energéticos.

Um estudo anterior ao de Scheiman *et al.* (2019) já tinha observado que a família *Veillonellaceae* estava aumentada na MI de ciclistas, sugerindo que essa linhagem de bactérias representa um diferencial importante para pessoas fisicamente ativas e, sobretudo, atletas de alto rendimento. Provavelmente, pelo fato de que é uma linhagem de bactérias capaz de otimizar a eficiência metabólica, tendo em vista os desafios impostos pelo exercício físico de alto rendimento.

Por fim, um estudo realizado com remadores identificou um aumento de espécies produtoras de butirato durante o exercício físico. Ademais, encontraram níveis mais elevados de espécies ligadas à biossíntese de aminoácidos e ácidos graxos, associados à hematopoese e aptidão cardiorrespiratória (Keohane *et al.*, 2019).

A Figura 30.1 ilustra os mecanismos relacionados com a MI que poderiam impactar no desempenho físico. Por exemplo, a utilização dos AGCCs pode reduzir a depleção do glicogênio muscular, fenômeno de economia do glicogênio. Por consequência, em exercícios limitados pelo estoque de glicogênio, portanto, longa duração, poderiam ser beneficiados.

O metabolismo dos carboidratos acessíveis à MI, bem como o enriquecimento de bactérias no intestino que modulam a conversão de compostos (p. ex., lactato) em AGCCs, favorecem uma nova fonte de energia para o músculo esquelético durante o exercício físico. Esse reaproveitamento energético parece, ao menos em parte, ser um dos principais caminhos para otimizar o desempenho físico em exercícios de longa duração, limitados pelo estoque de glicogênio (Sales; Reimer, 2023).

A produção dos AGCCs, acetato, propionato e butirato, ocorre em uma razão molar de 60:20:20, respectivamente. Fatalmente, a abundância de bactérias produtoras de AGCCs, a disponibilidade de substratos energéticos e outros fatores intervenientes podem afetar essa razão. Os AGCCs são rapidamente absorvidos (cerca de 95%) nos colonócitos e utilizados como fonte de energia, sobretudo o butirato. Os AGCCs encaminhados para os tecidos periféricos são capazes de entrar no ciclo de Krebs. Por exemplo, o butirato pode ser um precursor de acetato que, por sua vez, é um intermediário da conversão de oxaloacetato em citrato. Além disso, o propionato é intermediário da conversão de alfa-cetoglutarato em succinato. Logo, essas intermediações dos AGCCs ilustram a sua capacidade de otimizar o metabolismo energético e, potencialmente, afetar o desempenho físico (Sales; Reimer, 2023).

Microbiota, exercício físico e potência aeróbica

Estaki *et al.* (2016) investigaram adultos saudáveis com diferentes níveis de aptidão cardiorrespiratória e descobriram que uma maior diversidade da MI e a concentração de táxons produtores de butirato correlacionaram-se positivamente com a aptidão cardiorrespiratória, independentemente da dieta.

Em outro estudo, Durk *et al.* (2019) verificaram em indivíduos jovens saudáveis uma relação Firmicutes:Bacteroidetes de 0,94 ± 0,03, que sugeriu menor abundância do filo Firmicutes. Esses valores foram positivos e moderadamente correlacionados ao $\dot{V}O_{2máx}$ (r= 0,48). Além disso, o $\dot{V}O_{2máx}$ explicou 22% da variabilidade da MI.

Em uma pesquisa com mulheres pré-menopáusicas, a aptidão cardiorrespiratória mostrou associação com a composição da MI, independentemente da idade e da ingestão dietética. Participantes com baixo $\dot{V}O_{2máx}$ apresentaram menor abundância do gênero *Bacteroides* e maior abundância das espécies *Eubacterium rectale* e *Clostridium coccoides* em comparação com o grupo de elevado $\dot{V}O_{2máx}$ (Yang *et al.*, 2017).

Por fim, Morita *et al.* (2019) investigaram mulheres idosas saudáveis em um estudo de 12 semanas. O treinamento aeróbico, composto de um passeio com intensidade equivalente a 3 METs (equivalentes metabólicos), resultou em um aumento do gênero *Bacteroides* intestinais e melhorias na aptidão cardiorrespiratória, avaliada pelo teste de caminhada de 6 minutos. Por outro lado,

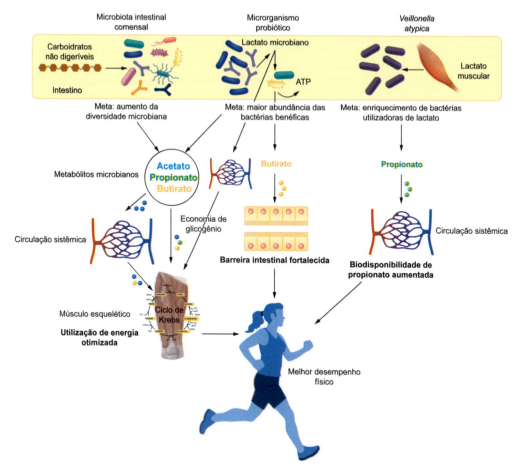

Figura 30.1 Resumo dos mecanismos mediados pela microbiota intestinal que contribuem para melhora no desempenho dos exercícios de resistência. ATP: adenosina trifosfato. (Adaptada de Sales e Reimer, 2023.)

o treinamento de músculos do tronco não afetou a MI, mas melhorou a aptidão cardiorrespiratória. Ao que parece, até o presente momento, as alterações positivas na composição e funcionalidade da MI foram evidenciadas em modelos de treinamento com característica contínua (aeróbica) ou intermitente, nos quais há a melhora da capacidade cardiorrespiratória. Todavia, os exercícios de força não modificaram a MI.

Microbiota intestinal, exercício físico e o estado inflamatório

O exercício físico desencadeia modificações na MI com potencial para induzir respostas anti-inflamatórias e antioxidantes, e podem resultar na melhora do estado metabólico (Sohail et al., 2019). Essas mudanças incluem a regulação da expressão gênica em linfócitos intraepiteliais, que leva à redução de citocinas pró-inflamatórias, ao aumento de citocinas anti-inflamatórias e enzimas antioxidantes (Campaniello et al., 2022). O exercício físico também pode preservar a integridade da camada de muco intestinal, e atua como uma barreira essencial contra a aderência de microrganismos ao epitélio intestinal.

Motiani et al. (2020), recrutaram 26 indivíduos de meia-idade sedentários, incluindo nove com resistência à insulina e 17 com DM2. Os participantes seguiram um programa de treinamento de 2 semanas, com exercícios intervalados de *sprint* e exercícios contínuos de intensidade moderada. Os resultados mostraram que ambos os grupos reduziram o percentual de gordura corporal e a gordura abdominal. Além disso, reduziram os níveis de hemoglobina glicada e do fator de necrose tumoral alfa (TNF-α), que é um marcador de inflamação sistêmica. Finalmente, os autores verificaram redução da proteína ligadora de lipopolissacarídeos (LBP), que é reconhecida como uma marcadora de inflamação intestinal. Outros marcadores sistêmicos e intestinais (calprotectina e zonulina) de inflamação não diminuíram. Curiosamente, os autores verificaram uma moderada correlação positiva entre o LBP e a hemoglobina glicada.

Pode-se verificar também uma redução da razão Firmicutes:Bacteroidetes. Contudo, essa redução se deve, em especial, ao aumento do filo Bacteroidetes. Na análise dos gêneros bacterianos, ambos os grupos reduziram os gêneros *Blautia* spp. e *Clostridium* spp. Os gêneros *Lachnospira* e *Veillonella*, e, ainda, a espécie *Veillonella dispar* aumentaram no grupo exercício contínuo em comparação ao momento inicial e ao grupo exercício intervalado. A abundância do gênero *Faecalibacterium* e da espécie *F. prausnitzii* aumentou no grupo exercício aeróbico contínuo. Os treinos não modificaram a alfa-diversidade bacteriana intestinal avaliada pelos índices Chao1 e Shannon.

Acerca dos resultados desse estudo, pode-se destacar a redução do LBP, que se liga ao LPS e aumenta a ligação ao cluster de diferenciação (CD)14. O complexo LPS-CD14 entra no núcleo das células e deflagra vias inflamatórias. Níveis elevados de LBP estão associados à obesidade, DM2 e síndrome metabólica. Ademais, bactérias do filo Bacteroidetes são responsáveis pela produção, via linfócitos T, da interleucina-10, cuja função é agir como um agente anti-inflamatório.

Os autores verificaram correlações negativas entre Firmicutes e captação de glicose, razão Firmicutes:Bacteroidetes e captação de glicose e do gênero *Blautia* e captação de glicose. Por outro lado, correlação positiva entre o filo Bacteroidetes e a captação de glicose. Nesse estudo, também pode-se verificar que as espécies do filo Bacteroidetes foram correlacionadas de maneira negativa aos marcadores de inflamação, como LBP, TNF-α e proteína C reativa. Por fim, apesar da relevância desses achados, o estudo apresenta importantes limitações, como a falta do controle alimentar, fator que dificulta o entendimento dos resultados, uma vez que a MI é amplamente afetada pela alimentação.

Influência da dieta e do exercício no microbioma intestinal

A dieta desempenha um papel fundamental na composição da MI, tópico abordado com profundidade no Capítulo 25, *Papel dos Nutrientes e dos Padrões Alimentares na Microbiota Intestinal Humana* (Hughes, 2020; Hughes *et al.*, 2021) (Figura 30.2). Embora os efeitos de nutrientes, como as fibras, sejam amplamente conhecidos (Holscher, 2017), estudos recentes chamam a atenção para o impacto de padrões alimentares, como a dieta mediterrânea (Creedon *et al.*, 2020). Além disso, é importante considerar fatores como escolhas alimentares, tempo de trânsito colônico, nível de treinamento, ambientes compartilhados para treinamento, condições de saúde, idade e gênero, todos os quais podem atuar como variáveis de confusão na relação bidirecional entre esportes e microbioma intestinal (Hughes *et al.*, 2020; Song *et al.*, 2013; Pugh *et al.*, 2021).

Os AGCCs produzidos a partir de carboidratos acessíveis à MI contribuem para o aumento do fluxo sanguíneo, sensibilidade à insulina, preservação da massa muscular esquelética e promoção de um fenótipo oxidativo (Frampton *et al.*, 2020). Já a diminuição dos AGCCs, em consequência de uma dieta pobre em fibras, pode comprometer o desempenho no exercício físico (Hughes; Holsher, 2021). As diversas maneiras pelas quais os AGCCs podem influenciar o desempenho atlético, modulando a função muscular esquelética, representam uma área de pesquisa em rápido desenvolvimento.

Por outro lado, outros metabólitos, como a amônia, sulfito de hidrogênio, p-Cresol e metilamina, podem diminuir a integridade do epitélio intestinal. Embora a proteína seja o componente

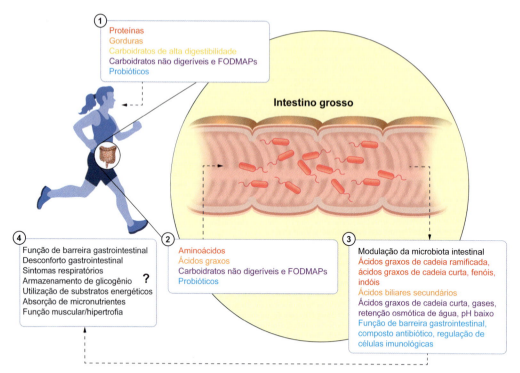

Figura 30.2 Impacto dos nutrientes sobre a microbiota intestinal e o desempenho esportivo. As estratégias nutricionais modulam a composição e a função da microbiota intestinal. Os aminoácidos e os ácidos graxos, respectivamente, produtos do metabolismo de proteínas e lipídios, os carboidratos não digeríveis, que chegam intactos ao intestino grosso, e, suplementos ingeridos, como os probióticos, interagem com a microbiota intestinal por meio da produção de metabólitos que influenciarão a função de barreira intestinal, funções sistêmicas, bem como armazenamento de glicogênio, impactando no desempenho atlético. FODMAPs: oligossacarídeos, dissacarídeos, monossacarídeos e polióis fermentáveis. (Adaptada de Hughes e Holscher, 2021.)

principal da musculatura esquelética, o seu consumo excessivo pode elevar à produção de metabólitos proteolíticos e, consequentemente, impactar negativamente na função da barreira intestinal, promovendo um estado inflamatório e comprometendo a saúde do cólon. Pode, inclusive, exacerbar sintomas desconforto gastrointestinal (eructação, cólicas abdominais/intestinais, estufamento abdominal, gases) em praticantes de modalidades esportivas (pessoas ativas) (Oliphant e Allen-Vercoe, 2019).

Quanto ao metabolismo lipídico, o tecido adiposo e os triglicérides intramusculares, disponibilizam ácidos graxos e glicerol, substratos importantes durante a prática do exercício físico. Contudo, a respeito dos lipídios obtidos pela alimentação, é fundamental considerar o tipo (p. ex., saturado ou insaturado) e o tamanho da molécula (p. ex., média, longa ou muito longa) (Fritzen; Lundsgaard; Kiens, 2019). Já é amplamente descrito na literatura que a gordura saturada é prejudicial à MI, e proporciona uma condição pró-inflamatória. É possível que essa condição inflamatória gerada pela dieta rica em gordura saturada impacte negativamente no desempenho físico, embora as evidências sejam incipientes e inconclusivas (Fritzen; Lundsgaard; Kiens, 2019). Apesar da inflamação aguda ser esperada em resposta ao estímulo proporcionado pelo exercício físico, um estado inflamatório crônico ou excessivo pode ocasionar efeitos prejudiciais e indesejáveis ao atleta, como a diminuição da força e da massa muscular, e isso pode estar pautado no perfil alimentar do indivíduo (Ticinesi *et al.*, 2019).

Ademais, os ácidos biliares podem mediar alguns efeitos das diferentes gorduras dietéticas no metabolismo dos lipídios e carboidratos, por meio de receptores como o FXR e o TGR5, pode aumentar o gasto de energia no músculo esquelético e diminuir a deposição de gordura muscular, mecanismos relacionados com o desempenho físico, embora não se saiba ao certo a relevância clínica dessas vias (Bindels; Delzenne, 2013).

Apesar dos carboidratos não digeríveis, como as fibras e os amidos resistentes, serem benéficos para a MI, não são incentivados para consumo imediatamente antes da realização de uma sessão de exercício, uma vez que esses compostos levam a uma taxa de esvaziamento gástrico baixa, podendo causar desconforto gastrointestinal (Donati, 2020). Todavia, é possível que alguns indivíduos apresentem elevada tolerabilidade às fibras alimentares antes do exercício físico. Logo, a variabilidade na resposta às fibras antes do exercício físico ainda gera dúvidas sobre essa recomendação.

A suplementação de probióticos também é um tema que desperta interesse entre os atletas, e visa não só a melhora da saúde como também do desempenho esportivo. Até o momento, as evidências encontradas estão relacionadas com as melhorias na incidência, duração e gravidade das infecções do trato respiratório superior, que afetam indiretamente o desempenho esportivo (Hughes, 2020). A recente revisão de de Paiva *et al.* (2023) mostrou resultados variados dos probióticos sobre o desempenho físico. Contudo, os autores concluem que não há evidência científica suficiente para suportar o uso de probióticos para otimização do desempenho físico. A principal espécie usada, *Lactobacillus acidophilus*, bem como as cepas *Lactobacillus plantarum* TK10 e *Lactobacillus plantarum* PS128 parecem ser promissoras nessa área das ciências do esporte.

A grande variabilidade de resultados se dá pelo fato de que os estudos avaliam cepas, doses, tempo de administração e quantidades diferentes, sem contar as condições preexistentes de cada indivíduo, como o padrão dietético, a condição imunológica, a composição e a atividade da MI, o que dificulta a comparação entre os estudos e impossibilita de se chegar a resultados conclusivos (Marttinen *et al.* 2020).

Considerações finais

Embora a interação entre o exercício físico e a MI seja um campo no qual a ciência tem muito a compreender e descobrir, até o presente momento, é possível dizer que, a prática regular do exercício físico pode atuar de maneira positiva no ambiente intestinal, e contribui para a manutenção e/ou restabelecimento do equilíbrio microbiano. Ademais, os metabólitos produzidos pela MI podem atuar de maneira positiva e/ou negativa no metabolismo energético. Portanto, deve-se dar atenção para a saúde intestinal dos praticantes de exercício físico, em particular, dos atletas, pois a composição da MI pode contribuir para otimizar o desempenho físico. Nesse sentido, a utilização de estratégias que supostamente tenham efeito sobre a composição e a atividade da MI, como a utilização de probióticos, suplementação de fibras em momentos específicos e de diferentes substâncias comumente utilizadas por essa população (p. ex., vitaminas, minerais, suplementos alimentares [creatina, ômega 3] etc.), que possuem ação anti-inflamatória intestinal precisam ser melhores investigadas, em particular, a partir de estudos mais bem delineados e robustos para melhores conclusões e recomendações mais assertivas e efetivas para os praticantes de exercícios físicos e os atletas.

Referências bibliográficas

ALLEN, J. M. et al. Exercise Alters Gut Microbiota Composition and Function in Lean and Obese Humans. **Medicine & Science in Sports & Exercise**. v. 50, n. 4, p. 747-757, 2018.

BINDELS, L. B.; DELZENNE, N. M. Muscle wasting: the gut microbiota as a new therapeutic target? **The International Journal of Biochemistry & Cell Biology**. v. 45, n. 10, p. 2186-2190, 2013.

BOETS, E. *et al.* Systemic availability and metabolism of colonic-derived short-chain fatty acids in healthy subjects: a stable isotope study. **The Journal of Physiology**. n. 595, v. 2, p. 541-555. 2017.

BOYTAR, A. N. *et al.* The effect of exercise prescription on the human gut microbiota and comparison between clinical and apparently healthy populations: a systematic review. **Nutrients**, v. 15, n. 6, p. 1534, 2023.

CAMPANIELLO, D. *et al.* How Diet and Physical Activity Modulate Gut Microbiota: Evidence, and Perspectives. **Nutrients**, v. 14, n. 12, p. 2456, 2022.

CATALDI, S. *et al.* The relationship between physical activity, Physical exercise, and human gut microbiota in healthy and unhealthy subjects: A systematic review. **Biology**, n. 11, v. 479, 2022.

CLARK, A.; MACH, N. Exercise-induced stress behavior, gut-microbiotabrain axis and diet: a systematic review for athletes. **Journal of the International Society of Sports Nutrition**, v.13, n. 43, 2016.

CLARKE, S. F. *et al.* Exercise and associated dietary extremes impact on gut microbial diversity. **Gut**, v. 63, n. 12, p. 1913-1920, 2014.

CREEDON, A. C. *et al.* Nuts and their effect on gut microbiota, gut function and symptoms in adults: a systematic review and meta-analysis of randomised controlled trials. **Nutrients**, v. 12, n. 8, p. 2347, 2020.

DAO, M. C. *et al.* Akkermansia muciniphila and improved metabolic health during a dietary intervention in obesity: relationship with gut microbiome richness and ecology. **Gut**, v. 65, n. 3, p. 426-436, 2016.

DE PAIVA, A. K. F. *et al.* Effects of probiotic supplementation on performance of resistance and aerobic exercises: a systematic review. **Nutrition Reviews**, v. 81, n. 2, p. 153-167, 2023.

DEN BESTEN, G. *et al.* The role of short-chain fatty acids in the interplay between diet, gut microbiota, and host energy metabolism. **Journal of Lipid Research**, v. 54, n. 9, p. 2325-2340, 2013.

DONATI ZEPPA, S. *et al.* Mutual interactions among exercise, sport supplements and microbiota. **Nutrients**, v. 12, n. 1, p. 17, 2019.

DURK, R. P. *et al.* Gut microbiota composition is related to cardiorespiratory fitness in healthy young adults. **International Journal of Sport Nutrition and Exercise Metabolism**, v. 29, n. 3, p. 249-253, 2019.

DZIEWIECKA, H. *et al.* Physical activity induced alterations of gut microbiota in humans: a systematic review. BMC Sports Science, **Medicine and Rehabilitation**, v. 14, n. 1, p. 122, 2022.

ESTAKI, M. *et al.* Cardiorespiratory fitness as a predictor of intestinal microbial diversity and distinct metagenomic functions. **Microbiome**, v. 4, p. 1-13, 2016.

EVERARD, A. *et al.* Cross-talk between Akkermansia muciniphila and intestinal epithelium controls diet-induced obesity. **Proceedings of the national academy of sciences**, v. 110, n. 22, p. 9066-9071, 2013.

FLINT, H. J. *et al.* Microbial degradation of complex carbohydrates in the gut. **Gut Microbes**, v. 3, n. 4, p. 289-306, 2012.

FRAMPTON, J. *et al.* Short-chain fatty acids as potential regulators of skeletal muscle metabolism and function. **Nature Metabolism**, v. 2, n. 9, p. 840-848, 2020.

FRITZEN, A. M.; LUNDSGAARD, A.-M.; KIENS, B. Dietary fuels in athletic performance. **Annual Review of Nutrition**, v. 39, p. 45-73, 2019.

GROSICKI, Gregory J. *et al.* Gut check: Unveiling the influence of acute exercise on the gut microbiota. **Experimental Physiology**, v. 108, n. 12, p. 1466-1480, 2023.

HAMER, H. M. *et al.* Butyrate modulates oxidative stress in the colonic mucosa of healthy humans. **Clinical Nutrition**, v. 28, n. 1, p. 88-93, 2009.

HOLSCHER, H. D. Dietary fiber and prebiotics and the gastrointestinal microbiota. **Gut Microbes**, v. 8, n. 2, p. 172-184, 2017.

HUGHES, R. L. A review of the role of the gut microbiome in personalized sports nutrition. **Frontiers in Nutrition**, v. 6, p. 504337, 2020.

HUGHES, R. L.; HOLSCHER, H. D. Fueling gut microbes: a review of the interaction between diet, exercise, and the gut microbiota in athletes. **Advances in Nutrition**, v. 12, n. 6, p. 2190-2215, 2021.

JANG, L.-G. *et al.* The combination of sport and sport-specific diet is associated with characteristics of gut microbiota: an observational study. **Journal of the International Society of Sports Nutrition**, v. 16, n. 1, p. 21, 2019.

KARL, J. P. *et al.* Effects of psychological, environmental and physical stressors on the gut microbiota. **Frontiers in Microbiology**, v. 9, p. 372026, 2018.

KELLY, R. S.; KELLY, M. P.; KELLY, P. Metabolomics, physical activity, exercise and health: A review of the current evidence. **Biochimica et Biophysica Acta (BBA)-Molecular Basis of Disease**, v. 1866, n. 12, p. 165936, 2020.

KEOHANE, D. M. *et al.* Four men in a boat: Ultra-endurance exercise alters the gut microbiome. **Journal of Science and Medicine in Sport**, v. 22, n. 9, p. 1059-1064, 2019.

KERN, T. *et al.* Structured exercise alters the gut microbiota in humans with overweight and obesity—A randomized controlled trial. **International Journal of Obesity**, v. 44, n. 1, p. 125-135, 2020.

KOH, Ara *et al.* From dietary fiber to host physiology: short-chain fatty acids as key bacterial metabolites. **Cell**, v. 165, n. 6, p. 1332-1345, 2016.

MACH, N.; FUSTER-BOTELLA, D. Endurance exercise and gut microbiota: A review. **Journal of Sport and Health Science**, v. 6, n. 2, p. 179-197, 2017.

MANCIN, L. et al. Optimizing microbiota profiles for athletes. **Exercise and Sport Sciences Reviews**, v. 49, n. 1, p. 42-49, 2021.

MARTTINEN, M. et al. Gut microbiota, probiotics and physical performance in athletes and physically active individuals. **Nutrients**, v. 12, n. 10, p. 2936, 2020.

MOHR, A. E. et al. The athletic gut microbiota. **Journal of the International Society of Sports Nutrition**, v. 17, p. 1-33, 2020.

MONDA, V. et al. Exercise modifies the gut microbiota with positive health effects. **Oxidative Medicine and Cellular Longevity**, v. 2017, 2017.

MORITA, E. et al. Aerobic exercise training with brisk walking increases intestinal bacteroides in healthy elderly women. **Nutrients**, v. 11, n. 4, p. 868, 2019.

MOTIANI, K. K. et al. Exercise training modulates gut microbiota profile and improves endotoxemia. **Medicine and Science in Sports and Exercise**, v. 52, n. 1, p. 94, 2020.

O'BRIEN, M. T. et al. The athlete gut microbiome and its relevance to health and performance: a review. **Sports Medicine**, v. 52, n. 1, p. 119-128, 2022.

O'DONOVAN, C. M. et al. Distinct microbiome composition and metabolome exists across subgroups of elite Irish athletes. **Journal of Science and Medicine in Sport**, v. 23, n. 1, p. 63-68, 2020.

OLIPHANT, K.; ALLEN-VERCOE, E. Macronutrient metabolism by the human gut microbiome: major fermentation by-products and their impact on host health. **Microbiome**, v. 7, p. 1-15, 2019.

PETERSEN, L. M. et al. Community characteristics of the gut microbiomes of competitive cyclists. **Microbiome**, v. 5, p. 1-13, 2017.

PUGH, J. N. et al. More than a gut feeling: What is the role of the gastrointestinal tract in female athlete health? **European Journal of Sport Science**, v. 22, n. 5, p. 755-764, 2022.

SALES, K. M.; REIMER, R. A. Unlocking a novel determinant of athletic performance: The role of the gut microbiota, short-chain fatty acids, and "biotics" in exercise. **Journal of Sport and Health Science**, v. 12, n. 1, p. 36-44, 2023.

SCHEIMAN, J. et al. Meta-omics analysis of elite athletes identifies a performance-enhancing microbe that functions via lactate metabolism. **Nature Medicine**, v. 25, n. 7, p. 1104-1109, 2019.

SOHAIL, M. U. et al. Impact of physical exercise on gut microbiome, inflammation, and the pathobiology of metabolic disorders. **Review of Diabetic Studies**, v. 15, n. 1, p. 35-48, 2019.

SONG, S. J. et al. Cohabiting family members share microbiota with one another and with their dogs. **elife**, v. 2, p. e00458, 2013.

TANIGUCHI, H. et al. Effects of short-term endurance exercise on gut microbiota in elderly men. **Physiological Reports**, v. 6, n. 23, p. e13935, 2018.

TICINESI, A. et al. Exercise and immune system as modulators of intestinal microbiome: implications for the gut-muscle axis hypothesis. **Exercise Immunology Review**, v. 25, 2019.

VALENZUELA, P. L. et al. Exercise benefits in cardiovascular diseases: from mechanisms to clinical implementation. **European Heart Journal**, v. 44, n. 21, p. 1874-1889, 2023.

YANG, L. et al. Effects of exercise on cancer treatment efficacy: a systematic review of preclinical and clinical studies. **Cancer Research**, v. 81, n. 19, p. 4889-4895, 2021.

YANG, Y. et al. The association between cardiorespiratory fitness and gut microbiota composition in premenopausal women. **Nutrients**, v. 9, n. 8, p. 792, 2017.

ZHAO, X. et al. Response of gut microbiota to metabolite changes induced by endurance exercise. **Frontiers in microbiology**, v. 9, p. 765, 2018.

ZHENG, C. et al. Does the gut microbiota contribute to the antiobesity effect of exercise? A systematic review and meta-analysis. **Obesity**, v. 30, n. 2, p. 407-423, 2022.

ZHU, Q.; JIANG, S.; DU, G. Effects of exercise frequency on the gut microbiota in elderly individuals. **Microbiologyopen**, v. 9, n. 8, p. e1053, 2020.

31 Relação entre Sono, Ritmo Circadiano e Microbiota Intestinal Humana

Sara Quaglia de Campos Giampá ▪ Luciano F. Drager

Objetivos

- Apresentar os aspectos envolvidos na neurofisiologia do sono, com destaque para a organização de seus estágios e funções principais
- Elucidar o papel do relógio biológico e dos ritmos circadianos
- Explanar a interação entre os ritmos circadianos e a microbiota intestinal
- Demonstrar a relação bidirecional entre sono e microbiota intestinal
- Evidenciar o impacto dos distúrbios do sono na microbiota intestinal
- Abordar as intervenções terapêuticas direcionadas à microbiota intestinal para o cuidado da saúde do sono
- Explorar os potenciais mecanismos subjacentes à relação bidirecional entre sono e microbiota intestinal.

Destaques

- A relação bidirecional estabelecida entre o sono e a microbiota intestinal (MI) é mediada pelo eixo cérebro-intestino-microbiota (ECIM), a partir de vias neuronais, imunológicas e metabólicas/endócrinas subjacentes
- A composição da MI e os produtos do seu metabolismo exibem ritmicidade circadiana, impulsionada, sobretudo, pelo horário da alimentação e composição nutricional da dieta
- O "estado" de equilíbrio da MI é fundamental para o sono, enquanto seu desequilíbrio parece impactar negativamente na estrutura sono-vigília
- Problemas relacionados com o sono e/ou distúrbios do sono afetam a composição, a diversidade e a função da MI
- Intervenções terapêuticas direcionadas à MI podem se revelar em abordagens viáveis para a saúde do sono e o tratamento dos distúrbios do sono.

Introdução

O sono é uma necessidade fisiológica ecumênica em todas as espécies. Os seres humanos passam um terço da vida dormindo, o que é necessário para a manutenção e recuperação das funções físicas e mentais. Nos últimos anos, um robusto corpo de pesquisas mostrou que a MI exerce funções importantes na regulação do sono, assim como o sono e/ou as perturbações que o acomete impactam diretamente na MI. Além disso, verificou-se que essa relação bidirecional estabelecida entre o sono e a MI é mediada pelo ECIM que exerce efeitos importantes na manutenção da homeostase corporal. Os mecanismos exatos do ECIM nas interações do sono e da MI não são totalmente compreendidos, mas evidências sugerem que as vias neuronais, imunológicas e metabólicas/endócrinas são dominantes na regulação dessa interação (Han; Yuan; Zhang, 2022; Wang *et al.*, 2022).

Similarmente ao sono, tanto a MI como os seus metabólitos exibem ritmicidade circadiana. Essas oscilações rítmicas parecem ser impulsionadas pelo hospedeiro, principalmente, pelo horário de alimentação e composição da dieta (Voigt *et al.*, 2016a). Será então a MI o elo comum entre o sono, os ritmos circadianos e a saúde? Recentemente, tem sido demonstrado que a privação e a fragmentação do sono, e distúrbios do ritmo circadiano do sono-vigília, parecem afetar a composição, a diversidade e a função da MI. Nessa perspectiva, intervenções direcionadas a MI podem ser estratégias promissoras para o cuidado da saúde do sono (Wang *et al.*, 2022).

Neurofisiologia do sono

O que é o sono? Para que serve? Por que dormimos? Acredite, esses são importantes questionamentos que ainda não foram completamente elucidados. Contudo, o fato de passarmos um terço da nossa vida dormindo, e o sono ser mantido ao longo da evolução, é a prova de sua importância e de que suas funções biológicas são inerentes à vida.

Em sua essência, o sono é conceituado como um estado vital recorrente, homeostaticamente regulado, com características comportamentais e eletrofisiológicas específicas, cuja capacidade de resposta sensorial e motora é reduzida, diferindo do coma ou anestesia por sua rápida reversibilidade e, tipicamente acompanhado (no caso dos seres humanos) de decúbito postural, quiescência comportamental e olhos fechados (Allada; Siegel, 2008; Carskadon Ma, 2011; Siegel, 2005).

O sono é constituído por dois importantes e distintos estágios: (i) o sono de movimento rápido dos olhos (sono REM, do inglês *rapid eye movements*), responsável pela nossa recuperação cognitiva, consolidação da memória, regulação emocional, e que apresenta como características específicas a atonia dos músculos esqueléticos, oscilações cardiorrespiratórias e sonhos vívidos; e (ii) o sono não REM (NREM), que é subdividido em três estágios graduais de profundidade do sono: N1, N2 e N3. O estágio N1 é reconhecido como a "entrada" para o sono, um período de sono leve que ocorre quando os olhos estão fechados e o despertar é fácil de ocorrer. O estágio N2 é um pouco mais profundo e é caracterizado por diminuição da frequência cardíaca e temperatura corporal. Já o estágio N3, também conhecido como sono profundo, sono de ondas lentas ou sono delta, é o responsável pela nossa recuperação física, reparação de tecidos, e fortalecimento do sistema imunológico (Baranwal; Yu; Siegel, 2023; Le Bon, 2020; Siegel, 2005).

A organização dos estágios do sono em um período de sono é conhecida como arquitetura do sono. Uma arquitetura adequada do sono inclui de quatro a cinco ciclos de sono. Um ciclo de sono tem aproximadamente 90 minutos de duração e compreende o sono NREM e um episódio de sono REM. O sono NREM ocorre de maneira predominante na primeira metade da noite, denominada "sono essencial", e ocupa 70 a 80% do sono total; enquanto o sono REM impera a segunda metade da noite – sono acessório – e representa 25 a 30% do sono total. Inúmeros são os fatores que podem influenciar a arquitetura do sono, com destaque para idade, quantidade de sono, distúrbios do sono, exposição à luz, ruído, consumo alimentar, sedentarismo, entre outros (Baranwal; Yu; Siegel, 2023; Le Bon, 2020).

A regulação do sono pode ser explicada pelo modelo de dois processos de regulação do sono. Esse modelo postula que o sono acontece, basicamente, por dois motivos: (i) porque é noite e, (ii) porque estamos cansados. O primeiro refere-se ao processo circadiano (processo C), controlado por um sistema de relógios biológicos regido pelo relógio biológico central (núcleo supraquiasmático [NSQ]), que recebe pistas de sincronizadores externos e geram os ritmos circadianos e regula o funcionamento endógeno conforme o tempo externo. O segundo é alusivo ao processo homeostático (processo S), regulado pela propensão ao sono, que aumenta durante a vigília e diminui durante o sono. O principal marcador celular dessa propensão ao sono é a adenosina, que tende a se acumular no prosencéfalo basal durante a vigília (resultado do metabolismo celular), seguido de depuração durante o sono (Borbely, 2022; Borbely et al., 2016; Huang; Zhang; Qu, 2014).

Tanto o processo C quanto o processo S enviam informações convergentes para o núcleo pré-óptico ventro-lateral do hipotálamo anterior, que libera o neurotransmissor ácido gama-aminobutírico (GABA), inibe regiões promotoras da vigília e promove o sono. Por outro lado, a geração e manutenção do estado de vigília dependem de diversas estruturas neurais que constituem redes ascendentes que se projetam ao córtex, produzindo atividade cortical a partir da atividade dos seguintes neurotransmissores: glutamato, acetilcolina, noradrenalina, dopamina, serotonina, hipocretina/orexina e histamina (Murillo-Rodriguez et al., 2012).

À vista disso, a interação do processo C, cujos principais indicadores são temperatura corporal, melatonina e cortisol, com o processo S dependente de sono-vigília, é fundamental para a regulação do sono, como o seu tempo e intensidade (Figura 31.1) (Borbely et al., 2016; Duhart; Inami; Koh, 2023). Não obstante e digno de destaque, os fatores comportamentais e ambientais também interferem de sobremaneira nessa regulação (Duhart; Inami; Koh, 2023; Huang; Zhang; Qu, 2014). Portanto, a saúde do sono não é uma construção unitária e depende da interação das seguintes dimensões para que seja alcançada em sua forma plena: (i) regularidade; (ii) satisfação; (iii) alerta; (iv) tempo/sincronização; (v) eficiência; e (vi) duração (Grandner; Fernandez, 2021).

Frente ao exposto, é plausível afirmar que o sono é um estado biológico inegociável para manutenção da vida. Logo, se por um lado o sono se incube de funções fundamentais à saúde e bem-estar, a falta de sono e/ou problemas relacionados com o sono suscitam alterações orgânicas significativas, com destaque às cardiometabólicas, hormonais, imunológicas e cognitivas, o que contribui demasiadamente para o aumento dos riscos e problemas de saúde (Grandner; Fernandez, 2021).

Relógio biológico e ritmos circadianos

Na realidade, a terminologia relógio biológico refere-se a uma rede hierárquica de relógios centrais e periféricos que geram, sustentam e sincronizam os ritmos biológicos. Esse sistema de relógios biológicos compreende quatro componentes principais: (i) relógio biológico central; (ii) vias de "entrada" de sinalização para o relógio biológico central, que permite seu ajuste com o ambiente; (iii) diversas vias de "saída", caracterizadas pelos hormônios e o sistema nervoso autônomo, que permitem a comunicação do relógio biológico central com a periferia, e (iv) relógios

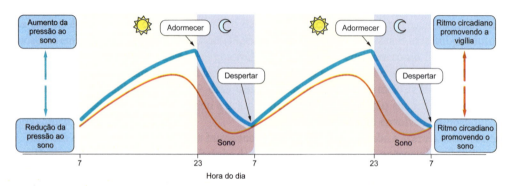

Figura 31.1 Modelo de dois processos de regulação do sono. (Adaptada de Monica e Dijk, 2018.)

moleculares presentes em todas as células dos tecidos periféricos, regulando os ritmos da expressão dos genes de relógio (*clock genes*) e, portanto, a fisiologia específica do tecido (Ayyar; Sukumaran, 2021).

Os relógios biológicos geram os ritmos biológicos (variações internas) que ocorrem de forma periódica no tempo e atuam como respostas adaptativas às mudanças ambientais. Os ritmos biológicos podem apresentar diferentes frequências, portanto, podem ser definidos como ultradianos (quando ocorrem em um período < 24 horas), circadianos (quando ocorrem em um período de cerca de 24 horas) ou infradianos (quando ocorrem em um período > 24 horas). Estímulos ambientais e internos, como luz ou atividade, influenciam o tempo e o período dos ritmos biológicos e fazem com que o nosso corpo se adapte de maneira dinâmica às diferentes situações (Ayyar; Sukumaran, 2021; Maroto-Gomez et al., 2023).

Em geral, a literatura dedica especial atenção à compreensão dos ritmos circadianos. Eles são variações internas que oscilam em um período de 24 horas, orquestrando uma ampla gama de processos moleculares, fisiológicos e comportamentais. Embora acompanhem o padrão circadiano da terra (ciclo claro-escuro), os ritmos circadianos não são apenas consequências de condições externas, também são fenômenos biológicos onipresentes que ocorrem de maneira autossustentável (Maroto-Gomez et al., 2023; Reinberg; Ashkenazi, 2003).

O cérebro desempenha um papel importante no controle e na coordenação dos ritmos circadianos. Como mencionado no tópico anterior, o relógio biológico central reside no NSQ, um aglomerado de células neuronais localizado no hipotálamo anterior. Esse importante marca-passo circadiano está conectado aos olhos por meio do trato retino-hipotalâmico, portanto, recebe informações advindas das células ganglionares da retina intrinsecamente fotossensíveis. Essas células especializadas detectam a presença ou ausência de luz e transmitem essa informação fótica ao NSQ, que envia sinais eferentes para outras partes do hipotálamo e outras regiões do cérebro, responsáveis pelo controle dos hormônios da hipófise anterior e posterior, bem como do sistema nervoso autônomo. Essas "saídas" hormonais e autonômicas transmitem, em grande parte, essa ritmicidade do ciclo claro-escuro para a periferia, sincronizando-a com o ambiente. Ainda que os relógios periféricos apresentem oscilações circadianas autossustentáveis alusivas à expressão de genes de relógio e a função fisiológica do órgão em si, é digno de destaque o papel do NSQ na coordenação do comportamento rítmico da periferia e, como efeito, nas vias de "saídas" que ele controla. Em paralelo, vale ressaltar que os genes de relógio, como o *Clock*, *Per1*, *Per2*, *Bmal1*, *Cry1* e *Cry2*, expressam ácidos ribonucleicos mensageiros (RNAm) para produzir proteínas que regulam os processos circadianos em nível molecular por meio de *feedbacks* transcricionais/traducionais autossustentáveis (Ayyar; Sukumaran, 2021; Herzog et al., 2020; Mrosovsky, 2003).

Em razão do exposto, a luz é considerada a principal influência nos ritmos circadianos (Blume; Garbazza; Spitschan, 2019). Contudo, verifica-se que informações não retinais, oriundas de outras regiões do cérebro e de sinais externos (p. ex., alimentação, atividade física, interação social, ruído e temperatura) também são recebidas pelo NSQ, tal qual pelos relógios periféricos, e afetam os ritmos circadianos e, consequentemente, nossa tomada de decisão e comportamento adaptativo (Maroto-Gomez; Malfaz et al., 2023). Vale ressaltar que esses sinais externos também são conhecidos como *zeitgebers* (doadores de tempo) (Voigt et al., 2016a).

Inúmeros são os processos e parâmetros fisiológicos que exibem ritmicidade circadiana, com destaque para o ciclo sono-vigília, temperatura corporal, secreção hormonal (nomeadamente, melatonina, cortisol, hormônio do crescimento, prolactina), metabolismo hepático, função cardiovascular, função renal e função gastrointestinal (Skene; Arendt, 2006). De fato, quase todos os aspectos da fisiologia humana são mapeados em ritmos de 24 horas. Todavia, o estilo de vida moderno pode – frequentemente – perturbar o ritmo circadiano, logo, seu papel crítico na manutenção da homeostase sistêmica. A desregulação do ritmo circadiano implica consequências diretas para a saúde e pode ser a causa ou o efeito de doenças, incluindo síndrome metabólica (Maury; Ramsey; Bass, 2010), inflamação (Castanon-Cervantes et al., 2010) e câncer (Masri; Sassone-Corsi, 2018). Outros estudos apontam que alguns sintomas e/ou crises de doenças podem ocorrer em momentos específicos do dia, trazendo à tona a possibilidade de alinhar de maneira eficaz o horário do tratamento com os sintomas da doença (Ayyar; Sukumaran, 2021).

Ritmos circadianos e a microbiota intestinal

Atualmente, é reconhecido que além das fases da vida, ingestão alimentar, estresse e intervenções farmacológicas, o ritmo circadiano também é um determinante da MI. Estipula-se que até 60% da composição microbiana total oscila ritmicamente. Isso se traduz em flutuações diurnas em 10% das espécies comensais do microbioma intestinal do ser humano. Proporcionalmente, 20% das espécies comensais de camundongos flutuam diurnamente (Voigt et al., 2016a).

Em camundongos, verificou-se que a abundância relativa dos filos Firmicutes e Bacteroidetes; das famílias *Ruminococcaceae* spp., *Lachnospiraceae* spp. e *Muribaculaceae* (anteriormente conhecida como *S24-7*) e dos gêneros *Oscillospira* e *Anaeroplasma* oscilam ritmicamente em um período de 24 horas; e que esses ritmos bacterianos são mais pronunciados em camundongos fêmeas em relação aos camundongos machos (Liang; Bushman; Fitzgerald, 2015).

Em seres humanos, observa-se oscilações robustas no trato gastrointestinal dos gêneros *Parabacteroides*, *Lachnospira* e *Bulleidia* (Thaiss et al., 2014), tal qual *Roseburia*, *Veillonella*, *Haemophilus*, *Adlercreutzia*, *Eggerthella*, *Anaerotruncus*, *Oscillospira*, *Ruminococcus*, *Holdemania*, *Desulfovibrio*, *Escherichia* e gêneros não especificados das famílias *Muribaculaceae* e *Enterobacteriaceae* (Kaczmarek; Musaad; Holscher, 2017).

Os ácidos graxos de cadeia curta (AGCCs), produtos do metabolismo da MI, também variam em diferentes momentos do dia. Estudos apontam que essas oscilações podem estar relacionadas com expressão de genes de relógio. Os genes de relógio, como *Clock*, *Per1*, *Per2*, *Bmal1* e *Cry1* estão intimamente relacionados com a MI e seus metabólitos. Camundongos com mutações nos genes de relógio *Per1/2* e *Clock*$^{\Delta 19}$ apresentaram perda da ritmicidade microbiana e perda de riqueza e diversidade microbiana, respectivamente. Esses achados indicam o papel central dos genes de relógio na regulação da MI (Thaiss et al., 2014; Voigt et al., 2016b).

Inúmeros são os fatores, internos ou externos, que podem influenciar a ritmicidade natural da MI. Dentre eles destacam-se a qualidade nutricional da dieta e o horário da alimentação. O horário da alimentação, por meio de mudanças na disponibilidade de nutrientes, regula uma variedade de funções microbianas, bem como a sua própria comunidade. Entretanto, como nem todos os estudos sinalizam o horário da alimentação, tal qual o período da coleta de amostra, torna-se difícil discernir se as diferenças observadas na composição da MI devem-se ao ciclo claro-escuro ou à influência da alimentação (Voigt et al., 2016a).

Nesse sentido, para melhor compreensão dessa relação, estudos se debruçam em avaliar se as perturbações do ritmo circadiano refletem em alterações na ritmicidade da MI com consequentes efeitos deletérios na saúde do hospedeiro. O distúrbio do ritmo circadiano do ciclo sono-vigília é um exemplo dessa condição e será abordado detalhadamente na seção *Impacto dos Distúrbios do Sono na Microbiota Intestinal*, neste capítulo.

Relação bidirecional entre sono e microbiota intestinal

Impacto da microbiota intestinal na fisiologia do sono

A literatura recente demonstra que o comprometimento da saúde do sono é uma queixa comum entre pacientes com sintomas gastrointestinais (Han; Yuan; Zhang, 2022; Kim et al., 2018). Observa-se uma associação entre o comprometimento da saúde do sono e úlcera péptica (Smagula et al., 2016), doença do refluxo gastroesofágico (Dickman et al., 2007) e distúrbios gastrointestinais funcionais, incluindo síndrome do intestino irritável e dispepsia funcional (Kim et al., 2018). Uma possível explicação para tal relação respalda-se na influência da MI na função cerebral, via ECIM (Han; Yuan; Zhang, 2022).

Ogawa et al. (2020), verificaram que camundongos com depleção da MI induzida pelo uso de antibióticos apresentaram alterações significativas na arquitetura do sono-vigília em comparação aos camundongos controle; manifestada pela diminuição da duração do sono NREM na fase clara (fase do sono em camundongos) e duração prolongada do sono NREM na fase escura (fase ativa em camundongos), o que implicou em redução da amplitude da ritmicidade circadiana comportamental. Paralelamente, os autores observaram um aumento nas transições do sono NREM para o REM, resultando tanto em um maior número de episódios de sono REM, como no aumento de sua duração durante as fases clara e escura. Além disso, reduções significativas das concentrações de serotonina no intestino também foram observadas. A deficiência de serotonina no cérebro afeta a arquitetura do sono, indicando a possibilidade desse neurotransmissor ser um importante mediador entre a MI e o sono (Ogawa et al., 2020). Contudo, a influência direta dos antibióticos sobre o sono não pode ser descartada, logo, seria mais convincente se os camundongos estudados fossem *germ-free* (isentos de germes).

Curiosamente, Silva et al. (2021) estudaram moscas axênicas, livres de quaisquer microrganismos, logo, com a MI depletada, e verificaram que essas apresentavam maior duração do sono, e menor tempo de sono de recuperação após a privação de sono em comparação às moscas convencionais, com MI inalterada. Portanto, vale evidenciar que o equilíbrio da MI é fundamental para manutenção da fisiologia do sono, enquanto seu desequilíbrio afeta a duração e a recuperação do sono após a privação de sono, assolando a estrutura sono-vigília (Han; Yuan; Zhang, 2022).

Ademais, evidências crescentes têm demonstrado o impacto da MI na qualidade do sono, fundamentado em correlações positivas entre a diversidade da MI e a eficiência do sono. Grosicki et al. (2020) avaliaram a qualidade autorreferida do sono de indivíduos jovens saudáveis, e revelaram que àqueles com sono normal exibiam maior diversidade microbiana, com maiores proporções de abundância dos gêneros *Blautia* e *Ruminococcus* (que podem auxiliar na atenuação da inflamação) e menor proporção do gênero *Prevotella* (implicada em endotoxemia), em comparação a indivíduos com sono ruim (Grosicki et al., 2020). Corroborando, um outro estudo observacional verificou que menores proporções dos filos Lentisphaerae e Verrucomicrobia estão associadas a uma pior qualidade do sono em indivíduos idosos (Anderson et al., 2017).

No que concerne à duração do sono, Agrawal et al. (2021) mostraram diferenças na microbiota aderente ao cólon entre pessoas com sono curto (< 6 horas/noite) e pessoas com sono normal (6 a 8 horas/noite). Os autores identificaram que a abundância relativa do gênero *Sutterella* foi significativamente menor, e a do gênero *Pseudomonas* maior, em pessoas com sono curto em relação às pessoas com sono normal. Os gêneros *Sutterella* e *Pseudomonas* estão associados a múltiplas condições psiquiátricas e infecções respiratórias, respectivamente. Não obstante, este é um estudo piloto, logo, faz-se necessário mais investigações (Agrawal et al., 2021).

Em face do exposto, é plausível afirmar a relação existente entre o sono e a MI. Entretanto, os estudos supracitados são de cunho transversal, por isso, não é possível inferir se a qualidade do sono é a causa ou o resultado das alterações da MI. Assim, intervenções terapêuticas direcionadas à MI emergem gradualmente a fim de comprovar o impacto da MI no sono. Esse tópico será abordado na seção *Intervenções Terapêuticas Direcionadas à Microbiota Intestinal: Potencial Efeito na Saúde do Sono*, adiante neste capítulo.

Impacto dos distúrbios do sono na microbiota intestinal

Paralelamente à eclosão de evidências sobre o papel do ECIM no sono, ocorreu um crescente interesse na compreensão do impacto dos distúrbios do sono na MI. Sabemos que o sono é importante quando ficamos sem dormir e/ou quando apresentamos algum distúrbio do sono. Em outras palavras, a medida da importância do sono é a medida das consequências de apresentar algum problema relacionado com o sono e/ou um distúrbio do sono. Desse modo, estudos sobre os efeitos do sono na MI concentraram-se em padrões anormais do sono comum, como privação e fragmentação do sono, e distúrbios do ritmo circadiano do sono-vigília. Nos tópicos a seguir, discutiremos sobre o impacto desses distúrbios do sono na MI.

Privação de sono e microbiota intestinal

A privação de sono pode ser conceituada como sono insuficiente, que pode ser descrito em medidas de quantidade, qualidade ou a combinação de ambos (Malik; Kaplan, 2005). Infelizmente, é uma condição adversa comum na sociedade moderna e representa um problema de saúde pública, uma vez que pode ser a consequência de múltiplos problemas de saúde ou a causa de importantes riscos à saúde (Liew; Aung, 2021).

As preocupações sobre os efeitos da privação de sono na MI são crescentes, porém os resultados dos estudos nem sempre são consistentes. Um estudo conduzido com seres humanos revelou que após duas noites consecutivas de privação parcial de sono *versus* duas noites de sono normal resultou em um aumento na proporção Firmicutes/Bacteroidetes, bem como uma maior abundância das famílias *Coriobacteriaceae* e *Erysipelotrichaceae*, e menor abundância do filo Tenericutes (recentemente descrito e separado do Firmicutes), todos associados a alterações metabólicas em modelos animais ou seres humanos. Entretanto, não foram observadas diferenças significativas entre os grupos quando avaliada a beta-diversidade e as concentrações fecais de AGCCs (Benedict *et al.*, 2016).

Zhang *et al.* (2017), em um estudo de abordagem translacional, examinaram o microbioma fecal de ratos e seres humanos restritos de sono. Os autores observaram uma diminuição da riqueza da unidade taxonômica operacional (OTU) em ratos restritos de sono, todavia sem alteração das principais populações microbianas. Enquanto no microbioma humano, não foram observadas alterações significativas, tanto na abundância da OTU como na beta-diversidade, induzidas pela restrição de sono (Zhang *et al.*, 2017). De maneira semelhante, também não foram verificadas perturbações expressivas na composição da MI, representada pelos índices de alfa-diversidade (Shannon, ACE e Chao) em camundongos submetidos a privação aguda de sono de 5 horas em comparação ao grupo sono normal. Entretanto, foram notadas mudanças sutis na MI em níveis específicos de táxons, como a maior abundância das famílias *Lachnospiraceae* e *Clostridiaceae*, pertencentes ao filo Firmicutes (El Aidy *et al.*, 2020).

Por outro lado, ratos submetidos a um protocolo crônico de privação de sono paradoxal (7 dias), em relação ao grupo sono normal, apresentaram redução na alfa-diversidade, acompanhada de diminuição do gênero *Akkermansia* e aumento dos gêneros *Oscillospira*, *Parabacteroides*, *Ruminococcus*, *Phascolarctobacterium* e *Aggregatibacter*. Observou-se que o aumento desses gêneros está associado à disfunção da barreira intestinal, assim como às anormalidades de citocinas pró-inflamatórias, as quais coletivamente contribuíram para a inflamação sistêmica observada após a condição de privação de sono (Ma *et al.*, 2019).

Do mesmo modo, porém em seres humanos, Wang *et al.* (2021) evidenciaram respostas inflamatórias sistêmicas consideráveis induzidas pela condição de privação de sono de 40 horas, caracterizadas pelo aumento dos níveis séricos de citocinas pró-inflamatórias e redução das anti-inflamatórias. Somado a isso, os autores revelaram que a privação de sono suscitou o desequilíbrio bacteriano intestinal e a ativação da via de sinalização do receptor do tipo *Toll* (TLR) 4/fator nuclear kappa B (NF-kB), responsável pela resposta inflamatória observada. Em paralelo, os autores verificaram que a ausência da MI (avaliada em camundongos) atenuou a resposta inflamatória e o comprometimento cognitivo acarretados pela privação de sono. Ademais, o transplante de microbiota fecal (TMF) com a microbiota dos seres humanos após a privação de sono em camundongos *germ-free*, resultou em aumento da neuroinflamação e prejuízos no comportamento cognitivo em comparação ao TMF em condição normal de sono. Tais achados apontam a MI como um potencial fator causal da inflamação e do comprometimento cognitivo induzidos pela privação de sono (Wang *et al.*, 2021).

Indiscutivelmente, os resultados dos estudos são inconsistentes e isso deve-se, em parte, às diferenças metodológicas, incluindo os protocolos de débito de sono (privação ou restrição) e sua duração, tamanho da amostra, cenários experimentais, e assim por diante. Além disso, considerando o comportamento circadiano da MI e as diferenças dessa ao longo do dia, o momento em que as amostras fecais são coletadas também impactam de sobremaneira nos resultados. Entretanto, observa-se que a privação de sono aguda ou a curto prazo exerce poucos efeitos sobre a MI, desencadeando mudanças sutis em algumas espécies, principalmente, nas pertencentes aos filos Firmicutes e Bacteroidetes. Enquanto a privação de sono crônica pode levar à alteração na alfa-diversidade, ao passo que a beta-diversidade geralmente não é afetada (Han; Yuan; Zhang, 2022).

Ainda que o impacto da privação de sono na MI seja sutil, é o suficiente para resultar em desequilíbrio bacteriano intestinal, elevada permeabilidade epitelial e aumento das concentrações séricas de citocinas pró-inflamatórias, favorecendo a resposta inflamatória sistêmica (Han; Yuan; Zhang, 2022). Interessantemente, um estudo randomizado cruzado mostrou que prolongar a duração do sono durante 2 semanas em indivíduos com privação crônica de sono não promoveu alterações significativas na MI, incluindo o índice de alfa-diversidade (Shannon), beta-diversidade, e aos táxons nos níveis filo, família e gênero. Este estudo explorou a influência do sono na MI a partir de uma nova perspectiva, porém foi realizado de forma domiciliar e apresenta algumas limitações, como a ausência de controle para fatores de confusão e tamanho amostral pequeno (Reutrakul *et al.*, 2020). Portanto, pesquisas adicionais, com adequado rigor metodológico, tornam-se necessárias para melhor compreensão dos reais efeitos da privação de sono, aguda ou crônica, na MI, bem como os efeitos do retorno ao sono normal após a privação de sono na MI.

Fragmentação do sono e microbiota intestinal

Entende-se a fragmentação do sono como uma perturbação na continuidade do sono. Evidências apontam uma correlação entre a fragmentação do sono e a MI, e sugere que a fragmentação do sono pode levar à alteração da composição da MI. Similarmente à condição de privação de sono, verificou-se que a fragmentação do sono está associada a maior abundância do filo Firmicutes e menor abundância do filo Bacteroidetes. Tais alterações são reconhecidas como prejudiciais à integridade da barreira epitelial intestinal e contribuem para o aumento de citocinas inflamatórias (Schirmer *et al.*, 2016).

A análise fecal da MI de camundongos expostos à fragmentação do sono por 4 semanas, revelou um aumento das famílias bacterianas *Lachnospiraceae* e *Ruminococcaceae*, em contrapartida a uma diminuição significativa das famílias *Lactobacillaceae* e *Bifidobactericeae*, as quais são formadas por muitas espécies benéficas. Paralelamente, também foi verificado níveis elevados de interleucina-6 (IL-6), proteína de ligação de lipopolissacarídeo (LPB) e lipocalina associada à gelatinase neutrofílica (NGAL). Coletivamente, tais modificações resultaram em inflamação sistêmica, e do tecido adiposo branco visceral, além da alteração da sensibilidade à insulina, possivelmente mediada pela ruptura da barreira do epitélio colônico. A redução da integridade da barreira epitelial intestinal tem sido associada à translocação de produtos microbianos para a circulação sanguínea, ocasionando a inflamação sistêmica (Poroyko *et al.*, 2016).

Posteriormente aos achados supracitados, os pesquisadores realizaram o TMF desses camundongos restritos de sono para camundongos *germ-free* com sono normal. Como esperado, esse último apresentou um aumento do número de leucócitos plasmáticos, níveis mais elevados de endotoxina produzida pela MI e aumento da permeabilidade intestinal, resultando na ruptura da barreira do epitélio colônico e proliferação de citocinas na circulação, com indicação de disfunções intestinais e alteração da MI induzidas pela fragmentação do sono (Poroyko *et al.*, 2016).

Em contraste ao estudo mencionado anteriormente, Maki *et al.* (2020) a partir de um estudo em modelo animal de rato, mostraram que a fragmentação do sono após 6 a 13 dias (amostras fecais foram coletadas nos dias 6, 9 e 13), resultou na diminuição da relação Firmicutes/Bacteroidetes e da alfa-diversidade, e no aumento da abundância relativa do filo Proteobacterias, em comparação ao grupo controle. No entanto, essas alterações não foram observadas no estágio inicial (0 a 3 dias) e tardio (20 a 27 dias) da fragmentação do sono (Maki *et al.*, 2020).

A divergência entre os resultados dos estudos pode ser explicada pela ausência da análise do microbioma fecal no decorrer do período de fragmentação do sono – como o estudo anterior o fez – bem como pela falta de controle de importantes fatores de confusão nesse cenário, como o momento da coleta da amostra, ingestão alimentar, características do protocolo de fragmentação do sono, entre outros.

Curiosamente, um estudo em modelo animal de rato investigou os efeitos da fragmentação do sono aguda (6 dias) e crônica (6 semanas) nos perfis taxonômicos da microbiota em diferentes regiões do intestino (íleo distal, ceco e cólon proximal). Os autores observaram que a fragmentação do sono aguda induziu um desequilíbrio bacteriano apenas no íleo distal, enquanto a fragmentação do sono crônica provocou alterações significativas na composição da MI em todas as regiões do intestino. Logo, sugere-se que as perturbações na MI e na morfologia intestinal se intensificam em resposta à fragmentação do sono crônica, e essas alterações são específicas do *habitat* (Triplett *et al.*, 2020). Esses resultados expõem uma outra possível explicação para as discrepâncias dos resultados dos estudos anteriores, que é o fato da MI apresentar características estruturais e funcionais específicas conforme a região do intestino, e as quais não são detectadas pela coleta de fezes *per se*.

Não obstante aos resultados controversos sobre os efeitos da fragmentação do sono na MI, é geralmente aceito que a fragmentação do sono crônica pode resultar em consequências para a homeostase da MI e até mesmo para o epitélio colônico, como a sua ruptura e o consequente aumento de citocinas pró-inflamatórias na circulação sanguínea (Han; Yuan; Zhang, 2022).

Distúrbios do ritmo circadiano do sono-vigília e microbiota intestinal

Os distúrbios do ritmo circadiano configuram uma categoria de distúrbios do sono em que o ciclo sono-vigília está dessincronizado com o ciclo claro-escuro. Vários fatores da vida cotidiana podem contribuir para essa condição, sobretudo, o trabalho em turnos e noturno e o *jet-lag*, os quais representam um grande desafio aos horários normais de sono-vigília, resultando em um sono não restaurador, sonolência excessiva, dificuldade em adormecer e/ou manter o sono (Steele *et al.*, 2021).

Inúmeros estudos têm demonstrado que os distúrbios do ritmo circadiano do sono-vigília provocam alterações na MI e, como efeito, o aumento da inflamação e distúrbios metabólicos. Um estudo conduzido em modelo animal de camundongo demonstrou que a interrupção do ritmo circadiano durante 4 meses – mimetizando uma condição de *jet-lag* - sucedeu em aumento da massa corporal e da massa gorda, independente da composição da dieta. Além disso, mudanças significativas na composição da MI foram presenciadas, principalmente, diminuição do filo Proteobacteria e dos gêneros *Lactobacillus*, *Lactococcus*, *Dorea* e *Ruminococcus*, e aumento do filo Fusobacteria, da ordem Fusobacteriales e do gênero *Paraprevotella*. Tais resultados adversos foram confirmados em camundongos *germ-free* que receberam o TMF de indivíduos com *jet-lag*, sugerindo que a desregulação do ritmo circadiano pode estar associada ao desequilíbrio bacteriano (Thaiss et al., 2014).

Confrontando o estudo supracitado, Voigt et al. (2014) relataram que a interrupção do ritmo circadiano alterou a composição da MI apenas quando os camundongos foram alimentados com uma dieta rica em açúcar e gordura. Esse resultado traz à tona a ideia de que um segundo insulto ambiental é necessário para revelar os efeitos deletérios da desregulação dos ritmos circadianos (Voigt et al., 2014). A despeito dos resultados inconsistentes entre os estudos, os quais podem ser justificados pelas diferenças metodológicas de manipulação circadiana, é inegável que a organização do ciclo sono-vigília exerce importantes contribuições para a manutenção da homeostase da MI.

Recentes pesquisas em seres humanos também evidenciaram alterações prejudiciais à MI após a desregulação do ciclo sono-vigília. Um estudo cujo objetivo foi determinar as diferenças na MI de trabalhadores em turnos rotativos (quando trabalhavam no turno diurno *versus* turno noturno), revelou um aumento da proporção Firmicutes/Bacteroidetes quando os indivíduos trabalhavam no turno noturno em comparação ao turno diurno. Além disso, foi evidenciado um aumento significativo na abundância de *Faecalibacterium* no turno diurno em relação ao turno noturno, gênero reconhecido por fornecer proteção contra a inflamação intestinal (Mortas; Bilici; Karakan, 2020). Por outro lado, estudos que avaliaram períodos agudos de desregulação do ciclo sono-vigília não observaram diferenças significativas tanto na alfa-diversidade quanto na beta-diversidade da MI (Liu et al., 2020).

Embora seja crucial entender os efeitos da desregulação do ciclo sono-vigília na MI, outros aspectos relacionados também são importantes, como o cronotipo. O cronotipo reflete a variação no ritmo circadiano inato do indivíduo. Em outras palavras, é uma característica particular do indivíduo que revela a sua preferência circadiana para a realização de atividades e repouso. Existem três tipos de cronotipo: matutino, indiferente e vespertino (Adan et al., 2012; Horne; Ostberg, 1976). Interessantemente, um estudo demonstrou que os diferentes cronotipos estão associados a diferentes composições da MI. Indivíduos de cronotipo matutino apresentaram maior abundância do gênero *Alistipes*, ao passo que os de cronotipo vespertino maior abundância do gênero *Lachnospira* (Carasso et al., 2021). Este achado evoca a seguinte reflexão: é possível alcançar uma MI mais estável e equilibrada a partir do ajuste do cronotipo?

É digno de nota que além da interrupção do ciclo sono-vigília e dos ritmos circadianos, mutações nos genes de relógio também podem resultar em desequilíbrio bacteriano intestinal e/ou no comprometimento da ritmicidade circadiana das bactérias intestinais. As mutações nos genes de relógio estudadas até o momento incluem *Clock*$^{\Delta 19}$, *Per1/2* e *Bmal1*. Observou-se que a mutação no gene *Clock*$^{\Delta 19}$ está associada ao desequilíbrio bacteriano intestinal, e em particular, ao aumento de bactérias pró-inflamatórias. Camundongos com mutação nos genes *Per1/2* exibiram um desequilíbrio bacteriano intestinal e perda da ritmicidade microbiana, com resultados semelhantes encontrados em camundongos com mutação no gene *Bmal1*. Tomados em conjunto, esses estudos embasam que o genoma do hospedeiro contribui para a regulação do padrão circadiano da MI (Liang; Bushman; Fitzgerald, 2015; Thaiss et al., 2014; Voigt et al., 2016a; Voigt et al., 2016b).

Existem várias estratégias direcionadas ao tratamento dos distúrbios do ritmo circadiano do sono-vigília. Um dos tratamentos mais eficazes é a terapia comportamental e de estilo de vida, que incentiva a higiene do sono, isto é, a adoção de bons hábitos de sono. Ademais, a fototerapia e o uso de melatonina podem ser utilizados para ajustar e manter o ciclo sono-vigília. Por fim, intervenções terapêuticas direcionadas à MI têm ganhado notoriedade nesse cenário.

Intervenções terapêuticas direcionadas à microbiota intestinal: potencial efeito na saúde do sono

As intervenções terapêuticas direcionadas à MI são estratégias promissoras para o cuidado da saúde do sono e incluem probióticos, prebióticos, pós-bióticos, simbióticos, bem como o TMF. Essas intervenções podem melhorar o sono por intermédio do EMIC (Figura 31.2).

No que se refere aos probióticos, estudos em modelos animais têm demonstrado que uma cepa específica de *Lactobacillus fermentum* (denominada P150™) foi capaz de melhorar o sono de camundongos com distúrbio do sono induzido por cafeína, além de aumentar a duração do sono NREM em camundongos com efeito da primeira noite (distúrbio do sono causado por um ambiente desconhecido, que leva à dificuldade em adormecer e a redução da duração do sono) (Lin *et al.*, 2021). Matsuda *et al.* (2020) relataram que a administração oral de ergotioneína, um metabólito de *Lactobacillus reuteri*, aumentou a duração do sono REM em ratos induzidos a depressão. Somado a esses resultados, verificou-se que em camundongos com distúrbios do sono relacionados com estresse, 2 semanas de suplementação de *Lactobacillus brevis* ProGA28 reduziu a latência de sono, aumentou a atividade vagal e diminuiu a atividade simpática (Lai *et al.*, 2022). Em trabalhadores em turnos, 2 semanas de suplementação de probióticos, seja *Lactobacillus acidophilus* DDS-1 ou *Bifidobacterium animalis* subsp. *lactis* UABla-12, atenuou os efeitos do estresse causado pelo turno noturno, possivelmente, por intermédio da regulação da inflamação (West *et al.*, 2020). Estudos futuros devem se debruçar em investigar a eficácia do uso de probióticos em outros distúrbios do sono. Já os prebióticos parecem melhorar o sono NREM de ratos submetidos ao estresse a partir da modulação de metabólitos específicos da MI (Thompson *et al.*, 2020). Corroborando a esse achado, verificou-se que a suplementação de prebióticos promoveu o aumento da abundância relativa do gênero *Ruminiclostridium* e da espécie *Parabacteroides distasonis* (associados a estados de saúde positivos) em ratos submetidos a perturbação crônica do ritmo circadiano. Ademais, observou-se que o uso de prebióticos facilitou o realinhamento dos ritmos circadianos, com destaque para o sono REM e temperatura corporal central (Thomson *et al.*, 2021). De maneira consistente, Bowers *et al.* (2022)

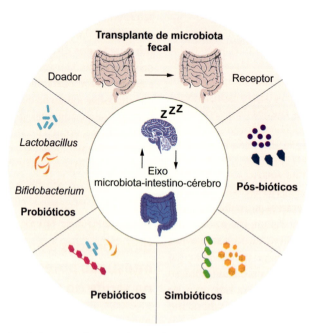

Figura 31.2 Propostas de intervenções terapêuticas direcionadas à microbiota intestinal para o cuidado da saúde do sono. (Adaptada de Wang *et al.*, 2022.)

evidenciaram um aumento da abundância relativa de *P. distasonis* após a dieta rica em prebióticos, descrevendo a sua correlação positiva com os parâmetros do sono. Os autores também observaram um aumento da duração do sono NREM e REM em ratos submetidos a um protocolo de interrupção do sono e que receberam dieta prebiótica (Bowers *et al.*, 2022). Em conjunto, esses resultados sugerem o potencial papel dos prebióticos no cuidado da saúde do sono.

Os simbióticos consistem na combinação de probióticos e prebióticos. No contexto da saúde do sono, observou-se que o consumo de um sorvete contendo simbiótico por 30 dias melhorou a sonolência de jovens militares submetidos a um treinamento militar de campo; situação em que a perda de sono é uma condição comum (Valle *et al.*, 2021). Em relação aos pós-bióticos (preparações de microrganismos inanimados), Nishida *et al.* (2020) descobriram que a administração de *Lactobacillus gasseri* CP2305 inativado pelo calor durante 24 semanas, melhorou significativamente a qualidade do sono de indivíduos saudáveis sob condições estressantes. Tal como os simbióticos, faltam evidências suficientes para avaliar os efeitos dos pós-bióticos no sono. Por fim, o TMF é uma abordagem que também precisa ser explorada, padronizada e otimizada para garantir a sua eficácia e segurança. Um estudo conduzido em seres humanos, demonstrou que o TMF de doadores saudáveis para pacientes com síndrome do intestino irritável promoveu um aumento significativo na diversidade da MI, juntamente a melhorias na qualidade subjetiva do sono, sugerindo uma nova perspectiva para o cuidado da saúde do sono (Kuroawa *et al.*, 2018).

Sumarizando, espera-se que a manipulação da MI com o objetivo de restaurar a homeostase intestinal forneça, no futuro, novas possibilidades para o tratamento dos distúrbios do sono. Ainda que essas intervenções sejam cada vez mais utilizadas clinicamente, raramente são adotadas para o cuidado da saúde do sono, dado que são necessárias mais pesquisas para confirmar a eficácia de cada intervenção e traduzi-la em tratamento clínico (Han; Yuan; Zhang, 2022).

Potenciais mecanismos subjacentes à relação bidirecional entre sono e microbiota intestinal

Conforme citado anteriormente, a relação bidirecional estabelecida entre o sono e a MI é mediada pelo ECIM e exerce efeitos robustos na manutenção da homeostase corporal. Os mecanismos exatos do ECIM nas interações do sono e da MI não são totalmente compreendidos, mas evidências sugerem que as vias neuronais, imunológicas e metabólicas/endócrinas são os três fatores dominantes de regulação dessa interação (Figura 31.3) (Han; Yuan; Zhang, 2022).

Em referência às vias neuronais, constata-se que os produtos do metabolismo da MI, como os AGCCs, bem como os múltiplos neurotransmissores derivados do intestino, podem acometer os neurônios do sistema nervoso entérico e interagir com as vias aferentes do nervo vago, que afetam os circuitos neurais envolvidos na regulação do ciclo sono-vigília (Han; Yuan; Zhang, 2022; Wang *et al.*, 2022).

Acerca das vias imunológicas, entende-se que os mediadores imunológicos procedentes do intestino podem ser transmitidos ao cérebro através do sistema circulatório sanguíneo e das vias aferentes do nervo vago, afetando a regulação do ciclo sono-vigília. Por exemplo, os AGCCs podem modular a resposta das células imunológicas, incluindo a produção de citocinas (IL-6, IL-1 e TNF-α), e interagir com a homeostase inflamatória, influenciando a regulação do ciclo sono-vigília (Han; Yuan; Zhang, 2022; Wang *et al.*, 2022).

Por fim, no que concerne às vias metabólicas/endócrinas, destaca-se a ativação do eixo hipotálamo-pituitária-adrenal (HPA). Situações de estresse, como problemas relacionados com o sono e/ou distúrbios do sono levam à ativação do eixo HPA, que culmina na liberação do hormônio cortisol. O cortisol, por sua vez, interage com as células do sistema imunológico e regula a secreção de citocinas. Além disso, o cortisol pode alterar a composição da MI e a concentração de metabólitos bacterianos,

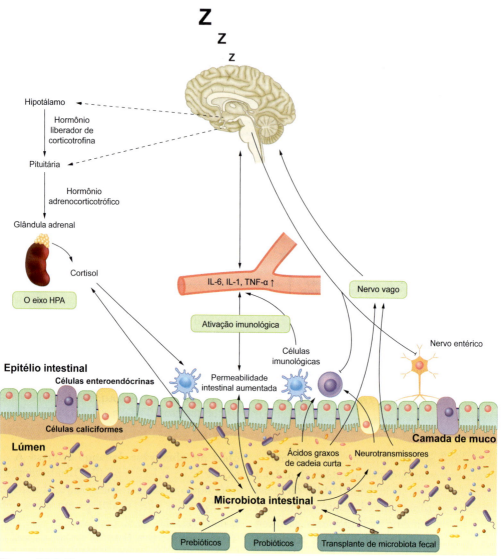

Figura 31.3 Diagrama esquemático das vias de interação entre o sono e a microbiota intestinal através do eixo cérebro-intestino-microbiota. HPA: hipotálamo-pituitária-adrenal. (Adaptada de Han, Yuan e Zhang, 2022.)

resultando em desequilíbrio bacteriano intestinal, que causa maior permeabilidade da barreira intestinal e intestino permeável. Como efeito, observa-se um aumento de citocinas pró-inflamatórias na circulação. Coletivamente, esse aumento da concentração de citocinas influencia a regulação do ciclo sono-vigília, dado que as citocinas afetam a função cerebral de diferentes formas, incluindo a síntese e secreção de neurotransmissores, estímulo do sinal aferente do nervo vago e *feedback* positivo na secreção dos hormônios do eixo HPA (Han; Yuan; Zhang, 2022; Moloney *et al.*, 2016; Wang *et al.*, 2022).

Diante do exposto, as intervenções terapêuticas direcionadas à MI, particularmente, os probióticos, prebióticos e TMF, ganham notoriedade por sua possível capacidade em melhorar a saúde do sono por meio da modulação da MI.

Considerações finais

O presente capítulo forneceu uma visão geral de estudos em seres humanos e modelos animais que respaldam a relação recíproca entre o sono e a MI por intermédio das vias neuronais, imunológicas, e metabólicas/endócrinas subjacentes ao ECIM. O "estado" de equilíbrio estável da MI é fundamental para a saúde do sono, e foi demonstrado que alguns filos e, mais especificamente, determinados gêneros bacterianos estão associados à sua boa qualidade. Por outro lado, o sono prejudicado também afeta, até certo ponto, a composição, a diversidade e a função da MI. À vista disso, nota-se uma literatura crescente a fim de investigar se as intervenções direcionadas à MI são capazes de melhorar a saúde do sono. Contudo, há inúmeras e importantes lacunas a serem preenchidas, as quais exigem uma colaboração interdisciplinar, principalmente, entre os campos da medicina do sono e da microbiologia, a fim de elucidar os mecanismos exatos que permeiam o binômio sono e MI. Em adição, fazem-se necessários estudos clínicos com alto rigor metodológico a fim de traduzir todo esse conhecimento em benefícios clínicos.

Referências bibliográficas

ADAN, A. et al. Circadian typology: a comprehensive review. **Chronobiology International**, v. 29, n. 9, p. 1153-1175, 2012.

AGRAWAL, R. et al. Habitual Sleep Duration and the Colonic Mucosa-Associated Gut Microbiota in Humans- A Pilot Study. **Clocks Sleep**, v. 3, n. 3, p. 387-397, 2021.

ALLADA, R.; SIEGEL, J. M. Unearthing the phylogenetic roots of sleep. **Current Biology**, v. 18, n. 15, p. R670-R679, 2008.

ANDERSON, J. R. et al. A preliminary examination of gut microbiota, sleep, and cognitive flexibility in healthy older adults. **Sleep Medicine**, v. 38, p. 104-107, 2017.

AYYAR, V. S.; SUKUMARAN, S. Circadian rhythms: influence on physiology, pharmacology, and therapeutic interventions. **Journal of Pharmacokinetics and Pharmacodynamics**, v. 48, n. 3, p. 321-338, 2021.

BARANWAL, N.; YU, P. K.; SIEGEL, N. S. Sleep physiology, pathophysiology, and sleep hygiene. **Progress in Cardiovascular Diseases**, v. 77, p. 59-69, 2023.

BENEDICT, C. et al. Gut microbiota and glucometabolic alterations in response to recurrent partial sleep deprivation in normal-weight young individuals. **Molecular Metabolism**, v. 5, n. 12, p. 1175-1186, 2016.

BLUME, C.; GARBAZZA, C.; SPITSCHAN, M. Effects of light on human circadian rhythms, sleep and mood. **Somnologie (Berl)**, v. 23, n. 3, p. 147-156, 2019.

BORBELY, A. The two-process model of sleep regulation: Beginnings and outlook. **Journal of Sleep Research**, v. 31, n. 4, p. e13598, 2022.

BORBELY, A. A. et al. The two-process model of sleep regulation: a reappraisal. **Journal of Sleep Research**, v. 25, n. 2, p. 131-143, 2016.

BOWERS, S. J. et al. A Prebiotic Diet Alters the Fecal Microbiome and Improves Sleep in Response to Sleep Disruption in Rats. **Frontiers in Neuroscience**, v. 16, p. 889211, 2022.

CARASSO, S. et al. Metagenomic analysis reveals the signature of gut microbiota associated with human chronotypes. **The FASEB Journal**, v. 35, n. 11, p. e22011, 2021.

CARSKADON MA, D. W. Normal human sleep: an overview. In: KRYGER MH, R. T., DEMENT WC, (Ed.). **Principles and practice of sleep medicine**. 5th ed. St. Louis: Elsevier Saunders, 2011.

CASTANON-CERVANTES, O. et al. Dysregulation of inflammatory responses by chronic circadian disruption. **The Journal of Immunology**, v. 185, n. 10, p. 5796-5805, 2010.

DICKMAN, R. et al. Relationships between sleep quality and pH monitoring findings in persons with gastroesophageal reflux disease. **Journal of Clinical Sleep Medicine**, v. 3, n. 5, p. 505-513, 2007.

DUHART, J. M.; INAMI, S.; KOH, K. Many faces of sleep regulation: beyond the time of day and prior wake time. **The FASEB Journal**, v. 290, n. 4, p. 931-950, 2023.

EL AIDY, S. et al. A brief period of sleep deprivation leads to subtle changes in mouse gut microbiota. **Journal of Sleep Research**, v. 29, n. 6, p. e12920, 2020.

GRANDNER, M. A.; FERNANDEZ, F. X. The translational neuroscience of sleep: A contextual framework. **Science**, v. 374, n. 6567, p. 568-573, 2021.

GROSICKI, G. J. et al. Self-reported sleep quality is associated with gut microbiome composition in young, healthy individuals: a pilot study. **Sleep Medicine**, v. 73, p. 76-81, 2020.

HAN, M.; YUAN, S.; ZHANG, J. The interplay between sleep and gut microbiota. **Brain Research Bulletin**, v. 180, p. 131-146, 2022.

HERZOG, E. D. et al. Regulating the Suprachiasmatic Nucleus (SCN) Circadian Clockwork: Interplay between Cell-Autonomous and Circuit-Level Mechanisms. **Cold Spring Harbor Perspectives in Biology**, v. 9, n. 1, 2017.

HORNE, J. A.; OSTBERG, O. A self-assessment questionnaire to determine morningness-eveningness in human circadian rhythms. **International journal of chronobiology**, v. 4, n. 2, p. 97-110, 1976.

HUANG, Z. L.; ZHANG, Z.; QU, W. M. Roles of adenosine and its receptors in sleep-wake regulation. **International Review of Neurobiolog**, v. 119, p. 349-371, 2014.

KACZMAREK, J. L.; MUSAAD, S. M.; HOLSCHER, H. D. Time of day and eating behaviors are associated with the composition and function of the human gastrointestinal microbiota. **The American Journal of Clinical Nutrition**, v. 106, n. 5, p. 1220-1231, 2017.

KIM, S. Y. *et al*. Self-reported Sleep Impairment in Functional Dyspepsia and Irritable Bowel Syndrome. **Journal of Neurogastroenterology and Motility**, v. 24, n. 2, p. 280-288, 2018.

KUROKAWA, S. *et al*. The effect of fecal microbiota transplantation on psychiatric symptoms among patients with irritable bowel syndrome, functional diarrhea and functional constipation: An open-label observational study. **Journal of Affective Disorders**, v. 235, p. 506-512, 2018.

LAI, C. T. *et al*. Production of Lactobacillus brevis ProGA28 attenuates stress-related sleep disturbance and modulates the autonomic nervous system and the motor response in anxiety/depression behavioral tests in Wistar-Kyoto rats. **Life Sciences**, v. 288, p. 120165, 2022.

LE BON, O. Relationships between REM and NREM in the NREM-REM sleep cycle: a review on competing concepts. **Sleep Medicine**, 70, p. 6-16, 2020.

LIANG, X.; BUSHMAN, F. D.; FITZGERALD, G. A. Rhythmicity of the intestinal microbiota is regulated by gender and the host circadian clock. **Proceedings of the National Academy of Sciences**, v. 112, n. 33, p. 10479-10484, 2015.

LIEW, S. C.; AUNG, T. Sleep deprivation and its association with diseases- a review. **Sleep Medicine**, v. 77, p. 192-204, 2021.

LIN, A. *et al*. Lactobacillus fermentum PS150 promotes non-rapid eye movement sleep in the first night effect of mice. **Scientific Reports**, v. 11, n. 1, p. 16313, 2021.

LIN, A. *et al*. Hypnotic Effects of Lactobacillus fermentum PS150(TM) on Pentobarbital-Induced Sleep in Mice. **Nutrients**, v. 11, n. 10, 2019.

LIU, Z. *et al*. Acute Sleep-Wake Cycle Shift Results in Community Alteration of Human Gut Microbiome. **mSphere**, v. 5, n. 1, 2020.

MA, W. *et al*. Chronic paradoxical sleep deprivation-induced depression-like behavior, energy metabolism and microbial changes in rats. **Life Sciences**, v. 225, p. 88-97, 2019.

MAKI, K. A. *et al*. Sleep fragmentation increases blood pressure and is associated with alterations in the gut microbiome and fecal metabolome in rats. **Physiological Genomics**, v. 52, n. 7, p. 280-292, 2020.

MALIK, S. W.; KAPLAN, J. Sleep deprivation. **Primary Care**, v. 32, n. 2, p. 475-490, Jun 2005.

MAROTO-GOMEZ, M. *et al*. Adaptive Circadian Rhythms for Autonomous and Biologically Inspired Robot Behavior. **Biomimetics (Basel)**, v. 8, n. 5, 2023.

MASRI, S.; SASSONE-CORSI, P. The emerging link between cancer, metabolism, and circadian rhythms. **Nature Medicine**, v. 24, n. 12, p. 1795-1803, 2018.

MATENCHUK, B. A.; MANDHANE, P. J.; KOZYRSKYJ, A. L. Sleep, circadian rhythm, and gut microbiota. **Sleep Medicine Review**, v. 53, p. 101340, 2020.

MATSUDA, Y. *et al*. Ergothioneine, a metabolite of the gut bacterium Lactobacillus reuteri, protects against stress-induced sleep disturbances. **Translational Psychiatry**, v. 10, n. 1, p. 170, 2020.

MAURY, E.; RAMSEY, K. M.; BASS, J. Circadian rhythms and metabolic syndrome: from experimental genetics to human disease. **Circulation Research**, v. 106, n. 3, p. 447-462, 2010.

MOLONEY, R. D. *et al*. Stress and the Microbiota-Gut-Brain Axis in Visceral Pain: Relevance to Irritable Bowel Syndrome. **CNS Neuroscience & Therapeutics**, v. 22, n. 2, p. 102-117, 2016.

MONICA, C. D.; DIJK, D. J. **Chronobiology and Sleep: Special issue**. The Physiological Society, v. 113, 2018.

MORTAS, H.; BILICI, S.; KARAKAN, T. The circadian disruption of night work alters gut microbiota consistent with elevated risk for future metabolic and gastrointestinal pathology. **Chronobiology International**, v. 37, n. 7, p. 1067-1081, 2020.

MROSOVSKY, N. Beyond the suprachiasmatic nucleus. **Chronobiology International**, v. 20, n. 1, p. 1-8, 2003.

MURILLO-RODRIGUEZ, E. *et al*. Basic sleep mechanisms: an integrative review. **Central Nervous System Agents in Medicinal Chemistry**, v. 12, n. 1, p. 38-54, 2012.

NISHIDA, K. *et al*. Health Benefits of Lactobacillus gasseri CP2305 Tablets in Young Adults Exposed to Chronic Stress: A Randomized, Double-Blind, Placebo-Controlled Study. **Nutrients**, v. 11, n. 8, 2019.

OGAWA, Y. *et al*. Gut microbiota depletion by chronic antibiotic treatment alters the sleep/wake architecture and sleep EEG power spectra in mice. **Scientific Reports**, v. 10, n. 1, p. 19554, 2020.

POROYKO, V. A. *et al*. Chronic Sleep Disruption Alters Gut Microbiota, Induces Systemic and Adipose Tissue

Inflammation and Insulin Resistance in Mice. **Scientific Reports**, v. 6, p. 35405, 2016.

REINBERG, A.; ASHKENAZI, I. Concepts in human biological rhythms. **Dialogues in Clinical Neuroscience**, v. 5, n. 4, p. 327-342, 2003.

REUTRAKUL, S. *et al.* No changes in gut microbiota after two-week sleep extension in chronically sleep-deprived individuals. **Sleep Medicine**, v. 68, p. 27-30, 2020.

SCHIRMER, M. *et al.* Linking the Human Gut Microbiome to Inflammatory Cytokine Production Capacity. **Cell**, v. 167, n. 4, p. 1125-1136, 2016.

SIEGEL, J. M. Clues to the functions of mammalian sleep. **Nature**, v. 437, n. 7063, p. 1264-1271, 2005.

SILVA, V. *et al.* The impact of the gut microbiome on memory and sleep in Drosophila. **Journal of Experimental Biolog**, 224, n. 3, 2021.

SKENE, D. J.; ARENDT, J. Human circadian rhythms: physiological and therapeutic relevance of light and melatonin. **Annals of Clinical Biochemistry**, v. 43, n. 5, p. 344-353, 2006.

SMAGULA, S. F. *et al.* Chronic disease and lifestyle factors associated with change in sleep duration among older adults in the Singapore Chinese Health Study. **Journal of Sleep Research**, v. 25, n. 1, p. 57-61, 2016.

STEELE, T. A. *et al.* Circadian Rhythm Sleep-Wake Disorders: a Contemporary Review of Neurobiology, Treatment, and Dysregulation in Neurodegenerative Disease. **Neurotherapeutics**, v. 18, n. 1, p. 53-74, 2021.

THAISS, C. A. *et al.* Transkingdom control of microbiota diurnal oscillations promotes metabolic homeostasis. **Cell**, v. 159, n. 3, p. 514-529, 2014.

THOMPSON, R. S. *et al.* Ruminiclostridium 5, Parabacteroides distasonis, and bile acid profile are modulated by prebiotic diet and associate with facilitated sleep/clock realignment after chronic disruption of rhythms. **Brain, Behavior, and Immunity**, v. 97, p. 150-166, 2021.

THOMPSON, R. S. *et al.* Dietary prebiotics alter novel microbial dependent fecal metabolites that improve sleep. **Scientific Reports**, v. 10, n. 1, p. 3848, 2020.

TRIPLETT, J. *et al.* Temporal and region-specific effects of sleep fragmentation on gut microbiota and intestinal morphology in Sprague Dawley rats. **Gut Microbiota**, v. 11, n. 4, p. 706-720, 2020.

VALLE, M. *et al.* Immune status, well-being and gut microbiota in military supplemented with synbiotic ice cream and submitted to field training: a randomised clinical trial. **British Journal of Nutrition**, v. 126, n. 12, p. 1794-1808, 2021.

VOIGT, R. M. *et al.* Circadian Rhythm and the Gut Microbiome. **International Review of Neurobiology**, v. 131, p. 193-205, 2016a.

VOIGT, R. M. *et al.* Circadian disorganization alters intestinal microbiota. **PLOS ONE**, v. 9, n. 5, p. e97500, 2014.

VOIGT, R. M. *et al.* The Circadian Clock Mutation Promotes Intestinal Dysbiosis. **Alcohol, Clinical and Experimental Research**, v. 40, n. 2, p. 335-347, 2016b.

WANG, Z. *et al.* Gut microbiota modulates the inflammatory response and cognitive impairment induced by sleep deprivation. **Molecular Psychiatry**, v. 26, n. 11, p. 6277-6292, 2021.

WANG, Z. *et al.* The microbiota-gut-brain axis in sleep disorders. **Sleep Medicine Reviews**, v. 65, p. 101691, 2022.

WEST, N. P. *et al.* Probiotics, Anticipation Stress, and the Acute Immune Response to Night Shift. **Frontiers in Immunology**, v. 11, p. 599547, 2020.

ZHANG, S. L. *et al.* Human and rat gut microbiome composition is maintained following sleep restriction. **Proceedings of the National Academy of Science**, v. 114, n. 8, p. E1564-E1571, 2017.

32 Relação entre Estresse e Microbiota Intestinal

Debora Estadella ▪ Mariana Doce Passadore

Objetivo
- Discutir a relação mecanicista entre o estresse e a microbiota intestinal.

Destaques
- Durante a exposição ao estresse, as informações sobre o estressor são processadas por uma rede complexa de circuitos cerebrais
- Devido ao caráter bidirecional do eixo microbiota-intestino-cérebro, considera-se que a microbiota intestinal (MI) também influencia o cérebro, por meio de mecanismos humorais e neuronais, particularmente via nervo vago
- O reconhecimento de que a MI pode influenciar a resposta ao estresse por meio de diversos mecanismos permitiu que muitos pesquisadores avaliassem os efeitos da manipulação da MI sobre a função cerebral, assim como sobre os processos cognitivos e emocionais
- Os mecanismos mediados pela MI estão ligados ao sistema imunológico, ao eixo hipotálamo-pituitária-adrenal e ao metabolismo do triptofano.

Introdução

O eixo cérebro-intestino constitui uma complexa via de comunicação bidirecional que conecta sistema nervoso central (SNC) e sistema nervoso entérico (SNE). Essa complexa interação é finamente coordenada por diversos sistemas, como o endócrino, o imunológico e o autônomo, o que permite uma conexão fundamental entre as emoções e os centros cognitivos do cérebro com o trato gastrointestinal (TGI) (Haq; Bhat; Kumar, 2021). Além disso, atualmente, pesquisas vêm sendo desenvolvidas para elucidar como a MI influencia a comunicação entre esses sistemas, incluindo regiões essenciais do encéfalo (Haq; Bhat; Kumar, 2021; Agusti et al., 2023).

A MI é constituída, sobretudo, por uma comunidade bacteriana densa e diversificada, predominantemente pertencente aos filos Firmicutes e Bacteroidetes, mas há membros menos abundantes de outros filos, como Actinobacteria, Verrucomicrobia, Proteobacteria, Fusobacteria e Cyanobacteria (Quigley, 2013; Lach et al., 2018). Como apresentado e discutido em outros capítulos, a composição da MI é determinada e influenciada ao longo da vida por uma série de fatores, incluindo tipo de parto, tipo de alimentação no início da vida (p. ex., aleitamento materno exclusivo e/ou uso de fórmulas lácteas infantis), hábitos alimentares e culturais, envelhecimento, uso de alguns medicamentos (sobretudo antibióticos), exposição a infecções virais ou bacterianas, estresse, prática de exercícios físicos, entre outros tantos fatores (Rea; Dinan, 2017; Savin et al., 2018; Nagpal et al., 2018; Rinninella et al., 2019).

Em geral, o estresse é definido como uma ameaça real ou percebida à homeostase ou ao bem-estar do indivíduo. A detecção, integração e enfrentamento ao estresse são funções vitais para o cérebro quando submetido a estímulos estressores. As informações relacionadas com estresse são processadas no córtex sensorial, que envia sinais ao sistema límbico, hipotálamo e tronco cerebral. Esses sinais ativam o eixo hipotálamo-pituitária(hipófise)-adrenal (HPA ou HHA) e os nervos simpáticos e parassimpáticos (Lai *et al.*, 2023).

Entre as regiões do cérebro envolvidas na regulação da resposta ao estresse, o núcleo paraventricular do hipotálamo (PVH, do inglês *paraventricular hypothalamic nucleus*) desempenha um papel central na integração de sinais dos estímulos ambientais e no desencadeamento da transmissão neural subsequente. O PVH faz conexão com o sistema líbico e o tronco cerebral, que mediam a resposta do eixo HPA após a exposição ao estresse (Lai *et al.*, 2023). Estímulos estressantes induzem uma cascata de eventos no eixo HPA, com ativação de neurônios hipofisiotróficos no PVH que secretam hormônios liberadores, como o hormônio liberador de corticotrofina (CRH, do inglês *corticotropin-releasing hormone*) e a vasopressina na circulação do sistema porta hipofisário. O CRH atua na pituitária (hipófise anterior), promove a secreção do hormônio adrenocorticotrófico (ACTH), que, por sua vez, atua no córtex adrenal interno (zona fasciculada) para iniciar a síntese e a liberação de hormônios glicocorticoides (p. ex., corticosterona em roedores e cortisol em humanos), e para regular sua própria atividade por meio de um mecanismo de retroalimentação negativa em diferentes níveis do eixo HPA (Herman *et al.*, 2016).

O cortisol é um hormônio esteroide com efeitos pleiotrópicos em quase todos os tecidos e órgãos. Sob condições basais, é liberado com um padrão cicardiano, caracterizado por altos níveis de secreção ao acordar, seguido por um declínio constante até atingir os níveis mínimos (ou nadir) durante o sono, antecipando assim as necessidades do corpo. Em situações de estresse, o cortisol atinge o pico máximo de secreção entre 15 e 20 minutos após o estímulo estressante (Russell; Lightman, 2019).

Os glicocorticoides circulantes têm atividade anti-inflamatória a nível celular e transcricional. Eles podem induzir a apoptose de linfócitos T, neutrófilos, basófilos e eosinófilos. Além disso, regulam genes pró-inflamatórios que codificam citocinas, quimiocinas e enzimas inflamatórias associadas à inibição da proteína ativadora 1 (AP1) e do fator nuclear kappa B (NF-kB). Esses hormônios também promovem a mobilização de energia pela gliconeogênese e inibição da secreção de insulina, fornecendo suprimento energético para músculos e cérebro. Por fim, os glicocorticoides potencializam efeitos mediados pelo sistema nervoso simpático, como a vasoconstrição periférica. Em resumo, as respostas iniciais ao estresse agudo fornecem recursos energéticos e iniciam efeitos genômicos de longo prazo e mais lentos que restringem respostas inflamatórias (Russell; Lightman, 2019).

O sistema nervoso autônomo (SNA) também desempenha um papel crucial na geração e regulação do estresse, tanto agudo quanto crônico. O SNA influencia a atividade de muitos sistemas fisiológicos vitais, como respiratório, cardiovascular, renal, neuroendócrino e gastrointestinal. A regulação das funções corporais ocorre por meio de reflexos em resposta a estímulos externos (p. ex. ambientais, visão, olfato, tato) e internos (manutenção da homeostase corporal, incluindo temperatura, níveis de glicose sanguíneo) (Noushad *et al.*, 2021). Os principais neurotransmissores liberados pelo SNA simpático e parassimpático são as catecolaminas (adrenalina e noradrenalina) e a acetilcolina. Durante uma situação estressante, o sistema simpático é ativado, resultando em aumento das catecolaminas e diminuição da acetilcolina. Essa ativação do sistema simpático regula a resposta de "luta e fuga", alterando, por exemplo, a pressão arterial, as frequências cardíaca e respiratória, e inibindo a motilidade intestinal (Noushad *et al.*, 2021).

Além disso, o córtex adrenal é diretamente inervado pelo sistema nervoso simpático, o que pode facilitar a liberação de cortisol. Assim, o eixo HPA e o sistema simpático têm ações amplamente complementares em todo o corpo, incluindo mobilização de energia e manutenção da pressão arterial durante o estresse (Ulrich-Lai; Herman, 2009).

Para além dos mecanismos citados, uma resposta saudável ao estresse requer um eficiente mecanismo de término para evitar sobrecarregar os sistemas envolvidos. Esse término é mediado por mecanismos de *feedback* negativo, incluindo a pituitária, o PVH e, principalmente, o hipocampo, que é rico em receptores de glicocorticoides. A variação diurna de glicocorticoides prepara o sistema para desativar a resposta do eixo HPA, atuando como regulador, interrompendo a resposta ao estresse (McEwen *et al.*, 2020).

Tipos de estresse

O estresse pode ser classificado de acordo com a sua duração, como estresse psicológico agudo (p. ex., cirurgia ou exame) ou estresse psicológico crônico (p. ex., ansiedade relacionada com conflitos familiares, problemas financeiros etc.) (Radley *et al.*, 2015).

Embora não haja consenso quanto aos sintomas ou biomarcadores que definem o estresse, alguns sinais comuns, amplamente aceitos no meio científico, incluem indicadores clínicos e hormonais, bem como sintomas associados, como fadiga, diminuição do desempenho físico e cognitivo, insônia, alterações do apetite, redução da massa corporal, distúrbios do humor, como irritabilidade e ansiedade. Além disso, a presença de inflamação e imunossupressão também pode estar relacionada com o estresse (Rea; Dinan, 2017; Foster *et al.*, 2017).

Experiências traumáticas, histórico genético e exposição repetida aos estressores, seja isolado ou em combinação, desafiam a capacidade do indivíduo de lidar com o estresse e restaurar a homeostase (Leigh *et al.*, 2023).

Apesar do estresse agudo ser uma resposta adaptativa importante que permite ao organismo reagir a estímulos do ambiente externo, a exposição crônica ao estresse resulta na reversão dos efeitos benéficos. A resposta prolongada ao cortisol torna-se mal adaptativa. A ativação grave ou repetida das respostas fisiológicas ao estresse, como ocorre durante o estresse crônico, acarreta uma série de adaptações a longo prazo, prejudiciais à saúde física e com implicações adversas aos sistemas imunológico, neuroendócrino e SNC (Radley *et al.*, 2015). Esse quadro, caracterizado pelo aumento excessivo de glicocorticoides, pode induzir e/ou agravar processos de diversas doenças, incluindo a síndrome do intestino irritável, osteoporose, diabetes *mellitus* (DM), hipertensão arterial sistêmica e dislipidemias (Leigh *et al.*, 2023). No âmbito das doenças psiquiátricas, a exposição crônica ao estresse resulta em um grau de atrofia do sistema límbico, uma região envolvida na regulação das emoções. Nessa condição, os indivíduos podem desenvolver distúrbios psiquiátricos, como transtorno de humor (p. ex. o transtorno depressivo maior e a ansiedade), enquanto a sensibilidade futura a estressores recorrentes pode se manifestar como transtorno de estresse pós-traumático (Westfall *et al.*, 2021; Russell; Lightman, 2019).

A expressão gênica alterada e a plasticidade sináptica nas regiões cerebrais reguladoras do estresse levam a mudanças persistentes no funcionamento desse sistema. O efeito mais significativo é o aumento da excitabilidade do eixo HPA, com elevados níveis sanguíneos basais de corticoides e mudanças anatômicas e funcionais em regiões cerebrais excitatórias do estresse, como a amígdala (Ulrich-Lai; Herman, 2009). Isso é acompanhado por uma mudança nas entradas de PVH para favorecer a excitação neuronal, expressão elevada de RNAm de CRH no PVH e até hipertrofia adrenal (Packard *et al.*, 2016).

Na presença de CRH, pode aumentar os danos oxidativos no cólon, bem como a ocorrência de respostas imunológicas que envolvem mastócitos, neutrófilos e monócitos. Quantidades excessivas de 5-hidroxitriptamina (5-HT, serotonina) podem ser secretadas pelas células enterocromafins, já que o CRH pode afetar a diferenciação de células tronco intestinais. O estresse promove prejuízos funcionais na barreira do epitélio intestinal, por conseguinte, há aumento da permeabilidade intestinal, que é acompanhado por maior translocação de fragmentos bacterianos, como o lipopolissacarídeo (LPS) (Zhang *et al.*, 2023). Isso pode desencadear uma resposta imunológica e subsequente inflamação crônica. Além disso, o próprio aumento da atividade do eixo HPA causado pelo estresse influencia diretamente nos estados fisiológicos e comportamentais, fazendo parte dos mecanismos fisiopatológicos relacionados com a ansiedade e a depressão (Packard; Egan; Ulrich-Lay, 2016; Zhang *et al.*, 2023).

Efeitos do estresse no eixo microbiota-intestino-cérebro

Atualmente, os estudos reforçam o potencial impacto do eixo microbiota-intestino-cérebro para melhorar as funções do SNC e do SNE. (Schneider *et al.*, 2023; Vagnerová *et al.*, 2019).

Devido à natureza bidirecional do eixo microbiota-intestino-cérebro, considera-se que a MI também influencia o cérebro por meio de mecanismos humorais e neuronais, particularmente via nervo vago, uma das principais vias desse eixo (Grochowska *et al.*, 2018).

Durante o estresse, a resposta imunológica do SNC pode influenciar a imunidade intestinal, a função neuromotora intestinal, a função secretora e a composição da MI. Por outro lado, um microbioma alterado pode contribuir para a perpetuação da inflamação e, consequentemente, prejudicar ou interromper a comunicação entre o intestino-cérebro (Dubinski *et al.*, 2021).

Em paralelo, o SNE é constituído por uma complexa rede com milhões de neurônios essenciais para a fisiologia intestinal. O SNE é responsável por regular a função da mucosa, a permeabilidade da barreira intestinal, o sistema imunológico da mucosa e a motilidade intestinal (Leigh *et al.*, 2023). O SNE atua em sinergia com o SNA para controlar o peristaltismo intestinal. Os nervos parassimpáticos e simpáticos inervam os neurônios entéricos, que mediam a atividade das células intersticiais de Cajal controlando o relaxamento e a contração do músculo liso do intestino (Tan, 2023). O efeito do estresse crônico no SNE geralmente está associado a alterações na permeabilidade e motilidade intestinal. Em humanos, o estresse crônico pode resultar em constipação ou diarreia, enquanto em roedores, a motilidade intestinal é predominantemente aumentada (Leigh *et al.*, 2023).

Ademais, os neurônios entéricos expressam receptores para os principais hormônios relacionados com o estresse, e a sua ativação influencia diretamente o SNE (Tabela 32.1). Esses receptores desempenham um papel importante na comunicação adequada do eixo microbiota-intestino-cérebro, porém, ainda não está claro o seu papel na mediação dos efeitos do estresse crônico em órgão periféricos e bactérias intestinais (Leigh *et al.*, 2023).

A relação entre a MI e o estresse foi descrito no estudo pioneiro de Saudo *et al.* (2004), que descobriu que camundongos *germ-free* (sem microbiota) apresentavam uma resposta exagerada do eixo HPA ao estresse, com elevações de ACTH e corticosterona plasmáticos. Além disso, os pesquisadores observaram que esse feito era revertido pela colonização com a bactéria *Bifidobacterium infantis* (Sudo *et al.*, 2004).

Estudos subsequentes com animais *germ-free* revelaram níveis elevados de corticosterona sob várias condições de estresse, incluído a separação materna, a transição ambiental, a interação social e a injeção de LPS (Lai *et al.*, 2023).

Além disso, foi observado que a MI contribuiu para diversas consequências fisiológicas e comportamentais da exposição ao estresse. Isso inclui o aumento da inflamação, a cognição prejudicada, as alterações no comportamento social alterado e a função de barreira intestinal prejudicada, que contribui para o aumento da permeabilidade intestinal (Gubert *et al.*, 2020).

O cortisol, principal hormônio envolvido na resposta ao estresse, como citado anteriormente, desempenha um papel fundamental nos mecanismos endócrinos que regulam o eixo intestino-cérebro. Ele afeta as células imunológicas, modulando a secreção de citocinas que atuam no eixo HPA. Além disso, o cortisol influencia significativamente o funcionamento e a diferenciação da MI (Góralczyk-Bińkowska *et al.*, 2022).

As bactérias intestinais produzem inúmeras substâncias, como ácido γ-aminobutírico (GABA) (*Lactobacillus* spp., *Bifidobacterium* spp.),

Tabela 32.1 Sinalização dos hormônios relacionados com o estresse no eixo microbiota-intestino-cérebro (EMIC).

Receptor	Ligante endógeno	Papel na fisiologia e função do EMIC	Papel no estresse mal-adaptativo
α1-adrenérgico	Adrenalina, noradrenalina	• Modificação do fluxo sanguíneo gastrointestinal • Resposta central ao estresse	• Absorção prejudicada de nutrientes
α2-adrenérgico	Adrenalina, noradrenalina	• Contração dos esfíncteres do trato gastrointestinal • *Feedback* negativo nas sinapses neurais • Neuroprotetor	• Dor periférica • Hiperativação noradrenérgica central e periférica
β1-adrenérgico	Adrenalina, noradrenalina	• Aumento da secreção de grelina	• Aumento da secreção de grelina
β2-adrenérgico	Adrenalina, noradrenalina	• Relaxamento do músculo liso • Contração dos esfíncteres do trato gastrointestinal • Inibição da liberação de histamina pelos mastócitos • Aumento da secreção das glândulas salivares • Comunicação alterada entre o cérebro e o sistema imunológico	• Dor visceral • Resiliência central • Tumorgênese
β3-adrenérgico	Adrenalina, noradrenalina	• Metabolismo central do triptofano e da serotonina • Homeostase de eletrólitos e fluidos	• Resiliência central
Receptor de glicocorticoide	Corticosteroides	• Resposta central ao estresse • Anti-inflamatório, regulação da maturação, migração e apoptose das células imunológicas • Integridade epitelial intestinal • Anti-angiogênese	• Sensibilidade de sinalização reduzida • Imunossupressão • Cicatrização prejudicada de feridas
Receptor mineralocorticoide	Aldosterona, 11-dexocorticosterona, cortisol	• Homeostase de eletrólitos e fluidos • Reparação de tecidos	• Resiliência central • Cicatrização prejudicada de feridas
Receptor CRF1	CRF, urocortinas	• Resposta central ao estresse • Dor central e periférica • Estimula a secreção gástrica e duodenal de bicarbonato • Absorção de fluidos • Estimula a função secreto-motora do cólon	• Suscetibilidade central • Dor central • Disfunção do sistema nervoso entérico • Barreira intestinal prejudicada • Desgranulação de mastócitos
Receptor CRF2	CRF, urocortinas	• Inibição da secreção de ácido gástrico • Inibição da contratilidade intestinal • Esvaziamento gástrico retardado • Estimula a secreção gástrica e duodenal de bicarbonato • Absorção de fluidos • Inibe as ações estimulatórias do receptor CRF1	• Inibição da desgranulação de mastócitos

CRF: fator de liberação de corticotropina. (Adaptada de Leigh *et al.*, 2023.)

acetilcolina (*Lactobacillus* spp.), serotonina (*Escherichia* spp., *Candida* spp., *Enterococcus* spp.), dopamina (*Bacillus* spp.) ou noradrenalina (*Bacillus* spp., *Saccharomyces* spp.). Essas substâncias não apenas desempenham um papel na comunicação da MI, mas também afetam sistematicamente e perifericamente o funcionamento do cérebro (Góralczyk-Bińkowska *et al.*, 2022).

Molina-Torres *et al.* (2019) ao revisarem os efeitos do estresse no eixo microbiota-intestino-cérebro, afirmam que esses efeitos começam desde o período pré-natal, ou seja, estressores psicológicos podem alterar a comunidade microbiana intestinal e essas alterações refletem na função imunológica, no neurodesenvolvimento e no comportamento (Haq; Bhat; Kumar, 2021).

O estresse pré-natal reduz a abundância dos filos Firmicutes e Bacteroidetes, bem como das famílias *Bifidobacteriaceae, Rikenellaceae, Muribaculaceae* (anteriormente conhecida como S24-7), enquanto aumenta a abundância do filo Proteobacteria. Além disso, o estresse pré-natal causa alterações inflamatórias no útero, desregulação do fator neurotrófico derivado do cérebro (BNDF) e afeta a MI durante a gestação. De modo geral, os estudos indicam que a exposição ao estresse durante a gestação pode levar ao comprometimento cognitivo intestinal associado ao desequilíbrio bacteriano intestinal na prole adulta de camundongos (Gubert *et al.*, 2020).

Em humanos, o estresse pré-natal materno (relatado e/ou com concentrações elevadas de cortisol) foi associado à composição da MI nos bebês. Os bebês nascidos de mães com estresse acumulativo durante a gestação apresentaram maior incidência de sintomas gastrointestinais e reações alérgicas. Observou-se também uma abundância relativa significativamente aumentada de bactérias do filo Proteobacteria e dos gêneros *Escherichia, Enterobacter* e *Serratia*, além de uma diminuição de bactérias dos gêneros *Lactobacillus, Lactoccus, Aerococcus* e *Bifidobacterium* em comparação com bebês nascidos de mães com baixo estresse durante a gestação (Zijlmans *et al.*, 2015).

Outro dado interessante é que a ativação das células imunes intestinais induzida pelo estresse afeta a diferenciação das células-tronco intestinais, que são importantes no combate a patógenos entéricos e na homeostase intestinal. O estudo de Sun *et al.* (2021) observou que a prole de camundongos submetidos ao estresse materno pré-natal apresentou prejuízos na proliferação de células epiteliais intestinais, na diferenciação de células caliciformes e de Paneth e na função de barreira da mucosa nas três semanas de idade (Sun *et al.*, 2021).

A separação materna é um dos métodos mais utilizados para estudar o impacto do estresse no início da vida na MI, na saúde do hospedeiro e no comportamento. Animais separados maternalmente apresentam características relevantes para transtornos psiquiátricos e funcionais do TGI, com alterações a longo prazo na diversidade e na composição da MI (Wiley *et al.*, 2017). A principal alteração observada nos estudos em animais após a separação materna é a redução do gênero *Lactobacilllus*. Essa diminuição se correlaciona com o estresse, mas não com os níveis de cortisol, sugerindo uma via independente de modulação. Quando esses animais são suplementados por via oral com bactérias do gênero *Lactobacillus*, o comportamento e cognição melhoram, enquanto os níveis de corticosterona diminuem (Gubert *et al.*, 2020). Interessantemente, um estudo realizado com ratos fêmeas submetidos a separação materna teve sua MI restaurada com a suplementação de ômega 3, associando-se à atenuação da resposta de corticosterona ao estresse agudo (Pusceddu *et al.*, 2015).

O estresse psicológico exerce um impacto profundo nos processos inflamatórios em todo o corpo, e sugere-se que melhorar o estado mental pode ser uma estratégia crucial, porém subutilizada, para o tratamento de inúmeras doenças (Schneider *et al.*, 2023).

Estudos em humanos e animais indicam que o estresse psicológico crônico pode acarretar na disfunção da barreira intestinal (Leigh *et al.*, 2023). Isso está de acordo com estudos farmacológicos que demonstram que a administração crônica de glicocorticoides induzem a disfunção da barreira intestinal (Leigh *et al.*, 2023).

Certamente, a maioria dos estudos que avaliam o impacto do estresse na MI cita os prejuízos dessa condição na barreira intestinal. Assim, serão descritos os principais mecanismos dessa relação.

O estresse crônico está frequentemente associado à inflamação local e sistêmica. Estudos demonstraram níveis elevados de citocinas pró-inflamatórias em animais submetidos a situações de estresse agudo e crônico. Adicionalmente, a inflamação parece estar relacionada com prejuízos da barreira colônica. A via de dano da barreira intestinal pela inflamação induzida pelo estresse, pode estar associada ao aumento de espécies reativas de oxigênio que ativam o NF-κB. Consequentemente, a ativação do NF-κB aumenta a expressão de genes de citocinas pró-inflamatórias, como fator de necrose tumoral alfa (TNF-α), interleucina (IL)-1β e IL-6. A homeostase intestinal desregulada leva a ativação de cascatas inflamatórias e metaloproteinases da matriz, que prejudicam ainda mais a integridade da mucosa (Zhang et al., 2023).

Uma das hipóteses é que o estresse pode levar à disfunção da barreira intestinal, por meio dos efeitos do fator de liberação de corticotropina (CRF, do inglês *corticotropin releasing factor*). Embora o CRF seja produzido, principalmente, no hipotálamo, descobriu-se que o CRF é também produzido nas células da mucosa colônica perto da base da cripta intestinal. A liberação local de CRF sob condições basais de estresse pode causar a disfunção da barreira colônica. Isso ocorre porque o CRF periférico estimula os mastócitos a liberarem o fator de crescimento do nervo (NGF) por meio dos receptores CRF-R1 aumentando a permeabilidade intestinal (Zhang et al., 2023). O CRF-R1 também aumenta a superexpressão de receptores do tipo *Toll* 4 (TLR4) que aumenta a secreção de citocinas pró-inflamatórias e favorece a ruptura das proteínas de junções estreitas, contribuindo para o aumento da permeabilidade intestinal (Leigh et al., 2023).

Outra evidência está relacionada com ativação do sistema nervoso simpático em resposta ao estresse, levando à liberação de noradrenalina no TGI. Essa catecolamina inibe a motilidade intestinal por meio da liberação da acetilcolina. O aumento de acetilcolina no intestino pode estimular a secreção de íons de cloreto pelas células epiteliais, aumentando a permeabilidade transcelular (Zhang et al., 2023).

Além disso, acredita-se que a associação entre a ativação do eixo HPA e os hormônios do estresse (p. ex., cortisol) possa ser um dos principais responsáveis pelas alterações da permeabilidade intestinal causadas pelo estresse, embora mais pesquisas sejam necessárias para determinar sua real contribuição. Esse comprometimento da barreira intestinal causado pelo estresse leva à translocação de produtos microbianos e bactérias, resultando em respostas imunológicas inadequadas e inflamação do intestino (Zhang et al., 2023).

O estresse crônico também afeta a função de barreira intestinal por modular a secreção de muco. Estudos mostram que as células caliciformes, responsáveis pela secreção de mucina, podem ter o seu tamanho aumentado e/ou uma diminuição da sua quantidade, o que perfaz uma espessura de muco colônico reduzida em situações de estresse crônico (Leigh et al., 2023).

Estudos em humanos que demonstram a relação do estresse com a permeabilidade intestinal são escassos e inconsistentes (Leigh et al., 2023).

O efeito do estresse psicológico na gravidade das doenças é marcante na doença inflamatória intestinal (DII), com numerosos estudos epidemiológicos que apoiam a hipótese de que eventos estressantes na vida podem agravar as crises de DII. Todavia, a base mecanicista para o agravamento das crises de DII associadas ao estresse ainda não é completamente compreendida (Schneider et al., 2023).

A perturbação da MI associada ao estresse pode sustentar algumas das mudanças induzidas pelo estresse na fisiologia intestinal. Isso é fundamentado por estudos de transferência de microbiota fecal (TMF) que foram usados para transferir com sucesso aspectos de alterações comportamentais induzidas pelo estresse para receptores não estressados. A TMF foi capaz de transferir mudanças fisiológicas observadas no TGI, incluindo o aumento de citocinas pró-inflamatórias, concentrações elevadas de serotonina intestinal, redução do número de células caliciformes e diminuição da expressão de genes relacionados com as proteínas de junções estreitas (p. ex. ocludinas) (Leigh et al., 2023).

Em contraste com as mudanças globais na MI induzidas pelo estresse, há uma variabilidade considerável nas mudanças de táxons bacterianos relatadas após eventos estressantes. Diversos modelos pré-clínicos com roedores fornecem evidências do impacto do estresse na composição da MI: (i) modelo UCMS (do inglês *unpredictable chronic mild stress*) é uma condição experimental que induz mudanças fisiológicas e neurológicas semelhantes à exposição ao estresse crônico e não resolvido. Animais submetidos ao UCMS apresentaram baixa riqueza e diversidade da MI, acompanhadas por baixos níveis de neurotransmissores e ácidos graxos de cadeia curta (AGCCs) (Zhang et al., 2023). Esses animais apresentam alterações nos filos Firmicutes e Tenericutes, e redução da família *Lactobacillaceae* e gênero *Coprococcus*; (ii) CSDS (do inglês *chronic social defeat stress*) é um modelo de estresse psicossocial no qual os animais desenvolvem comportamento depressivo, ansioso e uma diminuição no comportamento social. Nesse modelo, ocorre aumento do filo Bacteroidetes e da família *Helicobacteraceae*, além de redução de várias bactérias do filo Firmicutes, como a família *Ruminococcaceae* (exceto *Lactobacillus*); (iii) estresse de contenção é um método clássico de restringir o movimento dos animais, que desenvolvem comportamentos semelhantes à ansiedade e à depressão. Animais submetidos a essa condição apresentam alteração do filo Firmicutes, especialmente das famílias *Lactobacillaceae* e *Lachnospiraceae*. Observa-se também o aumento do filo Proteobacteria após o estresse de contenção crônico (Lai et al., 2023).

Até o momento, não há consenso sobre quais táxons bacterianos são modificados durante o estresse agudo ou crônico. A revisão de Lai et al. (2023) destaca que os táxons bacterianos da MI mais consistentemente afetados em diversos estudos com animais submetidos ao estresse incluem a diminuição da abundância relativa de *Porphyromonadaceae*, *Lactobacillaceae*, *Ruminococcaceae* e *Coriobacteriaceae* no nível de família, bem como *Parabacteroides*, *Lactobacillus* (Lai et al., 2023), *Bifidobacterium* e *Akkermansia* no nível gênero (Leigh et al., 2023). Em contraste, a exposição ao estresse aumenta a abundância relativa de *Streptococcaceae* e *Enterobacteriaceae* no nível de família e *Anaerofustis* e *Helicobacter* no nível de gênero (Lai et al., 2023). Evidências pré-clínicas emergentes indicam que a exposição ao estresse enriquece bactérias patogênicas como os gêneros *Escherichia/Shigella* (Leigh et al., 2023). Entre esses estudos, o gênero *Lactobacillus* foi o táxon bacteriano mais consistente que foi reduzido em roedores após a exposição ao estresse (Lai et al., 2023).

Visto que os estudos com humanos apresentam limitações metodológicas devido à heterogeneidade de estilos de vida dos indivíduos. Os camundongos se tornaram o modelo de escolha no campo da pesquisa para avaliar a relação do estresse com a MI, e têm sido vitais para entender as vias de sinalização bidirecionais e as consequências do desequilíbrio bacteriano intestinal. Porém, é de suma importância que as diferenças entre a fisiologia desses animais e dos humanos sejam consideradas em estudos translacionais.

É importante destacar que, embora a exposição ao estresse altere a composição da MI, a colonização dos microrganismos no intestino altera a trajetória de desenvolvimento da resposta ao estresse. A colonização no intestino durante o início da vida é essencial para o desenvolvimento e manutenção do eixo HPA funcional (Zhang et al., 2023).

Padrões alimentares

Uma abordagem dietética extensivamente pesquisada é a conhecida dieta do Mediterrâneo (DietMed), caracterizada por um alto consumo de oleaginosas, vegetais e frutas, e paralelamente, uma ingestão reduzida de carne vermelha, com moderação no consumo de vinho tinto, além da substituição de gorduras saturadas (como manteiga e gordura de origem animal) por gorduras insaturadas, em especial o azeite de oliva extravirgem (monoinsaturada) que é um componente primordial dessa dieta. As pesquisas associam a DietMed à longevidade e ao baixo risco cardiovascular, e isso suscita a hipótese de que a sua adesão pode ser benéfica no que tange aos sintomas da depressão (Estruch *et al.*, 2018; Fung *et al.*, 2009). Nagpal *et al.* (2018) relataram que a DietMed foi capaz de melhorar as funções cognitivas em pessoas idosas, via alteração da MI e dos seus metabólitos. A DietMed parece modular a regulação da expressão de citocinas inflamatórias ligadas à inflamação intestinal crônica e à doença celíaca (Bottero *et al.*, 2020).

A manipulação da dieta consiste em uma terapia não farmacológica determinante para modificar a composição e a função da MI. Segundo os estudos observacionais e clínicos, os padrões alimentares, individuais ou culturais, são descritos como influenciadores da comunidade microbiana intestinal. Acredita-se, ainda, que a adesão a esses padrões alimentares determina um maior ou menor risco para o desenvolvimento de doenças mentais comuns, e sugere-se que a maior adesão a esses padrões, como a DietMed, pode melhorar os sintomas de ansiedade e depressão, haja vista que a neuroinflamação – mecanismo atrelado à ativação da micróglia e dos astrócitos, que favorece a liberação de citocinas inflamatórias – reduz àqueles que apresentam maior adesão à DietMed (Dinan *et al.*, 2013; Noonan *et al.*, 2020; Firth *et al.*, 2019).

Observando essa ligação entre a dieta e a MI, o foco dos estudos recentes está no impacto da ingestão de alimentos como frutas, vegetais e alimentos fermentados na modulação da MI e da sua interação com o metabolismo humano. Uma crítica feita a esses estudos é não considerarem o potencial sinérgico dos componentes de toda a dieta e seu efeito, não apenas na saúde global, como também na própria composição e diversidade da MI e, talvez, estudos que considerem a totalidade da dieta sejam mais promissores para intervenções psicobióticas (Dinan *et al.*, 2013).

Os mecanismos mediados pela MI estão ligados ao sistema imunológico, ao eixo HPA e ao metabolismo do triptofano, temas já abordados anteriormente neste capítulo, e podem estar envolvidos no eixo microbiota-intestino-cérebro e são objetos de estudos experimentais (Abildgaard *et al.*, 2021). Já os estudos populacionais que observaram alterações de comportamento associadas à alimentação, têm explorado pouco a mudança da composição da MI (Parletta *et al.*, 2019). Estudos clínicos têm demonstrado que o aumento da ingestão de fibras alimentares, vegetais e produtos lácteos com baixo teor de gordura saturada parece modificar positivamente a composição da MI, em particular, favorecendo uma maior abundância de *Bifidobacterium bifidum* e, reduzindo, por exemplo, os sintomas de ansiedade e depressão, melhora de memória episódica, de cognição global e de comportamentos derivados do estresse (Uemura *et al.*, 2019; Ghosh *et al.*, 2020; Ge *et al.*, 2022). Entretanto, são evidências incipientes e ainda é precoce assumir efeito clínico relevante de intervenções para a depressão ou ansiedade que perpassam pela MI.

Suplementação com probióticos (psicobióticos)

Como apresentado no decorrer deste capítulo, um crescente corpo de evidências científicas vem sugerindo que a composição e a atividade da MI podem influenciar os processos cognitivos e emocionais por diferentes mecanismos envolvidos no eixo cérebro-intestino (Dinan; Stanton; Cryan, 2013). A partir do reconhecimento dessa comunicação bidirecional entre o cérebro e o intestino, que inclui a MI, mais recentemente, diferentes intervenções vêm sendo investigadas, em particular, com o objetivo de manipular a MI para exercer efeitos positivos a nível central, especialmente, sobre os aspectos emocionais e cognitivos. Entre as intervenções não farmacológicas, os probióticos estão sendo substancialmente estudados pela comunidade científica, especialmente, pelos mecanismos de ação que apresentam e suportam a alegação de conferirem benefícios à saúde humana (Sarkar *et al.*, 2016). Os mecanismos de ação e as demais particularidades dos probióticos foram vastamente descritos no

Capítulo 27, *Efeitos da Suplementação com Probióticos na Saúde Humana*.

Em 2013, a fim de se referir, especialmente, às bactérias probióticas capazes de produzir e distribuir substâncias neuroativas, como o GABA e a serotonina, que conhecidamente atuam no eixo cérebro-intestino, Dinan *et al.* (2013) propuseram o termo "psicobiótico", que foi definido como "organismo vivo que, quando ingerido em quantidades adequadas, produz benefícios à saúde de pacientes que sofrem de doenças psiquiátricas". Contudo, até o momento, a maioria das investigações com psicobióticos foi realizada em modelos animais com indução de estresse e foram realizados testes comportamentais para avaliação da motivação e dos sintomas depressivos e de ansiedade (Cheng *et al.*, 2019). Em paralelo, os estudos clínicos, apesar de mais escassos, têm buscado verificar os efeitos dos psicobióticos não apenas em condições psiquiátricas, mas também sobre o nível de estresse, sintomas de ansiedade ou depressão em populações saudáveis (Sarkar *et al.*, 2016).

Mecanisticamente, os psicobióticos parecem desempenhar efeitos psicotrópicos na depressão, ansiedade e estresse, especialmente, porque atuam via nervo vago por meio da ação de metabólitos, AGCCs, hormônios enteroendócrinos, citocinas e neurotransmissores (Sharma *et al.*, 2021).

Contudo, é importante ressaltar que as bactérias consideradas probióticas apresentam suas particularidades, portanto, os seus efeitos e mecanismos de ação são distintos. No entanto, apesar das bactérias mais comumente documentadas e utilizadas como probióticas serem dos gêneros *Bifidobacterium* e *Lactobacillus*, não são todas as espécies desses gêneros que apresentam potencial psicobiótico (Zagórska *et al.*, 2020). Por exemplo, apenas algumas espécies desses gêneros, como *Lactobacillus brevis*, *Bifidobacterium dentium* e *Lactobacillus plantarum* produzem GABA e serotonina (Cheng *et al.*, 2019). Em paralelo, é documentado que a espécie *Lactobacillus odontolyticus* produz acetilcolina (Cheng *et al.*, 2019).

Savignac *et al.* (2014) conduziram um estudo em modelo animal que mostrou que cepas distintas, mas do mesmo gênero bacteriano, apresentaram efeitos diferentes. Portanto, as cepas bacterianas têm efeitos intrínsecos e são beneficamente específicas para cada desfecho. Savignac *et al.* (2014), pelo método de gavagem, forneceram aos camundongos machos da espécie BALB/c, que são inerentemente ansiosos, *Bifidobacterium longum* 1714, *Bifidobacterium breve* 1205, escitalopram ou substância veículo por 3 semanas. Interessantemente, apenas os animais que receberam *B. longum* 1714 reduziram comportamentos relacionados com estresse, enquanto os que receberam *B. breve* 1205 reduziram comportamentos gerais de ansiedade e os que receberam escitalopram tiveram poucos ou nenhum efeito sobre esses parâmetros, além de aumentarem a massa corporal. Contudo, nesse estudo, nenhuma das cepas probióticas foi capaz de alterar os níveis basais ou induzidos por estresse de corticosterona em comparação com os animais tratados com veículo. No entanto, Bravo *et al.* (2011) mostraram redução da corticosterona induzida por estresse com a cepa *Lactobacillus rhamnosus* JB-1 em camundongos machos, adultos e da espécie BALB/c. Além disso, a partir dos experimentos realizados, Bravo *et al.* (2011) atribuíram os efeitos neuroquímicos e comportamentos observados ao nervo vago, considerando-o como um importante meio de comunicação entre o cérebro e o intestino.

Em humanos, até o presente momento, ainda há poucos estudos publicados que avaliaram o efeito dos psicobióticos especificamente sobre o estresse. Allen *et al.* (2016), com base nos resultados demonstrados por estudos pré-clínicos, investigaram os efeitos da cepa *Bifidobacterium longum* 1714 sobre o estresse relatado e na resposta psicobiológica a um estressor agudo e controlado em seres humanos. O estudo foi concluído por 22 homens saudáveis, que suplementaram 1×10^9 UFC de *B. longum* 1714 ou placebo (maltodextrina) por 4 semanas consecutivas, especialmente, no período da manhã. Em particular, o estresse foi avaliado subjetivamente pelo preenchimento da Escala de Estresse Percebido de Cohen, que foi reduzido pelo grupo que consumiu *B. longum* 1714 em comparação com o placebo. Em paralelo, a produção total de cortisol salivar, avaliada pela

AUCg (do inglês, *area under the curve with respect to ground*), foi menor no grupo probiótico, quando comparado com o grupo placebo. Apesar desses resultados mostrarem um efeito benéfico da cepa *B. longum* 1714 sobre o estresse em seres humanos, esse estudo apresenta limitações metodológicas, que precisam ser ponderadas antes dos resultados serem extrapolados. Nesse sentido, outros ensaios clínicos, randomizados e duplos-cegos são necessários para avaliar os reais benefícios desse suposto psicobiótico. Em 2011, Messaoudi et al. publicaram um estudo realizado com participantes saudáveis, que mostrou que a suplementação da cepa *Lactobacillus helveticus* R0052 associada a *Bifidobacterium longum* R0175 foi capaz de influenciar na porcentagem de melhora da escala de estresse percebido. A cepa *Lactobacillus rhamnosus* JB-1 também foi investigada em humanos. Kelly et al. (2017) conduziram um estudo cruzado (cross-over), randomizado e controlado por placebo em homens saudáveis, que teve como objetivo investigar a suplementação de *L. rhamnosus* JB-1 por 4 semanas. O cortisol avaliado foi o salivar e as medidas de estresse foram avaliadas subjetivamente antes, durante e após um teste de pressão ao frio avaliado socialmente. Nesse estudo, a cepa *L. rhamnosus* JB-1 não se mostrou superior ao placebo nas medidas relacionadas com estresse e resposta do eixo HPA. Portanto, indubitavelmente é necessário se conduzir ensaios clínicos metodologicamente adequados, mesmo que os resultados encontrados nos estudos pré-clínicos sejam promissores com os psicobióticos.

Em suma, até o presente momento, apesar dos potenciais achados em estudos pré-clínicos, não há um consenso que fomente o uso de probióticos, ou melhor, psicobióticos para o manejo do estresse ou, ainda, para melhora do humor, ansiedade e/ou de sintomas depressivos em diferentes populações.

Considerações finais

Assim, é crucial obter mais evidências por meio de ensaios clínicos randomizados e duplo-cego em seres humanos, a fim de traduzir efetivamente as descobertas pré-clínicas para uma aplicação prática em ambiente clínico e impulsionar o desenvolvimento de intervenções direcionadas à MI. Nesse contexto, explorar o potencial de uma abordagem psicobiótica com base em uma dieta equilibrada, pode modular a composição e a função da MI, bem como influenciar as respostas ao estresse, os estados emocionais e o humor em uma população saudável.

Referências bibliográficas

ABILDGAARD, A. et al. A diet-induced gut microbiota component and related plasma metabolites are associated with depressive-like behaviour in rats. **European Neuropsychopharmacology**, v. 43, p. 10-21, 2021.

AGUSTI, A. et al. The gut microbiome in early life stress: a systematic review. **Nutrients**, v. 15, n. 11, p. 2566, 2023.

BOTTERO, V.; POTASHKIN, J. A. A comparison of gene expression changes in the blood of individuals consuming diets supplemented with olives, nuts or long-chain omega-3 fatty acids. **Nutrients**, v. 12, n. 12, p. 3765, 2020.

BRAVO, J. A. et al. Ingestion of Lactobacillus strain regulates emotional behavior and central GABA receptor expression in a mouse via the vagus nerve. **Proceedings of the National Academy of Sciences**, v. 108, n. 38, p. 16050-16055, 2011.

CHENG, L.-H. et al. Psychobiotics in mental health, neurodegenerative and neurodevelopmental disorders. **Journal of Food and Drug Analysis**, v. 27, n. 3, p. 632-648, 2019.

DINAN, T. G.; CRYAN, J. F. Gut instincts: microbiota as a key regulator of brain development, ageing and neurodegeneration. **The Journal of Physiology**, v. 595, n. 2, p. 489-503, 2017.

DINAN, T. G.; STANTON, C.; CRYAN, J. F. Psychobiotics: a novel class of psychotropic. **Biological Psychiatry**, v. 74, n. 10, p. 720-726, 2013.

DUBINSKI, P.; CZARZASTA, K.; CUDNOCH-JEDRZEJEWSKA, A. The influence of gut microbiota on the cardiovascular system under conditions of obesity and chronic stress. **Current Hypertension Reports**, v. 23, n. 5, p. 31, 2021.

ESTRUCH, R. et al. Primary prevention of cardiovascular disease with a Mediterranean diet supplemented with extra-virgin olive oil or nuts. **New England Journal of Medicine**, v. 378, n. 25, p. e34, 2018.

FIRTH, J. et al. The effects of dietary improvement on symptoms of depression and anxiety: a meta-analysis of randomized controlled trials. **Psychosomatic Mmedicine**, v. 81, n. 3, p. 265-280, 2019.

FOSTER, J. A.; RINAMAN, L.; CRYAN, J. F. Stress & the gut-brain axis: regulation by the microbiome. **Neurobiology of Stress**, v. 7, p. 124-136, 2017.

FUNG, T. T. *et al*. Mediterranean diet and incidence of and mortality from coronary heart disease and stroke in women. **Circulation**, v. 119, n. 8, p. 1093-1100, 2009.

GAUTAM, A. *et al*. Altered fecal microbiota composition in all male aggressor-exposed rodent model simulating features of post-traumatic stress disorder. **Journal of Neuroscience Research**, v. 96, n. 7, p. 1311-1323, 2018.

GE, L. *et al*. Psychological stress in inflammatory bowel disease: Psychoneuroimmunological insights into bidirectional gut–brain communications. **Frontiers in Immunology**, v. 13, p. 1016578, 2022.

GHOSH, T. S. *et al*. Mediterranean diet intervention alters the gut microbiome in older people reducing frailty and improving health status: the NU-AGE 1-year dietary intervention across five European countries. **Gut**, v. 69, n. 7, p. 1218-1228, 2020.

GÓRALCZYK-BIŃKOWSKA, A.; SZMAJDA-KRYGIER, D.; KOZŁOWSKA, E. The microbiota–gut–brain Axis in psychiatric disorders. **International Journal of Molecular Sciences**, v. 23, n. 19, p. 11245, 2022.

GROCHOWSKA, M.; WOJNAR, M.; RADKOWSKI, M. The gut microbiota in neuropsychiatric disorders. **Acta Neurobiologiae Experimentalis**, v. 78, n. 2, p. 69-81, 2018.

GUBERT, C. *et al*. Exercise, diet and stress as modulators of gut microbiota: Implications for neurodegenerative diseases. **Neurobiology of Disease**, v. 134, p. 104621, 2020.

GUR, T. L. *et al*. Prenatal stress affects placental cytokines and neurotrophins, commensal microbes, and anxiety-like behavior in adult female offspring. **Brain, Behavior, and Immunity**, v. 64, p. 50-58, 2017.

HAQ, S. U.; BHAT, U. A.; KUMAR, A. Prenatal stress effects on offspring brain and behavior: Mediators, alterations and dysregulated epigenetic mechanisms. **Journal of Biosciences**, v. 46, n. 2, p. 34, 2021.

HERMAN, J. P. *et al*. Regulation of the hypothalamic-pituitary-adrenocortical stress response. **Comprehensive physiology**, v. 6, n. 2, p. 603, 2016.

KELLY, J. R. *et al*. Lost in translation? The potential psychobiotic Lactobacillus rhamnosus (JB-1) fails to modulate stress or cognitive performance in healthy male subjects. **Brain, Behavior, and Immunity**, v. 61, p. 50-59, 2017.

LACH, G. *et al*. Anxiety, depression, and the microbiome: a role for gut peptides. **Neurotherapeutics**, v. 15, n. 1, p. 36-59, 2018.

LAI, T.-T. *et al*. Butterflies in the gut: the interplay between intestinal microbiota and stress. **Journal of Biomedical Science**, v. 30, n. 1, p. 92, 2023.

LEIGH, S.-J. *et al*. The impact of acute and chronic stress on gastrointestinal physiology and function: a microbiota–gut–brain axis perspective. **The Journal of Physiology**, v. 601, n. 20, p. 4491-4538, 2023.

MCEWEN, B. S.; AKIL, H. Revisiting the stress concept: implications for affective disorders. **Journal of Neuroscience**, v. 40, n. 1, p. 12-21, 2020.

MESSAOUDI, M. *et al*. Beneficial psychological effects of a probiotic formulation (Lactobacillus helveticus R0052 and Bifidobacterium longum R0175) in healthy human volunteers. **Gut Microbes**, v. 2, n. 4, p. 256-261, 2011.

MISIAK, B. *et al*. The HPA axis dysregulation in severe mental illness: Can we shift the blame to gut microbiota? **Progress in Neuro-Psychopharmacology and Biological Psychiatry**, v. 102, p. 109951, 2020.

MOLINA-TORRES, G. *et al*. Stress and the gut microbiota-brain axis. **Behavioural Pharmacology**, v. 30, n. 2-3, p. 187-200, 2019.

NAGPAL, R. *et al*. Gut microbiome and aging: Physiological and mechanistic insights. **Nutrition and Healthy Aging**, v. 4, n. 4, p. 267-285, 2018.

NOONAN, S. *et al*. Food & mood: a review of supplementary prebiotic and probiotic interventions in the treatment of anxiety and depression in adults. **BMJ Nutrition, Prevention & Health**, v. 3, n. 2, p. 351, 2020.

NOUSHAD, S. *et al*. Physiological biomarkers of chronic stress: A systematic review. **International Journal of Health Sciences**, v. 15, n. 5, p. 46, 2021.

PACKARD, A. E. B.; EGAN, A. E.; ULRICH-LAI, Y. M. HPA axis-interaction with behavioral systems. **Comprehensive Physiology**, v. 6, n. 4, p. 1897, 2016.

PARLETTA, N. *et al*. A Mediterranean-style dietary intervention supplemented with fish oil improves diet quality and mental health in people with depression: A randomized controlled trial (HELFIMED). **Nutritional Neuroscience**, v. 22, n. 7, p. 474-487, 2019.

PUSCEDDU, M. M. *et al*. N-3 polyunsaturated fatty acids (PUFAs) reverse the impact of early-life stress on the gut microbiota. **PLOS ONE**, v. 10, n. 10, p. e0139721, 2015.

QUIGLEY, E. M. M. Gut bacteria in health and disease. **Gastroenterology & Hepatology**, v. 9, n. 9, p. 560, 2013.

RADLEY, J. *et al*. Chronic stress and brain plasticity: mechanisms underlying adaptive and maladaptive changes and implications for stress-related CNS disorders. **Neuroscience & Biobehavioral Reviews**, v. 58, p. 79-91, 2015.

REA, K.; DINAN, T. G.; CRYAN, J. F. The brain-gut axis contributes to neuroprogression in stress-related disorders. In: **Neuroprogression in Psychiatric Disorders**. Karger Publishers, 2017. p. 152-161.

RINNINELLA, E. *et al*. What is the healthy gut microbiota composition? A changing ecosystem across age, environment, diet, and diseases. **Microorganisms**, v. 7, n. 1, p. 14, 2019.

RUSSELL, G.; LIGHTMAN, S. The human stress response. **Nature Reviews Endocrinology**, v. 15, n. 9, p. 525-534, 2019.

SARKAR, A. *et al*. Psychobiotics and the manipulation of bacteria–gut–brain signals. **Trends in Neurosciences**, v. 39, n. 11, p. 763-781, 2016.

SAVIGNAC, H. M. *et al*. Bifidobacteria exert strain-specific effects on stress-related behavior and physiology in BALB/c mice. **Neurogastroenterology & Motility**, v. 26, n. 11, p. 1615-1627, 2014.

SAVIN, Z. *et al*. Smoking and the intestinal microbiome. **Archives of Microbiology**, v. 200, p. 677-684, 2018.

SCHNEIDER, K. M. *et al*. The enteric nervous system relays psychological stress to intestinal inflammation. **Cell**, v. 186, n. 13, p. 2823-2838, 2023.

SUDO, N. *et al*. Postnatal microbial colonization programs the hypothalamic–pituitary–adrenal system for stress response in mice. **The Journal of Physiology**, v. 558, n. 1, p. 263-275, 2004.

SUN, Y. *et al*. Prenatal maternal stress exacerbates experimental colitis of offspring in adulthood. **Frontiers in Immunology**, v. 12, p. 700995, 2021.

TAN, H.-E. The microbiota-gut-brain axis in stress and depression. **Frontiers in Neuroscience**, v. 17, p. 1151478, 2023.

TRZECIAK, P.; HERBET, M. Role of the intestinal microbiome, intestinal barrier and psychobiotics in depression. **Nutrients**, v. 13, n. 3, p. 927, 2021.

UEMURA, M. *et al*. Obesity and mental health improvement following nutritional education focusing on gut microbiota composition in Japanese women: a randomised controlled trial. **European Journal of Nutrition**, v. 58, p. 3291-3302, 2019.

ULRICH-LAI, Y. M.; HERMAN, J. P. Neural regulation of endocrine and autonomic stress responses. **Nature Reviews Neuroscience**, v. 10, n. 6, p. 397-409, 2009.

VAGNEROVÁ, Karla *et al*. Interactions between gut microbiota and acute restraint stress in peripheral structures of the hypothalamic–pituitary–adrenal axis and the intestine of male mice. **Frontiers in Immunology**, v. 10, p. 2655, 2019.

WESTFALL, S. *et al*. Chronic stress-induced depression and anxiety priming modulated by gut-brain-axis immunity. **Frontiers in Immunology**, v. 12, p. 670500, 2021.

WILEY, N. C. *et al*. The microbiota-gut-brain axis as a key regulator of neural function and the stress response: Implications for human and animal health. **Journal of Animal Science**, v. 95, n. 7, p. 3225-3246, 2017.

ZHANG, H. *et al*. Understanding the connection between gut homeostasis and psychological stress. **The Journal of Nutrition**, v. 153, n. 4, p. 924-939, 2023.

ZIJLMANS, M. A. C. *et al*. Maternal prenatal stress is associated with the infant intestinal microbiota. **Psychoneuroendocrinology**, v. 53, p. 233-245, 2015.

33 Relação entre Etilismo, Tabagismo e Microbiota Intestinal Humana

Flávio Henrique Ferreira Barbosa

Objetivos

- Revisar o conhecimento disponível na literatura científica até o momento sobre a interação entre o consumo de álcool, a fumaça de cigarro e o desequilíbrio da microbiota intestinal
- Realizar uma descrição abrangente das alterações da microbiota intestinal humana induzidas pelo etilismo e pelo tabagismo
- Analisar as evidências disponíveis sobre a relação entre o etilismo, o tabagismo e a microbiota intestinal humana, a fim de contribuir para a caracterização do perfil da microbiota intestinal de usuários de álcool e fumantes, saudáveis e doentes, e destacar o seu potencial impacto no estado de saúde do hospedeiro.

Destaques

- O microbioma intestinal desempenha um papel importante no corpo humano e contribui para a saúde do trato gastrointestinal (TGI), o sistema imunológico e a função cerebral. A microbiota intestinal (MI) é capaz de interagir com o sistema nervoso central por meio das vias vagais, bem como as vias endócrinas e imunológicas. Mudanças negativas na riqueza ou diversidade da MI podem ter um impacto na fisiologia humana e têm sido implicadas em inflamação, depressão, obesidade e dependência tanto do álcool como do tabaco
- O abuso de etanol desencadeia modificações qualitativas e quantitativas na composição taxonômica da MI (mesmo antes do desenvolvimento de doença hepática), inflamação da mucosa e função da barreira intestinal. A permeabilidade intestinal resulta na translocação de bactérias patogênicas viáveis, produtos microbianos gram-negativos e metabólitos luminais pró-inflamatórios para a corrente sanguínea e para o fígado, contribuindo ainda mais para o dano hepático (morte de hepatócitos e a resposta fibrótica) induzido pelo álcool
- O desequilíbrio bacteriano intestinal está associado a alterações na função metabólica da MI, composição e circulação de ácidos biliares, desregulação imunológica durante o início e a progressão da doença hepática relacionada com o consumo de álcool
- Mudanças na MI também podem alterar a função cerebral, e o eixo intestino-cérebro pode ser um alvo potencial para reduzir o risco de recaída alcoólica. Análises de regressão mostraram que o desequilíbrio da microbiota colônica induzida pelo álcool está associada ao aumento da permeabilidade intestinal e ao fenótipo metabólico sérico e distúrbios de neurotransmissores. Esses resultados revelaram que o desequilíbrio da MI e a alteração dos metabólitos séricos podem ser um cofator para o desenvolvimento da dependência do álcool
- Apesar das diferenças no desenho, qualidade e características dos participantes, a maioria dos estudos que envolvem tabagismo e MI verificou redução na diversidade de espécies bacterianas e diminuição dos índices de variabilidade nas amostras fecais dos fumantes. Resultados indicaram que tanto a composição da MI quanto o perfil metabolômico dos fumantes atuais são diferentes daqueles que nunca fumaram.

Introdução

A mudança dos hábitos alimentares, em particular, o aumento do consumo de alimentos processados e ultraprocessados, a piora da qualidade e do tempo de sono, a maior exposição a fatores estressores (p. ex., poluição) e, ainda, o etilismo e o tabagismo podem contribuir para o desequilíbrio bacteriano intestinal e comprometimento da saúde, favorecendo o desenvolvimento de diversas doenças crônicas (Redondo-Useros et al., 2020).

Neste capítulo, será abordada a relação entre o etilismo, o tabagismo e a MI humana. O etilismo e o tabagismo são fatores de risco modificáveis que se associam positivamente com uma ampla gama de doenças crônicas e agudas, incluindo câncer, doenças cardiovasculares (DCV), doenças hepáticas e distúrbios do sistema nervoso central (Gui et al., 2021; Huang; Shi, 2019; Stewart et al., 2018; Yan et al., 2021). Entretanto, além desses efeitos danosos, o etilismo e o tabagismo também podem afetar negativamente a composição e a função da MI humana.

O etilismo crônico, por exemplo, foi associado a uma diminuição na abundância relativa de bactérias benéficas, em particular, dos gêneros *Bifidobacterium* e *Lactobacillus*, e um aumento na quantidade de bactérias potencialmente patogênicas, como *Escherichia coli* e *Streptococcus*. Além disso, o etilismo crônico pode levar à diminuição da produção de ácidos graxos de cadeia curta (AGCCs), que têm propriedades anti-inflamatórias e protetoras do trato gastrointestinal (TGI) (Redondo-Useros et al., 2020).

A fumaça do cigarro é uma fonte representativa de exposições químicas tóxicas aos seres humanos, e as consequências adversas do tabagismo são mediadas por seu efeito nos sistemas neuronal e imunoinflamatório. O tabagismo também é um importante fator de risco para distúrbios intestinais, como doença de Crohn e úlcera péptica. Apesar das diferenças no delineamento, qualidade e características dos participantes, a maioria dos estudos verificou uma redução na diversidade de espécies bacterianas e diminuição dos índices de variabilidade nas amostras fecais dos fumantes (Gui et al., 2021).

Apesar da relação entre o etilismo, o tabagismo e a MI ainda estar sendo investigada, essas descobertas sugerem que esses hábitos podem ter efeitos negativos não apenas na saúde geral do organismo humano, como também na saúde do TGI e do sistema imunológico.

A seguir serão apresentados os mais recentes achados científicos em torno desse tema, que fornecem uma descrição abrangente das alterações da MI humana induzidas pelo etilismo e pelo tabagismo por meio da análise das evidências disponíveis sobre a relação entre os dois e o microbioma intestinal humano. O objetivo é contribuir para a caracterização desse perfil, nos usuários de álcool e fumantes, saudáveis ou doentes, e destacar seu potencial impacto no estado de saúde do hospedeiro.

Etilismo e a microbiota intestinal humana

O etilismo é uma condição caracterizada pelo consumo excessivo de álcool, que pode ter efeitos negativos à saúde humana, incluindo a alteração da MI. O transtorno por uso de álcool (TUA, ou alcoolismo) é uma doença crônica e multifatorial. Quanto maior a vulnerabilidade do indivíduo, maior é a probabilidade de se evoluir de consumo moderado para estágios posteriores de risco e problemas com o álcool (Du et al., 2022).

Muitas complicações de saúde induzidas pelo álcool são diretamente atribuíveis à toxicidade do álcool ou de seus metabólitos, mas outro impacto potencial do álcool na saúde pode ser nas comunidades microbianas do intestino humano (Litwinowick; Gamian, 2023).

Estudos recentes sugerem que o alcoolismo crônico está ligado ao desequilíbrio bacteriano da MI e aumento da permeabilidade intestinal, o que pode ocasionar o desenvolvimento de doenças hepáticas alcoólicas (DHA) e uma série de consequências negativas para a saúde (Kosnicki, 2019; Litwinowick; Gamian, 2023).

A DHA, que varia de doença leve a hepatite alcoólica e cirrose, é uma das principais causas de morbidade e mortalidade em todo o mundo.

A ingestão de álcool pode levar a alterações na composição da MI, mesmo antes do desenvolvimento de doença hepática. Essas alterações pioram com o avanço da doença e podem ser cúmplices na progressão. A função microbiana relacionada com metabolismo dos ácidos biliares, pode modular a lesão associada ao álcool mesmo na presença de cirrose e hepatite alcoólica (Bajaj, 2019).

A MI pode melhorar ou agravar as doenças hepáticas por meio de vários mecanismos, como aumento do metabolismo lipídico hepático, aumento da produção de álcool, aumento da permeabilidade intestinal, translocação bacteriana, supercrescimento bacteriano intestinal, desequilíbrio bacteriano entérico e comprometimento da secreção biliar (Du et al., 2022).

Mudanças na MI também podem alterar a função cerebral, e o eixo intestino-cérebro pode ser um alvo potencial para reduzir o risco de recaída alcoólica (Bajaj, 2019). Com o surgimento do conceito "microbiota-intestino-cérebro" nos últimos anos, tornou-se aceito que a MI pode desempenhar um papel importante no desenvolvimento de transtornos psiquiátricos como a dependência do álcool (Yang et al., 2021).

Análises conjuntas, incluindo dados metagenômicos e metabolômicos, parâmetros fisiológicos e experimentos mecanicistas realizados em células, animais e humanos, têm potencial para identificar mecanismos moleculares por trás das associações observadas (FAN et al., 2020).

Evidências acumuladas até o momento sugerem que o consumo de álcool pode perturbar negativamente a composição da MI. Por exemplo, Yang et al., verificaram que ratos dependentes de álcool apresentaram alterações na composição da microbiota colônica e o tratamento com um prebiótico composto, especialmente, por galactoligossacarídeos (GOS) por 3 semanas reduziu essas alterações. Além disso, alguns estudos com roedores e humanos têm sugerido que o consumo de álcool pode danificar a integridade da barreira da mucosa intestinal e aumentar a permeabilidade intestinal (Yang et al., 2021).

Especula-se que numerosos compostos dentro do intestino, como toxinas bacterianas, produtos metabólicos bacterianos e neurotransmissores, podem entrar na circulação sanguínea periférica por meio do aumento da permeabilidade intestinal, resultando em uma resposta do eixo hipotálamo-pituitária(hipófise)-adrenal (HPA ou HHA) e neuroinflamação. Portanto, a neuroinflamação é considerada um possível fator predisponente na fisiopatologia da dependência do álcool (Yang et al., 2021).

Além disso, o etilismo pode afetar a MI por meio da redução da produção de muco intestinal. O muco intestinal é uma substância produzida pelas células intestinais, em particular, pelas células caliciformes. A camada de muco intestinal tem o papel de revestir a parede do intestino, isto é, cobre as células epiteliais, protegendo-as do contato com substâncias externas e tóxicas, enzimas digestivas e bactérias patogênicas (Paone; Cani, 2020). O consumo excessivo de álcool pode danificar as células caliciformes responsáveis pela produção de muco, causar uma redução na sua produção e comprometer a barreira protetora do intestino. Isso pode levar a um aumento da permeabilidade intestinal, permitir que bactérias patogênicas e toxinas entrem na corrente sanguínea e causem inflamação sistêmica (Illiano et al., 2020; Meroni et al., 2019).

Além disso, o etilismo também pode afetar a produção de ácido no estômago. O ácido clorídrico (HCl) é uma substância produzida pelo estômago que ajuda a controlar o crescimento de bactérias no intestino. O consumo excessivo de álcool pode reduzir a produção de HCl no estômago, criando um ambiente mais favorável para o crescimento de bactérias patogênicas no intestino (Meroni et al., 2019).

Ademais, o etilismo pode afetar a MI por meio da alteração no consumo alimentar. O consumo excessivo de álcool pode levar a uma redução na ingestão de alimentos ricos em fibras e nutrientes essenciais para a saúde intestinal (Tierney et al., 2023).

Estudos demonstraram que o desequilíbrio bacteriano intestinal causado pelo etilismo pode levar a uma série de consequências negativas à saúde, incluindo o aumento do risco de doenças inflamatórias intestinais, obesidade, diabetes *mellitus* e outras doenças crônicas. Em uma revisão sistemática, com o objetivo de fornecer uma descrição abrangente das alterações do microbioma intestinal induzidas pelo álcool, Litwinowicz et al. (2020) destacaram o papel do microbioma intestinal no desenvolvimento de várias complicações do TUA. O microbioma intestinal tem sido proposto como um fator essencial na mediação do desenvolvimento de complicações do TUA, como a DHA. Para tal, os autores investigaram o efeito do álcool no microbioma intestinal utilizando o *checklist* PRISMA (de acordo com as diretrizes do *Preferred Reporting Items of Systematic Reviews and Meta-Analyses*) (Litwinowicz et al., 2020).

Estudos determinando o efeito do álcool na MI em indivíduos com TUA foram buscados na base de dados Medline na plataforma PubMed com participantes de qualquer idade. Foram incluídos estudos que compararam o microbioma intestinal bacteriano entre: (1) indivíduos com TUA e indivíduos saudáveis; (2) indivíduos com TUA e indivíduos com hepatite alcoólica grave (HAG); (3) indivíduos com cirrose alcoólica e cirrose não alcoólica. Foram considerados apenas estudos publicados em inglês e realizados em humanos. Não foram impostas restrições ao *status* de publicação. Devido às limitações dos estudos dependentes de cultura, incluíram apenas artigos empregando o sequenciamento do RNA ribossomal 16S – um método independente de cultura amplamente utilizado no estudo do microbioma (Litwinowicz et al., 2020).

A avaliação da qualidade dos estudos incluídos baseou-se na Escala de Newcastle-Ottawa (NOS), levemente modificada. Foi acrescentado um critério de ajuste para testes múltiplos e, uma vez que os antibióticos têm um forte efeito sobre o microbioma, optou-se por substituir a "averiguação da exposição" por "uso de antibiótico como critério de exclusão". Após a triagem inicial, foram selecionados 112 estudos relevantes. Referências de busca em cadeia produziram sete resultados adicionais (Litwinowicz et al., 2020).

Dos 119 resultados relacionados com o microbioma em TUA, 29 foram estudos em humanos que foram lidos na íntegra e escaneados para elegibilidade. O desfecho primário foi a comparação das abundâncias relativas de filos, famílias e gêneros bacterianos. Dados comparando abundâncias relativas de bactérias compondo a MI foram extraídos e um total de 17 estudos investigando alterações do microbioma intestinal em indivíduos com TUA foram recuperados (Litwinowicz et al., 2020).

As diferenças entre o microbioma intestinal de indivíduos com TUA e os controles saudáveis obtiveram em média 6,11 pontos na NOS. A nível filo, Bacteroidetes apresentou menor abundância relativa, e Proteobacteria apresentou maior abundância relativa em indivíduos com TUA do que em controles saudáveis. A nível família, a abundância relativa de *Enterobacteriaceae* foi aumentada e *Ruminococcaceae* reduzida. A nível gênero, *Ruminococcus, Collinsella, Prevotella, Clostridium, Faecalibacterium, Paraprevotella, Bacteroides, Parabacteroides, Alistipes* e *Akkermansia* apresentaram menor abundância relativa em indivíduos com TUA. Os resultados sobre o gênero *Bifidobacterium* foram mistos – três estudos relataram menor abundância relativa em indivíduos com TUA e um estudo relatou maior abundância relativa (Litwinowicz et al., 2020).

Também foi verificado diferenças entre a MI de indivíduos com HAG e indivíduos com TUA sem hepatite alcoólica. Os estudos incluídos nessa seção obtiveram em média 7,6 pontos na NOS. Não foram encontradas diferenças a nível do filo. Em particular, as diferenças a nível família foram o aumento na abundância relativa de *Enterobacteriaceae* e a redução de *Christensenellaceae* em indivíduos com hepatite alcoólica. A nível gênero, *Haemophilus, Lactobacillus, Streptococcus* e *Bifidobacterium* estavam aumentadas em indivíduos com hepatite alcoólica e *Bilophila, Oscillospira* e *Parabacteroides* estavam reduzidos (Litwinowicz et al., 2020).

Para concluir, analisou-se as diferenças entre indivíduos com etiologia alcoólica e não alcoólica da cirrose. Os estudos incluídos nesta seção obtiveram em média 6 pontos na NOS. A cirrose alcoólica foi caracterizada pelo aumento de *Enterobacteriaceae* e redução de *Lachnospiraceae* a nível família e aumento de *Enterobacter* a nível gênero.

Indivíduos com TUA apresentaram menor abundância de vários anaeróbios. As bactérias esgotadas em indivíduos com TUA incluem *Akkermansia muciniphila* e *Faecalibacterium prausnitzii*, bactérias predominantemente benéficas. Foi encontrado um aumento da abundância relativa de Proteobacteria, *Enterobacteriaceae* e *Streptococcus* (Litwinowicz *et al.*, 2020).

Essa revisão sistemática fornece uma nova síntese da pesquisa sobre o microbioma intestinal, mais especificamente, sobre a composição da MI no TUA. Embora várias revisões já tenham sido publicadas sobre o assunto, esse estudo foi o primeiro a descrever as alterações do microbioma intestinal de maneira sistemática, que permitiu cobrir uma gama mais ampla de alterações do que qualquer artigo de revisão publicado anteriormente. Uma vez que o microbioma intestinal é hipotetizado para mediar a suscetibilidade individual às complicações do TUA, incluindo HAG e cirrose, também foram descritas as alterações da abundância relativa da MI entre indivíduos com e sem HAG, e com cirrose de etiologia alcoólica e não alcoólica (Litwinowicz *et al.*, 2020).

Ao comparar indivíduos com TUA e controles saudáveis, um dos resultados mais consistentes entre os estudos foi uma redução de anaeróbios obrigatórios – dos gêneros *Ruminococcus*, *Collinsella* e *Prevotella*, e um aumento do filo Proteobacteria, a maioria dos quais consistia em anaeróbios facultativos. O mecanismo causador desse tipo de distúrbio na microbiota pode estar relacionado com estresse oxidativo induzido pelo etanol. Uma vez que anaeróbios obrigatórios são menos tolerantes ao estresse oxidativo do que anaeróbios facultativos, isso poderia explicar suas menores abundâncias e a maior abundância de Proteobacteria e *Streptococcus*. Em outras pesquisas, o tratamento com antioxidantes melhorou uma dieta rica em gordura (que causa estresse oxidativo) e induziu a depleção de algumas dessas espécies (Litwinowicz *et al.*, 2020).

Indivíduos com TUA foram caracterizados pela redução de *A. muciniphila* e *F. prausnitzii*. *A. muciniphila* é um comensal intestinal, conhecido por seu efeito protetor sobre a barreira intestinal. A suplementação de *A. muciniphila* preveniu a DHA, restaurou a barreira intestinal e melhorou a DHA estabelecida em um modelo de camundongo. *F. prausnitzii* é "anti-inflamatória", e produtora de AGCCs. Descobriu-se que os AGCCs exercem um efeito protetor sobre a barreira intestinal. Curiosamente, *F. prausnitzii* secreta metabólitos que podem bloquear o fator nuclear kappa B (NF-κB), uma molécula envolvida na ruptura da barreira intestinal induzida pelo álcool ativação (Litwinowicz *et al.*, 2020). O grupo TUA apresentou maior abundância do gênero *Streptococcus* e da família *Enterobacteriaceae*, que foi positivamente associada com o escore MELD (*Model For End-Stage Liver Disease*). Bactérias pertencentes à família *Enterobacteriaceae* e os *Streptococcus* são os patógenos mais comuns responsáveis por infecções bacterianas em indivíduos com cirrose (Litwinowicz *et al.*, 2019).

Surpreendentemente, em alguns dos estudos incluídos, bactérias reconhecidas como benéficas, do gênero *Bifidobacterium* apresentaram maior abundância nos indivíduos com TUA. Mais pesquisas são necessárias para explicar esses resultados conflitantes (Litwinowicz *et al.*, 2020).

A maioria dos estudos incluídos na revisão investigou o microbioma intestinal utilizando amostras fecais. Essa abordagem torna impossível determinar mudanças no microbioma em diferentes partes do intestino. Essa pode ser uma limitação grave, uma vez que a microbiota varia no intestino e as amostras fecais não refletem completamente a diversidade microbiana da mucosa intestinal (Litwinowicz *et al.*, 2020).

Nesse caso, a fim de compreender completamente como o álcool afeta as várias partes do intestino, novas pesquisas sobre o tema incorporarão maior variedade de métodos de obtenção de amostras, incluindo amostras de tecido obtidas durante a colonoscopia (preferencialmente comparando o microbioma de amostras fecais com o de amostras de tecido) ou novos métodos, incluindo aspirados duodenais ou lavagem colônica, método que recentemente foi proposto para representar com precisão a microbiota mucosa (Litwinowicz *et al.*, 2020). Outro destaque que merece comentários, é que a cirrose, mais do que o uso de álcool, pode ser o principal fator que influencia os distúrbios do microbioma intestinal na cirrose alcoólica. A cirrose influencia o microbioma intestinal por aumentar a prevalência de espécies bucais. Há evidências significativas da importância da microbiota oral em indivíduos com cirrose. Um estudo realizado mostrou que, em indivíduos cirróticos, as alterações do microbioma e a resposta imunológica a essas alterações são semelhantes entre os microbiomas intestinal e oral. Os resultados confirmaram, comparando indivíduos com cirrose alcoólica e TUA, que a prevalência de espécies bucais (*Lactobacillus salivarius*, *Veillonella parvula* e *Streptococcus salivarius*) é realmente específica para cirrose, e não para o uso de álcool. Nesse trabalho, identificaram também, várias alterações no microbioma intestinal que são específicas para a etiologia alcoólica da cirrose – um aumento da família *Enterobacteriaceae* e do gênero *Enterobacter*, e uma diminuição da família *Lachnospiraceae* (Litwinowicz et al., 2020).

Quanto aos critérios de seleção, é importante mencionar que os autores não incluíram nenhuma restrição de idade. Essa pode ser considerada uma limitação, uma vez que o microbioma intestinal varia com a idade. No entanto, o mecanismo pelo qual o álcool exerce seu efeito sobre o microbioma intestinal ainda não está totalmente explicado. Vários fatores que poderiam estar envolvidos na mediação de alterações induzidas pelo álcool no microbioma intestinal e translocação bacteriana foram identificados, como demonstrado na Figura 33.1. Esses fatores incluem vários peptídeos antibacterianos, como alfa-defensinas, e peptídeos secretados pelas células de Paneth; alfa-defensinas são reguladas negativamente após a alimentação crônica com etanol em camundongos; camundongos tratados com uma das alfa-defensinas, a defensina-5 humana (HD-5), foram resistentes ao desequilíbrio bacteriano intestinal induzido por etanol, foram achados publicados em outros periódicos (Litwinowicz et al., 2020).

Outros fatores antimicrobianos regulados negativamente pelo etanol e envolvidos na translocação bacteriana induzida pelo álcool são as proteínas derivadas das ilhotas regeneradoras (REG3), β (REG3B) e γ (REG3G). REG3 são lectinas do tipo C envolvidas na resposta imunológica contra patógenos. A prevenção da *down-regulation* induzida pelo álcool do REG3G em um modelo de camundongo demonstrou reduzir a translocação bacteriana para o fígado. O mecanismo pelo qual o etanol causa *down-regulation* do REG3 envolve uma redução induzida pelo álcool da interleucina (IL-)22. Além disso, pode-se mencionar que algumas bactérias presentes no intestino secretam bacteriocinas. Alterações nas concentrações de bacteriocina não podem ser descartadas como um fator potencial que contribui para a forma do microbioma em indivíduos com TUA (Litwinowicz et al., 2020).

Tabagismo e a microbiota intestinal humana

O tabagismo é um fator de risco bem conhecido para quase todas as doenças, em particular, o tabaco é uma parte importante da via de inflamação em muitas doenças (p. ex., asma, doença pulmonar obstrutiva crônica [DPOC], câncer). No entanto, apenas recentemente os cientistas começaram a avaliar seus possíveis efeitos. Não apenas como um fator patogênico em doenças multifatoriais, como também um elemento crucial que pode influenciar o ecossistema humano (Huang et al., 2019).

Estudos recentes se concentraram em investigar os efeitos do tabagismo, tanto o tabaco tradicional quanto os cigarros eletrônicos, na MI e oral, bem como suas implicações potenciais nos resultados de saúde. O tabagismo materno durante a gravidez tem sido associado a alterações na MI infantil e a um risco aumentado de excesso de adiposidade corporal em crianças. Além disso, verificou-se que a exposição à fumaça do tabaco e ao vapor do cigarro eletrônico tem efeitos prejudiciais sobre a microbiota oral e MI em humanos, potencialmente levando a doenças orais e a um desequilíbrio bacteriano no intestino (Stewart et al., 2018).

Uma revisão sistemática foi publicada no ano de 2022 de acordo com as diretrizes PRISMA, com o objetivo de analisar as evidências

Capítulo 33 • Relação entre Etilismo, Tabagismo e Microbiota Intestinal Humana

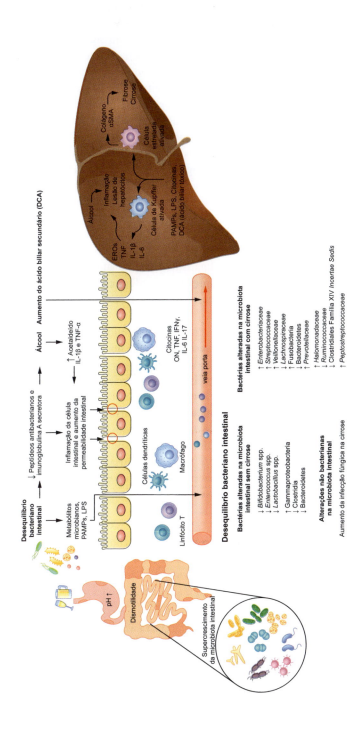

Figura 33.1 Fisiopatologia do desequilíbrio bacteriano intestinal na doença hepática alcoólica. A ingestão prolongada de álcool leva a alterações da permeabilidade intestinal e da microbiota intestinal. O consumo de álcool aumenta as citocinas inflamatórias, como a interleucina (IL)-1β. O desequilíbrio bacteriano intestinal induz translocação bacteriana patológica produzida por espécies reativas de oxigênio (EROs), óxido nítrico sintase induzível (iNOS), padrões moleculares associados a patógenos (PAMPs), como lipopolissacarídeos (LPS) e o receptor do tipo *Toll*/4 (TLR4). Além disso, o álcool e o desequilíbrio da comunidade bacteriana intestinal afetam o metabolismo dos ácidos biliares que têm um efeito negativo na doença hepática alcoólica. α-SMA: alfa-actina de músculo liso; DCA: ácido desoxicólico; INF-γ: interferon gama; ON: óxido nítrico; TNF-α: fator de necrose tumoral alfa. (Adaptada de Jung et al., 2022.)

disponíveis sobre o tema, até junho de 2021, sobre a relação entre o cigarro tradicional e/ou eletrônico e a MI em adultos humanos saudáveis. Dos 2.645 artigos publicados nas bases de dados PubMed, Scopus e Web of Science, 13 foram incluídos na revisão. Apesar das diferenças no desenho, qualidade e características dos participantes, a maioria dos estudos relatou uma redução na diversidade de espécies bacterianas e diminuição dos índices de variabilidade nas amostras fecais dos fumantes (Antinozzi et al., 2022).

Todos os desenhos de estudo (revisão sistemática, ensaio clínico randomizado e controlado, estudo de coorte, estudo caso-controle, estudo transversal, revisão narrativa) em adultos saudáveis com faixa etária de 18 a 65 anos, sem diferença de gênero e apenas fumantes de tabaco e usuários de cigarro eletrônico foram considerados. Os autores avaliaram apenas a MI coletada em amostras fecais e analisaram com sequenciamento genômico do RNAr 16S. Essa busca limitou-se ao idioma inglês. Foram excluídas a literatura cinzenta e estudos que consideravam fumo passivo, poluição do ar e microbiota das vias aéreas superiores (Antinozzi et al., 2022).

O objetivo primário foi avaliar a abundância de filos, a razão deles e a variabilidade das espécies, medida por meio de qualquer medida matemática para índices de alfa-diversidade e beta-diversidade. Entre a alfa-diversidade, os índices de Shannon, Evenness, Simpson, Equitabilidade de Pielou, Sobs e Chao1 foram utilizados como indicadores de "riqueza" e "equabilidade ou equitabilidade". Índices de beta-diversidade, como a dissimilaridade de Bray-Curtis ou UniFrac, foram utilizados para avaliar as diferentes estruturas das comunidades entre as amostras, considerando tanto a filogenia das amostras (UniFrac ponderada) quanto a presença/ausência de gêneros nas amostras (UniFrac não ponderado). UniFrac é uma medida de beta-diversidade que usa informações filogenéticas para comparar amostras ambientais. UniFrac, com técnicas estatísticas multivariadas padrão, incluindo análise de coordenadas principais (PCoA), identifica fatores que explicam diferenças entre comunidades microbianas (Antinozzi et al., 2022).

A avaliação da qualidade de todos os estudos incluídos na revisão foi boa, uma vez que seis dos sete estudos obtiveram escore superior a 5/8, enquanto apenas um obteve escore 4/8; todos os estudos satisfizeram os itens 4, 5, 7 e 8 do instrumento JBI. A qualidade do único estudo prospectivo controlado, de acordo com o "Índice Metodológico para Estudos Não Randomizados" (MINORS), foi moderada e obteve 17 de 24 pontos (Antinozzi et al., 2022).

Os resultados da revisão mostraram que o tabagismo está associado a alterações na composição e função da MI em adultos saudáveis. Em particular, o hábito de fumar cigarros foi associado a aumento na abundância de algumas bactérias patogênicas e redução na diversidade e riqueza da MI. Além disso, o tabagismo também foi associado a um aumento na permeabilidade intestinal e inflamação, corroborando com o aumento do risco de doenças relacionadas com o desequilíbrio da MI (Antinozzi et al., 2022).

Embora os estudos examinados tenham diferido em desenho, qualidade e características dos participantes, é preocupante que a maioria deles tenha relatado níveis mais baixos de diversidade de espécies bacterianas em amostras fecais de fumantes. Essas evidências estão de acordo com os resultados prévios obtidos analisando o microbioma oral e intestinal, provenientes de modelos animais e humanos. Apesar do número limitado de estudos dedicados, mesmo o uso de cigarros eletrônicos parece estar associado a uma baixa variabilidade da MI (Antinozzi et al., 2022).

Por outro lado, resultados inconsistentes foram relatados para os filo Firmicutes e Bacteroidetes, bem como gêneros. Em particular, o gênero *Bacteroides* foi relatado como sendo representado principalmente em fumantes por quatro estudos e em não fumantes por outros dois estudos. A bactéria *Prevotella* spp. foi altamente abundante em fumantes de cigarro, mas menor em fumantes de cigarro eletrônico. O mecanismo subjacente que liga o tabagismo ao desequilíbrio da MI é amplamente desconhecido (Antinozzi et al., 2022).

Vários compostos e mecanismos foram propostos que podem regular essa interação. A fumaça do cigarro contém muitas substâncias tóxicas, incluindo hidrocarbonetos policíclicos aromáticos (HPAs), aldeídos, nitrosaminas e metais pesados, que são inalados para os pulmões. Acredita-se que essas substâncias podem atingir o TGI e induzir o desequilíbrio bacteriano intestinal por diferentes mecanismos, como atividade antimicrobiana ou regulação do microambiente intestinal. A exposição a componentes da fumaça pode beneficiar algumas populações de bactérias ao elevar o pH intestinal ou diminuir a produção de ácidos orgânicos, permitindo que algumas espécies prosperem acarretando no desequilíbrio bacteriano intestinal (Antinozzi et al., 2022).

Alterações na abundância de microrganismos do gênero *Bacteroides*, que perfazem cerca de 25% de toda a MI e fornecem aminoácidos e vitaminas a partir de proteínas dietéticas, parecem modular a produção intestinal de aminoácidos (serotonina, catecolaminas, glutamato), com possível papel na alteração das transmissões nervosas vagais para o cérebro. Os HPAs, que resultam sobretudo do craqueamento térmico de recursos orgânicos e da queima incompleta de material orgânico a baixas temperaturas, podem causar várias doenças devido à sua toxicidade, mutagenicidade e carcinogenicidade. A MI pode transformar esses compostos em substâncias não perigosas ou menos tóxicas por meio da fermentação. Entretanto, evidências sugerem que a ingestão excessiva dessas substâncias pode alterar significativamente a diversidade e abundância da MI, causando inflamação moderada e aumentando a penetrabilidade da mucosa intestinal (Antinozzi et al., 2022).

Outro detalhe interessante é que a fumaça do cigarro contém altos níveis de compostos orgânicos voláteis (COV) tóxicos, como o benzeno. Alguns estudos têm demonstrado este composto pode alterar a estrutura geral do microbioma intestinal (Antinozzi et al., 2022).

O acetaldeído, um aldeído de baixo peso molecular, é uma substância altamente reativa que pode causar diferentes doenças, como lesões hepáticas e cânceres gastrointestinais. Muitas bactérias intestinais podem converter acetaldeído em etanol por meio da fermentação, o que pode levar ao crescimento excessivo de espécies de bactérias relevantes. Além disso, o acetaldeído aumenta a permeabilidade do TGI e permite que microrganismos e endotoxinas atravessem a barreira da mucosa intestinal. O acetaldeído também induz endotoxemia, com subsequentes lesões hepáticas e de outros órgãos, inflamação intestinal e carcinogênese retal. Além disso, acetaldeído e espécies reativas de oxigênio induzem infiltração neutrofílica e consequente liberação de compostos lesivos aos tecidos, que causam translocação da MI (Antinozzi et al., 2022).

Os principais gases tóxicos contidos na fumaça do tabaco entram no sangue por meio da troca de gases alveolar, o que afeta o transporte de O_2, diminui o pH sanguíneo e induz inflamação sistêmica e doenças. A exposição ao monóxido de carbono, em particular, altera o microbioma intestinal e favorece espécies bacterianas que expressam moléculas envolvidas na aquisição de ferro (Antinozzi et al., 2022).

Além disso, a fumaça do cigarro contém metais pesados (como cádmio, arsênio, cromo, ferro, mercúrio, níquel) que podem ser ingeridos e causar o desequilíbrio bacteriano intestinal, afetando o transporte, o estado oxidativo e inflamatório do epitélio intestinal (Antinozzi et al., 2022).

O microbioma intestinal humano tem um papel fundamental na regulação de vias inflamatórias que participam dos chamados eixos intestino-cérebro e intestino-pulmão e há evidências de que distúrbios pulmonares podem estar implicados no desenvolvimento de doenças intestinais. Pacientes com doenças pulmonares crônicas, cuja patogênese está estritamente relacionada com tabagismo, apresentam maior prevalência de doenças intestinais (Antinozzi et al., 2022). Também foram reportados trabalhos que mencionam a nicotina ou seus metabólitos, atuando na redução da diversidade microbiana intestinal e a piora dos sintomas em pacientes com doença de Crohn. Há muitas evidências de que os microrganismos residentes no intestino interagem com o sistema imunológico, ligando o desequilíbrio bacteriano intestinal à progressão da inflamação e doenças relacionadas com o tabaco (p. ex., asma, DPOC). Além disso, o tabaco é um conhecido fator relacionado com liberação de citocinas inflamatórias, que são um marco para o desenvolvimento de doenças, como o câncer. Da mesma maneira, o vapor dos cigarros eletrônicos parece contribuir para a exposição a aldeídos tóxicos (p. ex., formaldeído e acroleína) liberados pela decomposição térmica dos principais componentes veiculares dos líquidos do cigarro eletrônico (propilenoglicol e glicerol) e aromatizantes (Antinozzi et al., 2022).

Outros achados relevantes mostraram que o desequilíbrio bacteriano intestinal causado pelo tabagismo atua no eixo pele-intestino, que está intimamente associado a doenças de pele, como acne, psoríase e dermatite atópica. A inflamação da pele pode contribuir para distúrbios intestinais por meio de regulações imunológicas e mudanças na composição da microbiota (Antinozzi et al., 2022).

Por todas essas razões, pesquisas em humanos são necessárias para melhor esclarecer esses mecanismos e fornecer possíveis métodos para neutralizar seus efeitos após a cessação do tabagismo (Antinozzi et al., 2022).

Mas, "nem tudo são flores"! Esse trabalho de revisão tem limitações. Primeiro, os estudos selecionados mostraram diferenças importantes nas características sociodemográficas (dois estudos incluíram apenas homens) e na exposição ao fumo dos participantes (principalmente autorreferida), o que limitou a comparação e pode afetar a consistência dos resultados. Além disso, os estudos diferiram quanto à qualidade, e o principal item de qualidade envolvido esteve relacionado com a falta de estratégias para levar em conta os fatores de confusão, o que enfraqueceu a força dos achados. Em particular, apenas alguns estudos consideraram a possível interferência da dieta nos efeitos relacionados com o tabagismo na composição da MI (Antinozzi et al., 2022).

No entanto, mesmo com essa ressalva, esse trabalho representa a primeira tentativa de caracterizar sistematicamente os efeitos do tabagismo na composição da MI em humanos saudáveis e abre novas perspectivas para futuras pesquisas sobre estratégias de cessação do tabagismo e o possível papel dos probióticos para combater o desequilíbrio bacteriano intestinal relacionado com o fumo (Antinozzi et al., 2022).

Em outro estudo, também publicado em 2022, mostrou-se que o tabagismo também pode estar relacionado com o desenvolvimento do câncer colorretal. A pesquisa, conduzida por uma equipe de cientistas chineses e colaboradores internacionais, descobriu que o tabagismo promove o câncer colorretal por meio da modulação da MI e metabólitos relacionados. Os pesquisadores usaram modelos animais e amostras de fezes de pacientes com câncer colorretal para investigar os efeitos do tabagismo na MI. Os resultados mostraram que a exposição à fumaça do cigarro levou a mudanças significativas na MI, incluindo a redução de bactérias benéficas e o aumento de bactérias patogênicas. Além disso, os metabólitos produzidos pelas bactérias intestinais também foram alterados pelo tabagismo, favorecendo o desenvolvimento do câncer colorretal (Bai et al., 2022).

Seguindo pela mesma linha, de Gui et al. (2021) destacam o impacto do cigarro na MI. O artigo apresenta evidências que indicam, assim como nos trabalhos anteriores, que o cigarro pode alterar a composição da MI, aumentando o número de bactérias patogênicas e diminuindo a diversidade microbiana. Essas alterações podem ter consequências negativas na saúde e aumentar o risco de doenças crônicas, como câncer colorretal, doença inflamatória intestinal e DCVs (Gui et al., 2021).

No campo cardiovascular, os efeitos prejudiciais também aparecem como mostrado em um estudo publicado em 2021, o qual investigou os efeitos do tabagismo no perfil metabólico e da MI de pacientes do sexo masculino com doença arterial coronariana. Os autores do estudo observaram que fumantes apresentaram uma MI e perfil metabólico significativamente diferentes em comparação com não fumantes. Além disso, os resultados sugerem que o tabagismo pode afetar, não somente a composição da MI, como também o metabolismo de lipídios e aminoácidos, fatores que podem contribuir para o desenvolvimento de DCVs em fumantes (Hu et al., 2021).

Outro trabalho, publicado em 2019, abordou a relação entre o tabagismo e o microbioma em diferentes áreas do corpo humano, incluindo cavidade oral, vias aéreas, intestino e algumas doenças sistêmicas. Os autores revisaram estudos que investigam a influência do tabagismo na composição e função da microbiota em diferentes regiões do corpo humano e destacaram que o tabagismo pode alterar negativamente a microbiota em todas essas áreas, sobretudo amplificando os problemas relacionados com doença periodontal, também muito discutida e agravada pelo tabagismo (Huang; Shi, 2019). Da mesma maneira, Yang et al., em 2019, investigaram a relação entre o tabagismo e a microbiota oral em populações de baixa renda e afro-americanas. A partir de amostras de esfregaço bucal, eles descobriram que o tabagismo foi significativamente associado à diminuição da diversidade e da abundância da microbiota oral em ambas as populações estudadas. Os autores também observaram que a microbiota oral estava associada à saúde bucal e pode estar envolvida no risco aumentado de desenvolvimento de câncer oral (Yang et al., 2019).

No campo das doenças crônicas, em trabalho publicado em 2022, os autores investigaram os efeitos do tabagismo na MI de indivíduos com diabetes *mellitus* tipo 2 (DM2). Por meio de uma análise comparativa entre fumantes e não fumantes, observou-se que o tabagismo estava associado a alterações significativas na composição da MI, incluindo um aumento na proporção de bactérias patogênicas e uma diminuição na diversidade microbiana. Além disso, os indivíduos com DM2 que fumavam apresentaram maior grau de inflamação intestinal em comparação aos não fumantes. Esses resultados sugerem que o tabagismo pode prejudicar a saúde intestinal e agravar a inflamação em indivíduos com DM2, o que pode aumentar o risco de complicações relacionadas com doença (Kondo et al., 2022).

Outra pesquisa que merece destaque é a que sugere que o tabagismo pode contribuir para o desenvolvimento de doenças inflamatórias crônicas, possivelmente por meio de alterações na MI e no sistema imunológico. Yan et al., em 2021, investigaram o efeito do tabagismo sobre os marcadores inflamatórios e a composição da MI em uma população saudável de fumantes e não fumantes. Os resultados indicaram que os fumantes apresentaram níveis mais elevados de citocinas pró-inflamatórias, incluindo IL-6 e fator de necrose tumoral alfa (TNF-α), em comparação com os não fumantes. Além disso, a composição da MI foi significativamente alterada em fumantes, com uma diminuição na diversidade microbiana e aumento de bactérias potencialmente patogênicas, como o gênero *Escherichia* (Yan et al., 2021).

Zhang et al. (2020) estudaram as mudanças dinâmicas na MI em pacientes com espondilite anquilosante sob o efeito do tabagismo e do bloqueador de TNF-α. Por meio de análises de sequenciamento de alto desempenho, eles descobriram que o tabagismo estava associado a mudanças significativas na composição da MI em pacientes com espondilite anquilosante. Além disso, o uso de bloqueador de TNF-α também teve um efeito significativo na MI desses pacientes (Zhang et al., 2020).

Em conjunto, todos os trabalhos aqui citados destacam a importância do tabagismo na alteração da microbiota oral e intestinal em diferentes populações. Eles também sugerem que a microbiota pode ser um potencial alvo terapêutico para doenças relacionadas com o tabagismo. No entanto, é consenso dizer que mais estudos são necessários para entender melhor os mecanismos subjacentes da relação entre tabagismo e microbiota e como isso pode afetar a saúde geral dos indivíduos (Figura 33.2).

Considerações finais

O etilismo e o tabagismo são hábitos amplamente difundidos em todo o mundo, que trazem diversos prejuízos à saúde humana. Ambos os comportamentos são responsáveis por uma série de doenças crônicas como câncer, DCVs e respiratórias. Embora ainda haja muito a ser estudado sobre como o etilismo e o tabagismo afetam a MI humana, estudos recentes sugerem que esses hábitos podem ter efeitos significativos sobre a composição e atividade da MI. Portanto, a promoção de um estilo de vida saudável,

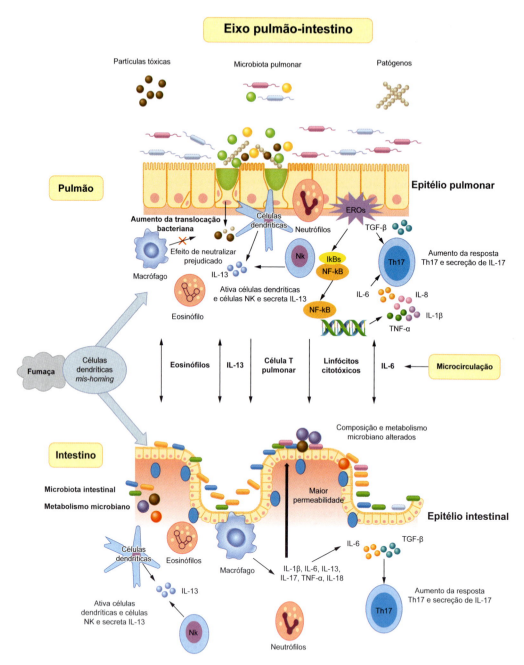

Figura 33.2 Mecanismos potenciais da comunicação cruzada pulmão-intestino incluem *mis-homing* de células T e eosinófilos de origem pulmonar e aumenta a expressão de citocromo oxidase em linfócitos. A exposição à fumaça do cigarro pode exercer papéis importantes no *cross-talk* de órgãos, afetando esses processos e/ou causando *mis-homing* das células dendríticas nos pulmões e no intestino. A interleucina (IL)-6 sistêmica combinada com fator transformador de crescimento beta (TGF-β) local pode conduzir inflamação polarizada por Th17 entre órgãos. A IL-13 sistêmica pode estimular respostas de células natural killer (NK) e macrófagos em *cross-talk* de órgãos. ERO: espécie reativa de oxigênio; IkB: inibidor do kappa B; NF-κB: fator nuclear kappa B. (Adaptada de Gui *et al.*, 2021.)

que inclui a moderação no consumo de álcool e a abstinência do tabagismo pode contribuir para a manutenção de uma MI equilibrada e, consequentemente, prevenir doenças associadas ao desequilíbrio bacteriano intestinal.

Referências bibliográficas

ANTINOZZI, M. *et al.* Cigarette smoking and human gut microbiota in healthy adults: a systematic review. **Biomedicines**, v. 10, n. 2, p. 510, 2022.

BAI, X. *et al.* Cigarette smoke promotes colorectal cancer through modulation of gut microbiota and related metabolites. **Gut**, v. 71, n. 12, p. 2439–2450, 2022.

BAJAJ, J. S. Alcohol, liver disease and the gut microbiota. **Nature Reviews Gastroenterology & Hepatology**, v. 16, n. 4, p. 235-246, 2019.

DU, Y. *et al.* The diversity of the intestinal microbiota in patients with alcohol use disorder and its relationship to alcohol consumption and cognition. **Frontiers in Psychiatry**, v. 13, p. 1054685, 2022.

FAN, Y.; PEDERSEN, O. Gut microbiota in human metabolic health and disease. **Nature Reviews Microbiology**, v. 19, n. 1, p. 55-71, 2021.

GUI, X.; YANG, Z.; LI, M. D. Effect of cigarette smoke on gut microbiota: state of knowledge. **Frontiers in Physiology**, v. 12, p. 673341, 2021.

HU, X. *et al.* Impacts of cigarette smoking status on metabolomic and gut microbiota profile in male patients with coronary artery disease: a multi-omics study. **Frontiers in Cardiovascular Medicine**, v. 8, p. 766739, 2021.

HUANG, C.; SHI, G. Smoking and microbiome in oral, airway, gut and some systemic diseases. **Journal of Translational Medicine**, v. 17, p. 1-15, 2019.

ILLIANO, P.; BRAMBILLA, R.; PAROLINI, C. The mutual interplay of gut microbiota, diet and human disease. **The FEBS Journal**, v. 287, n. 5, p. 833-855, 2020.

JUNG, J. H. *et al.* Gut microbiota-modulating agents in alcoholic liver disease: Links between host metabolism and gut microbiota. **Frontiers in Medicine**, v. 9, p. 913842, 2022.

KONDO, Y. *et al.* Effects of Smoking on the Gut Microbiota in Individuals with Type 2 Diabetes Mellitus. **Nutrients**, v. 14, n. 22, p. 4800, 2022.

KOSNICKI, K. L. *et al.* Effects of moderate, voluntary ethanol consumption on the rat and human gut microbiome. **Addiction Biology**, v. 24, n. 4, p. 617–630, 2019.

LITWINOWICZ, K.; CHOROSZY, M.; WASZCZUK, E. Changes in the composition of the human intestinal microbiome in alcohol use disorder: a systematic review. **The American Journal of Drug and Alcohol Abuse**, v. 46, n. 1, p. 4-12, 2020.

LITWINOWICZ, K.; GAMIAN, A. Microbiome alterations in alcohol use disorder and alcoholic liver disease. **International Journal of Molecular Sciences**, v. 24, n. 3, p. 2461, 2023.

MERONI, M.; LONGO, M.; DONGIOVANNI, P. Alcohol or gut microbiota: who is the guilty? **International journal of molecular sciences**, v. 20, n. 18, p. 4568, 2019.

PAONE, P.; CANI, P. D. Mucus barrier, mucins and gut microbiota: the expected slimy partners? **Gut**, v. 69, n. 12, p. 2232-2243, 2020.

REDONDO-USEROS, N. *et al.* Microbiota and lifestyle: a special focus on diet. **Nutrients**, v. 12, n. 6, p. 1776, 2020.

STEWART, C. J. *et al.* Effects of tobacco smoke and electronic cigarette vapor exposure on the oral and gut microbiota in humans: a pilot study. **PeerJ**, v. 6, p. e4693, 2018.

TIERNEY, B. T. *et al.* Capacity of a Microbial Synbiotic To Rescue the In Vitro Metabolic Activity of the Gut Microbiome following Perturbation with Alcohol or Antibiotics. **Applied and Environmental Microbiology**, v. 89, n. 3, p. e01880-22, 2023.

WU, Z. *et al.* Cigarette smoking and opium use in relation to the oral microbiota in Iran. **Microbiology spectrum**, v. 9, n. 2, p. e00138-21, 2021.

YAN, S. *et al.* Effects of smoking on inflammatory markers in a healthy population as analyzed via the gut microbiota. **Frontiers in Cellular and Infection Microbiology**, v. 11, p. 633242, 2021.

YANG, F. *et al.* Integrated analyses of the gut microbiota, intestinal permeability, and serum metabolome phenotype in rats with alcohol withdrawal syndrome. **Applied and Environmental Microbiology**, v. 87, n. 18, p. e00834-21, 2021.

YANG, Yaohua *et al.* Cigarette smoking and oral microbiota in low-income and African-American populations. **Journal of Epidemiology and Community Health**, v. 73, n. 12, p. 1108-1115, 2019.

ZHANG, F. *et al.* Dynamic changes in gut microbiota under the influence of smoking and TNF-α-blocker in patients with ankylosing spondylitis. **Clinical Rheumatology**, v. 39, p. 2653-2661, 2020.

34 Interação entre Fármacos e Microbiota Intestinal

Scarlathe Bezerra da Costa ■ Andressa Marre ■
Isadora Silva Barcellos ■ Leandro Araujo Lobo

Objetivo

- Discutir a relação entre os diferentes tipos de fármacos e o microbioma intestinal.

Destaques

- Grande parte dos xenobióticos que consumimos por via oral sofre a ação metabólica da comunidade de microrganismos que coloniza o trato gastrointestinal (TGI) humano
- A atividade de microrganismos sobre os xenobióticos pode incluir a desativação ou a alteração da farmacocinética de drogas utilizadas no tratamento de enfermidades, e a desativação ou a reativação de xenobióticos tóxicos
- O tratamento com antimicrobianos também torna o hospedeiro mais suscetível a patógenos exógenos, pois promove a perda da integridade e da função de barreira intestinal
- Os efeitos causados pelo uso de antimicrobianos podem perdurar a curto ou longo prazo. O que definirá isso é se a composição bacteriana intestinal após o tratamento será composta por bactérias benéficas ou potencialmente patogênicas e/ou resistentes a antimicrobianos, além dos fatores relacionados ao hospedeiro nesse momento
- Apesar de o nível de evidência não ser elevado, sugere-se a suplementação probiótica associada a uma dieta balanceada, durante ou após o uso de antimicrobianos, para minimizar os impactos negativos causados sobre a comunidade bacteriana intestinal.

Introdução

Todos os dias entramos em contato com milhares de compostos químicos que estão presentes no nosso ambiente. Eles podem ser de origem natural ou artificial, mas em ambos os casos, são substâncias estranhas (ou exógenas) ao nosso metabolismo, e não são naturalmente produzidas pelo nosso organismo. Estima-se que somos expostos a cerca de 3 milhões de compostos exógenos ao longo da vida. Alguns exemplos mais comuns são os compostos constituintes de plantas, drogas, pesticidas, cosméticos, aromatizantes, fragrâncias, aditivos alimentares, produtos químicos industriais e poluentes ambientais (Abdelsalam et al., 2020). No contexto da saúde humana, essas substâncias são chamadas de "xenobióticos", que podem ter efeitos tóxicos no organismo e podem interferir nos processos biológicos, como o metabolismo e a função imunológica. Apesar de ser primariamente utilizado para definir compostos sintéticos, esse termo também pode se referir aos produtos químicos de ocorrência natural, particularmente, quando estes se encontram em concentrações deletérias à nossa saúde (Abdelsalam et al., 2020).

Dessa maneira, os xenobióticos podem ser classificados em duas categorias principais: os naturais e os sintéticos. Os xenobióticos de ocorrência natural incluem toxinas produzidas por plantas e animais, bem como algumas drogas e outras substâncias químicas encontradas no ambiente natural. Os xenobióticos sintéticos são produtos químicos produzidos pelo homem que foram desenvolvidos para uma variedade de propósitos, incluindo pesticidas, produtos químicos industriais e produtos farmacêuticos (Abdelsalam et al., 2020).

Os xenobióticos podem ser metabolizados pelo corpo por meio de uma variedade de vias, incluindo oxidação, redução e conjugação. No entanto, alguns xenobióticos podem ser difíceis de eliminar e podem se acumular no corpo ao longo do tempo, levando à toxicidade e outros efeitos adversos. Portanto, entender os efeitos dos xenobióticos nos sistemas biológicos é uma importante área de pesquisa para a saúde pública e ambiental (Abdelsalam et al., 2020).

Grande parte dos xenobióticos que consumimos por via oral sofre a ação metabólica da comunidade de microrganismos que coloniza o TGI humano. Ou seja, esses compostos sofrem modificações químicas por enzimas microbianas mesmo antes de entrarem na circulação sanguínea ou atingirem o fígado. Por sua vez, microrganismos intestinais produzem seus próprios metabólitos que atuarão nos processos fisiológicos dos hospedeiros (Abdelsalam et al., 2020).

Inicialmente, esse conceito foi descrito na década de 1970, onde estudos com antimicrobianos mostraram que a inibição seletiva de membros da microbiota intestinal (MI) tinha efeitos sobre o metabolismo de xenobióticos. Com os avanços nas técnicas de biologia molecular no século XXI, com ênfase no sequenciamento de DNA de alto rendimento, se tornou possível avaliar a diversidade taxonômica das comunidades dos microrganismos que habitam a microbiota humana em grande detalhe. Além disso, o desenvolvimento de equipamentos de espectrometria de massas de alta resolução permitiram prospectar pequenas moléculas e metabólitos diretamente de tecidos e amostras biológicas complexas, e alavancaram o campo de estudo da metabolômica. Aliadas, essas duas técnicas permitiram estabelecer relações de causalidade entre a MI e o metabolismo de xenobióticos em humanos (Collins; Patterson, 2020).

A diversa capacidade metabólica da MI supera a humana não apenas em número, como também em qualidade. Funções como beta-glucuronidases, beta-glucosidases, azoreductases, nitroreductases e sulfóxido reductases, que não estão codificadas no genoma humano, estão presentes no nosso intestino (Clemente et al., 2012). A atividade de microrganismos sobre os xenobióticos pode incluir a desativação ou a alteração da farmacocinética de fármacos utilizados no tratamento de enfermidades, e a desativação ou a reativação de xenobióticos tóxicos. Neste capítulo, serão abordados os xenobióticos modificados pelo microbioma humano, com foco em fármacos terapêuticos. A Figura 34.1 ilustra a interação bidirecional entre o microbioma intestinal e as diferentes substâncias xenobióticas.

Antimicrobianos

Antimicrobianos são fármacos que atuam no controle do crescimento microbiano, divididos em três categorias: (i) antimicrobianos naturais, (ii) sintéticos e (iii) semissintéticos. Os agentes antibacterianos normalmente possuem mecanismo de ação bacteriostática ou bactericida, tendo como alvo diferentes estruturas da célula bacteriana. Alguns exemplos são: betalactâmicos e os Glicopeptídeos que inibem a síntese da parede celular; polimixinas e daptomicina que atuam sobre a estrutura e a função da membrana citoplasmática; quinolonas e metronidazol que inibem replicação do DNA; aminoglicosídeos, tetraciclinas, cloranfenicol e macrolídeos que interferem na síntese de proteínas; e sulfonamidas que atuam sobre o metabolismo bacteriano (Alterthum, 2015). Portanto, o que define a classificação de um antimicrobiano é sua estrutura molecular, mecanismo e espectro de ação. O espectro de ação diz respeito a quais grupos bacterianos serão atingidos pela terapia com o antimicrobiano de

540 Microbioma Intestinal

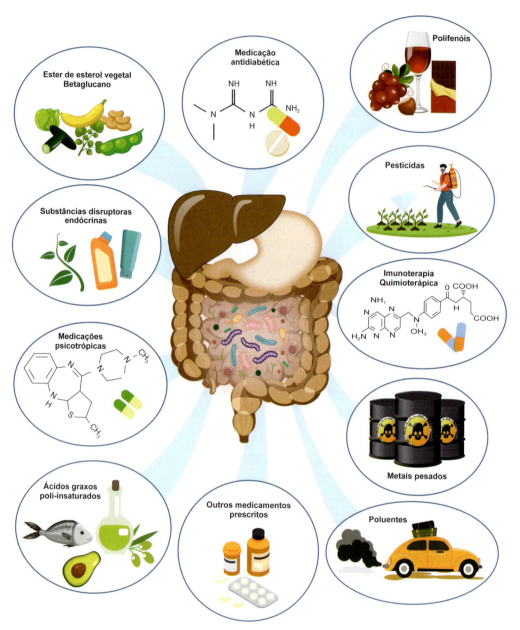

Figura 34.1 Xenobióticos são compostos constituintes de plantas, fármacos, pesticidas, cosméticos, aromatizantes, fragrâncias, aditivos alimentares, produtos químicos industriais e poluentes ambientais, externos ao metabolismo e fisiologia humana, mas com os quais se tem contato ao longo da vida. Essas substâncias podem ter efeitos tóxicos no organismo e interferir nos processos biológicos. (Adaptada de Clarke *et al.*, 2019.)

escolha, pode ser de amplo espectro, ou seja, atingem uma gama de diferentes bactérias gram-positivas e negativas como a ampicilina; ou espectro reduzido, que atuam apenas sobre determinados grupos, como a oxaciclina que atua contra cepas sensíveis de *Staphylococcus aureus*; metronidazol que é indicado para o tratamento de infecções por bactérias anaeróbias;

vancomicina para cocos gram-positivos e polimixinas para bactérias gram-negativas (Mimica; Mimica; Mimica, 2015).

Tendo isso em mente, é natural nos perguntarmos quais efeitos são causados pelos antimicrobianos na comunidade da MI. Mas, se engana quem pensa que só o espectro de ação dita os impactos causados. Como tudo no corpo humano passa por complexas associações, a causalidade discutida não é diferente. O comportamento da microbiota pode variar de acordo com o espectro de ação do antimicrobiano utilizado e com a classe, farmacocinética, farmacodinâmica, dosagem, duração do tratamento e via de administração (Jernberg et al., 2007). Além disso, vale ressaltar que as perturbações causadas pelos antimicrobianos na MI são também influenciadas por fatores ligados ao hospedeiro, como o estado em que a comunidade microbiana se encontra no momento do tratamento (p. ex., composição, abundância de espécies, diversidade e redundância metabólica), estilo de vida do indivíduo, hábitos alimentares, comorbidades, uso de outros medicamentos e idade (Schwartz; Langdon; Dantas, 2020).

É importante ressaltar que a MI dos adultos é relativamente estável contra perturbações, uma vez que a MI é resiliente e resistente a mudanças (Sommer et al., 2017). Dentre os fatores externos que podem perturbar a MI, o uso de antimicrobianos é um dos mais estudados. Algumas das consequências do uso, muitas vezes contínuo e indiscriminado, são o desequilíbrio bacteriano intestinal e o surgimento de patógenos resistentes (Clemente et al., 2012).

No ambiente intestinal, uma comunidade diversa é mais resistente às perturbações, provavelmente devido à melhor utilização de recursos gerada pela redundância funcional e metabólica, além da ocupação de diversos nichos. É justamente essa característica que é afetada pelo tratamento com antimicrobianos (Iebba et al., 2016). No entanto, a perda de diversidade não necessariamente significa perda de riqueza bacteriana. À medida que as bactérias suscetíveis ao antimicrobiano são eliminadas, as resistentes multiplicam-se e tomam o seu lugar (Ramirez et al., 2020). Um estudo de coorte tratou 12 indivíduos por 4 dias com antimicrobianos de amplo espectro (p. ex., meropenem, vancomicina e gentamicina). Os pesquisadores sequenciaram as fezes dos indivíduos no dia zero do tratamento e após, 4, 8, 42 e 180 dias, totalizando 6 meses de acompanhamento. Após 4 dias de tratamento, a comunidade microbiana foi completamente alterada, observando-se o aumento de enterobactérias como *Escherichia coli*, *Klebsiella* spp. e outros patógenos como *Enterococcus* spp. e *Fusobacterium nucleatum*, além da diminuição de espécies do gênero *Bifidobacterium*. Os autores demonstraram que a MI pode ser restabelecida a partir de 1 mês e meio, mas ao fim dos 6 meses, 9 espécies bacterianas presentes anteriormente foram perdidas e a riqueza de espécies diminuiu significativamente (Palleja et al., 2018).

Um dos desfechos mais comuns associados ao tratamento com antimicrobianos são os quadros diarreicos que promovem a proliferação de microrganismos oportunistas como, a bactéria *Clostridium difficile*, uma vez que há a liberação dos nichos de colonização (Bäumler; Sperandio, 2016). Uma metanálise, mostrou que o tratamento com clindamicina pode ser considerado um alto fator de risco para a ocorrência de infecção por *C. difficile* (OR = 2,86; IC 95%: 2,04 a 4,02) (Slimings; Riley, 2014). A clindamicina é um antimicrobiano da classe das lincosamidas, que é excretada pelas vias biliares, encontrada em altas concentrações nas fezes e com alta eficiência contra bactérias anaeróbias (Ianiro; Tilg; Gasbarrini, 2016). Dessa maneira, pode impactar a composição da MI a longo prazo, reduzir a diversidade de bactérias gram-positivas aeróbias e anaeróbias, como as do gênero *Bacteroides* (Jernberg et al., 2007). Um estudo de revisão sobre as modulações da MI por antimicrobianos compilou dados das alterações causadas por diferentes classes de antimicrobianos (Ianiro; Tilg; Gasbarrini, 2016), resumidos na Tabela 34.1.

O tratamento com antimicrobianos também torna o hospedeiro mais suscetível a patógenos exógenos porque promove a perda da integridade e da função de barreira intestinal (Iebba et al., 2016). Com o estabelecimento da infecção, a

Tabela 34.1 Panorama geral dos efeitos na microbiota intestinal, causados por diferentes antimicrobianos de acordo com a classe e excreção.

Classe do antimicrobiano	Excreção do antimicrobiano	Efeitos na microbiota intestinal
Lincosamidas	Vias biliares	↓ Bactérias aeróbias e anaeróbias gram-positivas ↓ Diversidade de Bacteroidota ↑ Genes resistentes
Clindamicina		
Macrolídeos		↓ Diversidade total ↓ Actinomycetota e Bacillota ↑ Bacteroidota e Pseudomonadota
Claritromicina		
Eritromicina		
Betalactâmicos	Principalmente urina/vias biliares (parcialmente)	↓ Riqueza total ↓ Actinomycetota e Bacillota ↑ Bacteroidota e Pseudomonadota
Penicilina V		
Amoxicilina		
Ampicilina/sulbactam		
Cefalosporinas		
Fluoroquinolonas		↓ Diversidade bacteriana ↓ Bactérias anaeróbias facultativas gram-negativas e positivas ↓ Bacillota ↑ Bactérias aeróbias gram-positivas ↑ Pseudomonadota
Ciprofloxacino		
Levofloxacino		

Bacteroidota: Bacteroidetes; Bacillota: Firmicutes; Pseudomonadota: Proteobacteria; Actinomycetota: Actinobacteria. (Adaptada de Ianiro, Tilg e Gasbarrini, 2016).

resposta do hospedeiro amplia o desequilíbrio bacteriano intestinal por meio da indução e da ativação de cascatas de inflamação que levam a alterações no ambiente intestinal, as quais impactam diretamente na composição da MI (Sommer et al., 2017). Por isso, apesar do nível de evidência não ser elevado, sugere-se a suplementação probiótica associada a uma dieta balanceada, durante ou após o uso de antimicrobianos para minimizar os impactos negativos causados à MI (Mcfarland, 2020).

Para sobreviver às alterações causadas pelos antimicrobianos, as bactérias da MI, desenvolvem, otimizam, armazenam e trocam entre si genes de resistência a antimicrobianos (GRAs), fazendo do TGI um reservatório desses genes (Ramirez et al., 2020). A quantidade, identidade e função da coleção de GRAs no microbioma recebem o nome "resistoma" (Schwartz; Langdon; Dantas, 2020). No estudo coorte citado anteriormente, os autores observaram que ao passo que a população da MI foi modulada para a abundância de enterobactérias logo após o tratamento com antimicrobianos, os genes de resistência a betalactâmicos foram altamente detectados nesse período, aumentando a chance de sobrevivência das cepas que os possuem (OR = 1,64; IC 95%: 1,24 a 2,17) (Palleja et al., 2018). Ou seja, as espécies que possuem genes de resistência a betalactâmicos foram positivamente selecionadas durante e após o período de tratamento e podem modular a curto prazo a composição da MI. No entanto, ao comparar a frequência de GRAs no dia 0 e após 180 dias do tratamento, nenhuma diferença foi encontrada, mostrando que indivíduos adultos saudáveis são capazes de restaurar a MI a longo prazo (Palleja et al., 2018).

Assim, sob a perspectiva da saúde única, essa é uma consequência de grande importância e preocupação para as várias esferas do ecossistema. Considerando que o repertório de GRAs de um indivíduo influencia diretamente na propagação da resistência, e no uso e eficiência dos antimicrobianos disponíveis, maior será o impacto da junção do repertório de uma comunidade inteira. Esse efeito será refletido na própria comunidade e em outras organizações de vida, afetando não só a saúde humana, como também a saúde animal e ambiental (Mcewen; Collignon, 2018). Isso porque os GRAs podem ser detectados nas fezes humanas cujo destino são efluentes que contaminam mares, rios e lençóis freáticos, principalmente, em locais onde não há tratamento de efluentes e o saneamento básico é escasso. Assim, a água utilizada para abastecer residências, hospitais, indústrias alimentícias e fazendas de agropecuária, por exemplo, é um veículo de disseminação da resistência aos antimicrobianos (RAM) (Marti; Variatza; Balcazar, 2014; Huijbers *et al.*, 2015). No Brasil, o Plano de Ação Nacional para Prevenção e Controle da Resistência aos Antimicrobianos do Brasil (PAN-BR) está em vigor desde 2018, fruto da aliança tripartite entre a Organização Mundial da Saúde (OMS), a Organização das Nações Unidas para a Alimentação e Agricultura (FAO) e a Organização Mundial de Saúde Animal (OIE). Dentre os objetivos do PAN-BR estão a vigilância e o monitoramento da RAM, ampliar a cobertura do saneamento básico para prevenção e controle de infecção, a capacitação dos profissionais da saúde, a promoção do uso racional de antimicrobianos na saúde humana e pecuária.

Por fim, mesmo que a comunidade microbiana no TGI se restabeleça, há redução da resistência à colonização, permitindo a implementação de microrganismos exógenos que alteram a comunidade e o ambiente, e ainda, nem todos os táxons se recuperam, mesmo depois de meses desde o tratamento. Os efeitos causados pelo uso de antimicrobianos podem perdurar a curto ou longo prazo. O que definirá isso é a composição da MI após o tratamento, se será composta por bactérias benéficas ou potencialmente patogênicas e/ou resistentes a antimicrobianos, além dos fatores relacionados com o hospedeiro nesse momento.

Quimioterápicos

Evidências crescentes sugerem que o microbioma intestinal é um fator importante ao considerarmos o risco de desenvolver certos tipos de câncer. O desequilíbrio bacteriano intestinal, por exemplo, está relacionado com o aumento da suscetibilidade a vários tipos de câncer, incluindo câncer colorretal, hepático e pancreático. Além disso, a composição da MI pode influenciar a eficácia e a toxicidade dos tratamentos contra o câncer, como quimioterapia, imunoterapia e radioterapia. A quimioterapia pode levar a alterações no microbioma intestinal, incluindo uma redução na diversidade e na abundância de certas espécies bacterianas. Essas mudanças podem ocorrer devido aos efeitos diretos dos quimioterápicos nas bactérias intestinais, bem como às respostas inflamatórias e imunológicas induzidas pela terapia. Além disso, estudos pré-clínicos têm mostrado que a presença de certas bactérias na MI pode influenciar o metabolismo dos quimioterápicos, intervindo na sua eficácia ou toxicidade ao tratamento.

Em um artigo publicado em 2015, os autores identificaram que 10 quimioterápicos de uso frequente tiveram sua eficácia alterada por bactérias intestinais. De 30 fármacos examinados *in vitro*, 10 foram significativamente inibidas por certas bactérias, enquanto a mesma bactéria melhorou a eficácia de outras seis. Os autores utilizaram como modelos de estudo uma espécie bacteriana gram-negativa (*E. coli*), e outra gram-positiva (*Listeria welshimeri*). Após incubação *in vitro*, alterações na estrutura química dos fármacos gencitabina, fludarabina, cladribina e CB1954 foram detectadas por análise de HPLC (cromotografia líquida de alta eficiência) combinada com espectrometria de massa. Esses resultados foram confirmados, posteriormente, em modelos animais. Esses achados sugerem que a presença bacteriana no corpo devido a infecção sistêmica ou local pode influenciar as respostas tumorais ou a toxicidade fora do alvo durante a quimioterapia (Lehouritis *et al.*, 2015).

Em certos casos, bactérias da MI podem favorecer a atividade dos quimioterápicos. A ciclofosfamida (CP) é um quimioterápico com propriedades imunossupressoras e anticancerígenas utilizado como um profármaco que requer ativação metabólica. O metabólito ativo principal é a fosforamida, que interfere na replicação de

DNA e induz à apoptose. Além disso, a CP promove a diferenciação de células Th1 e Th17 com propriedades antitumorais. Camundongos tratados com antibióticos de amplo espectro, para depletar a diversidade da MI, exibem uma resposta anticancerígena significativamente reduzida após administração de CP. Acredita-se que a translocação de bactérias, como *Lactobacillus johnsonii* e *Enterococcus hirae*, do intestino para os órgãos linfoides secundários são essenciais na diferenciação das células T CD4$^+$ em células Th1 e Th17. Em acordo com essa hipótese, a administração conjunta de CP e o antibiótico vancomicina resultou em uma resposta anticancerígena inferior em murinos. Estudos mais recentes confirmam a interação sinérgica entre espécies bacterianas específicas, como *E. hirae* e *Barnesiella intestinihominis*, e a CP. Por sua vez, o tratamento com CP reduziu a diversidade bacteriana fecal em camundongos e aumentou a proporção de Firmicutes (Bacillota) em relação a Bacteroidetes (Bacteroidota) (Hughes et al., 2018).

O microbioma intestinal foi identificado como um potencial preditor de resposta à imunoterapia, uma abordagem que tira proveito do sistema imunológico para combater o câncer. Estudos demonstraram que pacientes com certas composições microbianas intestinais respondem melhor à imunoterapia, enquanto outros podem apresentar resistência ou aumento dos efeitos colaterais. Por isso, a manipulação do microbioma intestinal se apresenta como uma promissora abordagem terapêutica no tratamento do câncer. Pesquisas recentes exploram o uso de probióticos e transplante de microbiota fecal (TMF) como estratégias para mitigar os efeitos adversos no microbioma intestinal durante a quimioterapia. Essas abordagens buscam restaurar a diversidade e a função normal do microbioma para melhorar a saúde intestinal e a resposta ao tratamento (Roggiani et al., 2023).

É importante que os oncologistas se mantenham informados sobre as pesquisas mais recentes sobre o microbioma intestinal e o câncer, pois esse conhecimento pode potencialmente levar a avanços nas estratégias de prevenção, diagnóstico e tratamento do câncer. Colaborações entre oncologistas e especialistas em microbiologia e genômica são vitais para desvendar a intrincada relação entre o microbioma intestinal e o câncer, melhorando os resultados dos pacientes.

Anticoncepcionais

Os contraceptivos hormonais são formas sintéticas de hormônios femininos utilizados para a prevenção de gravidez por meio da supressão do eixo hipotálamo-pituitária(hipófise)-gonadal (HPG ou HHG). Esses medicamentos também são chamados "contraceptivos orais combinados" (COCs), e normalmente são compostos por uma combinação de uma versão sintética da progesterona (progestina) e estrogênio. No que diz respeito aos contraceptivos, como pílulas anticoncepcionais, ainda não existem estudos conclusivos sobre a influência direta desses medicamentos no microbioma intestinal. No entanto, alguns estudos preliminares sugerem que os COCs podem ter um impacto na diversidade e na composição da MI (Bakus et al., 2023).

Na menopausa, as alterações naturais na produção de estrogênio e progesterona servem como um modelo de estudo para entender o impacto desses hormônios no microbioma vaginal. Durante a menopausa, os baixos níveis hormonais resultam em uma diminuição da deposição de glicogênio no epitélio vaginal, causando menor disponibilidade de glicogênio livre para a nutrição dos *Lactobacillus*, gênero que se apresenta em menores proporções em mulheres na pós-menopausa. O ácido lático e o peróxido de hidrogênio (H_2O_2), produzido por alguns gêneros bacterianos como os *Lactobacillus*, são importantes para manter o pH vaginal ácido de 3,8 a 4,2 que tem atividade antibacteriana. Mulheres na pós-menopausa que fazem uso de terapia de reposição hormonal tem a MI mais rica em *Lactobacillus*, e similar a mulheres em idade reprodutiva.

Um estudo analisou o efeito da pílula anticoncepcional combinada (contendo estrogênio e progesterona) na MI de mulheres (Mihajilovic et al., 2021). Os resultados mostraram que o uso da pílula estava associado a alterações na composição da MI, incluindo uma diminuição na diversidade microbiana. Outro estudo avaliou a associação entre COCs, como as pílulas contendo estrogênio e progesterona, e as mudanças na composição e diversidade da MI em mulheres saudáveis. Os resultados indicam que o uso de COCs estava associado a mudanças mínimas na composição e diversidade da MI. Embora tenham sido observadas algumas diferenças nas populações bacterianas entre mulheres que utilizavam contraceptivos hormonais e as que não utilizavam, essas alterações foram consideradas sutis e não indicaram uma mudança drástica no microbioma intestinal.

Por sua vez, os espermicidas, que são desenvolvidos para matar o esperma e/ou bloquear a entrada do esperma no colo do útero, têm sido associados a alterações significativas do microbioma vaginal. O Nonoxinol-9, um dos mais comuns no mercado, diminui a colonização por bactérias do gênero *Lactobacillus*, que como citado anteriormente são benéficos para a saúde da mulher. Outros espermicidas possuem mecanismos distintos para impedir a função do esperma, o sulfato de celulose impede a penetração do esperma no muco cervical e aumenta a inflamação da mucosa, causando irritação e levando à diminuição de *Lactobacillus* spp. e ao aumento da prevalência de espécies de anaeróbios estritos. Esse estado da microbiota vaginal é associado a um escore Nugent (avalia a vaginose bacteriana) baixo ou intermediário e a um fator de risco de transmissão do HIV (vírus da imunodeficiência humana) aumentado (Ravel *et al.*, 2019).

Fármacos psicotrópicos

O microbioma intestinal também é objeto de estudo no contexto do uso de fármacos psicotrópicos, como antidepressivos, antipsicóticos e ansiolíticos. Acredita-se que o microbioma intestinal possa desempenhar um papel na regulação do sistema nervoso central e no funcionamento do cérebro, por meio de uma comunicação bidirecional conhecida como o eixo intestino-microbiota-cérebro (Cussotto *et al.* 2019), discutido no Capítulo 13, *Eixo Microbiota Intestinal e Cérebro*.

Alguns estudos sugerem que determinados fármacos psicotrópicos podem afetar a composição e a função da MI. Por exemplo, pesquisas têm mostrado que o uso de antidepressivos pode alterar a diversidade bacteriana e influenciar a produção de metabólitos bacterianos que podem ter efeitos no humor e na saúde mental. Além disso, a MI também pode influenciar a eficácia e os efeitos colaterais de alguns fármacos psicotrópicos. Estudos experimentais comprovam que diversos fármacos psicotrópicos possuem atividade antibacteriana e causam alteração na composição da MI (Michaelis; Berg; Maier, 2023). A iproniazida é um medicamento amplamente utilizado na psiquiatria, mas foi inicialmente utilizado como medicamento antituberculose. A tioridazina, um antipsicótico fenotiazínico, inibe *in vitro* o crescimento de *Staphylococcus aureus*, *Enterococcus*, *Mycobacterium tuberculosis* e *Pseudomonas aeruginosa*. A flufenazina, a trifluoperazina, a proclorperazina inibem o crescimento de inúmeros patógenos bacterianos, como *Shigella*, *Vibrio Cholerae*, *Staphylococcus* spp. e *Bacillus* spp. Alguns fármacos, como a clorpromazina, combinam propriedades antibacterianas *in vitro* com um efeito sinérgico inibitório em combinação com certos antibióticos (Michaelis; Berg; Maier, 2023).

Flowers *et al.* (2017) realizaram um estudo transversal que demonstrou o poder dos psicotrópicos sobre a microbiota humana. A diversidade taxonômica de amostras fecais de pacientes bipolares sob medicação foi avaliada por técnicas de sequenciamento do RNAr 16S, e comparada com grupo controle que não fazia uso de medicamentos. A MI dos pacientes que faziam uso de algum fármaco (clozapina, olanzapina, risperidona, quetiapina, asenapina, ziprasodona, lurasidona, aripiprazol, paliperidona e iloperidona) era significativamente diferente, particularmente entre a família *Lachnospiraceae* e os gêneros *Akkermansia* e *Sutterella*, que apresentaram níveis variados de abundância entre os grupos testados (Flowers *et al.*, 2017).

Além da atividade de inibição do crescimento, é possível que psicotrópicos afetem o metabolismo microbiano de outras maneiras. Um exemplo é a bactéria intestinal *Turicibacter sanguinis*, que expressa uma proteína homóloga a um simportador de sódio humano, que, no microrganismo, tem a função de captar serotonina. A atividade dessa proteína é inibida pela fluoxetina, causando uma inibição dos mecanismos de esporulação bacterianos e, consequentemente, diminuindo sua capacidade de colonizar competitivamente o intestino. Outras proteínas bacterianas com homologia a proteínas de mamíferos que são alvos de fármacos psicotrópicos (na sequência de aminoácidos ou estrutural) podem ser afetadas de maneira similar, e causando consequências inesperadas (Michaelis; Berg; Maier, 2023).

Apesar dessas descobertas promissoras, é importante notar que a pesquisa sobre o microbioma intestinal e os fármacos psicotrópicos ainda está em estágio inicial e há muito a ser compreendido. A complexidade do microbioma, as diferenças individuais e a falta de estudos clínicos bem controlados limitam nossa compreensão atual.

Cannabis

Cannabis é um gênero de plantas que compreende principalmente as espécies *Cannabis sativa*, *Cannabis indica* e *Cannabis ruderalis*. Esses táxons são amplamente cultivados no mundo, utilizados para fins medicinais e recreativos, e aqueles com menor toxicidade, para a indústria têxtil (Eelsohly, 2014). Atualmente, foram identificados em torno de 500 compostos canabinoides (Elsohly, 2014); os mais conhecidos e estudados são o canabidiol (CBD) e o Δ9-tetraidrocanabinol (THC) (Aizpurua *et al.*, 2016), que serão discutidos neste tópico.

Existem dois principais receptores responsáveis pelos diferentes efeitos causados pela *Cannabis* no corpo humano, dentre eles os psicoativos, de regulação da motilidade e permeabilidade intestinal, e da síntese e liberação de neurotransmissores e hormônios. O receptor de canabinoide 1 (CB_1) é expresso em diversos sítios do corpo humano como epitélio intestinal, músculo liso, submucosa do plexo mesentérico (Simpson *et al.*, 2021), tecido adiposo, pâncreas e, principalmente, neurônios, hipotálamo e células gliais (Matias; Marzo, 2007); e o receptor de cabinoide 2 (CB_2) é expresso em plasmócitos, macrófagos e outras células do sistema imunológico, mas diferente do CB_1, é pouco expresso no cérebro (Wright *et al.*, 2005; Roche; Finn, 2010).

Portanto, o que define como os canabinoides atuarão após sua administração são as características das moléculas e do metabolismo no organismo. Por exemplo, dentre os compostos canabinoides, o THC é o único descrito, até o momento, com capacidade psicotrópica, e de atuar sob o desenvolvimento cerebral, humor, comportamento e apetite (Ibrahim; Syamala; Ayariga; Xu *et al.*, 2022). Esses efeitos podem perdurar a longo prazo, dependendo da dose e do tempo de exposição do indivíduo, podendo ser ainda mais nocivos à saúde (Ibrahim *et al.*, 2022). As características de alteração do funcionamento do cérebro fazem com que o THC seja considerado uma substância perturbadora e com poder de dependência e, por isso, sua comercialização, bem como o uso recreativo ou medicinal, são ilegais no Brasil. No entanto, vale ressaltar que o THC possui algumas propriedades benéficas como anti-inflamatório, antiemético, analgésico (Grotenhermen; Russo, 2002) e estimulador de apetite, e sua versão sintética é receitada para indivíduos com anorexia atribuída ao HIV (Pertwee, 2012).

Como um dos principais impactos do THC é no TGI, um estudo experimental avaliou o efeito desse composto na massa corporal e na composição da MI, em camundongos magros e camundongos com obesidade induzida pela dieta (OID). Os autores relataram que a administração de THC crônica reduziu o ganho de massa corporal dos camundongos OID, prevenindo as alterações que seriam causadas pela dieta rica em gordura. Porém, esse resultado não foi observado nos camundongos magros. Como o THC não interferiu na motilidade, nem no trânsito intestinal de nenhum dos grupos de camundongos, a hipótese levantada é de que a alteração na MI possa ter contribuído para esse resultado. A quantificação da MI por qPCR, a partir do material fecal, não mostrou nenhum efeito significativo do THC na composição da MI dos camundongos magros. Já nos camundongos OID, houve um aumento significativo na razão Firmicutes:Bacteroidetes para os animais não tratados, com aumento da concentração de Firmicutes e redução de Bacteroidetes, um clássico perfil de obesidade. Os camundongos OID tratados com THC não apresentaram nenhuma alteração, mostrando que o tratamento teve um efeito protetor na modulação causada pela dieta. Também foi demonstrado que a abundância da espécie *Akkermansia muciniphila* foi significativamente aumentada em camundongos OID. Essa espécie pode ser considerada um marcador de saúde intestinal por ser capaz de controlar o armazenamento de gordura e o metabolismo dos adipócitos, culminando na perda de peso. Dessa maneira, os efeitos causados pelo THC no TGI podem ser mediados pela MI (Cluny *et al.*, 2015).

O CBD, é um composto com menos de 0,3% do seu peso seco de THC, fato que foi descoberto apenas em 2018 (Walker *et al.*, 2020). Além de mitigar os efeitos psicotrópicos do THC (Aizpurua-Olaizola *et al.*, 2016), o CBD pode ajudar no controle de doenças neuropsiquiátricas (Blessing *et al.*, 2015), neurodegenerativas, do câncer e do diabetes *mellitus* (DM) (Izzo *et al.*, 2009). Ainda, o CBD tem propriedades anti-inflamatórias e antioxidantes (Atalay *et al.*, 2019), imunossupressoras (Nichols; Kaplan, 2020) e antimicrobianas (Appendino *et al.*, 2008), podendo impactar positivamente ou negativamente na composição da MI (Ibrahim *et al.*, 2022). No entanto, a rápida expansão da utilização do CBD é preocupante devido à falta de clareza nas legislações que regulamentam a produção e comercialização dos insumos, e de pesquisas que possam esclarecer o real papel que esse fármaco realiza no corpo humano (Koturbash; Mackay, 2020).

Skinner *et al.* (2020) pesquisaram os efeitos do extrato de cannabis rico em CBD (CRCE) na MI, e as alterações histomorfológicas e moleculares da mucosa intestinal de camundongos. Os dados desse trabalho mostram que a riqueza e a diversidade da microbiota foram significativamente reduzidas de forma dose-dependente, tendo o maior impacto com a dose de 615 mg/kg, quando comparado a 61,5 e 184,5 mg/kg de CRCE. Os camundongos tratados com diferentes doses apresentaram redução significativa das espécies *Alistipes finegoldii*, *Ruminiclostridium* sp. KB18 e *Lachnoclostridium* sp. YL32 e aumento de *Bacteroides* sp. e de *A. muciniphila*. Dentre as espécies do gênero *Bacteroides*, a espécie *B. thetaiotaomicron* foi a que teve maior aumento, estando diretamente relacionada com a modulação da expressão de genes no epitélio intestinal, uma vez que o gene que codifica ICAM-1 (molécula de adesão intercelular-1) teve sua expressão aumentada. O aumento de *A. muciniphila* foi observado em todos os grupos de tratamento e variaram de 3 a 6% nos camundongos controle e até 40% nos que receberam a maior dose de CRCE. A redução da diversidade, com o aumento de *A. muciniphila* pode repercutir de maneira negativa na saúde intestinal. Observou-se que o aumento dessa espécie bacteriana ocorreu em detrimento da redução de outras espécies normalmente residentes da microbiota. Assim, a interpretação desse aumento de *A. muciniphila* pode ser controversa. Por um lado, tem efeito positivo, podendo atuar como um probiótico ou indicador de saúde, uma vez que a redução dessa espécie é reconhecidamente associada a distúrbios metabólicos, DM e obesidade. Por outro, como essa bactéria degrada mucina, os efeitos do aumento da sua abundância a longo prazo podem ser prejudiciais à saúde intestinal por comprometer a integridade da mucosa do TGI, sujeitando o indivíduo a infecções e doenças inflamatórias intestinais. A dose de CDB prescrita para humanos é 20 mg/kg, 4 × maior do que a menor dose apresentada no estudo, em termos alostéricos (Skinner *et al.*, 2020). Assim, esses dados mostram que prescrição e consumo de altas doses de CDB necessitam atenção redobrada, pois podem ter efeitos benéficos ou prejudiciais à saúde.

Hipolipemiantes

A dislipidemia é caracterizada pelos altos níveis de lipídios sanguíneos (colesterol e triglicérides), considerado um dos distúrbios mais presentes na população. Dados da Sociedade Brasileira de Cardiologia mostram que aproximadamente 40% dos brasileiros possuem níveis de colesterol alterado. As dislipidemias são, indubitavelmente, o maior fator de risco para as doenças cardiovasculares (DCVs), em especial, a aterosclerose, considerada uma doença crônica causada pelo acúmulo de lipídios na parede das artérias de médio e grande calibre. A exposição contínua das artérias ao LDL-colesterol (LDL-c, do inglês *low density lipoprotein cholesterol*) por vários anos é a principal determinante para o início e progressão da doença que pode levar ao infarto agudo do miocárdio e ao acidente vascular cerebral (Oliveira *et al.*, 2024).

As estatinas são um dos medicamentos mais prescritos no mundo com evidências robustas que mostram uma redução significativa na mortalidade por DCVs. As estatinas são utilizadas na redução do colesterol, e atuam em duas vias: na inibição competitiva da enzima HMG-CoA redutase reduzindo a síntese do colesterol e aumentando a expressão de receptores do LDL-c que acarreta a maior captação de colesterol no fígado (Dias *et al.*, 2020). O estudo da relação entre a MI e as DCVs cresce exponencialmente, vários estudos mostram uma intrínseca relação dos metabólitos bacterianos e o desenvolvimento das doenças arteriais coronarianas. Recentemente, demonstrou-se a ligação entre as estatinas, medicamentos de primeira escolha no tratamento do colesterol elevado, e a MI. Semelhante a outros medicamentos, as estatinas são metabolizadas pelas bactérias intestinais em compostos secundários, indicando que a MI pode ter impacto na biodisponibilidade ou potência das estatinas, o que poderia justificar a variabilidade individual na resposta do LDL-c observada entre os indivíduos que fazem uso desse medicamento (Wilmanski *et al.*, 2022).

Um estudo observou que o uso de 10 mg de rosuvastatina (4 a 8 semanas) alterou significativamente a diversidade da MI e a abundância de táxons bacterianos específicos relacionados com a resposta de redução do LDL-c. Os filos Firmicutes e Fusobacteria foram negativamente associados aos níveis de LDL-c, mas as famílias *Cyanobacteria* e *Lentisphaerae* foram associadas positivamente aos níveis de LDL-c. Nos pacientes que obtiveram níveis ideais de LDL-c após o tratamento, observou-se um aumento da abundância de Firmicutes e famílias produtoras de butirato, como *Ruminococcaceae*, *Lachnospiraceae*, *Clostridiaceae-1*, *Lactobacillaceae* e *Bifidobacteriaceae* e menor abundância do filo Bacteroidetes (Liu *et al.*, 2018).

O estudo de Kim *et al.* (2020) verificou que os medicamentos Atorvastatina e Rosuvastatina alteraram a abundância de espécies dos gêneros *Bacteroides*, *Butyricimonas* e *Mucispirillum* em camundongos com dieta rica em lipídios. Esses dois medicamentos tiveram um efeito modulador similar sobre a microbiota desses animais, mas, além disso, foi observado que vários fatores influenciam nessa modulação, incluindo idade, gênero e dieta dos camundongos (Kim *et al.*, 2020).

Os autores descrevem que *Butyricimonas* e *Bacteroides* são gêneros que representam espécies bacterianas produtoras de butirato e outros ácidos graxos de cadeia curta (AGCCs). O aumento desses dois gêneros pode estar relacionado com mudanças metabólicas durante o uso das estatinas, principalmente a hiperglicemia (Kim *et al.*, 2020). Os AGCCs são produzidos por bactérias intestinais, principalmente, a partir dos carboidratos acessíveis à MI, e essas substâncias têm sido estudadas por seus efeitos benéficos no hospedeiro. Além disso, as bactérias do gênero *Mucispirillum*, que coloniza a camada mucosa intestinal, pode ter um papel essencial nas modificações metabólicas induzidas pelas estatinas. No estudo realizado pelo grupo, a *Mucispirillum* estava mais abundante no grupo de camundongos alimentados com dieta rica em lipídios e tratados com as estatinas. A presença dessas bactérias também foi correlacionada com a presença de citocinas pró-inflamatórias (Kim *et al.*, 2020).

A revisão sistemática de Dias *et al.* (2020) mostrou que o efeito hipolipemiante das estatinas foi comprometido na presença de desequilíbrio bacteriano intestinal. Indivíduos tratados com atorvastatina apresentavam um perfil anti-inflamatório de bactérias intestinais, principalmente, com aumento de *A. muciniphila* e *Faecalibacterium prausnitzii*, enquanto os hipercolesterolêmicos apresentaram tendência oposta com aumento de bactérias pró-inflamatórias como do filo Proteobacteria, da família *Enterobacteriaceae* e do gênero *Desulfovibrio* sp. Outro estudo mostrou que pacientes com boas respostas a estatinas apresentavam uma maior diversidade bacteriana, com níveis aumentados de *Lactobacillus* e *Bifidobacterium*, e gêneros conhecidos por diminuir os níveis de colesterol (*Faecalibacterium* e *Eubacterium*).

Esses resultados sugerem que a MI tem potencial para influenciar o tratamento com estatinas em pacientes com dislipidemias. A modulação da MI, sobretudo em espécies relacionadas com a eficácia das estatinas, pode fornecer um manejo para o tratamento de pacientes com estatinas adequadas.

Laxantes

Laxantes são medicamentos comumente utilizados para o tratamento e prevenção de constipação intestinal e podem ser administrados por via oral ou como supositório. A constipação intestinal pode estar associada a uma dieta pobre em fibras, baixa ingestão de água, sedentarismo e ao uso de medicamentos que podem reduzir o fluxo normal do intestino, nesses casos, o uso de laxantes se torna necessário (Vila *et al.*, 2020). Existem diferentes tipos de laxantes, com diferentes mecanismos de ação:

- Formadores de volume: esse tipo de medicamento aumenta o volume das fezes, estimulando assim, a contração dos músculos intestinais. Seus efeitos colaterais são inchaço, gases e aumento da constipação intestinal caso não haja água disponível no organismo
- Laxantes osmóticos: drenam a água do resto do corpo para a região do cólon, com intuito de amolecer as fezes e facilitar a passagem. Os efeitos colaterais podem incluir inchaço, gases, diarreia e náuseas
- Laxantes estimulantes: acionam contrações dos músculos intestinais para eliminar as fezes. Pode induzir cólicas fortes, náuseas, descoloração da urina e diarreia
- Laxantes amaciadores de fezes: adicionam umidade para as fezes, facilitando sua passagem, sem a necessidade de contrair os músculos intestinais. Pode ocasionar desequilíbrios eletrolíticos com o uso prolongado (Vila *et al.*, 2020).

Mesmo que o uso desse medicamento seja necessário, é essencial considerar que sua manipulação pode acabar interferindo na saúde do indivíduo. A curto prazo, os principais problemas são: desidratação, comprometimento da visão, tremores e desbalanço de minerais, como potássio, sódio, magnésio e fósforo (Weersma, Zhernakova, Fu, 2020). Seu uso a longo prazo pode acabar gerando uma depleção de microrganismos essenciais do microbioma intestinal, induzindo um quadro de desequilíbrio bacteriano, uma vez que o uso contínuo de laxantes promove um cenário de diarreia crônica. Além disso, esses medicamentos podem gerar fraqueza dos músculos intestinais, da resposta nervosa, má-absorção de nutrientes e aumento do risco de câncer de cólon (Weersma, Zhernakova, Fu, 2020).

Um dos principais marcadores da saúde do microbioma intestinal é sua diversidade, enquanto em situações de desbalanço, como, doenças inflamatórias intestinais, câncer, diarreias prolongadas, é possível encontrar uma microbiota menos diversa. O desequilíbrio da MI ocasionada por laxantes osmóticos, os quais induzem quadros de diarreia pela presença de etilenoglicol em sua composição, foi estudado por Tropini *et al.* (2008) em modelos murinos. Esses medicamentos foram administrados em camundongos por 6 dias, causando uma disrupção da barreira de muco presente no intestino, cuja reposição pode levar até 20 dias para voltar ao normal. Esse tipo de disrupção pode facilitar o aumento da permeabilidade intestinal, o contato de microrganismos patogênicos ao epitélio intestinal e um desequilíbrio da resposta imunológica. Em paralelo, o estudo analisou um aumento da resposta inflamatória, tanto inata quanto adaptativa, observando uma diferença na litostatina, uma proteína que tem um papel importante na regeneração de tecidos e em imunoglobulinas (Ig), sobretudo, a IgG (Tropini *et al.*, 2018). O tratamento também extinguiu uma família de bactérias intestinais, conhecidas como *Muribaculaceae* (s24-7), permitindo que outros microrganismos não tão prevalentes pudessem se estabelecer. Duas semanas após o tratamento, observou-se que a redução da diversidade taxonômica da microbiota persistia nos camundongos tratados com laxantes osmóticos (Tropini *et al.*, 2018).

O uso de laxantes pode gerar mudanças significativas na MI a curto e longo prazos, seu uso contínuo pode ser um fator importante no surgimento de doenças intestinais inflamatórias e até mesmo no câncer de cólon retal. Por serem medicamentos com muitos efeitos colaterais, é necessário que haja um cuidado em sua utilização e um acompanhamento médico (Weersma, Zhernakova, Fu, 2020).

Inibidores de bomba de prótons

Os medicamentos inibidores de bomba de prótons (IBPs) são os mais utilizados mundialmente no tratamento de doenças relacionadas com o aumento de ácido estomacal, como úlceras pépticas, refluxo gastroesofágico, dispepsia e são auxiliares na erradicação de *Helicobacter pylori*. Além disso, essa classe de medicamentos é utilizada de maneira profilática em indivíduos que fazem uso crônico de anti-inflamatórios esteroides e não esteroidais. Os IBPs atuam inibindo, de modo irreversível, a proteína de membrana ATPase H^+/K^+ presente nas células parietais do estômago, bloqueando, assim, a última etapa de secreção de ácido clorídrico (HCl) por essas células. O tempo de ação desses medicamentos no plasma é relativamente curto (1 a 2 horas), mas quando ligados à ATPases, seus efeitos podem perdurar por até 16 horas, uma vez que para que a secreção ácida volte a acontecer, novas bombas de prótons devem ser sintetizadas pela célula parietal (Fossmark; Martinsen; Waldum, 2019).

O uso clínico de IBPs se mostra seguro e eficaz, entretanto, estudos de vigilância apontam que há um elevado número de prescrições equivocadas desses medicamentos sem as indicações clínicas necessárias (Shanika; Reynolds; Pattison; Braund, 2023). Além disso, o fácil acesso a esses medicamentos faz com que muitos indivíduos os utilizem de maneira crônica, o que ocasiona o surgimento de efeitos adversos. Estudos das mais diversas nacionalidades apontam o uso indiscriminado de IBPs ao longo das últimas 2 décadas. O uso crônico desses compostos está relacionado com desordens da saúde, como neoplasia gástrica, doenças renais, doenças hepáticas, diminuição da rigidez óssea e deficiência de absorção de micronutrientes, como vitamina B_{12}, cálcio e ferro (Perry *et al.*, 2020).

O uso contínuo de IBPs é capaz de promover alterações na microbiota do TGI. Isso se deve ao fato de que a diminuição da liberação de HCl no estômago permite que bactérias de diferentes sítios anatômicos e de fonte exógena consigam atravessar a mucosa gástrica, se multiplicar atingindo números elevados e se estabelecer no tecido do hospedeiro, pois a produção de HCl é uma das primeiras vias de eliminação e controle bacteriano no corpo humano. Ainda, o uso de IBPs é capaz de alterar a composição da MI já estabelecida, mudando, dessa maneira, o perfil de expressão gênica e metabolismo desenvolvido por essa microbiota. Esses efeitos afetam de forma direta a fisiologia do hospedeiro, uma vez que o metabolismo microbiano pode influenciar o próprio metabolismo humano, por exemplo, na absorção de nutrientes e produção de metabólitos, como AGCCs e vitaminas (Bruno *et al.*, 2019).

Um estudo testou o impacto de 835 compostos não antimicrobianos no crescimento de 40 isolados bacterianos, membros de 38 espécies e 21 gêneros, representativos da MI humana. Três classes de IBPs foram utilizados no estudo: Rabeprazol, Lansoprazol e Omeprazol. Independentemente da classe, todos foram capazes de diminuir em amplo espectro o crescimento das espécies testadas, quando comparados com outros estudos, foi observado que os táxons que sofreram diminuição em abundância e variedade eram os mesmos encontrados nesse estudo. Entre as classes bacterianas mais impactadas negativamente estão Bacilli, Clostridia e Gammaproteobacteria, e o filo Actinobacteria (Maier et al., 2018).

Um dos maiores estudos já realizados com o objetivo de avaliar o impacto de medicamentos comumente utilizados na MI humana foi conduzido na Holanda, com três coortes independentes: indivíduos saudáveis (1.539 indivíduos), com doença inflamatória intestinal (544 indivíduos) e com síndrome do intestino irritável (313 indivíduos). Foi demonstrado que o uso de IBPs foi responsável por promover a maior alteração na composição da MI, com modificação de 24 grupos taxonômicos e 133 vias metabólicas microbianas. Foi observado um aumento no número das espécies *Veillonella parvula* e *Streptococcus mutans*. Previamente, foi demonstrado que o cocultivo dessas duas espécies aumentou a resistência aos antimicrobianos e alterou o metabolismo de degradação e fermentação em ambas as espécies (Luppens et al., 2008). Além de *S. mutans*, foi observado também aumento de outras espécies do gênero, como *S. salivaris*, *S. parasanguinis* e *S. vestibularis*.

A maioria das vias metabólicas provenientes da MI que foram afetadas pelo uso desses medicamentos afeta de maneira ampla os componentes da microbiota, como a via de degradação de purinas, biossíntese de lipídios e ácido graxo, fermentação de NAD e biossíntese de L-arginina. A alteração de aumento ou diminuição de vias metabólicas é reflexo da alteração taxonômica induzida pelos fármacos. Por exemplo, três vias envolvidas na biossíntese de L-arginina foram identificadas com maior abundância nos usuários de IBPs, e essas vias foram matematicamente relacionadas com o aumento de espécies de *Streptococcus*. Além disso, algumas das vias afetadas pelo uso de IBPs, cerca de 46, apresentaram resposta dose-dependente. Indivíduos que faziam uso de IBPs em dose maior ou igual a 40 mg/dia apresentaram diminuição de atividade de vias relacionadas com biossíntese de aminoácidos quando comparados aos indivíduos que usavam baixas concentrações desses medicamentos. Essas modificações ainda foram observadas independentemente do tipo de medicamento desse grupo utilizado, como omeprazol e esomeprazol (Vila et al., 2018).

Doenças, como esofagite e esôfago de Barrett naturalmente conseguem promover mudanças na microbiota hospedeira. Entretanto, foi demonstrado que pacientes que fizeram uso de 30 mg de lansoprazol 2 vezes por dia durante 8 dias apresentaram mudanças mais drásticas na composição da microbiota quando comparados ao material coletado antes do uso dos medicamentos. Essa mudança foi refletida no aumento de membros do filo Firmicutes contrário a diminuição da população pertencente aos filos Proteobacteria e Bacteroidetes no suco gástrico (Amir et al. 2014; Bruno et al., 2019).

Além de promover a alteração direta de uma MI já estabelecida, o uso de IBPs de maneira prolongada pode permitir o estabelecimento de microrganismos patogênicos e promover o aumento desenfreado no número de bactérias intestinais, levando ao surgimento da síndrome do supercrescimento bacteriano no intestino delgado (SIBO). O desenvolvimento dessa síndrome se dá pela diminuição drástica da quantidade de ácido estomacal, ou até mesmo casos de hipocloridria no tecido do hospedeiro, uma vez que a presença de ácido no estômago atua como uma barreira primária no combate de infecções. Estudos de metanálise em adultos apontam uma moderada correlação entre o uso de IBPs e o desenvolvimento de SIBO. Entretanto, essa correlação só foi observada quando o método de diagnóstico utilizado incluiu a cultura de conteúdo aspirado do duodeno/jejuno (Spiegel et al., 2018).

O uso de IBPs em crianças para o tratamento da doença do refluxo gastroesofágico (DRGE) é comum e relacionado com diversas desordens de saúde, como diarreia, infecções por *C. difficile*, doenças respiratórias e SIBO. A cultura de conteúdo gástrico de crianças abaixo de 1 ano que faziam uso de IBPs por pelo menos 4 semanas, mostrou aumento de 46% no crescimento de bactérias nesse espécime, quando comparada às crianças que não faziam uso desses medicamentos. A análise da microbiota fecal de crianças com DRGE mostrou aumento no número de representantes dos gêneros *Haemophilus* e *Streptococcus*, enquanto os gêneros *Lactobacillus* e *Stenotrophomonas*, bactérias consideradas colonizadoras primárias, tiveram uma diminuição significativa (Rodriguez et al., 2019).

Em termos de infecções oportunistas, o *C. difficile* responsável pela CDI (*C. difficile* infection) é um dos agentes que mais gera preocupação em todo o mundo. Isso porque a CDI está relacionada com alta morbidade e mortalidade. Uma metanálise investigou a relação entre a recorrência de CDI em pacientes que faziam uso de IBPs. Foram incluídos 16 estudos, totalizando 57.477 pacientes positivos para CDI, dos quais 6.870 foram tratados com IBPs, e 24% desses desenvolveram CDI recorrente. Quando avaliados no grupo controle, dos 50.607 pacientes não tratados com IBPs, somente 18% voltou a ter episódios de CDI. Após avaliar parâmetros que podiam enviesar as análises, como modelo dos estudos selecionados, robustez do grupo amostral, qualidade dos trabalhos, entre outros, foi possível determinar que os pacientes com CDI que fazem uso de IBPs tem cerca de 69% mais chances de desenvolver episódios recorrentes da doença do que aqueles que não o fazem (Kwok et al., 2012; D'Silva et al., 2021).

O aumento do uso de IBPs segue sendo motivo de preocupação das agências reguladoras e estudiosos da saúde humana por sua capacidade de promover alterações fisiológicas no corpo humano, como também por influenciar a abundância e a diversidade da composição microbiana no corpo humano. A MI é conhecida por sua capacidade de influenciar no bem-estar da saúde humana, assim como influenciar em processos de doença. Portanto, alterações promovidas por medicamentos, como os IBPs, acendem um sinal de alerta em como a MI humana estaria sendo influenciada, o papel dessas mudanças na saúde do hospedeiro e a longevidade desses efeitos.

Hipoglicemiantes

Os medicamentos com atividade hipoglicemiante são aqueles utilizados no tratamento de DM do tipo 2 (DM2). Esses medicamentos atuam controlando os níveis de glicose disponível no sangue de indivíduos que vivem com DM e atuam por meio de diferentes mecanismos. Existem sete classes de agentes hipoglicemiantes: (i) sulfonilureias, como a glibenclamida; (ii) biguanidas, como a metformina; (iii) meglitinidas, como a repaglinida; (iv) tiazolidinedionas, como a pioglitazona; (v) inibidores de alfa-glicosidases, como a acarbose; (vi) agonistas de incretinas, como as exenatida; e (vii) os inibidores de DPP4, como a sitagliptina. Já é do conhecimento da comunidade científica que a MI humana exerce grande influência no desenvolvimento de doenças metabólicas como o DM. Entretanto, os mecanismos de tratamento propostos para controlar tais doenças, desde mudanças no estilo de vida até o uso de medicamentos, são capazes de alterar a composição e a estabilidade dessa microbiota (Liu et al., 2022).

A metformina é o hipoglicemiante mais prescrito para o tratamento de DM2, e estudos apontam que esse composto é capaz de alterar a composição da MI (Nakajima et al., 2020). Em estudo conduzido em indivíduos que vivem com DM2 recém-diagnosticados e que nunca haviam utilizado metformina, mostrou que a introdução de metformina durante 2 meses promoveu o aumento de 81 espécies, e no período de 4 meses promoveu alterações na abundância relativa de 86 espécies pertencentes a MI. Nesse trabalho, a maioria das espécies alteradas era pertencente à classe das Gammaproteobacteria e ao filo Firmicutes. A nível de gênero, foi notado um aumento significativo de *Escherichia* e diminuição de *Intestinibacter*. Após 6 meses de uso do medicamento, randomicamente foram escolhidos indivíduos que pertenciam anteriormente aos grupos de 2 e 4 meses. Nesse novo subgrupo, foi observado aumento no número de representantes do gênero *Bifidobacterium*. Além disso, o uso de metformina foi associado com alterações metabólicas na MI, em particular com aumento na produção de butanoato, biossíntese de quinona, vias de degradação de açúcares e vias de resistência à polimixina. Essas alterações foram positivamente correlacionadas com o aumento no gênero *Escherichia* (Wu et al., 2017).

Nesse mesmo estudo, foi observado que os camundongos *germ-free* que receberam as fezes de indivíduos após o tratamento com metformina apresentaram maior tolerância à glicose. No nível gênero, foi observado que nos participantes que utilizaram metformina por 2 a 4 meses houve aumento na expressão de 626 genes e 473 genes, respectivamente. Quando esses genes foram relacionados com vias microbianas, foi verificado que havia aumento de vias de resposta a estímulos ambientais, como sistemas de secreção, transportadores do tipo ABC, resistência a fármacos, metabolismo central de carboidratos, metabolismo de aminoácidos e biossíntese de lipopolissacarídeos. No grupo tratado com metformina, foi observado aumento dos AGCCs nas fezes desses indivíduos. Essas moléculas são reconhecidas como auxiliadoras da manutenção da saúde, já que aumentando a gliconeogênese no intestino, favorecem o controle glicêmico. Já é descrito na literatura gêneros bacterianos associados à produção de AGCCs na MI humana, como *Bifidobacterium*, *Blautia*, *Bacteroides*, *Butyricicoccus*, *Prevotella* e *Butyrivibrio* (Wu *et al.*, 2017; Hung; Hung, 2020).

Resultados semelhantes foram observados em portadores de DM2 que fizeram uso de acarbose. Pacientes com resistência à insulina que receberam o medicamento apresentaram aumento dos gêneros *Faecalibacterium*, *Dialister* e *Lactobacillus*, com ênfase na espécie *L. gasseri* (Liu *et al.*, 2022). O uso de acarbose em camundongos levou ao aumento de concentrações de propionato nas fezes. Pesquisadores, ainda, notaram que esses animais tinham um maior tempo de vida quando comparados aos controle (Zhang *et al.*, 2019).

Em camundongos, a administração do agonista de incretinas liraglutida causou aumento de representantes dos filos Firmicutes e Bacteroidetes. A nível de gênero, foi observado aumento de *Akkermansia*, *Lactobacillus*, *Parabacteroides*, *Oscillospira*, *Sutterella* e *Allobaculum*. A espécie que apresentou maior abundância no grupo tratado foi *A. muciniphila*, correlacionada por diversos grupos de pesquisa com a perda de peso e manutenção da saúde por meio da produção de AGCCs. Essa espécie também já foi relacionada com o aumento da produção de peptídeo semelhante a glucagon 1 (GLP-1) e de insulina (Zhao *et al.*, 2018; Kyriachenko *et al.*, 2019). No nível de vias metabólicas, liraglutida foi capaz de levar ao aumento de genes relacionados às vias da pentose fosfato, metabolismo de citrato, nitrogênio, purinas e quase todos os genes que codificam enzimas do ciclo de Krebs. Esses resultados indicam que a liraglutida pode exercer efeitos no metabolismo energético e de degradação de aminoácidos em bactérias da MI (Charpentier *et al.*, 2021).

Alguns medicamentos inibidores de DPP4 foram relacionados com a modificação da MI. A Sitagliptina foi relacionada com aumento no número de bactérias do gênero *Bifidobacterium* e diminuição no ganho de peso durante a gestação (Paul *et al.* 2016; Kyriachenko *et al.*, 2019). A administração de saxagliptina foi relacionada ao aumento de *Lactobacillus* e diminuição dos gêneros *Bacteroides* e *Prevotella* (Montandon; Jornayvaz, 2017). Alguns estudos apontam a produção de homólogos de DPP4 humano por bactérias da MI como *Lactobacillus* e *Prevotella*. Foi observado que camundongos gnotobióticos colonizados com fezes de um indivíduo magro apresentavam maior quantidade de DPP4 nas fezes. Esses microrganismos podem se tornar uma alternativa no tratamento de doenças metabólicas influenciando diretamente no metabolismo do hospedeiro (Fteita *et al.*, 2017; Olivares *et al.*, 2018).

A MI pode atuar no funcionamento direto da ação de medicamentos, como acontece com os PPAR (receptor ativado por proliferadores de peroxissoma). Um dos principais mecanismos de ação desses compostos é a indução do aumento da sensibilidade da insulina. Sua ativação foi relacionada a dois produtos da MI, butirato e propionato. As espécies que apresentaram maior correlação com essa ativação foram *Roseburia intestinalis*, *Roseburia hominis* e *Fusobacterium naviforme* conhecidas por sua ativa produção de butirato. Por outro lado, algumas espécies bacterianas, *Atopobium parvulum* e *Prevotella copri*, foram apontadas como responsáveis por aumentar a expressão de genes-alvo de PPAR mesmo na ausência de AGCCs facilitando, assim, a ação do medicamento (Nepelska *et al.*, 2017).

A MI humana é capaz de exercer efeitos significativos no funcionamento metabólico do hospedeiro contribuindo para sua saúde e para o desenvolvimento de doenças quando associada a outros diversos fatores, como o estilo de vida. Os medicamentos hipoglicemiantes atuam diretamente nas funções metabólicas e, por vezes, sua ação tem efeitos na MI. As consequências dessa ação ainda são pouco conhecidas, mas já se sabe que a própria MI é capaz de atuar no funcionamento desses medicamentos. Assim, a complexidade de vias em que MI e hipoglicemiantes se encontram requer atenção e desperta curiosidade de investigação desse relacionamento. A Figura 34.2 ilustra o papel do microbioma intestinal sobre os xenobióticos.

Considerações finais

O microbioma intestinal tem um impacto significativo no metabolismo de produtos farmacêuticos, compostos dietéticos e produtos químicos ambientais, direta e indiretamente. Essas interações são importantes no metabolismo dos fármacos, pois as bactérias intestinais podem ativar ou desativar fármacos, levando à produção de subprodutos tóxicos. Estudos recentes também revelaram alterações no microbioma intestinal em distúrbios tratados por esses medicamentos, e observou-se que alguns agentes terapêuticos podem modificar a composição e a função do microbioma. No entanto, mais pesquisas são necessárias para entender completamente essas interações microrganismo-medicamento. A importância do microbioma intestinal em resposta aos medicamentos contra o câncer sugere que a pesquisa do microbioma pode acelerar o desenvolvimento da medicina de precisão. Além disso, fatores dietéticos e de estilo de vida, como exercícios e exposição ao estresse, desempenham um papel na formação do microbioma intestinal e podem ter efeitos benéficos e prejudiciais. Outros nichos microbianos no corpo humano, como o microbioma vaginal, o microbioma oral, o microbioma da pele, o micobioma e o viroma intestinais, também merecem atenção na compreensão das interações hospedeiro-micróbio. À medida que nossa compreensão do microbioma intestinal se expande, fica cada vez mais claro que a fisiologia do hospedeiro precisa ser reavaliada à luz dessas interações recíprocas. Portanto, incorporar a capacidade metabólica do microbioma intestinal nos princípios farmacocinéticos e farmacodinâmicos é essencial para o futuro da medicina de precisão.

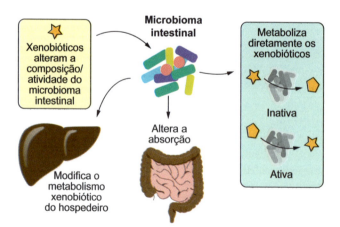

Figura 34.2 Microrganismos que habitam nosso trato gastrointestinal atuam direta e indiretamente sobre produtos farmacêuticos e outros xenobióticos que ingerimos. O metabolismo direto de xenobióticos pode ativar ou desativar fármacos, interferindo na sua eficácia ou na criação de subprodutos tóxicos. Indiretamente, o microbioma pode alterar a expressão de genes do hospedeiro que fazem o metabolismo desses fármacos ou alterar a absorção intestinal dos xenobióticos. (Adaptada de Collins *et al.*, 2020.)

Referências bibliográficas

ABDELSALAM, N. A. *et al.* Toxicomicrobiomics: the human microbiome vs. pharmaceutical, dietary, and environmental xenobiotics. **Frontiers in Pharmacology**, v. 11, p. 509205, 2020.

AIZPURUA-OLAIZOLA, O. *et al.* Evolution of the cannabinoid and terpene content during the growth of Cannabis sativa plants from different chemotypes. **Journal of Natural Products**, v. 79, n. 2, p. 324-331, 2016.

ALEX, S. *et al.* Short-chain fatty acids stimulate angiopoietin-like 4 synthesis in human colon adenocarcinoma cells by activating peroxisome proliferator-activated receptor γ. **Molecular and Cellular Biology**, v. 33, n. 7, p. 1303-1316, 2013.

ALTERTHUM, F. Mecanismos de ação dos antibacterianos e mecanismos de resistência. Em: **Microbiologia**. 6. ed. São Paulo: Editora Atheneu, p 79-86, 2015.

AMIR, I. *et al.* Gastric microbiota is altered in oesophagitis and Barrett's oesophagus and further modified by proton pump inhibitors. **Environmental Microbiology**, v. 16, n. 9, p. 2905-2914, 2014.

APPENDINO, G. *et al.* Antibacterial cannabinoids from Cannabis sativa: a structure–activity study. **Journal of Natural Products**, v. 71, n. 8, p. 1427-1430, 2008.

ATALAY, S.; JAROCKA-KARPOWICZ, I.; SKRZYDLEWSKA, E. Antioxidative and anti-inflammatory properties of cannabidiol. **Antioxidants**, v. 9, n. 1, p. 21, 2019.

BAKUS, C. *et al.* The impact of contraceptives on the vaginal microbiome in the non-pregnant state. **Frontiers in Microbiomes**, v. 1, p. 1055472, 2023.

BÄUMLER, A. J.; SPERANDIO, V. Interactions between the microbiota and pathogenic bacteria in the gut. **Nature**, v. 535, n. 7610, p. 85-93, 2016.

BLESSING, E. M. *et al.* Cannabidiol as a potential treatment for anxiety disorders. **Neurotherapeutics**, v. 12, n. 4, p. 825-836, 2015.

BRASIL. Ministério da Saúde. **Plano de Ação Nacional de Prevenção e Controle da Resistência aos Antimicrobianos no Âmbito de Saúde Pública.** Brasília, virtual, 2019.

BRUNO, G. *et al.* Proton pump inhibitors and dysbiosis: Current knowledge and aspects to be clarified. **World Journal of Gastroenterology**, v. 25, n. 22, p. 2706, 2019.

CAO, T. T. B. *et al.* Effects of non-insulin anti-hyperglycemic agents on gut microbiota: a systematic review on human and animal studies. **Frontiers in Endocrinology**, v. 11, p. 573891, 2020.

CHARPENTIER, J. *et al.* Liraglutide targets the gut microbiota and the intestinal immune system to regulate insulin secretion. **Acta Diabetologica**, v. 58, p. 881-897, 2021.

CLARKE, G. *et al.* Gut reactions: breaking down xenobiotic–microbiome interactions. **Pharmacological reviews**, v. 71, n. 2, p. 198-224, 2019.

CLEMENTE, J. C. *et al.* The impact of the gut microbiota on human health: an integrative view. **Cell**, v. 148, n. 6, p. 1258-1270, 2012.

CLUNY, N. L. *et al.* Prevention of diet-induced obesity effects on body weight and gut microbiota in mice treated chronically with Δ9-tetrahydrocannabinol. **PLOS ONE**, v. 10, n. 12, p. e0144270, 2015.

COLLINS, S. L.; PATTERSON, A. D. The gut microbiome: an orchestrator of xenobiotic metabolism. **Acta Pharmaceutica Sinica B**, v. 10, n. 1, p. 19-32, 2020.

CUSSOTTO, S. *et al.* Psychotropics and the microbiome: a chamber of secrets... **Psychopharmacology**, v. 236, n. 5, p. 1411-1432, 2019.

DIAS, A. M. *et al.* Gut bacterial microbiome composition and statin intake—A systematic review. **Pharmacology Research & Perspectives**, v. 8, n. 3, p. e00601, 2020.

D'SILVA, K. M. *et al.* Proton pump inhibitor use and risk for recurrent Clostridioides difficile infection: a systematic review and meta-analysis. **Clinical Microbiology and Infection**, v. 27, n. 5, p. 697-703, 2021.

ELSOHLY, M. A.; WASEEM, G. 'Constituents of *Cannabis Sativa*', in Roger Pertwee (ed.), **Handbook of Cannabis** (online edn, Oxford Academic), p. 3-22, 2015.

FLOWERS, S. A. *et al.* Interaction between atypical antipsychotics and the gut microbiome in a bipolar disease cohort. **Pharmacotherapy: The Journal of Human Pharmacology and Drug Therapy**, v. 37, n. 3, p. 261-267, 2017.

FOSSMARK, R.; MARTINSEN, T. C.; WALDUM, H. L. Adverse effects of proton pump inhibitors—evidence and plausibility. **International Journal of Molecular Sciences**, v. 20, n. 20, p. 5203, 2019.

FTEITA, D. *et al.* Dipeptidyl peptidase IV and quorum sensing signaling in biofilm-related virulence of Prevotella aurantiaca. **Anaerobe**, v. 48, p. 152-159, 2017.

GROTENHERMEN, F.; RUSSO, E. **Cannabis and cannabinoids: pharmacology, toxicology, and therapeutic potential.** Psychology Press, 2002.

GU, Y. *et al.* Analyses of gut microbiota and plasma bile acids enable stratification of patients for antidiabetic treatment. **Nature Communications**, v. 8, n. 1, p. 1785, 2017.

HANACHI, M. *et al.* Longitudinal and comparative analysis of gut microbiota of tunisian newborns according to delivery mode. **Frontiers in Microbiology**, v. 13, p. 780568, 2022.

HUA, X. *et al.* Longitudinal analysis of the impact of oral contraceptive use on the gut microbiome. **Journal of Medical Microbiology**, v. 71, n. 4, p. 001512, 2022.

HUGHES, E. et al. T-cell modulation by cyclophosphamide for tumour therapy. **Immunology**, v. 154, n. 1, p. 62-68, 2018.

HUIJBERS, P. M. C. et al. Role of the environment in the transmission of antimicrobial resistance to humans: a review. **Environmental Science & Technology**, v. 49, n. 20, p. 11993-12004, 2015.

HUNG, W.-W.; HUNG, W.-C. How gut microbiota relate to the oral antidiabetic treatment of type 2 diabetes. **Medicine in Microecology**, v. 3, p. 100007, 2020.

IANIRO, G.; TILG, H.; GASBARRINI, A. Antibiotics as deep modulators of gut microbiota: between good and evil. **Gut**, v. 65, n. 11, p. 1906-1915, 2016.

IBRAHIM, I. et al. Modulatory effect of gut microbiota on the gut-brain, gut-bone axes, and the impact of cannabinoids. **Metabolites**, v. 12, n. 12, p. 1247, 2022.

IEBBA, V. et al. Eubiosis and dysbiosis: the two sides of the microbiota. **New Microbiologica**, v. 39, n. 1, p. 1-12, 2016.

IZZO, A. A. et al. Non-psychotropic plant cannabinoids: new therapeutic opportunities from an ancient herb. **Trends in pharmacological sciences**, v. 30, n. 10, p. 515-527, 2009.

JERNBERG, C. et al. Long-term ecological impacts of antibiotic administration on the human intestinal microbiota. **The ISME journal**, v. 1, n. 1, p. 56-66, 2007.

KIM, J. et al. Alterations in gut microbiota by statin therapy and possible intermediate effects on hyperglycemia and hyperlipidemia. **Frontiers in Microbiology**, v. 10, p. 1947, 2019.

KOTURBASH, I.; MACKAY, D. Cannabidiol and other cannabinoids: from toxicology and pharmacology to the development of a regulatory pathway. **Journal of Dietary Supplements**, v. 17, n. 5, p. 487-492, 2020.

KWOK, C. S. et al. Risk of Clostridium difficile Infection with acid suppressing drugs and antibiotics: Meta-analysis. **Official Journal of the American College of Gastroenterology**, v. 107, n. 7, p. 1011-1019, 2012.

KYRIACHENKO, Y. et al. Crosstalk between gut microbiota and antidiabetic drug action. **World Journal of Diabetes**, v. 10, n. 3, p. 154, 2019.

LEHOURITIS, P. et al. Local bacteria affect the efficacy of chemotherapeutic drugs. **Scientific reports**, v. 5, n. 1, p. 14554, 2015.

LEVY, E. I.; HOANG, D. M.; VANDENPLAS, Y. The effects of proton pump inhibitors on the microbiome in young children. **Acta Paediatrica**, v. 109, n. 8, p. 1531-1538, 2020.

LIU, W. et al. Gut microbiota and antidiabetic drugs: perspectives of personalized treatment in type 2 diabetes mellitus. **Frontiers in Cellular and Infection Microbiology**, v. 12, p. 853771, 2022.

LIU, Y. et al. Gut microbiome associates with lipid-lowering effect of rosuvastatin in vivo. **Frontiers in Microbiology**, v. 9, p. 530, 2018.

LUPPENS, S. B. I. et al. Effect of Veillonella parvula on the antimicrobial resistance and gene expression of Streptococcus mutans grown in a dual-species biofilm. **Oral Microbiology and Immunology**, v. 23, n. 3, p. 183-189, 2008.

MAIER, L. et al. Extensive impact of non-antibiotic drugs on human gut bacteria. **Nature**, v. 555, n. 7698, p. 623-628, 2018.

MARTI, E.; VARIATZA, E.; BALCAZAR, J. L. The role of aquatic ecosystems as reservoirs of antibiotic resistance. **Trends in Microbiology**, v. 22, n. 1, p. 36-41, 2014.

MATIAS, I.; DI MARZO, V. Endocannabinoids and the control of energy balance. **Trends in Endocrinology & Metabolism**, v. 18, n. 1, p. 27-37, 2007.

MCEWEN, S. A.; COLLIGNON, P. J. Antimicrobial resistance: a one health perspective. **Antimicrobial resistance in bacteria from livestock and companion animals**, p. 521-547, 2018.

MCFARLAND, L.V. Antibiotic-associated diarrhea: epidemiology, trends and treatment. **Future Microbiology**, v. 3, n. 5, p. 563-578, 2018.

MICHAELIS, L.; BERG, L.; MAIER, L. Confounder or confederate? The interactions between drugs and the gut microbiome in psychiatric and neurological diseases. **Biological Psychiatry**, 2023.

MIHAJLOVIC, J. et al. Combined hormonal contraceptives are associated with minor changes in composition and diversity in gut microbiota of healthy women. **Environmental Microbiology**, v. 23, n. 6, p. 3037-3047, 2021.

MIMICA, M. J.; MIMICA, L. M. J.; MIMICA, I. M. características dos principais grupos de antibacterianos: espectro de ação e indicações. Em: **Microbiologia**. 6. ed. São Paulo: Editora Atheneu, p. 87-92, 2015.

MONTANDON, S. A.; JORNAYVAZ, F. R. Effects of antidiabetic drugs on gut microbiota composition. **Genes**, v. 8, n. 10, p. 250, 2017.

NAKAJIMA, H. et al. The effects of metformin on the gut microbiota of patients with type 2 diabetes: A two-center, quasi-experimental study. **Life**, v. 10, n. 9, p. 195, 2020.

NEPELSKA, M. et al. Commensal gut bacteria modulate phosphorylation-dependent PPARγ transcriptional activity in human intestinal epithelial cells. **Scientific Reports**, v. 7, n. 1, p. 43199, 2017.

NICHOLS, J. M.; KAPLAN, B. L. F. Immune responses regulated by cannabidiol. **Cannabis and Cannabinoid Research**, v. 5, n. 1, p. 12-31, 2020.

OH, B. et al. Emerging evidence of the gut microbiome in chemotherapy: a clinical review. **Frontiers in Oncology**, v. 11, p. 706331, 2021.

OLIVARES, M. et al. The potential role of the dipeptidyl peptidase-4-like activity from the gut microbiota on the host health. **Frontiers in Microbiology**, v. 9, p. 1900, 2018.

OLIVEIRA, G. M. M. et al. Estatística Cardiovascular–Brasil 2023. **Arquivos Brasileiros de Cardiologia**, v. 121, n. 2, p. e20240079, 2024.

ORGANIZAÇÃO PAN-AMERICANA DE SAÚDE. **Trabalhando juntos para combater a resistência aos antimicrobianos**. 2020. Disponível em: https://www.paho.org/pt/juntos-combater-resistencia-antimicrobianos.

PALLEJA, A. et al. Recovery of gut microbiota of healthy adults following antibiotic exposure. **Nature Microbiology**, v. 3, n. 11, p. 1255-1265, 2018.

PAUL, H. A. et al. Diet-induced changes in maternal gut microbiota and metabolomic profiles influence programming of offspring obesity risk in rats. **Scientific Reports**, v. 6, n. 1, p. 20683, 2016.

PERRY, I. E. et al. Potential proton pump inhibitor–related adverse effects. **Annals of the New York Academy of Sciences**, v. 1481, n. 1, p. 43-58, 2020.

PERTWEE, R. G. Targeting the endocannabinoid system with cannabinoid receptor agonists: pharmacological strategies and therapeutic possibilities. **Philosophical Transactions of the Royal Society B: Biological Sciences**, v. 367, n. 1607, p. 3353-3363, 2012.

RAMIREZ, J. et al. Antibiotics as major disruptors of gut microbiota. **Frontiers in Cellular and Infection Microbiology**, v. 10, p. 572912, 2020.

RAVEL, J. et al. Twice-daily application of HIV microbicides alters the vaginal microbiota. **MBio**, v. 3, n. 6, p. 10.1128/mbio. 00370-12, 2012.

RODRIGUEZ, D. A. et al. Small Intestine Bacterial Overgrowth in Children: A Stat-of-the-art Review. **Frontiers in Pediatrics**, v. 7, p. 2296-2360, 2019.

ROGGIANI, S. et al. Gut microbiota resilience and recovery after anticancer chemotherapy. **Microbiome Research Reports**, v. 2, n. 3, 2023.

SCHWARTZ, D. J.; LANGDON, A. E.; DANTAS, G. Understanding the impact of antibiotic perturbation on the human microbiome. **Genome medicine**, v. 12, p. 1-12, 2020.

SHANIKA, L. G. T. et al. Proton pump inhibitor use: systematic review of global trends and practices. **European Journal of Clinical Pharmacology**, v. 79, n. 9, p. 1159-1172, 2023.

SIMPSON, S. et al. Drugs and bugs: the gut-brain axis and substance use disorders. **Journal of Neuroimmune Pharmacology**, p. 1-29, 2022.

SKINNER, C. M. et al. Potential probiotic or trigger of gut inflammation–the janus-faced nature of cannabidiol-rich cannabis extract. **Journal of Dietary Supplements**, v. 17, n. 5, p. 543-560, 2020.

SLIMINGS, C.; RILEY, T. V. Antibiotics and hospital-acquired Clostridium difficile infection: update of systematic review and meta-analysis. **Journal of Antimicrobial Chemotherapy**, v. 69, n. 4, p. 881-891, 2014.

SMITH, B. J. et al. Changes in the gut microbiome and fermentation products concurrent with enhanced longevity in acarbose-treated mice. **BMC Microbiology**, v. 19, p. 1-16, 2019.

SOMMER, F. et al. The resilience of the intestinal microbiota influences health and disease. **Nature Reviews Microbiology**, v. 15, n. 10, p. 630-638, 2017.

SPIEGEL, B. M. R.; CHEY, W. D.; CHANG, L. Bacterial overgrowth and irritable bowel syndrome: unifying hypothesis or a spurious consequence of proton pump inhibitors?. **Official Journal of the American College of Gastroenterology**, v. 103, n. 12, p. 2972-2976, 2008.

SU, T. et al. Meta-analysis: proton pump inhibitors moderately increase the risk of small intestinal bacterial overgrowth. **Journal of Gastroenterology**, v. 53, p. 27-36, 2018.

SUMIYOSHI, A.; FUJII, H.; OKUMA, Y. Targeting microbiome, drug metabolism, and drug delivery in oncology. **Advanced Drug Delivery Reviews**, p. 114902, 2023.

SUN, L. et al. Gut microbiota and intestinal FXR mediate the clinical benefits of metformin. **Nature Medicine**, v. 24, n. 12, p. 1919-1929, 2018.

TONG, X. et al. Structural alteration of gut microbiota during the amelioration of human type 2 diabetes with hyperlipidemia by metformin and a traditional Chinese herbal formula: a multicenter, randomized, open label clinical trial. **MBio**, v. 9, n. 3, p. 10.1128/mbio. 02392-17, 2018.

TROPINI, C. et al. Transient osmotic perturbation causes long-term alteration to the gut microbiota. **Cell**, v. 173, n. 7, p. 1742-1754. e17, 2018.

VICH VILA, A. et al. Impact of commonly used drugs on the composition and metabolic function of the gut microbiota. **Nature Communications**, v. 11, n. 1, p. 362, 2020.

WALKER, L. A. et al. Cannabidiol (CBD) in dietary supplements: perspectives on science, safety, and potential regulatory approaches. **Journal of Dietary Supplements**, v. 17, n. 5, p. 493-502, 2020.

WEERSMA, R. K.; ZHERNAKOVA, A.; FU, J. Interaction between drugs and the gut microbiome. **Gut**, v. 69, n. 8, p. 1510-1519, 2020.

WERTMAN, J. N.; DUNN, K. A.; KULKARNI, K. The impact of the host intestinal microbiome on carcinogenesis and the response to chemotherapy. **Future Oncology**, v. 17, n. 32, p. 4371-4387, 2021.

WILMANSKI, T. *et al.* Heterogeneity in statin responses explained by variation in the human gut microbiome. **Med**, v. 3, n. 6, p. 388-405. e6, 2022.

WRIGHT, K. *et al.* Differential expression of cannabinoid receptors in the human colon: cannabinoids promote epithelial wound healing. **Gastroenterology**, v. 129, n. 2, p. 437-453, 2005.

WU, H. *et al.* Metformin alters the gut microbiome of individuals with treatment-naive type 2 diabetes, contributing to the therapeutic effects of the drug. **Nature Medicine**, v. 23, n. 7, p. 850-858, 2017.

ZHANG, M. *et al.* Effects of metformin, acarbose, and sitagliptin monotherapy on gut microbiota in Zucker diabetic fatty rats. **BMJ Open Diabetes Research and Care**, v. 7, n. 1, p. e000717, 2019.

ZHAO, L. *et al.* Gut microbiota mediates positive effects of liraglutide on dyslipidemia in mice fed a high-fat diet. **Frontiers in Nutrition**, v. 9, p. 1048693, 2022.

35 Transplante de Microbiota Intestinal Humana: da Teoria à Prática

Daniel Antônio de Albuquerque Terra ▪ Rodrigo Otávio Silveira Silva ▪ Luiz Gonzaga Vaz Coelho

Objetivo

- Descrever as evidências científicas sobre o papel do transplante de microbiota intestinal em parâmetros relacionados com a saúde.

Destaques

- Os fatores que influenciam o sucesso do Transplante de Microbiota Fecal (TMF) são: (i) a condição de base a ser tratada, (ii) as características dos doadores, (iii) o grau de enxertia da microbiota intestinal (MI) transferida, (iv) os fatores relacionados com os receptores (composição da MI, sistema imunológico) e (v) o protocolo utilizado na infusão do substrato fecal (quantidade da amostra, número de infusões, via de administração e tratamentos adjuvantes)
- No Brasil, assim como em vários países do mundo, não há regulamentação específica para a utilização do TMF. O Consenso Internacional sobre Transplante de Microbiota Fecal recomenda que, na ausência de diretrizes locais, o transplante deve ser realizado por meio de banco de fezes, com comitê científico e equipe multidisciplinar, incluindo gastroenterologista ou infectologista, microbiologista e especialista em biobanco
- A seleção de doadores é etapa fundamental para a realização do TMF. Portanto, é necessário recrutar muitos potenciais doadores e selecionar apenas aqueles considerados saudáveis. As recomendações sobre a seleção de doadores demandam que os candidatos sejam submetidos a uma triagem semelhante à utilizada em doações de sangue
- O TMF é considerado método terapêutico seguro, bem tolerado, com poucos eventos adversos, em geral autolimitados e de curta duração
- Os consensos sobre TMF na prática clínica recomendam protocolos de rastreio de doadores focados em garantir a aquisição de amostras seguras, a fim de evitar transferência de agentes infecciosos.

Introdução

O TMF é o procedimento no qual a MI hígida, oriunda de doadores saudáveis, é transferida para o trato gastrointestinal (TGI) de um receptor doente, a fim de repovoar o tubo digestivo, corrigir o desequilíbrio bacteriano subjacente e promover a recuperação do estado de saúde. Ao contrário dos probióticos, o material introduzido é composto por toda a diversidade de espécies e metabólitos presentes nas fezes do doador. A administração pode ser realizada pelo TGI superior, inferior ou por meio de cápsulas orais. Os métodos são equivalentes em eficácia, bem-aceitos pelos pacientes e com baixa ocorrência de eventos adversos graves (Terra *et al.*, 2020).

A infecção recorrente ou refratária pelo *Clostridioides difficile* representa a principal indicação ao TMF (Terra *et al.*, 2020). No entanto, o transplante é estudado em caráter experimental para o tratamento de outras condições como síndrome do intestino irritável (SII), doença inflamatória intestinal (DII), obesidade, resistência à insulina, afecções hepatobiliares, hemato-oncológicas e neuropsiquiátricas (Panchal *et al.*, 2018). Quanto mais complexa for a fisiopatologia da doença, menor é a participação do desequilíbrio bacteriano no processo de adoecimento e, consequentemente, menor o sucesso terapêutico com o TMF (Terra *et al.*, 2020; Panchal *et al.*, 2018; Cammarota *et al.*, 2019). Os fatores que influenciam o sucesso do TMF são: (i) a condição de base a ser tratada, (ii) as características dos doadores, (iii) o grau de enxertia da MI transferida, (iv) os fatores relacionados com os receptores (composição da MI, sistema imunológico) e (v) o protocolo utilizado na infusão do substrato fecal (quantidade da amostra, número de infusões, via de administração e tratamentos adjuvantes) (Terra *et al.*, 2020; Cammarota *et al.*, 2019).

O primeiro registro sobre TMF remonta ao século IV, na China (Zhang *et al.*, 2014). O médico Ge Hong descreveu pela primeira vez a ingestão de suspensão fecal humana para tratamento de diarreia grave (Zhang *et al.*, 2014). Posteriormente, no século XVI, o médico Li Shizhen documentou a utilização de fezes para o tratamento de diarreia, febre, vômitos e constipação intestinal. Para melhor aceitação, esse tratamento recebeu o nome de "sopa amarela" ou "xarope dourado" (Zhang *et al.*, 2014). O uso moderno do TMF teve início nos anos 1950, quando foram utilizados enemas fecais para o tratamento de colite pseudomembranosa refratária aos antibióticos (Zhang *et al.*, 2014). Entre 1958 e 2013, houve pouco interesse científico relacionado com essa modalidade terapêutica. Em 2013, o TMF ganhou popularidade e tornou-se um tema relevante após estudo pioneiro e bem-sucedido no tratamento de infecção pelo *C. difficile* (Van Nood *et al.*, 2013).

Um passo importante na modernização do TMF foi a possibilidade de preservar a microbiota viável após longos períodos de congelamento (Terra *et al.*, 2020). A criopreservação foi decisiva no desenvolvimento de banco de fezes, pois garante um tratamento sob demanda mais seguro. Outro marco importante foi o surgimento das cápsulas orais como opção terapêutica eficaz, bem tolerada, e que dispensa a necessidade de complexos centros de endoscopia (Terra *et al.*, 2020).

O TGI humano é habitado por trilhões de microrganismos, incluindo bactérias, arqueas, vírus e fungos que vivem em equilíbrio entre si e com seu hospedeiro (Terra *et al.*, 2020). Embora não exista uma definição consensual clara sobre os critérios do que seria uma MI equilibrada, sabe-se que os principais marcadores são: (i) uma elevada diversidade microbiana e (ii) uma relativa estabilidade de sua composição a despeito das influências externas (Terra *et al.*, 2020). A perturbação desse equilíbrio, também conhecida como disbiose (desequilíbrio bacteriano intestinal), tem sido associada à fisiopatologia de várias doenças, impulsionando ao desenvolvimento de estudos sobre o transplante fecal como possível ferramenta terapêutica.

O exato mecanismo de funcionamento do TMF ainda não foi completamente compreendido (Panchal *et al.*, 2018; Porcari *et al.*, 2023). Contudo, estudos apontam para uma profunda reestruturação da MI já nos primeiros dias de procedimento (Panchal *et al.*, 2018; Porcari *et al.*, 2023). É possível observar uma mudança na composição microbiana, com aumento da diversidade e de táxons sabidamente benéficos à saúde como os gêneros *Bifidobacterium* e *Lactobacillus* (Porcari *et al.*, 2023). Além da mudança estrutural, também é possível notar uma mudança fisiológica, com redução da inflamação local, melhoria na função de barreira intestinal, incremento na proporção de ácidos graxos de cadeia curta (AGCCs) e de sais biliares secundários (Porcari *et al.*, 2023). Essas modificações podem explicar, ao menos em parte, a eficácia do TMF em condições como a SII e a DII.

Aspectos regulatórios

Nos EUA, Canadá e França, o TMF é definido como medicamento sob investigação (US Food and Drug Administration, 2016). Dessa maneira, deve ser utilizado nos moldes de ensaios clínicos, em centros de pesquisa e com a concordância do comitê de ética. Exceção ocorre apenas para o emprego do TMF no tratamento de infecção recorrente ou refratária pelo *C. difficile*, uma vez que a eficácia e a segurança são bem estabelecidas, e demanda apenas a realização em centros de referência e mediante anuência dos receptores após consentimento livre e esclarecido. Por outro lado, em países como Itália, Holanda e Bélgica, o TMF é classificado como um transplante de tecidos, uma vez que o material transferido é composto por uma mistura de microrganismos (bactérias, vírus, fungos, protozoários), células humanas, água, muco, metabólitos e material genético. Nesses países, o procedimento é regulamentado pela European Union Tissues and Cells Directive (EUTCD) (Human Tissue Authority, 2015).

Países como Reino Unido, Áustria e Alemanha são mais flexíveis e regulam o procedimento sob os moldes de produto medicinal (Human Tissue Authority, 2015). No Brasil, assim como em vários países do mundo, não há regulamentação específica para a utilização do TMF. O Consenso Internacional sobre Transplante de Microbiota Fecal recomenda que, na ausência de diretrizes locais, o transplante deve ser realizado por meio de banco de fezes, com comitê científico e equipe multidisciplinar, incluindo gastroenterologista ou infectologista, microbiologista e especialista em biobanco (Cammarota *et al.*, 2019).

Apesar de todo entusiasmo por essa nova modalidade terapêutica, deve-se ter cautela em seu uso, dada a escassez de dados sobre segurança a longo prazo. Dessa maneira, o emprego do TMF fora dos moldes científicos não deve ser encorajado. Em 2017, o Instituto Alfa de Gastroenterologia do Hospital das Clínicas da Universidade Federal de Minas Gerais (UFMG), em Belo Horizonte, implantou o Centro de Transplante de Microbiota Fecal de acordo com as recomendações internacionais e aprovação do Comitê de Ética em Pesquisa da UFMG (Terra *et al.*, 2020; Terra *et al.*, 2022).

Principais indicações

O TMF é uma opção terapêutica promissora para várias doenças associadas ao desequilíbrio bacteriano intestinal. As principais indicações estão listadas na Figura 35.1. Contudo, a infecção recorrente ou refratária pelo *C. difficile* representa a principal indicação bem estabelecida, com taxa de cura que varia de 70 a 90% (Kelly *et al.*, 2021).

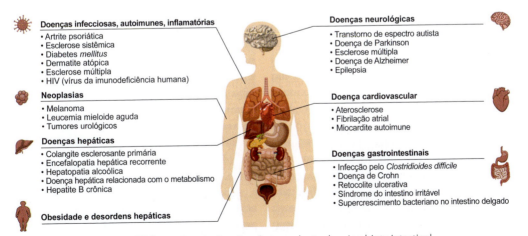

Figura 35.1 Possíveis indicações de transplante de microbiota intestinal.

O TMF é recomendado a partir da segunda infecção recorrente pelo *C. difficile*, quando a falha terapêutica com os antibióticos encontra-se em torno de 60% (Terra *et al.*, 2020; Kelly *et al.*, 2021).

As indicações emergentes ao TMF, com menor grau de evidências, são: primeiro episódio de infecção grave pelo *C. difficile*, retocolite ulcerativa leve a moderada e subgrupo de pacientes com doença de Crohn (Panchal *et al.*, 2018; König *et al.*, 2017; Sha *et al.*, 2014). Encontra-se sob investigação as desordens como encefalopatia hepática, colangite esclerosante primária, SII, síndrome metabólica, descolonização por bactéria multidroga resistente, doença enxerto *versus* hospedeiro, transtorno do espectro autista, cirrose hepática, esclerose múltipla, dentre outros. Mais estudos são necessários para investigar a efetividade e a segurança a longo prazo em cenários além da infecção recorrente pelo *C. difficile* (Panchal *et al.*, 2018; König *et al.*, 2017; Sha *et al.*, 2014).

Seleção dos doadores

A seleção de doadores é etapa fundamental para a realização do TMF. Portanto, é necessário recrutar muitos potenciais doadores e selecionar apenas aqueles considerados saudáveis. As recomendações para a seleção de doadores demandam que os candidatos sejam submetidos a uma triagem semelhante à utilizada em doações de sangue. O questionário deve ser capaz de identificar fatores de risco ou doenças com risco de transmissão pelo TMF. Alguns protocolos também exigem que seja realizado um acompanhamento no momento da doação para rastrear alterações ocorridas no intervalo entre a aplicação do questionário e a doação de fezes (Van Nood *et al.*, 2013; Paramsothy *et al.*, 2015).

Como diretrizes gerais, apenas os adultos saudáveis, com idade inferior a 60 anos, sem doenças crônicas ou agudas, se qualificam como doadores. A seleção se baseia na identificação e exclusão de candidatos que apresentem condições desfavoráveis como: afecções infecciosas, condições com possibilidade razoável de transmissão, morbidades nas quais a MI desempenhe um papel na patogênese e situações que aumentem a probabilidade de transmissão de infecções de bactérias multidroga resistentes (Cammarota *et al.*, 2019; Van Nood *et al.*, 2013). Os principais fatores de exclusão estão listados nas Tabelas 35.1 e 35.2.

A quase totalidade dos estudos sobre TMF explicitam a cautela com triagem dos seus doadores dado o risco de transferência de agentes patogênicos infecciosos e potencial risco de transmissão de fenótipos associados ao desequilíbrio bacteriano intestinal (König *et al.*, 2017; Sha *et al.*, 2014; Paramsothy *et al.*, 2015; Ma *et al.*, 2017).

Tabela 35.1 Critérios clínicos de exclusão de doadores.

- Infecção ativa conhecida (HIV, hepatite A, B ou C)
- Exposição conhecida ou história prévia de HIV, hepatites virais, sífilis, malária, doença de Chagas, tuberculose, herpes muco cutânea
- Comportamento sexual de risco
- Uso de drogas ilícitas, piercing, acidente perfurocortante ou transfusão sanguínea nos últimos 6 meses
- Histórico de hospitalização nos últimos 3 meses
- Encarceramento ou permanência em casas de repouso
- Fator de risco para doença de Creutzfeldt-Jacob
- Histórico de doenças gastrointestinais (doença inflamatória intestinal, síndrome do intestino irritável, doença celíaca, diarreia ou constipação intestinal crônica, neoplasias malignas gastrointestinais, síndromes polipoides, excesso de gases, flatulência)
- Histórico de grandes procedimentos cirúrgicos gastrointestinais
- Diarreia aguda nos últimos 6 meses
- Uso de antibióticos, imunossupressores ou quimioterápicos nos últimos 3 meses
- Doenças imunomediadas (esclerose múltipla, doença do tecido conjuntivo, asma)
- Síndrome metabólica, sobrepeso, obesidade, desnutrição, diabetes *mellitus*
- Síndromes de dor crônica (fadiga crônica, fibromialgia)
- Afecções neurológicas e psiquiátricas
- História familiar de síndrome polipoide ou câncer colorretal prematuro (abaixo de 50 anos) em parente de primeiro grau

Tabela 35.2 Rastreio laboratorial de doadores.

- **Exames de sangue**
  - HIV 1 e 2
  - Hepatites A, B, C
  - Sífilis
  - Vírus T-linfotrópico humano 1 e 2
  - Doença de Chagas
  - Esquistossomose
  - Exames gerais (hemograma, proteína C reativa, perfil metabólico, renal, hepático)
- **Exames de fezes**
  - *C. difficile*
  - Norovírus, rotavírus, coronavírus
  - Patógenos entéricos (*Salmonella* sp., *Shigella* sp., *Campylobacter* sp., *Vibrio cholerae*, *Yersinia* sp., *Escherichia coli* O157 produtora de toxina shiga)
  - *Clostridium perfringens* produtor de enterotoxina
  - *Campylobacter* sp.
  - *Staphylococcus aureus* meticilina resistente (MRSA), enterococo resistente à vancomicina (VRE), enterobactérias produtoras de betalactamase de espectro expandido (ESBL) e de carbapenemase
  - *Giardia lamblia*
  - *Strongyloides stercoralis*
  - *Entamoeba histolytica*
  - *Schistossoma mansoni*
  - *Cryptosporidium* sp., *Isospora* e Microscorídeos
  - Ovos, cistos e parasitas

As desordens não infecciosas relacionadas com o desequilíbrio bacteriano intestinal e que são critérios de exclusão de doadores são: doença de Parkinson, esclerose múltipla, distúrbios afetivos, esquizofrenia, transtorno do espectro autista, fibromialgia, doenças autoimunes, alergias importantes, obesidade, síndrome metabólica, neoplasias malignas, afecções hepatobiliares e intestinais crônicas como DII, SII, diarreias crônicas e constipação intestinal (Milla *et al.*, 2017).

Frequência do rastreio de doadores

A frequência ideal de rastreio dos doadores não é bem definida. O Consenso Internacional de Banco de Fezes recomenda que os doadores sejam submetidos a avaliação clínico-laboratorial completa a cada 8 a 12 semanas e que nesse intervalo, permaneçam com doações frequentes (Cammarota *et al.*, 2019). Recomenda ainda que as fezes doadas sejam submetidas a teste molecular rápido para patógenos diretamente antes da infusão ou que permaneçam em quarentena até que o doador tenha passado em uma nova triagem adicional e continue elegível ao fim do processo (Cammarota *et al.*, 2019).

Grau de parentesco dos doadores

As fezes podem ser doadas por parentes dos receptores ou por doadores universais, sem grau de parentesco. Revisões sistemáticas e metanálises não encontraram diferença significativa com relação à efetividade do TMF ou efeitos colaterais quando se comparam doadores universais (sem parentesco) e doadores aparentados (Li *et al.*, 2016). Com o surgimento dos bancos de fezes tem se observado uma preferência na utilização de doadores universais devido a maior padronização, reprodutibilidade, segurança no rastreio e melhor custo-efetividade (Cammarota *et al.*, 2019).

Substrato fecal congelado *versus* recém-coletados

O TMF pode ser realizado com administração de amostras fecais recém-colhidas ou congeladas. Para utilização de amostras frescas, recomenda-se que a infusão do substrato ocorra dentro das primeiras 6 horas após defecação com material armazenado em recipientes hermeticamente fechados a uma temperatura de 2 a 8°C (Sha *et al.*, 2014). As dificuldades enfrentadas nesse processo impulsionaram a utilização de amostras congeladas que seriam previamente preparadas e estariam disponíveis quando necessário. Ensaios clínicos randomizados não encontraram diferença significativa de sucesso terapêutico quando comparou TMF com utilização de amostras congeladas *versus* recém-coletadas (Lee *et al.*, 2016; Youngster *et al.*, 2014).

Quantidade de amostra fecal transplantada

A quantidade de amostra fecal varia de acordo com o método de administração. Não há consenso sobre a exata quantidade de amostra fecal necessária para o transplante. Há evidências de sucesso terapêutico com amostras entre 25 e 200 g (Cammarota *et al.*, 2019). Uma revisão sistemática apontou maior risco de falha terapêutica (até quatro vezes) com utilização de infusões preparadas com menos de 50 g de substrato fecal em relação a preparações com mais de 50 g (Gough *et al.*, 2011). O TMF realizado via cápsula utiliza em média 48 g de substrato fecal por procedimento (Youngster *et al.*, 2014).

O diluente mais utilizado é o soro fisiológico estéril a 0,9%. O volume ideal é discutido, podendo-se utilizar preparações entre 30 e 500 mℓ (Cammarota *et al.*, 2019; Link *et al.*, 2016). Taxas maiores de sucesso são observadas com administração de maiores volumes (Cammarota *et al.*, 2019; Link *et al.*, 2016). Para administração em TGI superior, recomenda-se cautela com o volume administrado devido risco de complicações como pneumonia aspirativa e regurgitação (Link *et al.*, 2016).

Preparo de amostras de fezes para transplante de microbiota fecal

O método de processamento das fezes varia conforme a via de administração empregada. Para garantir a viabilidade das amostras é necessário que elas sejam processadas e armazenadas dentro de 6 a 8 horas (Terra *et al.*, 2020). Para as vias endoscópicas ou por sondas, cerca de 50 g de fezes são dissolvidas em 200 mℓ de salina 0,9%. Em seguida, são homogeneizadas manualmente ou com auxílio de misturador e, posteriormente, filtradas para remoção de partículas maiores. As amostras frescas devem ser usadas em menos de 6 horas após a coleta (Terra *et al.*, 2020). Já as que serão congeladas, devem ser preparadas com adição de glicerol a 10% para crioproteção e mantidas congeladas a –80°C para uso posterior (Terra *et al.*, 2020).

As cápsulas podem ser manufaturadas a partir de fezes congeladas ou material fecal liofilizado (Varga *et al.*, 2021). A preparação com material congelado envolve a adição do glicerol (20%), centrifugação, descarte do sobrenadante e a nova centrifugação em alta velocidade (10.000×g). O sedimento formado é incorporado a uma cápsula solúvel entérica (Varga *et al.*, 2021). As cápsulas têm encapsulamento duplo com hipromelose ou são preenchidas com polímero resistente ao ambiente ácido do estômago. Se o material for liofilizado (secado a vácuo), o pó formado é inserido em cápsulas e armazenado. As cápsulas são congeladas a –20 a –80°C para uso posterior. Não é necessária a utilização de câmara anaeróbia para o processamento das amostras, embora alguns consensos a recomendem na dependência de disponibilidade (Zhang *et al.*, 2020).

As amostras preparadas com glicerol para crioproteção podem ser armazenadas a –80°C por até 1 ano (Cammarota *et al.*, 2019; Link *et al.*, 2016). O descongelamento das amostras deve ser realizado à temperatura ambiente, a 4°C ou em banho-maria a 37°C (Terra *et al.*, 2020). Uma vez descongelada, a suspensão fecal deve ser utilizada em até 6 horas se permanecer à temperatura ambiente ou até 8 horas sob refrigeração. As amostras não podem ser novamente congeladas caso não sejam utilizadas (Terra *et al.*, 2020).

Preparo intestinal antes do transplante de microbiota fecal

Ainda não está claro se a limpeza intestinal é realmente necessária para o sucesso do TMF. No entanto, mesmo com baixo nível de evidência, o *European consensus conference on faecal microbiota transplantation in clinical practice* recomenda, na prática clínica, que os receptores recebam preparo intestinal com polietilenoglicol (PEG) ou macrogol antes do procedimento, mesmo se o TMF for realizado por via TGI superior ou colonoscópica (Cammarota et al., 2017).

Vias de administração do transplante de microbiota fecal

As três principais modalidades de administração do TMF são pelo TGI superior (sonda nasogástrica, nasoentérica, gastroduodenoscopia), trato inferior (colonoscopia, enemas, tubo enteral transendoscópico colônico) e via oral (cápsulas). Não há um método que seja comprovadamente mais eficaz que outro (Cammarota et al., 2019). A escolha depende das particularidades de cada paciente e logística do centro transplantador. A colonoscopia tem a vantagem de possibilitar a visualização de cólon, infusão de material nos segmentos afetados e é considerada mais fisiológica ao permitir depositar substrato fecal no cólon, órgão responsável por seu processamento e armazenamento (Terra et al., 2020). Os enemas são menos invasivos, de fácil execução, baixo custo, mas com alcance limitado até sigmoide e associados a menor tempo de retenção (Terra et al., 2020). As vias de infusão superiores são rápidas, menos invasivas, de baixo custo, mas apresentam como limitação a possibilidade de degradação da microbiota pela acidez gástrica. Também estão associadas a maior ocorrência de eventos colaterais graves como regurgitação e pneumonia de aspiração, principalmente se utilizados grandes volumes (Terra et al., 2020). As cápsulas surgem como opções promissoras pela facilidade de uso, esteticamente mais agradáveis (Cammarota et al., 2019). No entanto, são menos disponíveis e de custo elevado. As principais vantagens e limitações de cada método estão listadas na Figura 35.2.

Procedimento do transplante de microbiota fecal

Transplante de microbiota fecal por sonda nasogástrica ou nasoentérica

Os pacientes não devem se alimentar no dia do procedimento. Recomenda-se administrar inibidor de bomba de prótons como pré-medicação (Cammarota et al., 2019; Varga et al., 2021).

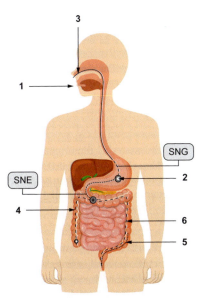

① **Cápsulas orais**
Vantagens: menos invasiva
Limitações: eficácia pode ser afetada pela acidez gástrica que compromete a preservação de bactérias

② **Endoscopia digestiva alta/duodenoscopia**
Vantagens: facilidade em atingir local para infusão
Limitações: inapropriada para múltiplos TMF

③ **Sonda nasogástrica/sonda nasoentérica (SNG/SNE)**
Vantagens: facilidade e baixo custo para infusão
Limitações: necessidade de posicionamento por endoscopia em alguns casos

④ **Colonoscopia**
Vantagens: administração de maiores quantidades; facilidade em atingir o local para infusão
Limitações: inapropriado para múltiplos TMF

⑤ **Enema**
Vantagens: fácil realização e baixo custo
Limitações: dificuldade para reter o substrato administrado por muito tempo

⑥ **Tubo enteral transendoscópico (TET Colônico)**
Vantagens: conveniente para múltiplos TMF
Limitações: inserção via colonoscopia

Figura 35.2 Vantagens e limitações das principais vias de administração do transplante de microbiota fecal.

Após a inserção da sonda nasogástrica, 100 mℓ de solução fecal é transferida por meio de uma seringa ao longo de 10 minutos. No caso de sonda nasoentérica, a solução deve ser administrada com auxílio de bomba de infusão contínua na velocidade de 100 mℓ/hora. Após o procedimento, os pacientes são instruídos a sentar-se em uma posição ereta ou a 45°C por 2 horas (Varga et al., 2021). As soluções utilizadas podem ser de fezes recém-coletadas, de amostras congeladas ou reconstruídas a partir de material liofilizado (Varga et al., 2021).

Transplante de microbiota fecal por colonoscopia

Os pacientes são submetidos a preparo intestinal com soluções laxativas semelhantes ao preparo realizado para colonoscopia diagnóstica. A loperamida pode ser administrada por via oral 4 a 6 horas antes do procedimento para ajudar na retenção do material transplantado (Terra et al., 2020). A colonoscopia é realizada com sedação consciente. O substrato fecal líquido é injetado no cólon proximal (no ceco, se possível) através do canal de trabalho do colonoscópio. Os pacientes são então instruídos a manter decúbito lateral direito por uma hora após o procedimento (Terra et al., 2020; Varga et al., 2021).

Transplante de microbiota fecal por cápsulas

Recomenda-se pré-medicação com inibidores de bomba de prótons. Dependendo do protocolo utilizado, são ingeridas em média quatro a sete cápsulas por paciente ou até 30 cápsulas (15 cápsulas em 2 dias consecutivos) com cerca de 48 g de substrato fecal por procedimento (Cammarota et al., 2019; Youngster et al., 2014). Alguns protocolos dispensam a necessidade de preparo intestinal laxativo antes do procedimento (Cammarota et al., 2019).

Transplante de microbiota fecal por tubo enteral transendoscópico colônico

O tubo enteral transendoscópico (TET) colônico consiste em um novo método de administração de substrato fecal (Zhang et al., 2020). O preparo do paciente é semelhante ao TMF por colonoscopia. O tubo enteral é inserido no ceco por meio do canal de trabalho do colonoscópio. O aparelho é removido do cólon enquanto o tubo é mantido no local de destino. Em seguida, o endoscópio é novamente inserido para fixação da extremidade distal do tubo na mucosa colônica (ceco/cólon direito) com auxílio de dois a quatro clipes metálicos (Figura 35.3 A). A extremidade proximal é fixada no quadril do paciente com curativo simples (Figura 35.3 B). Pela extremidade proximal do tubo é possível administrar múltiplos transplantes. O TET colônico pode ser removido ativamente ou cair espontaneamente, com tempo de permanência entre 8 e 12 dias (Zhang et al., 2020).

Segurança

O TMF é considerado método terapêutico seguro, bem tolerado, com poucos eventos adversos, em geral autolimitados e de curta duração (Terra et al., 2020). Ensaios clínicos e revisões sistemáticas mostram que os eventos adversos relacionados com o TMF são, em sua maioria, eventos menores observados transitoriamente e com resolução espontânea ao longo de poucos dias (Wang et al., 2016). Normalmente, são relatados sintomas gastrointestinais leves, como diarreia, desconforto abdominal, náuseas, vômitos, flatulência ou sensação de distensão abdominal. Os eventos graves são incomuns e estão associados a complicações relacionadas com sedação ou procedimento endoscópico (Wang et al., 2016). A via de administração empregada no TMF pode influenciar a ocorrência de determinados eventos adversos (Wang et al., 2016). A via gastrointestinal alta tem sido associada à febre transitória, rinorreia, dor de garganta, sensação de distensão e desconforto abdominal. Já a via baixa apresenta complicações típicas do procedimento como perfuração intestinal ou sangramento (Wang et al., 2016). Sedação em procedimentos endoscópicos (alto ou baixo) raramente ocasiona complicações, sendo a maioria relacionada ao uso de sedativos ou broncoaspiração (Wang et al., 2016).

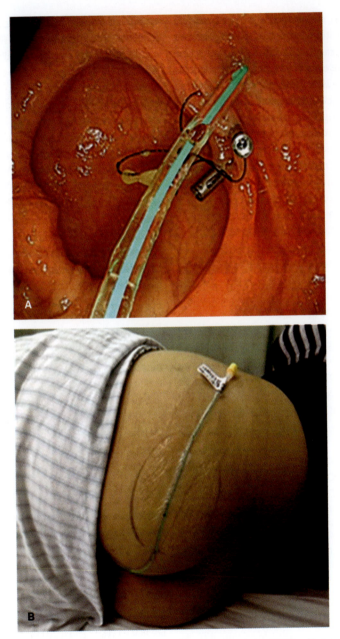

Figura 35.3 Procedimento de inserção do tubo enteral transendoscópico (TET) colônico. **A.** Visão endoscópica da extremidade distal fixada no ceco. **B.** Fixação externa cutânea do TET colônico. (Adaptada de Ting Zhang, 2020.)

Uma grande revisão sistemática apontou para a ocorrência de eventos adversos em 28,5% dos transplantes fecais (Wang *et al.*, 2016). Houve maior ocorrência com infusão via TGI superior (43,6%) quando comparado ao trato inferior (17,7%). No entanto, a ocorrência de eventos graves foi de 2,0% em via superior e 6,1% em via inferior. O desconforto abdominal seguido de febre transitória foram os eventos mais comuns em ambas as vias.

Os consensos sobre TMF na prática clínica recomendam protocolos de rastreio de doadores focados em garantir aquisição de amostras seguras, a fim de evitar transferência de agentes infecciosos. Em 2019, tal preocupação ganhou destaque internacional após alerta emitido pela US Food and Drug Administration (FDA) sobre o risco de transmissão de bactéria multidroga resistente. Na ocasião, foram transmitidas cepas de *Escherichia coli* produtora de beta-lactamase para pacientes imunossuprimidos, levando um paciente ao óbito. Mais recentemente, a FDA lançou alerta para reorganização dos serviços de TMF frente à pandemia pelo SARS-CoV-2 (Porcari *et al.*, 2023).

Além das infecções, a possibilidade de transmissão de um fenótipo associado ao desequilíbrio bacteriano intestinal deve ser avaliada a longo prazo. A maioria dos especialistas em TMF concorda em excluir do processo de seleção doadores que apresentem afecções relacionadas com disbiose pelo risco teórico de transmissão a longo prazo (Cammarota *et al.*, 2019). Além disso, evidências recentes apontam para a possibilidade de transmissão de MI com assinatura pro-carcinogênica (Porcari *et al.*, 2023).

Referências bibliográficas

CAMMAROTA, G. *et al.* European consensus conference on faecal microbiota transplantation in clinical practice. **Gut**, v. 66, n. 4, p. 569-580, 2017.

CAMMAROTA, G. *et al.* International consensus conference on stool banking for faecal microbiota transplantation in clinical practice. **Gut**, v. 68, n. 12, p. 2111-2121, 2019.

GOUGH, E.; SHAIKH, H.; MANGES, A. R. Systematic review of intestinal microbiota transplantation (fecal bacteriotherapy) for recurrent Clostridium difficile infection. **Clinical Infectious Diseases**, v. 53, n. 10, p. 994-1002, 2011.

HUMAN TISSUE AUTHORITY. **Regulation of faecal microbiota transplant**. 2015. Disponível em: https://www.hta.gov.uk/policies/regulation-faecalmicrobiota-transplant. Acesso em: 23 mai. 2019.

KELLY, C. R. *et al.* ACG clinical guidelines: prevention, diagnosis, and treatment of Clostridioides difficile infections. **Official Journal of the American College of Gastroenterology**, v. 116, n. 6, p. 1124-1147, 2021.

KÖNIG, J. *et al.* Consensus report: faecal microbiota transfer–clinical applications and procedures. **Alimentary Pharmacology & Therapeutics**, v. 45, n. 2, p. 222-239, 2017.

LEE, C. H. *et al.* Frozen vs fresh fecal microbiota transplantation and clinical resolution of diarrhea in patients with recurrent Clostridium difficile infection: a randomized clinical trial. **Jama**, v. 315, n. 2, p. 142-149, 2016.

LI, Y.-T. *et al.* Systematic review with meta-analysis: long-term outcomes of faecal microbiota transplantation for Clostridium difficile infection. **Alimentary Pharmacology & Therapeutic**s, v. 43, n. 4, p. 445-457, 2016.

LINK, A. *et al.* Endoscopic peroral jejunal fecal microbiota transplantation. **Digestive and Liver Disease**, v. 48, n. 11, p. 1336-1339, 2016.

MA, Yonghui *et al.* Ethical issues in fecal microbiota transplantation in practice. **The American Journal of Bioethics**, v. 17, n. 5, p. 34-45, 2017.

MILLAN, B.; LAFFIN, M.; MADSEN, K. Fecal microbiota transplantation: beyond Clostridium difficile. **Current Infectious Disease Reports**, v. 19, p. 1-4, 2017.

PANCHAL, P. *et al.* Scaling safe access to fecal microbiota transplantation: past, present, and future. **Current gastroenterology reports**, v. 20, p. 1-11, 2018.

PARAMSOTHY, S. *et al.* Donor recruitment for fecal microbiota transplantation. **Inflammatory bowel diseases**, v. 21, n. 7, p. 1600-1606, 2015.

PORCARI, S. *et al.* Key determinants of success in fecal microbiota transplantation: From microbiome to clinic. **Cell Host & Microbe**, v. 31, n. 5, p. 712-733, 2023.

SHA, S. *et al.* Systematic review: faecal microbiota transplantation therapy for digestive and nondigestive disorders in adults and children. **Alimentary pharmacology & therapeutics**, v. 39, n. 10, p. 1003-1032, 2014.

TERRA, D. A. A. *et al.* Structuring a fecal microbiota transplantation center in a university hospital in Brazil. **Arquivos de Gastroenterologia**, v. 57, p. 434-458, 2020.

TERRA, D. A. *et al.* Experience of the first Brazilian fecal microbiota transplantation center in treating recurrent Clostridioides difficile infection. **Microbiota in Health and Disease**, 2022.

US FOOD AND DRUG ADMINISTRATION. **Guidance for industry: enforcement policy regarding investigational new drug requirements for use of fecal microbiota for transplantation to treat Clostridium difficile infection not responsive to standard therapies**. 2016.

VAN NOOD, E. *et al.* Duodenal infusion of donor feces for recurrent Clostridium difficile. **New England Journal of Medicine**, v. 368, n. 5, p. 407-415, 2013.

VARGA, A. *et al.* How to apply FMT more effectively, conveniently and flexible–a comparison of FMT methods. **Frontiers in Cellular and Infection Microbiology**, v. 11, p. 657320, 2021.

WANG, S. *et al.* Systematic review: adverse events of fecal microbiota transplantation. **PLOS ONE**, v. 11, n. 8, p. e0161174, 2016.

YOUNGSTER, I. *et al.* Fecal microbiota transplant for relapsing Clostridium difficile infection using a frozen inoculum from unrelated donors: a randomized, open-label, controlled pilot study. **Clinical Infectious Diseases**, v. 58, n. 11, p. 1515-1522, 2014.

ZHANG, F. *et al.* Should we standardize the 1,700-year-old fecal microbiota transplantation? **American Journal of Gastroenterology (Springer Nature)**, v. 107, n. 11, 2012.

ZHANG, T. *et al.* Colonic transendoscopic tube-delivered enteral therapy (with video): a prospective study. **BMC Gastroenterology**, v. 20, p. 1-8, 2020.

36 Perspectivas para o Estudo da Microbiota Intestinal

Andrey Santos ▪ Daniéla Oliveira Magro ▪ Mario J. A. Saad

Objetivo

- Conhecer a microbiota intestinal de maneira individual e global para coletar informações que nos permitam compreender a interação entre a comunidade microbiana intestinal e o hospedeiro.

Destaques

- Muitos estudos sobre a microbiota humana ainda são limitados pelo seu desenho, tamanho amostral e metodologia utilizada, o que torna a realização de uma metanálise inviável ou passiva de muita variabilidade
- Modelos de estudo da microbiota intestinal (MI) são complexos. A vantagem de se estudar modelos animais como camundongos, é a baixa variabilidade genética e fenotípica permitindo uma série de replicações experimentais para comprovar um conceito
- Atualmente, é possível analisar a MI na prática clínica por sequenciamento e, entre os resultados do teste comercial, verifica-se perfis de bactérias "boas" e "ruins". Contudo, as bactérias podem ter funções diferentes que dependerão do nutriente e do seu comportamento, elemento que pode variar de acordo com o hospedeiro e de outros microrganismos ao seu redor. Portanto, isso impossibilita esse tipo de classificação ("boas" ou "ruins"), além do custo e da falta de precisão sobre o estado de saúde do indivíduo
- Os potenciais efeitos positivos da MI não dependem necessariamente da mudança da sua composição, isto é, os produtos das bactérias já podem conferir efeitos benéficos ao hospedeiro.

Introdução

Há milhares de anos, o ser humano vive uma fusão intrínseca estabelecida com a sua MI, porém cada indivíduo é único, uma vez que a atividade metabólica dos microrganismos está intimamente ligada à fisiologia humana, à saúde digestiva, ao valor nutritivo dos alimentos e ao estilo de vida. Assim, cada ser humano carrega uma MI singular, adaptada ao seu sistema imunológico, o que dificulta a compreensão de como exatamente cada indivíduo agirá em resposta a uma intervenção, seja ela dietética, medicamentosa, com suplementação de prebióticos, probióticos, simbióticos e pós-bióticos.

Muitos estudos sobre a MI humana ainda são limitados pelo seu desenho, tamanho amostral e metodologia utilizada, tornando a realização de uma metanálise inviável ou passiva de muita variabilidade. Um desafio importante é caracterizar o impacto desses microrganismos na fisiologia humana e determinar em que contexto, seja na ausência ou na presença de espécies e funções, são benéficos ou prejudiciais à saúde humana.

Supostamente, a abordagem translacional partindo de modelos computacionais, migrando para testes *in vitro* e finalmente a implantação em modelos *in vivo* será de extrema importância para o desenvolvimento de novos tratamentos, sejam eles interespecíficos ou coletivos (Figura 36.1).

Papel da dieta na modulação da microbiota intestinal

A dieta é o principal fator ambiental capaz de criar diferenças individuais ou geográficas na MI humana (Asnicar *et al.*, 2021; De Filippo *et al.*, 2010; Singh *et al.*, 2017). A partir de amostras de coprólitos humanos (fezes mumificadas) com mais de 1 mil anos, com DNA bem preservado, que foram recuperados de cemitérios antigos dos EUA e do México, foi possível analisar o perfil da MI dos nossos antepassados. A microbiota desses coprólitos foi mais semelhante a um perfil microbiano de populações que vivem atualmente em áreas não industrializadas, com uma abundância menor de genes de resistência a antibióticos e de degradação de mucina em relação ao perfil de áreas industriais (Wibowo *et al.*, 2021). Outra característica encontrada foi a perda da diversidade microbiana intestinal ao longo da história. Geralmente, uma maior diversidade está relacionada com um maior benefício ao hospedeiro.

Por outro lado, a perda da diversidade também foi observada em populações que viviam em regiões isoladas com base em uma agricultura rudimentar e que migraram para centros urbanos.

Por meio de uma análise da MI dos caçadores-coletores Hadza, da Tanzânia e comparando seus dados com outras populações, foram identificadas bactérias que estão presentes em sociedades tradicionais em todo o mundo, porém, que estão diminuídas ou extintas com a modernização. Os Hadza foram capazes de manter uma MI diversificada ao longo dos anos, com uma característica peculiar onde algumas espécies, que eram indetectáveis na estação chuvosa, retornavam durante a estação seca. Isso significa que esses microrganismos podem estar presentes no intestino, ínfero do nosso nível de detecção ou podem estar ausentes e depois são reintroduzidos no intestino, talvez a partir de reservatórios ambientais (Fragiadakis *et al.*, 2019; Smits *et al.*, 2017).

Um estudo realizado com mais de 1 mil indivíduos saudáveis com origens ancestrais distintas, mas que compartilhavam um ambiente comum, demonstrou que a genética tem uma participação muito pequena na composição da MI. Por outro lado, indivíduos geneticamente diferentes, mas que compartilhavam do mesmo ambiente, apresentaram uma MI muito mais semelhante (Rothschild *et al.*, 2018).

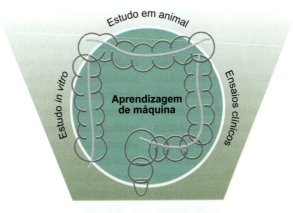

Figura 36.1 Componentes sobre os estudos do futuro da microbiota intestinal e a nutrição personalizada.

Nesse mesmo trabalho, demonstrou-se que a associação de dados da MI com as variáveis genéticas e ambientais para a previsão de características clínicas como níveis de glicose ou de doenças como a obesidade, a precisão melhorava significativamente.

Um outro estudo avaliou os efeitos da imigração dos EUA no microbioma intestinal. Foram incluídos mais de 500 indivíduos de Hmong e Karen que vivem na Tailândia e nos EUA, respectivamente, incluindo imigrantes de primeira e segunda gerações, indivíduos de Karen avaliados antes e depois da migração e descendentes de europeus nascidos nos EUA. Eles concluíram que a migração de um país oriental para um ocidental, como os EUA, está associada à perda imediata da diversidade e função da MI, na qual as bactérias e as funções associadas à MI da população dos EUA substituem as bactérias e funções nativas. Esses efeitos aumentam com a duração de residência nos EUA e são agravados pela obesidade ao longo das gerações. Os imigrantes de primeira geração que apresentaram uma MI mais alterada tinham um maior tempo de permanência nos EUA. Além disso, eles observaram uma perda consistente de certas bactérias nativas entre os Hmong de primeira geração. Por exemplo, a *Faecalibacterium prausnitzii*, conhecida pela produção de ácidos graxos de cadeia curta (AGCCs), sofreu uma queda de 45% na sua prevalência (Vangay et al., 2018).

Com a globalização, as populações que antes se limitavam a hábitos culturais regionais, hoje compartilham cada vez mais, não somente da mesma tecnologia, como também da mesma fonte nutricional. Atualmente, é muito comum uma criança no Brasil carregar em sua lancheira o mesmo biscoito que uma criança nos EUA, Chile e Inglaterra. Portanto, a ocidentalização causou um aumento significativo de enfermidades chamadas "doenças da vida moderna" como o diabetes *mellitus* tipo 2, a obesidade e as doenças inflamatórias intestinais, como a doença de Crohn e a retocolite ulcerativa. Logo, é intrigante que as populações diferentes compartilhem da mesma causa de uma doença, no entanto, não respondem da mesma maneira a um tratamento similar. Assim, a alta variabilidade na resposta ao mesmo tipo de tratamento o torna limitado. Por isso, projetar estruturas preditivas personalizadas e estratégias de intervenção viáveis que visam e exploram a MI de cada pessoa e suas capacidades específicas para otimizar a saúde humana é um dos desafios críticos da saúde e nutrição do século XXI (Wilmanski et al., 2021). O desenvolvimento de algoritmos de aprendizado computacional tem demonstrado que com a integração de parâmetros laboratoriais, hábitos alimentares, dados antropométricos, atividade física e dados da MI é possível prever com precisão a resposta glicêmica pós-prandial (Gibbons et al., 2022).

Previsões personalizadas

Análise computacional

A ideia de que a nutrição personalizada, produtos ou serviços serão mais eficazes do que as abordagens mais genéricas deve-se ao fato de que as respostas diferenciais aos alimentos dependem de características genotípicas e fenotípicas. Além disso, não se pode deixar de considerar que os hábitos alimentares dependem de preferências pessoais, culturais e do estilo de vida.

A aplicação de modelos computacionais para fazer previsões personalizadas de como as intervenções influenciarão os resultados relevantes para a saúde estão avançando cada vez mais. Esses modelos são altamente flexíveis e dinâmicos em relação ao espaço/tempo. A modelagem estatística univariada clássica quando aplicada a coortes humanas submetidas a intervenções dietéticas ou de estilo de vida é capaz de identificar características taxonômicas individuais ou funcionais da MI. Como aspecto ilustrativo, um estudo identificou a ligação entre o número de cópias do gene da amilase salivar (AMY1) e o controle da massa corporal, porém, essa ligação foi inconsistente. Já outro estudo verificou se essa inconsistência poderia ter relação com a MI. Dessa maneira, esse estudo demonstrou que adultos saudáveis e com sobrepeso reduziram mais a massa corporal quando apresentavam baixa números de cópias do gene AMY1 combinado com alta abundância do gênero *Prevotella* quando submetidos a uma dieta personalizada. Essas observações preliminares sugerem que, mais amido não digerido atinge o cólon de indivíduos com baixo número de cópias do gene AMY1 e que o destino desse amido depende da composição da MI. Essa identificação da abundância de *Prevotella* com o número de cópias do gene AMY1 pré-tratamento, para previsão da magnitude de emagrecimento possibilitou a classificação dos indivíduos em "respondedores" e "não respondedores" às intervenções dietéticas, resultando no emagrecimento altamente individualizado com a introdução de mais fibras, grãos integrais, açúcares intrínsecos e amido resistente na dieta (Christensen *et al.*, 2019; Diener *et al.*, 2021; Hjorth *et al.*, 2020).

Um estudo denominado PREDICT – *Personalised Responses to Dietary Composition Trial* incluiu mais de 1 mil participantes dos EUA e do Reino Unido, com perfis de desafios dietéticos pré e pós-padronizados utilizando medidas biométricas e bioquímicas, coleta de dados dietéticos habituais, monitoramento contínuo de glicose e análise metagenômica das fezes. Em resposta à variação na dieta, análises transversais foram utilizadas para descrever correlações entre a abundância de táxons bacterianos intestinais e perfis lipídicos sanguíneos específicos (Berry *et al.*, 2020). Além dessas técnicas univariadas mais simples, modelos de aprendizado computacional treinados em dados fenotípicos multivariados, incluindo variáveis sobre a MI foram utilizados com sucesso para prever respostas glicêmicas personalizadas à variação na dieta. Contudo, as relações dieta-microbiota-marcadores sanguíneos foram, em geral, mais fortes em relação aos níveis de lipídios circulantes do que a variabilidade glicêmica. Em comparação com lipídios normalmente medidos (p. ex., colesterol total, HDL-colesterol [HDL-c] e LDL-colesterol [LDL-c]), as características das lipoproteínas mais intimamente associadas à MI (p. ex., lipídios totais e HDL-c) também estão mais fortemente associadas ao risco cardiovascular, sugerindo que sua utilidade como biomarcadores clínicos ou como alvos para a manipulação benéfica da MI justifica uma investigação mais aprofundada. Da mesma maneira, essas novas contribuições da MI para as respostas dietéticas humanas podem ajudar a explicar, ao menos em parte, a heterogeneidade observada em estudos populacionais anteriores (Asnicar *et al.*, 2021; Kurilshikov; Van Den Munckhof *et al.*, 2019; Sze *et al.*, 2015).

Esses avanços são fascinantes e fornecem provas significativas de conceitos para intervenções personalizadas com base na MI. No entanto, eles dependem da integração manual de saídas de modelos univariados/multivariados complexos o que dificulta sua interpretação além de depender de muito treinamento em base de dados. Os modelos estatísticos podem não funcionar de forma adequada em coortes que não estão bem representadas nos dados de treinamento. Por exemplo, a maior parte das pesquisas sobre a MI foi realizada em pessoas nos EUA e na Europa. Logo, os modelos de intervenção de precisão utilizando aprendizado de máquina (machine learning), com base nos dados dessas populações, podem não funcionar tão bem em pessoas de outros lugares do mundo (Abdill; Adamowicz; Blekhman, 2022). Os modelos que exigem ajuste aos dados de treinamento geralmente são prejudicados pela interpretação mecanicista inadequada e pela dependência de conjuntos de treinamento incompletos. Assim, os modelos mecanísticos podem ter um desempenho mais robusto do que os modelos estatísticos quando aplicados em diversas populações com base em interações causais válidas. No entanto, em sistemas ecológicos, a ordem hierárquica da MI não é levada em consideração, criando uma complexidade de interação que exige uma abordagem diferenciada. Por exemplo, só foi possível simular o metabolismo comensal do intestino, em relação à variação do hospedeiro, por meio de recursos computacionais devido a vasta compreensão do metabolismo de bactérias em humanos. No entanto, esse tipo de análise é restrito aos dados disponíveis. No que diz respeito à melhor interpretação das análises estatísticas que são feitas para compreender a característica e as mudanças da MI em resposta às mais diversas intervenções, ver Capítulo 4, *Estatística Aplicada à Análise da Microbiota Intestinal*.

Em geral, ambas as abordagens estatísticas e mecanicistas são necessárias para progredir quando se trata de precisão na engenharia da MI para otimizar a saúde. Ao compilar todos os dados como a informação genética combinada com parâmetros metabolômicos, imunológicos, comportamentais e microbianos intestinais longitudinais e variáveis bioclínicas será possível definir uma réplica digital de si mesmo, um "gêmeo digital virtual", que pode servir para orientar a nutrição de maneira personalizada (Gkouskou et al., 2020).

Análise experimental controlada *in vitro*

Para explorar a MI, é necessário ter uma compreensão quantitativa e dinâmica das características do sistema que pretendemos prever. A coleta de dados contínuos e em tempo hábil é um desafio *in vivo*. Além disso, existem várias desvantagens com tais estudos, entre eles, restrições éticas, falta de controle ambiental abrangente, amostras inacessíveis no sistema digestivo, baixa adesão e altas taxas de desistência. Portanto, as análises experimentais controladas *in vitro* combinam flexibilidade e precisão. Os modelos *in vitro* são excelentes para dissecar mecanicamente respostas variáveis às intervenções com medicamentos, prebióticos/probióticos (Pham; Mohajeri, 2018), testar teorias particulares sobre interações hospedeiro-dieta-microrganismo (Nissen; Casciano et al., 2018) e fornecer treinamento ou dados de validação para modelos computacionais (Thiele et al., 2020).

Existem vários modelos para estudar a MI, cada um com sua complexidade e importância fisiológica, mas eles fornecem um ponto de partida útil para estudos translacionais em humanos, alguns dos quais mostraram correspondência real com circunstâncias *in vivo*. Assim, o uso de modelos intestinais é um meio importante de pesquisa para investigar novas soluções dietéticas e para medicamentos. Um modelo de intestino *in vitro* validado, denominado M-SHIME®, que mimetiza todo o trato gastrointestinal (TGI), incorporando estômago, intestino delgado e diferentes regiões do cólon, foi utilizado para testar a atividade prebiótica, *in vitro*, da farinha de aveia pré-cozida, cujo resultado foi confirmado durante o ensaio *in vivo*, onde a abundância do gênero *Lactobacillus* aumentou significativamente na população geral, no fim do período de intervenção, indicando o poder dos modelos *in vitro* intestinais na previsão da resposta *in vivo* da MI à modulação dietética (Duysburgh et al., 2021).

O progresso nesse campo foi permitido por avanços recentes. Outra ferramenta, conhecida como órgãos-em-chips (OCs), é composta por tecidos em miniatura, naturais ou fabricados, dentro de chips micro fluídicos. Os chips são projetados para reproduzir mais fielmente a fisiologia humana, mantendo microambientes celulares e controlando certas funções de tecido. Os OCs ganharam interesse como uma plataforma experimental de próxima geração para investigar a fisiopatologia humana e o efeito da terapêutica no corpo por meio da combinação dos avanços em engenharia de tecidos e micro fabricação (Leung et al., 2022).

Já os organoides tridimensionais (3D) proporcionam um ambiente artificial no qual as células podem crescer e interagir com seus entornos em todas as três dimensões. Eles fornecem uma base traduzível para aplicações em medicina de precisão, pois reproduzem fielmente as estruturas e funções dos epitélios esôfagos normal, pré-neoplásicos e neoplásicos. A cocultura de organoides 3D com MI revelou o papel patogênico da microbiota em cânceres gastrointestinais (Flashner; Yan; Nakagawa, 2021; Luo et al., 2022).

Todas essas ferramentas com características diferenciadas permitem otimizar a busca por soluções viáveis para serem aplicadas em modelos mais complexos, como em seres vivos. Portanto, é necessária uma avaliação cuidadosa para escolher as plataformas ou técnicas adequadas para os objetivos da pesquisa, não se esquecendo que todos os modelos *in vitro* têm limitações devido ao fato de se tratar de ambientes fechados, que podem permitir o acúmulo de reagentes, metabólitos e até mesmo microrganismos.

Análise direta *in vivo*

Experimentos com modelos *in vivo* permitem extrapolações sobre como determinado composto pode se comportar na MI humana. Os roedores, especificamente os camundongos, são de longe os modelos mais utilizados devido à vasta quantidade de pesquisas históricas e seu firme estabelecimento como modelos para a saúde humana e a fisiologia da doença. Embora os camundongos convencionais possam nem sempre ser o modelo mais apropriado para simular o intestino humano devido às diferenças fundamentais entre a microbiota murina e humana, eles proporcionam uma gama de possibilidades experimentais que permitem uma triagem mais precisa do melhor mecanismo a ser empregado em seres humanos.

A vantagem de se estudar modelos animais como camundongos é a baixa variabilidade genética e fenotípica permitindo uma série de replicações experimentais para comprovar um conceito. Um dos modelos mais utilizados é o "*germ-free*", que consiste no uso de animais que são totalmente livres de microbiota, isto é, isento de quaisquer vírus, bactérias, fungos ou parasitas. Esse modelo permite inocular uma ou conjuntos de cepas, ou até mesmo transplantes total de microbiota resultando em um mais próximo da relevância fisiológica, mas mantendo uma complexidade baixa, com efeitos de confusão limitados à microbiota residente.

No entanto, produzir e manter esses camundongos requer instalações especializadas, e os custos, a mão de obra e as habilidades necessárias para mantê-los podem tornar esses modelos inacessíveis para muitos pesquisadores. Os camundongos "*germ-free*" devem ser monitorados regularmente para verificar a contaminação utilizando uma combinação de técnicas de cultura, microscopia, sorologia, morfologia macroscópica e detecção com base em sequenciamento (Fontaine *et al.*, 2015; Kennedy; King; Baldridge, 2018). Além disso, esse modelo é prejudicado em relação ao seu desenvolvimento imunológico. Uma alternativa mais viável em relação a custo e realização de experimentos é o tratamento com antibióticos de amplo espectro. Essa técnica é uma abordagem comum para esgotar a MI dos camundongos, sendo eficaz para qualquer genótipo ou condição do camundongo. O tratamento com antibióticos em camundongos adultos permite especificamente o estudo do papel das bactérias na manutenção da funcionalidade celular e das vias de sinalização após o desenvolvimento (Kennedy; King; Baldridge, 2018).

Apesar desses modelos serem de extrema importância para aquisição de dados, eles nem sempre se traduzem em humanos e as conclusões devem ser tomadas com ressalvas. Além disso, experimentos com a MI de camundongos bem controlados, onde é possível se utilizar o mesmo modelo de animal em qualquer parte do mundo sofre forte influência do fator ambiental. O que pode impactar profundamente nos resultados e ocasionar diferenças significativas entre estudos devido a fatores de confusão na configuração experimental. Esses fatores incluem composição dos alimentos, luz, fatores de estresse, infecções por patógenos, temperatura, umidade, água etc. (Nguyen, 2015). E, devido à crescente preocupação com o bem-estar animal, as empresas de alimentos estão cada vez mais relutantes em utilizar modelos animais em pesquisas. É evidente que os testes em animais não são uma alternativa aos realizados em humanos, eles se complementam.

Assim, com base em resultados em estudo *in vitro* e em modelo animal é possível traçar com mais precisão pesquisas em humanos. Ao se iniciar um estudo, algumas questões devem ser bem definidas (Swann *et al.*, 2020), pois influenciarão diretamente em todas as partes importantes do desenho do estudo. Questões de pesquisa de relevância incluem os seguintes aspectos:

- O estudo da MI é o mais indicado para atingir os objetivos do estudo, ou existem outras ferramentas que possibilitam melhores resultados?
- Qual efeito a MI tem sobre o metabolismo e a biodisponibilidade de nutrientes e não nutrientes presentes nos alimentos?
- Quais efeitos as dietas, os alimentos ou componentes dos alimentos têm na composição e/ou atividade microbiana do intestino?

- Quais efeitos as mudanças na composição e/ou atividade da MI, após uma intervenção dietética, têm na saúde humana ou em um biomarcador da saúde humana? (Swann *et al.*, 2020).

Embora as questões de pesquisa descritas anteriormente possam se sobrepor, elas ajudam a definir a hipótese do estudo e o resultado primário. Estudos com microbiota são difíceis de interpretar, uma vez que as mudanças na microbiota e na saúde do hospedeiro podem ocorrer simultaneamente, mas de forma independente. Um exemplo foi o aumento da função vascular associada ao consumo de flavanol do cacau que se deve principalmente à presença do monômero epicatequina, em vez das procianidinas mais prevalentes e dos metabólitos do flavanol do cacau derivados da MI (Rodriguez-Mateos *et al.*, 2018). A relação entre os ácidos biliares, a estrutura e a função da comunidade microbiana é um exemplo do oposto. A MI manipula o *pool* de ácidos biliares, os sais biliares moldam a microbiota e os fatores externos como dieta, doenças infecciosas, metabólicas e neoplásicas moldam ambos (Collins *et al.*, 2023). Por isso, os estudos de intervenção têm suas limitações pela dificuldade em se determinar o que é causa, consequência ou relações independentes. Mas, as informações geradas somadas a outros estudos e outros modelos contribuirão para um melhor entendimento.

Nesse sentido, um estudo preliminar cujo objetivo principal é se familiarizar com um fenômeno em questão para planejar um estudo mais amplo com maior compreensão e precisão é essencial. O estudo exploratório, que pode ser realizado com uma pequena amostra, permite que os investigadores definam melhor o problema de pesquisa e desenvolvam uma hipótese para ensaios clínicos randomizados (ECRs). Tradicionalmente, os estudos de nutrição em humanos variam de estudos observacionais e ECRs. Os ECRs são considerados o padrão-ouro para estabelecer relações causais entre intervenções e biomarcadores ou resultados em humanos. Contudo, a escolha do desenho do estudo, tempo de intervenção, momento de coleta de amostras são cruciais para o desfecho final. A MI da mesma forma que é facilmente alterada pela intervenção dietética, retorna ao seu ponto inicial se a intervenção for a curto prazo. Um estudo randomizado, cruzado e controlado envolvendo pacientes cardiopatas submetidos a intervenção com vinho tinto durante 3 semanas, retornaram a sua microbiota pré-tratamento, após 2 semanas sem o consumo do vinho (Haas *et al.*, 2022). A variabilidade individual quando se trata de microbiota é muito alta, por isso, estudos em que o indivíduo é o seu próprio controle geralmente são mais apropriados em intervenções nutricionais.

Atualmente, é utilizado uma variedade de métodos no estudo da MI, simulações de computador, estudos de tecidos, modelos animais e ensaios clínicos. Todos os métodos têm vantagens e desvantagens, mas se os utilizarmos de maneira eficaz, em combinação, podemos obter informações essenciais para promover a saúde.

A nutrição personalizada é uma realidade, porém a grande dificuldade é entender como investir nesse tipo de intervenção se a maioria da população não consegue ter acesso a uma fonte nutricional básica, onde milhões de brasileiros estão em insegurança alimentar acentuada. Mais uma vez as pesquisas mostram o seu papel, em um estudo que investigou a associação entre escores personalizados de nutrição, variação na MI de adulto e modificação por insegurança alimentar, demonstrou que, uma pontuação nutricional mais alta foi associada a uma gama mais ampla de táxons bacterianos para insegurança *versus* segurança alimentar, sugerindo que a qualidade nutricional em indivíduos com insegurança alimentar é importante para manter a saúde e reduzir as disparidades (Bixby *et al.*, 2022). Ou seja, o indivíduo com segurança alimentar pode ter uma MI com menor diversidade se a pontuação nutricional dos alimentos ingeridos for mais baixa.

Estudo da microbiota intestinal na prática clínica

Há três décadas a MI era estudada por técnica de cultura seletiva, onde menos de 20% das bactérias do TGI eram possíveis de serem identificadas. Com o avanço da tecnologia, hoje podemos estudar a MI por sequenciamento genético como do gene RNA ribossômico 16S (com mínimo risco de contaminação com DNA humano, porém com uma precisão menor na identificação de espécies) ou sequenciamento por *shotgun*, que analisará o genoma inteiro (com uma precisão maior na identificação de espécies e cepas, porém com alto risco de contaminação com DNA humano), e por metabolômica (identifica e quantifica o conjunto de metabólitos de um determinado sistema biológico) para saber mais sobre os métodos científicos para o estudo da MI, ver Capítulo 3, *Evolução dos Métodos Científicos para o Estudo da Microbiota Intestinal*. Essas três técnicas são complementares, as duas primeiras nos permite identificar qual bactéria está compondo determinada MI e a terceira identifica quais metabólitos estão sendo produzidos pela MI. Atualmente, é muito comum médicos e nutricionistas solicitarem um exame de sequenciamento genético do gene 16S para saber qual a composição da MI está presente naquele indivíduo, porém, muitas vezes, esses resultados podem gerar interpretações equivocadas, uma vez que a técnica mais utilizada consegue determinar com clareza até o nível taxonômico de gênero, e não identifica quais espécies estão presentes. Em um mesmo gênero temos várias espécies que produzem metabólitos diferentes. Assim, como o nutricionista modulará a MI do paciente com base nos resultados do sequenciamento genético se não há exatidão da função daquela bactéria específica? Além disso, muitas espécies não sofrem alterações em sua quantidade no TGI, apenas alteram o que elas produzem conforme o alimento que recebem. Um bom exemplo é o caso da *Prevotella copri* que produz AGCCs quando em contato com fibras, e produz aminoácido de cadeia ramificada (BCAA, do inglês *branched-chain amino acids*) quando recebem contato com proteínas de origem animal (Cani, 2018). Dois metabólitos com funções diferentes sem alterar a quantidade dessa espécie. Os estudos com a MI são de extrema importância, mas a aplicação das técnicas utilizadas nesses estudos, na prática clínica, continua longe de serem viáveis, por não haver uma metodologia considerada ideal e pelo custo do exame. O que é preciso esclarecer é que o avanço das técnicas moleculares possibilitou o conhecimento do microbioma humano e sua interação com o trato digestório direcionando ou fortalecendo diretrizes já estabelecidas. Um exemplo disso é a pirâmide alimentar, uma ferramenta de educação nutricional, preestabelecida, que pode ser integrada aos dados da MI auxiliando na educação nutricional e na melhora da saúde da população (Figura 36.2) (Magro *et al.*, 2023).

Considerações finais

As perspectivas para o estudo da MI estão longe de serem esgotadas. As técnicas moleculares avançaram, porém, ainda não há um método completo que engloba os modelos computacionais, sequenciamento genético e metabolômica para ser aplicado na prática clínica. A dieta é fundamental na modulação da MI e atua de modo positivo ou negativo, uma vez que a utilização de nutrientes dos alimentos, pelo hospedeiro, resulta em energia adicional para as bactérias que residem no cólon.

O campo de diagnóstico com base em MI, terapias relacionadas com a MI personalizada, ou em condições clínicas, provavelmente se desenvolverá rapidamente, mas ainda há um longo caminho a percorrer antes de chegar ao consultório ou ambulatório do profissional da saúde capacitado para isto. Como mencionamos anteriormente, já é possível na prática clínica analisar a MI por sequenciamento e entre os resultados do teste comercial observamos perfis de bactérias "boas" e "ruins". As bactérias podem ter funções diferentes que dependerão do nutriente e do seu comportamento, que pode variar de acordo com o hospedeiro e outros microrganismos ao seu redor, o que impossibilita esse tipo de classificação ("boas" ou "ruins"), além do custo e da falta de precisão sobre o estado de saúde do indivíduo (Figura 36.3).

578 Microbioma Intestinal

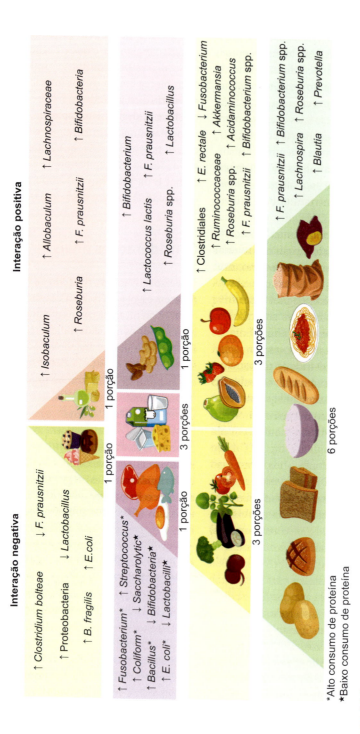

Figura 36.2 Integração entre microbiota intestinal, grupos de alimentos e bactérias produtoras de ácidos graxos de cadeia curta (AGCCs), que se beneficiam da ingestão de carboidratos fermentáveis, tem o potencial de melhorar e inovar ainda mais a proposta de alimentação saudável. *B. fragilis*: *Bacteroides fragilis*; *E. coli*: *Escherichia coli*; *E. rectale*: *Eubacterium rectale*; *F. prausnitzii*: *Faecalibacterium prausnitzii*. (Adaptada de Magro et al., 2023.)

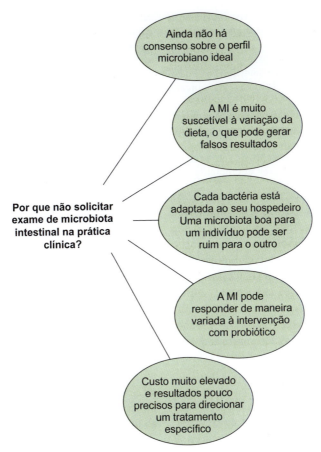

Figura 36.3 Microbiota intestinal (MI) na prática clínica.

Referências bibliográficas

ABDILL, R. J.; ADAMOWICZ, E. M.; BLEKHMAN, R. Public human microbiome data are dominated by highly developed countries. **PLoS Biology**, v. 20, n. 2, p. e3001536, 2022.

ASNICAR, F. *et al*. Microbiome connections with host metabolism and habitual diet from 1,098 deeply phenotyped individuals. **Nature Medicine**, v. 27, n. 2, p. 321-332, 2021.

BERRY, S. E. *et al*. Human postprandial responses to food and potential for precision nutrition. **Nature medicine**, v. 26, n. 6, p. 964-973, 2020.

BIXBY, M. *et al*. Individual nutrition is associated with altered gut microbiome composition for adults with food insecurity. **Nutrients**, v. 14, n. 16, p. 3407, 2022.

CANI, P. D. Human gut microbiome: hopes, threats and promises. **Gut**, v. 67, n. 9, p. 1716-1725, 2018.

CHRISTENSEN, L. *et al*. Prevotella abundance predicts weight loss success in healthy, overweight adults consuming a whole-grain diet ad libitum: a post hoc analysis of a 6-wk randomized controlled trial. **The Journal of Nutrition**, v. 149, n. 12, p. 2174-2181, 2019.

COLLINS, S. L. *et al*. Bile acids and the gut microbiota: metabolic interactions and impacts on disease. **Nature Reviews Microbiology**, v. 21, n. 4, p. 236-247, 2023.

DE FILIPPO, C. *et al*. Impact of diet in shaping gut microbiota revealed by a comparative study in children from Europe and rural Africa. **Proceedings of the National Academy of Sciences**, v. 107, n. 33, p. 14691-14696, 2010.

DIENER, C. *et al*. Baseline Gut Metagenomic Functional Gene Signature Associated with Variable Weight Loss Responses following a Healthy Lifestyle Intervention in Humans. **mSystems**, v. 6, n. 5, p. e0096421, 2021.

DUYSBURGH, C. et al. *In vitro-in vivo* Validation of Stimulatory Effect of Oat Ingredients on Lactobacilli. **Pathogens**, v. 10, n. 2, 2021.

FLASHNER, S.; YAN, K. S.; NAKAGAWA, H. 3D Organoids: An Untapped Platform for Studying Host-Microbiome Interactions in Esophageal Cancers. **Microorganisms**, v. 9, n. 11, 2021.

FONTAINE, C. A. et al. How free of germs is germ-free? Detection of bacterial contamination in a germ free mouse unit. **Gut Microbes**, v. 6, n. 4, p. 225-233, 2015.

FRAGIADAKIS, G. K. et al. Links between environment, diet, and the hunter-gatherer microbiome. **Gut Microbes**, v. 10, n. 2, p. 216-227, 2019.

GIBBONS, S. M. et al. Perspective: Leveraging the Gut Microbiota to Predict Personalized Responses to Dietary, Prebiotic, and Probiotic Interventions. **Advances in Nutrition**, v. 13, n. 5, p. 1450-1461, 2022.

GKOUSKOU, K. et al. The "Virtual Digital Twins" Concept in Precision Nutrition. **Advances in Nutrition**, v. 11, n. 6, p. 1405-1413, 2020.

HAAS, E. A. et al. A red wine intervention does not modify plasma trimethylamine N-oxide but is associated with broad shifts in the plasma metabolome and gut microbiota composition. **The American Journal of Clinical Nutrition**, v. 116, n. 6, p. 1515-1529, 2022.

HJORTH, M. F. et al. Pretreatment Prevotella-to-Bacteroides ratio and salivary amylase gene copy number as prognostic markers for dietary weight loss. **The American Journal of Clinical Nutrition**, v. 111, n. 5, p. 1079-1086, 2020.

KENNEDY, E. A.; KING, K. Y.; BALDRIDGE, M. T. Mouse Microbiota Models: Comparing Germ-Free Mice and Antibiotics Treatment as Tools for Modifying Gut Bacteria. **Frontiers in Physiology**, v. 9, p. 1534, 2018.

KURILSHIKOV, A. et al. Gut Microbial Associations to Plasma Metabolites Linked to Cardiovascular Phenotypes and Risk. **Circulation Research**, 124, n. 12, p. 1808-1820, 2019.

LEUNG, C. M. et al. A guide to the organ-on-a-chip. **Nature Reviews Methods Primers**, v. 2, n. 1, p. 33, 2022.

LUO, L. et al. Application Progress of Organoids in Colorectal Cancer. **Frontiers in Cell and Developmental Biology**, v. 10, p. 815067, 2022.

MAGRO, D. O. et al. Interaction between food pyramid and gut microbiota. a new nutritional approach. **Arquivos de gastroenterologia**, v. 60, p. 132-136, 2023.

NGUYEN, T. L. et al. How informative is the mouse for human gut microbiota research? **Disease Models & Mechanisms**, v. 8, n. 1, p. 1-16, 2015.

NISSEN, L.; CASCIANO, F.; GIANOTTI, A. Intestinal fermentation *in vitro* models to study food-induced gut microbiota shift: an updated review. **FEMS Microbiology Letters**, v. 367, n. 12, 2020.

PEARCE, S. C. et al. Intestinal. **Frontiers in Physiology**, v. 9, p. 1584, 2018.

PHAM, V. T.; MOHAJERI, M. H. The application of *in vitro* human intestinal models on the screening and development of pre- and probiotics. **Beneficial Microbes**, v. 9, n. 5, p. 725-742, 2018.

RODRIGUEZ-MATEOS, A. et al. Assessing the respective contributions of dietary flavanol monomers and procyanidins in mediating cardiovascular effects in humans: randomized, controlled, double-masked intervention trial. **The American Journal of Clinical Nutrition**, v. 108, n. 6, p. 1229-1237, 2018.

ROTHSCHILD, D. et al. Environment dominates over host genetics in shaping human gut microbiota. **Nature**, v. 555, n. 7695, p. 210-215, 2018.

SINGH, R. K. et al. Influence of diet on the gut microbiome and implications for human health. **Journal of Translational Medicine**, v. 15, n. 1, p. 73, 2017.

SMITS, S. A. et al. Seasonal cycling in the gut microbiome of the Hadza hunter-gatherers of Tanzania. **Science**, v. 357, n. 6353, p. 802-806, 2017.

SWANN, J. R. et al. Considerations for the design and conduct of human gut microbiota intervention studies relating to foods. **European Journal of Nutrition**, v. 59, n. 8, p. 3347-3368, 2020.

SZE, M. A. Looking for a Signal in the Noise: Revisiting Obesity and the Microbiome. **mBio**, v. 7, n. 4, 2016.

THIELE, I. et al. Personalized whole-body models integrate metabolism, physiology, and the gut microbiome. **Molecular Systems Biology**, v. 16, n. 5, p. e8982, 2020.

VANGAY, P. et al. US Immigration Westernizes the Human Gut Microbiome. **Cell**, v. 175, n. 4, p. 962-972. e910, 2018.

WIBOWO, M. C. et al. Reconstruction of ancient microbial genomes from the human gut. **Nature**, v. 594, n. 7862, p. 234-239, 2021.

WILMANSKI, T. et al. From taxonomy to metabolic output: what factors define gut microbiome health? **Gut Microbes**, v. 13, n. 1, p. 1-20, 2021.

ZEEVI, D. et al. Personalized Nutrition by Prediction of Glycemic Responses. **Cell**, v. 163, n. 5, p. 1079-1094, 2015.

Índice Alfabético

A

Acetaldeído, 533
Acetato, 9
Ácido(s)
- ascórbico, 428
- biliares, 160, 267
- - no eixo microbiota-intestino-músculo, 267
- fólico, 427
- graxos
- - de cadeia curta, 9, 11, 162
- - - e o músculo esquelético, 268
- - livres, 138
- pantotênico, 428
- ribonucleico ribossomal, 26
Açúcares refinados, 409
Adipócitos, 186, 187
Adipogênese, 185, 186, 189
Ajuste das respostas metabólicas sistêmicas, 478
Albumina, 100
Alergias de pele, 177
Alfa de Fisher, 45
Alfa-diversidade, 43, 44
Alimentação e supercrescimento bacteriano intestinal, 367
Alimentos
- fermentados, 254
- ultraprocessados, 412
Alterações
- imunológicas no envelhecimento, 284
- na microbiota induzidas
- - após *bypass* gástrico em Y de Roux, 351
- - pela dieta, 126
Amensalismo, 19
Análise(s)
- computacional, 572
- das sequências, 41
- de *cluster*, 52
- de componentes principais, 45, 51
- de composição de microbiomas, 54
- de coordenadas
- - canônicas, 52
- - principais, 50
- de espécies indicadoras, 54
- de porcentagem de similaridade, 47
- de redundância, 51
- de similaridade, 48, 52
- de variância, 46
- - molecular, 48
- - multivariada permutacional, 48
- direta *in vivo*, 575
- discriminante
- - linear, 53
- - - do tamanho de efeito, 53
- - por mínimos quadrados parciais, 53
- experimental controlada *in vitro*, 574
Antagonismo, 6
Antibióticos, 68, 126, 167, 365
Anticoncepcionais, 544
Antimicrobianos, 539
Aprendizado de máquina, 55
Aprendizagem profunda, 55
Arqueas, 21
Arqueoma, 21
Artrite reumatoide, 129
Árvore de calor, 56
Asma brônquica, 179
Associação multivariada com modelos lineares, 53
Aterosclerose, 140
Atuação dos probióticos via ácidos graxos de cadeia curta, 440
Avaliação do desequilíbrio bacteriano intestinal, 92

B

Bacillus coagulans, 113
Bactérias, 15, 16, 20, 254
- ácido-láticas, 254
- gram-negativas, 15
- gram-positivas, 16
Balanço proteico-muscular, 293
Banda gástrica ajustável, 355
Barreira
- epitelial, 476
- intestinal, 95
Beads purificadas, 36
Benzeno, 533
Beta-diversidade, 43, 45
Betaína, 158
Biblioteca genômica, 35

Bilophila wadsworthia, 126
Biologia molecular, 26
Biomarcadores de permeabilidade intestinal, 99
Biotina, 428
Bronquiectasias, 180
Butirato, 97, 163, 229
Bypass gástrico em Y de Roux, 351

C

Café, 257
Calprotectina, 101
Candida parapsilosis, 21
Cannabis, 546
Características das bactérias, 15
Carboidratos acessíveis à microbiota, 397
Carcinoma hepatocelular, 242
Carne(s)
- processadas, 405
- vermelha, 405
Carotenoides, 420
Células
- α (alfa), 218
- β (beta), 219
- caliciformes, 10, 11
- δ (delta), 219
- de Paneth, 9, 10
- endoteliais, 140
- enteroendócrinas, 10
- epiteliais intestinais, 1, 10
- ε (épsilon), 219
- espumosas, 140
- γ (gama), 219
- intestinais, 7
- M, 10
- musculares lisas vasculares, 140
- osteoprogenitoras, 275
- Tuft, 10
Cetonas, 403
Ciclo circadiano, 80
51-Cr-EDTA, 99
Cirrose, 240, 241
- alcoólica, 241
Cirurgia bariátrica, 348, 349
Citocinas, 140, 187
Cobalamina, 428
Coeficiente
- de sedimentação, 26
- de similaridade, 45
Colangite esclerosante primária, 239
Colesterol, 136, 137
Colina, 158
Colonização da mucosa e do lúmen do trato gastrointestinal pelos probióticos, 440
Comensalismo, 6, 19

Competição, 6, 19
- ativa contra os agentes patogênicos, 434
Composição
- da dieta e a microbiota intestinal, 397
- da microbiota intestinal nas doenças inflamatórias intestinais, 105
Compostos bioativos, 196, 256
Consumo de fibras, 224
Contraceptivos hormonais, 544
Córtex adrenal, 513
Cortisol, 513, 515
Covid-19, 322, 324, 326
- longa, 323
Cripta, 9
Curcumina, 256
Curvas de rarefação, 58

D

Defesa pulmonar inata e adaptativa, 176
Deficiência de vitamina D, 423
Dendrograma, 56
Derivação biliopancreática com duodenal switch, 354
Desbalanço microbiano intestinal
- associado ao uso de antibióticos, 126
- e sistema imunológico, 126
Descompensação hepática, 241
Desenvolvimento do microbioma intestinal na infância, 66
Desequilíbrio bacteriano intestinal
- definições e aspectos gerais, 91
- e doença renal crônica, 248
- em doenças imunomediadas, 127
Desnutrição, 407
Desordens metabólicas, 192
Diabetes *mellitus*, 220, 481
- tipo 1, 220, 221
- tipo 1 e a microbiota intestinal, 221
- tipo 2, 220, 221
- tipo 2 e a microbiota intestinal, 221
- tratamento por meio da modulação intestinal, 222
Dideoxirribonucleotídeos, 32
Dieta(s)
- cetogênica, 403
- de estilo ocidental, 408
- do Mediterrâneo, 165, 196, 300, 412
- e modulação da microbiota intestinal após cirurgia bariátrica, 355
- e neuroinflamação associada à microbiota intestinal, 212
- hiperproteicas, 404
- isenta de glúten, 406
- *low*-FODMAP, 111, 112
- na modulação da microbiota intestinal, 571

- ocidental, 212, 408
- *plant-based*, 196
- ricas em proteínas, 295
- veganas/vegetarianas, 165
- vegetariana, 413
Disbiose, 6, 14, 91
Disfunção endotelial, 140
Dislipidemia, 548
Dissimilaridade de Bray-Curtis, 45
Distância
- de Jaccard, 45
- J, 45
- unifrac, 45
Distúrbios
- do ritmo circadiano do sono-vigília, 504
- do sono e microbiota intestinal, 502
Diversidade
- da microbiota, 77
- e resiliência da composição da microbiota intestinal na vida adulta, 75
- filogenética, 44
- - de Faith, 44
Doença(s)
- alérgicas, 177
- arterial coronariana, 136
- autoimunes, 128
- cardiovasculares, 136, 141, 149, 481
- cerebrais, 288
- - no envelhecimento, 213
- de Alzheimer, 213
- de Crohn, 104, 105
- de Parkinson, 213
- do refluxo gastroesofágico, 551
- hepática(s), 235
- - alcoólica, 235
- - gordurosa não alcoólica, 236
- inflamatórias intestinais, 104, 551
- - composição da microbiota intestinal nas, 105
- - tratamentos direcionados às, 107
- intestinais, 104
- musculares, 291
- neurodegenerativas, 213
- periodontais, 371, 375
- pulmonar obstrutiva crônica, 180
- renal crônica, 247
Duodenal switch, 354
Dysbiosis Frequent Questions Management, 93

E

Edulcorantes, 409
Eixo
- cérebro-intestino, 512
- intestino-cérebro, 108, 210
- - e o papel do sistema imunológico, 210
- intestino-fígado, 233, 234
- intestino-pancreatite aguda, 224
- intestino-pulmão, 175, 324
- microbiota intestinal
- - e cérebro, 203
- - e fígado, 233
- - e pâncreas, 217
- - e rins, 247
- - e sistema
- - - cardiovascular, 136
- - - imunológico, 117, 121
- - pulmão e doenças associadas, 173
- microbiota intestinal-intestino, 104
- microbiota intestinal-tecido adiposo, 185
- microbiota-intestino-cérebro, 83
- microbiota-intestino-osso, 274
- oral-intestinal, 370
- pulmão-intestino, 178
Eletroforese
- em gel com gradiente desnaturante, 30
- por gradiente de temperatura, 30
Emulsificantes, 412
Encefalopatia hepática, 242
Enterócitos, 10
Envelhecimento, 284
Eosinófilos, 187
Epitélio intestinal, 9
Escala de Bristol, 92, 109
Escalonamento
- de dados, 54
- multidimensional, 52
Escherichia coli, 105
E-selectina, 140
Esofagite, 551
Esôfago de Barrett, 551
Espécies reativas de oxigênio, 140
Estado inflamatório, 490
Estatística, 43
Estratégias
- nutricionais para modulação da microbiota intestinal, 195
- terapêuticas associadas à microbiota intestinal nas doenças cardiovasculares, 165
Estresse
- crônico, 518
- e microbiota intestinal, 512
- efeitos no eixo microbiota-intestino-cérebro, 515
- pré-natal, 517
- psicológico, 517, 518
- tipos de, 514
Estrogênio, 279
Estudo da microbiota intestinal, 570
- na prática clínica, 576
Etilismo, 525, 526
Eubiose, 92

Exercício físico, 485
- aeróbio, 488
- e o estado inflamatório, 490
- e potência aeróbica, 489
- intensidade do, 486
Extrato
- de alho envelhecido, 256
- de canela, 258

F

Fármacos, 538
- psicotrópicos, 545
Fator(es)
- de necrose tumoral alfa, 140
- estimulador de colônias de macrófagos, 140
- exógenos, 81
- neurotrófico derivado do cérebro, 204
Fermentação natural de alimentos, 254
Fibra alimentar, 112, 397
Fibrose cística, 181
Fígado, 233
Florestas aleatórias, 55
Flow-cell, 36-38
Folato, 427
Formadores de volume, 549
Fortalecimento das funções de barreira do epitélio, 475
FoxOs-atrogenes, 294
Fragilidade, 288
Fragmentação
- do DNA, 35
- do sono, 503
Frequência do rastreio de doadores, 563
Frutoligossacarídeos (FOS), 251, 458
Fumaça do cigarro, 533
Função
- endócrina do pâncreas, 218
- exócrina do pâncreas, 218
Fungos, 18-20
- comensais, 21

G

Galactoligossacarídeos, 461
Gastrectomia vertical, 352
Glicocorticoides, 513
Glúten, 406
Gordura(s), 401, 403
- corporal, 187
Gráfico de pizza, 56

H

Hepatite(s)
- autoimune, 238
- virais, 237

Hipercalcemia, 280
Hipoglicemiantes, 552
Hipolipemiantes, 548
Histonas desacetilases, 163
HIV e microbiota intestinal, 311
Homeostase
- do colesterol, 139
- no pulmão e desequilíbrio bacteriano, 175

I

Idade, 79
- gestacional, 72
Identificação microbiana, 26
Imunidade
- adaptativa, 124
- inata, 121
Imunossenescência, 284, 285
Índice(s)
- Chao1, 44
- de massa corporal, 446
- de Shannon, 45
- de Simpson e Shannon, 44
Inflamação
- associada à obesidade, 195
- sistêmica de baixo grau, 143
Inflamassomas, 122
Inibidores de bomba de prótons, 550
Início da vida, 64
Intervenção(ões)
- alimentares e suplementação probiótica para pessoas idosas, 294
- para aumentar a diversidade e resiliência da microbiota, 85
Intestino, 5, 9, 96
- delgado, 5
- permeável, 96
Introdução alimentar, 72
Inulina, 463

J

Janela de oportunidade, 67, 85
Junções intercelulares, 97

L

Lactato, 9, 271
Lactobacillus, 256
Lactulose, 100
Laxantes, 549
- amaciadores de fezes, 549
- estimulantes, 549
- osmóticos, 549
L-carnitina, 158
Leite humano, 69

Liofilização, 86
Lipopolissacarídeo, 143
Lipoproteína lipase, 138
Localização
- longitudinal, 77
- transversal, 78

M

Macrófagos, 140, 187
Mapa de calor, 58-60
Máquina de vetores de suporte, 55
Marcação
- fria, 34
- quente, 34
Margem, 55
Massa
- corporal, 446
- gorda, 446
- óssea, 276
Matriz extracelular do osso, 274
Mecanismo-alvo da rapamicina, 294
Mecanismo de adesão à mucosa intestinal, 435
Medidas de distâncias UniFrac, 45
Metabolismo
- da trimetilamina, 156
- lipídico, 492
Metabólito aterosclerótico N-óxido de trimetilamina, 22, 149
Metformina, 552
Método(s)
- científicos, 25
- de clusterização pelo algoritmo k-means, 52
Métricas de alfa-diversidade e beta-diversidade, 43
Micobioma, 18
Microbiologia, 25
Microbioma, 2, 8, 117
- e doença pulmonar obstrutiva crônica, 182
- e eixo pulmão-intestino, 178
- intestinal, 8, 491
- intestinal dieta e do exercício e, 491
- pulmonar, 174
Microbiota, 1
- e maturação do sistema imunológico, 118
- exercício físico e potência aeróbica, 489
- intestinal
- - após *bypass* gástrico em Y de Roux, 351
- - após outras técnicas de cirurgias bariátricas, 352
- - comensal, 96
- - composição
- - - da dieta e a, 397
- - - na síndrome do intestino irritável, 110
- - de pessoas idosas, 285
- - desenvolvimento na infância, 66
- - distúrbios
- - - do ritmo circadiano do sono-vigília e, 504
- - - do sono e, 502
- - e adipogênese, 189
- - e as doenças musculares, 291
- - e células intestinais, 1, 7
- - e cirurgia bariátrica, 348
- - e covid-19, 322
- - e descompensação hepática, 241
- - e doenças
- - - cardiovasculares, 141
- - - cerebrais comuns no envelhecimento, 213
- - e envelhecimento, 284
- - e exercício físico, 485
- - - e estado inflamatório, 490
- - e fisiologia do sono, 500
- - e imunidade
- - - adaptativa, 124
- - - inata, 121
- - e massa óssea, 276
- - e músculo esquelético, 265
- - e nutrição, 377
- - e o músculo esquelético, 263
- - e pessoas que vivem com HIV, 307
- - e supercrescimento bacteriano no intestino delgado, 359
- - em pessoas vivendo com obesidade, 349
- - estatística aplicada à análise da, 43
- - estresse e, 512
- - etilismo e, 525, 526
- - exercício físico aeróbio e a, 488
- - fármacos e, 538
- - fragmentação do sono e, 503
- - HIV e, 311
- - intensidade do exercício físico e, 486
- - métodos científicos para o estudo da, 25
- - na covid-19, 326
- - nas doenças hepáticas, 235
- - nutrição, microbiota oral e, 369
- - obesidade e desordens metabólicas, 192
- - pâncreas e, 219
- - pancreatite aguda e, 225
- - papel da dieta na modulação da, 571
- - papel dos nutrientes e dos padrões alimentares na, 393
- - permeabilidade intestinal e a, 96
- - privação de sono e, 502
- - ritmo circadiano e, 496, 500
- - sistema imunológico e massa óssea, 278
- - sono e, 496, 507
- - tabagismo e, 525, 530
- - teorias da colonização da, 64
- - variável, 15
- - vitaminas, 418
- - - hidrossolúveis e, 426

- - - lipossolúveis e, 419
- oral, 71, 369, 374
- - - e do leite humano, 71
- - - e nutrição, 374
Microbiota-intestino-cérebro, 527
Microrganismos
- cultiváveis, 26
- que residem no trato gastrointestinal, 13
Miocinas, 263, 293
Misturas multinomiais de Dirichlet, 52
Modelo(s)
- de decomposição linear, 55
- de regressão, 48
- lineares generalizados, 48
- ZINB, 49
Modulação
- da microbiota intestinal
- - na covid-19, 332
- - residente, 475
- das respostas imunológicas locais e sistêmicas, 477
- dos microbiomas oral e intestinal, 379
- intestinal, 222
Moléculas de adesão celular, 140
Músculo esquelético, 263-265
Mutualismo, 6, 19

N

Neurofisiologia do sono, 497
Neuroinflamação associada à microbiota intestinal, 212
Niacina, 427
N-óxido de trimetilamina
- e risco de doenças cardiovasculares, 149
- nas doenças cardiovasculares, 153
Nutrição, 107, 249, 369, 374, 482
- enteral exclusiva, 107
- no eixo oral-intestinal, 374
- para tratar o desequilíbrio bacteriano intestinal na doença renal crônica, 249
- personalizada, 482
Nutrientes, 157, 393
- precursores de trimetilamina, 157

O

Obesidade, 185, 192, 348, 481
Oligossacarídeos, 382
- do leite humano, 464
Origem étnica, 81
Osso, 274
Osteoblastos, 275
Osteócitos, 275
Osteoclastos, 275
Osteoporose, 276

P

Padrão(ões)
- alimentar(es), 393, 408, 519
- - ocidental, 408
- moleculares associados a patógenos, 144
- moleculares associados ao dano, 285
Pâncreas, 217, 219
Pancreatite aguda, 224, 225, 227
- e microbiota intestinal, 225
- fisiopatologia da, 224
- tratamento por meio da modulação da microbiota intestinal, 227
Paradigma do útero estéril, 64, 65
Paraprobióticos, 250
Parasitismo, 6, 19
Paratormônio, 274
Peptídeo antimicrobiano relacionado com a catelicidina, 220
Peptidoglicano, 16
Perfil
- glicêmico, 448
- lipídico, 447
Permeabilidade intestinal, 91, 95, 96
Pessoas que vivem com HIV, 307
Pipelines, 43
Piridoxina, 428
Plataforma Nanopore, 40
Poliois, 411
Pós-bióticos, 198, 250
- aplicações potenciais nos setores alimentício e farmacêutico, 479
- aspectos regulatórios e de segurança, 479
- caracterização dos, 473
- desafios e limitações, 478
- e saúde mental, 481
- efeito anti-inflamatório dos, 481
- estabilidade, 473
- fatores tecnológicos, 474
- história e definição dos, 472
- impacto nas doenças cardiovasculares, 481
- mecanismos de ação, 475
- metodologias de avaliação da segurança e estabilidade, 474
- na indústria
- - alimentícia, 479
- - farmacêutica, 480
- para pessoas vivendo
- - com diabetes *mellitus*, 481
- - com obesidade, 481
- segurança, 473
Potência aeróbica, 489
Prebióticos, 86, 107, 113, 167, 197, 250, 300, 332, 379, 382, 453-456
- convencionais, 458

- e biodiversidade brasileira, 464
Predação, 6
Pressão arterial sistêmica, 448
Previsões personalizadas, 572
Privação de sono e microbiota intestinal, 502
Proantocianidinas, 258
Probióticos, 86, 107, 113, 167, 197, 224, 228, 249, 332, 333, 366, 379, 432, 433, 506
- de próxima geração, 443
- e desfechos cerebrais, 301
- e desfechos musculares, 302
- e o sistema imunológico do hospedeiro, 436
- mecanismos de ação dos, 434
- segurança no uso de, 448
- usos na saúde humana, 445
Produção de substâncias antimicrobianas, 434
Produtos de degradação das proteínas, 404
Projeto Microbioma Humano (HMP), 2
Proteína(s), 404
- de ligação ao LPS (LBP), 15, 16, 100, 101
- de ligação de ácidos graxos intestinais (I-FABP), 100, 101
- quimiotática de monócitos-1, 140
- ZO, 97, 98, 101
Psicobiótico, 520, 521
PTH, 280
Pulmão, 173, 174
- e doenças associadas, 173

Q

Quantidade de amostra fecal transplantada, 564
Quilomícrons, 137, 138
- remanescentes, 138
Quimioterápicos, 543

R

Random forest, 55
Reação em cadeia de polimerase, 26, 44
Receptores de reconhecimento padrão, 144
Regressão
- de Cox, 49
- de Poisson, 49
- - inflada de zeros, 49
- de quase-Poisson, 49
- negativa binomial, 49
- - inflada de zeros, 49
Relação intestino-diabetes, 220
Relógio biológico, 498, 499
Representações gráficas, 56
Resiliência, 84
Resistência anabólica, 295
Resistoma, 542
Resolução taxonômica, 4, 5
Resveratrol, 258

Retinoides, 422
Retinol, 420
Retocolite ulcerativa, 104, 105
Riboflavina, 427
Rins, 247
Ritmos circadianos, 80, 496, 498-500
RNAr, 26
Rosário raquítico, 423

S

Sarcopenia, 292
Saúde mental, 481
Semeadura vaginal, 70
Senescência
- celular, 285
- imunológica, 334
Sensor de quórum ou de extinção, 85
Separação materna, 517
Sequenciamento(s)
- de DNA de geração futura, 30
- de Sanger, 31
- - capilar, 34
- de terceira geração, 39
- do tipo amplicon, 44
- do tipo *shotgun*, 44
- NGS
- - fundamentos, 34
- - Illumina, 37
- - *Ion Torrent*, 38
Serotonina, 407
Sexo, 81
Simbiose, 19
Simbióticos, 254, 379, 382, 453, 454, 456, 507
Sinais químicos entre o intestino e o cérebro, 204
Sinalização sistêmica pelo sistema nervoso, 478
Síndrome
- da imunodeficiência adquirida (AIDS), 307, 308
- do intestino irritável, 108, 110, 360, 551
- - composição da microbiota intestinal na, 110
- - tratamentos direcionados à, 110
- do odor de peixe podre, 150
- pós-covid, 323
Sinergismo, 6
Sistema
- cardiovascular, 136
- imunológico, 117, 121, 126, 278
- - desbalanço microbiano intestinal e, 126
- nervoso autônomo, 513
Sitagliptina, 553
Sono, 496, 500, 507
Sono e microbiota intestinal, 500, 507
Spray drying, 86
Substrato fecal congelado *versus* recém-coletados, 563

Supercrescimento
- bacteriano no intestino delgado, 22, 359
- - associações com outras doenças, 363
- - características do, 360
- - critérios diagnósticos, 361
- - etiologia, 360
- - fisiopatologia, 361
- - tratamento, 365
- metanogênico intestinal, 22
Suplementação
- com pós-bióticos, 471
- com prebióticos e simbióticos, 453
- com probióticos, 432, 520
- de ácidos graxos de cadeia curta, 229
- probiótica e massa óssea, 281

T

Tabagismo, 525, 530
Tecido adiposo, 186
Técnica
- de amplificação de ácidos nucleicos, 26
- de coloração de Gram, 16
Tecnologia de sequenciamento de DNA de terceira geração, 39
Teorias da colonização da microbiota intestinal, 64
Terapia antirretroviral, 307, 310
Teste(s)
- de associação, 48
- de correlação de Pearson, 47
- de Kruskal-Wallis, 47
- de ordenação, 50
- de qui-quadrado, 47
- de Wilcoxon, 46
- estatísticos, 46
- - em análise da microbiota intestinal (MI), 43
- exato de Fisher, 47
- lactulose/manitol, 99
- t, 46
- U de Mann-Whitney, 46
Tiamina, 426
Tipo de parto, 70
Transformação de dados, 54
Transplante
- de microbiota fecal, 224, 229
- - por cápsulas, 566
- - por colonoscopia, 566
- - por sonda nasogástrica ou nasoentérica, 565
- - por tubo enteral transendoscópico colônico, 566
- de microbiota intestinal, 559
- - aspectos regulatórios, 561
- - grau de parentesco dos doadores, 563
- - indicações, 561
- - preparo de amostras de fezes para, 564
- - preparo intestinal antes do, 564
- - procedimento do, 565
- - segurança, 566
- - seleção dos doadores, 562
- - vias de administração do, 565
Transporte reverso do colesterol, 138
Trato gastrointestinal, 13, 14
Triglicérides, 138
Trimetilamina, 22
Triptofano, 407

U

Unidade taxonômica operacional, 41, 44
Uremia, 248

V

Vegetais crucíferos, 256
Via(s)
- endógena, 138
- neuronais e a interação entre o intestino e o cérebro, 208
Vilosidade, 9
Viroma, 17
Vírus, 17, 307-309, 323
- da imunodeficiência humana (HIV), 307-309
- SARS-CoV-2, 323
Vitamina(s)
- A, 419, 422
- B_1, 426
- B_3, 427
- C, 428
- D, 422, 423
- do complexo B, 426
- E, 424
- hidrossolúveis, 426
- K, 425, 426
- lipossolúveis, 419
Vitaminas, 418

X

Xenobióticos, 538, 539